합격에 **윙크**[**Win-Q**]하다!

# Win-Q

# 간호조무사

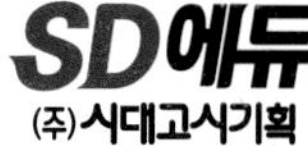

# 머리말

간호조무사는 각종 의료기관에서 의사 또는 간호사의 지시하에 환자의 간호 및 진료에 관련된 보조업무를 수행하는 자로서 1960년대 간호보조원이라는 이름으로 시작하여 1980년 간호조무사로 변경되었습니다. 보건의료 분야에서 간호의 중요성이 증가하고 있으며, 의료기관에서는 간호 인력난을 해결하기 위해 간호조무사의 채용을 적극적으로 늘려가고 있습니다. 간호조무사는 최근 5년간 매년 약 4만 명이 간호조무사 시험에 응시하여 70% 이상의 합격률을 보이고 있습니다.

본 도서는 학생들이 한눈에 이해할 수 있도록 핵심이론이 정리되어 있어 시간 활용에 도움을 줄 것이라 생각됩니다. 또한 각 페이지마다 그 이론에 관한 시험유형을 파악하여 만든 필수확인문제로 한 번 더 내용을 상기하여 국가시험에 대비할 수 있도록 하였습니다. 이론을 공부한 후 최신 실제유형을 반영한 실전모의고사 및 기출유형문제로 본인의 실력을 확인할 뿐만 아니라 최신 출제유형을 파악하도록 도움을 줍니다.

오랜 시간 강의하는 현장에서 학생들과 만났습니다. “선생님이 강의하시는 걸 책으로 만들어 주세요.”, “선생님의 노트필기를 책으로 내주세요.”, “선생님이 전 과목 강의하는 동영상을 올려주셔서 다른 과목도 보충할 수 있게 해주세요.” 이런 학생들의 요청으로 ‘간호조무사과정 전 과목을 핵심이론과 문제가 포함된 교재를 만들고 싶다. 전 과목 강의를 동영상으로 만들고 싶다. 그래서 국시를 준비하는 학생들에게 도움이 되고 싶다’라는 저만의 소망을 마음속에 품게 되었습니다. 그러나 바쁨의 일상 속에서 마음속에 품어둔 저의 소망으로만 존재하던 것을 제게 제안해 주시고, 완성되어 가는 동안 기다려 주시고, 현실화시켜 주신 시대고시기획에 감사의 말을 전합니다. 부족한 저의 무조건적인 팬이 되어 늘 아낌없는 사랑과 지지를 해 주는 학생들에게도 감사의 말을 전합니다. 긴 시간 초안 워드작업을 해준 둘째 아들 유경민에게 감사와 사랑의 말을 전합니다.

핵심이론과 과목별 문제, 실전모의고사, 기출유형문제가 함께 실린 본 도서로 많은 학생들이 국시에 합격할 수 있기를 바랍니다. 마지막으로 저를 이 자리에 세워 주신 하나님께 감사드립니다.

편저자 박문귀 씀

## 간호조무사란?

"간호조무사는 의료법 제80조에 의거, 국민의 건강증진 및 질병예방에 기여하는 보건의료인입니다."
간호조무사는 간호의 기본이념인 인도주의와 박애정신을 기반으로 전인간호를 구현하고, 환자에 대한 간호 및 진료보조업무를 수행하는 간호인력입니다.
1960년대 보건복지부장관 면허의 의료보조원으로 탄생한 간호조무사는 국가경제개발 5개년 사업의 일환인 가족계획사업, 모자보건사업, 예방접종사업, 결핵퇴치사업 등 국가의 각종 보건의료사업을 성공적으로 이끌어 왔으며, 1960~1970년대까지 독일을 비롯하여 중동지역에 약 5천 명이 파견되어 우리나라 경제 발전의 원동력이 되었습니다.
간호조무사는 2015년 12월 29일, 의료법 개정을 통해 우리나라 간호의 한축을 지탱하는 간호인력으로 그 역할이 재정립되었습니다. 2017년부터 보건복지부장관 자격으로 격상되는 것은 물론, 교육훈련기관 지정평가제, 자격신고제가 실시되어 교육과 평가, 역할 등 직종 전반이 제도적으로 관리되고 있습니다.
현재 70만 명의 자격증 소지자가 배출되었으며, 그중 약 21만 명이 의료기관, 보건소, 사회복지시설 등에 종사하며 우리나라 국민간호를 책임지고 있습니다.

## 윤리강령

**하나**

우리는 **국민의 한 사람으로서** 인간 생명의 존엄과 가치를 위하여 법령을 준수하고 보건의료 윤리적 사명을 다할 것을 엄숙히 다짐한다.

**하나**

우리는 **보건의료인으로서** 국민보건의식 향상을 위한 지식을 습득하고 전문능력 및 기술발전에 부단히 노력한다.

**하나**

우리는 **간호인력으로서** 간호를 통한 환자의 쾌유를 위하여 최선의 간호로 국민건강 수호자의 역할을 성실히 수행한다.

**하나**

우리는 **간호조무사로서** 주어진 사회적 소명을 다하기 위하여 자기계발에 부단히 노력하고 나이팅게일의 숭고한 봉사정신을 실천한다.

[출처 : 대한간호조무사협회, http://klpna.or.kr]

# 시험 안내

## 개 요

간호조무사는 각종 의료기관에서 의사 또는 간호사의 지시하에 환자의 간호 및 진료에 관련된 보조업무를 수행하는 자를 말한다.

## 수행직무

간호조무사 업무(의료법 제80조의2)

❶ 간호조무사는 제27조에도 불구하고 간호사를 보조하여 다음의 업무를 수행할 수 있다.
  ㉠ 환자의 간호요구에 대한 관찰, 자료수집, 간호판단 및 요양을 위한 간호
  ㉡ 의사, 치과의사, 한의사의 지도하에 시행하는 진료의 보조
  ㉢ 간호 요구자에 대한 교육 · 상담 및 건강증진을 위한 활동의 기획과 수행, 그 밖의 대통령령으로 정하는 보건활동

❷ 제1항에도 불구하고 간호조무사는 제3조제2항에 따른 의원급 의료기관에 한하여 의사, 치과의사, 한의사의 지도하에 환자의 요양을 위한 간호 및 진료의 보조를 수행할 수 있다.

❸ 제1항 및 제2항에 따른 구체적인 업무의 범위와 한계에 대하여 필요한 사항은 보건복지부령으로 정한다.

## 시험일정

| 구분 | 일정 | | | 비고 |
|---|---|---|---|---|
| 응시원서 접수 | 기 간 | 상반기 | 인터넷 · 방문 접수 : 2023년 1월경 | • 응시수수료 : 37,000원<br>• 접수시간<br>– 방문 접수 : 오전 9시 30분 ~ 오후 6시(공휴일 제외)<br>– 인터넷 접수 : 시작일 오전 9시 ~ 마감일 오후 6시 |
| | | 하반기 | 인터넷 · 방문 접수 : 2023년 7월경 | |
| | 장 소 | • 인터넷 접수 : 국시원 홈페이지 [원서접수] 메뉴<br>• 방문 접수 : 국시원 별관 청사 | | |
| 시험시행 | 상반기 | 2023년 3월경 | | 응시자 준비물 : 응시표, 신분증, 필기도구 지참(컴퓨터용 흑색 수성사인펜은 지급함) |
| | 하반기 | 2023년 9월경 | | |
| 최종 합격자 발표 | 상반기 | 2023년 4월경 | | 휴대전화번호가 기입된 경우에 한하여 SMS 통보 |
| | 하반기 | 2023년 10월경 | | |

※ 상기 시험일정은 시행처의 사정에 따라 변경될 수 있으니 https://www.kuksiwon.or.kr에서 확인하시기 바랍니다.

## 시험과목

| 시험종별 | 시험과목수 | 문제수 | 배 점 | 총 점 | 문제형식 |
|---|---|---|---|---|---|
| 필 기 | 3 | 70 | 1점/1문제 | 70점 | 객관식 5지선다형 |
| 실 기 | 1 | 30 | | 30점 | |

## 시험시간표

| 시험과목 | 문제수 | 시험형식 | 입장시간 | 시험시간 |
|---|---|---|---|---|
| 기초간호학 개요 | 35 | 객관식 | ~09:30 | 10:00~11:40<br>(100분) |
| 보건간호학 개요 | 15 | | | |
| 공중보건학개론 | 20 | | | |
| 실 기 | 30 | | | |

## 출제범위

| 시험과목 | 출제범위 |
|---|---|
| 기초간호학 개요(치의학기초개론 및 한의학기초개론을 포함) | 간호관리, 기초해부생리, 기초약리, 기초영양, 기초치과, 기초한방, 기본간호, 성인・모성・아동・노인・응급 관련 간호의 기초 |
| 보건간호학 개요 | 보건교육, 보건행정, 환경보건, 산업보건 |
| 공중보건학개론 | 질병관리사업, 인구와 출산, 모자보건, 지역사회보건, 의료관계법규(의료법, 정신건강증진 및 정신질환자 복지서비스 지원에 관한 법률, 결핵예방법, 구강보건법, 혈액관리법, 감염병의 예방 및 관리에 관한 법률) |
| 실 기 | 병원간호 실기학 |

## 합격기준

❶ 간호조무사 및 의료유사업자에 관한 규칙 제7조제1항에 의거 매 과목 만점의 40% 이상, 전 과목 총점의 60% 이상 득점한 자를 합격자로 한다.

❷ 응시자격이 없는 것으로 확인된 경우에는 합격자 발표 이후에도 합격이 취소된다.

## 검정현황

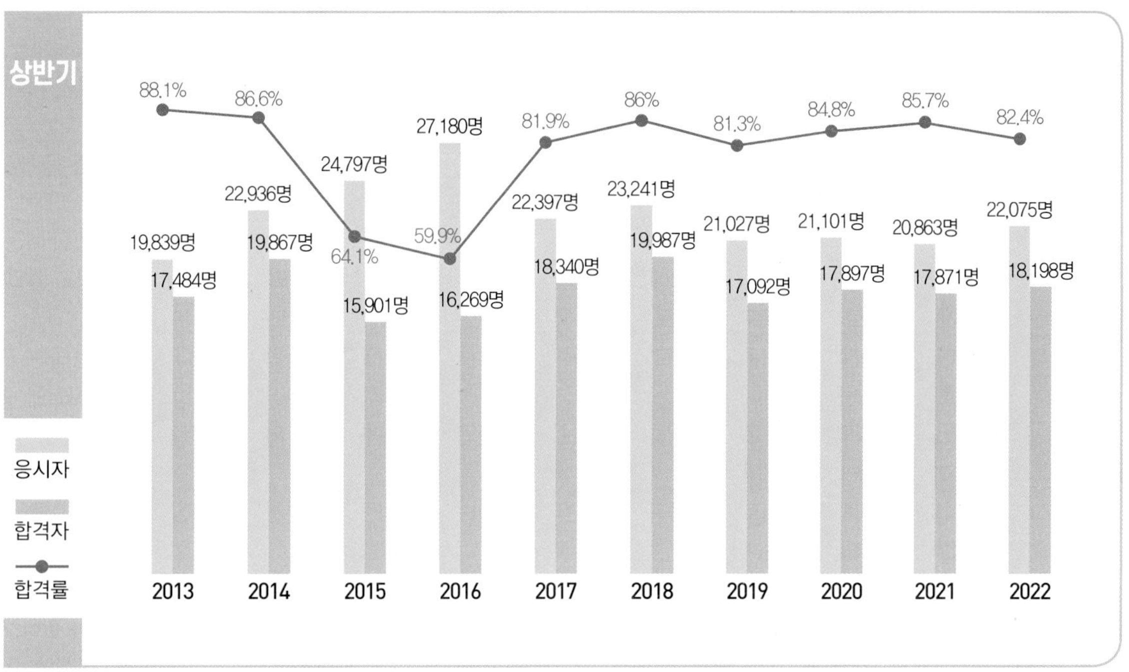
상반기
88.1%
86.6%
64.1%
59.9%
81.9%
86%
81.3%
84.8%
85.7%
82.4%
19,839명
17,484명
22,936명
19,867명
24,797명
15,901명
27,180명
16,269명
22,397명
18,340명
23,241명
19,987명
21,027명
17,092명
21,101명
17,897명
20,863명
17,871명
22,075명
18,198명
응시자
합격자
합격률
2013
2014
2015
2016
2017
2018
2019
2020
2021
2022

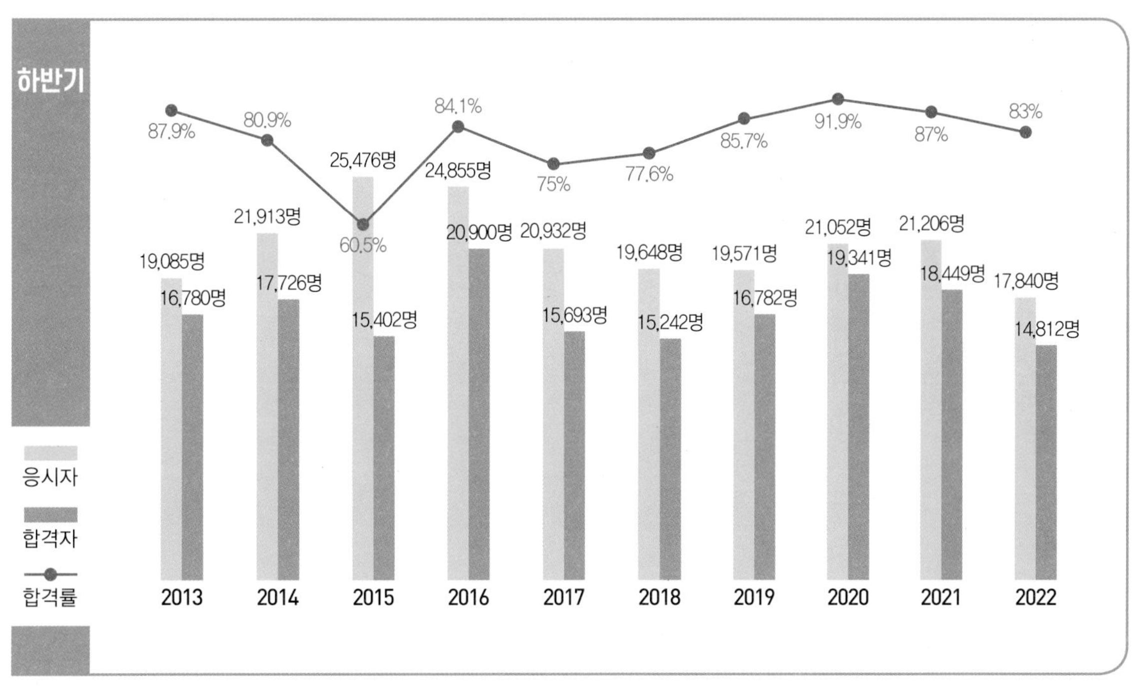
하반기
87.9%
80.9%
60.5%
84.1%
75%
77.6%
85.7%
91.9%
87%
83%
19,085명
16,780명
21,913명
17,726명
25,476명
15,402명
24,855명
20,900명
20,932명
15,693명
19,648명
15,242명
19,571명
16,782명
21,052명
19,341명
21,206명
18,449명
17,840명
14,812명
응시자
합격자
합격률
2013
2014
2015
2016
2017
2018
2019
2020
2021
2022

## 응시자격

간호조무사 자격(의료법 제80조)

❶ 간호조무사가 되려는 사람은 다음의 어느 하나에 해당하는 사람으로서 보건복지부령으로 정하는 교육과정을 이수하고 간호조무사 국가시험에 합격한 후 보건복지부장관의 자격인정을 받아야 한다. 이 경우 자격시험의 제한에 관하여는 제10조를 준용한다.

㉠ 초 · 중등교육법령에 따른 특성화고등학교의 간호 관련 학과를 졸업한 사람(간호조무사 국가시험 응시일로부터 6개월 이내에 졸업이 예정된 사람을 포함)

㉡ 초 · 중등교육법 제2조에 따른 고등학교 졸업자(간호조무사 국가시험 응시일로부터 6개월 이내에 졸업이 예정된 사람을 포함한다) 또는 초 · 중등교육법령에 따라 같은 수준의 학력이 있다고 인정되는 사람(이하 '고등학교 졸업학력 인정자'라 한다)으로서 보건복지부령으로 정하는 국 · 공립 간호조무사양성소의 교육을 이수한 사람

㉢ 고등학교 졸업학력 인정자로서 평생교육법령에 따른 평생교육시설에서 고등학교 교과 과정에 상응하는 교육과정 중 간호 관련학과를 졸업한 사람(간호조무사 국가시험 응시일로부터 6개월 이내에 졸업이 예정된 사람을 포함)

㉣ 고등학교 졸업학력 인정자로서 학원의 설립 · 운영 및 과외교습에 관한 법률 제2조의2제2항에 따른 학원의 간호조무사 교습과정을 이수한 사람

㉤ 고등학교 졸업학력 인정자로서 보건복지부장관이 인정하는 외국의 간호조무사 교육과정을 이수하고 해당 국가의 간호조무사 자격을 취득한 사람

㉥ 제7조제1항제1호 또는 제2호에 해당하는 사람

❷ 제1항제1호부터 제4호까지에 따른 간호조무사 교육훈련기관은 보건복지부장관의 지정 · 평가를 받아야 한다. 이 경우 보건복지부장관은 간호조무사 교육훈련기관의 지정을 위한 평가업무를 대통령령으로 정하는 절차 · 방식에 따라 관계 전문기관에 위탁할 수 있다.

❸ 보건복지부장관은 제2항에 따른 간호조무사 교육훈련기관이 거짓이나 그 밖의 부정한 방법으로 지정받는 등 대통령령으로 정하는 사유에 해당하는 경우에는 그 지정을 취소할 수 있다.

❹ 간호조무사는 최초로 자격을 받은 후부터 3년마다 그 실태와 취업상황 등을 보건복지부장관에게 신고하여야 한다.

❺ 제1항에 따른 간호조무사의 국가시험 · 자격인정, 제2항에 따른 간호조무사 교육훈련기관의 지정 · 평가, 제4항에 따른 자격신고 및 간호조무사의 보수교육 등에 관하여 필요한 사항은 보건복지부령으로 정한다.

간호조무사 국가시험의 응시자격(간호조무사 및 의료유사업자에 관한 규칙 제4조)

❶ 법 제80조제1항 전단에서 '보건복지부령으로 정하는 교육과정'이란 다음의 과정을 말한다.

㉠ 법 제80조제2항 전단에 따라 보건복지부장관의 지정을 받은 간호조무사 교육훈련기관(이하 '간호조무사 교육훈련기관'이라 한다)에서 실시하는 740시간 이상의 이론교육 과정

㉡ 간호조무사 교육훈련기관의 장이 실습교육을 위탁한 의료기관(조산원은 제외) 또는 보건소에서 실시하는 780시간 이상의 실습교육 과정. 이 경우 법 제3조제2항제3호에 따른 병원이나 종합병원에서의 실습교육 과정이 400시간 이상이어야 한다.

❷ 보건복지부장관은 제1항에도 불구하고 「재난 및 안전관리 기본법」 제38조에 따른 주의 이상의 재난 위기경보 발령으로 교육을 정상적으로 실시하는 것이 현저히 곤란한 경우에는 보건복지부장관이 정하여 고시하는 바에 따라 제1항에 따른 교육 과정의 일부를 달리 운영할 수 있다.

❸ 간호조무사가 되려는 사람은 제1항 또는 제2항의 교육과정을 모두 이수하여야 한다. 다만, 법 제80조제1항제5호 및 제6호에 해당하는 사람은 해당 교육과정을 모두 이수한 것으로 본다.

## 결격사유

❶ 정신건강증진 및 정신질환자 복지서비스 지원에 관한 법률(약칭 : 정신건강복지법) 제3조제1호에 따른 정신질환자. 다만, 전문의가 의료인으로서 적합하다고 인정하는 사람은 그러하지 아니하다.

❷ 마약 · 대마 또는 향정신성의약품 중독자

❸ 피성년후견인, 피한정후견인

❹ 이 법 또는 형법 제233조, 제234조, 제269조, 제270조, 제317조제1항 및 제347조(허위로 진료비를 청구하여 환자나 진료비를 지급하는 기관이나 단체를 속인 경우만을 말함), 보건범죄단속에 관한 특별조치법, 지역보건법, 후천성면역결핍증예방법, 응급의료에 관한 법률, 농어촌 등 보건의료를 위한 특별조치법, 시체 해부 및 보존 등에 관한 법률, 혈액관리법, 마약류관리에 관한 법률, 약사법, 모자보건법, 그 밖에 대통령령으로 정하는 의료 관련 법령을 위반하여 금고 이상의 형을 선고받고 그 형의 집행이 종료되지 아니하였거나 그 집행을 받지 아니하기로 확정되지 아니한 자

## 간호조무사 자격시험

간호조무사가 되려면 의료법 제80조에 의거 보건복지부령으로 정하는 교육과정을 이수하고 간호조무사 국가시험에 응시하여 합격하고, 보건복지부장관의 자격인정을 받아야 한다.

❶ 간호조무사가 되려는 자는 보건복지부장관의 자격인정을 받아야한다(의료법 제80조).

❷ 간호조무사의 자격인정을 받으려는 자는 간호조무사 자격시험에 합격하여야 한다(의료법 제80조).

❸ 간호조무사 자격시험은 매년 1회 이상 보건복지부장관이 시험관리 능력이 있다고 인정하여 지정 · 고시하는 관계 전문기관에 위탁하여 실시한다. 간호조무사 자격시험의 실시방법과 실시일자는 보건복지부장관이 정한다.

❹ 간호조무사 자격시험 실시를 위탁받은 관계전문기관(시험관리기관)은 다음 각 호의 사항을 시험 실시 30일 전에 공고하여야 한다.

㉠ 시험의 일시 및 장소
㉡ 응시원서의 제출기간 및 접수장소
㉢ 시험과목
㉣ 응시자격
㉤ 합격자 발표의 예정일 및 방법
㉥ 부정행위자의 기준 및 그에 대한 조치
㉦ 응시자 주의사항

[출처 : 대한간호조무사협회, http://klpna.or.kr]

# 이 책의 구성과 특징

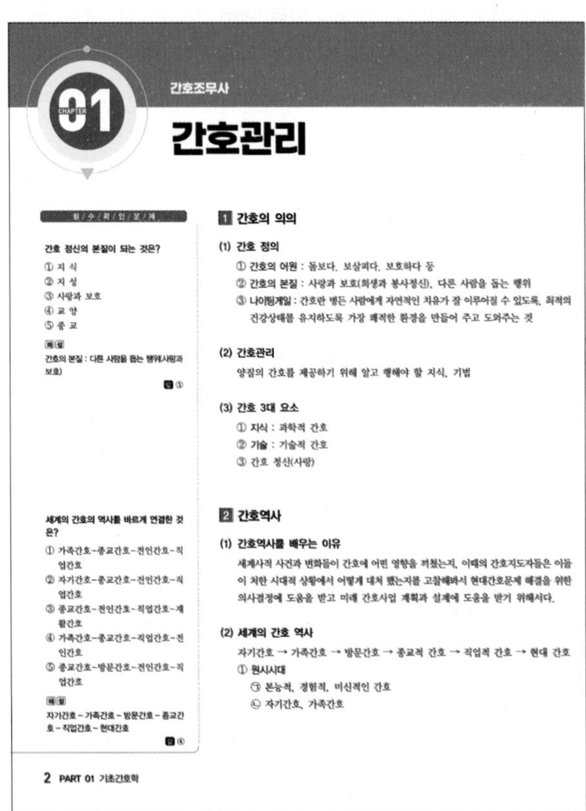

간호조무사

CHAPTER 01 간호관리

필/수/확/인/문/제

간호 정신의 본질이 되는 것은?

① 지 식
② 지 성
③ 사랑과 보호
④ 교 양
⑤ 종 교

해설
간호의 본질 : 다른 사람을 돕는 행위(사랑과 보호)

답 ③

세계의 간호의 역사를 바르게 연결한 것은?

① 가족간호-종교간호-전인간호-직업간호
② 자기간호-종교간호-전인간호-직업간호
③ 종교간호-전인간호-직업간호-재활간호
④ 가족간호-종교간호-직업간호-전인간호
⑤ 종교간호-방문간호-전인간호-직업간호

해설
자기간호 – 가족간호 – 방문간호 – 종교간호 – 직업간호 – 현대간호

답 ④

1 간호의 의의

(1) 간호 정의
① 간호의 어원 : 돌보다, 보살피다, 보호하다 등
② 간호의 본질 : 사랑과 보호(희생과 봉사정신), 다른 사람을 돕는 행위
③ 나이팅게일 : 간호란 병든 사람에게 자연적인 치유가 잘 이루어질 수 있도록, 최적의 건강상태를 유지하도록 가장 쾌적한 환경을 만들어 주고 도와주는 것

(2) 간호관리
양질의 간호를 제공하기 위해 알고 행해야 할 지식, 기법

(3) 간호 3대 요소
① 지식 : 과학적 간호
② 기술 : 기술적 간호
③ 간호 정신(사랑)

2 간호역사

(1) 간호역사를 배우는 이유
세계사적 사건과 변화들이 간호에 어떤 영향을 끼쳤는지, 어떠한 간호지도자들은 이들이 처한 시대적 상황에서 어떻게 대처 했는지를 고찰해봐서 현대간호문제 해결을 위한 의사결정에 도움을 받고 미래 간호사업 계획과 설계에 도움을 받기 위해서다.

(2) 세계의 간호 역사
자기간호 → 가족간호 → 방문간호 → 종교적 간호 → 직업적 간호 → 현대 간호
① 원시시대
㉠ 본능적, 경험적, 미신적인 간호
㉡ 자기간호, 가족간호

2 PART 01 기초간호학

## 핵심이론

필수적으로 학습해야 하는 중요한 이론들을 각 과목별로 분류하여 수록하였습니다.
시험과 관계없는 두꺼운 기본서의 복잡한 이론은 이제 그만!
시험에 꼭 나오는 이론을 중심으로 효과적으로 공부하십시오.

시험 출제경향을 완벽하게 분석하여 핵심이론당 필수적으로 풀어보아야 할 문제를 선정하였습니다. 각 문제마다 핵심을 찌르는 명쾌한 해설이 수록되어 있습니다.

## 필수확인문제

② 고대와 초기 기독교 시대 간호
㉠ 여집사 회에 : 방문간호 시작 → 최초 방문간호사
㉡ 근대적 방문간호사업 : 1859년 로빈슨 간호사
③ 중세간호
㉠ 간호의 전성기
㉡ 수녀, 귀부인 → 일생을 간호사업에 헌신(종교적인 간호)
④ 근대간호
㉠ 간호의 암흑기(약 200여년)
㉡ 종교개혁 이후 구교에서 하던 간호사업의 혼란
㉢ 교회가 경영하던 여러 가지 사업 중단 → 간호사업을 위한 조직에 큰 타격 초래, 의료와 구호기관이 문을 닫게 됨
㉣ 여성의 사회진출, 교육의 남녀평등 → 직업적 간호로 만든 전환기
⑤ 현대 간호 : 환자위주, 전인간호, 재활간호
㉠ 환자위주 간호 → 개별적인 인간 중심의 간호
㉡ 전인간호 → 신체적, 정신적, 사회적, 영적인 요구를 충족시켜 주기 위한 포괄적인 간호
㉢ 재활간호

(3) 나이팅게일
① 근대간호
② 1820년 5월 12일(국제간호사의 날) 출생
③ 간호 이념
㉠ 환경의 중요성
㉡ 간호 : 직업이 아니고 사명이다.
㉢ 간호사는 어디까지나 간호사이고 의사가 아니다. → 간호의 전문성 강조
㉣ 간호사업은 비종교적이어야 함을 주장, 간호사 자신은 종교인이어야 한다.
㉤ 간호의 업체는 간호사의 손으로 할 것을 주장
㉥ 간호는 질병을 간호하는 것이 아니라 아픈 사람을 간호하는 것이다. → 오늘날 전인간호의 개념
㉦ 아무리 지식과 기술이 뛰어나도 정신(사랑)이 없으면 의료적인 기계와 다름없다.
㉧ 성 토마스 병원 → 간호교육과정 설치

필/수/확/인/문/제

현대간호의 경향은 무엇인가?

① 질병치유 위주, 고통 경감, 재활간호
② 질병치유 위주, 봉사활동으로서의 간호, 전인 간호
③ 환자위주, 전인간호, 재활간호
④ 환자위주, 전인간호, 질병치유 간호
⑤ 환자위주, 영신적 간호, 기술적 간호

해설
현대의 간호 : 환자위주 간호, 전인간호, 재활간호(개별적인 간호, 총체적인 간호, 추후간호)

답 ③

'간호란 병든 사람에게 자연적인 치유가 잘 이루어질 수 있도록 최적의 건강상태를 유지하도록 가장 쾌적한 환경을 만들어 주고 도와주는 것'이라고 간호를 정의한 사람은?

① 헨더슨 ② 나이팅게일
③ 오 렘 ④ 로 이
⑤ 페플라우

해설
나이팅게일
• 환경의 중요성 강조
• 간호란 병든 사람에게 자연적인 치유가 잘 이루어질 수 있도록 최적의 건강상태를 유지하도록 가장 쾌적한 환경을 만들어 주고 도와주는 것

답 ②

CHAPTER 01 간호관리 3

최근 시행된 기출문제를 분석하여 기출유형문제를 수록하였습니다. 문제를 풀어보며 최신 출제경향을 파악할 수 있습니다.

## 기출유형문제

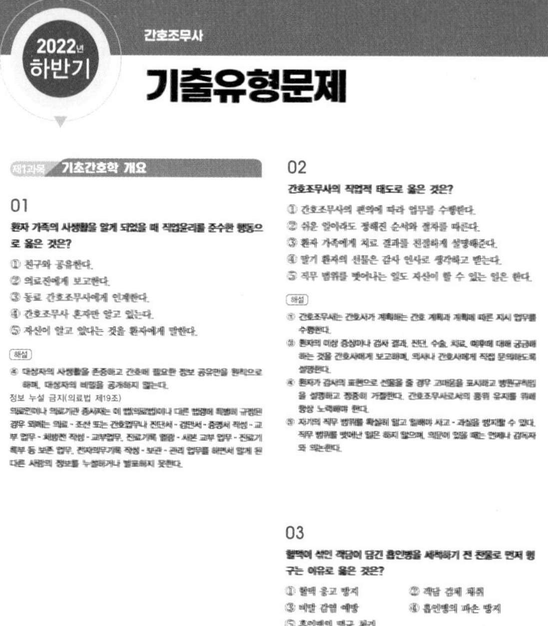

2022년 하반기

간호조무사

기출유형문제

제1과목 기초간호학 개요

01

**환자 가족의 사생활을 알게 되었을 때 직업윤리를 준수한 행동으로 옳은 것은?**

① 친구와 공유한다.
② 의료진에게 보고한다.
③ 동료 간호조무사에게 인계한다.
④ 간호조무사 혼자만 알고 있는다.
⑤ 자신이 알고 있다는 것을 환자에게 말한다.

해설

④ 대상자의 사생활을 존중하고 간호에 필요한 정보 공유만을 원칙으로 하며, 대상자의 비밀을 공개하지 않는다.

정보 누설 금지(의료법 제19조)

의료인이나 의료기관 종사자는 이 법(의료법)이나 다른 법령에 특별히 규정된 경우 외에는 의료 · 조산 또는 간호업무나 진단서 · 검안서 · 증명서 작성 · 교부 업무 · 처방전 작성 · 교부업무, 진료기록 열람 · 사본 교부 업무 · 진료기록부 등 보존 업무, 전자의무기록 작성 · 보관 · 관리 업무를 하면서 알게 된 다른 사람의 정보를 누설하거나 발표하지 못한다.

02

**간호조무사의 직업적 태도로 옳은 것은?**

① 간호조무사의 편의에 따라 업무를 수행한다.
② 쉬운 일이라도 정해진 순서와 절차를 따른다.
③ 환자 가족에게 치료 결과를 친절하게 설명해준다.
④ 말기 환자의 선물은 감사 인사로 생각하고 받는다.
⑤ 직무 범위를 벗어나는 일도 자신이 할 수 있는 일은 한다.

해설

① 간호조무사는 간호사가 계획하는 간호 계획과 계획에 따른 지시 업무를 수행한다.
③ 환자의 이상 증상이나 검사 결과, 진단, 수술, 치료, 예후에 대해 궁금해 하는 것을 간호사에게 보고하며, 의사나 간호사에게 직접 문의하도록 설명한다.
④ 환자가 감사의 표현으로 선물을 줄 경우 고마움을 표시하고 병원규칙임을 설명하고 정중히 거절한다. 간호조무사로서의 품위 유지를 위해 항상 노력해야 한다.
⑤ 자기의 직무 범위를 확실히 알고 일해야 사고 · 과실을 방지할 수 있다. 직무 범위를 벗어난 일은 하지 않으며, 의문이 있을 때는 언제나 감독자와 의논한다.

03

**혈액이 섞인 객담이 담긴 흡인병을 세척하기 전 찬물로 먼저 헹구는 이유로 옳은 것은?**

① 혈액 응고 방지 ② 객담 검체 채취
③ 비말 감염 예방 ④ 흡인병의 파손 방지
⑤ 흡인병의 멸균 처리

해설

혈액이나 체액은 단백질 성분으로 되어 있어서 더운물로 먼저 씻으면 응고되기 때문에 혈액이 섞인 객담이 담긴 흡인병을 세척하기 전에 먼저 찬물로 헹구어 내고 더운물로 씻는다.

498 부록 2 간호조무사 국가시험 기출유형문제 1 ④ 2 ② 3 ① 정답

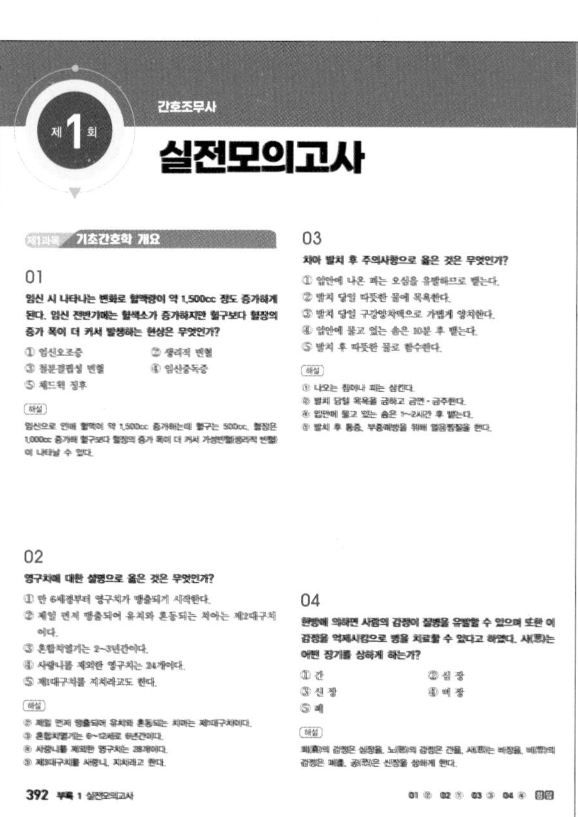

제1회

간호조무사

실전모의고사

제1과목 기초간호학 개요

01

**임신 시 나타나는 변화로 혈액량이 약 1,500cc 정도 증가하게 된다. 임신 전반기에는 혈색소가 증가하지만 혈구보다 혈장의 증가 폭이 더 커서 발생하는 현상은 무엇인가?**

① 임신오조증 ② 생리적 빈혈
③ 철분결핍성 빈혈 ④ 임신중독증
⑤ 채드윅 징후

해설

임신으로 인해 혈액이 약 1,500cc 증가하는데 혈구는 500cc, 혈장은 1,000cc 증가해 혈구보다 혈장의 증가 폭이 더 커서 가성빈혈(생리적 빈혈)이 나타날 수 있다.

02

**영구치에 대한 설명으로 옳은 것은 무엇인가?**

① 만 6세경부터 영구치가 맹출되기 시작한다.
② 제일 먼저 맹출되어 유치와 혼동되는 치아는 제2대구치이다.
③ 혼합치열기는 2~3년간이다.
④ 사랑니를 제외한 영구치는 24개이다.
⑤ 제1대구치를 지치라고도 한다.

해설

② 제일 먼저 맹출되어 유치와 혼동되는 치아는 제1대구치이다.
③ 혼합치열기는 6~12세로 6년간이다.
④ 사랑니를 제외한 영구치는 28개이다.
⑤ 제3대구치를 사랑니, 지치라고 한다.

03

**치아 발치 후 주의사항으로 옳은 것은 무엇인가?**

① 입안에 나온 피는 오심을 유발하므로 뱉는다.
② 발치 당일 따뜻한 물에 목욕한다.
③ 발치 당일 구강양치액으로 가볍게 양치한다.
④ 입안에 물고 있는 솜은 10분 후 뱉는다.
⑤ 발치 후 따뜻한 물로 함수한다.

해설

① 나오는 침이나 피는 삼킨다.
② 발치 당일 목욕을 금하고 금연 · 금주한다.
④ 입안에 물고 있는 솜은 1~2시간 후 뱉는다.
⑤ 발치 후 통증, 부종예방을 위해 얼음찜질을 한다.

04

**한방에 의하면 사람의 감정이 질병을 유발할 수 있으며 또한 이 감정을 억제시킴으로 병을 치료할 수 있다고 하였다. 사(思)는 어떤 장기를 상하게 하는가?**

① 간 ② 심 장
③ 신 장 ④ 비 장
⑤ 폐

해설

희(喜)의 감정은 심장을, 노(怒)의 감정은 간을, 사(思)는 비장을, 비(悲)의 감정은 폐를, 공(恐)은 신장을 상하게 한다.

392 부록 1 실전모의고사 01 ② 02 ① 03 ③ 04 ④ 정답

## 실전모의고사

다년간의 기출경향 분석을 바탕으로 출제 예상되는 문제만을 엄선하여 실전모의고사를 수록하였습니다.

# 목 차

## PART 01 기초간호학


CHAPTER 01 간호관리 002
CHAPTER 02 기초치과 010
CHAPTER 03 기초영양 020
CHAPTER 04 기초한방 028
CHAPTER 05 기초약리 039
CHAPTER 06 응급간호 051
CHAPTER 07 모성간호 069
CHAPTER 08 아동간호 095
CHAPTER 09 노인간호 122
CHAPTER 10 기초해부생리 136
CHAPTER 11 성인간호 163


## PART 02 보건간호학


CHAPTER 01 보건교육 224
CHAPTER 02 보건행정 231
CHAPTER 03 산업보건 243
CHAPTER 04 환경보건 249


## PART 03 공중보건학


CHAPTER 01 질병관리사업 260
CHAPTER 02 인구와 출산 277
CHAPTER 03 모자보건 283
CHAPTER 04 지역사회보건 287


## PART 04 의료관계법규


CHAPTER 01 의료관계법규 302


## PART 05 기초간호 임상실무(기초간호)


CHAPTER 01 기본간호 320
CHAPTER 02 감염관리 335
CHAPTER 03 진단검사와 수술 돕기 348
CHAPTER 04 영양과 배설 356
CHAPTER 05 활동관리 366
CHAPTER 06 산소화 378
CHAPTER 07 투약 돕기 383
CHAPTER 08 임종간호 389


## 부록 1 실전모의고사


제1회 실전모의고사 392
제2회 실전모의고사 412
제3회 실전모의고사 432


## 부록 2 간호조무사 국가시험


2020년 하반기 기출유형문제 454
2021년 하반기 기출유형문제 475
2022년 하반기 기출유형문제 498

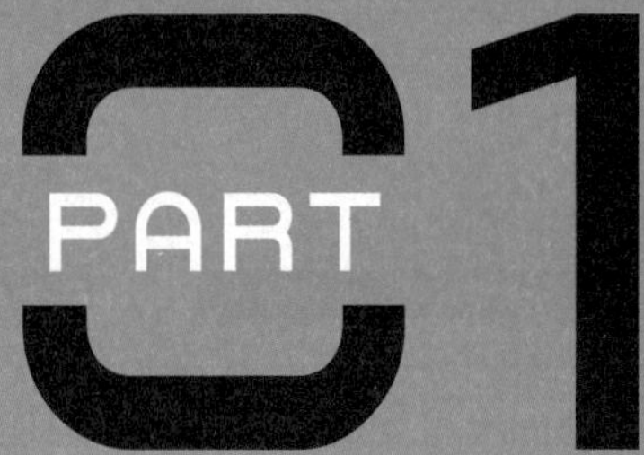


# 기초간호학

CHAPTER 01 간호관리
CHAPTER 02 기초치과
CHAPTER 03 기초영양
CHAPTER 04 기초한방
CHAPTER 05 기초약리
CHAPTER 06 응급간호
CHAPTER 07 모성간호
CHAPTER 08 아동간호
CHAPTER 09 노인간호
CHAPTER 10 기초해부생리
CHAPTER 11 성인간호

# 간호관리

필 / 수 / 확 / 인 / 문 / 제

간호 정신의 본질이 되는 것은?

① 지 식
② 지 성
③ 사랑과 보호
④ 교 양
⑤ 종 교

해설
간호의 본질 : 다른 사람을 돕는 행위(사랑과 보호)

답 ③

세계의 간호의 역사를 바르게 연결한 것은?

① 가족간호-종교간호-전인간호-직업간호
② 자기간호-종교간호-전인간호-직업간호
③ 종교간호-전인간호-직업간호-재활간호
④ 가족간호-종교간호-직업간호-전인간호
⑤ 종교간호-방문간호-전인간호-직업간호

해설
자기간호 – 가족간호 – 방문간호 – 종교간호 – 직업간호 – 현대간호

답 ④

## 1 간호의 의의

### (1) 간호 정의

① 간호의 어원 : 돌보다. 보살피다. 보호하다 등
② 간호의 본질 : 사랑과 보호(희생과 봉사정신), 다른 사람을 돕는 행위
③ 나이팅게일 : 간호란 병든 사람에게 자연적인 치유가 잘 이루어질 수 있도록, 최적의 건강상태를 유지하도록 가장 쾌적한 환경을 만들어 주고 도와주는 것

### (2) 간호관리

양질의 간호를 제공하기 위해 알고 행해야 할 지식, 기법

### (3) 간호 3대 요소

① 지식 : 과학적 간호
② 기술 : 기술적 간호
③ 간호 정신(사랑)

## 2 간호역사

### (1) 간호역사를 배우는 이유

세계사적 사건과 변화들이 간호에 어떤 영향을 끼쳤는지, 이때의 간호지도자들은 이들이 처한 시대적 상황에서 어떻게 대처 했는지를 고찰해봐서 현대간호문제 해결을 위한 의사결정에 도움을 받고 미래 간호사업 계획과 설계에 도움을 받기 위해서다.

### (2) 세계의 간호 역사

자기간호 → 가족간호 → 방문간호 → 종교적 간호 → 직업적 간호 → 현대 간호

① 원시시대
  ㉠ 본능적, 경험적, 미신적인 간호
  ㉡ 자기간호, 가족간호

② 고대와 초기 기독교 시대 간호
   ㉠ 여집사 푀베 : 방문간호 시작 → 최초 방문간호사
   ㉡ 근대적 방문간호사업 : 1859년 로빈슨 간호사
③ 중세간호
   ㉠ 간호의 전성기
   ㉡ 수녀, 귀부인 → 일생을 간호사업에 헌신(종교적인 간호)
④ 근대간호
   ㉠ 간호의 암흑기(약 200여년)
   ㉡ 종교개혁 이후 구교에서 하던 간호사업의 혼란
   ㉢ 교회가 경영하던 여러 가지 사업 중단 → 간호사업을 위한 조직에 큰 타격 초래, 의료와 구호기관이 문을 닫게 됨
   ㉣ 여성의 사회진출, 교육의 남녀평등 → 직업적 간호로 만든 전환기
⑤ 현대 간호 : 환자위주, 전인간호, 재활간호
   ㉠ 환자위주 간호 → 개별적인 인간 중심의 간호
   ㉡ 전인간호 → 신체적, 정신적, 사회적, 영적인 요구를 충족시켜 주기 위한 포괄적인 간호
   ㉢ 재활간호

### (3) 나이팅게일

① 근대간호
② 1820년 5월 12일(국제간호사의 날) 출생
③ 간호 이념
   ㉠ 환경의 중요성
   ㉡ 간호 : 직업이 아니고 사명이다.
   ㉢ 간호사는 어디까지나 간호사이고 의사가 아니다. → 간호의 전문성 강조
   ㉣ 간호사업은 비종교적이어야 함을 주장, 간호사 자신은 종교인이어야 한다.
   ㉤ 간호의 일체는 간호사의 손으로 할 것을 주장
   ㉥ 간호는 질병을 간호하는 것이 아니라 아픈 사람을 간호하는 것이다. → 오늘날 전인간호의 개념
   ㉦ 아무리 지식과 기술이 뛰어나도 정신(사랑)이 없으면 의료적인 기계와 다름없다.
   ㉧ 성 토마스 병원 → 간호교육과정 설치

필 / 수 / 확 / 인 / 문 / 제

**현대간호의 경향은 무엇인가?**

① 질병치유 위주, 고통 경감, 재활간호
② 질병치유 위주, 봉사활동으로서의 간호, 전인 간호
③ 환자위주, 전인간호, 재활간호
④ 환자위주, 전인간호, 질병치유 간호
⑤ 환자위주, 양심적 간호, 기술적 간호

해설
현대의 간호 : 환자위주 간호, 전인간호, 재활간호(개별적인 간호, 총체적인 간호, 추후 간호)

답 ③

**'간호란 병든 사람에게 자연적인 치유가 잘 이루어질 수 있도록 최적의 건강상태를 유지하도록 가장 쾌적한 환경을 만들어 주고 도와주는 것'이라고 간호를 정의한 사람은?**

① 핸더슨　② 나이팅게일
③ 오 렘　④ 로 이
⑤ 페플라우

해설
나이팅게일
• 환경의 중요성 강조
• 간호란 병든 사람에게 자연적인 치유가 잘 이루어질 수 있도록 최적의 건강상태를 유지하도록 가장 쾌적한 환경을 만들어 주고 도와주는 것

답 ②

필 / 수 / 확 / 인 / 문 / 제

한국의 간호사에 대한 설명으로 맞는 것은?

① 우리나라에서 최초로 간호교육을 시작한 곳은 태화여자관이다.
② 보구여관은 노선복이 설치한 최초의 지역사회간호를 시작한 곳이다.
③ 우리나라 최초의 현대식 병원은 태화여자관이다.
④ 우리나라 최초의 간호교육을 시작한 곳은 보구여관이다.
⑤ 1980년 전국민 의료보험이 실시되었다.

해설
① 우리나라에서 최초로 간호교육을 한 곳은 보구여관이다.
② 태화여자관은 노선복이 설치한 최초의 지역사회간호를 시작한 곳이다.
③ 우리나라 최초의 현대식 병원은 광혜원이다.
⑤ 1989년 전국민 의료보험이 실시되었다.

답 ④

나이팅게일 기장에 대한 설명으로 알맞은 것은 무엇인가?

① 국제간호협회에서 수여하기로 하였다.
② 제1회 수상자는 앙리뒤낭이다.
③ 나이팅게일 탄생 100주년인 1920년부터 매년 수여한다.
④ 우리나라는 아직 수상자가 없다.
⑤ 스위스 제네바 적십자 본부에서 수여한다.

해설
① 국제적십자사에서 수여하기로 하였다.
② 앙리뒤낭 : 제1회 노벨평화상 수상자
③ 2년마다 수여
④ 1957년 이효정 처음 수상

답 ⑤

### (4) 우리나라 간호역사

① 조선시대 : 의녀제도
② 1885년 광혜원
　㉠ 최초의 현대식(서양식)병원
　㉡ 2주 뒤 제중원으로 명칭변경
③ 1903년 보구여관에서 최초의 간호교육 → 1887년 보구여관 설립, 1903년 보구여관에 간호원 양성소 설립
④ 1923년 태화여자관 : 노선복(로선복, Rosenberg)이 태화여자관에 보건사업부 설치, 모자보건사업 실시 → 최초의 지역사회간호 시작
⑤ 1956년 보건소법
⑥ 1973년 간호조무사(간호보조원) 협회 창설
⑦ 1980년 농어촌 보호를 위한 특별 조치법 : 보건진료소
⑧ 1987년 명칭변경(간호원 → 간호사, 간호보조원 → 간호조무사)
⑨ 1989년 전국민 의료보험 실시
⑩ 1995년 국민건강증진법 제정, 보건소법 → 지역보건법 개정
⑪ 2008년 노인장기요양법

## 3 국제조직

### (1) 국제간호협의회

① 1899년 영국을 중심으로 조직
② 국제 간호윤리 강령 : 질병예방, 건강회복, 건강증진, 고통경감

### (2) 국제적십자사

① 앙리뒤낭 창설(제1회 노벨평화상)
② 본부 : 스위스 제네바
③ 나이팅게일 기장
　㉠ 1920년(나이팅게일 탄생 100주년)부터 2년마다 수여
　㉡ 우리나라 : 1957년 이효정 처음 수상

## 4 간호 전달체계

### (1) 기능적 간호

① 간호업무 → 분업화의 원리

② 기능적 간호의 장단점

㉠ 장점 : 적은 수의 간호 인력으로 단시간의 업무 수행, 경제적, 효율적인 업무 수행

㉡ 단점 : 간호의 일관성 부족, 간호사 만족↓, 환자 만족↓

### (2) 팀 간호

① 간호 제공자들이 환자의 욕구에 따라 개별간호를 목적으로 팀 리더를 중심으로 공동으로 간호하는 업무분담 방법

② 팀 간호의 장단점

㉠ 장점 : 환자 만족↑, 질적인 간호제공

㉡ 단점 : 의사소통 결여 시 단편적 간호

### (3) 전담간호

24시간 간호를 통해 입원환자를 도와주고 타 부서와도 협업하여 전인간호가 수행되도록 하는 전달방법

### (4) 간호·간병 통합서비스

입원환자 대상으로 보호자 등이 상주하지 않고 간호사, 간호조무사, 간병지원인력에 의해 포괄적으로 제공되는 입원서비스

## 5 의료기관의 기능

① 환자진료(치료) : 가장 중요한 기능

② 보건의료인 교육

③ 연 구

④ 공중보건, 재난구조 활동

필 / 수 / 확 / 인 / 문 / 제

**업무 분업화의 원리로 적은 수의 간호 인력으로 단시간의 업무 수행이 가능해서 경제적이고 효율적인 업무수행이 가능하나 간호의 일관성 부족, 양질의 간호 제공이 이루어지지 않아 환자의 만족도가 떨어지는 간호 전달체계는 무엇인가?**

① 기능적 간호
② 팀 간호
③ 전담간호
④ 간호·간병 통합 서비스
⑤ 사례관리 간호

해설

기능적인 간호 : 업무 분업화의 원리 적용

- 장점 : 적은 간호인력으로 단시간에 업수 수행, 업무 숙달 용이
- 단점 : 환자요구 간과, 환자와 간호사의 만족도↓, 단편적인 간호 제공

답 ①

**의료기관의 기능으로 가장 중요한 기능은?**

① 보건의료인 교육
② 연 구
③ 공중보건 활동
④ 재난구조 활동
⑤ 환자 진료

해설

의료기관의 가장 중요한 기능은 환자 진료, 치료의 기능이다.

답 ⑤

필 / 수 / 확 / 인 / 문 / 제

**환자의 이상상태 발견 시 간호조무사의 태도로 옳은 것은?**

① 즉시 간호사에게 보고한다.
② 간호조무사의 판단으로 즉시 대처한다.
③ 보호자에게 즉시 알린다.
④ 환자의 상태변화를 시간을 두고 관찰한다.
⑤ 즉시 응급조치를 실시한다.

해설
간호조무사는 간호사의 지휘, 감독하에 업무를 수행한다. → 환자의 이상상태를 발견했거나 업무수행이 잘되지 않았을 때 간호사에게 보고한다.

답 ①

**방문간호조무사의 자격으로 옳은 것은?**

① 2년 이상의 경력
② 3년 이상의 경력
③ 5년 이상의 경력
④ 2년 이상의 경력과 보건복지부장관이 지정한 곳에서 교육 이수
⑤ 3년 이상의 경력과 보건복지부장관이 지정한 곳에서 교육 이수

해설
방문간호조무사의 자격
• 간호사 : 2년 이상의 간호업무 경력
• 간호조무사 : 3년 이상의 경력과 보건복지부장관이 지정한 교육기관에서 소정의 교육을 이수

답 ⑤

## 6 간호조무사

### (1) 간호조무사의 업무

① 간호사의 지도, 감독하에 간호 계획을 수행
② 환자의 이상상태 발견 시 → 즉시 간호사에게 보고
③ 환자가 검사, 진단, 수술 등에 대해 물어볼 때 : '의사선생님이 이야기해 주실 거예요'라고 환자에게 말한다. → 간호사에게 보고한다.
④ 입원실 및 진찰실의 환경 정리
⑤ 병원 간호행정은 환자를 중심으로 계획하고 행해진다.

### (2) 간호조무사 관련법규

① 의료법
㉠ 의료인이 아니면 누구든지 의료행위를 할 수 없다.
※ 의료인 : 의사, 치과의사, 한의사, 간호사, 조산사
㉡ 의료인도 면허된 것 이외의 의료행위를 할 수 없다.
㉢ 간호조무사는 보건복지부장관에게 자격을 인정받는다.
㉣ 간호조무사에 관한 것 → 보건복지부령으로 정한다.
㉤ 간호조무사 국가고시를 합격하고 최초 취업 후 → 3년마다 실태와 취업상황을 보건복지부장관에게 신고한다.
㉥ 매년 8시간 이상 보수교육을 받는다.

② 의료기관에 두는 간호사 정원(환자 및 입원환자 : 간호사)
㉠ 의원, 병원, 종합병원, 치과의원 → 5 : 2
㉡ 한의원, 한방병원 → 5 : 1
㉢ 요양병원 → 6 : 1(간호조무사는 간호사 정원의 2/3 범위 내에서 둘 수 있음)
㉣ 산후조리원 → 입원 영유아 : 간호사 = 7 : 1(간호사 정원의 30/100 범위에서 간호사를 간호조무사로 대체할 수 있다)
㉤ 정신의료기관 → 13 : 1(간호사 정원의 1/2 범위 안에서 간호사를 간호조무사로 대체할 수 있다)

③ 노인장기요양보험법
㉠ 방문간호조무사의 자격 : 3년 이상 간호보조경력 + 보건복지부장관이 지정한 곳에서 교육 이수

### (3) 직업윤리를 배우는 이유(목적)

① 법적인 한계점을 알게 하여 업무에 쉽게 적응하게 한다.
② 양심적인 판단(지혜로운 판단) → 행동의 방향 제시
③ 기쁨과 보람을 준다.

### (4) 직업적 태도

① 간호의 3요소 : 지식, 기술, 정신(사랑)
② 간호조무사의 기본자질
㉠ 지성 : 지식을 지적으로 사용할 줄 아는 자질
㉡ 건 강
- 가장 중요
- 감염기회↑, 팀워크 → 한 사람의 불(不)건강이 팀 전체에 미치는 영향↑

㉢ 인격 : 후천적인 요소로 좋은 방향, 정직한 방향으로 형성되어야 대상자에게 불행을 초래하지 않는다.
③ 기 타
㉠ 직장을 그만 둘 경우 → 적어도 한 달 전에 알려서 후임이 정해진 다음 그만둔다.
㉡ 근무시간 변경 → 가능한 일찍 직속상관에게 사유를 설명한다.
㉢ 업무상 알게 된 환자의 비밀은 절대 누설되지 않도록 한다.
㉣ 금전적 보답 및 선물을 줄 경우 → 병원규칙상 안 된다고 이해시키고 정중히 사양한다.
㉤ 업무가 바쁜데 환자가 침요를 갈아달라고 요구할 때 → 상황을 설명하고 나중에 해준다고 말한다.
④ 간호조무사가 조직적 활동을 하는 근본적 목적
㉠ 개인적 발전을 위해
㉡ 직업적 향상을 위해
㉢ 국가적 이익을 위해

필 / 수 / 확 / 인 / 문 / 제

**간호조무사가 직업윤리를 배우는 이유로 옳지 않은 것은?**

① 양심적인 판단을 하게 해준다.
② 기쁨과 보람을 준다.
③ 희생과 봉사정신을 갖게 해준다.
④ 법적인 한계점을 알게 해준다.
⑤ 업무에 적응하게 해준다.

해설
간호윤리 실천 시 유익한 점
- 법적 업무한계를 정확히 알게 된다.
- 직무와 관련하여 신속, 정확, 지혜로운 판단능력을 향상시킨다.
- 선하고 합리적인 행동의 방향을 제시한다.
- 기쁨과 보람을 얻는다.

답 ③

**간호조무사의 기본자질 중 후천적인 요소로 좋은 방향, 정직한 방향으로 형성되어야 대상자에게 불행을 초래하지 않는 것은 무엇인가?**

① 건 강 ② 지 성
③ 지 식 ④ 인 격
⑤ 정 신

해설
간호조무사의 기본자질 : 지성, 건강(가장 중요), 인격
- 지성 : 지식을 지적으로 사용할 줄 아는 능력
- 건강 : 병원은 감염의 기회가 많고, 팀원의 한 명으로 한 사람의 불(不)건강이 팀 전체에 미치는 영향은 크다.
- 인격 : 후천적인 요소로 좋은 방향, 정직한 방향으로 형성되어야 대상자에게 불행을 초래하지 않는다.

답 ④

필 / 수 / 확 / 인 / 문 / 제

**복장(유니폼)에 대한 설명으로 옳지 않은 것은?**

① 간호조무사의 상징이다.
② 깨끗한 마음의 표현이다.
③ 근무시간 외 착용금지, 근무지 이외의 곳에서 착용을 금지한다.
④ 기관과 직종에 따라 다양하게 착용한다.
⑤ 위생적으로 깨끗한 차림을 위함이다.

해설
기관과 직종에 따라 통일된 제복을 착용한다.

답 ④

**낙상우려가 있는 환자의 침상난간을 올리지 않아서 낙상사고가 발생했다. 이런 간호행위와 관련된 요인은 무엇인가?**

① 과실치사
② 주의의무 태만
③ 불법행위
④ 성실의무 불이행
⑤ 의학적 위법행위

해설
주의의무 태만 시 낙상, 골절, 화상 등 각종 사고들 발생

답 ②

**수술 후 조기이상을 해야 하는 환자가 힘들다며 거부할 때 조기이상을 하도록 할 때 충돌하는 원칙은 무엇인가?**

① 선행의 원칙, 악행금지의 원칙
② 선행의 원칙, 정의의 원칙
③ 선행의 원칙, 자율성 존중의 원칙
④ 악행금지의 원칙, 신의의 원칙
⑤ 자율성 존중의 원칙, 인격존중의 원칙

해설
선행의 원칙(선한 행위를 해야 한다는 것으로 긍정적이고 적극적으로 대상자를 도와주고 선을 행하는 것)과 자율성 존중의 원칙(환자의 자기 결정권을 존중해 주는 원칙)의 충돌

답 ③

### (5) 복장(유니폼)

① 기관에 따라, 직종에 따라 통일된 제복 착용
② 신분 표시(간호조무사의 상징)
③ 간호조무사의 복장은 간호사의 복장과 구별되도록 일반적으로 색에 의해 구분
④ 위생적으로 깨끗한 차림을 하기 위함이며, 깨끗한 마음의 표현이기도 하다.
⑤ 활동의 용이성
⑥ 근무시간 외 착용금지, 근무지 이외의 곳에서 착용금지

### (6) 주의의 의무

① 주의를 기울여야 하는 의무
② 주의 태만 : 각종 사고들 발생(예 낙상, 골절, 화상)
③ 업무상 과실 : 법적인 책임
④ **간호조무사가 병실에서 사고나 과실을 방지하는 방법** : 자신의 직무 범위를 정확히 알고 이행한다.

### (7) 원 칙

① **선행의 원칙** : 선한 행위를 해야 한다는 것으로 긍정적이고 적극적으로 대상자를 도와주고 선을 행하는 것
② **악행 금지의 원칙** : 악한 행위를 하지 않는다는 것(예 해로운 약인 줄 알고 자기나 남에게 쓰지 않겠다)
③ 자율성 존중 원칙(자기 결정권)
④ 선의의 간섭주의
  ㉠ 선행의 원칙과 자율성 존중의 원칙 충돌
  ㉡ 자살을 시도(자율성 존중)하지 못하도록 막는 것(선행의 원칙)
⑤ **정의의 원칙** : 평등(예 진료 시 직원 가족 · 친지 · 끼어들기 → 정의의 원칙에 어긋남)
⑥ **신의의 원칙** : 믿음, 신뢰(예 비밀유지)
⑦ 인격 존중원칙(예 동료가 실수했을 때 동료를 설득해 스스로 보고하도록 한다)

## 7 권리와 의무

### (1) 환자의 권리

① 존엄의 권리
② 평등의 권리
③ 설명을 들을 권리
④ 선택의 권리(자기결정권 → 자율성 존중)
⑤ 개인 신상 비밀을 보호받을 권리

### (2) 환자의 의무

① 치료계획 → 협조 의무
② 치료 → 최선을 다할 의무
③ 의료정보 제공의 의무
④ 진료비 지불의 의무
⑤ 공공질서 준수의 의무

### (3) 리스본 선언

"환자는 인도적인 마지막 진료를 받을 자격이 있으며 또한 존엄성을 지키면서 편안하게 임종을 맞도록 할 수 있는 모든 도움을 받은 자격이 있다."라고 환자의 권리를 선언 → 임종을 맞이하는 환자의 존엄성을 지킬 권리

필 / 수 / 확 / 인 / 문 / 제

**환자의 권리로 옳지 않은 것은?**

① 존엄의 권리
② 평등의 권리
③ 선택의 권리
④ 비밀을 보호받을 권리
⑤ 의료정보 제공의 권리

해설

환자의 권리
- 존엄의 권리
- 평등의 권리
- 설명을 들을 권리
- 선택의 권리
- 개인 신상 비밀을 보호받을 권리

답 ⑤

**임종을 맞이하는 환자의 존엄성을 지킬 권리로 "환자는 인도적인 마지막 진료를 받을 자격이 있으며 존엄성을 지키면서 임종을 맞도록 도움을 받을 자격이 있다."라고 환자의 권리를 선언한 것은?**

① 리스본 선언
② 환자권리장전
③ 간호사 윤리강령
④ 적십자 정신
⑤ 나이팅게일 선언문

해설

리스본 선언 : 환자는 인도적인 마지막 진료를 받을 자격이 있으며 또한 존엄성을 지키면서 편안하게 임종을 맞도록 할 수 있는 모든 도움을 받을 자격이 있다.

답 ①

# 기초치과

필 / 수 / 확 / 인 / 문 / 제

**치아의 기능으로 옳지 않은 것은?**

① 주요기능은 저작의 기능이다.
② 입모양을 만드는 심미적인 기능이다.
③ 연하작용과 소화작용을 도와준다.
④ 학습능률에 영향을 미친다.
⑤ 음식의 다양한 맛을 느끼게 한다.

해설
혀의 맛봉오리에서 맛을 느낀다(단맛, 짠맛, 쓴맛, 신맛).

답 ⑤

**치아조직에 대한 설명으로 옳지 않은 것은?**

① 상아질은 치아 내부의 구성요소 중 가장 많이 차지하는 구조이다.
② 법랑질은 치아의 가장 단단한 부분이다.
③ 불소가 침착되는 부분은 상아질이다.
④ 치경은 치관과 치근의 경계부위이다.
⑤ 치은은 잇몸부위이다.

해설
불소가 침착되는 부분은 법랑질이다.

답 ③

## 1 기본개념

### (1) 치아의 기능

① 저작(가장 중요한 기능) → 연하작용과 소화작용을 도움
② 발음기능
③ 심미적 기능(입모양을 만드는데 중요)
④ 신체와 정신적 성장, 학습능률에 영향

### (2) 치과 진료

발치, 보존치료, 신경치료, 스케일링(치석제거) → 1회/6개월, 교정치료, 보철치료 → 정기적으로 검진을 받고 보철물은 보통 10년 주기로 다시 해줌

### (3) 구강해부학

① 구강의 구조
  ㉠ 연조직 : 입술, 혀, 치은, 협점막 등
  ㉡ 경조직 : 상악골, 하악골, 치아 등
② 치아의 구조
  ㉠ 구 조
    • 치관 : 치아머리로 잇몸 바깥으로 나와 있는 치아
    • 치근 : 치아뿌리로 잇몸 뼈(치조골) 안에 있는 치아
    • 치경 : 치관과 치근의 경계
    • 치은 : 잇몸
  ㉡ 법랑질(에나멜질) : 치아의 맨 바깥층으로 인체조직 중 가장 단단한 부분, 불소가 침착되는 부분
  ㉢ 상아질
    • 치아 내부의 구성요소 중 가장 많이 차지하는 치아구조
    • 법랑질보다 강도가 약하며 충치가 생기면 쉽게 썩는다.
    • 법랑질의 충격을 흡수하여 신경을 보호하는 완충지대이다.

㉣ 치 수

- 치아의 가장 중심에 위치
- 신경, 혈관, 임파관으로 구성
- 혈관은 신경을 유지시키고 상아질에 수분을 공급한다.
- 신경은 외부자극에 대해 통증을 느낀다.

㉤ 백악질(시멘트질) : 치아를 악골에 고정시키는 역할

㉥ 차주인대(치근막)

- 치아를 치조골에 붙이는 접착과 충격의 완충역할을 한다.
- 치아가 부딪칠 때의 느낌을 신경에 전달한다.

### (4) 치식(표기법)

① 정의 : 치아에 고유이름, 번호 부여

② 팔머 시스템

㉠ 영구치(숫자 부여)

| 8 7 6 5 4 3 2 1 | 1 2 3 4 5 6 7 8 | 상 악 |
|---|---|---|
| 8 7 6 5 4 3 2 1 | 1 2 3 4 5 6 7 8 | 하 악 |

㉡ 유치(알파벳 부여)

| E D C B A | A B C D E | 상 악 |
|---|---|---|
| E D C B A | A B C D E | 하 악 |

③ FDI(Federation Dentaire Internationale) : 국제치과연맹의 표기법, 시계방향

㉠ 영구치

| 18 17 16 15 14 13 12 11 | 21 22 23 24 25 26 27 28 | 상 악 |
|---|---|---|
| 48 47 46 45 44 43 42 41 | 31 32 33 34 35 36 37 38 | 하 악 |

㉡ 유 치

| 55 54 53 52 51 | 61 62 63 64 65 | 상 악 |
|---|---|---|
| 85 84 83 82 81 | 71 72 73 74 75 | 하 악 |

### (5) 유치와 영구치의 성장

① 유치(젖니)

㉠ 처음 맹출 : 6개월 → 하악유중절치(칫솔질 시작, 이유식 시작)

㉡ 총 개수 : 20개 → 30개월에 맹출

㉢ 유치형성 시기 : 태생 7~8주(약 임신 2개월)

필 / 수 / 확 / 인 / 문 / 제

**치아의 가장 중심에 위치하고 혈관과 신경이 존재해서 혈관은 수분을 공급하고 신경은 외부자극에 대해 통증으로 느끼는 치아의 조직은?**

① 법랑질 ② 치 수
③ 상아질 ④ 백악질
⑤ 치주인대

해설
치수 : 치아의 가장 중심에 위치, 신경, 혈관, 임파관으로 구성되어 있다.

답 ②

**치아에 고유이름과 번호를 부여하는 것을 무엇이라고 하는가?**

① 치 식 ② 방습법
③ 흡입법 ④ 핸드피스
⑤ 치 수

해설
치식 : 치아에 고유 이름과 번호를 해당 치아에 부여하는 방법이다.

답 ①

**치식에 대한 설명으로 옳지 않은 것은?**

① 팔머 시스템은 영구치에 숫자를 부여하고, 유치에 알파벳을 부여한다.
② FDI 시스템은 유치, 영구치 모두 숫자를 부여한다.
③ FDI 시스템에서 유치의 상악은 11~15, 21~25번이다.
④ 팔머 시스템은 유치는 A~E, 영구치는 1~8까지로 표기한다.
⑤ 국제치과연맹의 표기법은 FDI 시스템이다.

해설
③ 51~55, 61~65번이다.

답 ③

필 / 수 / 확 / 인 / 문 / 제

**영구치에 대한 설명으로 옳지 않은 것은?**

① 사랑니를 제외한 영구치는 28개이다.
② 6세에 제1대구치가 처음으로 맹출한다.
③ 처음 맹출하는 영구치는 유치로 혼동해서 관리소홀로 이어질 수 있다.
④ 32개의 영구치가 맹출하는 시기는 18세이다.
⑤ 제1대구치가 가장 늦게 맹출한다.

해설
제3대구치(지치, 사랑니)가 가장 마지막에 맹출된다.

답 ⑤

**치아에 대한 설명으로 옳지 않은 것은?**

① 치아가 발생해서 석회화되고 잇몸을 뚫고 나오는 것을 맹출이라고 한다.
② 유치가 처음 맹출하는 시기는 6개월이다.
③ 맹출 시기에 열, 복통, 설사 등의 증상이 나타나는 것을 맹출 곤란이라고 한다.
④ 출생 시 이미 치아가 맹출 되어 있는 것을 선천치라고 한다.
⑤ 유치의 조기맹출 시 기도흡인의 가능성이 있을 때는 발치를 추천한다.

해설
맹출곤란은 허약아에게서 가끔 유치 맹출기에 나타나는 것이다.

답 ③

② 영구치
㉠ 처음 맹출
• 만 6세경 → 하악 제1대구치
• 유치로 혼동해 관리 소홀로 이어질 수 있다.
• 평생 사용해야 하는 영구치
㉡ 총개수
• 28개(사랑니 제외) → 만 14~15세 맹출
• 32개(사랑니 포함) → 만 18세 맹출
㉢ 전 치
• 절치(중절치, 측절치) → 음식물 절단기능
• 견치 → 음식물 찢는 역할
㉣ 구 치
• 음식물 분쇄기능
• 소구치(제1소구치, 제2소구치)
• 대구치(제1대구치, 제2대구치, 제3대구치 = 지치 = 사랑니)

### (6) 치아의 맹출

① 맹출의 정의 : 치아가 발생 → 석회화 → 잇몸을 뚫고 나오는 것
② 맹출은 정상적인 과정으로 일반적으로 상악보다 하악치아가 먼저, 남자보다 여자가 약간 더 빨리 맹출하는 경향이 있다.
③ 맹출 곤란 : 맹출은 생리현상으로 보통 아무 이상 없이 진행되는데, 허약한 아동에게서 가끔 유치 맹출기에 열, 복통, 설사, 식욕부진 등의 증상이 나타나는 경우이다.
④ 맹출 시기의 이상
㉠ 유치의 조기맹출
• 선천치 : 출생 시 맹출되어 있는 경우
• 신생치 : 생후 30일 이내 맹출
– 특이한 점이 없다면 유지하는 것이 바람직
– 기도흡인 가능성↑, 수유장애, 수유 시 유두손상을 줄 경우 → 발치 추천
• 영구치의 조기맹출 : 갑상선기능항진증 → 조기맹출
㉡ 맹출지연 : 다운증후군, 갑상선기능저하증 등

### (7) 치아의 교환(유치 → 영구치로 교환) : 6~12세

① 처음 : 하악유중절치 → 하악중절치
② 마지막 : 제2유구치 → 제2소구치
③ 혼합 치열기 : 6~12세

## 2 부정교합

### (1) 정 의

위·아래 치아배열이 나쁘거나 골격적인 문제로 상·하 치아교합이 비정상적인 상태

### (2) 원 인

① 유전적 요소 : 턱뼈의 발육이상

② 후천적 요소 : 사고(악골골절), 유치 너무 일찍 뺀 경우, 손가락 빨기·입술 빨기 등의 습관 등

### (3) 종 류

① 1급 : 치열이 고르지 않은 경우 → 청소년기에 교정

② 2급 : 상악이 튀어나온 경우 → 유치원, 초등학교 저학년 시기에 교정

③ 3급 : 하악이 튀어나온 경우 → 유치원, 초등학교 저학년 시기에 교정

## 3 진찰실의 표준기구 및 장비

### (1) 기본 기구

① 치경 : 어둡고 보이지 않는 구강 내를 관찰하기 위한 기구

② 탐침(익스플로러) : 구강 내 접근하기 힘든 부위가 손상되었을 때 감지해 볼 수 있는 기구

③ 핀셋(커튼플라이어) : 이물질을 제거하거나 구강 내 소형재료 삽입

### (2) 진료 장비

① 유닛체어 : 진료실에서 가장 중요

② 라이트(무영등)

㉠ 환자 눈에 직접 비추면 안 된다.

㉡ 상악 치료 : 환자의 가슴 위에 위치 → 방향을 상악 쪽으로

㉢ 하악 치료 : 치료할 치아 → 바로 위에 위치

㉣ 거리 : 60~90cm

③ 타구 : 물로 입안을 양치한 후 물, 타액을 뱉는 곳 → 전체 세척

④ 핸드피스 : 치아를 삭제하는 기구

㉠ 고속핸드피스 → 물 사출기 부착

㉡ 저속핸드피스 → 미세한 부분 삭제

㉢ 유닛체어에서 가장 중요한 기구

필 / 수 / 확 / 인 / 문 / 제

**치아의 교환에 대한 설명으로 옳지 않은 것은?**

① 유치에서 영구치로 바뀌어 맹출하는 것이다.

② 처음 교환하는 것은 상악유중절치에서 상악중절치의 교환이다.

③ 유치와 영구치가 함께 존재하는 시기를 혼합치열기라고 한다.

④ 마지막으로 교환하는 것은 제2유구치에서 제2소구치의 교환이다.

⑤ 혼합치열기의 시기는 6~12세이다.

해설

유치 중에서 가장 먼저 맹출되는 치아는 하악유중절치이고 가장 먼저 교환하는 치아이다.

답 ②

**뻐드렁니, 앞니, 상악의 치아가 심하게 돌출되어 있는 부정교합의 종류는 무엇인가?**

① 1급 부정교합 ② 2급 부정교합
③ 3급 부정교합 ④ 4급 부정교합
⑤ 5급 부정교합

해설

- 1급 부정교합 : 치열이 고르지 않은 경우
- 2급 부정교합 : 상악이 튀어나온 경우
- 3급 부정교합 : 하악이 튀어나온 경우

답 ②

**치과 진찰실의 기본기구로 어둡고 보이지 않는 구강 내를 관찰하기 위한 기구는?**

① 탐 침 ② 석션기
③ 핀 셋 ④ 치 경
⑤ 핸드피스

해설

치경 : 원형의 거울로 빛을 반사시켜 어둡고 보이지 않는 구강 내를 관찰하기 위한 기구

답 ④

필 / 수 / 확 / 인 / 문 / 제

**치과 진찰실의 진료기구에 대한 설명으로 옳은 것은?**

① 상악치료 시 무영등은 치료할 치아 바로 위에 위치시킨다.
② 캐비트론은 물로 입안을 양치한 후 물, 타액을 뱉는 곳이다.
③ 치과 진찰실에서 가장 중요한 기구는 핸드피스이다.
④ 선반에서 물건을 놓을 때는 우측에서 좌측의 순서로 한다.
⑤ 간호조무사의 의자는 의사의 의자높이보다 높아야 한다.

해설

① 상악 치료 시 : 환자의 가슴 위에 위치시켜 상악으로 향하도록 한다.
② 타구 : 물로 입안을 양치한 후 물, 타액을 뱉는 곳이다.
③ 유닛체어 : 치과 진찰실에서 가장 중요한 기구
④ 선반에서 물건을 놓을 때는 좌측에서 우측의 순서로 한다.

답 ⑤

㉣ 의사에게 가장 중요한 기구

⑤ **캐비트론** : 초음파 치석제거기 → 스케일링
⑥ **쓰리웨이 시린지** : 공기, 물, 사출기 → 국소세척
  ㉠ 물 → 세척
  ㉡ 공기 → 건조
  ㉢ 공기, 물 : 세척, 건조
⑦ **브라켓** : 물건을 올려놓는 선반(좌측 → 우측으로 배열)
⑧ **진공흡입기(석션기)**
  ㉠ 침, 혈액, 이물질 → 흡입
  ㉡ 간호조무사에게 가장 중요한 기구
⑨ **의자** : 간호조무사의 의자가 의사의 의자보다 높아야 한다.
⑩ **세면대** : 청결유지를 위해 꼭 필요, 환자의 눈에 보이지 않는 곳에 설치

### (3) 방사선 영상 진단장비

① **표준 X선 촬영** : 일반적으로 치과에서 많이 사용
② **파노라마 촬영** : 한 장의 사진에 구강 전체가 다 나오도록 촬영
③ **세팔로 촬영** : 부정교합의 교정 치료 시 진단 및 치료계획을 세울 때 촬영

## 4 치과진료 기초

### (1) 치과진료용 의자 조절 → 자세

① 좌위(수직자세, Sitting position, Upright sitting position) : 진료의자에 앉거나 내려올 때, Backrest가 바닥과 90°를 이룬다.

② 앙와위(Supine position) : 상악치료 시, 환자의 머리와 발 끝 평행하게 위치시킨 상태

③ 변형 앙와위(Modified supine position) : 하악치료 시, 앙와위보다 머리 부분이 조금 위로 올라간 위치로 하악부위 교합면이 바닥과 거의 평형하다.

④ 트렌델렌버그 자세 : 사랑니 발치 시 심장보다 머리를 낮게 한 자세

### (2) 진료 시의 기구의 교환

① 의사에게 가장 중요한 기구 : 핸드피스

② 간호조무사에게 가장 중요한 기구 : 진공흡입기

③ 각자 중요한 기구는 오른손에 든다.

④ 간호조무사의 나머지 한손으로 진료보조 : 기구전달 → 사용부위가 환자의 구강 내를 향하도록 하고, 환자의 얼굴 위에서 하지 않는다.

⑤ 한손 기구 전달법 : 오른손이 자유롭지 못한 경우 왼손으로 기구전달, 첫째~셋째 손가락은 기구 전달, 넷째~다섯째 손가락은 기구를 받는 역할을 한다.

⑥ 양손기구 전달법 : 오른손으로 사용한 기구를 받고 왼손으로 기구를 전달한다.

⑦ 기구전달 영역 : 4~7시 영역

### (3) 진공흡입기

① 입안의 침, 혈액, 이물질을 흡인해서 제거한다.

② 간호조무사에게 중요한 기구로 오른손에 든다.

③ 치아에 가깝게 대주지만 치아에 직접 닿으면 안 된다.

④ 설측을 삭제할 때는 순면에 평행하게, 순측을 삭제할 때는 설면에 평행하게 한다.

⑤ 진공흡입기의 팁이 치경을 가려서 의사의 진료를 방해하지 않는다.

### (4) 진료영역

① 의사(술자)영역 : 7~12시 사이

② 간호조무사(협조자)영역 : 2~4시 사이

③ 기구전달(교환)영역 : 4~7시 사이

**필 / 수 / 확 / 인 / 문 / 제**

**진료의자에 앉거나 내려 올 때 Backrest가 90°를 이루는 자세는?**

① 변형 앙와위
② 앙와위
③ 트렌델렌버그 자세
④ 수직자세
⑤ 변형 수직자세

해설
좌위(수직자세) : 진료의자에 앉거나 내려올 때 Backrest가 바닥과 90°를 이룬다.

답 ④

**다음 설명으로 옳지 않은 것은?**

① 치과의사에게 가장 중요한 기구는 핸드피스이다.
② 술자의 영역은 7시~12시 사이이다.
③ 양손이 자유로울 때 왼손으로 기구를 전달하고 받는다.
④ 각자 중요한 기구는 오른손으로 든다.
⑤ 기구전달 시 기구 전달방향이 환자의 구강 내를 향하도록 한다.

해설
양손이 자유로울 때 : 오른손으로 사용한 기구를 받고 왼손으로 기구를 전달한다.

답 ③

**진공흡입기에 대한 설명으로 옳지 않은 것은?**

① 간호조무사에게 가장 중요한 기구이다.
② 진공흡입기의 팁이 치경을 가리지 않도록 한다.
③ 입안의 침, 혈액 등을 흡입하는 기구이다.
④ 설측을 삭제할 때는 설측에 평행하게 한다.
⑤ 치아에 직접 닿지 않도록 한다.

해설
설측을 삭제할 때는 순측에 평행하게, 순측을 삭제할 때는 설측에 평행하게 한다.

답 ④

필 / 수 / 확 / 인 / 문 / 제

치과 진료 시 치아의 점막, 피부소독에 사용하는 것은 무엇인가?

① 과산화수소($H_2O_2$)
② 알코올
③ 크레졸
④ 염 산
⑤ 젠티안 바이올렛

해설
치아의 점막, 피부 소독 : 과산화수소, 포비돈

답 ①

방습법에 대한 설명으로 옳지 않은 것은?

① 시술 중에 타액으로 인한 오염이나 진료 방해를 방지한다.
② 솜이나 거즈를 이용하는 방법은 간이 방습법이다.
③ 솜이나 거즈를 치열과 협벽 사이, 혀 아래 위치시킨다.
④ 러버댐 방습법은 장시간 진료해도 눈의 피로를 방지할 수 있다.
⑤ 러버댐 방습법은 구강호흡을 하는 사람에게 적용 가능하다.

해설
러버댐 방습법 : 구강호흡을 하는 사람에게는 장착이 불가능하다.

답 ⑤

## 5 간호조무사의 기본업무

### (1) 점막, 피부소독

과산화수소($H_2O_2$), 포비돈 → 알코올 사용금지

### (2) 방습법

① 시술 중에 타액으로 인한 오염이나 진료방해를 방지하기 위한 방법
② 간이 방습법(솜, 거즈 이용)
　㉠ 상악치료 : 치열과 협벽 사이
　㉡ 하악 치료 : 혀 아래
　㉢ 간이 방습법의 장단점
　　• 장점 : 손쉽게 사용, 신속하게 위치시킬 수 있다.
　　• 단점 : 잔사가 떨어짐, 자주 교환
③ 러버댐 방습법 : 얇은 고무시트를 통해서 치료할 치아만 노출시키는 방법
　㉠ 장 점
　　• 치료 시 시야가 좋고 충전하기 편하다.
　　• 건조한 상태를 유지 → 좋은 치료결과를 가져올 수 있다.
　　• 장시간 진료해도 눈의 피로를 방지할 수 있다.
　　• 치료기구로부터 연조직 보호
　　• 기구, 수복물 삼키는 것을 방지
　㉡ 단 점
　　• 구강 호흡하는 사람에게는 장착 불가능
　　• 얇고 약한 치아의 외벽 → 파절시킬 우려
　　• 경사진 치아, 위치가 나쁜 치아 → 장착의 어려움

### (3) 세척, 소독, 멸균

① 세 척
　㉠ 이물질 제거
　㉡ 두꺼운 앞치마, 장갑 착용
　㉢ 찔림 사고로 B형간염 감염우려 : 미리 B형간염 예방접종
② 소독과 멸균
　㉠ 자비소독 : 100℃에서 10~20분
　㉡ 불꽃소독 : 치과에서만 사용(핀셋 끝을 알코올램프 불꽃에 직접 달구어 소독)
　㉢ 고압증기멸균
　　• 치과에서 많이 사용(압, 습기, 열 이용)
　　• 120℃에서 20~30분, 135℃에서 3~5분

㉣ 건열멸균 : 습기 ×, 열↑ → 습기에 약한 제품·기구 멸균가능
㉤ 비드멸균 : 유리구슬 사용(240~280℃)
㉥ 고온유소독 : 150~160℃ 미네랄 오일에 15~20분간 → 톱니바퀴가 있는 장비

## 6 예방 치과의학

### (1) 치아우식증(충치) → 치아상실의 가장 큰 원인

① 충전재료(수복재료)

㉠ 은아말감
- 수은(65%) + 은, 동, 아연 등 여러 합금을 혼합해서 사용
- 장점 : 경제적, 우수한 기계적 강도, 와동 내 접합성 좋음 → 치과에서 많이 사용
- 단점 : 수은 유리됨, 변색발생 → 심미성↓ → 구치부에 사용

㉡ 레진 : 치아와 거의 유사한 색조, 심미성↑ → 주로 전치부에 사용

㉢ 인레이
- 고형의 수복물 → 구강 밖에서 제작
- 금, 레진, 메탈, 포세린 등

㉣ 글래스 아이오노머
- 파우더 + 용액을 믹스해서 사용
- 수분에 취약 → 수분노출 시 쉽게 탈락

② 마취법

㉠ 표면(도포)마취
- 고농도 리도카인 사용(연고, 스프레이 형태)
- 보철 시 코드(재료)를 잇몸에 넣거나 가벼운 수술 시 사용

㉡ 침윤마취 : 신경조직의 말단섬유에 적용 → 짧은 바늘 사용
㉢ 전달마취 : 신경조직의 줄기 섬유 → 긴 바늘 사용

③ 발 치

㉠ 발치 종류
- 보통 발치 : 겸자, 엘리베이터만으로 발치
- 난발치 : 치조골을 제거하거나 치아를 조각내서 발치(매복된 사랑니)

㉡ 발치 후 주의사항
- 솜, 거즈 물고 있기 → 1~2시간 정도
- 혈액, 침은 삼킨다(지혈).
- 냉적용 : 10~20분 정도
- 부종, 종창↓ : 심장보다↑ → 발치 당일은 높은 베개사용
- 부드러운 음식, 유동식 섭취

**필 / 수 / 확 / 인 / 문 / 제**

**치과기구 소독에 가장 많이 이용되는 방법으로 치과 교정기구, 유리제품, 치경소독에 가장 많이 사용하는 방법은?**

① 건열멸균　② 비드멸균
③ 자비소독　④ 고압증기멸균
⑤ 불꽃소독

해설
고압증기멸균 : 치과기구 소독에서 가장 많이 이용되는 멸균법이다.

답 ④

**충전재료에 대한 설명으로 옳지 않은 것은 무엇인가?**

① 치과 진료 시 가장 많이 사용하는 방법은 은아말감이다.
② 은아말감은 주로 전치부에 사용한다.
③ 은아말감의 은의 비율은 65%이다.
④ 치아와 거의 유사한 색조로 심미성이 있는 것은 레진이다.
⑤ 고형의 수복물을 구강 밖에서 제작하는 것은 인레이이다.

해설
은아말감은 심미성이 떨어져서 구치부에 사용한다.

답 ②

**발치 후 주의사항으로 옳은 것은?**

① 10~20분 정도 솜이나 거즈를 물고 있는다.
② 혈액이나 침은 가능한 뱉는다.
③ 발치 당일은 낮은 베개를 사용한다.
④ 발치 당일은 구강 양치액을 사용한다.
⑤ 3일 정도 차가운 물을 먹지 않는다.

해설
① 입안에 물고 있는 솜은 1~2시간 후 뱉는다.
② 나오는 침이나 피는 삼킨다.
③ 발치 당일은 높은 베개를 사용한다.
⑤ 3일 정도 더운 물을 먹지 않는다.

답 ④

필 / 수 / 확 / 인 / 문 / 제

**충치예방을 위한 방법으로 옳지 않은 것은?**

① 3・3・3 방법으로 칫솔질을 한다.
② 치아 맹출 전에는 거즈 등을 물에 적셔 잇몸을 닦아준다.
③ 만 7, 8세는 스스로 칫솔질을 하는 시기이다.
④ 불소용액으로 매일 양치 시 농도는 0.05%로 한다.
⑤ 새로 맹출한 치아의 불소도포는 1년 이내로 한다.

해설
만 2세에 스스로 칫솔질 하는 법을 지도하고 7~8세 정도까지 칫솔질을 지도, 감독한다.

답 ③

**치주질환에 대한 설명으로 옳지 않은 것은?**

① 치석이 잘 쌓이는 부위는 치주낭이다.
② 치주질환을 발생하게 하는 주원인균은 진지발리스균이다.
③ 치주질환을 예방하는 가장 좋은 방법은 치석을 제거하는 것이다.
④ 매년마다 정기적으로 검진을 받는 것이 좋다.
⑤ 스케일링을 통해 치주질환을 예방한다.

해설
6개월마다 정기검진을 받는다.

답 ④

- 발치 당일 : 칫솔질(×), 구강 양치액 사용(○)
- 3일 정도 금주, 금연, 금욕 권장(예 사우나, 찜질방(×), 더운 물 먹지 않기)
- 통증↑ : 처방된 진통제

④ 임플란트
　㉠ 상실된 치아부위에 자연친화적인 매개체(자연치아와 유사한 물질) → 악골 내에 삽입(고정)
　㉡ 자리 잡는데 6개월 정도 걸린다.

⑤ 충치예방
　㉠ 칫솔질(가장 기본적, 중요)
- 3・3・3 → 하루 3번, 식후 3분 이내, 3분 이상
- 6개월 이전 : 가제, 손수건, 거즈를 물에 적셔서 잇몸 닦아주기
- 6개월(치아맹출 직후) : 칫솔질 시작, 치과검진
- 만 2세 : 스스로 칫솔질 → 만 7, 8세 정도까지는 부모님의 지도

　㉡ 음식 조절 : 당분↓
　㉢ 불소사용
- 수돗물 불소조정사업
  - 농도 : 0.8ppm 이하
  - 불소↑ → 반상치, 불소↓ → 충치
- 불소양치 사업
  - 불소용액으로 매일 양치한다면 : 0.05%
  - 불소용액으로 주 1회 양치한다면 : 0.2%
- 불소도포
  - 치아 맹출 직후 하는 것 : 가장 바람직
  - 새로 맹출한 치아 : 1년 이내 불소도포
  - 노인연령층 : 치근우식 예방
  - 2% 불화나트륨 : 3, 7, 10, 13세 → 1주 간격으로 4회 도포(1회 도포 시 30초 간격으로 4분 동안 반복 도포)

　㉣ 충치원인균
- 치면 : 뮤탄스 연쇄상구균 → 산형성 → 치아부식
- 칫솔질 효과 : 치면의 세균막 제거

### (2) 풍치(치주질환)

① 치석이 잘 생기는 부위 : 치주낭
② 진지발리스균 → 석회화 → 잇몸 파고듦 → 잇몸질환(풍치)
③ 예방 : 스케일링(치석제거) → 6개월마다

### (3) 소아환자 치료 시 주의사항

① 머리를 약간 위로 하고, 두 손을 가슴 아래로 내리게 한다(우발적 사고 예방).
② 치료 시 마스크를 쓰지 않는다. → 공포감 유발 방지
③ 치료할 치아가 많을 경우 → 하악부터 치료한다.
④ 치료 시 사용하는 기구가 가급적 소아환자의 시야에 들어오지 않도록 한다.
⑤ 진료 중 만화, 비디오 시청 → 주의분산 → 불안↓, 공포↓
⑥ 어린이에게 맞는 용어, 칭찬, 음성으로 강약조절 → 행동조절
⑦ **불안, 공포 등 자극** : 약한 것 → 점차 강한 것으로 단계적으로 반복(탈감작법)
⑧ **패드랩 사용** : 반항↑, 신체적 움직임이 많은 아이에게 적용
⑨ **약물을 이용한 진정방법** : 아산화질소 흡입이나 약물을 투여해 진정시킴

**필 / 수 / 확 / 인 / 문 / 제**

**소아환자 진료 시 주의사항으로 옳은 것은?**

① 치료할 치아가 많을 경우 상악부터 치료한다.
② 치료 시 반드시 마스크를 쓰고 진료한다.
③ 머리를 약간 위로 하고 두 손을 가슴 아래로 내리게 한다.
④ 불안, 공포 등의 자극은 강한 것에서 약한 것으로 단계적으로 한다.
⑤ 진료 중 비디오 시청은 하지 않는다.

해설

① 치료할 치아가 많을 경우 하악부터 치료한다.
② 치료 시 공포감 유발방지를 위해 마스크를 쓰지 않는다.
④ 불안, 공포 등 자극은 약한 것에서 점차 강한 것으로 단계적으로 반복한다.
⑤ 진료 중 만화, 비디오 시청 등으로 주의를 분산시켜 불안, 공포를 감소시킨다.

답 ③

간호조무사

# 기초영양

필 / 수 / 확 / 인 / 문 / 제

**6대 영양소 중 열량소이면서 조절소이면서 구성소인 것은 무엇인가?**

① 탄수화물 ② 단백질
③ 지 방 ④ 비타민
⑤ 무기질

해설

- 열량소 : 탄수화물, 지방, 단백질
- 조절소 : 단백질, 비타민, 무기질, 물
- 구성소 : 지방, 단백질, 무기질, 물

※ 단백질은 열량소이면서 조절소이면서 구성소이다.

답 ②

**탄수화물은 4kcal/g, 지방은 9kcal/g의 열량을 내는 같은 열량소이면서 단백질을 대신할 수 없는 이유는 탄수화물과 지방에 무엇이 없기 때문인가?**

① 탄 소 ② 수 소
③ 산 소 ④ 질 소
⑤ 칼 슘

해설

구성성분

- 탄수화물 : 탄소, 수소, 산소
- 지방 : 탄소, 수소, 산소
- 단백질 : 탄소, 수소, 산소, 질소

답 ④

## 1 영양의 원리

### (1) 영양과 영양소

① 영양 : 여러 가지 물질을 섭취하고 그것을 이용하여 건강한 일상생활을 영위하는 것
② 영양소 : 세포를 구성하거나 생명활동에 필요한 에너지원으로 섭취하는 물질

### (2) 6대 영양소 : 탄수화물, 지방, 단백질, 비타민, 무기질, 물

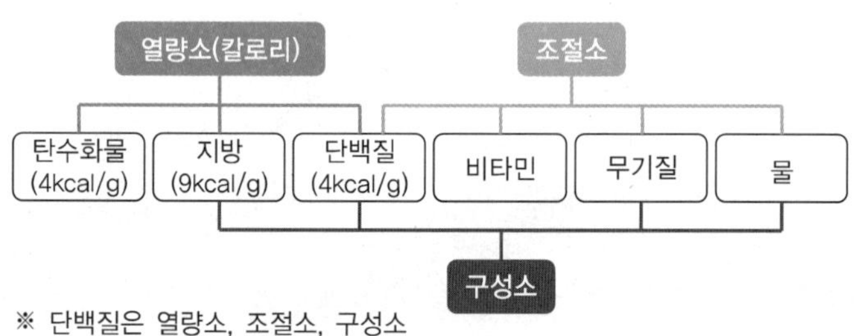


※ 단백질은 열량소, 조절소, 구성소

### (3) 탄수화물, 지방, 단백질 비교

| 구 분 | 탄수화물 | 지 방 | 단백질 |
|---|---|---|---|
| 구성성분 | 탄소, 수소, 산소 | • 탄소, 수소, 산소<br>• 조밀조밀하게 구성 | • 탄소, 수소, 산소, 질소(N)<br>• 탄수화물이나 지방이 단백질을 대신할 수 없는 이유(질소) |
| 열 량 | 4kcal/g | 9kcal/g | 4kcal/g |
| 최종산물 | 포도당 | 지방산+글리세롤 | 아미노산 |

### (4) 탄수화물

① 기 능

㉠ 효율적인 에너지원

- 운동(근육운동) 시 최초로 사용하는 에너지원(예 당뇨환자가 운동을하면 탄수화물대사↑ → 혈당↓)
- 뇌세포의 에너지원, 신경세포와 적혈구의 에너지원
- 독성산물을 남기지 않는다.

㉡ 단백질 절약 작용 : 탄수화물을 섭취하지 않으면 단백질을 포도당으로 만들어 쓴다. → 신장은 질소산물 배설물↑

㉢ 케톤증 예방 : 지방의 비효율적, 불완전하게 파괴 → 케톤 형성

② 종 류

㉠ 단당류 : 포도당, 과당, 갈락토오스

㉡ 이당류 : 맥아당(포도당 + 포도당), 자당(포도당 + 과당), 유당(포도당 + 갈락토오스)

㉢ 다당류

- 글리코겐, 전분, 섬유소
- 탄수화물은 섭취 → 분해 → 흡수(단당류 형태로 흡수 : 포도당, 과당, 갈락토오스)
- 남은 탄수화물은 다시 다당류형태(글리코겐)로 간과 근육에 저장됨
- 그래도 남으면 지방으로 변해서 복부에 저장

③ 권장량(WHO)

| 구 분 | 탄수화물 | 지 방 | 단백질 |
|---|---|---|---|
| 건강한 사람 | 55~70% | 20~30% | 15~20% |
| 당뇨환자 | 60% | 20% | 20% |

### (5) 지 방

① 기 능

㉠ 농축된 에너지원 : 9kcal/g

㉡ 지용성 비타민(A, D, E, K) 흡수를 돕는다.

㉢ 피하지방층

- 체온조절, 장기를 보호
- 무제한으로 체내에 저장 → 과다섭취 : 각종 성인병 유발

② 종 류

㉠ 불포화지방산 : 상온에서 액체상태(올리브유, 콩기름, 참기름 등), 식물이나 어류 중에 분포

㉡ 포화지방산 : 상온에서 고체상태(버터, 마가린, 라드 등), 주로 동물성 식품에 있다.

㉢ 필수지방산 : 리놀레산, 리놀렌산, 아라키돈산

- 기능 : 피부보호, 망막기능 유지, 콜레스테롤 수치↓, 성장촉진

필 / 수 / 확 / 인 / 문 / 제

**탄수화물에 대한 설명으로 옳지 않은 것은?**

① 효율적인 에너지원으로 독성산물을 남기지 않는다.
② 케톤증을 예방한다.
③ 지방의 절약작용을 한다.
④ 탄수화물의 최종분해산물은 포도당이다.
⑤ 단당류의 형태로 흡수된다.

해설
단백질 절약작용을 한다.

답 ③

**소장에서 포도당, 과당, 갈락토오스의 단당류의 형태로 흡수된 탄수화물이 간과 근육에 저장될 때는 어떤 형태로 저장되는가?**

① 단당류인 포도당
② 이당류인 맥아당
③ 이당류인 자당
④ 다당류인 글리코겐
⑤ 다당류인 섬유소

해설
글리코겐 형태로 간과 근육에 저장한다.

답 ④

**지방에 대한 설명으로 옳지 않은 것은?**

① 장기를 보호한다.
② 필수지방산은 콜레스테롤의 수치를 낮춘다.
③ 상온에서 액체 상태인 것은 포화지방산으로 동물성 식품에 들어 있다.
④ 필수 지방산으로 리놀레산, 아라키돈산 등이 있다.
⑤ 과다섭취 시 각종 성인병을 유발한다.

해설
- 불포화지방산 : 상온에 액체 상태로 식물성 식품에 함유되어 있다.
- 포화지방산 : 상온에서 고체 상태로 동물성 식품에 함유되어 있다.

답 ③

필 / 수 / 확 / 인 / 문 / 제

**단백질에 대한 설명으로 틀린 것은 무엇인가?**

① 수술 후 환자, 임산부, 수유부에게 필수 영양소이다.
② 4kcal/g의 열량을 내는 열량소이다.
③ 비필수아미노산은 체내에서 합성되지 않으므로 음식으로 섭취해야 한다.
④ 단백질 결핍 시 콰시오커병이 생긴다.
⑤ 단백질의 최종분해산물은 아미노산이다.

해설
필수아미노산 : 체내에서 합성되지 않으므로 음식으로 섭취해야 한다.

답 ③

**비타민 결핍증의 연결이 바르지 않은 것은?**

① 괴혈병-비타민 C
② 구루병-비타민 D
③ 구순염-비타민 $B_2$
④ 혈액응고 지연-K
⑤ 야맹증-비타민 A

해설
혈액응고 지연 – 비타민 K

답 ④

### (6) 단백질

① 기 능
㉠ 생체의 주성분으로 조직 형성, 파괴된 조직 수선(수술 후 환자, 임신, 수유부에게 필수)
㉡ 혈장단백질(글로불린–감마글로불린) : 면역, 항체

② 종 류
㉠ 필수아미노산
- 체내에서 합성되지 않으므로 음식물로 섭취
- 이소류신, 류신, 리신, 메티오닌, 페닐알라닌, 트레오닌, 트립토판, 발린, 아르기닌, 히스티딘
- 어린이에게만 필수아미노산 : 히스티딘, 아르기닌

㉡ 비필수아미노산
- 생체대사에 의해 합성
- 알라닌, 아스파라긴, 아스파르트산, 시스틴, 시스테인, 글루탐산, 글루타민, 글리신, 프롤린, 세린, 티로신

③ 단백질의 결핍증
㉠ 콰시오커
㉡ 성장 중지, 허약(빈혈), 면역력, 상처치유, 피부탄력 감소, 모발상태↓, 부종

### (7) 비타민

체내에서 소량을 필요로 하는 물질로서 에너지를 발생하지는 않으나 생물의 기능 유지나 생명 유지에 꼭 필요한 것으로 공급이 불충분할 때 특별한 결핍증이나 대사 장애를 일으키는 영양소

① 지용성 비타민
㉠ 특 징
- 기름에 잘 녹는다. → 이용되지 않은 부분 : 체내에 저장
- 결핍증상이 잘 안 나타남, 과량 섭취 시 독성유발
- 수용성 비타민보다 열에 강해 요리과정에서 잘 파괴되지 않는다.

㉡ 종 류
- 비타민 A : 상피세포 보호. 결핍증 → 야맹증, 결막 건조증 등
- 비타민 D : 자외선에 의해 체내 합성 가능(일광욕), Ca과 P의 흡수를 촉진시켜 뼈의 대사에 관여
  - 광부, 겨울철 젖먹이에게 부족
  - 결핍증 : 구루병, 골다공증, 골연화증, 골절 등
- 비타민 E : 항산화작용, 세포호흡에 관여. 결핍증 → 생식력 감퇴, 불임, 유산, 사산, 태반괴사
- 비타민 K : 혈장 내 프로트롬빈의 농도를 정상으로 유지시켜 혈액응고에 관여. 결핍증 → 출혈, 혈액응고지연

② 수용성 비타민

㉠ 특 징

물에 잘 녹는다. → 이용되지 않은 부분 배출 → 필요량을 공급하지 못하면 결핍증상이 쉽게 나타난다.

㉡ 종 류

- 비타민 $B_1$(티아민) : 탄수화물 대사과정에 조효소로 작용. 결핍증 → 각기병
- 비타민 $B_2$(리보플라빈) : 세포호흡작용, 적혈구 조성(헤모글로빈 합성). 결핍증 → 구순염, 구각염, 피부염, 탈모, 성장장애
- 비타민 $B_6$(피리독신)
  - 결핵약 INH 부작용 : 말초신경염 → 예방을 위해 비타민 $B_6$를 먹는다.
  - 중추신경계 기능 유지, Hem 구성에 관여
  - 결핍증 : 피부염, 근육퇴화, 빈혈, 신경장애
- 비타민 $B_{12}$(코발라민) : 내적인자와 결합해 소장에서 흡수되어 조혈작용에 관여, 혈액순환과 혈액생성 조절. 결핍증 → 악성빈혈
- 비타민 C(아스코르빈산) : 항산화작용, 철분흡수를 도와서 혈액 형성, 빠른 상처치유, 세포간 물질 형성. 결핍증 → 괴혈병, 우울증, 상처치유 지연
- 엽산(Folic acid) : 세포분열과 성장에 중요, 적혈구와 백혈구 성숙에 관여, 임신·수유기에 충분히 섭취. 결핍증 → 태아 신경계 결핍, 사산, 빈혈
- 니코틴산(니아신) : 펠라그라(3D현상) → Dermatitis(피부염), Dementia(치매), Diarrhea(설사)

③ 단 위

㉠ 비타민 A : RE

㉡ 비타민 C : mg

㉢ 비타민 D, E : IU

## (8) 무기질

① 칼슘(Ca)

㉠ 뼈와 치아 구성성분(Ca, P), 혈액응고에 관여(Ca, 비타민 K)

㉡ Ca 흡수를 도와주는 것 : 비타민 D

② 인(P) : 뼈와 치아의 구성성분, 탄수화물 대사 관여

③ 철분(Fe)

㉠ Hb의 구성 성분 → 부족 시 철분결핍성 빈혈

㉡ 철분의 흡수를 도와주는 것 : 비타민 C

④ 구리(Cu) : 철의 이용을 도움, 혈색소 형성

⑤ 나트륨(Na) : 삼투압조절, 산·염기의 평형 유지, 신경자극 전도

⑥ 칼륨(K) : 삼투압 유지, 산·염기의 평형 유지, 근육의 수축과 이완에 작용

필 / 수 / 확 / 인 / 문 / 제

**비타민에 대한 설명으로 옳지 않은 것은?**

① 지용성 비타민은 비타민 A, D, E, K가 포함된다.
② 구루병을 예방하는 가장 손쉬운 방법은 일광욕이다.
③ 겨울철 아기에게 결핍되기 쉬운 비타민은 비타민 D이다.
④ 철분의 흡수를 도와주는 비타민은 비타민 C이다.
⑤ 비타민 $B_2$ 결핍 시 악성빈혈이 생긴다.

해설
비타민 $B_{12}$ 결핍 시 악성빈혈이 생긴다.

답 ⑤

**니코틴산 부족 시 생기는 병인 펠라그라의 3D현상으로 옳은 것은?**

① 피부염, 설사, 구루병
② 피부염, 설사, 치매
③ 오심, 복통, 설사
④ 악성빈혈, 피부염, 괴혈병
⑤ 피부염, 구각염, 설사

해설
3D현상 : 피부염(Dermatitis), 치매(Dementia), 설사(Diarrhea)

답 ②

**혈액응고에 관여하는 영양소로 맞게 연결한 것은?**

① 비타민 K, 칼슘
② 칼슘, 인
③ 철분, 구리
④ 나트륨, 칼륨
⑤ 염소, 아연

해설
혈액응고 : Ca, 비타민 K

답 ①

필 / 수 / 확 / 인 / 문 / 제

**갑상선 호르몬인 티록신의 주성분으로 다시마, 미역 등의 해조류에 많으며, 부족 시 성인에게 점액수종을 일으키는 무기질은?**

① 요오드 ② 인
③ 칼 륨 ④ 염 산
⑤ 철 분

해설
요오드(I, 아이오딘) : 갑상선 호르몬 티록신의 주성분으로 대사에 관여한다.

답 ①

**일반적인 성인의 하루에 필요한 수분섭취량은?**

① 1~1.5L ② 1.5~2L
③ 2~2.5L ④ 2.5~3L
⑤ 500cc~1L

해설
물(수분)의 1일 필요량 : 2~2.5L

답 ③

**기초대사량에 대한 설명으로 옳은 것은?**

① 겨울보다 여름이 높다.
② 남자보다 여자가 높다.
③ 고열 시 기초대사량이 감소한다.
④ 수면 시 10% 정도 증가한다.
⑤ 갑상선 호르몬 항진 시 증가한다.

해설
① 겨울 > 여름
② 남자 > 여자
③ 고열 : ↑
④ 수면 시 : 10%↓

답 ⑤

⑦ 요오드(I, 아이오딘)
  ㉠ 갑상선 호르몬(티록신)의 주성분, 해조류에 ↑, 기초대사량 조절
  ㉡ 결핍 시 : 성인(점액수종), 아동(크레틴증)
⑧ 염소(Cl) : 위 속의 염산의 원료, 산·염기 평형 유지
⑨ 마그네슘(Mg) : 신경안정, 단백질 합성에 관여, 뼈 구성, 근육 활성 조절
⑩ 불소(F)
  ㉠ 치아보호, F↓ → 충치, F↑ → 반상치
  ㉡ 불소농도 중요 : 불소양치사업(매일 : 0.05%, 1회/주 : 0.2%)
⑪ 황(S) : 모발의 성분, 단백질 대사
⑫ 아연(Zn) : 인슐린 작용에 영향 미침(지방세포로 포도당이 유입되는 것 조절), 정상발육, 조직호흡에 관여

### (9) 물(수분)

① 1일 필요량 : 2~2.5L/일
② 1일 배출량 : 소변(1.5L/일), 대변(50~200cc), 불감성 소실(호흡, 피부 : 500~1,000cc)

## 2 영양과 에너지 대사

### (1) 에너지 대사

① 기초대사량 : 체온유지, 호흡, 심장박동, 호르몬 생산과 분비 등 생존을 위해 필요한 최소한의 에너지
  ㉠ 측정 : 전날 저녁 9시 이후에는 안정을 취하고 자정부터 금식하고 아침에 눈을 뜨고 안정상태로 누운 채로 측정 → 검사 전날 저녁에 잠을 잘 수 있도록 조용한 환경을 제공한다.
  ㉡ 기초대사량에 미치는 요인
    • 연령 : 아동 > 성인 > 노인
    • 체표면적 : 넓다 > 좁다
    • 성별 : 남성(체중×1.0) > 여성(체중×0.9)
    • 체형 : 근육질 > 마른형, 비만형
    • 호르몬 : 갑상샘호르몬(티록신) : 우리 몸의 모든 신진대사 촉진 → 대사량 증가, 에피네프린 → 교감신경자극, 스트레스 → 대사량 증가
    • 계절 : 겨울↑ > 여름
    • 배란기(생리 2~3일 전 : 최고)↑, 생리 중↓, 임신·수유기↑
    • 수면상태 : 기초대사 저하(10% 감소)
    • 고열, 정서적 긴장 시 : 증가

② 활동 대사량 : 아주 가벼운 활동, 가벼운 활동, 중등활동, 심한 활동에 따른 에너지 대사

③ 안정대사 : 식후 휴식상태에 있는 경우 에너지 소비량, 기초대사량의 1.2배

④ 특이동적 작용(SDA ; Specific Dynamic Action)

㉠ 식사 후 영양분이 저작, 분해, 흡수, 배설하는 과정에 필요한 에너지로 총에너지 대사량의 10% 정도

㉡ 단백질 : 섭취열량의 30%, 탄수화물 5%, 지방 4%

⑤ 1일 에너지 필요량

기초대사량(BMR) + 활동대사량 + 특이동적 작용(SDA)

## 3 영양상태 평가 및 영양관리

### (1) 영양상태 평가방법

① 임상조사 : 전반적인 외모 관찰, 문진(가족력, 건강력 등)

② 신체계측조사(체위조사)

㉠ 체질량지수(BMI ; Body Mass Index)

- BMI = 체중(kg)/신장$(m)^2$

  예 신장 160cm, 체중 60kg → BMI = 60/(1.6 × 1.6)

- 판정 : 저체중(18.5 이하), 정상(18.5~22.9), 과체중(23~24.9), 비만(25 이상)

㉡ 이상적인 체중 백분율(IBW ; Ideal Body Weight)

- $IBW = \frac{현재체중}{표준체중} \times 100$
- 표준체중 = (키 − 100) × 0.9 : 키 161cm 이상인 경우
- 판정 : 정상(90~110), 비만(120 이상)

㉢ 허리둘레 : 남자 90cm 이상, 여자 85cm 이상 → 복부비만

㉣ 피부 밑 지방측정 : 상완삼두근 → 피부 두겹집기(캘리퍼)

㉤ 상완둘레

㉥ 허리둘레와 엉덩이둘레 비율

### (2) 식이종류

① 일반식이, 치료식이(제한식이)의 종류

㉠ 일반식이 : 일반 입원환자가 먹는 식이

㉡ 경식이(Light Diet)

- 소화가 잘되도록 간단하게 조리한 식이
- 반찬 다져서(소화↑) → 치아문제가 있는 환자

**필 / 수 / 확 / 인 / 문 / 제**

성인 여성의 체질량지수가 27이 나왔을 때 판정으로 옳은 것은?

① 정 상 ② 비 만
③ 과체중 ④ 저체중
⑤ 병적 비만

해설

체질량 지수 25 이상 : 비만

답 ②

영양상태 평가 방법으로 피부 밑 지방측정으로 피부 두겹집기를 이용해 측정하는 부위는 어디인가?

① 대퇴직근 ② 상완삼두근
③ 외측광근 ④ 골격근
⑤ 삼각근

해설

영양상태 평가방법으로 피부 두겹집기(캘리퍼)를 이용해 상완삼두근 부위의 피부 밑 지방측정을 한다.

답 ②

**필 / 수 / 확 / 인 / 문 / 제**

**수술 후 회복기 환자, 위장계 질환자에게 제공하는 반고형식이는 무엇인가?**

① 일반식이 ② 경 식
③ 연 식 ④ 전유동식이
⑤ 맑은 유동식이

해설
연식 : 소화되기 쉽고 부드럽게 조리한 식이, 반고형식이, 소화기 질환자·수술 후 회복기 환자에게 제공

답 ③

**간질환 환자의 식이로 옳지 않은 것은?**

① 고열량식이
② 고단백식이
③ 고탄수화물식이
④ 고지방식이
⑤ 알코올 제한식이

해설
간질환 : 저지방식이를 제공한다.

답 ④

**위장계 질환 환자의 식이로 옳지 않은 것은?**

① 저잔여식이 ② 고단백식이
③ 고섬유소식이 ④ 부드러운 음식
⑤ 저자극성식이

해설
소화기 질환자 : 저잔여식이, 저섬유소식이를 제공한다.

답 ③

**신장질환자가 부종이 심할 때 제한해야 하는 것은 무엇인가?**

① 나트륨, 수분
② 나트륨, 지방
③ 탄수화물, 수분
④ 지방, 탄수화물
⑤ 나트륨, 콜레스테롤

해설
고혈압, 부종환자 : 나트륨, 수분을 제한한다.

답 ①

㉢ 연식이(Soft Diet)
- 반고형식이(연두부, 계란 반숙 등)
- 수술 후 회복기 환자, 위장계 질환자

㉣ 유동식이
- 전유동식이 : 미음종류, 비위관용 관급식
- 맑은 유동식이
  - 맑은 국물, 탄산수, 차 등
  - 수분 + 당질로만 이루어짐, 수술 후 첫 단계 식이

㉤ 수술 : 금식

㉥ 이양식 : 환자가 질병에서 회복하는 과정에 따라 일반식으로 옮겨가는 모든 단계의 식이

### (3) 질환별 식이요법(치료식이, 제한식이)

① 심장질환
㉠ 비만자, 고혈압인 사람이 많이 걸린다.
㉡ 열량조절, 저지방식이, 저염식이, 콜레스테롤 제한, 저탄수화물식이, K(칼륨) 섭취 조절

② 간질환
㉠ 고열량, 고단백, 고탄수화물, 고비타민, 저지방식이, 알코올 제한
㉡ 간성혼수 : 고열량, 저단백, 저지방, 고탄수화물, 고비타민식이
㉢ 복수 시 : 염분과 수분 제한

③ 결핵(소모성 질환)
㉠ 영양이 풍부한 식이
- 고열량, 고탄수화물, 고단백, 고지방, 고비타민
- 결핵환자, 임신, 수유부, 회복기 환자에게 특히 제공 : 고단백식이

④ 위장계질환
㉠ 위장질환의 일반적인 식이 : 저섬유소식이(저잔여식이) → 위 정체시간이 짧도록 하기 위해 저자극성식이를 섭취한다.
㉡ 만성 변비 : 고섬유소식이(과일, 야채)
㉢ 만성 설사 : 냉음료, 섬유소, 기름진 음식, 해조류 → 제한

⑤ 신장질환
㉠ 부종 : 나트륨 제한, 부종이 심하면 → 수분 제한
㉡ 요독증 : 단백질 제한
㉢ 만성 신부전 : 염분 제한, 수분 제한, 단백질 제한, 칼륨과 인의 제한
㉣ 복막투석 : 적절한 열량, 염분 제한, 충분한 양의 단백질 섭취
㉤ 혈액투석 : 충분한 열량섭취, 염분 제한, 수분 제한, 적당량의 단백질 섭취, 칼륨과 인의 제한

⑥ 당뇨병

㉠ 하루 필요 열량계산 : 표준체중×활동 시 요구량

㉡ 탄수화물 60%, 단백질 20%, 지방 20%

㉢ 규칙적인 식사

㉣ 다당류(복합당)위주의 식사를 하고, 단당류(단순당)는 제한

㉤ 섬유질, 비타민, 무기질의 적절한 공급 : 체중조절, 운동요법, 약물요법(경구형 혈당 강하제, 인슐린 주사)

⑦ 임신중독증

㉠ 3대 증상 : 고혈압, 부종, 단백뇨

㉡ 저지방, 저염, 수분 제한(부종이 심한 경우), 고단백식이

⑧ 통풍 : 퓨린 함유식품 제한(저퓨린식이)

⑨ 비 만

㉠ 식이요법과 운동요법 병행

㉡ 저지방, 저탄수화물, 고단백, 고섬유질, 식염 제한

필 / 수 / 확 / 인 / 문 / 제

**임신중독증 환자의 식이요법으로 옳은 것은?**

① 고지방, 저염, 고단백식이
② 고지방, 고염, 저단백식이
③ 저지방, 저염, 고단백식이
④ 저지방, 저염, 저단백식이
⑤ 저지방, 저염, 퓨린제한식이

해설

- 임신중독증 환자 식이요법 : 저지방, 저염, 고단백식이
- 임신중독증 3대 증상 : 고혈압, 부종, 단백뇨

답 ③

**비만은 각종 성인병을 유발한다. 비만증 치료로 옳은 것은?**

① 탄수화물, 단백질 제한
② 운동요법과 식이요법 병행
③ 고강도의 운동요법
④ 저지방, 저섬유질, 식염 제한
⑤ 원푸드 식이요법

해설

비 만

- 식이요법과 운동요법 병행
- 저지방, 저탄수화물, 고단백식이, 고섬유소식이 제공
- 식염 제한

답 ②

# 기초한방

필 / 수 / 확 / 인 / 문 / 제

**한방간호에 대한 기록으로 가장 오래된 것은?**

① 소문의 장기법 시론
② 허준의 동의보감
③ 신농본초경
④ 향약집성방
⑤ 상한론

해설
황제내경 소문의 장기법 시론 : 한방간호에 관한 기록을 볼 수 있는 최초의 문헌

답 ①

**동양의학의 특징으로 옳지 않은 것은?**

① 인간을 대자연에서 파생된 소우주로 보았다.
② 음양오행이 균형을 이룰 때 건강하다고 보았다.
③ 정신과 육체는 서로 의존적인 관계로 육체가 정신보다 더 우선시 된다고 보았다.
④ 실증적인 내용을 위주로 하였다.
⑤ 개체 간의 다양성을 인정하였다.

해설
육체와 정신은 서로 영향을 끼치며 의존하는 관계이고, 정신적인 것을 더 중요하게 본다.

답 ③

## 1 기본개념

### (1) 한방간호의 유래

① 중 국
 ㉠ 황제내경 소문의 장기법 시론 : 한방간호에 관한 기록을 볼 수 있는 최초의 문헌
 ㉡ 신농본초경 : 중국 최초 약물학에 관한 전문서적

② 우리나라
 ㉠ 조선시대 : 의녀제도
 ㉡ 허준의 동의보감 : 동양의학 백과사전
 ㉢ 이제마 : 사상의학(사상체질) → 태양인, 태음인, 소양인, 소음인

### (2) 한방간호의 내용

① 동양의학의 주요 특징
 ㉠ 대자연의 운행과정 → 대우주(천인합일설)
  • 대자연에서 파생된 것 : 인간(소우주)
  • 생리현상, 병리현상을 자연의 운행과정에서 발생하는 것으로 본다.
  • 음양오행이 균형을 이룰 때 : 건강
  • 균형을 이루지 못할 때 : 질병
 ㉡ 육체와 정신이 서로 영향을 끼치며 의존하는 관계 → 정신적인 것을 더 중요시
 ㉢ 임상적 경험에서 출발하여 실증적 내용을 위주로 하고 있다.
 ㉣ 인체를 여러 개의 독립된 기관의 조밀한 조직으로 이루어진 협력체로 보는 것이 아니라, 여러 장부나 기관들이 서로 연관되고 유기적인 기능을 가진 통일체로 보았다.
 ㉤ 개체 간의 다양성을 인정 → 개인의 체질과 상태 중요시

② 병인론(병의 원인)
 ㉠ 외인론
  • 병의 원인 → 외부
  • 기후의 변화
  • 봄(바람), 여름(더위), 중간(습기), 가을(건조), 겨울(추위)

㉡ 내인론
- 병의 원인 → 내부(인간의 내부 : 정신 - 칠정)
- 정신간호 : 가장 중요(칠정 관리)
- 칠 정
  - 희(기쁨), 노(노함), 우(근심), 사(생각), 비(슬픔), 공(공포), 경(놀람)
  - 노상간 : 노는 간을 상하게 한다.
  - 희상심 : 희는 마음을 상하게 한다.
  - 사상비 : 생각은 비장을 상하게 한다.
  - 비상폐 : 슬픔은 폐를 상하게 한다.
  - 공상신 : 공포는 신장을 상하게 한다.

㉢ 불외내인론(불내외인론) : 음식, 기거, 곤충, 어혈, 화상 등

## (3) 음식간호

| 구 분 | 희(기쁨) | 노(노함) | 우(근심) | 사(생각) | 비(슬픔) | 공(공포) | 경(놀람) |
|---|---|---|---|---|---|---|---|
| 질 병 | 심 장 | 간 | 폐 | 비 장 | 폐 | 신 장 | 신 장 |
| 금지 음식 | • 짠맛(함)<br>• 온식 금한다. | 매운맛(신) | 쓴맛(고) | 신맛(산) | • 쓴맛(고)<br>• 한식 금한다. | 단맛(감) | 단맛(감) |

## (4) 복약간호

① 복약시간

㉠ 식전(식전복), 식후(식후복), 공복(식원복)

㉡ 보통 식전, 공복에 먹는다.

㉢ 위장에 자극을 주는 약, 소화제 → 식후

**TIP**

전탕법
- 용기 : 질그릇, 은그릇(철, 구리냄비 : 효과↓)
- 물 : 약 높이보다 높게
- 재탕물 : 초탕의 1/3~1/2
- 3회/1일, 100cc/1회
- 소아 : 성인용량의 1/2

② 제형의 종류

㉠ 탕제 : 가장 역사가 오래된 변형이 적은 방법, 일반적으로 가장 많이 사용
- 약 + 물 → 끓여서 → 유효성분을 추출하는 방법
- 급·만성질환에 사용(급성질환 > 만성질환 : 흡수가 빠른 장점)
- 일반적으로 따뜻하게 복용(예외 : 부자 → 차갑게)

필 / 수 / 확 / 인 / 문 / 제

인간의 감정(정신) 칠정과 장부를 상하게 하는 것이 옳게 연결된 것은?

① 노함 - 심장
② 기쁨 - 간
③ 생각 - 폐
④ 슬픔 - 폐
⑤ 공포 - 간

해설
① 노(怒) – 간
② 희(喜) – 심장
③ 사(思) – 비장
④ 비(悲) – 폐
⑤ 공(恐) – 신장

답 ④

장부에 병이 있을 때 금해야 하는 음식의 연결이 옳지 않은 것은?

① 심장 - 짠맛
② 간 - 매운맛
③ 비장 - 신맛
④ 신장 - 단맛
⑤ 폐 - 온식

해설
폐 – 한식을 금해야 한다.

답 ⑤

필 / 수 / 확 / 인 / 문 / 제

**가장 역사가 오래된 방법으로 각종 약물을 물에 넣고 끓여 찌꺼기는 버리고 유효성분을 추출하는 방법으로 만드는 약제는?**

① 산 제 ② 환 제
③ 주 제 ④ 탕 제
⑤ 훈 제

해설
탕제 : 가장 역사가 오래된 변형이 적은 방법으로 일반적으로 가장 많이 사용. 각종 약을 넣고 끓여 찌꺼기는 버리고 탕액을 취하여 만들며 흡수가 빨라 치료효과가 빠른 장점이 있다.

답 ④

**약제를 갈고 체로 쳐서 고르게 혼합하여 만든 약제로 급성질환자에게 더 유효한 약제는?**

① 탕 제 ② 산 제
③ 환 제 ④ 고 제
⑤ 엑기스제

해설
산제(가루약) : 한 가지 또는 여러 가지 약제를 채로 쳐서 고르게 혼합한 약

답 ②

**약을 처음 복용 시 나타나는 거부반응으로 일시적으로 증상이 악화되거나 원치 않는 효과가 나타나는 것을 무엇이라고 하는가?**

① 의존 증상 ② 금단 현상
③ 명현 현상 ④ 훈침 현상
⑤ 보익 현상

해설
명현 현상 : 약물 처음 복용 시 나타나는 거부반응으로 일시적으로 증상이 악화되거나 원치 않는 효과가 나타나는 것

답 ③

ⓛ 산제(분제, 가루약)
- 약제를 갈고 체로 쳐서 고르게 혼합
- 한꺼번에 입안에 털어 넣어 삼켜서는 안 된다. → 인두 자극해 기침유발
- 급・만성질환에 사용(급성질환 > 만성질환)

ⓒ 환제(원형 형태)
- 딱딱한 환제 → 온수에 녹여 먹는다.
- 급성질환 < 만성질환

ⓡ 고 제
- 약을 넣고 끓여 찌꺼기는 버리고, 다시 진하게 달여 꿀이나 설탕 등의 보조물을 넣고 농축시킨 반유동 상태
- 내복약(경옥고), 외용약(자운고)

ⓜ 정제(알약)

ⓑ 주제(약주, 약술)

ⓢ 좌제 : 질, 항문에 삽입

ⓞ 훈제 : 약재를 태워서 또는 쪄서 그 약물의 연기나 증기의 기체를 환부에 쐬게 하는 법

ⓙ 엑기스제제 : 약품을 농축하여 얻은 것

ⓒ 시럽제 : 백당(설탕)첨가

③ **명현 현상** : 약을 처음 복용 시 나타나는 거부반응으로 일시적으로 증상이 악화되거나 원치 않는 효과가 나타나는 것

### (5) 육불치(六不治) : 좋은 의사를 만났으나 병을 고치지 못하는 6가지 경우

① 건강보다 돈을 앞세우는 경우(건강 < 돈)
② 의사의 말을 믿지 않고 무당의 말을 믿는 경우(의사 < 무당)
③ 음양의 조화, 균형이 깨진 경우
④ 음식, 환경이 부적절한 경우
⑤ 약을 못 쓸 정도로 몸이 쇠약해진 경우
⑥ 환자의 행동이 방만, 무절제한 경우

## 2 한의학의 기초이론

### (1) 음양오행학설

① 음 양

㉠ 음

- 정지, 수동적
- 땅, 하(下), 여자, 가을, 겨울, 차가움, 서북쪽

㉡ 양

- 움직임(활발), 능동적
- 하늘, 상(上), 남자, 봄, 여름, 뜨거움, 동남쪽
- 양의 기질(양증) 특징 : 기초 대사↑, 체온↑, 더위, 땀↑, 얼굴이 붉다. 갈증(건조), 변비, 찬 것을 좋아한다. ↔ 음의 기질

② 오행 : 목, 화, 토, 금, 수

㉠ 상생관계

- 서로 자생하고 촉진하는 의미
- 목 → 화 → 토 → 금 → 수 → 목의 순서

㉡ 상극관계

- 서로 제약하고 억제하는 의미
- 목 → 토 → 수 → 화 → 금 → 목의 순서

㉢ 복승관계 : 자(子)가 모(母)를 이긴 것을 이기게 한다.

필 / 수 / 확 / 인 / 문 / 제

**음양학설 중 음과 양의 연결이 옳지 않은 것은?**

① 음 – 정지, 양 – 움직임
② 음 – 수동적, 양 – 능동적
③ 음 – 땅, 양 – 하늘
④ 음 – 봄·여름, 양 – 가을·겨울
⑤ 음 – 아래, 양 – 위

해설

양 – 봄·여름, 음 – 가을·겨울

답 ④

**오행 중에서 상생관계로 옳지 않은 것은?**

① 목생화 ② 화생토
③ 토생금 ④ 금생수
⑤ 수생금

해설

수생목
상생관계는 모자관계라고도 하며, 목은 화를 낳고, 화는 목을 낳고, 토는 금을 낳고, 금은 수를 낳고, 수는 목을 낳는다. 낳는 것을 모(母)로 삼고 낳은 것을 자(子)로 삼는 이 관계는 생산하는 것과 생산되는 것의 관계이며 순환적인 것이다.

답 ⑤

**음양학설 중 양의 기질인 사람의 특성으로 옳지 않은 것은?**

① 더위를 잘 탄다.
② 기초대사량이 높다.
③ 찬 것을 좋아한다.
④ 얼굴이 붉다.
⑤ 입안에 침이 잘 고인다.

해설

양의 기질 : 혀는 건조하며 입이 잘 마른다.

답 ⑤

필 / 수 / 확 / 인 / 문 / 제

인체 내부 장기를 5장 6부로 나누는데, 오장에 해당하지 않은 것은?

① 신 장 ② 심 장
③ 폐 ④ 위
⑤ 비 장

해설
- 오장 : 간, 심장, 비장, 폐, 신장
- 육부 : 담(膽), 소장, 위, 대장, 방광, 삼초

답 ④

육부 중 담즙을 저장하고 음식물 소화에 도움을 주며 육부 중에서 유일하게 정신적인 요소를 가지고 있는 것은?

① 담 ② 삼 초
③ 소 장 ④ 대 장
⑤ 방 광

해설
담(膽) : 담즙을 저장하여 담즙으로 소화(지방소화)를 촉진하는데 기능이 실조되면 소화불량과 황달을 유발한다. 다른 육부에는 없는 정신적 요소를 가지고 있다.

답 ①

오장육부의 표리관계 연결이 바르게 연결된 것은?

① 간 – 위 ② 심장 – 대장
③ 폐 – 소장 ④ 비장 – 위
⑤ 비장 – 방광

해설
오장육부의 표리관계
간(肝) – 담(膽), 심(心) – 소장(小腸), 비(脾) – 위(胃), 폐(肺) – 대장(大腸), 신(腎) – 방광(膀胱)

답 ④

### (2) 장부학설(오장육부)

① 오 장
- ㉠ 심 : 신(神)을 간수하는 곳으로 인간의 중심, 군주의 역할, 모든 장기의 우두머리
- ㉡ 폐 : 기를 다스리는 곳, 호흡을 고르게 하고 신진대사유지, 음성을 주관
- ㉢ 비 : 피를 조정, 순환을 총괄, 인체의 사지(팔다리) 주관
- ㉣ 간 : 혈액 저장, 혈량 조절, 손톱색과 윤기, 눈에 영향, 여성생식기
- ㉤ 신 : 정기를 저장했다가 인체에 공급해 발육과 생식조절, 남성생식기

② 육부 : 담, 위, 소장, 대장, 방광, 삼초
- ㉠ 담 : 담즙 저장, 음식물 소화, 육부 중 유일하게 정신적 요소를 가지고 있다.
- ㉡ 삼초 : 실질적인 장부가 아닌 기능적인 장부
  - 상초 : 횡격막 이상 → 주로 심폐 기능
  - 중초 : 배꼽까지 → 주로 비위 기능
  - 하초 : 배꼽 아래 → 주로 신방광 기능

③ 오장육부의 표리관계
- ㉠ 오장육부는 서로 표리관계이며 상관성이 있다.
- ㉡ 간 – 담, 비 – 위, 신장 – 방광, 심 – 소장, 폐 – 대장

④ 음양오행, 오장육부, 내인론, 외인론, 금해야 할 음식 정리

| 오 행 | 목 | 화 | 토(중간) | 금 | 수 |
|---|---|---|---|---|---|
| 외인론 (기후변화) | 봄(바람) | 여름(더위) | 중간(습기) | 가을(건조) | 겨울(추위) |
| 오 장 | 간 | 심 장 | 비 장 | 폐 | 신 장 |
| 육 부 | 담 낭 | 소 장 | 위 | 대 장 | 방 광 |
| 내인론(칠정) | 노(노할) | 희(기쁠) | 사(생각) | 비(슬픈) | 공(공포) |
| 금지음식 | 매운맛(신) | 짠맛(함), 온식 | 신맛(산) | 쓴맛(고), 한식 | 단맛(감) |

### (3) 사상의학(사상체질)

조선 후기 '이제마'에 의해 창시된 이론으로 사람의 체질을 태양인, 태음인, 소양인, 소음인으로 나누고, 각각의 체질에 따르는 생리 · 병리 · 약리 특성에 따라 병을 치료한다.

① 태양인(건강지표 : 소변이 잘 나오는 것)
- ㉠ 폐대간소
- ㉡ 눈에 반짝거리는 광채, 머리와 어깨에 비해 하체가 약해 오래 걷거나 서 있기 힘들다.
- ㉢ 적극적, 독선적, 영웅심↑, 자기가 하는 일이 잘 안 되면 과도한 분노 표출
- ㉣ 육식 자제, 채식위주 식단이 좋다.

② 태음인(건강지표 : 땀이 잘 나오는 것)
- ㉠ 간대폐소 → 중풍, 심장병에 잘 걸리고 호흡기질환에 잘 이환된다.
- ㉡ 키↑, 체격이 좋고, 허리부위가 발달해 자세가 군건하다.
- ㉢ 인자, 너그럽다.
- ㉣ 지방↑, 돼지고기, 닭고기, 밀가루, 생선, 어패류 음식은 좋지 않다.
- ㉤ 단백질, 콩, 고구마, 소고기, 우유 등이 좋다.

③ 소양인(건강지표 : 대변이 잘 나오는 것)
- ㉠ 비대신소
- ㉡ 가슴부위 성장, 충실, 엉덩이 빈약, 하체가 가벼워서 걸음걸이가 날래다.
- ㉢ 강하고 민첩, 센스, 안목이 발달해 미적 감각↑
- ㉣ 고혈압, 당뇨, 변비, 신장병, 방광염, 요도염, 조루증에 걸리기 쉽다.
- ㉤ 평소에 느긋한 성격을 가지며 술을 자제하는 것이 좋다.

④ 소음인(건강지표 : 소화가 잘 되는 것)
- ㉠ 신대비소 → 위가 약함
- ㉡ 전체적으로 작고 말랐으며, 약한 체형, 앞으로 수그리고 걷는 사람이 많고 엉덩이가 큰 편
- ㉢ 유순, 치밀한 성격

### (4) 경락과 경혈

① 경락 : 기, 혈, 진액이 지나가는 자리
- ㉠ 기(생명에너지), 혈(혈액순환), 진액(진 : 맑은 것, 액 : 끈적거리는 것, 진액 : 우리 몸 안에 있는 모든 체액)
- ㉡ 전신에 두루 퍼져 있으며 인체의 각 부분이 서로 연결되게 하는 길
- ㉢ 경맥 : 몸속에 비교적 심층에 분포, 굵은 주요 부분, 낙맥 : 경맥을 상호 연결하여 교통하는 보다 가는 맥 → 경맥, 낙맥이 있어 기혈이 상하좌우로 운행

② 경혈 : 기가 출입하는 문으로 신체표면에 있는 침, 뜸, 부항치료의 자극점

필 / 수 / 확 / 인 / 문 / 제

**사상체질 중 적극적, 독선적, 영웅심이 강하며 눈에 반짝거리는 광채가 나며 소변이 잘 나오는 것이 건강의 지표인 체질은 무엇인가?**

① 소양인 ② 소음인
③ 태양인 ④ 태음인
⑤ 음의 기질

해설
태양인 : 폐대간소의 특징을 갖고 눈에 반짝거리는 광채가 나며 과단성과 진취성이 강하고 재주가 많으며 사교적이다. 허리나 척추가 약해 오래 앉아 있지 못한다. 건강의 지표는 소변이 잘 나오는 것이다.

답 ③

**기의 출입문으로 침, 뜸, 부항을 놓는 자리는 무엇인가?**

① 경 락 ② 경 혈
③ 어 혈 ④ 경 맥
⑤ 낙 맥

해설
경혈 : 기(氣)의 문(門)으로 각 장기의 기능 상태가 잘 나타나는 것으로 되어 있다. 경혈은 경락의 이상을 직접 인식할 수 있는 부위이며 직접 침구를 시술하는 부위이기도 하다.

필 / 수 / 확 / 인 / 문 / 제

**어혈에 대한 설명으로 옳지 않은 것은?**

① 어혈은 부위에 따라 같은 증상이 나타난다.
② 어혈이 경맥을 막아 통하지 않으면 통증이 생긴다.
③ 전신의 혈액운행이 순조롭지 못할 때 발생한다.
④ 한열이 지나치게 왕성해도 어혈이 생긴다.
⑤ 외상어혈은 상한 부위에 청자색 혈종이 보인다.

해설
어혈은 부위에 따라 각기 다른 증상이 나타난다.

답 ①

**여러 가지 진단법 중 가장 우위를 차지하는 방법으로 요골동맥을 촉지해 맥상을 검사하는 진단법은 무엇인가?**

① 망 진 ② 문(問)진
③ 문(聞)진 ④ 맥 진
⑤ 촉 진

해설
맥진 : 흔히 진맥이라고도 하며 환자의 요골동맥 부위의 맥상을 관찰하는 것이다.

답 ④

③ 어 혈
㉠ 전신의 혈액운행이 순조롭지 못한 것
㉡ 한열이 지나치게 왕성해도 어혈이 생긴다.
㉢ 어혈이 경맥을 막아 통하지 못하면 통증이 생긴다.
㉣ 어혈은 부위에 따라 각기 다른 증상이 나타난다.
㉤ 외상어혈은 상한 부위에 청자색 혈종이 보인다.

④ 경락치료의 진단법 – 사진법
㉠ 망진(望診) : 눈으로 보는 것, 환자의 몸의 일부분이나 전체를 대상으로 정신상태, 색, 모양, 자세나 움직이는 모습을 관찰
㉡ 문진(聞診) : 환자의 목소리, 숨소리, 기침소리를 듣는 것과 몸의 배설물의 냄새를 맡고 병을 판별하는 것
㉢ 문진(問診) : 환자가 호소하는 자각증상을 물어보는 것
㉣ 절진(切診) : 맥을 보는 맥진과 눌러보는 촉진이 있다.
※ 맥진 : 요골동맥을 촉지해 맥상을 검사하는 것으로, 여러 진단법 중 가장 우위를 차지한다.

## 3 한의학의 치료법

### (1) 침법(자법, 외치법)

① 용어정의
자침(침놓는 것), 유침(침을 꽂아 놓은 상태 유지), 발침(침 제거)

② 침의 종류
㉠ 호침 : 일반적으로 가장 많이 사용(15~20분), 한열, 아프고 저릴 때 사용한다.
㉡ 피부침(소아침) : 작은 침 5~8개 정도 동시에 찌를 수 있도록 만들어진 침
㉢ 피내침 : 피부 안에 넣을 수 있는 짧은 침(3~5일간), 경혈상에 매장하거나 몰입하는 금사투입, 만성질환자, 고질적 통증환자
㉣ 화침(온침) : 침을 불에 달궈서 해당되는 침혈 부위에 빨리 찔렀다 곧 빼는 방법, 침을 찌른 다음 침 끝에 쑥 뭉치를 태워서 따뜻한 기운이 침을 통해 혈자리로 들어가게 한다.
㉤ 삼릉침 : 사열침, 사혈침
㉥ 지침 : 수지의 맥 이용, 안마와 같은 효과

③ 침의 작용
㉠ 반사 작용(자극 → 반사)
㉡ 유도 작용(배설촉진, 소염작용)
㉢ 억제 작용(강하게 자극 → 억제)
㉣ 항분 작용(약하게 자극 → 항분)

④ 침의 부작용

㉠ 체 침

• 침을 꽂은 후 일시적인 긴장감으로 돌릴 수도 뺄 수도 없는 상태
• 잠시 그대로 있다가 근육이 풀리면 뺀다.

㉡ 절 침

• 자침한 후 침이 절단된 것
• 핀셋을 이용하여 빼낸다.
• 자침 시 피부에서 침체가 2/10~3/10 노출되게 한다.

㉢ 만 침

• 침이 구부러진 것
• 침이 기울어진 방향으로 서서히 뺀다.

㉣ 혈 종

• 침을 뺀 후 멍이 들거나 부어오른 덩어리
• 먼저 그 부위 마사지하고 다시 온습포를 이용

㉤ 훈 침

• 초진환자, 침을 무서워해 긴장하거나 허약 체질자일 때 어지럽고 창백, 가슴이 답답하고 구토, 심하면 졸도, 쇼크증상을 보인다.
• 간 호
  - 즉시 침을 빼고 편안하게 반듯이 눕힌다.
  - 경한 경우 : 따뜻한 물을 먹는다.
  - 심한 경우 : 인중혈, 중충혈을 눌러주고 백회혈에 쑥뜸을 한다.

⑤ 침구환자 간호

㉠ 침구실은 청결하고 밝게, 적당한 온도를 유지한다.
㉡ 편한 자세(일반적으로 눕는 자세)를 유지한다.
㉢ 환자상태를 관찰하여 현훈이 나타나면 의사에게 알린다.
㉣ 침은 일회용을 사용, 침을 놓을 혈자리는 잘 노출되게 한다.
㉤ 유침 시간 동안 환자의 체위를 일정하게 유지한다.
㉥ 발침 후 알코올 솜으로 침공부위를 출혈이 멈출 때까지 누른다.
㉦ 발침 후 남은 침이 없는지 살핀다.
㉧ 침, 사혈기 뚜껑, 사혈한 부항 컵 등은 폐기물통에 폐기한다.

⑥ 침요법의 적응증 : 통증, 위장관질환, 뇌졸중, 천식, 약물남용, 알코올중독, 흡연 등

필 / 수 / 확 / 인 / 문 / 제

**자침한 후 침이 절단된 것을 무엇이라고 하는가?**

① 체 침 ② 유 침
③ 만 침 ④ 절 침
⑤ 훈 침

해설

절침 : 자침한 후 침이 절단된 것으로 핀셋을 이용해 빼낸다.

답 ④

**초진환자, 허약 체질자에게 자침 시 나타나는 부작용으로 심하면 졸도까지 하는 것은?**

① 훈 침 ② 발 침
③ 체 침 ④ 절 침
⑤ 만 침

해설

훈침 : 초진환자가 침을 두려워해서 너무 긴장하거나, 체질이 허약하고 치료수법이 과중해 환자가 참을 수 없을 때 일어난다. 증상은 다양하며 얼굴이 창백해지고 현기증을 느끼고 가슴이 답답하다고 호소하며 심하면 졸도하기도 한다.

답 ①

**허약 체질자에게 자침 후 어지럽고 현훈을 호소할 때 간호로 옳지 않은 것은?**

① 먼저 침 부위를 마사지하고 온습포를 적용한다.
② 따뜻한 물을 먹인다.
③ 즉시 침을 빼고 앙와위로 눕힌다.
④ 인중혈, 중충혈을 눌러준다.
⑤ 백회혈에 쑥뜸을 한다.

해설

이런 경우 먼저 발침 해준다.

답 ①

필 / 수 / 확 / 인 / 문 / 제

**침을 적용할 수 없는 경우로 옳은 것은?**

① 통 증　② 위장관 질환
③ 출 혈　④ 뇌졸중
⑤ 약물남용

해설

출혈, 급성 심장질환, 암환자의 암조직 등에는 금침이다.

답 ③

**뜸에 대한 설명으로 옳지 않은 것은?**

① 뜸을 뜬 후 재는 다 식을 때까지 곡반에 보관한다.
② 얼굴에는 뜸을 뜨지 않는다.
③ 고열 시, 음주 시 뜸을 적용하지 않는다.
④ 뜸을 뜬 후 큰 수포는 주사기로 제거하고 소독 후 탄력붕대로 감아준다.
⑤ 뜸의 작용으로 억제작용, 항분작용이 있다.

해설

억제작용과 항분작용은 침의 작용이다.

답 ⑤

**음압펌프질로 관속의 공기를 빼내어 경혈상 피부표면에 흡착시키거나 간접적으로 화력을 이용해 울혈해서 치료하는 방법은?**

① 침　② 뜸
③ 부 항　④ 수치료
⑤ 양생법

해설

부항 : 음압펌프질로 관 속의 공기를 빼내어 경혈상 피부표면에 흡착시키거나 간접적으로 화력을 이용하여 울혈하는 방법이다.

답 ③

⑦ 금기사항
　㉠ 일반적인 금기 : 몹시 피로했을 때, 몹시 배가 고플 때, 몹시 배가 부를 때, 갈증이 심할 때, 술 취했을 때
　㉡ 병리적인 금기 : 출혈환자, 급성 심장질환자, 화상환자, 임산부
　㉢ 금침부위 : 안구, 고막, 유두, 배꼽, 고환, 외생식기

### (2) 뜸(구법)

① 뜸의 작용
　㉠ 반사작용
　㉡ 유도 작용
　㉢ 혈액순환↑
　㉣ 신진대사↑
　㉤ 면역기능↑
　㉥ 중혈작용
② 주의 사항
　㉠ 고열, 음주 시, 피부 알레르기, 임산부의 복부・요부, 당뇨환자는 피한다.
　㉡ 일반적으로 얼굴에는 뜸을 뜨지 않아야 한다.
　㉢ 화상의 위험이 있으므로 수시로 환자상태와 뜸의 상태를 살핀다.
　㉣ 뜸뜨고 난 후 수포(물집)가 생겼을 때
　　• 작은 수포 : 놔두면 저절로 마른다.
　　• 큰 수포 : 주사기로 수포제거, 소독, 거즈를 대고 탄력붕대로 감아준다.
　㉤ 뜸뜬 후 재는 곡반에 식을 때까지 보관

### (3) 부 항

음압 펌프질로 관속의 공기를 빼내어 경혈상 피부표면에 흡착시키거나 간접적으로 화력을 이용해 울혈하는 방법

① 부항의 종류
　㉠ 습식부항 : 피를 뽑아내는 요법
　㉡ 건식부항 : 피를 뽑지 않고 몸의 급소자리에 네거티브 충격만 주는 요법

② 배기방법에 따른 분류

㉠ 배기관법 : 가장 많이 사용, 부항 컵을 시술부위에 부착 후 흡인기를 이용하여 부착된 관으로부터 공기를 뽑아 감압시켜 흡착

㉡ 화관법 : 알코올램프 등을 이용하여 유리로 만든 부항 컵 내부를 가열하여 감압하여 부항컵을 피부에 흡착

③ 주의사항

㉠ 자연식이 섭취, 육식・고칼로리의 산성음식을 제한한다.

㉡ 시간 : 1~15분

㉢ 처음에는 약하게 하여 국소부위를 먼저 시술해 본 뒤 점차 넓은 부위를 하거나 강한 자극을 한다.

㉣ 식사 직전이나 직후, 과도한 운동 한 후에는 시술하지 않는다.

㉤ 치료 후 피로가 증가하면 2~3일간 휴식한다.

㉥ 화관입구에 바셀린을 발라서 피부 손상을 방지한다.

㉦ 명현(어지러움)이 있으면 압력, 횟수를 줄인다.

㉧ 출혈성 증상이 심한 사람이나 정맥류 환자에게는 부항치료를 삼간다.

### (4) 양생술

① 질병을 예방하고 장수하기 위해 여러 가지 생활규칙을 지키고 몸을 다스리는 방법으로 인간의 생명과 건강을 지키고 가꾸기 위한 기술

② 자연에 순응, 심신 안정, 음식 절제, 규칙적인 생활 등

### (5) 추나요법(안마요법, 지압요법, 수기요법, 안교, 카이로프락틱)

① 양 손가락, 손바닥을 이용하여 질병, 부위, 체질을 파악하여 음양을 조화시키고 경락을 소통시키며, 기와 혈을 소통시키고 관절의 유연성을 활성화, 관절운동범위를 개선한다.

② 주의사항

㉠ 시술 전에 환자에게 용변을 보게 한다.

㉡ 식사한 지 30분 이내에 시술하지 않는다.

③ 시간 : 보통(15~20분), 전신 지압(30~40분을 넘지 않도록 한다)

④ 약한 자극 → 강한 자극으로, 아픈 곳부터, 횟수도 점차 늘려간다.

필 / 수 / 확 / 인 / 문 / 제

**부항에 대한 설명으로 옳지 않은 것은?**

① 치료 후 피로가 증가하면 2~3일의 휴식기를 가진다.
② 식사 직전, 직후, 과도한 운동 후에는 시술하지 않는다.
③ 육식, 고칼로리의 산성음식을 제한하고 자연식이를 섭취한다.
④ 화관입구에 바세린을 발라서 피부손상을 방지한다.
⑤ 정맥류환자에게 적용한다.

해설

출혈증상이 심한 사람이나 정맥류 환자에게는 부항치료를 삼간다.

답 ⑤

**질병을 예방하고 장수하기 위해 여러 가지 생활규칙을 지키고 몸을 다스리는 방법인 양생술의 내용으로 옳지 않은 것은?**

① 자연에 순응 ② 심신의 안정
③ 음식 절제 ④ 규칙적인 생활
⑤ 질병의 치료

해설

양생술 : 질병을 예방하고 장수하기 위하여 여러 가지 생활규칙을 지키고 몸을 다스리는 방법으로써 인간의 생명과 건강을 지키고 가꾸기 위한 기술이다.

답 ⑤

**손가락, 손바닥을 이용해 질병, 부위, 체질 등을 파악하여 음양을 조화시키고 기와 혈을 소통시키고 관절운동범위를 개선시키는 방법으로 옳은 것은?**

① 양생술 ② 지압요법
③ 발한요법 ④ 경 락
⑤ 수치료

해설

수기요법(지압, 안마, 추나요법) : 양손가락이나 손바닥을 이용하여 환자의 질병부위, 체질을 파악하여 치료하는 방법이다.

답 ②

필 / 수 / 확 / 인 / 문 / 제

**수치료에 대한 설명으로 옳지 않은 것은?**

① 냉에서 시작해서 냉으로 끝낸다.
② 심장의 먼 곳부터 적신다.
③ 비누를 사용하지 않는다.
④ 온도 차이를 10℃ 내외로 조절해 냉탕은 30℃ 전후, 온탕은 40℃ 전후로 조절한다.
⑤ 냉탕은 16℃ 전후, 온탕은 42℃ 전후로 한다.

해설
고령자, 심장질환자, 순환기 장애자인 경우에 온도 차이를 10℃ 내외로 맞춰준다.

답 ④

**한증요법에 대한 설명으로 옳지 않은 것은?**

① 동서고금을 통한 공통적인 치료방법이다.
② 땀을 나게 해서 병을 고치는 원리를 적용한다.
③ 발한으로 체중조절, 노폐물 배설을 촉진한다.
④ 최근에는 자외선 등을 이용한다.
⑤ 발한으로 노폐물을 배설시켜 신진대사를 촉진하는 방법이다.

해설
최근에는 적외선 등을 이용한다.

답 ④

### (6) 수치료(냉온요법, 수욕요법)

① 냉으로 시작해서 냉으로 끝낸다. 각각 1분씩 5~7회 반복
② 효과 : 자극과 진정, 혈액순환↑, 신진대사↑, 노폐물 배출↑, 해독과 중화작용, 혈액 pH 조절
③ 온도(42℃ 전후), 냉탕(16℃ 전후)
④ 고령자, 심장질환자, 순환기 장애자
  ㉠ 온도차이 10℃ 이내로 조절
  ㉡ 냉탕(30℃ 전후), 온탕(40℃ 전후)
⑤ 심장의 먼 곳(사지말단)부터 적시고, 비누를 사용하지 않는다.

### (7) 발한요법(한증요법, 온열요법)

① 동서고금을 통한 공통적인 치료방법
② 동양의학 : 온보, 소염효과
③ 서양의학 : 발한으로 체중조절, 노폐물 배설 촉진
④ 땀을 흘린 후에는 수분, 염분, 비타민 C를 적절히 보충
⑤ 최근 : 적외선 등을 이용

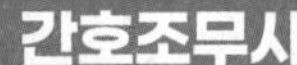

간호조무사

# 기초약리

## 1 약물의 이해와 약리작용

**TIP**

의학 용어
- ac 식전, pc 식후, hs 취침 시
- bid 2번/1일, tid 3번/1일, qid 4번/1일
- qd 매일 1번(낮에), qn 매일 1번(밤에), qod 격일로
- NPO 금식, sos 위급 시, DC 취소・중단, prn 필요시, stat 즉시(즉시 처방), BR 침상안정, ABR 절대 안정
- PO 경구로, ID 피내주사, SC 피하주사, IM 근육주사, IV 정맥주사
- OD 오른쪽 눈, OS 왼쪽 눈, OU 양쪽 눈

### (1) 약물사용 목적

① 질병예방
② 진 단
③ 증상경감, 고통경감
④ 치 료

### (2) 약물의 이름

① 속명(일반명) : 약제가 공식화되기 전에 붙여진 이름
② 약전명 : 공식적인 간행물(약전)에 수록된 이름
③ 화학명 : 화학적 성분을 서술한 이름
④ 상품명(제품명) : 제약회사에서 상품으로 판매하기 위해 붙인 이름

### (3) 약물의 형태

① 구강투여
㉠ 정제 : 일정용량의 분말약제를 압축하여 단단하게 만든 약제
㉡ 시럽 : 불쾌한 맛을 감추기 위해 감미제를 첨가하여 만든 약제
㉢ 함당정제 : 입안에서 녹아 약효를 내고 빨아먹을 수 있도록 만든 약
㉣ 물 약
- 흔들어서 복용(농도 맞추기 위해)
- 입에 물고 복용하지 않는다. → 침에 의해 약 변질

필 / 수 / 확 / 인 / 문 / 제

의학용어의 풀이로 바르게 연결되지 않은 것은?

① tid – 하루에 3번
② OD – 오른쪽 눈
③ hs – 취침 시
④ pd – 경구로
⑤ prn – 필요시

해설
PO : 경구로

답 ④

감미제를 첨가하여 불쾌한 맛을 감추어 복용하기 쉽게 만든 약물의 형태는?

① 정 제 ② 시럽제
③ 함당정제 ④ 좌 제
⑤ 팅크제

해설
시럽제 : 불쾌한 맛을 감추기 위해 감미제를 첨가하여 만든 내복액체이다.

답 ②

필 / 수 / 확 / 인 / 문 / 제

**약품관리 시 2~5  의 온도에서 냉장보관이 필요한 약품으로 옳지 않은 것은?**

① BCG용액, PPD용액, 예방접종약
② 인슐린
③ 혈액(혈청)
④ 생리식염수
⑤ 간장추출물

해설
생리식염수는 실온보관한다.

답 ④

**약물의 보관원칙으로 옳은 것은 무엇인가?**

① 일반약물은 10℃ 전후 보관한다.
② 인슐린, 극약은 이중잠금장치에 보관한다.
③ 사용하고 남은 마약은 반드시 폐기처분한다.
④ 이중잠금장치 보관 후 열쇠는 간호사실의 일정한 장소에 보관한다.
⑤ 소독약, 알코올 등은 내복약과 다른 칸막이에 따로 보관한다.

해설
① 기름종류의 약 : 10℃ 전후 보관한다.
② 마약, 아편제제, 향정신성 의약품 : 이중잠금장치 보관
③ 사용하고 남은 마약은 약국에 반납한다.
④ 이중잠금장치 보관 후 열쇠는 책임간호사가 보관한다.

답 ⑤

**빛을 차단하는 차광용기, 수분의 침입을 방지하는 기밀용기에 보관하는 것은?**

① 과산화수소
② 알코올
③ 앰 플
④ 바이엘
⑤ 생리식염수

해설
과산화수소 : 기밀용기, 차광용기에 보관한다.

답 ①

② 국소투여
㉠ 좌약 : 약제를 젤라틴과 같은 반고형 상태로 만들어 체강에 삽입하여 체온으로 용해·흡수되도록 만든 약 → 실온보관
㉡ 연고 : 혼합된 약물을 반고형 상태로 만들어 피부나 점막에 사용하는 외용액제

### (4) 약물의 구비조건

① 인체에 해가 없고, 안전성이 있고, 강도·효과가 있어야 한다.
② 발암현상이 없어야 하고 치료효과가 있어야 한다.
③ 선택성이 있어야 한다.

### (5) 약물보관의 원칙

① 일반약물
㉠ 실온보관
㉡ 30℃ 이하, 서늘하고 통풍이 잘되며 직사광선을 피해서 보관
② 냉장보관
㉠ 2~5℃
㉡ 온도체크(2회/1일) → 서류보관(2년 보관)
㉢ 예방 접종약, 인슐린, 혈액(혈청), 간장추출물(생체추출물)
③ 기름 종류 : 10℃ 전후 보관
④ 이중 잠금장치 : 마약, 아편제제, 향정신성 의약품, 극약
※ 일반약 : 잠금장치 보관 → 약물의 오용 방지(열쇠 : 책임 간호사 보관, 간호사실의 일정한 장소에 보관)
㉠ 매 근무 시마다(D, E, N) 철저히 수량조사 → 인수인계(사용한 양, 남은 양)
㉡ 사용하고 남은 양 → 약국에 반납
㉢ 열쇠 → 책임 간호사가 보관
⑤ 액체로 된 약품, 약상자, 기타 약을 담는 그릇은 언제나 뚜껑을 덮어 둔다.
⑥ 연고, 마사지용 알코올, 소독약 등은 내복약과 다른 칸막이에 보관한다.
⑦ 라벨이 손상된 약물은 투여하지 않는다.
⑧ 침전물이 있거나 변색된 약은 사용하지 않는다.

### (6) 약물의 용기

① 밀폐용기 : 약품의 손실, 파손, 이물 혼합방지
② 기밀용기 : 수분의 침입, 손실, 오염 방지(과산화수소 $H_2O_2$)
③ 밀봉용기 : 미생물의 침입방지(앰플, 바이엘)
④ 차광용기 : 빛을 차단하기 위한 용기(과산화수소 $H_2O_2$)

## (7) 약물의 표시

① 독 약

㉠ 보건복지부장관의 허가를 받아야 취급 가능

㉡ 검정 바탕에 흰색 테두리를 한 표지에 흰색으로 약품명 '독'자를 기록

② 극 약

㉠ 이중 잠금장치 보관

㉡ 흰 바탕에 붉은색 테두리를 한 표지에 붉은색으로 약품명 '극'자를 기록

③ 일반약 : 흰 바탕에 검은색 테두리를 한 표지에 검은색으로 약품명을 기록

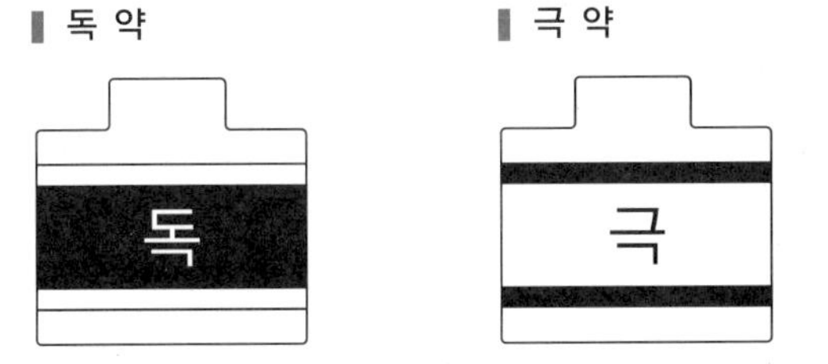


## (8) 약물의 작용

① 국소작용 : 적용부위에 국한되어 나타나는 약리작용

② 전신작용 : 적용부위에 혈액으로 흡수되어 혈류를 통해 전신에 분포되어 나타나는 작용

③ 선택작용 : 특정조직이나 장기에 강하게 작용하는 경우

④ 일반작용 : 약물이 흡수되어 전신적으로 작용하는 경우

⑤ 직접작용 : 약물이 조직이나 기관에 직접 접촉하여 일으키는 작용(1차적 작용)

⑥ 간접작용 : 약물이 직접 접촉하지 않은 장기에 나타나는 작용(2차적 작용)

⑦ 치료작용 : 질병치료에 필요로 하는 작용

⑧ 부작용 : 필요하지 않은 작용, 약물의 본래 작용 외에 예측하지 않은 다른 작용

⑨ 독작용 : 건강을 심히 해치거나 생명을 위협하는 작용

⑩ 작용개시기(약물 작용 시작 시점)

㉠ 반감기 : 약물의 농도가 반으로 감소

㉡ 정체기 : 약물이 배설되지 않고 혈액이 계속 그 농도 유지

⑪ 상가작용 : 약물을 병용해 투여했을 때 산술적인 합 정도로 나타나는 현상

⑫ 상승작용(협동작용) : 약물을 병용해 투여했을 때 그 효과가 증가되는 현상

⑬ 길항작용 : 약물을 병용해 투여했을 때 그 효과가 감소하는 현상

필 / 수 / 확 / 인 / 문 / 제

**보건복지부장관의 허가를 받아 취급하고 검정바탕에 흰색테두리를 한 표지에 흰색으로 약품명을 기록하는 것은?**

① 일반약
② 독 약
③ 극 약
④ 마 약
⑤ 향정신성 의약품

해설
독약 : 검정바탕에 흰색테두리를 한 표지에 흰색으로 약품명을 기록한다.

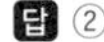
답 ②

**약물을 병용 투여했을 때 그 효과가 감소되는 현상은?**

① 독작용 ② 부작용
③ 상승작용 ④ 상가작용
⑤ 길항작용

해설
길항작용 : 약물을 병용 투여했을 때 그 효과가 감소하는 현상

답 ⑤

필 / 수 / 확 / 인 / 문 / 제

**같은 치료효과를 보기 위해서 약의 용량을 계속 증가시켜야 하는 것을 무엇이라고 하는가?**

① 치료작용 ② 약물 의존성
③ 내 성 ④ 길항작용
⑤ 축적작용

해설
내성 : 약물을 장기간 투여할 경우 그 약물의 효과가 감소하게 되어 같은 치료효과를 얻기 위하여 사용량을 증가해야 하는 현상

답 ③

**약물복용 시 개인의 민감성에 따라 다르게 나타나는 것으로, 항원항체반응으로 과민성 반응이 나타나는 것은 무엇인가?**

① 독작용 ② 부작용
③ 축적작용 ④ 알레르기 반응
⑤ 약물 의존성

해설
알레르기 반응 : 개인의 민감성에 따라 다르게 나타나며, 투여한 약물의 작용과 전혀 다른 증상을 나타내는 현상이다.

답 ④

**약물과 비활성화된 대사산물이 체외로 배출하는 배설은 주로 어느 기관에서 일어나는가?**

① 간 ② 신 장
③ 심 장 ④ 위
⑤ 대 장

해설
배설단계 : 비활성화된 대사산물의 약물이 체외로 배출되는 과정으로 주로 신장에서 일어난다.

답 ②

⑭ 약물 의존성
  ㉠ 약물을 오랫동안 사용하다 중지했을 때 갈망하게 되고 약물을 과도하게 찾아 섭취하게 되는 정신적・신체적 의존현상
  ㉡ 금단증상 : 의존성이 생긴 약물을 갑자기 중단했을 때 나타나는 극도의 신체적 증상
⑮ 내성 : 같은 치료 효과를 보기 위해서는 약 용량을 계속 증가시켜야 하는 것
⑯ 축적작용 : 약물이 체내에 축적되어 중독작용이 일어나는 것
⑰ 알레르기 반응
  ㉠ 개인의 민감성에 따라 다르게 나타나며, 투여한 약물작용과 전혀 다른 증상을 나타내는 현상
  ㉡ 비정상적인 병적인 반응으로 약물에 의한 항원 항체반응을 일으키는 과민성 반응
  ㉢ 아나필락시스 : 응급처치 → 에피네프린 0.2~0.5cc SC 또는 IM
⑱ 약물오용과 약물남용
  ㉠ 약물오용 : 하제, 제산제, 비타민, 진통제, 감기약 등 흔히 사용하는 약물들이 대상자에 의해 자가 처방되거나 과용됨으로 인해 급・만성 독작용을 초래
  ㉡ 약물남용 : 지속적으로 과용하는 것, 약물에 대한 의존성과 습관성의 2가지 측면이 있다.

### (9) 체내의 약물의 작용

① 흡수 단계 : 약물이 투여된 부위로부터 혈류 내로 도달하기까지의 과정
② 분포(분산, 이동)단계 : 작용장소까지 이동하는 과정
③ 대사 단계(간) : 배설되기 쉬운 형태로 전환(생물학적 전환 : 활성화 상태 → 비활성화 상태)하는 단계로 이를 해독작용이라 하고 간에서 일어난다.
④ 배설단계(신장) : 대사산물과 약물이 체외로 배출하는 과정으로 주로 신장(소변)을 통해 배출

### (10) 약물작용에 영향을 주는 요소

① 나이(연령)과 체중

㉠ 보통 말하는 용량은 나이 18~65세, 체중 60~90kg을 기준으로 50%에서 효과를 나타내는 평균용량

㉡ 영유아, 소아의 약물용량 = 성인용량 × $\frac{나이}{나이 + 12}$

예 성인용량이 2.0g, 나이가 4세인 소아의 약물용량은?

$$2.0 \times \frac{4}{4+12} = 2.0 \times \frac{4}{16} = 2.0 \times \frac{1}{4} = 0.5\text{g}$$

② 성 별

㉠ 남자 > 여자

㉡ 여자는 남자에 비해 체격이 작고, 지방조직의 비율이 높아 남자보다 용량을 줄여야 한다.

③ 음식 투여 시기

㉠ 식전(공복상태) : 약물효과가 빠르게 나타남(장점), 위장을 자극(단점)

㉡ 식후 : 약 효과가 느리게 나타남(단점), 위장을 자극하지 않는다(장점).

- 식전(공복)투여 : 식욕촉진제, 진통제
- 식간 : 강심제, 이뇨제
- 식후 : 소화제, 지사제, 해열제, 철분제
- 취침 시 : 하제, 해열제

④ **특이체질** : 유전적 요인에 따라 소량, 미량으로도 과민반응 · 알레르기반응 · 비정상적인 반응이 나타난다.

⑤ 심리적인 요인

㉠ 위약효과(Placebo, 플라세보 효과) : 약물에 대한 대상자의 기대감은 약물의 효과에 영향을 미친다.

㉡ 약물의 효과를 설명한다.

㉢ 기록으로 남긴다.

㉣ 매번 줄 때 약 모양, 형태, 색 등을 일정하게 준다.

⑥ 환경적 요인

㉠ 혈관확장제 : 여름에는 효과↑, 겨울에는 효과↓

㉡ 혈관수축제 : 겨울에는 효과↑, 여름에는 효과↓

필 / 수 / 확 / 인 / 문 / 제

**식간에 복용하는 약으로 옳은 것은?**

① 진통제, 해열제
② 강심제, 이뇨제
③ 소화제, 지사제
④ 하제, 해열제
⑤ 해열제, 철분제

해설

식간 투여 : 강심제, 이뇨제

답 ②

**실제로 약리작용은 없으나 약물에 대한 환자의 기대감이 약물의 효과에 영향을 미치는 것을 무엇이라고 하는가?**

① 치료작용 ② 협동작용
③ 위약효과 ④ 상승효과
⑤ 상가작용

해설

위약효과 : 약물에 대한 대상자의 기대감은 약물의 효과에 영향을 미친다.

답 ③

필 / 수 / 확 / 인 / 문 / 제

약물 용량의 순서대로 바르게 연결된 것은?

① 상용량 – 한량 – 극량 – 내량 – 중독량 – 치사량
② 상용량 – 극량 – 내량 – 중독량 – 한량 – 치사량
③ 한량 – 상용량 – 극량 – 중독량 – 내량 – 치사량
④ 극량 – 중독량 – 상용량 – 한량 – 내량 – 치사량
⑤ 극량 – 상용량 – 중독량 – 한량 – 내량 – 치사량

해설

- 한량 : 인체에 아무 작용도 미치지 않는 최대량
- 상용량 : 임상에서 보편적으로 사용하는 양
- 극량 : 인체에 위험하지 않게 투여할 수 있는 최고량
- 중독량 : 중독을 일으키는 최소량
- 내량 : 중독은 일으키지만 죽지 않는 최대량
- 치사량 : 죽음에 이르는 최소량

답 ③

투약방법 중 흡수속도가 빠른 순서대로 나열한 것은?

① 경구투여 – 피하주사 – 근육주사 – 정맥주사
② 경구투여 – 근육주사 – 피하주사 – 정맥주사
③ 경구투여 – 정맥주사 – 피하주사 – 근육주사
④ 정맥주사 – 근육주사 – 피하주사 – 경구투여
⑤ 정맥주사 – 피하주사 – 근육주사 – 경구투여

해설

흡수속도가 빠른 순서는 정맥주사 – 근육주사 – 피하주사 – 경구투여이다.

답 ④

### (11) 약물 용량

한량 → 상용량 → 극량 → 중독량 → 내량 → 치사량

① **한량** : 인체에 아무 작용도 미치지 않는 최대량
② **상용량** : 임상에서 보편적으로 사용하는 양
③ **극량** : 인체에 위험하지 않게 투여할 수 있는 최고량
④ **중독량** : 중독을 일으키는 최소량
⑤ **내량** : 중독은 일으키지만 죽지 않는 최대량
⑥ **치사량** : 죽음에 이르는 최소량

### (12) 약물투약

① 투약방법
　㉠ 경구투여(PO), 피내주사(ID), 피하주사(SC), 근육주사(IM), 정맥주사(IV)
　㉡ 안전하게 투여할 수 있는 순서 : 경구투여 → 피하주사 → 근육주사 → 정맥주사
　㉢ 흡수속도가 빠른 순서 : 정맥주사 → 근육주사 → 피하주사 → 경구투여

② 처방전
　㉠ 의사가 약사에게 보내는 일종의 명령서
　㉡ 구두로 처방할 수 있으나 서면으로 하는 것이 원칙(전화처방, 구두처방 24시간 안에 서면처방을 받는다)
　㉢ 날짜 및 의사의 서명 날인이 있어야 한다.

③ 약물 복용방법
　㉠ 물약 : 약물의 농도를 맞추기 위해 흔들어서 주고, 약물이 변질될 수 있기 때문에 용기에 입을 대고 먹으면 안 된다.
　㉡ 기름 종류의 약 : 차게 해서 먹이거나 먹은 후 뜨거운 차를 마시게 한다.
　㉢ 치아에 착색되는 약(철분제) : 빨대를 구강 깊이 삽입해 빨아 먹는다.
　㉣ 혓바늘이 돋았을 때(함당정제, 트로키) : 입안에 물고 있게 한다.
　㉤ 설하제(나이트로글리세린) : 혀 밑 점막을 통해 투여하는 방법, 약물이 녹을 때까지 혀 아래에 넣고 기다리며 삼키지 않는다.
　㉥ 쓴약 : 맛이 불쾌하거나 쓴 약을 먹이기 전에 얼음을 물고 있게 한다.
　㉦ 루골액 : 아이오딘(요오드) 1g에 아이오딘화(요오드화)칼륨 2g을 탈이온수 300cc에 용해한 것으로 쓴맛을 감추기 위해 우유나 과일 주스에 희석하여 빨대로 투여한다.
　㉧ 하트만 용액 : 생리식염수에 염화칼슘, 염화칼륨 등이 들어 있다.

④ 투약 시 주의사항
　㉠ 반드시 의사의 처방에 의한 약이어야 하고, 약에 대한 정보를 알고 있어야 한다.
　㉡ 5R, 6R을 확인한다(정확한 약, 환자, 시간, 방법, 용량, 기록).
　㉢ 투약 시 라벨은 약장에서 꺼내기 전, 봉투에서 꺼내기 전(약병에서 따르기 전), 약장에 넣기 전 3번 확인한다.
　㉣ 간호조무사의 투약은 간호사의 지시·감독을 받는다.
　㉤ 처방이 의심스러울 때는 확인한 후 투약해야 한다.
　㉥ 항생제, 항고혈압제, 인슐린, 이뇨제, 결핵약은 혈중 농도를 유지하기 위해 처방된 투약시간, 일정한 시간 간격을 지킨다.

⑤ 약물 투여 시 관찰 및 확인사항
　㉠ 마약성 진통제 : 호흡억제 작용이 있기 때문에 투약 전 반드시 호흡수를 확인한다.
　㉡ 강심제 : 부작용으로 서맥이 있기 때문에 투약 전 반드시 맥박수를 확인한다.
　㉢ 쿠마딘, 와파린, 헤파린 같은 항응고 약물은 투여 전 응고시간을 확인한다.
　㉣ 이뇨제 : 칼륨(포타슘)을 체외로 배출시키므로 저칼륨혈증을 확인한다.
　㉤ 환자가 투약을 거부할 때는 먼저 투약거부 이유를 사정한다.

## 2 약물의 종류와 특성

### (1) 중추신경억제제

① 마취제
　㉠ 전신마취제
　　• 환자의 의식을 완전히 잃게 하여 통증을 전혀 느낄 수 없도록 하는 것으로 정맥투여식과 흡입식으로 나눈다.
　　• 정맥주사 : 케타민, 프로포폴 등
　　• 흡입용 : 아산화질소 등
　㉡ 국소 마취제
　　• 환자의 의식이 깨어 있는 상태로 신체의 일부 또는 특정 부위의 통증을 없애기 위한 것
　　• 리도카인(치과, 피부과, 성형외과) : 주사용/크림용 → 국소 마취제, 심실성 부정맥 치료제(응급약)

② 진통제
　㉠ 마약성 진통제
　　• 종류 : 모르핀, 코데인, 데메롤, 헤로인, 펜타닐
　　　– 모르핀 : 강력한 효과
　　　– 코데인 : 모르핀에 비해 1/10 효과, 진해효과
　　　– 데메롤 : 수술 전 처방(불안↓, 긴장↓)

**필 / 수 / 확 / 인 / 문 / 제**

**정확한 약물의 투여 확인방법으로 5R로 옳지 않은 것은?**

① 정확한 환자　② 정확한 약
③ 정확한 방법　④ 정확한 시간
⑤ 정확한 부위

해설
5R : 정확한 약, 환자, 시간, 방법, 양

답 ⑤

**약물 투약 시 주의사항으로 옳지 않은 것은?**

① 간호조무사의 투약은 간호사의 지시, 감독을 받는다.
② 항생제는 혈중 농도를 일정하게 유지하기 위해 시간간격을 지킨다.
③ 처방이 의심스러울 때는 일단 먼저 투약하고 확인한다.
④ 투약 시 라벨은 3번 확인한다.
⑤ 반드시 의사의 처방에 의한 약이어야 한다.

해설
처방이 의심스러울 때는 반드시 확인한 후 투여해야 한다.

답 ③

**헤파린, 와파린 등의 약물을 투여할 때 투여 전 반드시 확인해야 하는 것은?**

① 혈액 응고시간 ② 호흡수
③ 맥박수　④ K 수치
⑤ Ca 수치

해설
항응고약물 : 투여 전 혈액응고 시간을 확인한다.

답 ①

필 / 수 / 확 / 인 / 문 / 제

**마약성 진통제 투약 전에 반드시 확인해야 하는 것은?**

① 호흡수 ② 맥박수
③ 혈액응고 시간 ④ 포타슘 수치
⑤ 칼슘수치

해설
마약성 진통제의 부작용이 서호흡이기 때문에 투여 전 호흡수를 확인한다.

답 ①

**아스피린에 과민한 사람에게 투여하는 해열진통제는?**

① 바 륨
② 데메롤
③ 아세트아미노펜
④ 루미날
⑤ 펜타닐

해설
아세트아미노펜(타이레놀) : 해열진통제로 아스피린에 과민한 사람에게 투여한다.

답 ③

**국소마취제이면서 응급약으로 부정맥 치료제인 것은?**

① 케타민 ② 프로포폴
③ 모르핀 ④ 리도카인
⑤ 헤로인

해설
리도카인 : 국소마취제, 부정맥치료제

답 ④

**항히스타민제를 투여할 수 없는 사람에 해당하는 것은?**

① 비 염 ② 천 식
③ 인후염 ④ 운전자
⑤ 배멀미

해설
항히스타민제의 부작용은 졸음이라서 운전자나 수험생 등 집중을 요하는 사람에게는 금기시한다.

답 ④

- 부작용
  - 서호흡(호흡 억제작용)
  - 투여 전 반드시 호흡 수 체크 → 만약 서호흡이라면 투여중지하고 의사・간호사에게 보고
  
  ※ 정상호흡 : 12~20회/분, 서호흡 : 12회 이하/분

ⓛ 해열 진통제
- 아스피린
  - 해열, 진통, 소염효과
  - 위장질환, 출혈환자에게 금기
  - 부작용 : 출혈, 위궤양, 라이(레이)증후군
- 타이레놀(아세트아미노펜)
  - 해열, 진통효과
  - 아스피린에 과민한 사람에게 사용

③ 진정수면제
㉠ 바비튜레이트계 약물 : 페노바비탈(루미날)
ⓛ 벤조다이아제핀계 약물 : 디아제팜(바륨), 로라제팜

④ 항경련제 : 딜란틴, 루미날

## (2) 항히스타민제(항알레르기제)

① 히스타민
㉠ 염증, 알레르기 유발물질
ⓛ 항스타민제(항알레르기제) : 항(Anti)은 반대라는 뜻으로 염증↓, 알레르기↓

② 부작용
㉠ 졸음, 어지럼증(현기증), 두통
ⓛ 금기 : 운전자, 수험생(주의집중을 요하는 사람)

③ $H_1$ : 호흡기계(감기, 비염, 천식) → $H_1$ 길항제

④ $H_2$ : 위장관계(오심, 구토 등) → $H_2$ 길항제

⑤ 드라마민(배멀미, 차멀미, 임신 초기 구토), 클로르페닐아민(알레르기 비염 천식), 페닐아민(아빌 → 수혈 시 담마진)

### (3) 순환기계에 작용하는 약물

① 강심제(디기탈리스)

㉠ 디곡신, 디기톡신

㉡ 부작용

- 서맥, 축적작용
- 투여 전 반드시 맥박수 체크 → 환자가 서맥이라면 투여를 중지하고 의사·간호사에게 보고

※ 정상 맥박수 : 60~100회/1분, 서맥 : 60회 이하/1분

㉢ 강심제는 심박동수를 늘리는 것이 아니라 심박출량을 늘리는 것이다.

② 혈압약

※ 고혈압 : 혈액의 압력↑, 혈액의 양↑

㉠ 이뇨제 : 라식스(푸로세마이드 → 저칼륨혈증), 알닥톤(스피로노락톤 → 칼륨보존 이뇨제)

㉡ 혈관확장제(하이드라라진)

㉢ 니페디핀(아달라트) : 칼슘길항제, 경구투여·설하제

㉣ 레저핀 : 부작용 → 비충혈, 식욕증진, 체중증가

③ 항협심증제 : 나이트로글리세린, 프로프라놀롤, 베라파밀

㉠ 나이트로글리세린

- 혈관 확장제(평활근 이완, 관상동맥 확장)
- 속효성(1분 이내 작용)
- 협심증(효과 ○), 심근경색증(효과 ×)
- 차광용기에 보관
- 1정 복용 후 효과가 나타나지 않으면 5분 후 다시 투여 → 3회까지 복용가능
- 3회까지 효과 없으면 → 즉시 병원 이송
- 내성이 잘 생김

### (4) 호흡기계에 작용하는 약물

① 기관지 확장제

㉠ 에피네프린 : 교감신경효능제, 기관지천식, 기관지확장증, 아나필라틱 쇼크 → 응급약(0.2~0.5cc SC 또는 IM)

㉡ 아미노필린 : 천식

㉢ 벤토린(살부타몰) : 속효성 기관지확장제

② 진해거담제 : 코데인

필 / 수 / 확 / 인 / 문 / 제

**의사의 처방으로 환자에게 디곡신을 투여하기 전에 환자의 맥박수를 측정했더니 56회/분이었다. 이때의 간호조무사의 대처방법으로 옳은 것은?**

① 의사의 처방이 된 것이므로 일단 투여한다.
② 투여를 중지하고 즉시 의사, 간호사에게 보고한다.
③ 투여 후 환자의 상태를 관찰한다.
④ 호흡수를 측정해 본다.
⑤ 처방을 다시 확인한다.

해설
강심제의 부작용이 서맥이기 때문에 투여 전 맥박수를 측정해 보아 서맥이라면 투여를 중지하고 보고한다.

답 ②

**협심증약인 나이트로글리세린에 대한 설명으로 옳지 않은 것은?**

① 속효성으로 1분 이내 효과가 나타난다.
② 효과가 나타나지 않을 때 5분 간격으로 2회까지 투여가 가능하다.
③ 심근경색증에는 효과가 없다.
④ 차광용기에 보관한다.
⑤ 내성이 잘 생긴다.

해설
5분 간격으로 3회까지 투여가 가능하다.

답 ②

**천식환자의 속효성 기관지 확장제로 옳은 것은?**

① 벤토린　② 케타민
③ 드라마민　④ 디곡신
⑤ 디아제팜

해설
기관지 확장제 : 에피네프린, 아미노필린, 벤토린

답 ①

필 / 수 / 확 / 인 / 문 / 제

**항결핵제에 대한 설명으로 옳지 않은 것은?**

① 최소 6개월 복용한다.
② 병용요법으로 내성을 방지한다.
③ 아침 공복에 1회 복용한다.
④ 소변, 침, 객담 등이 붉게 변하는 부작용이 나타나는 약은 리팜핀이다.
⑤ 어지럼증, 난청의 부작용이 나타나는 1차 약은 KM이다.

해설

SM(스트렙토마이신)이다.

답 ⑤

**결핵약의 부작용 중에서 청신경의 장애로 난청, 어지럼증 등의 부작용이 나타나는 2차약은 무엇인가?**

① KM ② INH
③ EMB ④ RMP
⑤ SM

해설

KM은 결핵의 2차약으로 부작용으로 제8차 뇌신경(청신경)장애를 일으켜서 난청, 어지럼증, 현기증 등의 부작용이 나타난다.

답 ①

**항생제에 대한 설명으로 옳지 않은 것은?**

① 일정한 시간간격을 지켜서 혈중 일정한 농도를 유지한다.
② 주사 전 피부반응 검사를 하고 48~72시간 후 판독한다.
③ 미생물의 성장을 저해시키거나 죽이는 약이다.
④ 매독치료제로 페니실린을 사용한다.
⑤ 테트라사이클린은 임산부, 유아에게 투여를 금지한다.

해설

15~20분 후 판독한다.

답 ②

## (5) 병원감염 관련 약물

### ① 항결핵제

㉠ 약물복용원칙

- 아침 공복 시 1회 복용, 규칙적으로 매일 복용하는 것이 중요
- 병용요법(병합요법) : 내성 방지, 약 효과↑, 부작용↓
- 최소 6개월 복용

㉡ 약 물

- 1차약
  - INH(아이나, 아이소나이자이드) : 부작용(말초신경염 → 예방 : 비타민 $B_6$)
  - RMP(리팜핀) : 부작용(소변, 침, 객담 등이 붉게 변함)
  - EMB(에탐부톨) : 부작용(시력감소, 시야협착증, 적녹색맹)
  - PZA(피라지나마이드) : 부작용(간독성)
  - SM(스트렙토마이신) : 부작용[청신경(제8차 뇌신경)장애 : 난청, 어지럼증, 현기증]
- 2차약
  - KM(가나 마이신) : 부작용[청신경(제8차 뇌신경)장애 : 난청, 어지럼증, 현기증]
  - PAS(파스 : 파라아미노살리실산) : 부작용(위장장애)

㉢ 결핵약 복용요법

**6개월 요법**

| INH | RMP | EMB | PZA | 2개월 |
|---|---|---|---|---|
| INH | RMP | EMB | | 4개월 |

**9개월 요법**

| INH | RMP | EMB | + SM |
|---|---|---|---|
| INH | RMP | | |

### ② 항균제(항생제)

㉠ 미생물의 성장을 저해시키거나 죽이는 물질

㉡ 항생제 사용원칙

- 원인균에 알맞은 항생제 선택
- 일정시간 간격을 지키는 것 가장 중요 → 혈중 일정 농도를 지키기 위해
- 항생제 주사 전 피부반응을 검사하고 15~20분 후 판독

㉢ 종 류

- 페니실린 : 매독치료제
- 테트라사이클린
  - 광범위 항생제, 기도·비뇨기계 감염에 사용
  - 칼슘과 쉽게 결합해 골과 치아에 침착 → 임산부, 유아 투여금지
- 클로람페니콜 : 장티푸스, 장내 세균에 효과적, 부작용(골수장애)

## (6) 소화기계에 작용하는 약물

① 건위소화제

㉠ 타액이나 위액의 분비 촉진해 소화를 도움

㉡ 판크레아틴, 훼스탈, 베아제

② 소화성궤양 치료제

㉠ 제산제

- 기능 : 산을 중화시킴
- 종 류
  - 암포젤(알루미늄하이드로사이드) : 부작용(변비)
  - 미란타 : 부작용(설사)

㉡ 산분비 억제제 : 라니티딘, 시메티딘

㉢ 위점막 보호제 : 얼서민

③ 진토제 : 드라마민, 멕소롱

④ 하제 : 둘코락스, 비사코딜, 피마자유, 미네랄오일, 락툴로오스(간성혼수 예방)

⑤ 지사제 : 로페린

## (7) 당뇨병 치료제

① 인슐린

㉠ 냉장보관, 피하주사

㉡ 매일 주사부위를 바꿔가면서 놓는다.

㉢ 기 능

- 혈 당↓
- 부작용 : 저혈당
- 바이엘은 흔들지 않고 손바닥에 놓고 굴린다.

② 경구용 혈당강하제 : 식전 복용, 2형 당뇨에 사용(○), 1형 당뇨에 사용(×)

필 / 수 / 확 / 인 / 문 / 제

**산을 중화시키는 기능을 가진 제산제 중 부작용으로 변비 증상을 보이는 것은?**

① 미란타 ② 얼서민
③ 암포젤 ④ 시메티딘
⑤ 훼스탈

해설

제산제 부작용 : 암포젤(변비), 미란타(설사)

답 ③

**당뇨병치료제인 인슐린에 대한 설명으로 옳지 않은 것은?**

① 혈당을 내리는 기능을 한다.
② 바이엘은 골고루 섞기 위해 사용 전 흔들어서 사용한다.
③ 부작용으로 저혈당이 나타날 수 있다.
④ 냉장보관한다.
⑤ 매일 주사부위를 바꿔가면서 놓는다.

해설

흔들지 않고 손바닥에서 굴린다.

답 ②

필 / 수 / 확 / 인 / 문 / 제

**소독 시 산소와 결합해 살균효과를 내며 기밀용기, 차광용기에 보관하는 소독제는?**

① 과산화수소 ② 알코올
③ 베타딘 ④ 크레졸
⑤ 붕 산

해설
과산화수소 : 산화성 살균제로 산소와 결합하여 효과가 나타나고 소독 시 제일 먼저 사용하는 약으로 기밀용기, 차광용기에 보관한다.

답 ①

**자극성이 없어 점막이나 회음부 소독에 사용하는 소독제는?**

① 과산화수소
② 붕 산
③ 베타딘
④ 젠티안 바이올렛
⑤ 글루타알데하이드

해설
붕산 : 소독력은 약하나 자극성이 없어 피부 점막, 회음부 소독에 사용한다.

답 ②

**개방상처, 수술 부위 소독, 열상, 화상, 창상의 살균소독제로 알맞은 것은?**

① 과산화수소
② 알코올
③ 요오드팅크
④ 베타딘
⑤ 붕 산

해설
베타딘(포비돈 아이오다인) : 개방상처, 수술 부위 소독, 열상, 화상, 창상의 살균소독

답 ④

### (8) 항응고제

주사용 헤파린, 경구용 쿠마린 → 부작용(출혈)

### (9) 분만 관여 약물

① 자궁수축제(분만촉진제) : 옥시토신
② 자궁이완제 : 리토드린, 황산마그네슘

### (10) 응급 치료약

① 에피네프린 : 교감신경 흥분제, 강심제, 기관지확장제, 혈관수축제, 출혈방지
② 아트로핀 : 부교감신경 차단제, 수술 전 투약(기관지점액분비 감소제)
③ 리도카인 : 심실성 부정맥 치료제, 국소 마취제
④ 소디움바이카보네이트 : 산증교정
⑤ 칼슘글루코네이트 : 칼슘 공급제

### (11) 구충제

① 간흡충증(간디스토마) : 프라지콴텔(광범위 구충제)
② 폐흡충증(폐디스토마) : 프라지콴텔, 비치오놀

### (12) 소독제

① 과산화수소($H_2O_2$)
　㉠ 소독 시 가장 많이 사용
　㉡ 산소와 결합하여 살균효과
　㉢ 혀의 백태제거, 악취제거에 효과적
　㉣ 기밀용기, 차광용기에 보관
② 알코올
　㉠ 70~75% 알코올 : 가장 소독력이 강함
　㉡ 30~50% 알코올 : 마사지용
③ 베타딘(포비돈 아이오다인) : 개방상처, 수술 부위 소독, 열상, 화상, 창상의 살균소독
④ 요오드팅크(아이오다인팅처) : 폐쇄상처, 수술 전 피부 소독
⑤ 젠티안 바이올렛(G-V) : 아구창, 구내염, 농가진, 피부진균증
⑥ 글루타알데하이드 : 내시경 기구, 열에 약한 기구, 플라스틱 기구 소독
⑦ 크레졸(3%) : 기구, 실내소독, 오물소독
⑧ 붕산 : 무색, 무취, 소독력은 약하나 자극이 없다. → 피부점막, 회음부 소독

간호조무사

# 응급간호

## 1 응급간호의 개요

### (1) 응급의료체계

① 응급의료체계의 단계

응급의료체계는 응급환자 발생 시 응급환자의 병원 전 처치체계, 신속한 이송체계, 병원진료체계, 통신체계의 유기적 연결체계로 불의의 사고나 응급상황 시를 위해 가장 우선시되어야 한다.

㉠ 병원 전 처치단계 : 응급환자 발생 → 119 신고 → 구급대원 → 응급처치, 병원선택

TIP

응급처치

- 정 의
  - 즉각적이고 임시적인 조치
  - 예기치 않게 다친 사람이나 급성질환자에게 생명을 구조하고, 합병증을 막기 위해 제공하는 즉각적이고 임시적인 환자처치
- 목 적
  - 생명을 구하기 위해서
  - 질병이나 손상의 악화방지
  - 고통↓, 통증↓
  - 인간다운 삶의 회복(가치 있는 한 인간으로서의 의미 있는 삶을 영위할 수 있도록 회복시키는 것)
- 선한 사마리아인법 : 응급의료종사자 혹은 일반인이 선의로 베푼 응급처치의 결과 환자가 사망하거나 상태가 악화된 경우 이들을 보호하기 위한 법(미국 등)

㉡ 이송단계 : 응급환자를 현장에서 병원까지 이송하는 단계로 병원에서의 전문적인 처치를 받기 위해 신속한 이송이 가장 중요

㉢ 병원 진료단계

- 전문적인 단계로 의료진의 전문의료를 받는 단계
- 문제점 : 응급환자의 치료 기피 현상, 전담 의료인력의 부족, 산재환자나 자동차보험 환자의 진료거부, 상급종합병원 응급실의 수요폭증 등

㉣ 통신체계 : 각 단계의 유기적인 연결을 위한 유무선 통신망으로 구급차와 현장, 병원과 구급차, 현장과 병원, 병원과 병원을 잇는 중요한 역할을 담당한다.

필 / 수 / 확 / 인 / 문 / 제

**불의의 사고나 응급 상황 시 가장 우선시되어야 하는 것은?**

① 응급의료체계
② 기도유지
③ 심폐소생술
④ 흉부압박
⑤ 제세동기 사용

해설

응급의료체계 : 병원 전 처치단계, 신속한 이송체계, 병원진료 체계, 통신체계의 유기적인 연결체계로 불의의 사고나 응급상황 시를 위해 가장 우선시되어야 한다.

답 ①

**응급의료 종사자, 일반인이 선의로 베푼 응급처치 결과 환자가 사망하거나 상태가 악화된 경우 이들을 보호하기 위한 것은?**

① 심폐소생술 의무화
② 응급조치법
③ 선한 사마리아인법
④ 응급구조원 양성
⑤ 응급의료제도의 개선

해설

선한 사마리아안법 : 응급의료종사자 혹은 일반인이 선의로 베푼 응급처치의 결과 환자가 사망하거나 상태가 악화된 경우 이들을 보호하기 위한 법(미국 등)

답 ③

필 / 수 / 확 / 인 / 문 / 제

**상급병원, 300병상 이상의 종합병원으로 중증응급환자 중심의 치료가 이루어지는 응급의료센터는?**

① 중앙응급의료센터
② 지역응급의료센터
③ 지역응급의료기관
④ 권역별응급의료센터
⑤ 전문응급의료센터

해설
권역별 응급의료센터
• 상급병원 또는 300병상을 초과하는 종합병원으로 보건복지부장관이 지정
• 중증응급환자 중심의 치료

답 ④

**응급구조사에 대한 설명으로 옳지 않은 것은?**

① 1급은 대학, 전문대학의 응급구조학과를 졸업한 자이다.
② 2급은 보건복지부장관이 지정한 곳에서 양성과정을 마친 자이다.
③ 2급 응급구조사는 3년의 경력을 쌓은 후 1급 승급 시험을 볼 수 있는 자격이 주어진다.
④ 2급 응급구조사는 3년 경력 후 바로 1급으로 승급한다.
⑤ 응급의료센터와 구급차에 배치되어야 한다.

해설
2급 응급구조사는 3년 이상의 경력을 쌓은 후 국가고시에 응시하여 합격하면 1급이 될 수 있다.

답 ④

**응급구조 활동의 단계로 가장 먼저 해야 하는 것은?**

① 의식확인 ② 기도유지
③ 호흡확인 ④ 순환확인
⑤ 현장의 안전성 여부 조사

해설
폭발, 화재 현장인지 현장의 안정성 여부부터 조사한다.

답 ⑤

## (2) 응급의료센터와 응급구조사

① 응급의료센터

응급의료센터는 종합병원으로서 시설, 장비, 인력에 관한 기준에 적합해야 지정받을 수 있다.

㉠ 중앙응급의료센터 : 종합병원으로 보건복지부장관이 지정
㉡ 지역응급의료센터 : 종합병원으로 시·도지사가 지정
㉢ 지역응급의료기관 : 종합병원으로 시장·군수·구청장이 지정
㉣ 권역별 응급의료센터
- 상급병원 또는 300병상을 초과하는 종합병원으로 보건복지부장관이 지정
- 중증응급환자 중심의 치료 등

㉤ 전문응급의료센터
- 권역응급의료센터, 중앙응급의료센터, 지역응급의료센터로 보건복지부장관이 지정
- 소아환자, 화상환자 및 독극물중독환자 등에 대한 응급의료

㉥ 권역외상센터
- 권역응급의료센터, 전문응급의료센터, 중앙응급의료센터, 지역응급의료센터로 보건복지부장관이 지정
- 외상환자의 진료 등

② 응급구조사(응급의료센터, 구급차에 배치되어야 함)

㉠ 1급 : 대학, 전문대학 응급구조학과 졸업
㉡ 2급
- 보건복지부장관이 지정하는 양성기관에서 양성과정을 마친 자
- 3년 이상 종사한 사람이 국가고시에 응시하여 합격 → 1급 자격

## (3) 응급구조 활동의 단계

① 1단계 : 현장의 안정성 조사(폭발, 화재현장, 원인, 인원 수, 다른 환자 유무 등)

② 2단계

㉠ 환자에 대한 1차 기본조사
㉡ 생명에 대한 위급한 상태를 알아보기 위한 조사로 의식여부 확인, 기도유지, 호흡, 순환 확인 후 필요시 지체 없이 심폐소생술

③ 3단계

㉠ 응급 의료서비스기관에 도움요청
㉡ 전화로 확인해 주어야 할 사항
- 응급상황이 발생한 위치
- 응급상황의 내용
- 도움이 필요한 환자 수
- 환자상태

• 환자에게 시행한 응급처치의 내용
• 전화 거는 사람의 신원
• 현장에서 누군가 받을 수 있는 전화번호 등

④ 4단계

㉠ 환자에 대한 2차 조사

㉡ 생명을 당장 위협하지는 않지만 응급처치하지 않으면 나중에 문제가 될 만한 다른 증상이나 부상을 조사한다.

㉢ 실시순서 : 머리 → 코 → 눈 → 가슴 → 복부 → 골반 → 팔, 다리 → 등, 척추

### (4) 응급환자 처치의 우선순위(Triage)

① 환자의 생명을 위협하는 정도

② 대량으로 환자가 발생했을 때 긴급성과 중증도에 의해서 처치순위를 분별하는 것으로 모든 판정은 60초 이내에 행해지고, 판정결과는 4색의 마커로 표시하고, 일반적으로 부상자의 오른손 손목에 표시를 한다.

③ 등 급

㉠ 1등급(1순위, 긴급환자) : 생명이 위독한 상태로 즉각적인 처치를 요함 → 기도폐쇄, 호흡정지, 심정지, 대량 출혈 등 → 적색(Red Tag)

㉡ 2등급(2순위, 응급환자) : 당장 생명이 위독한 상태는 아니지만 조기에 처치가 필요한 상태 → 황색(Yellow Tag)

㉢ 3등급(3순위, 비응급환자) : 처치를 지연해도 됨 → 녹색(Green Tag)

㉣ 4등급(0순위, 지연환자) : 사망, 처치해도 구명이 불가능한 경우 → 흑색(Black Tag)

④ 구명처치의 우선순위 : 1순위 → 2순위 → 3순위 → 0순위

### (5) 응급처치의 구명단계

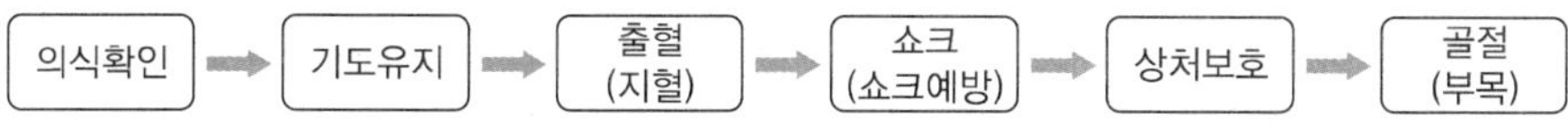


① 기도유지 : 의식확인(언어적 자극으로) 후 의식이 없을 때

㉠ 기도개방 : 두부후굴 – 하악거상법(Head tilt-Chin lift) → 머리를 뒤로 젖히고 턱을 들어올리는(신전) 방법, 경추손상의 우려가 있을 때는 하악거상(턱 밀어올리기)한다.

㉡ 이물질 제거 : 제거 가능한 경우에만 제거한다.

㉢ 앙와위하고 고개 옆으로, 측위 → 분비물 배출(질식의 우려)

필 / 수 / 확 / 인 / 문 / 제

**대량으로 환자가 발생했을 때 응급처치의 우선순위에 대한 설명으로 옳지 않은 것은?**

① 생명을 위협하는 정도, 긴급성과 중증도에 따라 분류한다.
② 1분 안에 판정하고 4색의 마커로 오른손 손목에 표시한다.
③ 즉각적인 조치를 요하는 긴급환자는 적색으로 표시한다.
④ 응급처치의 우선순위는 0순위 – 1순위 – 2순위 – 3순위 순이다.
⑤ 기도폐쇄, 대량출혈환자는 1순위 긴급환자에 속한다.

해설

1순위 – 2순위 – 3순위 – 0순위의 순서이다.

답 ④

**응급처치의 구명단계로 옳은 것은?**

① 기도유지 – 지혈 – 쇼크예방 – 상처보호
② 지혈 – 기도유지 – 쇼크예방 – 상처보호
③ 쇼크예방 – 기도유지 – 지혈 – 상처보호
④ 기도유지 – 쇼크예방 – 지혈 – 상처보호
⑤ 지혈 – 기도유지 – 상처보호 – 지혈

해설

기도유지 – 지혈 – 쇼크예방 – 상처보호 순서이다.

답 ①

필 / 수 / 확 / 인 / 문 / 제

**출혈 시 응급처치 방법으로 옳지 않은 것은?**

① 출혈 시 가장 먼저 적용하는 방법은 직접 압박법이다.
② 출혈 시 가장 최후에 적용하는 방법은 지혈대 사용이다.
③ 동맥성 출혈 시 적용하는 방법은 지압법이다.
④ 출혈부위를 심장높이보다 높게 해서 지혈하는 방법은 국소거상법이다.
⑤ 지혈대 사용은 정맥을 차단해서 절단의 우려가 있다.

해설

지혈대는 정맥, 동맥을 다 차단해서 절단의 우려가 있다.

답 ⑤

**쇼크환자가 보이는 활력증상으로 옳은 것은?**

① 체온↑, 맥박(강하게 빠르게 뛴다), 호흡↑
② 체온↓, 맥박(강하게 빠르게 뛴다), 호흡↑
③ 체온↓, 맥박(약하게 빠르게 뛴다), 호흡↑
④ 체온↓, 맥박(약하게 빠르게 뛴다), 호흡↓
⑤ 체온↓, 맥박(약하게 느리게 뛴다), 호흡↓

해설

체온↓, 맥박(약하게 빠르게 뛴다), 호흡↓, 혈압↓

답 ③

② 출혈 → 지혈

㉠ 국소거상법
- 출혈부위를 심장높이보다 높게 하여 출혈량을 감소시킨다.
- 단독으로 사용하기보다 병행요법으로 많이 사용한다.

㉡ 직접압박법 : 출혈 시 가장 먼저 적용하는 방법으로 손바닥으로 출혈부위 압박하며 청결한 헝겊이나 거즈로 상처부위 전체 덮고 압박붕대로 맨다.

㉢ 지압법
- 동맥성 출혈 시 적용하는 방법으로 직접압박으로 지혈이 안 되면 출혈 부위의 상위부분 동맥을 눌러 지혈시킨다.
- 두피 출혈(측두동맥), 두부 출혈(경동맥), 얼굴 출혈(안면동맥), 어깨 출혈(쇄골하동맥), 팔 출혈(상완동맥), 하지 출혈(대퇴동맥)

㉣ 지혈대 사용
- 사지의 대출혈 시 다른 방법으로 소용이 없을 때 가장 최후의 선택 → 동맥, 정맥을 다 차단 → 괴사의 우려, 절단의 위험
- 방 법
  - 상처부위 3cm 위에 폭이 5cm 되는 천으로 감고 매듭을 만들어, 매듭 사이에 막대를 끼워 넣어 출혈이 멎을 때까지 돌린다.
  - 20분 정도 적용 후 풀어주고 2~3분 후에 다시 적용한다.
  - 적용한 표식을 눈에 띄기 쉽게 붙인다.
  - 지혈대를 완전히 제거하는 것은 의사만 가능하다.

③ 쇼크 → 쇼크예방

㉠ 쇼크의 정의 : 쇼크는 산소 및 혈액의 부족에서 오는 증상으로 조직의 관류가 인체대사 요구에 미치지 못하는 비정상적인 순환 상태

㉡ 쇼크의 종류
- 저혈량성 쇼크 : 출혈, 화상(혈장의 손실), 탈수(구토, 설사)
- 심인성 쇼크
  - 심장의 문제 → 산소공급이 안 되는 상태
  - 협심증, 심근경색증, 부정맥, 심장판막질환 등
- 혈관성 쇼크
  - 벌, 항생제, 음식물에 의한 알레르기 반응, 일종의 비정상적인 면역반응이다.
  - 아나필락틱 쇼크 : 응급처치 → 에피네프린 0.2~0.5cc SC 또는 IM
- 신경성 쇼크 : 척추골절, 척추마취(수술) 등
- 독성쇼크 : 독성 음식(복어 독) 등

㉢ 쇼크의 증상 : 체온↓, 맥박↑(약하게 빠르게), 호흡↑, 혈압↓, 피부 창백 등

㉣ 간 호

- 쇼크체위 → 의사, 간호사 보고
- 보온 : 담요 정도만 제공, 열기구, 난방 기구를 사용하지 않는다.
- 활력징후 측정
- 경한 경우(의식이 있는 경우) : 수분공급 가능
- 심한 경우(의식이 없는 경우) : 금식(질식의 우려)

④ 상처보호 → 감염 예방

㉠ 경한 상처 : 경우에 따라서 깨끗한 물로 세척, 드레싱 적용, 고정

㉡ 중한 상처 : 세척하지 않고 드레싱 적용하고, 병원에서 전문적 처치, 필요시 파상풍 예방접종

⑤ 골절 : 2차적 손상, 복합골절을 막기 위해 부목을 대준다.

### (6) 응급처치의 일반원칙

① 현장의 안정성 여부 조사 후 부상자를 안전한 곳으로 옮긴다.

② 많은 환자가 동시에 발생했을 때는 호흡정지, 심정지, 대출혈 환자를 먼저 응급처치를 한다.

③ 응급환자 처치 시 가장 먼저 의식상태를 확인한다.

④ 두부손상이 있는 경우 의식상태의 변화를 주의 깊게 확인한다.

⑤ 의식이 없는 환자 발견 시 가장 먼저 호흡을 확인한다.

⑥ 목이나 흉부에 개방성 창상이 있으면 즉시 막아 공기가 혈관, 폐에 들어가지 않도록 한다.

⑦ 척추손상이 의심되는 환자는 앙와위 자세로 고정하여 이송한다.

⑧ 골절환자는 먼저 상처를 보호하고, 부목을 댄 후 이송한다(복합골절 방지).

⑨ 내장이 튀어나온 경우 무릎을 세우고, 거즈에 생리식염수를 적셔 덮어주며, 억지로 집어넣으려 하지 말고 금식시킨다.

⑩ 의식이 없는 환자, 두부손상, 복부손상, 내출혈, 대출혈 등 수술을 해야 하는 환자는 물이나 음료를 주지 않는다. → 기도로 들어가 질식의 우려

### (7) 응급환자의 운반

① 신체역학의 원리에 맞게 움직인다.

㉠ 기저면을 어깨넓이만큼 넓히고, 한 발 조금 앞으로 한다.

㉡ 허리근육을 사용하지 않고, 둔부・대퇴근육을 사용한다.

㉢ 무게중심을 낮춘다(쭈그려 앉는다).

㉣ 물체와의 거리는 최대한 가까이 한다.

㉤ 작은 근육보다 큰 근육 사용한다.

㉥ 중력에 절대로 맞서지 않는다.

필 / 수 / 확 / 인 / 문 / 제

**쇼크환자에 대한 응급처치 중 간호조무사가 가장 먼저 해야 하는 조치는?**

① 즉시 의사, 간호사에게 보고한다.
② 쇼크체위를 취해 준다.
③ 담요 등으로 보온을 제공한다.
④ 활력징후를 측정한다.
⑤ 수분을 공급한다.

해설
쇼크체위를 취해 주고 의사나 간호사에게 보고한다.

답 ②

**응급처치의 일반적인 원칙으로 옳지 않은 것은?**

① 척추손상이 의심되는 환자는 앙와위로 고정하여 이송한다.
② 응급환자 처치 시 가장 먼저 의식상태를 확인한다.
③ 골절환자는 가장 먼저 부목을 대주고 상처드레싱을 한다.
④ 내장이 튀어나온 환자는 억지로 집어넣으려고 하지 말고 생리식염수에 적신 거즈로 덮어 준다.
⑤ 목이나 흉부에 개방성 창상이 있으면 즉시 막아 공기가 들어가지 않도록 한다.

해설
상처드레싱을 해주고 부목을 대준다.

답 ③

**응급환자 운반 시 신체역학의 원리로 옳지 않은 것은?**

① 물체와의 거리는 최대한 가까이 한다.
② 기저면을 어깨 넓이만큼 넓힌다.
③ 작은 근육보다 큰 근육을 사용한다.
④ 허리근육을 사용하지 않는다.
⑤ 쭈그리고 앉지 않는다.

해설
쭈그리고 앉는 자세를 취한다.

답 ⑤

필 / 수 / 확 / 인 / 문 / 제

**환자 이송 시 간호조무사의 위치와 방향으로 옳은 것은?**

① 평지에서 환자 이송 시 리더는 환자의 다리 쪽에 선다.
② 오르막에서 환자 이송 시 리더는 환자의 머리 쪽에 선다.
③ 내리막에서는 이송방향은 환자의 머리방향이다.
④ 엘리베이터 들어갈 때는 환자의 머리 방향으로 들어간다.
⑤ 구급차에서 나올 때는 환자의 머리 방향으로 나온다.

해설

① 평지에서 환자 이송 시 리더는 환자의 머리 쪽에 선다.
② 오르막에서 환자 이송 시 리더는 환자의 다리 쪽에 선다.
③ 내리막에서는 이송방향은 환자의 다리 방향이다.
⑤ 구급차에서 나올 때는 환자의 다리 방향으로 나온다.

답 ④

② 환자이송 시 리더(간호조무사)의 위치와 방향

㉠ 평 지
- 리더(간호조무사)는 환자의 머리 쪽에 선다.
- 방향 : 환자의 다리방향으로 이송한다.

㉡ 오르막과 내리막
- 리더는 환자의 다리 쪽에 선다.
- 오르막은 환자의 머리방향으로, 내리막은 환자의 다리방향으로 지그재그로 올라가고 지그재그로 내려간다.

㉢ 엘리베이터나 구급차 탈 때 : 들어갈 때는 환자의 머리방향, 나올 때는 환자의 다리방향으로 나온다.

**▌평 지**

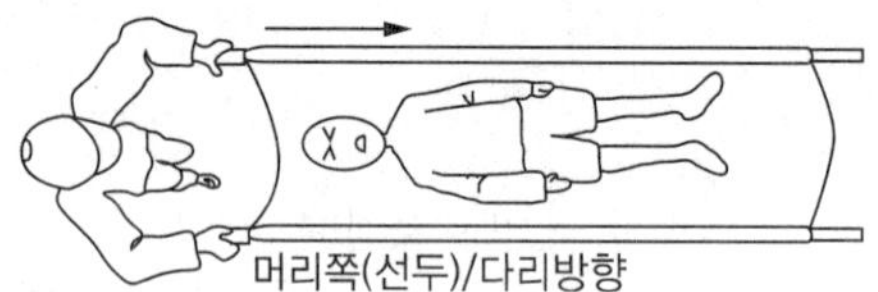


**▌오르막, 내리막(1)**

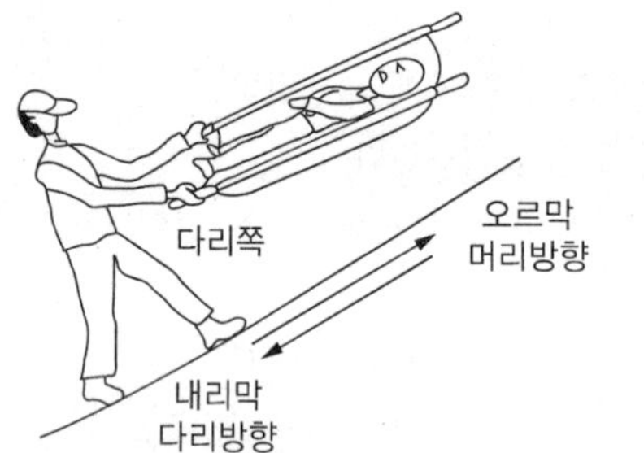


**▌오르막, 내리막(2)**

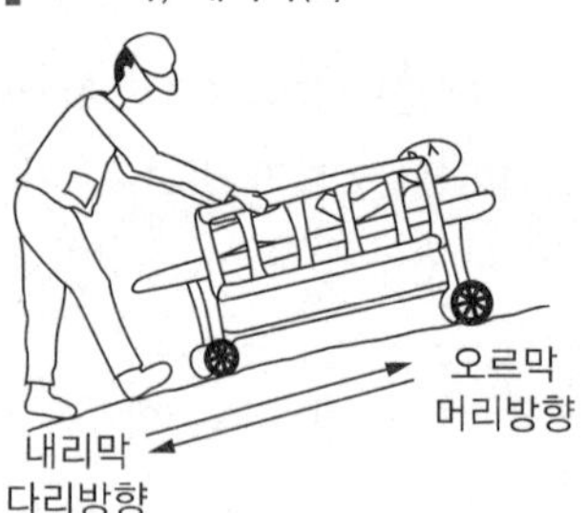


**▌엘리베이터, 구급차**

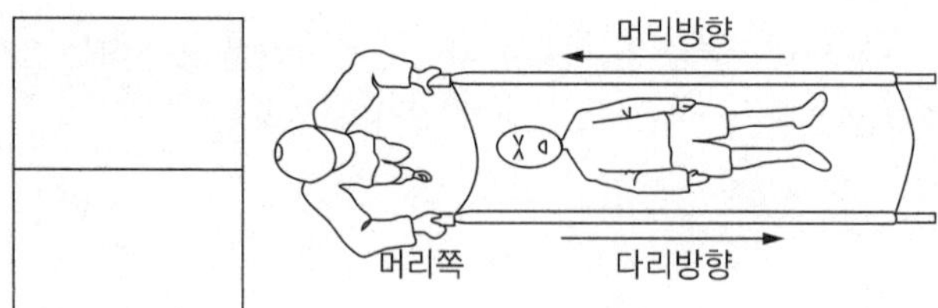

## 2 심폐소생술

### (1) 심폐소생술 정의

① 호흡이나 심정지 시 영구적인 뇌손상이 오기 전에 중추신경계에 산소를 공급할 목적으로 시행하는 응급처치

② 4~5분 이상 혈액순환이 정지되면 뇌조직에 비가역적인 손상을 초래하기 때문에 심정지를 목격한 사람이 즉시 심폐소생술을 실시하여야 한다.

③ C → A → B → D

※ A(Airway, 기도유지)
B(Breathing, 인공호흡)
C(Circulation - Chest Compression, 흉부압박)
D(Defibrillation, 제세동기)

### (2) 성인과 아동 비교

| 성인(8세↑) | 아동(8세↓) | 영아(~12개월) |
|---|---|---|
| • 순서 : C → D<br>• 구조자 1인<br>C : B = 30 : 2<br>• 구조자 2인<br>C : B = 30 : 2<br>• 가슴압박의 깊이 : 5cm | • 순서 : C → A → B → D<br>• 구조자 1인<br>C : B = 30 : 2<br>• 구조자 2인<br>C : B = 15 : 2<br>• 가슴압박의 깊이 : 아동 : 4~5cm, 영아 : 4cm | |

※ A(Airway, 기도유지)
B(Breathing, 인공호흡)
C(Circulation – Chest Compression, 흉부압박)
D(Defibrillation, 제세동기)

### (3) 생존사슬

① 첫 번째 사슬 : 심정지 예방과 조기 발견

② 두 번째 사슬 : 신속한 신고

③ 세 번째 사슬 : 신속한 심폐소생술

④ 네 번째 사슬 : 신속한 제세동

⑤ 다섯 번째 사슬 : 효과적인 전문소생술과 심정지 후 치료

### (4) 기본 심폐소생술의 수행

① 환자사정

㉠ 의식확인 : 어깨를 살짝 두드리면서 언어적 확인 "괜찮으세요?"

㉡ 호흡확인 : 환자가 코로 숨 쉬는지 확인, 흉곽의 움직임 확인

㉢ 맥박확인(의료진인 경우) : 성인(경동맥), 아동(상완동맥)

㉣ 주변사람에게 도움요청 : 119 신고, 제세동기

---

**필 / 수 / 확 / 인 / 문 / 제**

**심폐소생술의 일반적인 순서로 옳은 것은?**

① 기도유지 - 가슴압박 - 인공호흡
② 기도유지 - 인공호흡 - 가슴압박
③ 가슴압박 - 기도유지 - 인공호흡
④ 가슴압박 - 인공호흡 - 기도유지
⑤ 인공호흡 - 기도유지 - 가슴압박

해설
가슴압박 – 기도유지 – 인공호흡 순서이다.

답 ③

**성인의 심정지 시 심폐소생술의 순서로 옳은 것은?**

① 가슴압박 - 기도유지 - 인공호흡 - 제세동기
② 가슴압박 - 제세동기
③ 기도유지 - 인공호흡 - 가슴압박 - 제세동기
④ 인공호흡 - 제세동기
⑤ 제세동기 - 기도유지 - 인공호흡 - 가슴압박

해설
성인은 가슴압박 – 제세동기 순서이다.

답 ②

**심폐소생술의 흉부압박에 대한 설명으로 옳지 않은 것은?**

① 1분에 100회 정도의 속도로 한다.
② 가슴압박 : 인공호흡의 비율은 30 : 2이다.
③ 성인은 5cm 깊이로 압박한다.
④ 흉골하부의 1/2 지점을 압박한다.
⑤ 편평한 바닥에 부드러운 매트, 침요를 깔고 실시한다.

해설
딱딱하고 편평한 바닥에 앙와위로 눕힌다.

답 ⑤

**심폐소생술 실시할 때 인공호흡 방법으로 옳지 않은 것은?**

① 가슴 상승(가슴이 오르락 내리락) 하는지 확인한다.
② 저항이 느껴지면 무리하게 시도하지 말고 기도개방을 다시 확인한다.
③ 구강 대 구강법, 구강 대 비강법이 있다.
④ 1초에 2회 불어 넣는다.
⑤ 척추손상의 우려가 없을 때는 머리를 뒤로 젖히고, 턱을 신전시켜 기도를 개방한 후 인공호흡을 한다.

해설

1초에 1회 불어넣는다.

답 ④

**제세동기 사용에 대한 설명으로 옳은 것은?**

① 가장 먼저 패드를 부착한다.
② 패드는 왼쪽의 쇄골아래, 오른쪽의 유방 옆 겨드랑이에 부착한다.
③ "제세동 버튼을 눌러 주세요"라는 음성이 나오면 즉시 제세동 버튼을 누른다.
④ 제세동 시행 뒤에는 지체 없이 가슴압박을 다시 시작한다.
⑤ 자동제세동기는 5분마다 환자의 심전도를 자동 분석한다.

해설

① 가장 먼저 전원버튼을 누른다.
② 패드는 오른쪽의 쇄골아래, 왼쪽의 유방 옆 겨드랑이에 부착한다.
③ "제세동 버튼을 눌러 주세요"라는 음성이 나오면 제세동 버튼을 누르기 전에 "물러나주세요." 외치고 확인한 후 버튼을 누른다.
⑤ 자동제세동기는 2분마다 환자의 심전도를 자동 분석한다.

답 ④

② 심폐소생술의 단계
 ㉠ Circulation – Chest Compression, 흉부압박
  • 딱딱하고 편평한 바닥에 앙와위로 눕힌다.
  • 위치 : 흉골 하부의 1/2지점(유두와 유두 사이)
  • 양손을 손꿈치로 압박하되, 팔꿈치 펴고 체중을 실어 실시한다.
  • 성인(5cm) 아동(4~5cm) 정도 깊이로 압박한다.
  • 압박 : 이완 → 1회
  • 압박속도 : 100~120회/분
  • 가슴압박 : 인공호흡 = 30 : 2
③ Airway(기도개방, 기도유지) : 머리를 뒤로 젖히고 턱을 들어올리기(두부후굴 – 하악거상법), 턱 밀어올리기(경추 손상의 우려가 있을 때)
④ Breathing(인공호흡)
 ㉠ 구강 대 구강법 : 코 막고 입 밀착하고 1초에 1회 불어넣는다(총 2회).
 ㉡ 구강 대 비강법 : 환자의 입을 통해 인공호흡을 할 수 없는 경우
 ㉢ 환자의 가슴(흉부) 상승을 확인한다.
 ㉣ 가슴 상승이 확인이 안 되거나 공기를 불어넣는데 저항을 느껴지면 무리하지 말고 다시 기도개방상태를 확인한다.
⑤ Defibrillation(제세동기)
 ㉠ 전원버튼을 누른다.
 ㉡ 패드를 환자 가슴에 부착한다.
  • 환자의 상의를 벗기고 패드 부착부위에 땀이나 기타 이물질이 있으면 제거
  • 패드부착 위치 : 오른쪽(쇄골아래), 왼쪽(유방 옆 겨드랑이)
 ㉢ 제세동기가 심장의 리듬분석 → 약한 전기가 흐르니 "물러나 주세요."
 ㉣ 심장충격(제세동)이 필요한 경우라면 "제세동이 필요합니다. 제세동 버튼을 눌러 주세요"라는 음성이 나온 후 "물러나주세요"라고 외치고 버튼을 누른다.
 ㉤ 제세동 시행 뒤에는 지체 없이 가슴압박을 다시 시작한다.
 ㉥ 자동제세동기는 2분마다 환자의 심전도를 자동으로 분석하여 심장충격의 필요성을 판단하므로, 환자에게 패드를 부착한 상태로 119구급대가 도착하거나 환자가 회복되어 깨어날 때까지 심폐소생술과 제세동을 반복하여 실시한다.
⑥ 회복자세
 혀나 구토물로 인해 기도가 막히는 것을 예방하고 흡인의 위험성을 줄이기 위한 방법으로 몸 앞쪽으로 한쪽 팔을 바닥에 대고 다른 쪽 팔과 다리를 구부린 채로 환자를 옆으로 돌려 눕힌다.
⑦ 환자 이송 중에 심장마비가 발생하면 즉시 차량을 멈추게 하고 심폐소생술을 시행할 수 있도록 한다.

## 3 상황별 응급처치

### (1) 기도폐쇄

기도폐쇄로 인한 응급상황에서 첫 번째 우선순위는 기도유지이다.

① 의식이 있고 말을 할 수 있는 경우

㉠ 스스로 강한 기침을 계속 반복한다.

㉡ 구조자는 대상자의 두 견갑골 사이를 세게 4번 쳐준다.

② 의식이 있고 초킹 사인(목을 감싸는 행위)이 있고 말을 못할 때

하임리히법을 실시한다.

**TIP**

하임리히법

환자의 뒤에 서서 양팔로 허리를 감싸서 양손을 겹쳐 쥐고 주먹의 엄지손가락 쪽을 허리와 흉곽 사이에 놓고 복부에 압력을 가하면서 후상방으로 빨리 끌어올린다.

③ 의식이 없을 때

바닥에 앙와위로 눕히고 둔부 가까이에 무릎을 꿇고 위치하고 허리와 흉곽사이에 손바닥 뒷부분을 대고 다른 한 손을 그 위에 놓고 복부에 압력을 가하면서 복부를 밀어 올린다.

④ 임산부, 복부비만인 경우 : 흉부 밀어올리기

⑤ 영 아

질식이 발생한 영아는 얼굴을 밑으로 향하게 하고 머리를 몸통보다 낮춘 자세로 지지해 주며 구조자의 팔위에 올려 놓고, 팔을 구조자의 넓적다리 위에 두면 잘 지지할 수 있다. 구조자의 손바닥 끝으로 영아의 견갑골 사이를 힘주어 5회 정도 쳐주거나, 영아의 머리를 몸보다 낮춘 자세로 계속 지지하면서 영아를 돌려서 구조자의 넓적다리 위에 똑바로 눕힌 뒤 환아의 가슴밀어내기를 빠르게 5회 실시한다.

⑥ 아 동

아동의 하임리히법은 아동을 세우거나 눕히거나 앉힌 자세에서 실시한다. 위쪽으로 밀어내기는 늑골 바로 밑에서 주먹 쥔 손으로 상복부를 향해 밀어낸다.

필 / 수 / 확 / 인 / 문 / 제

**이물질에 의한 기도폐쇄 시 가장 중요한 우선순위는 무엇인가?**

① 기도유지
② 인공호흡
③ 흉부압박
④ 견갑골 쳐주기
⑤ 기침 반복하기

해설

첫 번째 우선순위는 기도유지이다.

 ①

**이물질에 의한 기도폐쇄 시 응급처치 방법으로 옳지 않은 것은?**

① 가벼운 이물질에 의한 기도폐쇄 증상을 보이면 자발적으로 기침을 하도록 격려한다.
② 의식이 혼미한 채로 쓰러진 대상자는 바닥에 눕혀 놓고 골반 위에 걸터앉아 손뒤꿈치를 이용해 밀어 올린다.
③ 의식이 있는 환자의 경우 두 견갑골 사이의 등을 4번 정도 강하게 친다.
④ 하임리히법을 적용한다.
⑤ 임산부, 복부비만자는 복부밀어올리기를 적용한다.

해설

임산부, 복부비만자는 흉부밀어올리기를 적용한다.

 ⑤

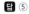

필 / 수 / 확 / 인 / 문 / 제

**코피가 날 때 응급처치로 옳지 않은 것은?**

① 머리를 뒤로 젖힌다.
② 구강으로 호흡한다.
③ 코를 풀지 않는다.
④ 콧등, 목덜미에 냉을 적용한다.
⑤ 입안에 고인 피는 뱉는다.

해설

머리를 앞으로 숙인다.

답 ①

**출혈 시 응급처치로 옳은 것은?**

① 뇌손상은 증상이 빠르게 나타난다.
② 뇌손상으로 코나 귀에서 혈액, 분비물이 흐르면 즉시 막아준다.
③ 복부에 칼로 관통상을 입은 경우 즉시 빼준다.
④ 내장이 복부 밖으로 튀어나온 경우 복부압력을 줄이기 위해 똑바로 눕힌다.
⑤ 객혈은 잠혈검사 시 음성반응이 나타난다.

해설

① 뇌손상은 증상이 6~18시간 후 나타날 수 있다.
② 뇌손상으로 코나 귀에서 혈액, 분비물이 흐르면 막지 않는다.
③ 복부에 칼로 관통상을 입은 경우 빠지지 않도록 하고 주위를 드레싱하여 지혈한다.
④ 내장이 튀어나온 경우는 복부압력을 줄이기 위해 배횡와위를 취해 준다.

답 ⑤

## (2) 출 혈

① 비출혈 시의 응급처치

㉠ 머리를 앞으로 숙인다(혈액이 기도로 흡인되지 않도록).
㉡ 입안에 고인 피는 뱉는다(오심, 구토 유발).
㉢ 비익압박법 : 코뼈 밑 부분을 5분 정도 압박한다.
㉣ 냉적용 : 콧등, 목덜미
㉤ 코를 풀지 않는다(코에 힘이 가해지면 지혈이 지연).
㉥ 입으로 호흡한다.
㉦ 거즈로 막아준다.
㉧ 어지럼증, 출혈 지속, 외상의 출혈 등은 반드시 의사에게 알린다.

② 뇌출혈

㉠ 뇌 손상이 있어도 증상이 나타나기까지 6~18시간 정도 걸릴 수 있다.
㉡ 우선 의식을 확인하고 반응이 없을 때 척추손상환자에 준해 처치한다.
㉢ 기도유지, 호흡, 순환 등 사정하고 필요하다면 즉시 심폐소생술을 실시한다.
㉣ 코나 귀에서 혈액, 뇌척수액이 흐르면 두개내 압력의 상승방지를 위해 막지 않는다(두개골 기저부 골절).

③ 복부 출혈

㉠ 관통상인 경우 물체가 복부에 그대로 있다면 움직이거나 빠지지 않도록 하고 주위를 드레싱하여 지혈한다.
㉡ 내장이 복부 밖으로 나왔을 때
- 원위치시키지 않는다.
- 생리식염수 적신 거즈를 올려서 마르지 않도록 한다.
- 배횡와위(복부 압력↓)

④ 내출혈

| 객 혈 | 토 혈 |
|---|---|
| • 폐에서 나오는 출혈<br>• 선홍색<br>• 기포, 객담<br>• 알칼리성<br>• 잠혈검사(−) | • 위내의 출혈<br>• 암적색<br>• 음식물 찌꺼기, 시큼한 냄새<br>• 산 성<br>• 잠혈검사(+) |

㉠ 응급처치
- 앙와위로 눕히고, 금식시킨다.
- 토하거나 기침할 시 머리를 옆으로 돌린다(분비물 배출 → 질식방지).
- 호흡곤란이 있는 경우 상체를 약간 높여 준다.

### (3) 창 상

① 정의 : 외부 힘에 의해 피부, 점막, 피하조직이 손상된 상태

② 분 류

㉠ 피부손상에 따라

- 폐쇄성 상처 : 피부 이하 조직의 손상(타박상, 좌상)
- 개방성 상처 : 점막이나 피부손상(찰과상, 열상, 절상, 자상 등)

㉡ 청결 정도에 따라

- 청결 창상 : 균(미생물)이 없는 상처
- 오염 창상 : 미생물이 있는 상태(파상풍 예방접종)
- 감염 창상 : 미생물에 의해 감염된 상태

③ 창상의 종류

| 종 류 | 폐쇄성 창상 | 개방성 창상 |
|---|---|---|
| 상 처 | • 좌 상<br>– 피부 아래 조직 및 혈관의 손상 → 출혈, 부종, 통증, 멍<br>– 냉적용, 거상법, 직접압박법<br>– 내출혈↑ → 쇼크 의심 : 쇼크간호 | • 찰과상(긁힌 상처)<br>• 절상(베인 상처)<br>• 열상(불규칙하게 찢어진 상처) : 출혈 → 직접압박하여 지혈, 파상풍 예방 접종<br>• 결출(살이 찢겨져 떨어진 상처)<br>– 살점(원위치하고 지혈 후 멸균드레싱하여 붕대로 고정)<br>– 안구, 내장(원위치시키지 않고 생리식염수에 적신 거즈로 덮고 병원이송)<br>• 절단상 : 절단부위를 거즈에 싸고 밀폐용기나 비닐에 넣어 얼음을 넣고(절단부위와 얼음이 직접 닿지 않도록 함) 저온으로 보관(드라이아이스 금지)해 병원이송<br>• 관통상(칼, 총알 등이 뚫고 나간 상처) : 물체가 배에 있다면 빠지지 않게 해서 병원이송<br>• 자상(찔린 상처) : 파상풍 예방접종, 작은 가시는 빼주고 큰 것은 그대로 두고 병원이송, 의료진들이 자상에 의해 감염↑ → B형간염 |

필 / 수 / 확 / 인 / 문 / 제

**창상 시의 응급처치 방법으로 옳지 않은 것은?**

① 열상으로 인한 출혈 시 직접압박으로 지혈한다.
② 파상풍 예방접종이 필요한 창상은 자상, 열상이다.
③ 살점이 결출되었을 때 원위치시키고 지혈 후 멸균드레싱을 적용한다.
④ 절단상은 절단부위를 거즈에 싸서 저온으로 보관하기 위해 드라이아이스를 이용한다.
⑤ 작은 가시가 피부에 찔린 경우 빼준다.

해설
드라이아이스는 화상의 우려가 있기 때문에 사용하지 않는다.

답 ④

**병원 의료진들이 찔림 사고에 의해 B형 간염이 발생할 수 있는 창상의 종류는 무엇인가?**

① 찰과상
② 열 상
③ 자 상
④ 절 상
⑤ 절단상

해설
자상(찔린 상처) : 의료진들이 주삿바늘에 찔림 사고에 의해 B형간염이 발생할 수 있다.

답 ③

필 / 수 / 확 / 인 / 문 / 제

**뱀에게 물린 경우의 응급처치로 옳지 않은 것은?**

① 물린 부위를 심장보다 낮춘다.
② 칼로 절개하지 않는다.
③ 수분 등 구강 섭취를 금지한다.
④ 상처부위에 부목을 대주어 움직임을 최소화한다.
⑤ 정맥과 동맥을 차단하는 지혈대를 적용한다.

해설
정맥만 차단하는 지혈대를 적용한다.

답 ⑤

**벌에게 물린 경우 응급처치로 옳은 것은?**

① 벌침을 핀셋으로 제거해 준다.
② 갈증이 심하므로 수분을 섭취하게 해준다.
③ 말벌의 독은 산성이므로 식초, 레몬즙으로 독을 중화시킨다.
④ 일반 벌은 암모니아, 베이킹파우더 원액, 반죽을 바른다.
⑤ 벌에 물린 뒤 10분 정도 알레르기 반응이 나타나는지 관찰한다.

해설
① 손가락, 핀셋, 족집게로 잡아 빼면 안 된다.
② 수분을 섭취하지 않는다.
③ 말벌의 독은 알칼리성이므로 산성인 식초, 레몬즙을 바른다.
⑤ 벌에 물린 뒤 30분 정도 알레르기 반응이 나타나는지 관찰한다.

답 ④

### (4) 교 상

① 정의 : 사람, 동물, 곤충 등에 물려서 생긴 상처

② 사람에게 물린 경우
- ㉠ 비누와 물로 세척, 지혈 후 상처를 보호해서 병원이송
- ㉡ 말단의 신경, 혈관상태 사정한다.
- ㉢ 환부의 세균배양검사
- ㉣ 얼굴을 제외한 부위는 봉합하지 않는다.
- ㉤ 2차 감염예방을 위해 광범위 항생제 투여, 필요시 파상풍 예방접종

③ 개에게 물린 경우
- ㉠ 비눗물과 70% 알코올로 세척
- ㉡ 물은 개를 7~10일 관찰 후 광견병 예방접종, 파상풍 예방접종을 실시한다(광견이면 개는 수일 이내 마비, 7일 이내 사망한다).

④ 뱀에게 물린 경우
- ㉠ 독사 : 색이 예쁘고, 머리가 삼각형 모양, 물린 자국(이빨이 2개, 아래 이빨 말발굽형)
- ㉡ 물린 자리는 심장보다 낮춘다(심장에 독이 퍼지지 않게 하기 위해).
- ㉢ 상처부위에 부목을 대주고 움직임을 최소화하고 안정을 취한다.
- ㉣ 수분 등 구강섭취를 금지한다.
- ㉤ 칼로 절개하는 것을 금하고, 입으로 흡입하는 것도 바람직하지 않다(절개 시 근육 혈관(동맥), 신경손상 우려).
- ㉥ 물린 곳의 위를 매어 정맥만 차단하는 지혈대를 적용한다.

⑤ 벌에게 물린 경우
- ㉠ 벌침을 제거해 준다.
  - 신용카드, 손톱 끝, 칼이나 가위의 무딘 면으로 긁어낸다.
  - 손가락, 핀셋, 족집게로 잡아 빼면 안 된다(벌침 끝부분에 있는 독이 몸 안으로 더 들어갈 수 있으므로).
- ㉡ 수분을 섭취하지 않는다.
- ㉢ 일반 벌 : 암모니아, 베이킹파우더의 원액이나 반죽을 바른다(독 중화).
- ㉣ 말벌 : 레몬즙, 레몬주스, 식초(말벌의 독 : 알칼리성)
- ㉤ 곤충에 물린 뒤 적어도 30분 동안 알레르기 반응이 나타나는 지 관찰(아나필락시스 : 에피네프린 즉시 주사)한다.

### (5) 화상과 열 손상, 동상

① 화 상

㉠ 정의 : 건열, 습열, 방사선, 전기, 화학물질로 인한 신체조직의 손상

㉡ 혈장의 손실

- 저혈량성 쇼크(화상의 사망원인)
- 피부(우리 몸을 지켜주는 방어선) → 감염(화상의 사망원인)

㉢ 중요부위 : 얼굴 > 손, 발 > 생식기

㉣ 화상의 분류(화상의 깊이에 따라)

- 1도 화상 : 표피층 화상, 홍반성, 통증 → 찬물에 담근다. 멸균드레싱, 보통 1주일 이내에 회복됨
- 2도 화상 : 진피층 화상, 수포성(물집), 심한 통증 → 찬물에 담근다. 수포제거 금지, 흉터가 남을 수 있으며 2~4주 후 회복됨
- 3도 화상 : 피하 전층 화상, 피부색(흰색, 검은색), 거의 통증을 느끼지 못함 → 마른 드레싱 적용 후 즉시 병원이송
- 4도 화상 : 심부 화상, 피부 전층과 근육, 신경 및 뼈 조직까지 손상 → 마른 드레싱 적용 후 즉시 병원이송

㉤ 체표면적에 따른 화상의 범위(9의 법칙)

- 화상의 체표면적이 치료와 예후에 매우 중요하다.
- 성인 : 두부·목(9%), 흉부·복부 전면(18%), 등(18%), 팔(각각 9%), 다리(각각 18%), 회음부·생식기(1%)
- 영아 : 두부·목(18%), 흉부·복부 전면(18%), 등(18%), 팔(각각 9%), 다리(각각 13.5%), 회음부·생식기(1%)

㉥ 얼굴의 화상, 폐쇄된 공간에서 화재로 뜨거운 공기, 연기, 부식성 화학물질 흡입, 화상환자에게 호흡곤란이 있을 때, 쉰 목소리, 기침 시 가래에서 그을음이 섞인 경우 → 호흡기 화상 위험 → 가장 중요(기도유지)

㉦ 전기에 의한 화상

- 전원 차단 → 신고(119, 전기공사)
- 의식, 호흡, 순환, 기능장애 확인, 척추손상 확인, 쇼크대비(담요 적용), 즉시 병원이송
- 맨손으로 환자를 만지지 않는다.

㉧ 화학약품에 의한 화상

- 중화제 사용 금지(열이 더 발생)
- 20분 이상 흐르는 물로 약품을 즉시 제거
- 석회가루는 먼저 털어내고 물로 세척(물에 더 활성화됨)
- 페놀(지용성)은 알코올로 닦고 물로 세척
- 눈에 화학약품 들어갔으면 환부를 아래로 하여 흐르는 물로 세척

필 / 수 / 확 / 인 / 문 / 제

**화상의 종류 및 응급처치에 대한 설명으로 옳지 않은 것은?**

① 1도 화상은 표피층의 화상으로 찬물에 담가 준다.
② 2도 화상은 진피층의 화상으로 물집이 생기고, 물집은 제거하지 않는다.
③ 1도 화상은 보통 1주일 이내에 회복된다.
④ 가장 통증이 심한 화상은 2도 화상이다.
⑤ 3도 화상은 피하 전층의 화상으로 찬물에 담그고, 병원으로 이송한다.

해설
3도 화상은 마른 드레싱 적용 후 즉시 병원으로 이송한다.

답 ⑤

**성인의 화상으로 한쪽 팔 전체, 양쪽 다리 전체의 화상을 입었을 때 화상의 범위는?**

① 18% ② 27%
③ 45% ④ 54%
⑤ 36%

해설
한쪽 팔 전체(9%) + 양쪽 다리 전체(18 + 18 = 36%) = 45%

답 ③

**폐쇄된 공간에서 화재로 뜨거운 공기를 흡입했을 때 응급처치로 가장 먼저 해야 하는 것은?**

① 찬물에 담근다.
② 마른드레싱을 적용한다.
③ 인공호흡을 실시한다.
④ 기도유지를 한다.
⑤ 차가운 물로 가글한다.

해설
호흡기 화상의 위험이 있는 경우는 기도유지가 가장 중요하다.

답 ④

필 / 수 / 확 / 인 / 문 / 제

**열피로에 대한 응급처치로 옳지 않은 것은?**

① 시원한 곳으로 옮긴다.
② 의식이 있을 때 커피, 강심제를 투여한다.
③ 의식이 없을 때 정맥으로 포도당을 공급한다.
④ 환자의 머리를 높여 준다.
⑤ 열피로의 원인은 탈수이다.

해설
머리를 낮춰준다.

답 ④

**열사병에 대한 설명으로 옳지 않은 것은?**

① 체온조절 중추의 장애이다.
② 열에 의한 손상으로 발한이 있다.
③ 시원한 곳으로 옮긴다.
④ 얼음물로 마사지해 준다.
⑤ 머리를 높여준다.

해설
열사병 : 보송보송한 피부가 특징이다.

답 ②

② **열에 의한 손상** : 열경련, 열피로(열허탈증), 일사병, 열사병

㉠ 열경련
- 고온 노출 시 땀 분비 과다로 인해 Na 손실, 강직, 경련이 일어남
- 간 호
  - 시원한 곳으로 옮긴다.
  - 의식이 있으면 소금물이나 이온음료를 준다.
  - 의식이 없으면 병원 – 생리식염수(IV)

㉡ 열피로(열허탈증)
- 고온 노출(탈수) → 심장에 문제 → 산소 공급↓(쇼크)
- 간 호
  - 시원한 곳으로 옮긴다.
  - 의식이 있을 때 : 물, 이온음료, 강심제, 커피
  - 의식이 없을 때 : 병원 – 포도당(IV)
  - 쇼크체위(머리↓)

㉢ 일사병
- 고온 노출(적외선) – 어지럼증, 실신
- 간 호
  - 시원한 곳으로 옮긴다.
  - 의식이 있을 때 : 물, 이온음료 등
  - 의식 없을 때 : 병원(IV)

㉣ 열사병
- 고온 노출
  - 시상하부의 체온조절중추에 장애
  - 증상 : 피부가 보송보송
- 간 호
  - 시원한 곳으로 옮긴다.
  - 얼음물에 담그거나 얼음물 마사지
  - 얼음물 관장
  - 머리↑(뇌압↓)

③ 저온에 의한 건강 장해

㉠ 참호족, 침수족 : 저온 노출 → 말초의 혈관수축 → 산소공급이 안 되어 모세혈관 벽의 손상

㉡ 동상 : 실제로 조직이 동결되어서 세포구조의 파탄이 일어나서 발생

TIP

동상의 응급처치
- 따뜻한 물에 담근다(40℃ 정도의 물 – 팔꿈치를 담가 본다).
- 손(환자의 겨드랑이), 발(구조자의 겨드랑이)
- 장신구를 제거해 준다. → 부종이 생기기 전에
- 절대로 마사지나 주무르지 않고 걷지 않는다. → 신경, 혈관의 손상 우려

## (6) 골 절

① 골절의 분류

㉠ 단순골절 : 뼈 자체만 부러진 경우

㉡ 복합골절 : 근육, 혈관, 신경 등 주위조직의 2차적인 손상 동반

② 응급처치

㉠ 근골격계 손상환자 기본원칙 : 안정, 고정(부목), 냉적용, 환부상승

㉡ 부목사용 이유

골절환자를 옮기기 전에 움직이지 않게 하거나 부목을 대는 이유는 복합골절을 방지해 2차적 손상을 방지하기 위해서이다.

㉢ 부목사용 원칙
- 골절부위에 출혈이 있으면 직접압박법이나 지압법을 사용해 지혈한다.
- 개방된 상처에는 멸균드레싱을 한 다음 부목을 댄다.
- 부러진 뼈는 움직이기 전에 부목을 댄다.
- 부목을 대기 전·후에 손상된 사지의 말단부위 맥박, 움직임, 감각상태를 사정, 기록한다.
- 부목을 대기 전에 손상된 부위의 의복을 제거한다.
- 손상된 근골격의 위쪽과 아래쪽 관절을 고정한다.

③ 골절부위별 응급처치

㉠ 비골 골절 : 소독된 거즈를 대어 주고 사두붕대를 적용하고 병원이송

㉡ 하악골 골절 : 머리자체를 부목으로 사용, 손바닥을 턱 밑에 대고 가만히 하악을 들어 올려서 아랫니를 윗니에 맞춘 다음 하악은 받치고 수건으로 턱 밑을 받친 상태에서 머리에 붕대를 감아 고정

㉢ 쇄골 골절 : 삼각건, 8자형 붕대법

㉣ 늑골 골절 : 삼각건으로 고정하여 병원이송

필 / 수 / 확 / 인 / 문 / 제

**동상의 응급처치로 옳은 것은?**

① 손가락, 발가락의 원활한 혈액순환을 위해 마사지해 준다.
② 습열보다 건열을 이용한다.
③ 환자가 걸을 수 있다면 걷게 해서 빠르게 따뜻한 곳으로 옮긴다.
④ 동상부위를 심장보다 낮춘다.
⑤ 부종이 생기기 전에 장신구를 제거해 준다.

해설
① 마사지하지 않는다.
② 따뜻한 물에 담가 준다.
③ 환자를 걷게 하지 않는다.
④ 동상부위를 심장보다 높여 준다.

답 ⑤

**부목사용의 원칙으로 옳지 않은 것은?**

① 개방성 상처에는 멸균드레싱을 한 후 부목을 대준다.
② 골절 시 움직이기 전에 먼저 부목을 대준다.
③ 손상된 근골격의 위쪽 관절을 고정한다.
④ 부목을 대주기 전에 사지 말단부위의 맥박, 움직임, 감각상태 등을 사정한다.
⑤ 출혈이 있으면 직접압박으로 지혈한 후 부목을 대준다.

해설
손상된 근골격의 위쪽과 아래쪽의 관절을 고정한다.

답 ③

필 / 수 / 확 / 인 / 문 / 제

**뼈에는 이상이 없고 인대 등이 심하게 늘어지거나 찢겨진 상태를 무엇이라고 하는가?**

① 강 직 ② 골 절
③ 염 좌 ④ 탈 구
⑤ 경 련

해설
염좌 : 인대나 기타 조직이 심하게 늘어나거나 뒤틀려서 생긴 부상

답 ③

**근골격계 손상 시 응급처치로 옳지 않은 것은?**

① 발목 염좌 시 찬 습포나 얼음주머니를 대준다.
② 근육강직 시 찬 습포나 얼음주머니를 대준다.
③ 부목, 탄력붕대 등을 이용해 고정시켜 움직임을 최소화한다.
④ 휴식시키고 안정시킨다.
⑤ 근육강직 시 마사지를 적용한다.

해설
근육강직 시는 더운물 찜질을 적용한다.

답 ②

**경구중독 시 가장 먼저 해야 하는 것은?**

① 위세척 ② 원인물질 파악
③ 구토유발 ④ 흡착제 사용
⑤ 하제 사용

해설
원인 물질을 파악해 먼저 구토를 하게 할지, 병원으로 즉시 이송해 위세척을 할지를 결정한다.

답 ②

㉤ 척추 골절 : 앙와위 상태로 기도유지, 경추고정, 전신부목(전체 척추의 일직선 유지), 체위 변경 시 통나무 구르기법을 철저히 지켜 2차 손상 예방, 단단한 침상

㉥ 고관절 골절 : 노인에게 많이 발생, 겨드랑이에서 발까지 닿는 긴 부목

㉦ 골반 골절 : 대량 출혈로 인한 사망률↑, 출혈로 인한 쇼크 예방, 전신부목을 사용해 앙와위로 눕혀 고정하여 이송

㉧ 대퇴 골절 : 대퇴골은 인체에서 가장 무거운 뼈로, 대량 출혈에 의한 쇼크 예방, 긴 견인부목을 적용하여 고정

④ **탈구** : 뼈가 관절에서 빠진 상태 → 부목으로 고정 후 병원이송

⑤ **염좌** : 인대 등이 심하게 늘어나거나 찢겨진 것 → 안정, 냉적용, 압박붕대를 감아서 환부를 상승해 준다.

⑥ **근육강직** : 근육안정, 더운물 찜질로 보온, 마사지 시행

### (7) 경구중독(수면제, 농약, 쥐약 등)

① 기도유지**(가장 중요한 처치)**

② 원인 물질 확인 : 약병과 토물을 가지고 병원으로 이송

③ 간 호

㉠ 구토유발(기도 손상의 우려가 없을 때)
- 금기가 아니라면 우선적으로 실시
- 인후에 손가락을 넣고 구토반사 자극, 구토제(이페칵 시럽)

㉡ 위세척 실시(기도 손상의 우려가 있을 때)
- 위세척
- 좌측횡와위
- 세척액으로 생리식염수 주입(1회 : 200~250cc, 최소 2L를 시행하며 맑은 물이 나올 때까지 한다)
- 세척액을 넣은 후 약 1분 동안 관을 막고 있다가, 관의 끝을 아래로 향하게 해 중력에 의해서 세척액이 배출되게 한다.

④ 구토금지 대상자

㉠ 혼미, 혼수 등 의식이 저하된 환자
㉡ 경련환자
㉢ 출혈의 소인이 있는 경우
㉣ 임산부
㉤ 6개월 미만의 소아
㉥ 강산, 알칼리 등의 부식성 물질을 삼킨 경우
㉦ 석유 제품, 농약, 쥐약 등을 삼킨 경우

※ 쥐약 : 구강출혈, 혈뇨, 혈변 등이 나타나므로 프로트롬빈 시간 측정, 비타민 K 주사, 수혈 실시

⑤ 활성탄(흡착제)투여
  ㉠ 무독성, 독극물의 50%까지 줄일 수 있다.
  ㉡ 위세척 30분전, 위세척 후 즉시 투여
  ㉢ 활성탄과 이페칵 시럽 : 동시 투여 금지(이페칵 시럽을 비활성화시킴)
⑥ **하제 투여** : 독극물과의 체내 접촉시간이 짧을수록 독성이 감소되므로 하제 투여
⑦ **희석과 중화** : 보통 물(차가운 물), 우유 사용
⑧ **일산화탄소 중독** : 환기, 산소공급(고압산소요법)

## (8) 익 수

① **원칙** : 구조자 자신의 안전을 생각해 막대기, 줄, 긴 수건, 튜브 등을 이용해 구한다.
② **응급처치**
  ㉠ 호흡이 멎었으면 물속에서라도 기도유지, 인공호흡을 실시한다.
  ㉡ 물을 토하게 하기보다 인공호흡이 급선무이다.
  ㉢ 자발호흡이 없을 때는 심폐소생술을 실시한다.
  ㉣ 물을 토했을 때는 기도로 들어가는 것을 방지하기 위해 얼굴을 옆으로 돌려준다.
  ㉤ 젖은 옷은 마른 옷으로 갈아입히거나 모포로 보온한다.
③ **익수환자 배수법**
  ㉠ 배가 땅에 닿도록 엎어 놓는다.
  ㉡ 환자의 대퇴를 가운데 두고 구조자는 양다리를 벌려 선다.
  ㉢ 환자의 배꼽 밑에 깍지 낀 양손을 넣는다.
  ㉣ 70° 정도로 들어 올렸다 내렸다를 반복 시행하여 물을 토하게 한다. 이때, 어린이는 구조자가 한 쪽 다리의 무릎을 세우고 어린이를 복위 자세로 머리 부분을 낮춰 등을 가볍게 두드려 주어 물을 토하게 한다.

필 / 수 / 확 / 인 / 문 / 제

**익수자에게 실시하는 응급처치로 옳지 않은 것은?**

① 기도유지, 인공호흡, 배수법을 실시한다.
② 호흡이 멎었으면 물속에서부터 기도유지, 인공호흡을 실시한다.
③ 자발호흡이 없을 때는 심폐소생술을 실시한다.
④ 물을 토했을 때는 앙와위로 눕혀 휴식을 취하게 한다.
⑤ 젖은 옷은 마른 옷으로 갈아입히거나 모포 등으로 보온한다.

해설
기도로 들어가는 것을 방지하기 위해 얼굴을 옆으로 돌려 준다.

답 ④

**익수자 발견 시 구조법으로 옳은 것은?**

① 환자의 안전을 가장 우선해야 한다.
② 겨드랑이로 손을 넣어 대상자를 확실하게 껴안고 구조한다.
③ 익수자에게 막대기, 튜브, 긴 수건, 널빤지를 던져 준다.
④ 인공호흡보다 우선 물을 토하게 한다.
⑤ 자발호흡이 있더라도 인공호흡은 해주어야 한다.

해설
① 구조자의 안전을 생각한다.
② 줄, 막대기, 긴 수건, 튜브 등을 이용해 구한다.
④ 물을 토하게 하기보다 인공호흡이 급선무이다.
⑤ 자발호흡이 없을 때는 심폐소생술을 실시한다.

답 ③

필 / 수 / 확 / 인 / 문 / 제

**귀에 살아 있는 곤충이 들어갔을 때의 응급처치로 옳은 것은?**

① 긴 막대기를 집어넣어 꺼낸다.
② 손전등의 빛을 비추어 유도하여 꺼낸다.
③ 알코올을 한두 방울 떨어뜨린다.
④ 물을 넣어주어 꺼낸다.
⑤ 곤충이 들어간 귀를 밑으로 해서 한숨 자고 일어난다.

해설
귀에 살아 있는 곤충이 들어갔을 때는 손전등의 빛을 비추어 유도하거나, 기름을 외이도에 주입하여 벌레나 곤충을 죽인 후 제거한다.

답 ②

**귀에 이물질이 들어갔을 때의 응급처치로 옳지 않은 것은?**

① 콩, 곡류가 들어갔을 때는 알코올을 한두 방울 떨어뜨려 수축시킨 후 꺼낸다.
② 금속물이 들어간 경우 기름을 조금 부어 그 쪽 귀를 밑으로 향하게 한다.
③ 물이 들어간 경우 들어간 쪽을 밑으로 하여 한 발로 뛰어 본다.
④ 물이 들어간 경우 따뜻하게 한 베개에 환측 귀를 밑으로 하고 한숨 자고 일어난다.
⑤ 콩이 들어간 경우 물을 집어넣고 꺼낸다.

해설
콩이 들어간 경우 물을 넣으면 불어서 더 나오기 힘들다.

답 ⑤

### (9) 이물 제거법

① 귀에 이물이 들어갔을 때
㉠ 콩, 곡류가 들어갔을 때
- 들어간 직후 귀를 밑으로 하고 한쪽 발로 뛰어본다.
- 알코올 한두 방울 떨어뜨려 콩을 수축시킨 후 글리세린을 넣어 본다.
- 물 등을 넣으면 불어 더 나오기 힘들게 된다.

㉡ 물이 들어갔을 때
- 물이 들어간 쪽을 밑으로 하여 한 발로 뛰어본다.
- 따뜻하게 한 베개에 환측 귀를 밑으로 하고 한숨 자고 일어난다.

㉢ 곤충이 들어갔을 때
- 손전등의 빛을 비추어 유도한다.
- 기름을 외이도에 주입하여 벌레나 곤충을 죽인 후 제거한다.

㉣ 금속물이 들어간 경우 기름을 조금 부어 그 쪽 귀를 밑으로 향하게 한다.

간호조무사

# 모성간호

## 1 여성 생식기계

### (1) 모성간호의 이해

① 모성과 신생아 간호는 임신 전 여성의 간호, 임신기간 동안 여성과 태아간호, 산후간호, 신생아 간호가 포함된다.

② 목적 : 모성과 신생아 간호를 통해 여성과 가족의 건강상태를 최적의 상태로 유지, 증진

③ 생식기계 검진

㉠ 산부인과 체위 : 쇄석위(절석위)

㉡ 생리기간을 피하기

㉢ 검사 전 12~24시간 동안 질 세척, 좌약, 성교 금지

㉣ 검사 전 배뇨한다.

㉤ 검사부위만 노출하여 밝게 비춤

㉥ 프라이버시 보호, 심리적 지지

### (2) 여성의 생식기 : 외부 생식기계, 내부 생식기계

① 외부 생식기계

㉠ 치구, 대음순, 소음순, 음핵(클리토리스), 질전정, 처녀막, 회음 등

㉡ 음핵(클리토리스) : 여성의 발기기관(남성의 음경에 해당)

㉢ 처녀막 : 외생식기와 내생식기의 경계선으로 외부생식기계에 속한다.

② 내부 생식기계 : 질, 자궁, 난관, 난소

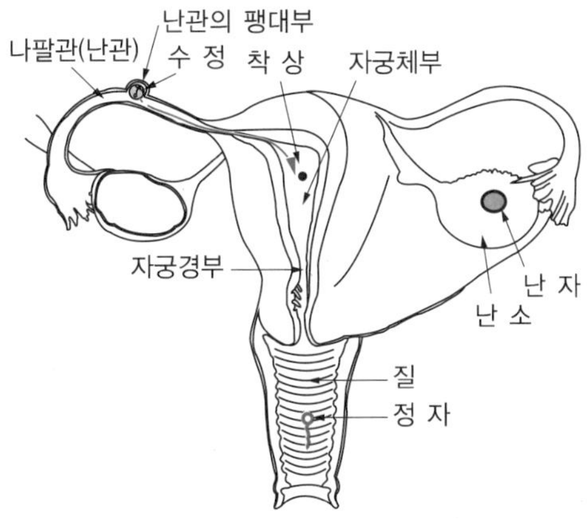


필 / 수 / 확 / 인 / 문 / 제

**여성의 산부인과 검진 시 체위는?**

① 배횡와위 ② 반좌위
③ 쇄석위 ④ 슬흉위
⑤ 심스위

해설
여성의 산부인과 검진체위 : 쇄석위(절석위)

답 ③

**생식기계 검진 시 주의사항으로 옳은 것은?**

① 생리기간 중에도 검진한다.
② 검사 전 배뇨를 참고 수분섭취를 많이 한다.
③ 검사 전 질 세척을 깨끗이 한다.
④ 검사 부위만 노출하고 프라이버시를 존중한다.
⑤ 검사 체위는 반좌위이다.

해설
① 생리기간 피한다.
② 검사 전 배뇨한다.
③ 검사 전 12~24시간 동안 질 세척을 금지한다.
⑤ 검사체위는 쇄석위(절석위)이다.

답 ④

**남성의 음경에 해당하는 여성의 생식기계는?**

① 클리토리스 ② 치 구
③ 처녀막 ④ 질전정
⑤ 대음순

해설
발기기관 : 남성(음경), 여성(클리토리스)

답 ①

필 / 수 / 확 / 인 / 문 / 제

**여성의 내부생식기계에 해당하지 않는 것은?**

① 질 ② 자 궁
③ 난 관 ④ 난 소
⑤ 소음순

해설
소음순 – 외생식기계

답 ⑤

**여성의 생식기계와 기능이 올바르게 연결된 것은?**

① 자궁 – 호르몬 분비
② 질 – 수정
③ 난관 – 착상
④ 난소 – 태아발육
⑤ 난소 – 배란

해설
① 난소 – 호르몬 분비
② 난관 – 수정
③ 자궁 – 착상
④ 자궁 – 태아발육

답 ⑤

**자궁에 대한 설명으로 옳지 않은 것은?**

① 자궁의 위치는 직장 뒤 방광 앞이다.
② 자궁의 주기는 증식기 – 분비기 – 월경기이다.
③ 자궁은 50g 정도로 임신 말기에는 1,000g까지 증대한다.
④ 수정란을 자궁에 착상시킨다.
⑤ 분만할 때까지 태아를 발육시킨다.

해설
자궁의 위치 : 방광 뒤 직장 앞

답 ①

㉠ 질
- 유산간균(도델라인 간균) : 질내용물을 산성으로 유지
- 질추벽 : 진통과 분만 동안 질을 크게 확장시키는 역할
- 기능 : 성교기관, 월경의 배출로, 출산 시 산도의 역할

㉡ 난 소
- 남성의 고환에 해당하는 여성생식기로 좌·우 한 개씩 있다.
- 기 능
  - 원시 난포 → 성숙난포(난자) → 난자 생성
  - 배란 : 난자를 복강으로 배출
  - 여성 호르몬 분비
    ⓐ 에스트로겐(난포호르몬) : 여성의 2차 성징, 여성 성기의 발육, 자궁내막의 증식
    ⓑ 프로게스테론(황체호르몬) : 임신 시 배란을 억제, 임신 유지·지속
  - 난소의 주기 : 원시난포 → 성숙난포 → 황체 → 백체

㉢ 난관(나팔관)기능 : 운반(이동)기능, 수정(난관의 팽대부)

㉣ 자 궁
- 무게 : 50~60g → 임신 말기 1,000g
- 자궁의 위치 : 방광 뒤 직장 앞
- 기능 : 착상, 태아 발육, 월경을 하게 한다.
- 자궁의 주기 : 증식기 → 분비기 → (월경 전기) → 월경기 ↝ 반복순환

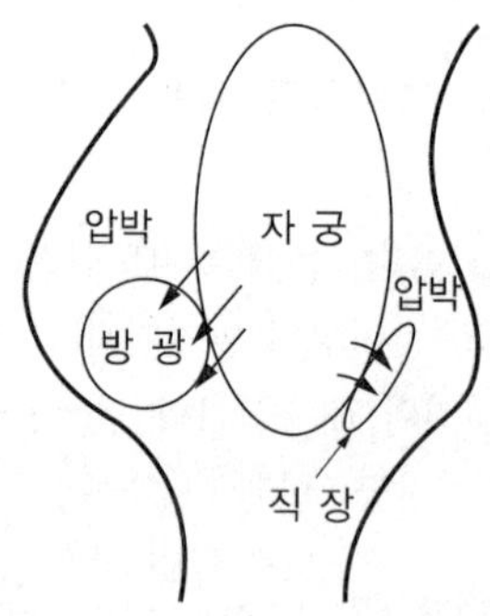

③ 배 란

㉠ 성숙난포로부터 1개의 난자가 매월 복강 내로 배출되는 것

㉡ 기초체온 상승 : 0.5~1℃ 정도 상승

※ 기초체온 : 생명유지를 위해서 필요한 최소한의 것, 아침에 눈을 뜨자마자 누운 채로 측정

㉢ 배란일 계산

- 배란일 : 월경 전 14일 → 임신 가능기간 : 배란일 앞으로 4일, 뒤로 4일 → 8일
- 배란일 : 월경 전 12~16일(월경 전 12, 13, 14, 15, 16일 → 5일) → 임신 가능 기간 : 월경 전 12~19일(5일 + 정자생존기간 3일)

④ 월 경

㉠ 호르몬의 평형이 깨어짐으로써 나타나는 자궁내막의 주기적인 변화로 증식된 자궁내막층이 수정에 실패했을 때 기저층만 남기고 박리되어 배출

㉡ 배란 후 14일 후에 나타나며 월경이 시작되면 기초체온이 떨어진다.

㉢ 월경량 : 50~100cc, 월경 주기 : 25~35일(28일)로 3~7일 지속

필 / 수 / 확 / 인 / 문 / 제

**난소의 성숙난포로부터 1개의 난자가 매월 복강 내로 배출되는 것을 무엇이라 하는가?**

① 수 정 ② 월 경
③ 착 상 ④ 배 란
⑤ 이 동

해설

배란 : 성숙된 난자가 복강 내로 배출되는 것

답 ④

**배란과 월경에 대한 설명으로 옳은 것은?**

① 임신 가능기간은 월경 전 14일이다.
② 배란일은 월경 전 12~19일이다.
③ 배란 시 기초체온이 내려간다.
④ 기초체온 측정은 아침에 일어나자마자 편안히 앉아 휴식상태에서 측정한다.
⑤ 월경주기는 28일주기로 월경량은 50~100cc 정도이다.

해설

① 임신 가능기간은 월경 전 14일에서 전후 4일씩 8일간이다.
② 배란일은 월경 전 12~16일이다.
③ 배란 시 기초체온이 올라간다.
④ 기초체온 측정은 아침에 일어나자마자 누운 상태에서 측정한다.

답 ⑤

필 / 수 / 확 / 인 / 문 / 제

정자와 난자는 각각 23개의 염색체를 가지고 있고 이것이 난관에서 수정을 하면 23쌍의 염색체가 된다. 이때 태아의 성을 결정하는 것은 무엇인가?

① 난자 성염색체
② 정자 성염색체
③ DNA
④ RNA
⑤ 핵

해설
정자 : XY(Y – 성결정)

답 ②

양수의 기능으로 옳지 않은 것은?

① 태아의 움직임을 자유롭게 한다.
② 태아를 보호한다.
③ 태아의 체온을 일정하게 유지한다.
④ 출산 시 산도의 윤활제 역할을 한다.
⑤ 유착을 방지한다.

해설
태아를 보호하는 것은 난막의 기능이다.

답 ②

## 2 임신과 고위험 임신

### (1) 수 정

① 난소에서 배란된 난자는 난관을 지나 자궁에 이르기까지 약 1주일 소요된다. 난자가 자궁에 이르기 전 정자와 만나 결합하는 현상을 수정이라고 하며 난관의 팽대부에서 이루어진다.

② 정자 + 난자
㉠ 23개 염색체 + 23개 염색체 = 46개 염색체(23쌍 염색체)
㉡ 정자, 난자 : 각각 22개(상염색체), 1개(성염색체)
㉢ 정자(XY) → 성결정력, 난자(XX)
㉣ 수명 : 정자(3일), 난자(24시간 → 인체의 세포 중 크기가 가장 크다)
㉤ 정자 사정 : 1~2cc/1회, 1억~2억 마리 정자

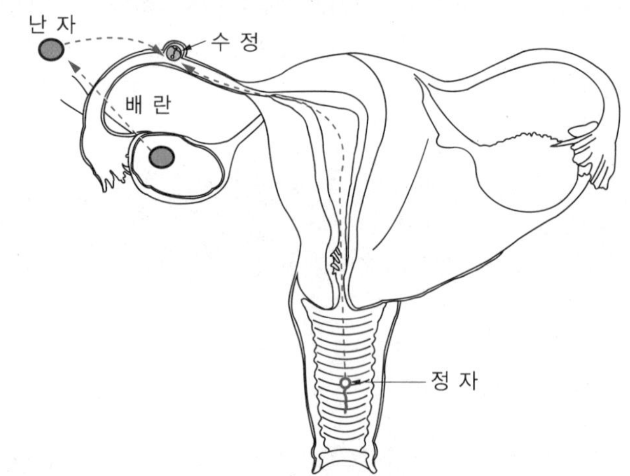


### (2) 태 아

① 태아와 그 부속물
㉠ 난 막
- (탈락막), 융모막, 양막
- 기능 : 태아 보호

㉡ 양 수
- 양수 과다증
  - 2L↑ → 저염식이, 양수천자
- 정상 : 800~1,000cc(1L)
- 양수 과소증 : 500cc↓ → 태아 발육↓
  - 생리식염수 주입

- 기 능
  - 태아의 체온을 일정하게 유지
  - 태아의 움직임을 자유롭게 함
  - 출산 시 산도의 윤활제 역할
  - 유착 방지

㉢ 제 대

- 태아와 태반 연결하는 줄로 50cm 정도의 줄, 와톤젤리 형태(혈관보호)
- 제대정맥(1개), 제대동맥(2개)
- 제대 결찰 시기
  - 제대 박동이 정지되었을 때 대부분 5cm 남기고 결찰, 결찰 24시간이내 결찰 부위에 농·출혈이 있는지 관찰
  - 교환 수혈이 필요한 경우 : 10cm 남기고 결찰 → 제대정맥을 통해서 교환 수혈
- 제대 소독 : 70% 알코올로 매일 소독
- 제대 탈락 : 7~10일(1~2주)
- 가정 분만 시 제대를 통해서 감염의 우려 : 파상풍

㉣ 태 반

- 임신 3개월에 완성되며 모체로부터 태아에게 영양을 공급
- 기능 : 호흡작용(산소 공급, 이산화탄소 배출), 영양소 공급, 노폐물 배출, 모체의 호르몬, 항체 등 공급, 호르몬 분비
- 탈락막 + 융모막
- 융모성선자극 호르몬(HCG 호르몬)
  - 임신반응검사(소변 검사, 혈액검사)
  - 태반이 완성되는 3개월 : 입덧(임신~임신 3개월까지)
  - 일반적으로 임신 3개월 이후 입덧이 완화된다. → 임산부의 실질적인 체중 증가 → 임신 4개월부터
- 태반 무게 : 500g(태아 무게의 1/6)
- 내분비 기능(호르몬 분비) : HCG 호르몬(융모성선자극 호르몬), 에스트로겐, 프로게스테론, 테스토스테론, 태반락토겐 등

② 태아의 발달

㉠ 수정란기(배아 전기) : 배란일~2주간

㉡ 배아기 : 배란 후 2주 이후~8주, 인체의 기본적인 기관과 외적인 모양 형성(사회 환경적 요인에 의해 기형발생 가능성 큼 → 임산부 수정 후 9주까지 약물 복용 금지)

㉢ 태아기 : 8주~출생까지

**필 / 수 / 확 / 인 / 문 / 제**

**제대에 대한 설명으로 옳은 것은?**

① 1개의 제대동맥과 2개의 제대정맥이 있다.
② 제대 탈락 시기는 분만 1~2일 후이다.
③ 제대는 100% 알코올로 소독한다.
④ 교환 수혈이 필요한 경우 제대동맥을 통해 한다.
⑤ 제대 결찰 후 24시간 이내 결찰부위에 농, 출혈이 있는지 사정한다.

해설

① 2개의 제대동맥과 1개의 제대정맥이 있다.
② 제대 탈락 시기는 분만 후 7~10일 사이이다.
③ 제대는 70% 알코올로 소독한다.
④ 교환 수혈이 필요한 경우 제대정맥을 통해 한다.

답 ⑤

**임신반응검사로 소변검사, 혈액검사 시 검출되는 호르몬은?**

① 융모성선자극 호르몬
② 난포호르몬
③ 황체호르몬
④ 태반락토겐
⑤ 테스토스테론

해설

융모성선자극 호르몬(HCG 호르몬) : 임신반응검사(소변검사, 혈액검사)

답 ①

**태반에 대한 설명으로 옳지 않은 것은?**

① 임신 3개월에 완성되며 태아무게의 1/6이다.
② 태아에게 산소공급, 영양소 공급
③ 태아에게 모체의 호르몬, 항체 공급
④ 태아 보호
⑤ 태반의 주요 호르몬은 융모성선자극 호르몬이다.

해설

태아를 보호하는 것은 난막의 기능이다.

답 ④

필 / 수 / 확 / 인 / 문 / 제

**태아의 성장과 생리에 대한 설명으로 옳지 않은 것은?**

① 가장 먼저 기능을 발휘하는 기관은 심맥관계이다.
② 12주 정도가 되면 성 구별이 가능하다.
③ 태아의 호흡기계는 출산 후부터 기능을 한다.
④ 6주된 시기부터 태아라고 한다.
⑤ 5~6개월에는 태동이 활발한 시기이다.

해설
8주된 시기부터 태아라고 부른다.

답 ④

**태아의 건강사정 방법으로 35세 이상의 산모나 유전적 결함을 가진 산모에게 다운증후군 등 태아의 염색체 이상을 알아볼 수 있는 양수천자를 하는 시기는?**

① 10주 이내 ② 12주 이내
③ 12~15주 ④ 15~18주
⑤ 임신 말기

해설
양수천자 : 임신 15~18주에 시행한다.

답 ④

③ 태아의 성장과 발달
㉠ 6주 태아
• 임신 6주에 심장이 뛰고, 피가 돌고, 뇌가 급속도 발달, 뼈대의 중심부가 형성
• 임신 초기 필요 : Ca(칼슘)
• 임신 3개월까지 : X-ray 금지
㉡ 2개월 태아 : 이 시기의 생명을 태아라고 부른다.
㉢ 3~4개월 태아 : 성 구별 가능, 솜털(얼굴)
㉣ 5~6개월 태아 : 태동이 활발한 시기, 솜털(온 몸)
㉤ 7개월 태아 : 소리에 민감, 가장 좋아하는 소리는 엄마의 부드러운 목소리
㉥ 10개월 태아 : 태동↓, 출산 준비

④ 태아의 생리
㉠ 심맥관계 : 가장 먼저 기능을 발휘하는 기관
㉡ 호흡기계 : 출산 후부터 기능(태아의 호흡 : 태반)
㉢ 조혈기계 : 태생기 → 태아의 간에서 조혈(출생 후 : 골수)
㉣ 신장계 : 소변생성은 임신 3개월에 일어나고, 16주에 양수 내에 소변이 배설되어 이를 태아가 삼킨다.
㉤ 생식기계 : 12주경에 남녀 생식기 구별이 가능하다.
㉥ 근골격계 : 임신 4주경 중배엽으로부터 뼈와 근육이 발달하며 이때 이미 심장근육이 박동하기 시작한다.

⑤ 태아 건강 사정
㉠ 초음파 검사 : 태아의 모습, 태아의 심박동과 기형상태 평가
㉡ 도플러 초음파 : 초음파를 통해서 혈류 속도 측정
㉢ 알파태아단백 검사(알파피토프로테인 검사)
• AFP가 15주 이후에도 상승하면 태아의 신경관 결손
• 정상 : AFP 15주까지 상승 → 15주 이후부터 감소 → 출생 후 사라짐
㉣ 목덜미 투명대검사 : 임신 3개월에 3mm 이상인 경우 다운증후군의 발생빈도 증가
㉤ 양수천자 : 임신 15~18주에 시행, 다운증후군 검사
㉥ 태아 심박동 검사
태동과 태아 심박동의 관계(정상 : 태동 → 태아의 심박동수 증가)
• 무자극 검사
- 태아에게 해를 끼치지 않는 검사
- 산모 : 반좌위(왼쪽 복부를 약간 낮추어 복부를 경사지게 함)
- 복부에 태아심음 초음파변환기, 자궁저부에 자궁수축 변환기 부착
- 결과해석
ⓐ 반응 : 태동 시 → 심박동수 증가(기준보다 15박동↑, 15초↑ 지속, 10분간 2회↑ 지속)
ⓑ 무반응 : 자극검사 실시

• 자극 검사
- 청각자극, 자궁수축을 통해 태아에게 인위적으로 스트레스를 주어 태아의 반응을 평가하는 검사, 태아에게 스트레스 상황 유발
- 청각자극 검사 : 듣기 싫은 소리 → 심박동수↑(오토바이 소리, 청소기 소리)
- 유두자극 검사 : 유두자극 → 옥시토신 나옴 → 자궁수축 → 심박동수 감소
- 옥시토신 검사 : 정맥으로 옥시토신 투여 → 자궁수축 → 심박동수 감소

### (3) 임 신

① 임신 시 모체의 변화

㉠ 혈액의 변화
• 혈액이 1,500cc, 30% 증가
• 혈장이 1,000cc, 혈구 500cc 증가 → 생리적 빈혈

㉡ 질의 변화
• 질 분비물 증가, 질의 산도의 변화 → 질염 발생↑
- 모닐리아성 질염(칸디다성 질염)
ⓐ 원인균 : 칸디다(곰팡이)
ⓑ 모체 : 칸디다성 질염(우유빛깔의 흰색 질 분비물 분비)
ⓒ 신생아(아구창) : 혀의 백태(우유찌꺼기 같음) → 제거하지 않는다(출혈 야기).
- 트리코모나스 질염 : 기생충 감염(제 4의 성병)
• 질 : 혈관의 증가로 인해 자줏빛, 부드러워짐 → 채드윅 징후
• 자궁의 압박을 받아 빈뇨가 나타난다.

㉢ 자궁의 변화
• 자궁의 증대 : 50~60g → 1,000g으로 약 20배 증가
- 빈 뇨
- 요통(요추만곡)
• 구델 징후(굳델 징후) : 자궁경부가 부드러워짐(코 끝 → 귓불 → 입술을 만지는 느낌 → 분만 시에 종이처럼 얇아짐 → 자궁경부 개대)
• 헤가징후 : 자궁 협부가 부드러워짐

필 / 수 / 확 / 인 / 문 / 제

**임신으로 인해 나타나는 신체변화로 옳지 않은 것은?**

① 혈액이 30% 증가한다.
② 임산부는 생리적 빈혈이 나타난다.
③ 질의 산도변화로 질염 발생이 증가한다.
④ 자궁의 크기가 약 10배 증가한다.
⑤ 자궁의 압박을 받아 빈뇨가 나타난다.

해설
50g → 1,000g으로 20배 정도 증가한다.

답 ④

**임신으로 인해 질이 자줏빛을 띠며 부드러워지는 증상을 무엇이라고 하는가?**

① 채드윅 징후
② 구델 징후
③ 헤가 징후
④ 블랙스톤힉스 자궁수축
⑤ 거 상

해설
채드윅 징후 : 혈관의 증가로 질이 자줏빛을 띠며 부드러워진다.

답 ①

필 / 수 / 확 / 인 / 문 / 제

**임신주수에 따른 자궁저부의 높이변화의 연결이 바르게 연결된 것은?**

① 16주 - 치골결합
② 20주 - 배꼽
③ 24주 - 배꼽에서 1~2 횡지 위
④ 28주 - 배꼽과 검상돌기 사이
⑤ 36주 - 검상돌기

해설
① 16주 – 배꼽과 치골결합 사이
② 20주 – 배꼽에서 1~2횡지 밑
③ 24주 – 배꼽
④ 28주 – 배꼽에서 1~2횡지 위

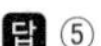 ⑤

**임신 동안 자발적이고 간헐적인 자궁수축으로 임신 전 기간을 통해 나타나며, 분만이 가까워지면 빈도수가 증가하는 것은?**

① 이 슬
② 블랙스톤힉스 자궁수축
③ 점액성 마개
④ 거 상
⑤ 헤가 징후

해설
블랙스톤힉스 자궁수축 : 임신 동안 자발적, 간헐적인 무통성 자궁 수축으로 분만이 가까워 오면 빈도수가 증가한다.

 ②

- 임신주수에 따른 자궁저부의 높이 변화
  - 12주 : 치골 결합
  - 16주 : 배꼽과 치골 결합 사이
  - 20주 : 배꼽에서 1~2 횡지 밑
  - 24주 : 배꼽
  - 28주 : 배꼽에서 1~2 횡지 위
  - 32주 : 배꼽과 검상돌기 사이
  - 36주 : 검상돌기
  - 36주 이후 : 검상돌기↓
- 자궁경관 : 점액성 마개 형성
  - 자궁경부 분비물 농도↑ → 균이 뚫고 지나가지 않도록 → 태아 보호
  - 분만 시 : 이슬 → 24시간 안에 분만 시작
- 블랙스톤힉스 자궁수축 : 임신 동안 자발적, 간헐적인 자궁수축으로 혈류증가, 분만이 가까워 오면 빈도수가 증가한다.
- 커진 자궁 → 복부정맥 압박 → 혈액순환↓ : 임산부 휴식 시 좌측위를 취한다.

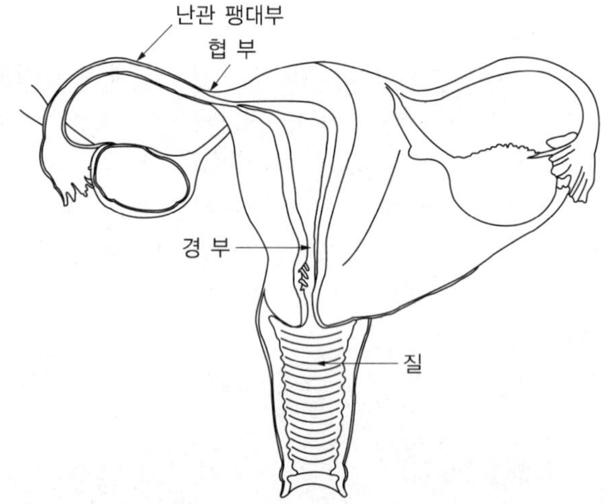


㉣ 난소의 변화

| 임신 : × | 임신 : ○ |
|---|---|
| • 난자 생성<br>• 배 란<br>• 여성 호르몬 분비 | • 난소의 기능 중지<br>• 임신 3개월 : 태반 완성<br>• 태반에서 대신 호르몬을 분비 |
| 출산 후 난소의 기능 회복 | |

ⓜ 유방의 변화
- 유방의 크기 비대, 유두·유륜 착색, 16주경 전초유 분비
- 유방관리 : 초산모(임신 5개월부터), 경산모(임신 말기)
  - 유방(비누 + 물로 세척)
  - 유두(물로만 세척 : 비누로 세척 → 피지선 제거 → 유두보호↓ → 유두열상 야기)
  - 유두 단련 : 부드럽고 마른 수건으로 유두 단련(마찰)
  - 함몰 유두 교정
- 모유생성(프로락틴), 모유사출(옥시토신 : 자궁수축, 모유사출)

ⓑ 호흡기계의 변화 : 자궁증대로 인해 짧고 가쁜 호흡, 복식호흡

ⓢ 위장 관계의 변화
- 잇몸 증식, 잇몸 출혈
- 가슴앓이 : 하부 식도괄약근의 압력과 근육긴장도의 감소
- 변 비
  - 커진 자궁으로 직장 압박
  - 프로게스테론 : 혈관이완 → 운동력↓ → 변의 정체

ⓞ 근골격계의 변화
- 자궁증대로 요통
- 분만까지 프로게스테론과 릴락신 호르몬으로 인해 골반관절의 이완과 운동이 증가, 오리처럼 뒤뚱거리는 걸음걸이

ⓙ 피부계의 변화
- 흑반, 기미 : 주로 볼, 턱, 코 등의 얼굴
- 흑선 : 복부중앙의 치골결합~자궁저부까지 검게 착색
- 임신선 : 복부, 유방, 둔부, 대퇴

ⓒ 기 타
- 입덧(HCG 호르몬)
  - 태반 완성된 임신 3개월 이후 HCG 호르몬 양↓ → 임신 3개월 이후 입덧 완화
  - 임산부의 실질적인 체중 증가 : 임신 4개월부터
  - 임신으로 총 체중 증가 : 11kg 정도

② 임산부의 영양

㉠ 가장 필요한 영양소 : 단백질

㉡ 임신 초기에 필요한 영양소
- 칼슘(태아 뼈대 형성)
- 임신 3개월 이내 X-ray 금지

㉢ 임신 후반에 필요한 영양소 : 철분(철분 결핍성 빈혈↑)

㉣ 제한해야 되는 영양소 : 지방(모성사망↑ : 임신중독증)

필 / 수 / 확 / 인 / 문 / 제

**임신으로 인한 신체변화로 옳지 않은 것은?**

① 잇몸 증식, 잇몸 출혈이 나타난다.
② 자궁 증대로 인한 요추만곡으로 요통이 나타난다.
③ 볼, 턱, 코 등의 얼굴에 기미가 나타난다.
④ 자궁 증대로 깊고 짧은 호흡이 나타난다.
⑤ 복부, 둔부, 대퇴부위에 임신선이 나타난다.

해설
자궁증대로 짧고 가쁜 호흡을 한다.

답 ④

**임신 초기에 태아의 뼈대 형성을 위해 가장 필요한 영양소는?**

① 단백질 ② 지 방
③ 철 분 ④ 비타민
⑤ 칼 슘

해설
Ca : 뼈와 치아를 구성한다.

답 ⑤

필수확인문제

임신 중 위험증상으로 즉시 병원을 방문해야 하는 증상으로 옳지 않은 것은?

① 계속적인 두통
② 계속적인 구토
③ 부 종
④ 질 출혈
⑤ 침침하고 몽롱한 시야

해설
얼굴이나 손의 부종이 위험증상이다.

답 ③

모성사망률을 감소시키기 위한 가장 좋은 방법은 무엇인가?

① 혈액검사 ② 산전관리
③ 혈압측정 ④ 초음파 검사
⑤ VDRL 검사

해설
정기적인 산전관리를 통해 임신중독증 등의 위험요소를 조기발견, 조기치료와 관리를 할 수 있어서 모성사망률을 감소시킬 수 있다.

답 ②

ⓜ 비타민(적정한 양 복용)
- 비타민↑ : 신생아(비타민 결핍증)
- 비타민↓ : 태반 괴사, 태아 영양공급↓

ⓑ 임신 중 칼로리 소모
- 임신 1기(초기) : 임신 전과 똑같이(기존대로)
- 임신 2기(중기) : +340칼로리/1일
- 임신 3기(말기) : +450칼로리/1일
- 수유 : +340칼로리/1일

③ 임신 중 위험증상 → 즉시 병원, 보건소 방문
㉠ 오한, 열
㉡ 계속적인 두통
㉢ 침침, 몽롱한 시야
㉣ 계속적인 구토
㉤ 얼굴, 손의 부종
㉥ 질 출혈
㉦ 질 분비물(냄새, 양↑ : 감염)
- 모성 사망 3대 요인 : 임신중독증, 출혈, 감염
- 임신중독증 3대 증상 : 고혈압, 부종, 단백뇨

④ 산전관리
㉠ 모성 사망률 감소시키는 방법 : 산전관리 → 임신중독증 관리
㉡ 정기적인 검사 : 혈압검사, 체중측정, 소변검사
㉢ 초진 검사 : 혈압검사, 체중측정, 소변검사, 혈액검사
- 혈액검사 : 매독 발견, 빈혈, 용혈성 질환
- 임산부 매독 → 수직 감염(임신 5개월 이후) → 선천성 매독아[5개월 이전에 발견해서 치료하는 것이 중요 : 항생제(페니실린)]
- 매독검사 : 혈액(혈청)검사, VDRL 검사
- 선천성 매독아
  - 안장코
  - 스느플즈
  - 허치슨 치아(톱니 모양의 치아)
  - 가성마비 등

㉣ 산전관리의 횟수
- 임신~임신 7개월 : 1회/월
- 임신 8~9개월 : 1회/2주
- 10개월 : 1회/주

예 임신 26주에 병원진찰을 받았다. 다음 병원 방문은 언제인가?
30주(26주 = 6.5개월 → 4주 뒤)

㉤ 분만 예정일(EDC) : 마지막 생리 시작일로 계산
- 월 : +9 또는 -3
- 일 : +7(한달은 30일로 계산)

예 마지막 생리 시작일 : 2020. 4. 10.(4 - 3 = 1, 10 + 7 = 17 → 2021년 1월 17일)

예 마지막 생리 시작일 : 2020. 2. 15.(2 + 9 = 11, 15 + 7 = 22 → 2020년 11월 22일)

㉥ 임신 진단
- 확정적 징후
  - 태아의 심박동 확인
  - 초음파상의 태아 확인
  - X-ray상의 태아 골격 확인
  - 태 동

⑤ 임신 시 간호

㉠ 입덧(HCG 호르몬)
- 아침 공복 시 고탄수화물식이(마른 토스트, 비스킷), 밤에 공복 시 고단백식이
- 소량씩 자주 섭취
- 자극적인 음식 피하기
- 공복 시 산책, 걷기 활동 금지

㉡ 코 막힘, 코 출혈, 잇몸 출혈
- 코 스프레이, 코 충혈완화제를 사용하지 않는다.
- 부드러운 칫솔, 치실 사용

필 / 수 / 확 / 인 / 문 / 제

**임신의 확정적인 징후로 옳지 않은 것은?**

① X-ray상의 태아 골격 확인
② 초음파상의 태아 확인
③ 태 동
④ 태아 심박동 확인
⑤ 월경중지, 가슴의 증대

해설
임신의 확정적인 징후는 태아를 확인하는 것이다.

답 ⑤

**임산부의 입덧 간호로 옳은 것은?**

① 매콤하고 자극적인 음식으로 입맛을 느끼게 한다.
② 나비자세가 도움이 된다.
③ 입덧으로 먹기 힘들기 때문에 먹을 수 있을 때 한꺼번에 섭취한다.
④ 아침 공복 시 고탄수화물식이를 섭취한다.
⑤ 아침에 일어나자마자 가벼운 산책은 도움이 된다.

해설
① 자극적인 음식 피하기
② 나비자세 - 가슴앓이에 도움이 된다.
③ 소량씩 자주 섭취한다.
⑤ 아침에 일어나자마자 고탄수화물식이를 섭취한다.

답 ④

필 / 수 / 확 / 인 / 문 / 제

**임산부가 가슴앓이로 통증을 호소할 때 간호법으로 옳지 않은 것은?**

① 조이는 옷을 입지 않는다.
② 고섬유소식이를 섭취한다.
③ 취침 시 높은 베개를 사용한다.
④ 소량씩 자주 섭취한다.
⑤ 나비 자세가 도움이 된다.

해설
고섬유소식이와 상관성이 적다.

답 ②

**모성사망의 3대 요인으로 바르게 연결된 것은?**

① 고혈압, 출혈, 감염
② 임신중독증, 감염, 출혈
③ 부종, 단백뇨, 출혈
④ 자궁 외 임신, 출혈, 포상기태
⑤ 전치태반, 포상기태, 감염

해설
모성사망 3대 요인 : 임신중독증, 출혈, 감염

답 ②

㉢ 가슴앓이(속쓰림)
- 소량씩 자주 섭취
- 조이는 옷 입지 않기
- 높은 베개 사용
- 나비 자세

㉣ 변 비
- 하제 복용이나 관장은 하지 않는다.
- 고섬유소식이 섭취, 수분 섭취, 복부 마사지

㉤ 정맥류(음부, 하지에 호발)
- 다리↑(골반 고위)
- 탄력 양말(○), 탄력 스타킹(○), 밴드 스타킹(×), 복대 착용(○)
- 적당한 굽의 편한 신발
- 다리를 꼬지 않기
- 오래 서거나 오래 걷지 않기
- 마사지(×), 냉적용(×)

㉥ 다리 경련
- 따뜻한 수건으로 하지를 감싼다.
- 족배굴곡이 되게 한다(발등 쪽으로 젖힌다).

㉦ 흡연 금지 : 태아에게 산소공급↓, 유산・조산 가능성, 저체중아
㉧ 음주 금지 : 태아의 정신지체, 신경학적 장애 초래, 유산・사산 초래

### (4) 고위험 임신

모성사망 3대 요인(임신중독증, 출혈, 감염)

① 출 혈

㉠ 출혈성 합병증
- 임신 전반기 출혈성 합병증 : 유산, 자궁외 임신, 포상기태
- 임신 후반기 출혈성 합병증 : 전치태반, 태반 조기 박리

㉡ 유 산
- 정의 : 임신기간이 20주 이하, 태아체중이 500g 이하로 생존가능성이 없는 태아가 자궁 밖으로 만출되는 것
- 증상 : 질 출혈, 복통, 발열 등

- 유산의 종류
  - 자연 유산
    - ⓐ 절박 유산 : 자궁경부(개대 ×), 초기 경미한 질 출혈 → 안정과 호르몬 주사(프로게스테론)로 임신 지속 가능
    - ⓑ 불가피한 유산 : 자궁경부(개대 ○), 절박 유산보다 많은 질 출혈, 심한 복통, 양막 파열, 자궁경부가 이완되고 수정란이 자궁벽에서 박리되어 배출 가능 → 소파 수술
    - ⓒ 완전 유산 : 태아, 태반 등 수정된 내용물이 자궁강 내에서 완전히 배출
    - ⓓ 불완전 유산 : 태아, 태반의 일부가 자궁강에 남아 있는 경우, 패혈증을 동반하는 패혈 유산이 있을 수 있다.
    - ⓔ 계류 유산 : 태아가 사망하여 자궁강 내에 4~8주 이상 머무르는 것, 복부통증과 질 출혈은 없으나 코피가 날 수 있다.
    - ⓕ 패혈성 유산 : 열, 복부압통, 소량 또는 다량의 질 출혈, 악취
    - ⓖ 습관성 유산 : 자연 유산이 3회 이상 반복, 원인(자궁경부무력증)
  - 인공 유산 : 치료적 목적이나 범죄적 목적으로 약물이나 기구를 사용한 인위적으로 유도된 유산
  - 치료적 유산 : 모체의 건강보호를 위하여 태아가 생존 가능한 임신기간에 도달하기 전에 임신을 중절하는 것(만성 신장염, 심한 본태성 고혈압, 태아의 기형, 강간의 경우)
- 치료 및 간호 : 침상안정(절대안정), 소파술, 출혈 조절 및 수혈, 약물투여(항생제), 보온 및 정서적 지지, 따뜻한 수분섭취 등

㉢ 자궁 외 임신

- 정의 : 수정란이 자궁내막 이외의 다른 부위에 착상된 임신으로 난관임신이 가장 많다.
- 원인균 : 임균(자궁 외 임신을 야기하는 흔한 원인균)
- 증상 : 갑작스런 날카로운 복통 및 견갑통, 저혈압, 빈맥, 쿨렌 징후(복강 내 출혈 지속 → 배꼽주위가 청색으로 변함), 쇼크
- 진단 : 맹낭천자, 복강경 검사, 초음파 검사
- 치료 및 간호
  - 난관 절제술, 난관 보존술(난관 문합술)
  - 출혈과 쇼크로 인한 모성사망이 많기 때문에 혈압을 주기적으로 측정

㉣ 포상기태

- 정의 : 융모막이 변형된 난막질환으로 비정상적으로 증식한 수포성의 포도송이 같은 낭포 형성
- 증상 : 정상 임신보다 큰 자궁, 임신주수보다 높은 자궁저부, 포도 같은 기태의 자연 배출, 오심, 구토, 임신반응검사 강양성(HCG↑), 태아 심박동(–)
- 합병증 : 융모상피암, 복막염

필 / 수 / 확 / 인 / 문 / 제

**자연 유산이 3회 이상 반복되는 경우를 무엇이라고 하는가?**

① 절박 유산
② 습관성 유산
③ 계류 유산
④ 불가피 유산
⑤ 패혈 유산

해설
습관성 유산 : 자궁경부 무력증, 자궁 유착증 등으로 자연 유산이 3회 이상 반복되는 것

답 ②

**치료적 유산이 이루어져야 할 경우로 옳은 것은 무엇인가?**

① 강간으로 인한 임신
② 임산부의 질염
③ 정신질환자
④ 미혼모
⑤ 노산모

해설
치료적 유산 : 모체의 건강보호를 위하여 태아가 생존 가능한 임신기간에 도달하기 전에 임신을 중절하는 것이다.

답 ①

**수정란이 자궁내막 이외의 다른 부위에 착상된 임신으로 갑작스런 날카로운 복통, 쿨렌 징후 등이 나타나는 것은?**

① 전치태반
② 자궁 외 임신
③ 포상기태
④ 태반조기박리
⑤ 자궁경부무력증

해설
자궁 외 임신 : 수정란이 자궁 이외의 다른 부위에 착상되는 것

답 ②

필 / 수 / 확 / 인 / 문 / 제

**융모상피암 같은 합병증을 일으키는 포상기태의 증상으로 옳지 않은 것은?**

① 임신반응검사에 강양성 반응
② 태아의 심박동이 들리지 않는다.
③ 정상 임신보다 큰 자궁
④ 임신주수보다 낮은 자궁저부
⑤ 오심, 구토

해설
임신주수보다 높은 자궁저부

답 ④

**임신 32주된 여성이 갑작스러운 무통성 질 출혈을 보이고 있는 경우 예상되는 질환은?**

① 유 산
② 자궁 외 임신
③ 전치태반
④ 포상기태
⑤ 태반조기박리

해설
전치태반 : 임신 후반기 출혈성 합병증으로 태반이 자궁하구에 부착되어 경관을 완전 또는 부분적으로 덮고 있는 상태로 무통성 질 출혈이 특징이다.

답 ③

- 치료 및 간호
  - 소파 수술 및 자궁적출술
  - 주기적으로 HCG 검사, 흉부 X선 촬영, 정상 융모성선자극호르몬의 수치를 보일 때 1년간 피임

ⓜ 자궁경부무력증(자궁경관무력증)
- 정의 : 외상이나 선천적으로 경관이 약화되어 자궁수축 없이 무통성으로 자궁경부가 개대되어 자연유산이 초래되는 것
- 증상 : 무통성의 소량의 질 출혈, 습관성 유산의 원인(자연유산 3회 이상 반복)
- 치료 및 간호 : 수술요법(임신 10~14주 : 자궁경부 봉합술 → 맥도널드법, 쉬로드카법) 후 임신 38~39주에 제거

ⓑ 전치태반
- 정의 : 태반이 제 위치에서 벗어나 자궁 하부에 부착되어 경관을 완전히 또는 부분적으로 덮고 있는 상태
- 호발인자 : 다산부, 35세 이상 고령임부, 다태임신 등
- 증상 : 갑작스러운 무통성 질 출혈(임신 7개월 이후), 쇼크
- 치료 및 간호 : 내진 금지, 관장 금지, 질식분만 또는 응급 제왕절개술

ⓢ 태반조기박리
- 정의 : 정상적으로 착상된 태반의 일부 또는 전체가 임신 후반기에 착상부위로부터 박리되는 것
- 호발인자 : 경산부, 다산부
- 원인 : 원인불명, 고혈압, 외상, 자궁종양·기형, 약물복용(알코올, 코카인)
- 증상 : 심한 복부 통증을 수반한 질 출혈, 목판같이 딱딱한 자궁, 내출혈 및 쇼크, 혈액응고장애
- 합병증 : 태아저산소증, 태아사망, 저혈량성 쇼크, 혈액응고장애
- 치료 및 간호 : 응급 제왕절개술, 쇼크에 대한 처치, 혈액응고장애 교정(수혈 및 수액의 공급)

② 임신성 고혈압

㉠ 정의 : 임신 20주 이후나 산욕 초기에 발생하는 고혈압성 질환

㉡ 분 류
- 만성 고혈압 : 임신 전에 존재하거나 임신한 지 20주 이전에 발병한 고혈압
- 임신성 고혈압 : 단백뇨 없이 임신한 지 20주 후에 식별된 혈압상승으로 출산한 지 12주만에 정상으로 회복
- 자간전증 : 임신한 지 20주 후에 단백뇨, 부종, 고혈압 발생
- 자간증
  - 단백뇨, 부종, 고혈압, 경련 동반
  - 자간전증에서 자간증이 될 수 있는 위험한 증상
    ⓐ 심한 두통의 호소

ⓑ 얼굴과 손가락의 부종

ⓒ 현기증 또는 시야가 흐려짐

ⓓ 계속적인 구토

ⓔ 요량의 급격한 감소

ⓕ 심와부 통증

㉢ 임신중독증

- 3대 증상 : 고혈압, 부종(발 → 하지 → 전신), 단백뇨
- 산전관리 시 매번 해야 하는 검사
  - 혈압검사, 체중측정, 소변검사
  - 철저한 산전관리로 조기발견

㉣ 치료 및 간호

- 침상 안정(절대 안정)
- 고단백식이, 고탄수화물식이, 저지방식이, 저염식이(수분제한)
- 항고혈압제, 진정제, 진경제 투여, 태아심음 청취

㉤ 자간증 : 경련 시 간호

- 환자를 좌측위로 눕혀 분비물 흡입과 혀 깨무는 것을 방지한다.
- 절대안정 필요, 병실을 조용하고 어둡게 유지한다.
- 신체손상 예방 : 침대난간, 패드를 이용하고 보호대 사용은 금지
- 산소공급, 시간당 요배설량 측정, 약물투여

③ 임신성 당뇨

㉠ 정의 : 임신 동안에 발생하여 지속되며, 분만 후에는 정상으로 돌아가거나 지속된다. 태반에서 분비되는 호르몬은 인슐린 길항작용을 하며 부신피질 호르몬의 증가로 과혈당이 된다.

㉡ 당뇨병의 위험성

- 거대아 출산 가능, 자간전증 발생, 선천성 기형 발생, 양수과다증 발생, 비뇨생식기 감염의 발생증가
- 출생 후 신생아(저혈당)

㉢ 진단 : 혈당검사, 당내성검사, 소변검사

㉣ 치료 및 간호 : 식이요법, 운동요법, 인슐린 주사요법

④ 빈혈(철분결핍성 빈혈)

㉠ 임신 중 가장 흔한 혈액학적 장애는 철분결핍성 빈혈, 비임신에 비해 혈액의 양이 증가하면서 나타나는 생리적 빈혈이다.

㉡ 임신 말기 철분이 더 많이 요구

㉢ 임신으로 생리적인 빈혈이 오는 이유

- 임신 : 혈액 1,500cc↑(혈장 1,000cc↑, 혈구 : 500cc↑)

㉣ 빈혈의 기준(WHO) : 혈중 헤모글로빈 농도 남(13g/dL), 여성(12g/dL) 이하

필 / 수 / 확 / 인 / 문 / 제

**임신중독증을 조기발견하기 위한 검사는 무엇인가?**

① 혈액검사, 혈압검사
② 혈액검사, 소변검사
③ 체중측정, 신장측정
④ 혈압검사, 소변검사
⑤ 신장측정, 혈압검사

해설

임신 중독증의 3대 증상 : 고혈압(혈압검사), 부종(체중측정), 단백뇨(소변검사)

답 ④

**자간증 임부가 경련증상을 보이고 있다. 이때 간호로 옳지 않은 것은?**

① 절대안정시킨다.
② 좌측위로 눕혀 분비물 배출되도록 한다.
③ 혀 깨무는 것을 방지한다.
④ 병실은 밝고 조용하게 유지한다.
⑤ 신체손상을 예방한다.

해설

병실은 어둡고 조용하게 유지한다.

답 ④

**임신 8개월 된 임산부가 혈액검사결과 Hb수치가 8g/dL, 헤마토크리트가 33% 미만이 나왔을 경우 예상되는 질환은 무엇인가?**

① 생리적 빈혈
② 저혈량성 쇼크
③ 철분결핍성 빈혈
④ 엽산결핍성 빈혈
⑤ 악성빈혈

해설

임신 시 빈혈의 기준 : 혈중 헤모글로빈 농도 11g/dL 이하

답 ③

필 / 수 / 확 / 인 / 문 / 제

임신 중 얻은 감염으로 선천성 기형이나 태아 발육의 문제를 일으키는 질환에 해당되지 않는 것은 무엇인가?

① 매 독 ② 임 질
③ 풍 진 ④ 에이즈
⑤ 임신오조증

해설
임신오조증은 입덧으로 선천성 기형의 문제를 일으키지는 않는다.

답 ⑤

임신 20주 이후 수직 감염되어 유산, 사산, 선천성 기형 등을 초래하므로 조기발견을 통한 치료가 중요한 것은 무엇인가?

① 매 독 ② 임 질
③ 풍 진 ④ B형간염
⑤ 헤르페스

해설
매독 : 임신 20주 이후 태아에게 수직 감염되기 때문에 20주 이전에 조기발견해서 조기치료하는 것이 중요하다.

답 ①

임신 초기 임산부가 이 질환에 걸리면 태아에게 선천성 기형을 초래하여 소두증, 난청, 심장질환 등을 초래하는 것은 무엇인가?

① 매 독 ② 풍 진
③ 헤르페스 ④ 임 질
⑤ 톡소플라스마증

해설
풍진 : 임신 초기에 산모가 감염되어 태아에게 선천성 기형(소두증, 백내장, 난청, 심장질환)의 문제를 일으키는 질환이다.

답 ②

ⓜ 임신 시 빈혈의 기준 : 혈중 헤모글로빈 농도 11g/dL 이하
- 임신 초기 : 헤모글로빈 농도 11g/dL 미만, 헤마토크리트 37% 미만
- 임신 중기 : 헤모글로빈 농도 10.5g/dL 미만, 헤마토크리트 35% 미만
- 임신 말기 : 헤모글로빈 농도 10g/dL 미만, 헤마토크리트 33% 미만

⑤ 감염성 질환

임신 중 얻은 감염은 선천성 기형, 태아 발육 문제를 일으킨다.

㉠ 에이즈(후천성면역결핍증) : 태아에게 수직 감염

㉡ 매 독
- 임신 5개월 이후 태아에게 수직 감염 → 선천성 매독
- 조기발견(5개월 이전 발견), 조기치료 중요 → 항생제(페니실린)
- 임신 초기 : 매독검사(혈액·혈청검사, VDRL 검사)
- 선천성 매독 증상 : 안장코, 스느플즈, 허치슨 치아, 가성마비

㉢ 임질 : 임균
- 분만과정에 아기 눈에 영향 → 신생아 임균성 안염(실명)
- 신생아 임균성 안염 예방
  - 1% 질산은 $AgNO_3$ 점안 → 생리식염수(Cred's 점안법)
  - 0.5% 에리스로마이신, 1% 테트라사이클린 연고 점안
- 풍진 : 임신 초기(3개월 이내) 수직 감염 → 선천성 풍진아
  - 풍진 예방접종 후 2개월간 임신금지
  - 임산부는 임신 초기(3개월)에 선천성 풍진아 곁에 가지 않는다(비말감염).
  - 선천성 풍진아 증상 : 소두증, 백내장, 난청, 심장질환
- 헤르페스(단순 포진)
  - Ⅰ형(구강주변), Ⅱ형(성기주변)
  - 유산, 조산, 기형, 성장지연
  - 치료 및 간호 : 항바이러스제 등
- 톡소플라스마증
  - 전파경로 : 고양이 분변, 오염된 토양을 만진 손을 통해 경구감염
  - 증상 : 간과 비장 증대, 신경학적 장애 등
- 거대세포바이러스증
  - 전파경로 : 성접촉, 키스, 수혈 등
  - 증상 : 소두증, 간비대, 황달, 성장지연 등

⑥ 다태임신

㉠ 정의 : 둘 이상의 태아 임신

㉡ 종 류

• 일란성 쌍생아

– 하나의 수정란이 발달 초기에 두 개의 배아형태로 분할되어 성숙되는 것으로 유전형질이 같고 동성이며 혈액형과 신체적 모양이 거의 비슷하다.

– 태반(1), 융모막(1), 양막(2), 성(동성), 생김새(같음)

• 이란성 쌍생아

– 2개의 난자에 각각 수정되어 성장 발육되어, 성은 같거나 다르고 유전형질도 다르고 외모도 다르다.

– 태반(2), 융모막(2), 양막(2), 성(같거나 다름), 생김새(다름)

## 3 분만과 고위험 분만

### (1) 분 만

① 분만에 대한 이해

㉠ 정의 : 태아와 그 부속물이 자궁수축으로 인해 산도를 따라 질강 밖으로 만출되는 전 과정

㉡ 분만의 요소(5P) → 이상 시 → 난산

• 만출물질(태아와 그 부속물 : Passenger) → 거대아(난산)

• 산도(Passageway) → 협골반(난산)

• 만출력(Power)

– 1차 만출력 : 자궁 수축 → 자궁기능부전(자궁수축↓ → 난산)

– 2차 만출력 : 복압

• 임부의 자세(Position)

• 임부의 심리적 반응(Psychologic Response)

㉢ 분만의 전구증상

• 태아 하강감 : 아두가 골반강으로 더 내려온다.

• 태동 감소 : 분만이 가까워지면서 태동이 감소된다.

• 모체 체중 감소 : 호르몬 변화로 분만 시작 수일 전부터 약간의 체중이 감소

• 호흡용이(자궁저부↓ → 횡격막이 제자리로 → 폐 확장)

• 증가된 활동량 : 분만 전 갑작스러운 에너지 상승 → 일명 둥지틀기

• 빈뇨 : 방광을 더 압박 → 자주 소변을 보게 된다.

• 블랙스톤힉스 자궁수축 : 강도가 점차 심해지고 자주 발생

• 가진통 : 분만 수일 또는 10여일 전에 나타난다.

필 / 수 / 확 / 인 / 문 / 제

고양이 분변이나 오염된 토양을 만진 손으로 경구 감염되며 임신 중 얻은 감염으로 선천성 기형이나 태아발육의 문제를 일으키는 것은 무엇인가?

① B형간염
② A형간염
③ 톡소플라스마증
④ 거대세포바이러스증
⑤ 풍 진

해설
톡소플라스마증 : 고양이 분변, 오염된 토양을 만진 손을 통해 경구 감염된다.

답 ③

분만요소의 이상 시 분만과정이 정상에서 벗어나서 진행되는 난산이 일어난다. 분만의 요소로 옳지 않은 것은 무엇인가?

① 태 아
② 산 도
③ 자궁수축
④ 산 모
⑤ 복 압

해설
분만의 3대 요소 : 만출물질(태아와 그 부속물), 산도, 만출력(자궁수축, 복압)

답 ④

분만의 전구증상으로 옳지 것은?

① 태아하강감
② 모체의 체중 감소
③ 호흡용이
④ 자궁경부의 개대
⑤ 가진통

해설
자궁경부의 개대 : 분만 1기

답 ④

필 / 수 / 확 / 인 / 문 / 제

**분만의 시작을 알려주는 신호는 무엇인가?**

① 거 상
② 양막파열
③ 자궁경부의 개대
④ 규칙적인 자궁수축의 시작
⑤ 이 슬

해설
자궁의 규칙적인 수축 : 분만 1기의 시작

답 ④

**파수 후 가장 먼저 확인해야 하는 것은?**

① 태아심음 청취
② 내 진
③ 자궁경부의 개대
④ 산모의 혈압
⑤ 자궁의 수축상태

해설
태아심음을 청취해 태아의 상태를 확인한다.

답 ①

- 자궁경부의 변화 : 자궁경부는 길쭉한 모양에서 짧고 얇게 변화하고 더 부드럽고 신축성 있게 된다. 분만이 시작되기 전 자궁경부 연화현상, 골반방향으로 선진부의 하강과 더불어 경부개대가 발생
- 양막 파열 → 이슬(24시간 이내에 분만 시작)

㉣ 가진통과 진진통의 비교

| 구 분 | 가진통 | 진진통 |
|---|---|---|
| 시 기 | 분만 전구증상 | 분만 1기 |
| 자궁수축 | 불규칙한 자궁 수축 | 규칙적인 자궁 수축 |
| 간 격 | 길다. | 점점 짧아짐 |
| 지속시간 | 짧다. | 길어진다. |
| 강 도 | 대개 약함 | 시간이 지남에 따라 강해짐 |
| 통증부위 | 복 부 | 등(허리)에서 시작해 복부앞쪽으로 방사 |
| 실내보행 | 통증 감소 | 통증 증가, 실내보행 권장(분만 1기 단축) |

㉤ 두정위 분만 기전
- 아두의 골반 내 진입 → 하강 → 굴곡 → 내회전 → 신전 → 외회전 → 만출
- 좌골극 간 경선은 분만 시 아두가 골반을 통과할 수 있느냐를 결정하는데 중요하며, 좌골극 간의 거리가 9.5cm 이하인 경우 제왕절개술을 시도한다.
- 분만시간 : 초산모(12~14시간 정도), 경산모(7~8시간 정도 : 진입과 하강이 동시에 일어난다)

② 분만과정

㉠ 분만 1기
- 규칙적인 자궁 수축 ~ 자궁경부의 완전 개대(10~11cm)
  ※ 진진통 : 분만 1기를 알려주는 신호
- 잠재기 → 활동기 → 이행기
- 치료 및 간호
  - 태아심음 청취
    ⓐ 파수 후 가장 먼저 확인
    ⓑ 자궁수축과 수축 사이에 청취(정상범위 : 120~160회/분)
  - 회음부 삭모 : 감염 방지
  - 관장 : 산도의 오염방지, 자궁수축 촉진
  - 구강섭취는 병원에 따라 유동식 제공
    ※ 분만 1기 : 일반식(×), 유동식(○) 섭취
  - 실내 보행 권장 → 분만 1기 단축(진진통 : 실내보행을 하면 통증↑)
  - 내진 : 자궁개대 정도 확인, 선진부의 하강 정도 확인, 양막 파열 유무 확인
  - 방광팽만 예방을 위해 2시간 간격으로 배뇨
  - 초산모 : 자궁경부가 10cm 개대 시 분만실로 이동
  - 경산모 : 자궁경부가 7~8cm 개대 시 분만실로 이동

㉡ 분만 2기(태아 만출기)
- 정의 : 자궁경관의 완전개대~태아만출이 끝날 때까지
- 파수 후 제일 먼저 살펴야 할 사항 : 태아심음
- 특 징
  - 배림 : 자궁수축을 하면 질 밖으로 아두가 보이고, 자궁수축이 끝나면 아두가 질 안으로 들어가서 안 보이는 것
  - 발로 : 자궁 수축이 끝났는데도 아두가 질 안으로 들어가지 않고 질 밖에 계속 있는 상태
- 간 호
  - 회음절개술(회음보호술)
    ⓐ 목적 : 아두 보호, 회음부 열상 방지, 분만 2기 단축
    ⓑ 발로 후에 시행
  - 산모에게 복압은 수축기에 주고 이완기에 쉬게 하고, 아두가 발로될 때는 복압을 멈추고 이완시켜야 한다.
  - 분만 2기가 지연될 때 탈수 예방을 위해 정맥을 통해 수액을 공급한다.
  - 신생아 간호
    ⓐ 기도 유지 : 거즈, 카테터, 점적기로 분비물 흡인
    ⓑ 아기 머리 15° 정도↓, 고개 옆으로 : 분비물 배출
    ⓒ 양수에 태변이 섞여 있는지, 제대에 태변이 묻어 있는지 사정 : 태아 저산소증 → 즉각적인 조치 필요
    ⓓ 제대가 목을 감고 있는지 확인
    ⓔ 아프가점수 측정, 눈 간호 실시

㉢ 분만 3기(태반 만출기)
- 정의 : 태반 및 기타 부속물이 배출되는 시기
- 간 호
  - 태반 검사
    ⓐ 태반의 결손조직 여부 및 태반 잔여물을 측정하기 위함
    ⓑ 자궁 내에 남아 있으면 출혈과 감염의 원인
  - 자궁의 수축상태 확인(자궁이완 → 산후출혈의 원인)
  - 활력증상 측정
  - 방광팽창여부 확인

㉣ 분만 4기
- 정의 : 분만 후 1~4시간
- 간 호
  - 자궁출혈과 자궁수축상태 확인
  - 활력증상 측정

필 / 수 / 확 / 인 / 문 / 제

**갑상선 호르몬인 티록신의 주성분으로 다시마, 미역 등의 해조류에 많으며, 부족 시 성인에게 점액수종을 일으키는 무기질은?**

① 요오드 ② 인
③ 칼 륨 ④ 염 산
⑤ 철 분

해설
요오드(I, 아이오딘) : 갑상선 호르몬 티록신의 주성분으로 대사에 관여한다.

답 ①

**분만 3기 태반만출 후 태반검사를 하는 이유는 무엇인가?**

① 태반의 무게 확인
② 자궁수축상태 확인
③ 아기의 건강상태 확인
④ 태반의 잔여물이 있는지 자궁에 남아 있는지 확인
⑤ 태반의 모양 확인

해설
태반검사 : 태반의 결손조직 여부 및 태반 잔여물을 측정해 자궁 내에 남아 있는지를 확인하기 위해

답 ④

필 / 수 / 확 / 인 / 문 / 제

임신 7개월에 태아의 체위가 둔위일 때 태아의 체위 변경을 시도한다. 이때 산모가 취해줘야 할 체위는 무엇인가?

① 반좌위 ② 좌측위
③ 슬흉위 ④ 쇼크체위
⑤ 심스위

해설
태아의 체위가 이상 체위(둔위)일 때 임신 7~8개월에 산모가 슬흉위를 취해서 체위변경을 시도한다.

답 ③

조기파수된 임산부가 병원에 도착했을 때 제공해야 하는 간호로 옳은 것은?

① 들것에 눕혀서 이동한다.
② 반좌위를 취하게 한다.
③ 산모의 심박동 검사를 한다.
④ 조기이상시킨다.
⑤ 산모의 혈압을 측정한다.

해설
양수가 흐르지 않도록 들것에 눕혀서 이동한다.

답 ①

제대탈출 시의 간호로 옳지 않은 것은?

① 태아심음 청취
② 절대안정
③ 산소공급
④ 탈출된 제대를 집어넣어 준다.
⑤ 슬흉위, 변형 좌측위를 취하게 한다.

해설
탈출된 제대를 생리식염수로 적신 거즈로 덮어 준다.

답 ④

- 오로 및 회음부 상태 확인
- 오한 호소 시 담요를 덮어 주고 온수 제공

### (2) 고위험 분만

① 난 산
- ㉠ 정의 : 분만과정이 정상에서 벗어나서 진행되는 것
- ㉡ 난산의 원인
  - 만출력의 문제 : 고긴장성 자궁기능부전, 저긴장성 자궁기능부전, 급속분만
  - 태아의 문제
    - 거대아, 둔위, 견갑난산, 다태임신, 기형(뇌수종) 등
    - 정상 체위(두정위)
    - 이상체위(둔위 등) : 체위 변경 시도(임신 7~8개월 때 슬흉위)
  - 산도의 문제 : 협골반 등
  - 정신적인 문제 : 스트레스 관련 호르몬은 자궁수축력을 감소시킴

② 조기분만
- ㉠ 정의 : 임신 20주 이후~37주 이전까지의 기간에 분만이 이루어지는 것
- ㉡ 미숙아 : 2.5kg 이하의 신생아
- ㉢ 처치 및 간호 : 절대안정, 자궁수축 억제제 투여

③ 지연된 임신, 지연된 분만
- ㉠ 정의 : 42주 이상 지연되는 임신, 분만
- ㉡ 간 호
  - 초음파로 재태기간 확인
  - 태아가사상태 가능성 파악
  - 파막 시 양수 색, 냄새, 양 사정으로 태아저산소증 파악

④ 조기파수
- ㉠ 절대 안정(제대탈출의 우려)
- ㉡ 산모를 들 것에 눕혀서 이동한다.
- ㉢ 나이트라진 검사(소변인지, 양수인지 확인)

⑤ 제대탈출
- ㉠ 정의 : 제대가 태아와 같이 돌출되거나 태아의 선진부보다 먼저 제대가 돌출되는 것(완전폐쇄 시 태아는 저산소증으로 사망)
- ㉡ 간 호
  - 절대안정
  - 태아심음 청취
  - 선진부 상승(슬흉위, 변형된 좌측위 → 베개를 이용해 둔부 상승)
  - 산소공급 : 산모에게 마스크로 산소공급
  - 탈출된 제대 : 생리식염수로 적신 거즈로 덮어 준다.

⑥ 자궁파열

㉠ 원인 : 이전의 제왕절개술 상흔분리, 상해, 자궁기형 등

㉡ 증상 : 태아심음 소실, 태아 질식사, 복부강직, 통증, 출혈, 저혈량성 쇼크 등

㉢ 치료 : 산모의 활력징후 모니터, 저혈압, 빈맥 관찰(저혈량성 쇼크), 수술(자궁적출술)

⑦ 양수색전증

㉠ 정의 : 솜털, 태지, 태변 등의 잔해물 조각이 섞인 양수가 모체순환 속에 들어가 폐혈관을 차단해 호흡곤란, 순환성 허혈을 일으키는 것

㉡ 증상 : 호흡곤란, 저혈압, 청색증, 흉통, 쇼크, 혈액응고장애, 폐부종 등

㉢ 치료 및 간호 : 산소공급, 강심제 투여(순환 유지)

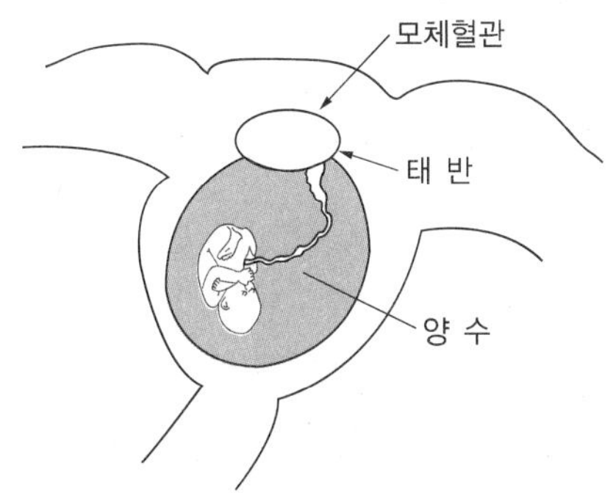


⑧ 흡입분만, 겸자분만

㉠ 흡입분만

• 합병증 : 산류, 두혈종, 두개출혈(뇌출혈), 주형

㉡ 겸자분만

• 합병증

– 아기측 : 두개골 압박, 안면마비, 상박마비, 제대압박

– 산모측 : 출혈, 감염, 질·자궁경관 손상, 방광·직장 손상

⑨ 제왕절개분만

㉠ 적응증 : 둔위, 아두골반 불균형, 제왕절개 과거력, 난산과 태아가사 등

㉡ 방법 : 가로절개(횡절개), 세로절개(수직절개)

| 수직절개(과거) | 횡절개(최근) |
|---|---|
| • 장점 : 응급 분만 시 빠르게 진행<br>• 단점 : 자궁파열 가능성↑ | • 장점 : 자궁 파열 가능성↓, 실혈량↓, 봉합 용이<br>• 단점 : 응급 분만 시 빠르게 진행↓ |

㉢ 제왕절개 수술 후 간호

• 질 출혈과 절개부위 출혈 관찰

• 보통 유치 도뇨관은 신장기능에 이상이 없다면 24시간 후에 제거하며, 제거 후 6시간 안에 자연배뇨를 하는지 확인한다.

필 / 수 / 확 / 인 / 문 / 제

**솜털, 태지, 태변 등의 잔해물 조각이 섞인 양수가 모체의 순환 속에 들어가 폐혈관을 차단해 모체의 순환성 허혈을 일으키는 것은 무엇인가?**

① 자궁파열 ② 포상기태
③ 양수색전증 ④ 양수과다증
⑤ 전치태반

해설
양수색전증 : 태지, 머리카락, 피부세포, 태변 등이 섞인 양수가 모체 순환계로 들어가 폐활관을 막아 모체에게 호흡부전, 청색증, 흉통 등의 증상이 나타난다.

답 ③

**흡입분만의 합병증으로 옳은 것은?**

① 두개골 압박 ② 제대 압박
③ 상박마비 ④ 안면마비
⑤ 두혈종

해설
겸자분만의 합병증 : 두개골 압박, 제대 압박, 상박마비, 안면마비

답 ⑤

**제왕절개분만의 적응증으로 옳은 것은 무엇인가?**

① 두정위 ② 둔 위
③ 거대아 ④ 임신중독증
⑤ 임신성 고혈압

해설
제왕절개술의 적응증 : 둔위, 아두골반 불균형 등

답 ②

필 / 수 / 확 / 인 / 문 / 제

**임신과 분만에 의해서 생긴 변화가 임신 전의 상태로 회복되는 6~8주간을 무엇이라고 하는가?**

① 잠재기 ② 이행기
③ 활동기 ④ 산욕기
⑤ 개구기

해설
산욕기 : 임신과 분만에 의해서 생긴 변화가 임신 전의 상태로 회복하는 기간으로 보통 6~8주간이다.

답 ④

**출산 후 나오는 질 분비물인 오로에 대한 설명으로 옳지 않은 것은?**

① 생리혈과 비슷한 냄새가 난다.
② 출산 후 5일 정도까지 나타나는 적색오로
③ 알칼리성의 질 분비물
④ 출산 후 7일에 나타나는 갈색오로
⑤ 2주에 나타나는 백색오로

해설
적색오로 : 1~3일

답 ②

**산후통은 분만 후 자궁이 수축됨에 따라 그 속에 든 불필요한 물질을 내보내고 원위치로 돌아오려는 작용으로 나타나는 것으로 훗배앓이라고 한다. 산후통이 나타나는 기간으로 옳은 것은?**

① 산후 1개월 ② 산후 2주일
③ 산후 1주일 ④ 산후 6~8주
⑤ 산후 3주일

해설
산후통 : 산후 2~3일 ~ 일주일가량 아픈 것이다.

답 ③

- 척추지주막하 마취를 한 산모는 적어도 8시간 동안 앙와위로 누워서 두통을 예방한다.
- 심호흡, 기침을 격려한다.
- 24시간 침상안정을 하며, 허락되는 대로 조기이상을 시켜 방광, 장관의 배설작용을 증진시킨다.
- 제왕절개술 이후 산모의 소변량이 30cc 이하이면 의사에게 보고한다(저혈량, 신장합병증 의심).

## 4 산욕과 산후관리

### (1) 산욕기

① 정의 : 임신과 분만에 의해서 생긴 변화가 임신 전의 상태로 회복하는 기간으로 보통 6~8주이다.

② 산욕기 신체적 변화

㉠ 자 궁

- 1,000g → 50~60g으로 자궁 수축
- 출산 후 첫 1~2일간 자궁은 제와부에서 하루에 1cm(손가락 1개) 정도 씩 뚜렷하게 하강, 3일째(제와부에서 2~3횡지 아래), 10일째(진골반 내로 하강)가 되면 대개 촉지되지 않는다.
- 자궁 회복(자궁 수축)
  - 초산모 > 경산모, 수유부 > 비수유부
  - 수유(옥시토신분비 → 자궁수축)
- 오로 : 출산 후 나오는 질 분비물
  - 알칼리성, 생리혈과 비슷한 냄새
  - 적색오로(출산~3일), 갈색오로(4~10일), 백색오로(11일~3주)
  - 오로의 양이 지나치게 많으면 분만 후 자궁 내 잔여물이 있음을 의미하고, 소량이면서 열이 있으면 산욕열을 의심, 불쾌한 냄새가 나는 것은 자궁 내 감염을 의미한다.
- 산후통(훗배앓이)
  - 산후 1주일가량 자주 아랫배가 아픈 증상으로 자궁이 수축됨에 따라 그 속에 든 불필요한 물질을 내보내고 원위치로 돌아오려는 작용 때문에 나타나는 증상이다.
  - 경산모 > 초산모
  - 통증↑ → 의사의 처방 진통제

㉡ 배뇨, 배변

- 배 뇨
  - 분만 시 시행된 마취로 신경차단, 옥시토신 투여 등으로 출산 후 요의를 느끼는 데 어려움이 있어 방광팽만, 배뇨곤란, 요정체의 위험이 증가한다.
  - 자연배뇨는 6시간 안에 돌아오는지 관찰하고 자연배뇨하지 못하면 자연배뇨를 하도록 도와주고, 그래도 배뇨하지 못하면 인공도뇨해서 정체된 소변을 배출한다.
- 배변 : 분만 전 관장, 장의 긴장도 감소, 음식섭취 부족, 탈수 등으로 2~3일까지 지연될 수 있다.

㉢ 체중 : 분만 직후 5kg 정도, 1주 후 4kg 정도 감소해 분만과 산욕기를 통해 10kg 정도 감소한다.

㉣ 근골격계 : 임신 중 분비되었던 릴락신, 프로게스테론 호르몬의 감소로 인한 체형의 변화로, 고관절을 포함한 관절통 유발, 보행 및 운동을 방해한다.

㉤ 피부계

- 복부, 얼굴 및 유두의 색소침착은 점차 엷어지고 임신선은 희미해진다.
- 다한증은 출산 후 흔히 볼 수 있는 증상으로 임신 중 저류된 체액을 임신 전 수준으로 되돌리기 위한 작용기전이다.

㉥ 내분비계

- 태반이 없어지면서 임신호르몬도 감소된다. 분만 1일 후 소변 내 융모성선자극호르몬이 거의 없으며, 1주 후 프로게스테론과 에스트로겐 등이 임신 전의 상태로 된다.
- 월경의 시작 : 비수유부(산후 5~6주 후), 수유부(산후 5~6개월 후)

㉦ 심리적인 변화

- 심리적인 원인이라기보다 출산 후 에스트로겐과 프로게스테론 호르몬의 감소에 의한 생리적 원인으로 보고 있다.
- 산후우울감 : 산후 4~5일 때 최고에 달하고, 보통 10일 후에 사라진다.
- 산후우울증 : 증상이 오래 지속되고, 심하며 치료가 필요하다.

③ 산욕기 간호관리

㉠ 회음부 간호

- 회음절개술(회음보호술)
  - 시기 : 분만 2기(태아 만출기) 발로 후 시행
  - 목적 : 아두 보호, 회음부 열상 방지, 분만 2기 단축
- 분만 후 회음부 간호
  - 첫 24시간 : 냉적용(부종, 통증↓)
  - 24시간 이후 : 온적용(좌욕, 회음부 열요법)
- 좌 욕
  - 온도 : 40℃ 정도(40~43℃)
  - 적용 : 배변 후(○), 수유 후(○), 소변 후(×)

필 / 수 / 확 / 인 / 문 / 제

**산욕기는 분만 후 6~8주간이다. 산욕기에 나타나는 정상적인 신체적인 변화로 옳지 않은 것은?**

① 임신선이 희미해진다.
② 다한증
③ 3주 후에 오로의 불쾌한 냄새
④ 분만 2일까지 지연되는 배변
⑤ 3일에 나타나는 산후통

해설
정상적인 오로는 분만 후 3주까지 배출되고, 3주 후 불쾌한 냄새가 나는 오로는 감염을 의심한다.

답 ③

**회음절개 산모에게 제공하는 좌욕에 대한 설명으로 옳지 않은 것은?**

① 프라이버시 존중을 위해 환자를 혼자 둔다.
② 배변 후, 수유 후 실시한다.
③ 좌욕 후 마른 수건으로 닦아 건조한다.
④ 하루에 2~3회 실시한다.
⑤ 40℃ 정도의 물로 한다.

해설
실신, 졸도 등의 우려가 있어 절대 환자를 혼자 두지 않는다.

답 ①

필 / 수 / 확 / 인 / 문 / 제

**회음부 열요법에 대한 설명으로 옳지 않은 것은?**

① 체위 : 배횡와위
② 산모와 치료기와의 거리는 30cm 거리를 유지한다.
③ 하루 2~3회 제공한다.
④ 1회 제공 시 10~15분 정도 제공한다.
⑤ 분만 후 24시간 이내에 바로 제공한다.

해설
분만 24시간 이후 제공한다.

답 ⑤

**모유에 대한 설명으로 옳은 것은?**

① 단백질이 많다.
② 비타민 C가 풍부하다.
③ 자연적인 배란촉진 기능
④ 당분이 풍부하다.
⑤ 초유보다는 성숙유에 항체성분이 더 풍부하다.

해설
① 분유에 단백질이 많다.
② 비타민 A가 풍부하다.
③ 자연적인 배란억제 기능이 있다.
⑤ 초유에 항체성분이 더 많다.

답 ④

- 좌욕 후 건조 : 마른 수건으로 닦는다(○), 휴지(×)
- 프라이버시를 존중한다.
- 절대 환자를 혼자 두지 않는다.
- 2~3회 · 3~4회/1일, 5~10분 · 10~15분 · 15~20분/1회

• 회음부 열요법(적외선 치료기)
- 배횡와위
- 거리 : 30~50cm
- 환자를 혼자 두지 않는다.
- 2~3회 · 3~4회/1일, 5~10분 · 10~15분 · 15~20분/1회

④ 모유수유와 유방관리

㉠ 유방의 변화
• 임신 4개월 : 전초유 분비
• 분만 2~3일 후 유방울혈 시작

㉡ 모유수유
• 산후 첫 6개월간 : 모유만 주는 완전 모유수유
• 6개월 이후 : 적절한 보충식(이유식)을 추가로 제공하면서 모유수유
• 12개월 전에 모유수유 중단한 경우 : 철분이 강화된 조제유 제공
• 장 점
- 영 아
ⓐ 위장계 성숙, 설사 · 장염 발생↓
ⓑ 중이염, 호흡기 질환 예방
ⓒ 알레르기 질환으로부터 보호
ⓓ 인지발달↑, 빠는 반사를 통해 하악 발달을 도와줌
ⓔ 급성돌연사↓
- 산 모
ⓐ 옥시토신 분비 → 자궁수축↑
ⓑ 자연적인 배란억제 기능
ⓒ 임신 전 체중으로 빠르게 회복(기초대사량↑)
ⓓ 유방암, 난소암, 자궁암↓
- 기 타
ⓐ 애착형성, 경제적, 소독이 필요 없고 세균감염으로부터 안전

– 모유와 분유 비교

| 모 유 | 분 유 |
|---|---|
| • 당분, 비타민 A↑<br>• 비타민 C, D↓<br>• 초 유<br>  – 단백질, 무기염↑<br>  – 지방, 탄수화물↓<br>  – IgA : 위장관 항체로 작용 | • 단백질↑<br>• 비타민 C↓ |

㉢ 모유수유 시의 문제점

• 함몰유두
  – 유방간호 : 초산모(임신 5개월부터), 경산모(임신 말기)
  – 유두굴리기 운동, 함몰유두 교정기

• 유방울유
  – 대개 분만 후 3~5일 발생해서 12~24시간 동안 지속
  – 급속한 호르몬 변화 → 유즙량↑
  – 간 호
    ⓐ 2시간 간격으로 수유
    ⓑ 1회 수유 : 한쪽 유방이 부드러워질 때까지
    ⓒ 수유 전 온적용, 마사지
    ⓓ 냉적용(×) : 혈관수축, 모유량↓

• 유두균열(유두열상) 시 간호
  – 1~2일 정도 모유 수유 중단
  – 규칙적(3시간 정도)으로 젖을 짜준다.
  – 비타민 A 연고, 모유를 바른다.
  – 유방 관리(모유 수유)

㉣ 수유간호

• 신생아 : 8~12회/1일
• 자주 유방을 비울수록 모유의 양↑
• 규칙적인 간격으로 수유하고, 수유 시 유방을 완전히 비운다.

필 / 수 / 확 / 인 / 문 / 제

**급속한 호르몬의 변화로 유즙량이 증가하면서 분만 후 3~5일에 발생해서 24시간 동안 지속되는 유방울유(유방울혈) 시의 간호로 옳지 않은 것은?**

① 아이에게 자주 젖을 빨게 한다.
② 유방마사지를 실시한다.
③ 온습포를 제공한다.
④ 냉습포를 제공한다.
⑤ 한쪽 유방이 부드러워질 때까지 수유한다.

해설
냉을 적용하면 혈관이 수축하여 유방울유 환자에게는 적용하지 않는다.

답 ④

**모유수유를 하고 있는 산모의 유두균열 시 간호로 옳은 것은?**

① 감염방지를 위해 항생제 연고를 발라준다.
② 유방울혈 방지를 위해 모유수유를 계속한다.
③ 유두균열 부위에 모유를 발라준다.
④ 모유수유를 완전히 중단한다.
⑤ 비타민 C 연고를 발라준다.

해설
1~2일 정도 수유를 중단하고, 중단하는 기간 동안 모유는 규칙적인 간격으로 짜주고, 비타민A 연고를 발라주거나 비타민 A 성분이 많이 들어 있는 모유를 발라준다.

답 ③

필 / 수 / 확 / 인 / 문 / 제

**분만 후 산후출혈을 보이고 있는 산모에게 가장 먼저 제공해야 하는 간호로 옳은 것은?**

① 의사나 간호사에게 즉시 보고한다.
② 자궁저부 마사지를 제공한다.
③ 의사의 처방으로 옥시토신을 투여한다.
④ 활력징후를 측정한다.
⑤ 쇼크체위를 취한다.

해설
쇼크체위를 취해 주고 의사나 간호사에게 보고한다.

답 ⑤

**분만 18시간된 산모가 39℃의 열이 날 때 예상되는 것으로 옳은 것은?**

① 산욕열
② 산후출혈
③ 정상적인 산욕반응
④ 쇼 크
⑤ 산후통

해설
분만 24시간 이내의 열은 정상적인 산욕반응이다.

답 ③

### (2) 고위험 산욕

① 산후 출혈(산욕기 사망 1위)
- ㉠ 정의 : 정상 분만 시의 출혈(200~300cc)보다 많은 500cc 이상의 출혈(질식분만 : 500cc↑, 제왕절개술 : 1,000cc↑의 출혈)
- ㉡ 원인 : 자궁의 이완(자궁 수축 ×), 거대아, 전치태반, 태반조기박리 등
- ㉢ 간 호
  - 가장 먼저 : 쇼크체위 → 의사·간호사 보고
  - 자궁저부 마사지
  - 냉적용
  - 의사 처방 : 옥시토신 투여(자궁 수축)
  - v/s 자주 체크

② 산후감염(산욕열)
- ㉠ 정의 : 출산 후 첫 24시간 이후 38℃ 이상의 열이 발생하는 것으로, 첫 24시간을 제외하고 출산 후 첫 10일 동안 최소 2회 이상 발생하는 것
- ㉡ 주요 원인균 : 연쇄상 구균
- ㉢ 치료 및 간호 : 항생제 투여, 파울러 체위로 오로배출 증진, 자궁수축제 투여, 좌욕, 수분섭취 권장, 충분한 휴식

# 아동간호

## 1 성장과 발달

### (1) 아동간호의 정의

아동이 가정과 지역사회 안에서 신체적·인지적·사회·정서적으로 건강하게 성장 발달하도록 촉진하는 것

### (2) 성장, 성숙, 발달

① 성 장

㉠ 양적인 변화, 양적인 증가, 신체의 일부 또는 전체가 증가하는 것

㉡ 측정가능(예 키, 몸무게)

② 성 숙

㉠ 시간 또는 연령에 따른 개체변화, 유전적 소인에 영향을 받음

㉡ 목가누기(2~3개월), 뒤집기(4~5개월), 앉기(6개월), 기기(7~8개월), 걷기(돌 이후)

③ 발 달

㉠ 질적인 변화, 기술과 기능에 있어서의 점진적인 증가

㉡ 측정 불가능

㉢ 환경의 영향을 많이 받는다.

㉣ 성장 + 성숙 + 학습

㉤ 성장·발달은 일생동안 일어나는 변화의 총합, 인간과 환경과의 역동적 관계에서 발생하는 양적, 질적인 변화

### (3) 성장발달의 원리

① 양적인 증가(성장), 질적인 증가(발달)

② 방향성

㉠ 두미발달 : 머리 → 발끝 방향으로 발달

㉡ 근원발달 : 중심 → 말초 방향으로 발달

㉢ 큰 근육 → 작은 근육 순서로 발달

---

필 / 수 / 확 / 인 / 문 / 제

기술과 기능에 있어서의 점진적인 증가, 환경의 영향을 많이 받는 질적인 변화를 의미하는 것은?

① 성 장 ② 성 숙
③ 발 달 ④ 환 경
⑤ 분 화

해설

발달 : 질적인 변화로 기술과 기능에 있어서의 점진적인 증가를 의미하며 발달은 환경의 영향을 많이 받는다.

답 ③

성장발달의 원리로 옳지 않은 것은?

① 일반적인 것에서 특수한 것으로 발달한다.
② 두에서 미로 발달한다.
③ 부분적인 것에서 전체적인 것으로 발달한다.
④ 개인차가 있다.
⑤ 중심에서 말초로 발달한다.

해설

전체적인 것에서 부분적인 것으로 발달한다.

답 ③

필 / 수 / 확 / 인 / 문 / 제

성격의 구조를 Id, Ego, Superego로 나누고 설명한 학자는 누구인가?

① 프로이트 ② 에릭슨
③ 피아제 ④ 콜버그
⑤ 설리번

해설
프로이트는 성격의 구조를 이드, 에고, 슈퍼에고로 나누고 설명하였다.

답 ①

프로이트의 심리·성적 발달이론 중 영아기의 쾌감의 근원은 어디인가?

① 항문괄약근 ② 구강(입)
③ 남 근 ④ 생식기
⑤ 잠복기

해설
영아기 : 구강(입)이 쾌락의 근원이다.

답 ②

프로이트의 심리·성적 발달이론 중 배설을 참는 것과 배설하는 데에 기쁨을 느끼며, 배변훈련을 하는 시기는 어느 시기인가?

① 영아기 ② 유아기
③ 학령전기 ④ 학령기
⑤ 청소년기

해설
유아기 : 쾌감대가 항문부위로 배설을 참는 것과 배설하는 데서 기쁨을 느끼며 배변훈련을 하는 시기이다.

답 ②

㉣ 전체적 활동 → 부분적 활동으로 분화
㉤ 일반적인 면 → 특수한 면으로 발전

③ 개인차가 있다.
④ 결정적인 시기(발달의 최적의 시기)
⑤ 비가역적인 변화
⑥ **연속성** : 일생을 통해서 지속됨
⑦ **복합성** : 유전, 환경, 학습, 지능, 정서

## (4) 성장발달 이론

① 프로이트의 심리·성적발달

㉠ 성격의 구조
- Id(이드) : 원시적이고 본능적인 부분, 쾌락
- Ego(에고) : 자아, 현실감을 바탕으로 욕구를 연기하는 현실원칙 추구, Id와 Superego 조절
- Superego(슈퍼 에고) : 초자아, 부모나 그 외의 외부의 영향으로부터 얻어지는 양심, 가치, 도덕적 기능

㉡ 프로이트의 성장발달 이론
- 영아기(~12개월)
  - 구강기 → 구강(입)이 쾌락의 근원
  - 영아는 빨고, 물고, 씹는 구강활동을 통해서 가장 큰 만족감을 얻는다.
- 유아기(1~3세)
  - 항문기 → 쾌감대가 항문부위
  - 배설을 참는 것과 배설하는 데에서 기쁨을 느끼며, 이 시기의 배변훈련은 아동의 성격에 지속적인 영향을 미친다.
- 학령전기(4~6세)
  - 남근기 → 생식기가 즐거움의 대상
  - 아동은 성별의 차이를 알며, 동성의 부모를 경쟁자로 느끼며, 남근선망, 거세 불안 등이 나타난다.
    ⓐ 남아 : 오이디푸스 콤플렉스, 여아 : 엘렉트라 콤플렉스
    ⓑ 극복 : 동성부모 같이 되고자 함(동일시)으로써 성정체성 형성(성역할 인식), 초자아(양심, 도덕)발달
- 잠복기(잠재기, 6~12세) : 일상생활에서 성적 관심이 줄어들고 신체적, 정신적 활동력이 지식획득과 활발한 놀이로 전환된다.
- 생식기(12세 이상) : 생식기의 성숙, 성호르몬 분비와 함께 사춘기가 시작된다.

② 에릭슨의 사회・심리적 관점

인생의 8단계 동안 자아에 미치는 사회적, 문화적 영향을 강조

㉠ 영아기(~12개월)
- 신뢰감 – 불신감
- 일관성 있고 사랑이 담긴 어머니의 돌봄이 신뢰감을 발달시키는 주요 요소

㉡ 유아기(1~3세)
- 자율성 – 수치감
- 보행 등의 기술사용, 신체와 환경에 대한 증가된 조절력이 중심이 된다.

㉢ 학령전기(4~6세)
- 주도성 – 죄의식
- 활발하고 적극적인 행동, 진취적, 솔선감 촉진

㉣ 학령기(6~12세)
- 근면성 – 열등감
- 아동은 과업에서 인정받기를 원한다. 다른 사람과의 사회적 관계에서 결정적인 시기이며, 사회적 접촉에 실패했을 때 열등감이 생긴다.

㉤ 청소년기(12~18세)
- 자아정체감 – 혼돈
- 나에 대한 인식이 개발되기 시작하고 이차성징이 나타나는 시기로, 부모로부터 독립 욕구가 증가하며 자신의 신념을 갖는다.

㉥ 성인초기(18~40세)
- 친밀감 – 고립감
- 부모로부터 독립해서 새로운 가정을 형성하는 시기로, 동성 또는 이성과의 가까운 관계를 경험함으로써 친밀감, 결속감을 자각한다.

㉦ 중년기(40~64세)
- 생산성 – 침체감
- 인생에서 가장 생산적인 시기로 일을 통해 아이디어와 물건을 생산하고 결혼을 통해 자녀양육의 책임감을 갖는 시기

㉧ 노년기(65세 이상)
- 자아통합 – 절망감
- 신체적 능력과 건강이 쇠약해지고 은퇴를 수용하고 인생의 성취에 대한 자아통합을 형성하는 시기

③ 피아제의 인지발달 관점 : 아동의 사고 발달과정

㉠ 감각운동기(~2세) : 대상의 영속성 개념 획득

㉡ 전조작기(~7세) : 자기중심적 사고, 물활론, 마술적 사고, 상상놀이, 언어 발달

㉢ 구체적 조작기(~11세) : 보존개념 획득, 구체적 조작 가능

㉣ 형식적 조작기(12세~) : 추상적 사고, 상징적 사고, 가설적 문제 해결 가능

필 / 수 / 확 / 인 / 문 / 제

**에릭슨의 사회・심리적 발달이론에서 일관성 있는 돌봄이 발달시키는 주요 요소인 신뢰감이 발달하는 시기는?**

① 영아기 ② 유아기
③ 학령전기 ④ 학령기
⑤ 청소년기

해설
영아기 : 신뢰감을 형성하는 시기이고 신뢰감이 형성되지 못하면 불신감이 형성된다.

답 ①

**보행 등의 기술을 사용하면서 신체와 환경에 대한 증가된 조절력으로 자율성이 형성되는 시기는?**

① 영아기 ② 유아기
③ 학령전기 ④ 학령기
⑤ 청소년기

해설
유아기 : 유아기는 자율성이 형성되는 시기고 자율성이 형성되지 않으면 수치감이 형성된다.

답 ②

**피아제의 인지발달단계 중 무생물에도 생명이 있다고 생각하는 물활론이 발달하는 시기는?**

① 감각운동기
② 전조작기
③ 구체적 조작기
④ 형식적 조작기
⑤ 특수 조작기

해설
전조작기(2~7세) : 자기중심적 사고, 물활론, 마술적 사고, 상상놀이, 언어발달

답 ②

필 / 수 / 확 / 인 / 문 / 제

일생 중 성장률이 가장 빠른 시기는 언제인가?

① 영아기 ② 유아기
③ 학령전기 ④ 학령기
⑤ 청소년기

해설
일생 중 신체적 성장이 가장 빠른 시기는 영아기이다.

답 ①

오이디푸스 콤플렉스가 생기는 시기이며, 여성과 남성의 성역할을 인식하는 성정체감이 형성되는 시기는?

① 영아기 ② 유아기
③ 학령전기 ④ 학령기
⑤ 청소년기

해설
학령전기 : 남아는 오이디푸스 콤플렉스, 여아는 엘렉트라 콤플렉스가 형성되는 시기이며 여성과 남성의 성역할을 인식하는 성정체감이 형성되는 시기이다.

답 ③

아동의 영양과 성장발달의 가장 좋은 총체적 지표는 무엇인가?

① 두 위 ② 흉 위
③ 신 장 ④ 체 중
⑤ 놀 이

해설
체중 : 영양과 성장의 가장 좋은 총체적 지표이다.

답 ④

④ 콜버그(Kolberg)의 도덕적 발달
  ㉠ 1단계 : 외부의 보상과 처벌에 의한 도덕적 행위
  ㉡ 2단계 : 자신과 가족을 만족시켜 욕구 충족시키는 수단
  ㉢ 3단계 : 대인관계의 조화, 관습에 맞는 행동을 하는 도덕
  ㉣ 4단계 : 법, 질서를 준수하는 것으로의 도덕
  ㉤ 5단계 : 사회 계약 정신으로서의 도덕
  ㉥ 6단계 : 보편적 인간의 존엄성, 정의, 양심에 의한 도덕

### (5) 아동의 시기별 특징

① 영아기
  ㉠ 구강기(입)
  ㉡ 신뢰감 ↔ 불신감
  ㉢ 일생 중 신체적 성장이 가장 빠른 시기(영아기 > 사춘기)
  ㉣ 영아사망 1위 : 선천성 기형
② 유아기
  ㉠ 항문기(항문의 괄약근) : 대소변 가리기
  ㉡ 자율성 ↔ 수치심
  ㉢ 유아 사망 1위 : 사고
③ 학령전기
  ㉠ 남근기
  ㉡ 주도성 ↔ 죄의식
  ㉢ 신경계 발달이 많음(학습에 중요한 시기)
  ㉣ 남(오이디푸스 콤플렉스), 여(엘렉트라 콤플렉스)
  ㉤ 동일시, 성정체감, 초자아, 도덕성, 양심 형성
④ 학령기
  ㉠ 잠복기
  ㉡ 근면성 ↔ 열등감
  ㉢ 림프조직 성장(12세에 최고)

### (6) 성장발달의 지표

① 체 중
  ㉠ 영양과 성장의 가장 좋은 총체적 지표
  ㉡ 신생아 : 출생 시 평균 체중 3.2kg
  ㉢ 미숙아 : 2.5kg 이하
  ㉣ 3개월 : 출생 시 체중의 2배, 12개월 : 출생 시 체중의 3배 성장

② 신 장

㉠ 앙와위 누워 있는 상태에서 측정(24~36개월까지 아동에게 적용)

㉡ 12개월 : 출생 시의 1.5배 성장, 4~5세 : 출생 시의 2배

③ 머리둘레(두위) : 뇌의 발달을 평가하는 지표

㉠ 출생 시 두위 : 약 35cm

㉡ 양 눈썹 → 귀 윗부분 → 두개골 뒷부분 후두융기를 둘러 가장 큰 둘레 측정

㉢ 뇌 발육지연이나 뇌수종 같은 질환을 조기 발견하는 데 도움이 되다.

④ 흉 위

㉠ 생후 1년까지 측정, 생후 1년까지는 흉위가 두위보다 작다(흉위 < 두위)

㉡ 1세 이후에는 흉위가 커짐

## (7) 놀 이

놀이 통해서 신체적, 사회적, 정서적, 인지적 기능 등이 증가

① 영아기 : 감각놀이(시각, 청각 등의 감각 : 모빌, 딸랑이), 단독놀이

② 유아기 : 평행놀이(비슷한 장난감을 갖고 놀지만 다른 아동과 함께 노는 것이 아니라 다른 아동 곁에서 놀고 있는 것으로 주위 아동이 사용하고 있는 것과 비슷한 놀이를 한다)

③ 학령전기 : 연합놀이(친구와 같이 놀기는 하지만 공동의 목표, 조직은 없으며, 각자 자신의 요구에 따라 행동을 한다)

④ 학령기 : 협동놀이, 규칙놀이, 팀 놀이, 동성끼리 어울린다.

## (8) 생리기능(v/s, 활력징후)

| 구 분 | 성 인 | 신생아(아동) |
|---|---|---|
| 체 온 | 36.5℃ | 36.5~37.5℃ |
| 맥 박 | 60~80회/분 | 120~160회/분 |
| 호 흡 | 12~20회/분 | 35~50회/분 |
| 혈 압 | 120/80mmHg<br>110/70mmHg | 70/40mmHg(최고혈압 : 80~90) |

① 성인 : 체온 → 맥박 → 호흡 → 혈압

② 아동 : 호흡 → 맥박 → 체온 → 혈압

필 / 수 / 확 / 인 / 문 / 제

**다른 아동 곁에서 놀고 있고 비슷한 장난감을 가지고 놀지만 다른 아동과 함께 놀지는 않는 시기는 언제인가?**

① 영아기 ② 유아기
③ 학령전기 ④ 학령기
⑤ 청소년기

해설

유아기 : 평행놀이(옆의 아이와 비슷한 장난감을 갖고 놀지만 다른 아동과 함께 노는 것이 아니라 다른 아동 곁에서 놀고 있는 것이다)

답 ②

**신생아의 활력징후에 대한 소견으로 정상 범위에 들지 않는 것은?**

① 호흡 40회/분
② 체온 37℃
③ 맥박 130회/분
④ 혈압 110/70mmHg
⑤ 호흡 50회/분

해설

혈압 : 70/40mmHg

답 ④

필 / 수 / 확 / 인 / 문 / 제

**천문은 두개골들의 결합지점에 대한 개구부이다. 천문에 대한 설명으로 옳지 않은 것은?**

① 아기가 울거나 기침 시, 긴장 시 천문이 융기되면 뇌압상승을 의미한다.
② 천문이 함몰되면 탈수를 의미한다.
③ 대천문은 전두골과 두정골 사이에 있고 마름모 모양이다.
④ 소천문은 2개월 정도에 폐쇄된다.
⑤ 대천문의 폐쇄기기와 대변 훈련시기와 일치한다.

해설

천문이 융기되는 것은 뇌압상승의 증상이나 울거나 기침 시, 긴장 시 천문이 팽창되는 것은 정상이다.

답 ①

**대변 훈련시기와 같은 대천문 폐쇄시기는 언제인가?**

① 12~18개월
② 6~8주
③ 24개월
④ 3~4세
⑤ 출생 직후

해설

대천문 폐쇄시기, 대변 훈련시기 : 12~18개월

답 ①

## (9) 아동의 신체검진

① 전반적인 외양, 피부
② 머리 : 천문과 봉합선, 머리표면의 모양과 부종
㉠ 대천문
- 전두골 + 두정골
- 마름모(다이아몬드)
- 융기되면 뇌압상승(울고 난 후의 융기는 정상)
- 함몰되면 탈수
- 대천문 폐쇄 : 12~18개월(대변 훈련시기와 일치)

**TIP**

**대소변 훈련**
- 대변훈련 : 12~18개월
- 소변훈련 : 24개월
- 밤에 소변 가리기 : 3~4세
- 야뇨증(심리적 요인)

㉡ 소천문
- 두정골 + 후두골
- 삼각형 모양
- 소천문 폐쇄 : 6~8주

③ 눈
㉠ 시력검사
㉡ 3~4개월까지 양안시 발달, 4~6개월 사시가 정상적으로 나타날 수 있고, 6~7세 아동은 1.0 정도의 시력을 보임
④ 귀 : 외부모양, 내부구조(이경)
⑤ 코 : 시진, 후각검사
⑥ 구강과 인후 : 시진(구강점막, 치아)
⑦ 가슴 : 모양, 늑골, 흉골, 움직임
⑧ 심장 : 시진(늑골강 대칭), 촉진(심첨부 박동 등), 청진(심음)
⑨ 복부 : 시진(모양), 청진(연동운동, 장음), 타진, 촉진(표면, 심층)
⑩ 신경학적 사정
㉠ 소뇌기능 : 균형과 조정, 신체 움직임
㉡ 반사 : 반사의 소실, 심부건 반사가 과도하면 대뇌 손상의 결과
㉢ 뇌신경 : 혀의 움직임, 구토반사, 연하 등

## 2 신생아

① 신생아의 특성

㉠ APGAR 점수 : 분만 2기(태아 만출기)에 신생아 간호 중 신생아 상태 평가로 태아가 완전히 만출 후 1분, 5분 후에 측정 → 가장 먼저 관찰할 사항은 호흡

| 구 분 | 0 | 1 | 2 |
|---|---|---|---|
| 호흡(울음소리) | × | 미약한 울음 | 힘차게 운다. |
| 심박동(맥박) | × | 100회/1분↓ | 100회/1분↑ |
| 피부색(혈액순환) | 몸통, 사지 : 청색 | 몸통(분홍), 사지(청색) | 몸통, 사지 : 분홍 |
| 근긴장도 | 축 늘어져 있음 | 사지 : 약간 굴곡된 상태 | 잘 굴곡됨 |
| 반사상태(신경계) | 반응 없음 | 약간 반응 | 잘 반응 |

㉡ 10점 : 만점, 7점 이상 : 양호, 4~6점 : 중등도의 곤란, 3점 이하 : 신속한 조치 필요

② 활력징후 측정

㉠ 호흡 : 35~50회/분

㉡ 맥박 : 120~160회/분

㉢ 체온 : 36.5~37.5℃

㉣ 혈압 : 70/40mmHg(최고혈압 : 80~90mmHg)

③ 생리적 기능

㉠ 생리적 체중감소

- 출생 후 3~4일부터 수일간 나타남(정상)
- 출생 시 체중의 5~10% 감소
- 원인 : 섭취량 < 배설량

㉡ 생리적 황달

- 출생 후 2~3일에 나타났다가 약 7일 후 없어진다.
- 생리적 황달은 특별한 치료가 필요 없다.
- 만약 24시간 이내에 나타나는 황달은 용혈성 황달이므로 즉시 의사에게 보고한다.

**TIP**

신생아의 생리적 황달
- 신생아 적혈구 수명 60~80일(성인 : 약 120일)
- 빌리루빈↑
- 간 기능 미숙으로 빌리루빈 처리↓
- 신생아의 55~75%에서 나타남

**필 / 수 / 확 / 인 / 문 / 제**

**출생 1분, 5분에 측정하는 아프가 점수의 5가지 항목에 해당하는 것으로 옳은 것은?**

① 체 온　② 신 장
③ 체 중　④ 두 위
⑤ 근긴장도

해설
아프가 점수 : 호흡, 심박동, 피부색, 근긴장도, 반사상태

답 ⑤

**아프가 점수를 측정하려고 한다. 다음 조건에 맞는 점수는 어떤 것인가?**

- 미약한 울음소리
- 맥박 : 88회/분
- 피부색 : 몸통 – 분홍색, 사지 – 청색
- 팔다리가 잘 굴곡됨
- 바빈스키 반사에 잘 반응함

① 4점　② 5점
③ 6점　④ 7점
⑤ 8점

해설
미약한 울음소리(1점), 맥박 : 88회/1분(1점), 몸통 – 분홍색, 사지 – 청색(1점), 팔다리가 잘 굴곡됨(2점), 바빈스키 반사에 잘 반응함(2점)

답 ④

**신생아의 55~75%에서 정상적으로 나타나는 생리적 황달이 나타나는 시기는 언제인가?**

① 생후 24시간 이내
② 생후 2~3일
③ 출생 즉시
④ 생후 2주후
⑤ 생후 4주후

해설
생리적 황달 : 출생 후 2~3일에 나타났다가 약 7일 후 없어진다.

답 ②

필 / 수 / 확 / 인 / 문 / 제

출생 후 처음 보는 변인 태변에 대한 설명으로 옳지 않은 것은?

① 암록색, 암갈색
② 냄새가 없다.
③ 4~14일에 나타난다.
④ 분만 시 태변이 양수에 섞여 있다면 태아의 저산소증을 의미한다.
⑤ 2일에도 변이 배출이 되지 않으면 항문기형을 의심한다.

해설
태변 : 출생~3일 정도까지 배출한다.

답 ③

아동의 신경계의 정상상태를 나타내는 신경계 반사 중 가장 늦게 소실되는 반사는 무엇인가?

① 빠는 반사
② 파악 반사
③ 모로 반사
④ 긴장성 목 반사
⑤ 바빈스키 반사

해설
바빈스키 반사 : 10~16개월에 소실된다.

답 ⑤

ⓒ 위장계
- 위 식도하부괄약근의 미숙으로 잘 토하므로 수유 후 꼭 트림을 시킨다.
- 제대 : 출생 후 24시간 이내의 출혈, 24시간 후 감염증상을 관찰하고 매일 알코올(70~75%)로 소독하고 건조

ⓒ 태 변
- 태 변
  - 출생 후 처음 보는 변으로 8~24시간에 배출
  - 암록색 또는 암갈색, 끈적끈적, 냄새 없음, 3일 정도 배출
  - 분만 시 태변이 양수에 섞여 있거나, 제대에 묻어 있다면 즉시 조치 필요(태아의 저산소증)
  - 24시간 안에 첫 변이 안 나오면 항문기형(밀폐항문)을 의심
- 이행변(4일~14일) : 비교적 묽고 점액을 포함한 녹황색변
- 정상변(2주 이후)

ⓡ 비뇨생식계
- 배뇨는 출생 시 이미 시작되었으며 출생 후 첫 배뇨는 출생 직후 하게 됨
- 여 아
  - 대음순이 크고, 부종이 있고, 소음순을 완전히 덮고 있다.
  - 모체호르몬의 영향 → 가성월경, 마유
- 남아 : 잠복고환 → 고환 하강 여부를 확인하기 위해 음낭을 촉진해 사정

ⓜ 신경계 : 자극에 대해 본능적인 반사 운동을 보이며 정상반사는 신경계의 정상기능을 나타낸다.
- 빠는 반사(흡철 반사) : 무엇이나 입술에 넣으면 빠는 동작
- 잡는 반사(파악 반사) : 손 안에 어떤 물체라도 놓아주면 꼭 쥐었다 놓음
- 헤적이 반사(Rooting Reflex, 포유반사) : 입 주위를 자극하면 그것을 향해 고개, 입을 돌림
- 모로 반사(포옹 반사) : 큰소리나 신체 위치의 갑작스러운 변화에 의해 야기되는 반사로, 발바닥은 안쪽으로 양쪽 발가락이 닿고 손바닥, 손가락은 활짝 펴며 팔은 포옹하는 자세가 된다. 출생 시 뇌손상, 쇄골골절 시 나타나지 않는다.
- 긴장성 목 반사(Tonic Neck Reflex) : 신생아의 등을 바닥에 닿도록 뉘여 놓은 상태에서 아기의 머리를 한쪽으로 돌리면, 돌리는 쪽의 팔과 다리는 펴고 반대쪽의 팔과 다리는 구부린다.
- 바빈스키 반사 : 발바닥을 뒤꿈치에서 발가락 쪽으로 가볍게 긁으면 발가락이 과신전된다(10~16개월에 가장 늦게 소실).

ⓑ 감각계

- 촉각 : 출생 시 가장 강하게 발달, 입술・혀・귀 등이 제일 예민하다.
- 시각 : 가장 늦게 발달함. 양안시가 3~4개월까지 발달, 생리적 사시는 6개월까지 나타난 후 사라진다(6개월 이후까지 나타나면 치료필요).
- 청각 : 출생 시 청각은 잘 발달되어 있고, 3~7일에 예민해져 4주가 되면 엄마 목소리에 반응을 한다.
- 미각 : 맛을 구별하는 능력이 있어 단맛 선호, 쓴 것이나 신 것에는 찡그린 반응을 한다.
- 후각 : 일반적으로 잘 발달되어 있지 않으나 모유 냄새에 반응을 나타내어 엄마의 모유냄새를 구별할 수 있다.

ⓢ 면역계 : 모체로부터 받은 (태반)면역력은 6개월이 지나면 없어져 항체가 급격하게 감소하여 정기적인 예방접종은 신생아의 감염예방을 위해 매우 중요하다.

ⓞ 수면 : 16~20시간/1일, 3~4시간 자고 나서 깨었다가 다시 자는 것을 반복, 자라면서 점차 깨어 있는 시간이 길어지고 수면시간이 줄어들며 낮보다 밤에 오래 자게 된다.

### (2) 국가예방접종

① B형간염 : 3회 접종(0, 1, 6개월)
② 결핵(BCG) : 생후 4주 이내 접종
③ DTaP(디프테리아, 파상풍, 백일해) : 3회 접종(2, 4, 6개월), 추가접종(15~18개월, 4~6세)
④ 폴리오(소아마비) : 3회 접종(2, 4, 6개월), 추가접종(4~6세)
⑤ 폐렴구균 : 3회 접종(2, 4, 6개월), 추가접종(12~15개월)
⑥ 뇌수막염(b형 헤모필루스 인플루엔자) : 3회 접종(2, 4, 6개월), 추가접종(12~15개월)
⑦ MMR(홍역, 볼거리, 풍진) : 1회 접종(12~15개월), 추가접종(4~6세)
⑧ 수두 : 1회 접종(12~15개월), 추가접종(4~6세)
⑨ 일본뇌염
　㉠ 생백신 : 1회 접종(12~24개월), 추가접종(12개월 후)
　㉡ 사백신 : 3회 접종(12~24개월, 1주일 후, 12개월 후), 추가접종(6세, 12세)
⑩ 인플루엔자 : 매년 접종(우선접종권장 대상자)

**필 / 수 / 확 / 인 / 문 / 제**

**아동의 감각발달에 대한 설명으로 옳지 않은 것은?**

① 출생 시 가장 먼저 발달하는 것은 시각이다.
② 단맛을 선호한다.
③ 모유냄새에 반응을 한다.
④ 생리적인 사시는 6개월까지 나타날 수 있다.
⑤ 4주가 되면 엄마의 목소리에 반응한다.

해설
출생 시 가장 먼저 발달하는 것은 촉각이다.

답 ①

**국가예방접종 중 가장 먼저 해야 하는 예방접종은 무엇인가?**

① DTaP　② BCG
③ MMR　④ B형간염
⑤ 일본뇌염

해설
B형간염 : 기본접종(0, 1, 6개월에 3회 접종한다)

답 ④

필 / 수 / 확 / 인 / 문 / 제

**미숙아로 태어나서 보육기에 있는 신생아에게 제공하는 간호로 옳지 않은 것은?**

① 2시간마다 점검한다.
② 산소농도를 30~40%로 유지한다.
③ 매일 청소한다.
④ 보육기 안에서 매일 체중을 측정한다.
⑤ 보육기를 자주 열어서 미숙아의 상태를 사정한다.

해설
보육기 여는 횟수를 최소화해 감염을 방지한다.

답 ⑤

**신생아 간호 시 즉시 의사나 간호사에게 보고해야 하는 상태는 무엇인가?**

① 생후 24시간 이내의 황달
② 생후 3~7일의 체중감소
③ 생후 2~3일의 생리적 황달
④ 생후 4주의 대천문, 소천문
⑤ 160회/분의 맥박수

해설
생후 24시간 이내의 황달은 용혈성 황달로 즉시 의사나 간호사에게 보고해야 한다.

답 ①

### (3) 신생아 간호

① 실내온도, 습도(신생아, 미숙아, 성인, 노인 비교)

| 구 분 | 성 인 | 노 인 | 정상 신생아 | 보육기<br>(인큐베이터) |
|---|---|---|---|---|
| 실내<br>온도 | 20±2℃ | • 체온조절 능력↓<br>• 22~24℃ | • 체온조절능력 미약<br>• 24~26℃ | • 체온조절능력 더 미약<br>• 29~32℃ |
| 실내<br>습도 | 40~60% | 50~60% | 50~60%<br>(55~65%) | 55~65% |
| 그 외 | – | – | – | • 산소 : 30~40%(고농도 : 실명)<br>• 매일 청소<br>• 매일 체중측정(보육기 안에서)<br>• 보육기 여는 횟수 최소화(감염방지, 열량소모 최소화)<br>• 2시간마다 점검 |

② 호흡유지

㉠ 출생 직후 간호 : 구강내용물 흡인(점적기, 카테터) → 분비물 배출(기도폐쇄 방지)

㉡ 출생 후 24시간 이내의 간호

- 머리를 낮추고 고개를 옆으로 돌려 눕힌다(분비물 배출).
- 제대부위 출혈 관찰, 태변 배설 유무 관찰

**TIP**

**신생아 간호 시 즉시 보고할 이상 소견**
- 호흡 시 흉곽함몰
- 생후 24시간 이내의 황달
- 기저귀의 붉은 변

③ 체온유지 : 신생아 체온조절능력 미약 → 보온유지

④ 감염방지

㉠ 손 씻기(가장 중요, 가장 기본적)

㉡ 제대소독(70~75% 알코올), 파상풍 예방

㉢ 신생아에게 임균성 안염 예방

- 1% 질산은($AgNO_3$) 점안, 1% 테트라사이클린 · 0.5% 에리스로마이신 안연고

㉣ 간 기능 미숙으로 지용성 비타민을 저장 못함(응고인자 생성 부족)

- 출혈 경향
- 분만 전 산모에게, 출산 후 신생아에게 비타민 K 주사

㉤ 목 욕

- 40℃ 정도(38~40℃) → 팔꿈치를 담가본다.
- 두 → 미의 방향, 눈(안쪽 → 바깥쪽)
- 일정한 시간대에 한다.
- 목욕 후 → 수유
- 태지는 제거하지 않는다.
- 5~10분 이내로 실시
- 목욕 후 → 옷 입히고 → 기저귀
- 파우더를 사용하지 않는다.

⑤ 영양공급 : 금식 → 보리차 → 설탕물(글루코오스) → 수유

| 구 분 | 정상 신생아 | 미숙아 |
|---|---|---|
| 금 식 | 6~12시간 | 1~3일 |
| 보리차 | 보리차 | 보리차 |
| 설탕물(글루코오스) | 글루코오스(포도당) | 글루코오스(포도당) |

## (4) 수 유

① 모 유

㉠ 당분(포도당)·비타민 A↑, 비타민 C·비타민 D↓

㉡ 자연 배란억제 기능(월경시작 : 출산 후 5~6개월)

㉢ 15~20분/1회, 3시간 간격

㉣ 초 유

- 노란색
- 단백질, 무기염↑
- 지방, 탄수화물↓
- IgA(위장관 항체로 작용)

| 전초유 | 초유(초유는 반드시 먹이도록 한다) | 성숙유 |
|---|---|---|
| 임신 4개월 | • 분만 2~3일 후 분비<br>• 면역, 항체, 호르몬 함유, 소화촉진, 태변의 배설촉진 등 | |

② 분 유

㉠ 단백질↑, 비타민 C↓

㉡ 젖병소독 : 자비소독

㉢ 안아서 수유, 수유 후 트림(중이염, 흡인성 폐렴, 젖병 충치 예방)

③ 모유수유 금기증

㉠ 모체측의 원인 : 급성 간염, 만성질환(심한 당뇨, 결핵, 심한 빈혈 등), 유선염, 산욕기 염증, 패혈증, 산모의 약물중독 등

㉡ 아기 측의 원인 : 토순, 구개파열, 조산아(빠는 힘이 부족할 때), 모유 알레르기가 있을 때 등

필 / 수 / 확 / 인 / 문 / 제

**신생아 목욕에 대한 설명으로 옳지 않은 것은?**

① 40℃ 정도의 물을 사용한다.
② 일정한 시간대에 한다.
③ 10분 이내로 한다.
④ 목욕 후 바로 기저귀를 채운다.
⑤ 두에서 미의 방향으로 한다.

해설
목욕 후 옷을 입히고 기저귀를 채운다.

답 ④

**모유수유를 할 수 없는 모체 측의 원인으로 알맞은 것은?**

① 유방염
② 모유알레르기
③ 토 순
④ 산후 우울증
⑤ 유선염

해설
모유수유의 금기증 : 모체측 원인 – 급성 간염, 유선염, 패혈증, 산모의 약물중독 등

답 ⑤

필 / 수 / 확 / 인 / 문 / 제

**토순 수술 환아에게 제공하는 간호로 옳은 것은?**

① 빨대를 이용하여 수유한다.
② 울리지 않도록 한다.
③ 전신 보호대를 사용해 수술부위를 보호한다.
④ 젖병을 사용해 수유한다.
⑤ 놀이 젖꼭지를 물려 준다.

해설
① 빨대를 사용하지 않는다.
③ 장갑 보호대, 팔꿈치 보호대를 사용한다.
④ 점적기를 사용하여 먹인다.
⑤ 놀이 젖꼭지를 물리지 않는다.

답 ②

**신생아가 중독성 홍반에 걸렸을 때 제공해야 하는 간호로 옳지 않은 것은?**

① 비누로 깨끗이 씻어 준다.
② 파우더는 바르지 않는다.
③ 감염예방을 위해 항생제 연고를 발라준다.
④ 공기에 자주 노출시킨다.
⑤ 기저귀를 자주 갈아준다.

해설
이차 감염이 발생하면 항생제 연고를 발라준다.

답 ③

## (5) 신생아 질환

① 선천성 기형
- ㉠ 구순열(토순) : 입술이 찢어진 것 → 100일 이내 수술
- ㉡ 구개열
  - 입천장이 찢어진 것 → 18~24개월경에 수술
  - 임신 2주~7주에 입술, 구개형성시기에 조직이 달라붙지 않거나 약하게 달라붙어 발생
- ㉢ 구순열, 구개열 수술 후 간호
  - 봉합이 터지지 않도록 한다(울리지 않고 젖병, 빨대 사용하지 않는다).
  - 점적기를 사용하여 먹인다.
  - 장갑 보호대, 팔꿈치 보호대 사용하여 수술부위 보호
- ㉣ 밀폐항문(항문직장 기형) : 출생 후 24~36시간 이내 태변 배설을 확인
- ㉤ 선천성 풍진아(임신 3개월 이내에 수직감염) : 소두증, 백내장, 난청, 심장질환
- ㉥ 소두증 : 뇌 성장과 발달이 안 되고 지능이 낮다. 특별한 치료법은 없다.
- ㉦ 다운증후군 : 21번째 염색체가 3개인 선천성 기형, 35세 초산모에게 많이 발생

② 출생 시 손상
- ㉠ 흡입분만
  - 두부손상 : 산류, 두혈종, 두개내 출혈
  - 주형 : 질식 분만 시의 압력으로 봉합이 좁아지거나 겹쳐지는 것
  - 산류 : 분만 시 압력으로 인한 두개 선진부 연조직의 부종
  - 두개내 출혈 : 비타민 K 주사
  - 자연치유, 자연흡수
- ㉡ 겸자 분만
  - 두개 압박, 안면마비, 상박마비, 쇄골골절, 제대압박
  - 쇄골골절 : 출생 시 가장 흔한 손상

③ 감 염
- ㉠ 중독성 홍반(기저귀 발진)
  - 흔한 신생아 발진, 생후 2일 이내에 30% 신생아에게 나타남. 손바닥, 발바닥을 제외한 어느 부위에나 나타난다.
  - 간 호
    - 비누로 깨끗이 씻어 준다.
    - 공기에 자주 노출시키고 건조시킨다.
    - 파우더는 바르지 않는다.
    - 이차 감염 발생 시 항생제연고
    - 기저귀를 자주 갈아준다.

㉡ 칸디다증(진균, 곰팡이균)

• 아구창

- 분만 시 산도를 통해 감염되거나 오염된 손, 젖병, 젖꼭지 등에 의해 감염
- 혀의 백태(제거하지 않는다. → 출혈 발생)
- 수유 후 1% 젠티안 바이올렛을 도포한다.
- 젖병을 따로 분리해서 20분 이상 자비소독(개별기구 사용)

• 칸디다성 기저귀 발진

㉢ 임균성 안염

㉣ 파상풍

• 원인 : 소독되지 않은 기구로 제대 절단
• 증상 : 아관긴급, 조소, 후궁반장
• 치료 : 항독소 · 항생제 주사, 질식예방, 산소공급, 병실은 어둡고 조용하게 해줌

㉤ 패혈증 : 혈류의 박테리아 감염으로 전신증상을 나타내는 질환

④ 선천성 대사이상질환

조기진단을 위해 생후 2~7일 혈액검사

㉠ 갑상선기능저하증 : 아동(크레틴병), 합병증(지능저하, 지능장애)

㉡ 페닐케톤뇨증 : 특수처리된 우유 섭취

㉢ 갈락토오스혈증 : 식이요법(유당이 함유되지 않은 분유)

### (6) 고위험 신생아

① 미숙아와 과숙아의 특징

| 미숙아(조산아) 특징 | 정상 분만아 | 과숙아 |
|---|---|---|
| • 37주 미만에 출생<br>• 특 징<br>– 신체에 비해 머리가 큼<br>– 피하지방이 적거나 없다.<br>– 손바닥 발바닥은 주름은 적거나 없다.<br>– 솜털이 많다.<br>– 빈번한 무호흡 | 38~40주 분만 | • 42주 이후 출생<br>• 특 징<br>– 머리카락, 손톱, 발톱 김<br>– 태지가 감소(짙은 노랑, 초록색)<br>– 신장이 크고 야윈 모습과 피부가 갈라져 있거나 벗겨진다. |

**TIP**

※ **조산아 4대 간호** : 호흡유지, 체온유지, 감염예방, 영양공급

※ **보육기 퇴원기준** : 체중 2.2kg 정도, 수유를 잘하고, 체중증가가 정상적, 실온에서 체온을 유지할 수 있고 전반적인 상태가 좋아야 한다.

**필 / 수 / 확 / 인 / 문 / 제**

**가정분만 시 소독되지 않은 가위로 제대를 절단했을 때 발생할 수 있는 질환은 무엇인가?**

① 중독성 홍반 ② 산 류
③ 아구창 ④ 파상풍
⑤ 백일해

해설

가정 분만 시 감염되기 쉬운 질환 : 파상풍

답 ④

**생후 2~7일에 혈액검사를 통해 하는 선천성 대사이상 질환에 해당하는 것은 무엇인가?**

① 고빌리루빈혈증
② 페닐케톤뇨증
③ 갑상선기능항진증
④ 미숙아 망막증
⑤ ABO부적합증

해설

선천성 대사이상 질환 : 갑상선기능저하증, 페닐케톤뇨증, 갈락토오스혈증 등

답 ②

**38~40주에 분만을 정상 분만이라고 한다. 37주 이전에 분만하는 미숙아의 특징으로 옳은 것은?**

① 빈번한 무호흡
② 솜털이 없다.
③ 손바닥, 발바닥의 주름
④ 태지의 감소
⑤ 머리카락이 깁

해설

② 솜털이 많다.
③ 손바닥, 발바닥은 주름이 없거나 적다.
④ 태지의 감소는 과숙아의 특징이다.
⑤ 머리카락이 긴 것은 과숙아의 특징이다.

답 ①

필 / 수 / 확 / 인 / 문 / 제

**신생아에게 병리적 황달이 나타났을 때 해주는 광선요법 간호로 옳지 않은 것은?**

① 수유 시 눈에 안대를 해준다.
② 체위변경을 자주 실시한다.
③ 매일 빌리루빈 수치를 측정한다.
④ 아기 옷은 벗기고 기저귀를 채운다.
⑤ 자주 체온을 측정한다.

해설
수유 시에는 안대를 벗기고 수유를 한다.

답 ①

**용혈성 질환으로 유산, 사산, 심한 호흡장애를 초래하는 신생아 적아구증이 나타나는 경우로 옳은 것은?**

① 엄마(Rh+), 아빠(Rh−), 아기(Rh−)
② 엄마(Rh−), 아빠(Rh−), 아기(Rh−)
③ 엄마(Rh+), 아빠(R+), 아기(Rh−)
④ 엄마(Rh+), 아빠(Rh−), 아기(Rh+)
⑤ 엄마(Rh−), 아빠(Rh+), 아기(Rh+)

해설
태아 적아구증 : 아빠 Rh+, 엄마 Rh−, 아기 Rh+

답 ⑤

**보육기 내의 미숙아에게 고농도의 산소를 투여했을 때 예상되는 질환은?**

① 초자 양막증
② 신생아 적아구증
③ 수정체후부 섬유증식증
④ 용혈성 황달
⑤ 구개파열

해설
수정체후부 섬유증식증(미숙아 망막증) : 고농도의 산소를 장기간 흡입한 신생아에게 흔히 나타나는 것으로 보육기에서 산소농도를 40% 이상 주었을 때 나타난다.

답 ③

② 고빌리루빈 혈증
㉠ 정의 : 신생아 고빌리루빈 혈증은 생후 1주일 내에 일어나는 일시적으로 혈액 중에 빌리루빈이 지나치게 축적되는 현상
㉡ 생리적 황달(신생아의 55~70%)
• 생후 2~3일경에 나타났다가 약 7일 후에는 거의 없어진다.
• 치료가 필요 없다.
• 지속적인 황달은 담관폐쇄, 선천성 매독, 용혈성 질환 같은 병리적 상태를 암시하며 치료(형광요법)가 필요하다.
• 형광요법(광선요법) 간호
 – 눈의 보호를 위해 눈에 불투명한 안대를 해준다(수유 시 눈의 안대를 벗긴다).
 – 아기 옷은 벗기고 기저귀는 채운다.
 – 체위변경으로 피부에 골고루 광선에 노출되도록 한다.
 – 체온을 자주 측정하고 탈수 관찰, 수분공급을 한다.
 – 윤활용 기름이나 로션은 피부를 자극하므로 금지한다.
 – 매일 빌리루빈수치를 측정한다.

③ 용혈성 질환
㉠ 용혈성 황달 : 24시간 이내 황달이 나타남 → 즉시 의사와 간호사에게 보고
㉡ ABO 부적합증 : 산모는 O형, 아기는 A형, B형일 때 첫 분만 시 발생빈도가 높다.
㉢ 태아적아구증(신생아 적아구증) : Rh(−)인 엄마와 Rh(+)인 아빠 사이에서 잉태된 Rh(+) 태아의 경우에 발생하는 것으로 첫 아이는 영향을 미치지 않으나, 둘째 아이부터 산모와 태아 간에 항원·항체반응을 일으켜 태아의 저산소증, 심부전, 심한 호흡장애, 사산을 유발
• 용혈의 정도와 혈청 빌리루빈량의 증가에 따라 광선요법, 교환수혈 시도
• RhoGAM 주사

④ 특발성 호흡장애증후군(초자 양막증)
폐 성숙도의 미숙으로 폐포를 팽창시키는 물질(계면활성제)의 부족으로 호흡곤란이 갑자기 발생하는 질환
㉠ 증상 : 호흡곤란, 무기력, 쇼크, 저혈압 등
㉡ 치료 및 간호 : 산소공급, 필요시 계면 활성제 투여

⑤ 신생아 경련 : 대개 심각한 질병의 임상 증상으로 나타난다.

⑥ 미숙아 망막증(수정체후부 섬유증식증)
㉠ 원 인
• 고농도의 산소를 장기간 흡입한 신생아에게 흔히 나타난다.
• 보육기에서 산소농도 30~40%를 유지해야 하는 데 40% 이상 주었을 때 망막의 혈관 생성과정에서 장애가 발생하여 비정상적으로 발달하는 혈관증식성 질환
㉡ 예방 : 산소농도 30~40% 유지, 40%를 넘지 않도록 한다.

⑦ 괴사성 장염

㉠ 저산소증 등으로 인한 장순환장애로 일어나는 허혈, 세균증식, 조기수유와 같은 원인으로 생기는 질환

㉡ 간 호

- 조기 발견이 어려운 심각한 질병이다(조기발견이 가장 중요).
- 간호 시 철저한 손 씻기
- 복부팽만 증상 잘 관찰
- 장음청취, 앙와위, 측위를 취해 준다(복위 → 복부압박).
- 수유 전에 위에 남아 있는 잔유량 측정
- 우유의 농도를 1/2로 준다. → 서서히 농도와 양을 점차 늘려간다.

## 3 영아간호

### (1) 영아 성장과 발달

① 신체발달

㉠ 체 중

- 영아의 건강상태 및 신체발달 상태의 지표
- 3개월(출생 시 체중의 2배), 12개월(출생 시 체중의 3배)

㉡ 신장 : 12개월(출생 시 신장의 1.5배)

㉢ 두위 : 12개월까지 두위 > 흉위

㉣ 치아 : 생후 6개월 정도에 유치(젖니)가 나기 시작

② 운동발달 : 목 가누기(2~3개월), 뒤집기(4~5개월), 앉기(6개월), 기기(7~개월), 잡기(8~9개월), 혼자서 서기(10개월), 걷기(12개월 이후), 끌기(18개월경)

③ 감각발달 : 모든 감각이 점차적으로 발달하지만 특히 시각, 청각, 미각이 영아기 동안 발달한다.

④ 언어발달

옹알이(2~3개월), 다른 사람의 흉내(4~5개월), 어른의 언어 모방적 표현(8~9개월), 두음절 소리(10개월), 의미 있는 첫 말(11개월), 2~3개 정도 단어(12개월)

⑤ 심리사회적 발달 : 신뢰감 발달(에릭슨)

⑥ 성적 발달 : 구강기(프로이트)

**필 / 수 / 확 / 인 / 문 / 제**

**조기발견이 어렵고 장순환의 장애로 인한 허혈로 일어나는 괴사성 장염에 대한 간호로 옳지 않은 것은?**

① 간호할 때 철저한 손 씻기
② 복부팽만의 증상 관찰
③ 장음 청취
④ 잔유량 측정
⑤ 복위를 취해 준다.

해설

복위를 취해 주면 복부를 압박해서 취해 주면 안 된다.

답 ⑤

**출생 시 체중이 3.1kg, 신장 50cm였던 신생아가 12개월이 됐을 때 예상되는 체중과 신장의 수치로 옳은 것은?**

① 6.2kg, 100cm
② 9.3kg, 75cm
③ 9.3kg, 150cm
④ 12.4kg, 100cm
⑤ 6.2kg, 75cm

해설

12개월 : 체중은 3배(9.3kg), 신장 1.5배(75cm)

답 ②

필 / 수 / 확 / 인 / 문 / 제

**생후 1년 동안은 성장이 빠르게 일어나는 시기로 충분한 영양공급이 필요하다. 이유식에 대한 설명으로 옳지 않은 것은?**

① 충분히 수유한 후에 이유식을 준다.
② 새로운 음식을 추가할 때는 5일 정도의 간격을 둔다.
③ 자극이 심한 조미료는 금한다.
④ 싫어하는 것은 억지로 먹이지 않는다.
⑤ 곡물-야채-과일 순으로 준다.

해설
이유식을 먼저 준다.

답 ①

**성격형성에도 영향을 주는 대소변가리기에 대한 설명으로 옳지 않은 것은?**

① 유아기에 실시한다.
② 대변 훈련 시기는 대천문 폐쇄 시기와 일치한다.
③ 소변훈련은 24개월에 실시한다.
④ 밤에 소변을 가리지 못하는 대부분의 이유는 신체적인 이유이다.
⑤ 12~18개월에 대변훈련을 한다.

해설
밤에 소변을 가리지 못하는 대부분의 이유는 심리적인 이유이다.

답 ④

### (2) 영아간호

① 영양공급(이유식)

생후 1년 동안 성장이 빠르게 일어나므로 충분한 영양공급 필요

㉠ 적절한 이유시기 : 생후 6~12개월

㉡ 목적 : 식이성 빈혈의 예방, 골격과 근육발달 촉진, 저항력 증진 등

㉢ 이유의 원칙

- 일정한 시간간격으로 주며, 이유식을 먼저 주고 그 후에 수유한다.
- 적은 분량을 주고, 싫어하는 것을 억지로 먹이지 않는다.
- 곡물 → 야채 → 과일 → 고기 순으로 먹인다.
- 새로운 음식을 추가할 경우 4~7일 간격을 두고 1가지씩 시도한다.
- 자극이 심한 조미료는 절대 금한다.
- 딸꾹질을 할 때는 따뜻한 보리차물을 조금씩 주어 멈추게 한다.

② 수면 : 12~14시간 수면(생후 6주까지는 18~20시간/1일), 낮잠(2~3회)

③ 일광욕

㉠ 오전 11시 이전, 오후 3시 이후 5~10분 정도 일광욕(자외선) 쬐어 준다.

㉡ 비타민 D를 합성 : 구루병 예방, 뼈 건강

④ 대소변 가리기

㉠ 괄약근과 척수의 수초가 발달해야 함

㉡ 대변 가리기 : 12~18개월(대천문 폐쇄시기)

㉢ 소변 가리기 : 24개월

㉣ 밤에 소변 가리기 : 3~4세(야뇨증의 원인 : 심리적 요인)

### (3) 영아의 건강문제

① 중이염

㉠ 원 인

- 상기도 감염, 잘못된 수유(눕혀서 수유할 때 우유가 이관을 통해 중이로 유입 → 상체를 높이고 수유하는 것이 중요), 간접흡연 등
- 영유아 : 유스타키오관이 짧고 곧고 넓어서 중이염↑

㉡ 증상 : 귀를 잡아당기거나 긁는 행위, 베개에 귀를 비벼대는 행동, 발열, 구토, 콧물, 코 막힘, 재채기 등

㉢ 치료 및 관리

- 항생제, 해열진통제, 고막절개술
- 통증을 감소시켜 주기 위해 머리를 상승시키고, 아프지 않은 귀 쪽으로 눕혀주고 적절한 수분을 공급한다.
- 삼출성 중이염 시에는 삼출물을 배출시키기 위해 아픈 귀 쪽으로 눕게 해준다.

② 이물질 흡입

㉠ 1세 이하 영아 : 머리를 몸통보다 낮추고, 구조자의 팔위에 놓아 지지하며 견갑골을 두드림

㉡ 1세 이상 아동 : 하임리히법

③ 장중첩증

㉠ 정의 : 상부 장이 하부 장속으로 말려 들어간 것

㉡ 증상 : 담즙 섞인 구토, 우상복부 소시지 모양 촉진, 젤리모양의 혈액 섞인 변

㉢ 치료 : 바륨관장

④ 영아돌연사 증후군

㉠ 정의 : 1세 미만의 아기가 갑자기 죽는 것으로 2~4개월 영아에게 가장 빈번

㉡ 원인 : 엎드려 재우는 것, 어른과 한 침대에서 자는 것, 어머니의 흡연 등

㉢ 예방 : 엎드려 재우는 것을 금하고 푹신한 침요, 베개 등을 사용하지 않는다.

## 4 유아 간호

### (1) 유아 성장발달

① 만 1~3세

② 프로이트 : 항문기, 대소변 훈련

③ 에릭슨 : 자율성 ↔ 수치감

④ 감각발달 : 양측 시력이 완전하게 발달하지만 깊이에 대한 인식은 학령전기 때 가능하기 때문에 낙상이 많이 나타난다.

⑤ 언어발달

㉠ 어휘력이 상당히 증가, 언어에 대한 이해수준은 말할 수 있는 단어보다 폭이 넓다.

㉡ 2세경 간단한 문장 구사, 3세가 되면 완전한 문장을 구사할 수 있다.

### (2) 유아기의 특징

① 거절증(거부증) : 자율성과 독립성으로 나가는 행동이다.

② 퇴 행

㉠ 정의 : 나이에 맞게 발달하고 성장하던 아이가 갑자기 어린 아기처럼 행동하는 것(주로 동생이 생긴 경우 관심을 끌기 위해서)

㉡ 대 응

- 아이에게 관심을 기울여 원인을 찾는 것이 우선이다.
- 퇴행 이전의 행동으로 돌아기기를 강요하지 않는다(스트레스 가중).
- 아이의 옳은 행동에 먼저 관심을 보이고 칭찬해 준다.

필 / 수 / 확 / 인 / 문 / 제

**상부 장이 하부 장속으로 말려 들어간 것으로 담즙 섞인 구토를 보이고, 치료로 바륨관장을 하는 질환은 무엇인가?**

① 장중첩증 ② 수족구병
③ 초자양막증 ④ 장 염
⑤ 괴사성 장염

해설
장중첩증 : 상부 장이 하부 장속으로 말려 들어간 것으로 담즙 섞인 구토 등의 증상을 나타내며 바륨관장으로 치료한다.

답 ①

**영아돌연사 증후군에 대한 설명으로 옳지 않은 것은?**

① 엎드려 재우는 것을 금한다.
② 1세 미만의 아기가 갑자기 죽는 것이다.
③ 푹신한 침요, 베개 등을 사용하지 않는다.
④ 생후 1개월 아기에게 가장 빈번하게 발생한다.
⑤ 어머니의 흡연도 원인이 될 수 있다.

해설
2~4개월 영아에게 가장 빈번하게 나타난다.

답 ④

필 / 수 / 확 / 인 / 문 / 제

**장난감가게에서 장난감을 사달라고 떼를 쓰며 울고 있는 아기에게 부모가 취해야 할 적당한 행동은 무엇인가?**

① 무시하고 다치는지 관찰한다.
② 원하는 장난감을 사준다.
③ 눈높이를 맞추고 차근히 설명한다.
④ 아이를 달래서 진정시킨다.
⑤ 가게 밖으로 빨리 데리고 나간다.

해설
분노발작 : 관심을 끌기 위한 것이니 무시하고 다치는지 관찰한다.

답 ①

**아동이 겨울철에 계절에 맞지 않는 얇은 옷을 입고, 쓰레기로 버린 음식을 먹을 때 의심해볼 수 있는 아동학대의 종류에 해당하는 것은?**

① 성적 학대 ② 정서적 학대
③ 신체적 학대 ④ 유 기
⑤ 방 임

해설
방임 : 아동의 보호자가 양육과 보호를 소홀히 하여 정상적인 발달을 저해하는 모든 행위이다.

답 ⑤

**유아의 훈육방법으로 사용하는 타임아웃에 대한 설명으로 옳지 않은 것은?**

① 아동이 반성할 때까지 적용한다.
② 연령에 맞게 시간을 적용한다.
③ 부적절한 행동을 한 장소에서 분리시켜 조용한 시간을 갖게 하는 것이다.
④ 훈육 후에는 안아준다.
⑤ 일관성 있게 적용한다.

해설
아동의 연령에 맞게 시간을 적용하며 최대 5분을 넘지 않도록 한다.

답 ①

③ 분리불안
일차적으로 돌보아 주던 사람과의 분리가 가장 중요한 원인이 되며 유아기에 흔히 나타나다 사라지지만 다시 심해지면 전문가의 상담이 필요하고, 숨바꼭질 같은 놀이는 분리불안 극복에 도움이 된다.

④ 분노발작
㉠ 욕구좌절을 강하게 표출하는 것, 훈육에 강하게 저항하는 것
㉡ 관심을 끌기 위한 것이니 무시하고 다치는지 잘 관찰한다.

### (3) 아동학대

① **신체적 학대** : 아동에게 신체적 손상을 입히거나 이를 허용하는 모든 행위들
② **정서적(심리적) 학대** : 언어적 · 정서적 위협, 감금, 억제, 기타 가학적인 행위들로 원망적 · 적대적 · 경멸적인 언어폭력, 잠을 재우지 않는 것 등
③ **성적 학대** : 성인이 성적 만족을 위해 아동의 신체에 접촉하는 행위나 아동과의 부적절한 성적 행동들
④ **방임** : 아동의 보호자가 양육과 보호를 소홀히 하여 정상적인 발달을 저해하는 모든 행위, 기본적인 의식주를 제공하지 않는 행위, 불결한 환경이나 위험한 상태에 아동을 방치하는 행위, 학교에 보내지 않거나 무단결석을 방치하는 행위
⑤ **유기** : 스스로 독립할 수 없는 아동을 격리 · 방치하는 것, 시설 근처에 버리는 행위, 병원에 입원시키고 사라진 경우

### (4) 유아간호

① **영양공급** : 영아보다 식욕이 줄고 성장속도가 느려짐. 좋은 식습관 형성(식사시간 즐겁고 사교적인 분위기를 만들어준다)
② **훈육** : 아동의 자기통제력를 개발하는 종합적인 접근, 타임아웃(아동의 연령에 맞게 시간을 적용하며 최대 5분을 넘지 않도록 한다)
③ **치아** : 20개의 유치(30개월 완성) → 충치예방 위해 구강 위생교육

## 5 학령전기 아동 간호

### (1) 학령전기 아동의 성장발달

① 신체성장 : 신체기관이 대부분 성숙되고 안정적이다. 스트레스나 변화에 적응할 수 있다.

② 심리사회적 · 성적발달

㉠ 솔선감(주도성) 발달 : 에릭슨

㉡ 남근기 : 프로이트

- 오이디푸스기, 동일시, 성정체성, 초자아, 선과 악의 구별, 양심의 발달
- 성기 만지기 : 관심을 다른 데로 돌리는 전환법 사용, 꾸중하지 않는다.

③ 인지발달

㉠ 전조작기 : 전개념기, 직관적 사고기, 다른 사람의 입장 고려할 수 있다.

④ 성발달 : 성 정체감, 성기탐색

⑤ 사회화 : 분리불안 많이 극복, 어휘 수 급증, 2개 언어가능, 사교적, 규칙성 없는 집단 · 연합놀이

⑥ 수 면

㉠ 평균 12시간 정도, 가끔 낮잠을 자기도 한다.

㉡ 학령전기는 수면문제가 많이 발생하는 시기로 어떤 아동은 수면에 대한 두려움으로 자다가 밤에 깨거나 악몽, 야경증(매우 깊은 수면에서의 부분적 각성, 소리지르고 몸을 뒤척이다 잠듦 → 시간이 지나면 멈추므로 조용해질 때까지 지켜본다) 등의 증상을 보인다.

### (2) 학령전기 아동의 건강문제

① 구내염 : 구강점막의 염증

㉠ 수족구병과 감별 필요(수족구병 : 전염력↑, 격리)

㉡ 경미 : 아세트아미노펜, 심한 경우 : 강한 진통제(코데인), 항바이러스 제제

㉢ 식사 전 : 진통제, 국소 마취제를 사용해 음식을 먹도록 도움

㉣ 철저한 손 씻기

㉤ 자가 감염이 일어날 수 있으므로 아동이 손가락을 입에 넣지 못하게 함

② 수족구병

㉠ 전염성↑, 격리 필요

㉡ 소화기, 호흡기 감염

㉢ 손, 발의 수포(통증↓), 입안의 수포(통증↑)

③ 경구중독

독극물에 해당하는 해독제를 응급실에 비치

㉠ 아세트아미노펜 : Mucomyst

㉡ CO 중독 : 환기, 산소(고압산소요법)

---

**필 / 수 / 확 / 인 / 문 / 제**

**학령전기는 남근기에 해당하는 시기로 Id가 남근에 집중되어 성기 만지기에 집중할 때 부모의 대처로 올바른 것은 무엇인가?**

① 꾸중을 해 만지지 못하도록 한다.
② 관심을 다른 곳으로 전환한다.
③ 아이가 하고 싶은 대로 놔둔다.
④ 하지 못하도록 관찰한다.
⑤ 아이의 언어에 맞게 설명해준다.

해설

남근기는 쾌락의 근원이 남근으로 아이가 성기를 만질 때 꾸중하지 않으며, 관심을 다른 데로 전환한다.

답 ②

**바이러스성 질환인 수족구병에 대한 설명으로 옳지 않은 것은?**

① 놀이방, 어린이집을 통해 번진다.
② 격리가 필요한 질환이다.
③ 입이 헐어 식이 섭취가 어려우므로 이온음료를 차게 식혀 준다.
④ 손바닥, 손가락 옆면, 발가락의 옆면 등 곳곳에 통증을 수반한 수포가 생긴다.
⑤ 호흡기와 대변, 침을 통해 사람에서 사람으로 감염된다.

해설

손, 발 등의 수포는 가렵지만 아프지는 않으나, 문제는 입안의 수포이다. 금세 터져 궤양을 만들어 통증을 수반하며, 이로 인해 밥은 물론 마시지도 못해 탈수에 빠질 수도 있다.

답 ④

필 / 수 / 확 / 인 / 문 / 제

**에릭슨의 심리·사회적 발달단계에 따른 학령기의 발달과제는 무엇인가?**

① 신뢰감 ② 자율성
③ 주도성 ④ 근면성
⑤ 친밀감

해설
학령기의 발달과제는 근면성이고 근면성이 발달하지 않으면 열등감이 발달한다.

답 ④

**전 생애에 걸쳐 가장 중요한 인간관계를 맺게 되고, 아동이 성장과 발달, 사회화에 결정적인 영향을 미치고 사회화, 결속감을 다지고 그들 자신만의 문화를 공유하는 것을 무엇이라고 하는가?**

① 협동놀이 ② 또래집단
③ 규칙놀이 ④ 연합놀이
⑤ 평행놀이

해설
또래집단 : 학령기 아동의 성장발달과 사회화에 결정적 영향을 미치는 요소로 전생애를 통해 중요한 인간관계를 맺게 된다.

답 ②

**ADHD에 대한 간호로 옳지 않은 것은 무엇인가?**

① 꾸중보다는 무조건적인 칭찬을 해 준다.
② 긍정적인 대인관계를 경험하게 한다.
③ 행동에 대한 분명한 지침을 준다.
④ 아동의 정서적인 긴장감을 감소시켜 준다.
⑤ 약물요법, 행동요법, 정신요법, 심리치료 등을 제공한다.

해설
무조건적인 칭찬보다는 행동에 대한 분명한 지침을 주고 일관성 있게 기대에 부응했을 때 긍정적인 피드백을 준다.

답 ①

㉢ 마약류 : Naloxon
㉣ 독사 : Antivenin

## 6 학령기 아동 간호

### (1) 학령기 아동의 성장과 발달

① 성장통
 ㉠ 근육보다 골격의 성장이 빨라 뼈를 싸고 있는 골막이 늘어나 주변의 신경을 자극해서 발생(뼈의 성장 > 근육의 성장)
 ㉡ 통증 : 무릎, 장딴지(밤에 더 심함)
 ㉢ 부드럽게 마사지, 따뜻한 물에 담금, 휴식을 취하면 완화됨
② 심리사회적 발달 : 근면성 ↔ 열등감(에릭슨)
③ 심리성적 발달 : 잠복기(프로이트)
④ 인지발달 : 구체적 조작기(피아제), 정보의 조작, 전환 이해, 논리적 사고
⑤ 또래집단(Peer Group) → 사회화, 결속감
 ㉠ 학령기 아동의 성장발달과 사회화에 결정적 영향을 미치는 요소, 전 생애에 걸쳐 중요한 인간관계 맺게 됨
 ㉡ 집단결속감을 증진시키고 규범, 비밀, 사회적 습관을 가짐으로써 그들 자신만의 문화공유
⑥ 놀이 : 협동놀이(역할의 분배를 배울 뿐 아니라 경쟁을 하게 되고 준수해야 할 규칙, 조직 내 개인의 역할이 있다)

### (2) 학령기 아동 건강문제

① ADHD(주의력 결핍 장애)
 ㉠ 4~11세 아동에게 흔하며 전체 학령기 아동 3~5%
 ㉡ 또래보다 더 충동적, 부주의, 과잉 행동
 ㉢ 치 료
  • 약물요법, 행동요법, 정신요법, 심리치료
  • 무조건적인 칭찬보다는 행동에 대한 분명한 지침을 주고 일관성 있게 기대에 부흥했을 때 긍정적인 피드백을 주고, 가능한 한 긍정적인 말로 아동의 감정을 격려하도록 가족을 교육시킨다.
  • 긍정적인 대인관계의 경험, 긍정적인 자아 존중감의 발달, 효과적인 의사소통 방법의 학습, 아동의 정서적인 욕구를 충족시켜서 정서적인 긴장을 감소시켜 준다.

② 머릿니

㉠ 학령기에 흔하며 머리와 머리의 접촉에 의해 전염되는 전염력이 매우 높은 두피 감염

㉡ 살충제 도포, 손으로 알을 제거한다.

㉢ 살충제를 두피와 머리카락에 골고루 바른 상태로 수 분 동안 있다가 미지근한 물로 잘 헹구어 낸다.

③ 유뇨증

㉠ 수의적으로 방광조절이 정상적으로 이루어져야 할 나이가 지난 아동이 밤에 자는 중 또는 낮에 의복에 오줌을 싸는 경우

㉡ 기질적 요인으로 인한 유뇨증은 드물지만 심리적 요인을 고려하기 전 확인

㉢ 이차성 유뇨증 : 대부분 심리적, 환경적 요인의 영향 받음(가장 흔한 문제 : 대소변 가리기 훈련과정에서의 갈등)

㉣ 치료 : 행동요법(낮 : 방광훈련, 밤 : 저녁식사를 한 후 수분섭취↓), 약물요법

## 7 청소년기 아동간호

### (1) 성조숙증

① 예상 나이보다 사춘기가 빨리 나타나는 것(남 : 10세 전, 여 : 8세 전에 나타나면 → 성조숙증)

② 신체적으로 조숙해도 의복과 활동은 연령에 적합해야 한다.

③ 2차 성징 발현 : 정상적인 순서로 발현한다.

④ 이성에 대한 관심은 아동의 나이 이상으로 증가하지 않는다.

### (2) 월경곤란증

① 초경 이후 첫 3년에 월경곤란증 겪음

② 특히 첫 번째, 두 번째 날에 불편감, 복통, 다리경련, 경련

③ 열요법, 하복부 마사지, 프로스타글란딘 억제제 투여

### (3) 신경성 식욕부진

① 대상자가 왜곡된 자기신체상으로 배가 고픈데도 체중증가에 대한 두려움으로 스스로 자초한 굶주림의 결과로 쇠약과 심각할 정도의 저체중 초래

② 원인 : 양육자의 태도

③ 치료 : 개별적인 심리 치료, 자존감 상승

필 / 수 / 확 / 인 / 문 / 제

**프로이트의 심리·성적 발달이론에 의하면 청소년기에 해당하는 것은?**

① 항문기 ② 구강기
③ 생식기 ④ 남근기
⑤ 잠복기

해설
청소년기는 생식기(성기기)에 해당한다.

답 ③

**15세 소녀가 왜곡된 자기 신체상으로 체중증가에 대한 두려움으로 스스로 자초한 굶주림으로 심각할 정도의 저체중을 초래할 때 올바른 치료는 무엇인가?**

① 자존감 상승 ② 격리치료
③ 집단치료 ④ 설명, 설득하기
⑤ 음식 제공

해설
신경성 식욕부진증일 때 치료는 개별적인 심리치료, 자존감을 상승시킨다.

답 ①

필 / 수 / 확 / 인 / 문 / 제

**여드름 대상자의 간호내용으로 옳지 않은 것은?**

① 자극성이 적은 비누 사용
② 균형 잡힌 영양 섭취
③ 적당한 휴식
④ 중성화장품 사용
⑤ 자주 세안하기

해설
여드름일 때 자극성이 적은 비누로 하루에 1~2회 세안한다.

답 ⑤

**3세 유아가 39℃로 열이 날 때의 제공해야 하는 간호로 옳지 않은 것은?**

① 다른 체온계로 다시 측정한다.
② 방을 서늘하게 해준다.
③ 70% 알코올로 닦아준다.
④ 체온보다 2℃ 낮은 물로 닦아준다.
⑤ 옷은 시원하게 입히거나 벗겨준다.

해설
30~50% 알코올로 닦아준다.

답 ③

### (4) 여드름

① 피지선의 과다 활동으로 피지분비가 증가하고 피지선 주위의 염증반응을 일으켜 구진, 농포가 발생
② 10대 말 청소년의 50% 이상에서 발생, 남자 > 여자
③ 손으로 만지거나 짜지 않고 자극성 적은 비누로 하루 1~2회 세면, 중성 화장품 사용, 균형 잡힌 영양섭취와 휴식

## 8 입원 환아 간호

### (1) 통증사정(통증 : 제5번째 활력징후)

① 통증사정 접근방법 "QUESTT"
　㉠ Q(Question) : 아동에게 질문한다(아픈 곳을 지적하게 하거나 그리도록 한다).
　㉡ U(Use) : 대상자에 맞게 여러 가지 통증 사정도구를 사용한다.
　㉢ E(Evaluate) : 행동, 생리적 변화(피부색, v/s)를 평가한다.
　㉣ S(Secure parent's involvement) : 부모를 참여시킨다.
　㉤ T(Take cause of pain account) : 통증의 원인을 고려한다.
　㉥ T(Take action and evaluate results) : 중재하고 그 결과를 평가한다.
② **통증관리** : 주의 분산, 이완요법, 심상요법(상상력 사용, 즐거운 상상), 생각 중지(사고 중지), 상호작용(안아주기, 미소 짓기 등), 피부자극(문지르거나 만짐)

### (2) 발열(고열 : 38℃ 이상)

① 고열 시 오한
　㉠ 체온조절 중추가 체온과 다르게 기준점을 올려서 변경한다.
　㉡ 새롭게 설정한 기준점에 맞추기 위해 근육을 떤다.
　㉢ 이때는 이불을 덮어 주어 기준점을 맞추어 주어야 한다.
② 발열 간호
　㉠ 다른 체온계로 다시 한 번 측정
　㉡ 의사나 간호사에게 보고 → 지시에 따라 간호 실시
　㉢ 방을 서늘하게 해준다.
　㉣ 옷은 시원하게 입거나 벗겨주고 피부를 공기에 노출시킨다.
　㉤ 냉적용(발은 따뜻하게)
　㉥ 미온수 목욕(치료적 목욕) : 해열목적, 소양감 완화
　　• 체온보다 2℃ 낮은 물
　　• 복부제외(복부경련 유발)
　　• 15~20분
　㉦ 알코올 마사지 : 30~50% 알코올

ⓞ 30분 후 → 체온측정
ⓩ 어린이에게 흔한 경련은 열성경련이다.
ⓒ 처방된 해열제를 투여하고 통풍과 환기를 시킨다.
ⓚ 탈수를 확인하고 수분섭취를 증가시킨다.

### (3) 구 토

① 먼저 토한 것이 기도로 들어가 막히지 않도록 옆으로 눕히거나 고개를 옆으로 돌려준다.
② 구토 후 5~10분간 아무것도 먹이지 않는다.
③ 특별한 원인이 있다면 3~6시간 금식
④ 탈수 우려 : 수분과 전해질 보충

### (4) 배변장애

① 설사(변의 형태가 없는 변)
　㉠ 장의 움직임 과도항진
　㉡ 치 료
　　• 금식, 탈수예방을 위해 수분 전해질 보충
　　• 설사로 인한 탈수 간호
　　　– 끓인 물에 설탕을 첨가하여 식혀서 먹인다.
　　　– 수분 및 전해질을 경구 및 비경구적으로 충분히 공급한다.
　　　– 피부의 청결과 규칙적인 체위변경을 시키도록 한다.
② 변 비
　㉠ 3일 이상 변의 배출이 없거나 배변 시 통증을 느끼고 변에 혈액이 섞이는 경우
　㉡ 가장 큰 원인 : 부적절한 식이관리
　㉢ 치 료
　　• 가장 간단(정상적인 대장운동 촉진시키는 식이변경 → 고섬유소식이)
　　• 수분섭취↑, 복부마사지, 규칙적인 배변습관
　　• 심한 변비 시 관장을 한다.
　　※ 관장 : 좌측위, 관장용액(250~300cc), 관장 촉 2~3cm 삽입, 2~3분 후에 휴지로 항문을 막은 후 변기를 대준다.

필 / 수 / 확 / 인 / 문 / 제

**구토를 한 환아에 대한 간호로 옳지 않은 것은?**

① 구토물이 기도로 흡인되지 않도록 고개를 옆으로 돌린다.
② 특별한 원인이 있다면 3~6시간 동안 금식시킨다.
③ 구토 후 바로 고열량의 음식을 섭취하게 한다.
④ 탈수예방을 위해 수분과 전해질을 보충한다.
⑤ 구토 후 5분 정도 아무것도 먹이지 않는다.

해설
구토 후 5~10분간 아무것도 먹이지 않는다.

답 ③

**변비의 치료로 가장 간단하게 해줄 수 있는 처치로 옳은 것은?**

① 금 식
② 수분과 전해질 공급
③ 식이변경
④ 관 장
⑤ 하제복용

해설
변비의 가장 큰 원인은 부적절한 식이관리로 가장 간단한 치료는 고섬유소 식이로 변경해 섭취하는 것이다.

답 ③

필 / 수 / 확 / 인 / 문 / 제

**아동이 성인에 비해 탈수가 잘 오는 이유로 옳은 것은?**

① 기초대사량이 낮다.
② 세포내액의 차지비율이 높다.
③ 전체적인 신체에 비해 체표면적이 넓지 않다.
④ 신장의 미성숙으로 소변을 농축시키지 못한다.
⑤ 체온이 높다.

해설

① 기초대사량이 높다.
② 세포외액 차지 비율이 높다.
③ 전체적인 신체에 비해 체표면적이 넓다.
⑤ 체온이 높아서 탈수가 오는 것이 아니라 탈수로 인해 탈수열이 올 수 있다.

답 ④

**열성 경련을 하고 있는 환아에 대한 간호로 옳지 않은 것은?**

① 기도유지를 위해 설압자로 혀를 눌러준다.
② 다치지 않도록 주변의 위험한 물건을 치운다.
③ 보호대를 사용해 손상을 방지한다.
④ 병실을 어둡게 해준다.
⑤ 경련 발작시간, 양상 등을 관찰하고 기록한다.

해설

보호대를 사용하지 않고, 신체를 조이는 의복의 끈, 허리띠, 단추 등을 풀어 눕히고 편안한 상태로 만든다.

답 ③

**유전적인 요인과 환경적인 요인의 상호작용에 의해 나타나는 소아천식의 간호로 옳지 않은 것은?**

① 알레르겐에 대한 노출을 최소화한다.
② 악화시키는 인자를 피한다.
③ 심한 일교차에 노출되지 않도록 한다.
④ 집안 청소 시 먼지제거를 위해 비질을 깨끗이 한다.
⑤ 탈감작요법을 실시한다.

해설

집안 청소 시 물걸레를 이용하도록 한다.

답 ④

### (5) 탈 수

① 아동이 성인에 비해 탈수가 잘 오는 이유
㉠ 체표면적이 넓다.
- 대사율이 높다.
- 전체적인 신체에 비해 체표면적이 넓다. → 기초대사량↑(생명유지를 위해 필요한 최소한의 열량)

㉡ 수분 교환율이 성인에 비해 7배 높다.
㉢ 세포외액 차지 비율이 높다.
㉣ 신장 미성숙 → 소변 농축↓

② 탈수 증상
㉠ v/s : 체온(↑, ↓), 맥박↑, 호흡↑, 혈압↓
㉡ 체중↓(가장 중요), 뇨량↓
㉢ 대천문 함몰, 입술건조, 근육 긴장도↓

③ 치료 : 경구 또는 비경구적으로 충분한 수분과 전해질 공급, 체중측정

### (6) 경련간호

① 어린이에게 흔한 경련은 열성경련이다.
② 설압자로 혀를 눌러준다(기도유지).
③ 구강의 분비물이 기도로 흡인되는 것을 방지한다.
④ 다치지 않도록 위험한 물건을 치운다.
⑤ 신체를 조이는 의복의 끈, 허리띠, 단추 등을 풀어 눕히고 편안한 상태로 만든다.
⑥ 병실을 어둡게 하고 조용한 환경을 만든다.
⑦ 경련 시 발작한 시간, 양상을 잘 관찰한다.

### (7) 소아천식

① 원인 : 유전적 원인과 환경적인 원인의 상호작용에 의해 초래, 꽃가루와 같이 공기에 의해 운반되는 이물질에 대한 알레르기성 과민반응에 의해 나타난다.

② 증상 : 호흡곤란, 천명, 기침 등

③ 치료 및 간호
㉠ 심한 일교차에 노출되지 않도록 하고 알레르겐에 대한 노출을 최소화한다.
㉡ 악화인자를 피한다.
㉢ 천식발작 시에는 소아를 안정시키고 숨쉬기 편한 자세나 반좌위 자세를 취한다.
㉣ 집안 청소할 때 물걸레를 이용하도록 한다.
㉤ 집먼지 진드기가 생존하지 못하도록 습도를 50% 이하로 유지시킨다.
㉥ 약물요법, 흉부물리요법, 탈감작요법

## 9 전염성 질환 간호

### (1) 홍 역

① 경과단계

㉠ 전구기(카타르기) : 코플릭 반점(입안 점막의 좁쌀만 한 회백색 반점), 전염력↑, 기침, 재채기, 콧물, 결막염 등

㉡ 발진기 : 발진 후 5~7일간 격리, 소양증 간호

㉢ 회복기

② 예방접종 : MMR(12~15개월, 4~6세)

③ 주기적 변화

㉠ 유행 시기 : 6~11개월 MMR 예방접종

### (2) 유행성 이하선염(볼거리)

① 예방접종 : MMR(12~15개월, 4~6세)

② 침(타액)의 감염 : 이하선, 악하선, 설하선 중 이하선의 크기가 커서 염증↑

③ 증상 : 이하선의 종창

㉠ 연하곤란 → 유동식이 제공

㉡ 종창 → 냉 적용

㉢ 종창부위 : 바셀린, 오일

④ 진단 : 레몬테스트

⑤ 합병증 : 고환염, 난소염, 불임

### (3) 풍 진

① 예방접종 : MMR(12~15개월, 4~6세)

② 수직감염(임신 초기 수직감염)

선천성 풍진아(소두증, 백내장, 난청, 심장질환)

### (4) 수 두

① 예방접종 : 12~15개월

② 구진 → 수포 → 농포 → 가피형성(가피가 형성될 때까지 격리)

③ 발 진

㉠ 발진은 주로 몸통, 두피, 얼굴에 발생

㉡ 소양증 간호 : 중조 목욕, 미온수 목욕, 항히스타민제, 칼라민 로션 등

④ 라이증후군 : 소아가 감기, 수두 같은 바이러스성 질환 시 해열제로 아스피린을 사용했을 때 급성뇌증, 심한 구토, 경련, 혼수, 사망에 이르는 것

필 / 수 / 확 / 인 / 문 / 제

**유행성 이하선염에 대한 설명으로 옳지 않은 것은?**

① 인후통으로 연하곤란 증상이 있다.
② 종창완화를 위해 더운물 주머니를 제공한다.
③ 진단으로 레몬테스트를 실시한다.
④ 유동식이를 공급한다.
⑤ 합병증으로 불임이 있을 수 있다.

해설

증상완화를 위해 얼음물 주머니를 적용한다.

답 ②

**수두 환아의 소양증 완화를 위한 간호로 옳지 않은 것은?**

① 전분목욕을 시킨다.
② 칼라민 로션을 바른다.
③ 항히스타민제를 사용한다.
④ 중조목욕을 시킨다.
⑤ 따뜻한 물로 목욕시킨다.

해설

미온수 목욕을 시킨다.

답 ⑤

### (5) 일본뇌염

① 예방접종(생균, 사균)
② 일본뇌염 : 작은빨간집모기(말라리아 : 학질모기, 중국얼룩날개모기)
③ 인수공통 감염병 → 병원소(돼지)
※ 돼지축사 : 인가와 멀리 떨어져 설치한다. 깨끗하게 관리한다.
④ 합병증 : 지능장애, 언어장애

### (6) 디프테리아

① 호흡기계 감염(비강 – 인두 – 후두)
② 예방접종 : DPT(2, 4, 6개월)
③ 격리, 항독소, 항생제, 호흡기 관리, 기도유지(응급 시 기관절개술 대비)
④ 진단법 : 쉭 테스트

### (7) 백일해

① 특징적인 기침 : 객담농도↑ → 돌발적, 발작적 기침(밤↑)
② 발작과 발작 사이 : 식이공급(유동식이)
③ 습도조절, 온도조절, 산소공급

### (8) 파상풍

중추신경계 침범 → 강직(마비)과 경련 유발
① 3대 증상 : 아관긴급, 경소성 안면(조소), 후궁반장
② 응급상황 대비
㉠ 기관절개 세트준비
㉡ 강직(마비), 경련 → 호흡근의 강직(마비) → 호흡곤란 → 사망의 위험
③ 경련 간호 : 방안은 조용하고 어둡게 한다.

### (9) 폐렴구균(호흡기감염)

① 예방접종 : 2, 4, 6개월(예방접종 후 이상반응 : 발열, 발적, 부종, 통증)
② 세균의 종류
㉠ 구균 : 원형 형태(폐렴)
㉡ 간균 : 막대모양(결핵) 등

**발작적인 기침을 하는 백일해 환아의 간호제공으로 옳은 것은?**

① 응급 상황을 대비해 항상 기관절개 세트를 준비한다.
② 방안을 조용하고 어둡게 한다.
③ 습도조절, 온도조절을 해준다.
④ 고열량의 일반식이를 공급한다.
⑤ 항독소 치료를 한다.

해설
발작적인 기침을 할 때는 습도와 온도를 조절해 준다.

답 ③

**파상풍에 대한 설명으로 옳지 않은 것은?**

① 증상이 뚜렷하지 않고 비전형적이다.
② 경소성 안면이 나타난다.
③ 아관긴급, 후궁반장이 나타난다.
④ 경련간호로 방안을 어둡게 한다.
⑤ 응급 시를 대비해 기관절개 세트를 준비한다.

해설
파상풍의 3대 증상은 아관긴급, 조소, 후궁반장으로 증상이 뚜렷하고 전형적이다.

답 ①

### (10) A형간염(유행성 간염, 전염성 간염)

① 오염된 물, 음식을 통해 전파되고 환자의 대변을 통한 경구감염

② 전염 예방

㉠ 식기소독 : 끓인 후 세척한다.

㉡ 환자의 대소변은 반드시 소독(크레졸) 후 버린다.

㉢ 예방접종

### (11) 성홍열

① 원인균 : 용혈성 연쇄상구균

② 진단 : 딕 테스트, 백혈구 및 림프구의 증가

③ 증상 : 3대증상(고열, 구토, 인두통), 딸기모양의 혀, 발진(얼굴, 입 주변은 깨끗)

④ 치료 및 간호 : 격리, 안정, 고열량 유동식이 공급, 따뜻한 생리식염수 함수 등

## 10 기타 질환

### (1) 급성 사구체신염

① 신장의 사구체 여과를 방해하는 급성 염증성 질환

② 가장 흔한 원인 : 인두나 편도의 상기도 선행감염

③ 치료 및 간호

㉠ 매일 정확한 수분 섭취량과 배설량을 측정, 체중 측정, 소변비중 검사

㉡ 저염식이, 저단백식이, 고탄수화물식이, 부종이 심할 경우 수분제한

㉢ 활력징후 체크

㉣ 약물투여(항생제, 혈압강하제, 이뇨제 등)

㉤ 상기도 감염 환자와의 접촉금지, 구강간호

### (2) 백혈병

① 미성숙한 백혈구가 급속하게 증가하는 아동의 악성종양

② 치료 및 간호

㉠ 가장 중요한 것 : 감염예방

㉡ 고열량, 고단백식이

㉢ 아스피린 금지(출혈의 위험)

필 / 수 / 확 / 인 / 문 / 제

**성홍열에 대한 설명으로 옳지 않은 것은?**

① 특징적인 증상으로 딸기모양의 혀가 나타난다.

② 인후통의 증상완화를 위해 따뜻한 생리식염수로 함수한다.

③ 고열이 나타난다.

④ 얼굴과 입 주변에 발진이 나타난다.

⑤ 진단으로 딕 테스트를 한다.

해설

성홍열은 얼굴과 입 주변은 발진이 나타나지 않고 깨끗하다.

답 ④

**급성 사구체신염에 대한 설명으로 옳은 것은?**

① 인두나 편도의 상기도 선행 감염 후 발생한다.

② 주 1회 정확한 수분 섭취량과 배설량을 측정한다.

③ 고열량, 고염식이를 제공한다.

④ 항독소 치료를 한다.

⑤ 매일 신장을 측정, 기록한다.

해설

② 매일 정확한 수분 섭취량과 배설량을 측정한다.

③ 저염식이를 제공한다.

④ 항생제, 혈압하강제, 이뇨제 등의 치료를 한다.

⑤ 매일 체중을 측정, 기록한다.

답 ①

# 노인간호

필/수/확/인/문/제

노인성 질환에 대한 설명으로 옳지 않은 것은?

① 호전과 악화를 반복한다.
② 질병의 경과가 길다.
③ 개인차가 있다.
④ 의식장애나 정신장애를 동반하기 쉽다.
⑤ 노화와 병리적인 상태의 구분이 가능한 전형적인 질환이 많다.

해설
노화와 병리적인 상태를 구분하기 어렵다.

답 ⑤

노인의 건강문제에 대한 특성으로 옳은 것은?

① 대부분의 노인질환은 재발하지 않는다.
② 노인성질환은 대부분 급성질환이다.
③ 질병의 경과가 만성적이어서 장기간의 관리가 필요하다.
④ 노인성 질환은 치료가 빠르다.
⑤ 암, 뇌혈관 질환의 유병률이 낮은 편이다.

해설
노인성 질환은 대부분 만성질환이다.

답 ③

## 1 노인 간호의 이해

### (1) 노인의 정의

만 나이를 기준으로 65세 이상(노인복지법)

### (2) 노인의 발달과제

① 체력 및 건강쇠퇴에 대한 적응
② 은퇴 및 수입 감소에 대한 적응
③ 배우자의 죽음에 대한 적응
④ 비슷한 연령층의 사람들과 친밀한 관계유지
⑤ 노년기 부부간의 관계 잘 유지
⑥ 만족한 주거환경 유지

### (3) 노인질환(노인건강문제)의 특성

① 퇴행성 질환(만성질환)의 유병률이 높다.
　㉠ 질병이 만성적, 복잡해서 장기적인 관리가 필요하다.
　㉡ 질병 경과가 길고 재발률이 높아 경제적 부담이 증가한다.
　㉢ 호전과 악화를 반복하며 나빠지는 경향을 보인다.
　㉣ 중증화 방지, ADL 유지
② 비전형적이다.
　㉠ 노화와 병리적 상태를 구분하기 어렵다.
　㉡ 노인질환은 질병의 증상과 징후의 발현이 비전형적이다.
③ 한 가지만 발병하기보다는 동시에 두 가지 이상의 질병이 발병한다(여러 약의 동시 복용으로 인한 약물 문제).
④ 원인이 명확하지 않아 완치가 어렵다.
⑤ 개인차가 있다(개인별 건강상태의 차이가 크다).
⑥ 의식장애나 정신장애를 동반하기 쉽다.
⑦ 노인의 주된 사망원인 : 암, 뇌혈관 질환, 신장질환, 당뇨
⑧ 인구고령화에 따라 치매가 사회학적, 보건학적으로 큰 문제

### (4) 노인 인구의 증가

① 고령화 사회 : 65세 이상의 고령인구가 7% 이상
② 고령 사회 : 65세 이상의 고령인구가 14% 이상
③ 초고령 사회 : 65세 이상의 고령인구 20% 이상
④ 고령화 지수 : $\frac{\text{65세 이상 인구}}{\text{0~15세 미만 인구}} \times 100$
⑤ 고령화 현상
㉠ 65세 이상의 노인인구의 비율이 증가하는 현상
㉡ 평균수명↑, 부양비↑

## 2 노인복지사업

### (1) 노인복지의 개념 및 원칙

노인복지는 사회복지의 한 분야로 노인생활의 복지를 도모하고자 하는 것

### (2) 노인복지사업의 목표

① 국민적 최저수준의 생활유지
② 사회적 통합 유지
③ 개인의 성장욕구의 충족

### (3) 노인복지 관련법

① 노인복지법 : 1981년 제정
② 국민연금법 : 국민의 생활안정 및 복지증진
③ 국민기초생활보장법 : 소득능력 없는 사람, 65세 이상 소득 보장
④ 긴급복지지원법 : 긴급 필요성이 인정되는 사람, 3개월 생활비 지원
⑤ 국민건강보험 : 1989년(전국민 의료보험 실시) 소득능력 있는 사람
⑥ 노인장기요양법 : 2008년부터 시행

### (4) 사회보장제도

사회보장이란 모든 국민이 다양한 사회적 위험(빈곤, 노령, 질병, 생활 불안 등)으로부터 벗어나, 행복하고 인간다운 삶을 영위할 수 있도록 소득보장과 의료보장을 지원하며 사회참여, 자아실현에 필요한 제도와 여건을 조성하여 사회통합과 행복한 복지사회를 실현하도록 하는 것을 의미한다.

① 사회보장의 유형에는 사회보험과 공공부조와 사회복지 서비스가 있다.
㉠ 사회보험 : 소득능력이 있는 사람에게 소득보장, 의료보장을 한다.

필 / 수 / 확 / 인 / 문 / 제

고령화 사회에 대한 설명으로 옳은 것은?

① 65세 이상의 고령인구가 7% 이상
② 65세 이상의 고령인구가 10% 이상
③ 65세 이상의 고령인구가 14% 이상
④ 65세 이상의 고령인구가 20% 이상
⑤ 65세 이상의 고령인구가 50% 이상

해설
• 고령화 사회 : 65세 고령인구가 7% 이상
• 고령 사회 : 65세 이상의 고령인구가 14% 이상
• 초고령 사회 : 65세 이상의 고령인구 20% 이상

답 ①

우리나라에서 노인장기요양법이 제정되어 시행된 연도는?

① 1981년 ② 2008년
③ 1989년 ④ 1991년
⑤ 1995년

해설
노인장기요양법 : 2008년부터 시행되었다.

답 ②

㉡ 공공부조 : 소득능력이 없는 사람에게 소득보장, 의료보장을 한다.
㉢ 사회복지 서비스

### (5) 노인장기요양보험제도

고령화의 진전과 함께 핵가족화, 여성의 경제활동참여가 증가하면서 종래 가족의 부담으로 인식되던 장기요양문제가 이제 더 이상 개인이나 가계의 부담으로 머물지 않고 이에 대한 사회적·국가적 책무가 강조되고 있다. 이와 같은 사회 환경의 변화와 이에 대처하기 위하여 이미 선진각국에서는 사회보험방식 및 조세방식으로 그 재원을 마련하여 노인문제를 해결하고자 장기요양보험제도를 도입하였다.

① 노인장기요양보험제도의 목적

고령이나 노인성 질병 등의 사유로 일상생활을 혼자서 수행하기 어려운 노인 등에게 신체활동 또는 가사활동 지원 등의 장기요양급여를 제공하여 노후의 건강 증진 및 생활안정을 도모하고 그 가족의 부담을 덜어줌으로써 국민의 삶의 질을 향상하도록 함을 목적으로 시행하는 사회보험제도이다.

② 노인장기요양보험법

평균수명의 증가로 고령화로 인한 노화, 노인성 질병, 만성퇴행성 질환 등의 증가에 따라 거동이 불편한 사람에 대하여 신체활동이나 일상가사활동을 지속적으로 지원해 주는 문제가 사회적 이슈로 부각되어, 2007년 노인장기요양보험법이 제정되었고 2008년부터 시행되었다.

③ 우리나라 노인장기요양보험제도의 주요 특징

우리나라 노인장기요양보험제도는 건강보험제도와는 별개의 제도로 도입·운영되고 있다. 한편으로, 제도운영의 효율성을 도모하기 위하여 보험자 및 관리운영기관을 국민건강보험공단으로 일원화하고 있다. 또한 국고지원이 가미된 사회보험방식을 채택하고 있고 수급대상자에는 65세 미만의 장애인이 제외되어 노인을 중심으로 운영되고 있다.

㉠ 건강보험제도와 별도 운영

노인장기요양보험제도를 건강보험제도와 분리 운영하는 경우 노인 등에 대한 요양의 필요성 부각이 비교적 용이하여 새로운 제도도입에 용이하며, 건강보험 재정에 구속되지 않아 노인장기요양급여 운영, 장기요양제도의 특성을 살릴 수 있도록 국민건강보험법과는 별도로 노인장기요양보험법을 제정하였다.

**필/수/확/인/문/제**

**노인에게 신체활동 또는 가사활동 등을 지원하여 노후의 건강증진을 도모하고 가족 부담을 덜어주기 위해 만들어진 법은?**

① 기초노령연금
② 노인복지법
③ 노인장기요양법
④ 국민건강보험
⑤ 국민연금법

해설

노인장기요양법 : 노인성 질병, 만성퇴행성 질환 등의 증가에 따라 거동이 불편한 사람에 대하여 신체활동이나 일상가사활동을 지속적으로 지원해 주어 노후의 건강증진을 도모하고 가족의 부담을 덜어주기 위해 만든 법이다.

답 ③

**우리나라 노인장기요양법에 대한 특징으로 옳은 것은?**

① 65세 미만의 장애인도 포함한다.
② 건강보험제도와 통합해서 운영한다.
③ 2007년 제정, 시행되었다.
④ 직장가입자만 해당된다.
⑤ 보험자 및 관리운영기관은 국민건강보험공단이다.

해설

① 65세 미만자의 노인성 질병이 없는 일반적인 장애인은 제외된다.
② 건강보험제도와 별도로 운영한다.
③ 2008년부터 시행되었다.
④ 직장가입자, 지역가입자가 있다.

답 ⑤

ⓛ 보험자 및 관리 운영자의 일원화

우리나라 노인장기요양보험제도는 이를 관리·운영할 기관을 별도로 설치하지 않고 국민건강보험법에 의하여 설립된 기존의 국민건강보험공단을 관리운영기관으로 하고 있다. 이는 도입과 정착을 원활하게 하기 위하여 건강보험과 독립적인 형태로 설계하되, 그 운영에 있어서는 효율성 제고를 위하여 별도로 관리운영기관을 설치하지 않고 국민건강보험공단이 이를 함께 수행하도록 한 것이다.

ⓒ 사회보험방식을 기본으로 한 국고지원 부가방식

우리나라 노인장기요양보장제도는 사회보험방식을 근간으로 일부는 공적부조방식을 가미한 형태로 설계·운영되고 있다.

ⓡ 노인중심의 급여

우리나라 노인장기요양보험제도는 65세 이상의 노인 또는 65세 미만의 자로서 치매·뇌혈관성 질환 등 노인성 질병을 가진 자 중 6개월 이상 혼자서 일상생활을 수행하기 어렵다고 인정되는 자를 그 수급대상자로 하고 있다. 여기에는 65세 미만자의 노인성질병이 없는 일반적인 장애인은 제외되고 있다.

④ 노인장기요양보험제도의 적용

㉠ 보험자와 가입자

- 보험자 : 국민건강보험공단
- 가입자 : 건강보험 가입자와 동일하며, 건강보험의 적용에서와 같이 법률상 가입이 강제로 되어 있다(직장가입자/지역가입자). 의료급여 수급권자의 경우 건강보험과 노인장기요양보험의 가입자에서는 제외되지만, 국가 및 지방자치단체의 부담으로 장기요양보험의 적용대상으로 하고 있다.

ⓛ 장기요양인정

노인장기요양보험 가입자 및 그 피부양자나 의료급여수급권자 누구나 장기요양급여를 받을 수 있는 것은 아니다. 일정한 절차에 따라 장기요양급여를 받을 수 있는 권리(수급권)가 부여되는데 이를 장기요양인정이라고 한다.

**TIP**

**장기요양인정 및 이용절차 순서**

1. 국민건강보험공단 : 장기요양인정 신청 및 방문조사
2. 등급판정위원회 : 장기요양인정 및 장기요양인정등급판정
3. 국민건강보험공단 : 장기요양인정서 표준장기요양 이용 및 계획서 송부
4. 장기요양기관 : 장기요양급여 이용계약 및 장기요양 급여제공

**필/수/확/인/문/제**

**노인장기요양보험제도에 대한 설명으로 옳지 않은 것은?**

① 보험자는 국민건강보험 공단이다.
② 가입자는 건강보험 가입자와 동일하다.
③ 노인중심의 급여이다.
④ 사회보험방식을 기본으로 한다.
⑤ 공적부조 대상자는 제외된다.

해설
사회보험방식을 근간으로 일부는 공적부조 방식을 가미한 형태로 설계, 운영되고 있다.

답 ⑤

**노인장기요양보험 대상자에 해당하는 것은?**

① 당뇨병을 앓고 있는 70세 노인
② 난청이 있는 일상생활이 가능한 66세 노인
② 관절염이 있는 80세 노인
④ 65세 미만의 노인성 질병이 없는 장애인
⑤ 혈관성 치매를 앓고 있는 60세 노인

해설
노인장기요양보험의 대상자 : 65세 이상의 노인 또는 65세 미만의 자로서 치매, 뇌혈관성 질환 등 노인성 질병을 가진 자 중 6개월 이상 혼자서 일상생활을 수행하기 어렵다고 인정되는 자

답 ⑤

㉢ 장기요양인정 신청자격

- 장기요양보험가입자 및 그 피부양자, 의료급여수급권자
- 대상 : 만 65세 이상 또는 만 65세 미만으로 노인성 질병을 가진 자

㉣ 장기요양인정 신청절차

- 신청장소 : 전국 공단지사(노인장기요양보험운영센터)
- 신청방법 : 공단 방문, 우편, 팩스, 인터넷
- 갱신 신청의 경우 유선으로도 신청이 가능. 이 경우 신청서는 제출하지 않아도 되며, 통화자의 신분확인 절차를 거친 후에 신청이 가능
- 신청인 : 본인 또는 대리인
- 대리인 : 가족, 친족 또는 이해관계인, 사회복지전담공무원, 시장·군수·구청장이 지정하는 자(대리 신청할 때 대리인 본인임을 확인할 수 있는 신분증을 제시 또는 제출하여야 하며, 팩스 및 우편 접수할 경우 신분증 사본을 제출)
- 제출서류 : 장기요양인정신청서

㉤ 등급판정절차

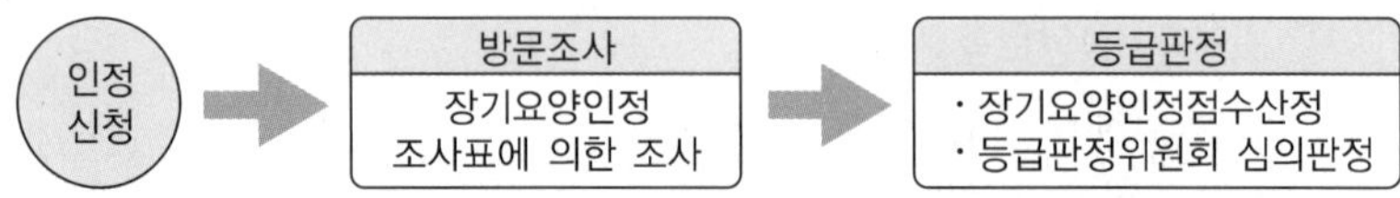


㉥ 등급판정

| 장기요양 등급 | 심신의 기능상태 |
|---|---|
| 1등급 | 심신의 기능상태 장애로 일상생활에서 전적으로 다른 사람의 도움이 필요한 자로서 장기요양인정 점수가 95점 이상인 자 |
| 2등급 | 심신의 기능상태 장애로 일상생활에서 상당부분 다른 사람의 도움이 필요한 자로서 장기요양인정 점수가 75점 이상 95점 미만인 자 |
| 3등급 | 심신의 기능상태 장애로 일상생활에서 부분적으로 다른 사람의 도움이 필요한 자로서 장기요양인정 점수가 60점 이상 75점 미만인 자 |
| 4등급 | 심신의 기능상태 장애로 일상생활에서 일정부분 다른 사람의 도움이 필요한 자로서 장기요양인정 점수가 51점 이상 60점 미만인 자 |
| 5등급 | 치매환자로서 장기요양인정 점수가 45점 이상 51점 미만인 자 |

**TIP**

**인지지원 등급** : 경증 치매노인이 확인된 경우 신체 기능과 관계없이 장기요양보험의 혜택을 받을 수 있게 하는 제도로, 치매증상 악화 지연을 위하여 주·야간보호시설에서 인지기능 개선 프로그램 등을 제공하여 인지기능의 유지 및 향상을 도모한다.

필 / 수 / 확 / 인 / 문 / 제

**장기요양 이용절차 순서 중 인정신청을 할 수 있는 대상자로 옳지 않은 것은?**

① 시장, 군수, 구청장이 지정한 자
② 보건소 소속 간호사
③ 본 인
④ 사회복지전담 공무원
⑤ 가 족

해설
장기요양 신청가능 자 : 본인, 가족, 친족 또는 이해관계인, 사회복지 전담공무원, 시장, 군수, 구청장이 지정하는 자

답 ②

**일상생활에서 상당부분 다른 사람의 도움이 필요한 자로서 장기요양인정 점수가 75점 이상인 자에 해당하는 등급은?**

① 1등급 ② 2등급
③ 3등급 ④ 4등급
⑤ 5등급

해설
2등급 : 일상생활에서 상당부분 다른 사람의 도움이 필요한 자로서 75점 이상 95점 미만인 자

 ②

ⓢ 장기요양등급 판정기간 : 신청인이 신청서를 제출한 날로부터 30일 이내

ⓞ 장기요양인정의 유효기간

| 구 분 | 최초 인정 시 | 갱신 시 | | 등급변경 시 |
|---|---|---|---|---|
| | | 동일 등급판정 | 다른 등급판정 | |
| 기 존 | 1년 | 등급에 따라 2~4년 | 1년 | 1년 |
| 변경 후 | 2년 | 전과 동일 | 2년 | 2년 |

ⓩ 장기요양인정의 갱신 : 장기요양인정의 유효기간이 끝나기 30일 전까지 공단에 신청

⑤ 장기요양급여의 내용

㉠ 재가급여 : 가정에서 생활하며 장기요양기관이 운영하는 방문요양, 방문목욕, 방문간호, 주·야간보호, 단기보호 등 신체활동 및 심신기능의 유지·향상을 위한 교육·훈련 등을 제공받는다.

- 장 점
  - 평소 생활했던 친숙한 환경에서 지낼 수 있다.
  - 사생활이 존중되고 개인 중심의 생활이 가능하다.
- 단 점
  - 의료, 간호, 요양서비스가 단편적으로 진행되기 쉽다.
  - 긴급한 상황에 대한 신속한 대응이 어렵다.
- 재가급여의 내용
  - 방문요양(방문당) : 장기요양요원(요양보호사)이 수급자의 가정 등을 방문하여 신체활동 및 가사활동 등을 지원하는 장기요양급여
  - 방문목욕(방문당) : 장기요양요원(요양보호사)이 목욕설비를 갖춘 차량을 이용하여, 수급자의 가정을 방문하여 목욕을 제공하는 급여
  - 방문간호(방문당) : 의사, 한의사 또는 치과의사의 지시에 따라 간호사, 간호조무사 또는 치위생사가 수급자의 가정 등을 방문하여 간호, 진료의 보조, 요양에 관한 상담 또는 구강위생 등을 제공하는 급여

**TIP**

방문간호
- 간호사 : 2년 이상의 간호업무 경력
- 간호조무사 : 3년 이상의 경력과 보건복지부장관이 지정한 교육기관에서 소정의 교육(700시간)을 이수
- 치위생사 : 치과위생 업무로 한정

필 / 수 / 확 / 인 / 문 / 제

**신청인이 신청서를 제출한 날로부터 장기요양등급 판정기간으로 옳은 것은?**

① 7일 ② 10일
③ 15일 ④ 20일
⑤ 30일

해설
장기요양등급 판정은 신청인이 신청서를 제출한 날부터 30일 이내에 해야 한다.

답 ⑤

**장기요양급여 중 재가급여에 해당하지 않는 것은?**

① 주간보호 ② 야간보호
③ 방문목욕 ④ 시설급여
⑤ 방문요양

해설
재가급여 : 방문요양, 방문간호, 방문목욕, 주·야간보호, 단기보호, 기타 재가급여

답 ④

**간호조무사의 방문간호의 자격으로 옳은 것은?**

① 1년 이상의 간호업무 경력
② 2년 이상의 간호업무 경력
③ 3년 이상의 간호업무 경력
④ 2년 이상의 간호업무 경력과 보건복지부장관이 지정한 교육기관에서 교육 이수
⑤ 3년 이상의 간호업무 경력과 보건복지부장관이 지정한 교육기관에서 교육 이수

해설
방문간호조무사의 자격기준 : 3년 이상의 간호업무 경력과 보건복지부장관이 지정한 교육기관에서 교육 이수

답 ⑤

필 / 수 / 확 / 인 / 문 / 제

**수급자의 일상생활, 신체활동 지원에 필요한 복지용구를 제공하거나 대여하여 대상자의 편의를 제공하는 급여의 종류는?**

① 방문간호
② 방문요양
③ 주·야간 보호
④ 단기보호
⑤ 기타 재가급여

해설
기타 재가급여 : 수급자의 일상생활 또는 신체활동 지원에 필요한 용구로서 보건복지부장관이 정하여 고시하는 것을 제공하거나 대여하여 노인장기요양보험 대상자의 편의를 도모하고자 지원하는 장기요양급여로서 휠체어, 전동·수동침대, 욕창방지 매트리스방석, 욕조용 리프트, 이동욕조, 보행기 등이 있다.

답 ⑤

**노인장기요양보험제도의 재원조달로 옳지 않은 것은?**

① 노인장기요양보험료
② 국가 및 지방자치단체 부담
③ 재가급여 – 본인 15% 부담
④ 의료수급권자 – 본인부담금의 1/3
⑤ 시설급여 – 본인 20% 부담

해설
의료수급권자 : 본인 부담금을 1/2로 경감해 준다.

답 ④

- 주·야간 보호(1일당) : 수급자를 하루 중 일정시간 동안 장기요양기관에 보호하여 목욕, 식사, 기본간호, 치매관리, 응급서비스 등 심신기능의 유지, 향상을 위한 교육, 훈련 등을 제공하는 급여로서 장기요양기관에 보호하여 신체활동 지원 등을 제공한다.
- 단기보호(방문당) : 수급자를 월 15일 이내 기간 동안 장기요양기관에 보호하여 신체활동 지원 및 심신기능의 유지, 향상을 위한 교육, 훈련 등을 제공하는 장기요양급여
- 기타 재가급여 : 수급자의 일상생활 또는 신체활동 지원에 필요한 용구로서 보건복지부장관이 정하여 고시하는 것을 제공하거나 대여하여 노인장기요양보험 대상자의 편의를 도모하고자 지원하는 장기요양급여로서 휠체어, 전동·수동침대, 욕창방지 매트리스·방석, 욕조용 리프트, 이동욕조, 보행기 등이 있다.

㉡ 시설급여 : 가정에서 생활하지 않고 노인요양시설, 노인요양공동생활가정 등에 장기간 입소하여 신체활동 지원 및 심신기능의 유지·향상을 위한 교육·훈련 등을 제공받는다.

- 장점 : 의료, 간호, 요양서비스를 종합적으로 제공받을 수 있다.
- 단 점
  - 지역사회(가족, 형제, 이웃)와 떨어져 지내며 소외되기 쉽다.
  - 개인중심의 생활이 어렵다.
- 시설급여의 내용
  - 노인요양시설
  - 노인요양공동생활가정(그룹 홈)

㉢ 특별현금급여(가족요양비)
수급자가 섬·벽지에 거주하거나 천재지변, 신체·정신 또는 성격 등의 사유로 장기요양급여를 지정된 시설에서 받지 못하고 그 가족 등으로부터 방문요양에 상당하는 장기요양급여를 받을 때 지급하는 현금급여

⑥ 재원조달
사회보험방식을 기본으로 한 국고지원 부가방식이다. 우리나라 장기요양보장제도는 사회보험방식을 근간으로 일부는 공적부조방식을 가미한 형태로 설계·운영되고 있다. 노인장기요양보험 운영에 소요되는 재원은 가입자가 납부하는 장기요양보험료 및 국가지방자치단체 부담금, 장기요양급여 이용자가 부담하는 본인일부부담금으로 조달된다.

㉠ 노인장기요양보험료 : 국민건강보험법의 적용을 받는 건강보험가입자의 장기요양보험료
㉡ 국가 및 지방자치단체 부담

㉢ 본인일부부담
  • 재가급여 : 당해 장기요양급여비용의 100분의 15(15%)
  • 시설급여 : 당해 장기요양급여비용의 100분의 20(20%)
  • 기타 의료수급권자 등은 각각 1/2로 본인부담금을 경감하여 준다.
    - 재가급여 이용 시 : 7.5%
    - 시설급여 이용 시 : 10%

⑦ 노인장기요양보험제도의 의의
가족이 감당하던 노인요양을 국가차원에서 대신하는 법적 기초가 되었고, 건강보험료에 의한 요양보험료를 포함시켜 사회적 방식의 재원을 마련하고 노인중심의 일상생활을 수행하기 어려운 대상자에게 재가기관이나 요양시설을 통해 신체활동 또는 가사지원 등의 서비스를 제공하고 있는 사회보장제도이다.

### (6) 노인복지시설의 종류

① 노인주거복지서비스 시설
  ㉠ 양로시설 : 노인을 입소시켜 급식과 그 밖에 일상생활에 필요한 편의를 제공함을 목적으로 하는 시설
  ㉡ 노인공동생활가정 : 노인들에게 가정과 같은 주거여건과 급식, 그 밖에 일상생활에 필요한 편의를 제공함을 목적으로 하는 시설
  ㉢ 노인복지주택 : 노인에게 주거시설을 임대하여 주거의 편의 · 생활지도 · 상담 및 안전관리 등 일상생활에 필요한 편의를 제공함을 목적으로 하는 시설

② 노인의료복지서비스 시설
  ㉠ 노인요양시설 : 치매 · 중풍 등 노인성질환 등으로 심신에 상당한 장애가 발생하여 도움을 필요로 하는 노인을 입소시켜 급식과 요양과 그 밖에 일상생활에 필요한 편의를 제공함을 목적으로 하는 시설
  ㉡ 노인요양공동생활가정 : 치매 · 중풍 등 노인성질환 등으로 심신에 상당한 장애가 발생하여 도움을 필요로 하는 노인에게 가정과 같은 주거여건과 급식 · 요양, 그 밖에 일상생활에 필요한 편의를 제공함을 목적으로 하는 시설

③ 노인여가복지서비스 시설
  ㉠ 노인복지관 : 노인의 교양 · 취미생활 및 사회참여활동 등에 대한 각종 정보와 서비스를 제공하고, 건강증진 및 질병예방과 소득보장 · 재가복지, 그 밖에 노인의 복지증진에 필요한 서비스를 제공함을 목적으로 하는 시설
  ㉡ 경로당 : 지역노인들이 자율적으로 친목도모 · 취미활동 · 공동작업장 운영 및 각종 정보교환과 그 밖의 여가활동을 할 수 있도록 하는 장소를 제공함을 목적으로 하는 시설

필 / 수 / 확 / 인 / 문 / 제

**치매 · 중풍 등 노인성질환 등으로 심신에 상당한 장애가 발생하여 도움이 필요한 노인을 입소시켜 급식과 요양과 일상생활에 필요한 편의를 제공하는 노인의료복지시설은?**

① 양로시설
② 노인요양시설
③ 노인공동생활가정
④ 노인복지주택
⑤ 노인보호 전문기관

해설
노인요양시설 : 치매 · 중풍 등 노인성질환 등으로 심신에 상당한 장애가 발생하여 도움을 필요로 하는 노인을 입소시켜 급식과 요양과 그 밖에 일상생활에 필요한 편의를 제공함을 목적으로 하는 시설

답 ②

**지역노인들이 자율적으로 친목 도모, 취미활동, 공동작업장을 운영하고 여가활동을 할 수 있도록 장소를 제공하는 노인복지시설은 무엇인가?**

① 노인복지주택
② 경로당
③ 노인교실
④ 노인요양시설
⑤ 노인복지관

답 ②

필 / 수 / 확 / 인 / 문 / 제

**노인복지시설의 종류 중 노인보호전문기관에서 주로 하는 일은 무엇인가?**

① 일자리 지원
② 노인학대 예방
③ 임종 및 호스피스 관리
④ 노인 성폭력 예방
⑤ 노인의 건강관리

해설
노인보호전문기관(노인학대)

답 ②

**노인이 보건소에서 받을 수 있는 치매관리 서비스로 옳은 것은?**

① 치매조기선별검사
② 운동프로그램
③ 낙상예방교실
④ 웃음치료
⑤ 간호・간병 통합 서비스

해설
치매조기선별검사・정밀검사, 치매환자 위생용품 지원, 치매환자 인지재활 프로그램 운영 등

답 ①

㉢ 노인교실 : 노인들에 대하여 사회활동 참여욕구를 충족시키기 위하여 건전한 취미생활・노인건강유지・소득보장 그 밖의 일상생활과 관련한 학습프로그램을 제공함을 목적으로 하는 시설

④ **재가노인복지서비스 시설** : 방문요양서비스, 방문목욕서비스, 방문간호서비스, 주・야간보호서비스, 단기보호서비스 등

⑤ **노인보호전문기관(노인학대)** : 보호가 필요한 노인을 위한 서비스 및 예방 체계를 강화하고 노인인식에 대한 사회변화를 유도하여 노인복지증진과 행복한 노년사회에 기여함을 목적으로 설립된 기관

⑥ **노인일자리지원기관** : 지역사회 등에서 노인일자리의 개발・지원, 창업・육성 및 노인에 의한 재화의 생산・판매 등을 직접 담당하는 기관

### (7) 노인이 보건소에서 받을 수 있는 서비스

지역사회 간호사업의 중심

① **치매관리서비스** : 국가적으로 노인치매를 상담, 계획, 관리해 주는 체계적인 프로그램으로 치매조기선별검사・정밀검사, 치매환자 위생용품 지원, 치매환자 인지재활 프로그램 운영 등

② **노인건강증진 서비스** : 지역사회의 노인들에게 운동프로그램, 보건교육, 상담제공, 낙상 예방을 위한 어르신 생생 교실, 기타 노인 건강관리 교육 등

③ **노인건강진단 서비스** : 저소득층 노인에게 건강진단

④ **방문건강관리 서비스** : 방문간호사의 직접 가정방문 건강관리, 방문건강관리를 통한 적극적 건강문제 발굴 및 2・3차 병의원 연계관리 등

## 3 노화에 따른 변화 및 건강관리

### (1) 신체적 변화 및 건강관리

① 피부의 변화

㉠ 피부가 얇아짐(주름↑), 피하지방 감소(온도조절↓), 한선(땀) 위축(땀 분비↓) : 온도감각 둔화 → 피부를 만져봐서 실내온도 조절해준다.

㉡ 손, 발톱이 두꺼워지고 잘 부서짐

㉢ 머리카락이 얇아지고 머리숱은 감소

㉣ 남·여 모두 입가와 뺨 주변의 털이 많고 다른 부위 털은 적음

㉤ 노인성 반점(갈색 반점↑)

㉥ 피지선의 분비량↓ → 건조증, 소양증↑(특히 밤에, 겨울에 심하다)

- 간 호
  - 주 1회 목욕
  - 중성비누(지방성분↑) 사용
  - 부드러운 목욕수건 사용하고, 젖은 피부는 수건으로 두드려서 건조
  - 목욕 후 로션, 오일 등의 보습제(알코올 성분이 없는 것) 바름
  - 가습기 적용
  - 가능한 직사광선을 피하고 자외선 차단 크림을 사용

② 신경계의 변화

㉠ 신경세포의 퇴화가 70세 이후의 삶에 큰 영향, 전두엽 피질층의 상실, 소뇌의 25% 감소, 뇌의 무게가 감소 → 자극 반응속도가 느려져서 외상이나 사고의 위험↑

㉡ 뇌에 노폐물이 축적되어 치매, 파킨슨병에 잘 걸린다.

㉢ 단기 기억(최근 기억)의 감소

③ 감각기의 변화

㉠ 시 각

- 동공의 크기↓, 시력↓, 안과 질환↑(백내장, 녹내장), 수정체 황화 현상(파랑, 남색, 보라색의 구분이 어렵다), 야간시력감소
- 전체를 소등하지 말고 간접조명(거실, 목욕실)을 켜둔다.
- 야간 운전을 피하고, 밝은 곳에서 어두운 곳으로 옮길 때는 잠시 멈추어 암반응 적응 시간 필요

㉡ 청 각

- 기능의 저하로 노인성 난청 발생(남자 > 여자), 고음성 난청
- 소음이 없는 환경에서 대화
- 정면보고 입 모양을 보면서 말한다.
- 목소리는 크고, 천천히, 저음으로 대화하기

㉢ 후각 : 후각세포의 감소, 후각기능↓, 식욕이 감퇴

---

**필 / 수 / 확 / 인 / 문 / 제**

**노화에 따른 피부의 특성으로 옳은 것은?**

① 손, 발톱이 얇아지고 잘 부서진다.
② 노인성 반점이라고 불리는 흰색 반점이 생긴다.
③ 피부가 건조하고 탄력성이 증가한다.
④ 피하지방의 감소로 온도조절을 잘 하지 못한다.
⑤ 피지의 분비량이 증가한다.

해설

① 손발톱이 두꺼워지고 잘 부서진다.
② 노인성 반점이라고 불리는 갈색반점이 생긴다.
③ 피부가 건조하고 탄력성이 감소한다.
⑤ 피지선의 분비량이 감소한다.

답 ④

**노인은 피부가 건조해서 소양증이 증가한다. 이를 완화하기 위한 간호로 옳지 않은 것은?**

① 중성비누로 목욕한다.
② 목욕 후 보습제를 바른다.
③ 가습기를 적용한다.
④ 하루 1회 목욕을 한다.
⑤ 젖은 피부는 두드려서 말린다.

해설

주 1회 목욕한다.

답 ④

**노화에 따른 감각기계의 변화로 옳지 않은 것은?**

① 청각기능의 감소로 저음성 난청이 생긴다.
② 단맛과 짠맛을 느끼는 감각은 감소한다.
③ 타액의 분비기능 감소로 구강건조증이 나타난다.
④ 촉각에 대한 반응이 느려진다.
⑤ 신맛과 쓴맛에 대한 감각은 증가한다.

해설

청각기능의 감소로 고음성 난청이 나타난다.

답 ①

필 / 수 / 확 / 인 / 문 / 제

**노화에 따른 호흡기계의 변화로 옳은 것은?**

① 기침반사의 증가로 미세물질을 잘 걸러낸다.
② 기관지 내 분비물이 감소한다.
③ 호흡기계 감염이 쉽게 일어나지 않는다.
④ 호흡이 증가되어 피로가 쉽게 풀린다.
⑤ 폐포 속에 $CO_2$가 많이 남아 잔기량이 증가한다.

해설
① 기침반사의 약화로 이물질을 배출하지 못한다.
② 기관지 내 분비물이 증가한다.
③ 호흡기감염이 증가한다.
④ 호흡근육의 약화로 가스교환 능력이 감소되어 피로도가 증가한다.

답 ⑤

**노화에 따른 비뇨·생식기계에 대한 설명으로 옳은 것은?**

① 잔뇨량이 감소한다.
② 성호르몬은 유지된다.
③ 방광의 저장능력이 증가한다.
④ 폐경으로 여성호르몬이 증가되어 질 위축, 질 건조가 나타난다.
⑤ 요실금, 전립선 비대증이 나타난다.

해설
① 잔뇨량이 증가한다.
② 성호르몬이 감소한다.
③ 방광의 저장능력이 감소한다.
④ 폐경으로 여성호르몬이 감소되어 질 위축, 질 건조가 나타난다.

답 ⑤

㉣ 미각 : 맛봉오리(미뢰)의 기능↓(단맛·짠맛↓, 신맛·쓴맛↑)
㉤ 촉 각
- 반응이 느려짐, 온도 감각↓
- 자극을 주고자 한다면 강하게 자극, 화상주의, 안전한 환경 제공

㉥ 치아와 타액의 분비기능이 저하, 구강 건조증, 소화기능↓
㉦ 위산 분비↓, 위 기능↓
㉧ 연동 운동↓, 변비

④ 근 골격계의 변화
㉠ 디스크(추간판)가 얇아지고 간격↓, 척추의 길이↓, 키↓
㉡ 뼈의 밀도·질량↓, 골다공증, 골절↑, 허리가 굽음
㉢ 칼슘 섭취와 비타민 D의 섭취를 늘린다.
㉣ 일광욕과 운동

⑤ 심혈관계의 변화
㉠ 심장크기는 변화가 없지만 심근의 위축, 크기 감소
㉡ 삼첨판, 이첨판, 대동맥판, 폐동맥판이 석회화되어 심장의 수축력↓
㉢ 허혈성 심질환, 고혈압, 혈관의 탄력성 감소로 정맥류 증가

⑥ 호흡기계의 변화
㉠ 호흡근육의 약화로 가스교환 능력↓, 피곤↑, 폐포 속에 $CO_2$가 많이 남아 잔기량이 많다.
㉡ 섬모 약화, 기침반사 약화로 이물질을 배출하지 못해 객담 증가, 호흡기 감염↑

⑦ 소화기계의 변화
㉠ 치아가 빠지고 타액 분비량↓, 구강 건조증↑
㉡ 장의 분비·흡수·연동 운동 감소, 변비↑
㉢ 치아 문제시에는 소화가 잘되는 음식 섭취
㉣ 충분한 영양과 수분 섭취
※ 노인에게 중요 영양소 : 단백질, 칼슘, 비타민 C

⑧ 비뇨기계의 변화
㉠ 방광의 저장 능력↓(원래 500cc 정도인데 250~300cc로 감소), 요실금
㉡ 방광수축능력↓, 잔뇨량↑
㉢ 전립선 비대증으로 인한 배뇨통과 배뇨장애

⑨ 생식기계의 변화
㉠ 남자 : 고환 위축(정자 생성, 남성호르몬 생성 감소), 기능의 저하
㉡ 여자 : 폐경(여성호르몬 감소), 질 위축, 질 건조, 위축성 질염, 노인성 질염 난소위축

⑩ 내분비계의 변화
㉠ 기초대사량↓
㉡ 뇌하수체·부갑상샘·갑상샘·췌장·부신의 기능↓, 각종 호르몬 분비↓

### (2) 사회심리적 변화

① 우울증↑(여자 > 남자), 자살사고↑
② 수동적, 내향적, 의존적
③ 경직성(사고의 경직성)

## 4 노인성 질병과 간호

### (1) 치 매

① 정 의
㉠ 인지기능의 저하
㉡ 뇌신경 세포의 손상에 의한 것으로 지적 장애가 온 것
㉢ 개인의 정상적인 기능 수행 능력에 대한 심각한 수준의 지적 기능 손상
㉣ 치매 그 자체가 하나의 질환을 의미하는 것이 아니고, 여러 가지 원인에 의한 뇌손상에 의해 기억력을 비롯한 여러 인지기능 장애가 생겨 예전 수준의 일상생활을 유지할 수 없는 상태

② 분 류
㉠ 초기 : 최근 기억의 상실, 장기 기억의 유지 → 혼자 지낼 수 있다.
㉡ 중기 : 최근 기억의 상실, 장기 기억의 부분적 상실 → 도움 필요
㉢ 말기 : 최근 기억의 상실, 장기 기억의 완전 손상 → 도움 필요

③ 증 상

| 인지 장애 증상 | 정신 장애 증상 |
|---|---|
| • 기억력 저하<br>• 언어능력 저하<br>• 지남력 저하(장소, 시간, 사람)<br>• 실행능력 저하 | • 우울증<br>• 정신증(망상, 환청, 환시)<br>※ 망상 : 비현실적인 믿음(독약, 질투 망상 등)<br>• 불안, 공격성<br>• 수면장애 |

④ 간 호
㉠ 안전하고 단순한 환경제공
㉡ 3~6개월 간격으로 꾸준히 약물치료
㉢ 배회 : 집안에 배회코스를 만들어 준다.
㉣ 석양 증후군, 불안 : 같이 있어 줌, 단순한 일거리 제공, 관심전환(손뼉 치기, 노래 부르기 등)
㉤ 망 상
• 물건을 훔쳐갔다고 하면 → "같이 찾아볼까요?"
• 독약 망상 → "제가 먼저 먹어볼게요."

필 / 수 / 확 / 인 / 문 / 제

**노화에 따른 사회심리적인 변화로 옳은 것은?**

① 수동성의 감소
② 의존성의 감소
③ 우울증 경향의 증가
④ 경직성의 감소
⑤ 외향적

해설
수동적, 내향적, 의존적, 우울증이 증가한다.

답 ③

**치매의 인지기능 저하로 나타나는 인지 장애 증상으로 옳지 않은 것은?**

① 날짜, 요일, 시간을 자주 착각한다.
② 낮과 밤을 구분하지 못한다.
③ 방안에서 혼자 누군가와 대화한다.
④ 평소에 익숙한 장소에서 길을 잃는다.
⑤ 약속을 잊고 물건을 자주 잃어버린다.

해설
방안에서 혼자 누군가와 대화하는 것은 환시, 환청으로 정신장애 증상에 해당한다.

답 ③

필 / 수 / 확 / 인 / 문 / 제

**치매환자가 밥을 먹고도 밥을 먹지 않았다며 식사를 계속 요구할 때의 간호로 옳은 것은?**

① 다시 차려 준다.
② 먹었다고 애기해준다.
③ 본인이 달력에 체크하게 한다.
④ 밥그릇을 빨리 치운다.
⑤ 본인이 다시 차려서 먹게 한다.

해설
밥그릇을 치우지 않는다, 본인이 달력에 체크하게 한다.

답 ③

**노인의 낙상예방 간호로 옳지 않은 것은?**

① 야간에 보조등, 야간조명을 켜둔다.
② 바닥에 물기는 즉시 제거한다.
③ 침대높이는 가능한 높게 조절한다.
④ 침상난간을 올려준다.
⑤ 취침 전 수분섭취를 제한한다.

해설
침대높이를 낮게 조절한다.

답 ③

ⓑ 식사를 계속 요구한다.
  • 밥그릇을 치우지 않는다.
  • "차리고 있는 중이에요."
  • 본인이 달력에 체크하게 한다.
ⓢ 욕설, 공격성을 보일 때 → 차분히 조용한 공간에 쉬도록 한다.
ⓞ 한 번에 여러 가지 정보를 주지 말고 짧고 간결하며 정확하게 얘기한다.
ⓙ 어린아이 대하듯 하지 않고 간단명료하게 반복 설명하며 인간적으로 대한다.
ⓒ 대상자의 이름을 부르며 대화하고 한 번에 한 가지씩 일을 하도록 설명한다.

### (3) 노인의 일반적인 간호

① 노인 운동관리
  ㉠ 운동금기 질환 및 투약상황 확인
  ㉡ 현재의 운동수준 파악
  ㉢ 땀복이나 통풍이 잘되지 않는 옷은 착용하지 않는다.
  ㉣ 개인능력에 적합한 운동프로그램 실시
  ㉤ 운동 강도, 빈도를 서서히 증가
  ㉥ 적어도 10분 이상 준비운동, 운동 중간에 충분한 휴식
  ㉦ 빠르게 방향을 바꾸는 운동, 동작을 하지 않는다.

② 낙상예방 간호
  ㉠ 보조등, 야간등 설치
  ㉡ 욕실바닥에 미끄럼방지 타일, 깔개 설치
  ㉢ 변기, 욕조 주위에 손잡이 설치
  ㉣ 침대높이 낮게 조절, 침대난간 올리기
  ㉤ 천천히 앉고 일어서기
  ㉥ 취침 전 수분, 알코올, 커피 섭취제한
  ㉦ 바닥에 물기 제거
  ㉧ 보호대 적용은 가급적 피하기
  ㉨ 호출기를 손에 닿기 쉬운 곳에 둔다.

③ 음식제공(질식위험 예방)
  ㉠ 삼키기 쉬운 자세 : 앉은 상태에서 상체를 약간 앞으로 숙이고 턱을 당긴 자세 (앉을 수 없을 때는 상반신을 높인 상태에서 턱을 당김)
  ㉡ 고형물과 국물을 교대로 섭취
  ㉢ 저작 중 말을 시키지 않는다.

④ 시력장애 노인과의 의사소통
  ㉠ 지시대명사를 사용하지 않는다(여기, 저기 등).
  ㉡ 시계방향으로 설명해 준다.
  ㉢ 보조자가 환자보다 한 발짝 앞에서 보조해 준다.

### (4) 노인의 수면

① 특 징

㉠ 조기 취침, 조기 이상

㉡ 잦은 각성, 낮잠↑

㉢ 질이 낮은 수면, 비렘수면(깊은 잠)↓

② 수면의 단계

㉠ NREM : 깊고 편안하며 꿈이 없는 수면

- NREM 1단계 : 가벼운 수면상태, 쉽게 깬다.
- NREM 2단계 : 이완이 된 상태, 노력하면 깰 수 있다.
- NREM 3단계 : 깊은 수면의 초기 단계
- NREM 4단계 : 가장 깊은 수면, 골격 성장, 단백질 합성, 조직재생을 위한 성장호르몬 분비 증가

㉡ REM수면 : 빠른 안구 운동, 꿈을 꾼다.

③ 노인의 수면간호

㉠ 아침 기상시간을 일정하게 유지시킨다.

㉡ 낮잠을 자지 않도록 한다.

㉢ 매일 규칙적이고 적절한 양의 운동을 하되, 잠자기 전에 운동하는 것을 피하고 수면을 방해하는 성분이 먹는 약 중에 들어 있는지 확인한다.

㉣ 과도한 카페인, 알코올, 담배를 제한시킨다.

㉤ 자기 전에 수분 섭취 제한, 잠자기 전에 소변보기

㉥ 침실의 조도를 낮추고 환경자극을 최소화

㉦ 취침 전 등 마사지를 제공한다.

㉧ 취침 전 배고픈 경우 간단한 고단백식이(우유 1잔, 치즈 1장) 제공

㉨ 정규적으로 수면제를 복용하는 것을 금지, 수면제는 의사처방에 의한다.

### (5) 호스피스

① **정의** : 죽음을 잘 준비하고 잘 받아들이도록 하는 과정으로 임종을 자연스러운 삶의 한 과정으로 긍정적으로 수용하여 환자 개인의 존엄성을 고양하고 주어진 삶의 질을 높이는 것이다.

② **대상** : 말기 환자와 가족

③ **임종노인 일반적인 간호원칙**

㉠ 노인의 요구와 종교적 신념을 충분히 파악하고 비평하지 않는다.

㉡ 노인의 감정을 솔직하게 드러내도록 허용한다.

㉢ 질문에 정직하게 답변하고 현 상태에 대한 정보를 제공한다.

㉣ 비현실적인 목표를 갖지 않도록 한다.

㉤ 안위를 도모하고 자주 접촉한다.

㉥ 노인과 가족이 임종과정에서 필연적으로 동반되는 우울에 대비하도록 한다.

㉦ 가족이 감정을 환기시킬 수 있도록 허용한다.

**필 / 수 / 확 / 인 / 문 / 제**

**노인수면의 특징으로 옳지 않은 것은?**

① 조기 취침
② 조기 이상
③ 잦은 각성
④ 비렘수면의 증가
⑤ 낮 잠

해설

비렘수면의 감소

답 ④

**노인의 수면간호의 특징으로 옳지 않은 것은?**

① 기상시간을 일정하게 유지시킨다.
② 낮잠을 자지 않도록 한다.
③ 환경의 자극을 최소화한다.
④ 취침 전 수분 섭취를 제한한다.
⑤ 숙면을 위해 모든 불을 꺼서 어둡게 해준다.

해설

간접조명을 켜둔다.

답 ⑤

**호스피스 간호 대상자에 대한 간호로 옳지 않은 것은?**

① 대상자의 종교의식을 존중한다.
② 시설관련 특정 종교를 권유한다.
③ 감정을 솔직히 드러내도록 허용한다.
④ 비현실적인 목표를 갖지 않도록 한다.
⑤ 질문에 정직하게 답변한다.

해설

노인의 종교적 신념을 충분히 파악하고 비평하지 않는다.

답 ②

간호조무사

# 기초해부생리

필 / 수 / 확 / 인 / 문 / 제

**모든 체위의 기본이 되고 설명의 기본이 되는 해부학적 자세에 대한 설명으로 옳지 않은 것은?**

① 바로 선 상태에서 얼굴과 눈은 정면을 향한다.
② 팔은 자연스럽게 내린다.
③ 손바닥은 몸에 붙인다.
④ 두발은 앞을 향하게 한다.
⑤ 발끝은 약간 벌린다.

해설
손바닥은 앞을 향하게 한다.

답 ③

**운동의 종류 중 발바닥이 밖으로 향하게 하는 운동은 무엇인가?**

① 회 외　② 회 내
③ 내 반　④ 외 반
⑤ 근 위

해설
외반 : 발바닥을 밖으로 향하게 하는 운동

답 ④

## 1 기본개념

### (1) 해부학 용어 및 인체의 항상성

① 해부학적 자세(몸의 표준자세, Anatomical Position)

모든 체위의 기본, 모든 설명의 기본이 되는 자세로 사람이 바로 선 상태에서 얼굴과 눈은 정면을 향하고 팔은 자연스럽게 내려 손바닥이 앞을 향하고 두 발은 앞을 향하게 하여 발끝은 약간 벌린 채 똑바로 서 있는 자세를 말한다.

② 인체의 면

㉠ 정중면 : 인체를 좌우대칭이 되게 나누는 면
㉡ 시상면 : 정중면에 평행한 면
㉢ 관상면 : 인체를 앞뒤로 나누는 면
㉣ 수평면(횡단면) : 인체를 위아래로 나누는 면

③ 운동의 종류

㉠ 정중면을 기준점으로
- 정중면 가까이 오는 운동 : 내전
- 정중면 멀어지는 운동 : 외전

㉡ 정중면을 기준점으로
- 발바닥이 안쪽으로 향하게 하는 운동 : 내반
- 발바닥을 밖으로 드는 운동 : 외반

㉢ 몸통(체간)을 기준점으로
- 체간 가까운 부위 : 근위
- 체간에서 먼 부위 : 원위

㉣ 각도를 기준으로
- 해부학적인 자세에서 각도 작아짐 : 굴곡
- 해부학적인 자세에서 각도 커지는 것 : 신전
- 해부학적인 자세의 한계를 벗어나는 정도의 과도한 신전 : 과신전

㉤ 손바닥
- 팔꿈치를 직각으로 굽혀서 손바닥이 위쪽을 향하게 하는 운동 : 회 외
- 팔꿈치를 직각으로 굽혀서 손바닥이 아래쪽을 향하게 하는 운동 : 회 내

㉥ 발등(족배), 발바닥(족저)
- 발등 쪽으로 굴곡 : 족배굴곡
- 발바닥 쪽으로 굴곡 : 족저굴곡

㉦ 축을 중심으로
- 장축을 축으로 하여 회전하는 운동 : 회전
- 연속적으로 일어나는 운동(예 굴곡 → 신전 → 과신전 등) : 회선

④ 인체의 항상성

인체는 외적 또는 내적환경 변화에 대하여 스스로 체온, 혈압, 삼투압, pH, 혈당 등 일정한 상태로 유지하려는 "항상성" 기능을 가진다.

예 피드백체계에 의해서 갑상선 호르몬 부족 → 뇌하수체 전엽에서 갑상선 자극 호르몬이 분비 → 갑상선을 자극 → 갑상선 호르몬 분비 → 우리 몸의 평형 유지

## 2 인체의 구성

### (1) 정 의

인체의 구조적 체계는 세포 → 조직 → 기관 → 기관계(계통)의 기본적인 4개의 구조적 단계가 있고 인체를 이루는 가장 기본단위는 세포이며, 이들이 모이고 분화되어 결국 하나의 독립된 개체가 된다.

### (2) 세포의 정의 및 구성

① 인체를 구성하는 구조적, 기능적, 유전상의 기본 단위로 모양, 크기 다양, 수명, 기능이 모두 다르다.

② 세포의 일반적인 형태는 원형이지만, 백혈구 같이 모양이 수시로 변하여 일정한 형태를 취하지 않는 것도 있고 신경세포, 정자와 같이 특수한 모양도 있다.

③ 세포의 구성

㉠ 세포막(유동 모자이크막) : 수분조절, 삼투압 조절, pH조절 → 신체의 항상성

㉡ 세포질 : 세포막과 핵 사이에 있는 반유동성 물질(미토콘드리아, 리보솜, 리소좀, 골지체, 중심체 등)

㉢ 핵 : 분열하는 세포에는 핵이 존재 → 성숙한 적혈구처럼 핵이 없는 세포도 있다. 핵의 주요기능은 세포에서 일어나는 대부분의 물질대사를 조절하여 세포분열과 성장 및 단백질 합성에 관여하는 것이다.
- 염색질 : 단백질 및 DNA → 세포분열 시 염색체를 만든다.
- 핵소체 : RNA → 단백질 합성에 관여

**필 / 수 / 확 / 인 / 문 / 제**

**굴곡-신전-과신전과 같이 연속적으로 일어나는 운동을 무엇이라고 하는가?**

① 회 전 ② 회 외
③ 회 선 ④ 회 내
⑤ 외회전

해설
회선 : 연속적으로 일어나는 운동

답 ③

**세포는 일반적으로 원형의 형태를 취하는데 모양이 수시로 변하여 일정한 형태를 취하지 않는 세포는 무엇인가?**

① 정 자 ② 신경세포
③ 난 자 ④ 백혈구
⑤ 적혈구

해설
백혈구 : 모양이 수시로 변하여 일정한 형태를 취하지 않는다.

답 ④

**구조적, 기능적, 유전상의 기본단위인 세포에 대한 설명으로 옳지 않은 것은?**

① 모든 세포는 핵이 존재한다.
② RNA는 단백질 합성에 관여 한다.
③ 상피세포는 분열이 왕성해 재생능력이 뛰어나다.
④ 신경세포는 세포분열을 하지 않는다.
⑤ 상피세포는 수명이 짧고 신경세포는 수명이 길다.

해설
적혈구처럼 핵이 존재하지 않는 것도 있다.

답 ①

필 / 수 / 확 / 인 / 문 / 제

**식균작용, 면역체 형성, 이물질 제거 등의 기능을 하며 림프절, 비장, 골수 등에 위치하고 있는 세포는?**

① 상피세포
② 신경세포
③ 근육세포
④ 결합조직세포
⑤ 망상내피세포

해설
망상내피세포 : 림프절, 비장, 골수 등에 위치해 식균작용, 면역체 형성, 이물질 제거 등의 작용을 한다.

답 ⑤

**호흡기계의 실질적인 가스교환은 폐포에서 일어난다. 폐포에서의 가스교환은 어떤 작용에 의해 일어나는가?**

① 확 산 ② 삼 투
③ 여 과 ④ 능동수송
⑤ 식작용

해설
확산 : 용질이 많은 곳에서 용질이 적은 곳으로 농도 차이에 의해 이동하는 것으로, 폐포에서의 가스교환이 이에 해당한다.

답 ①

### (3) 세포종류 및 기능과 수명

① 상피세포
  ㉠ 상피세포 : 세포분열 왕성, 재생능력↑, 수명이 짧다.
  ㉡ 망상내피세포 : 림프절, 비장, 골수에 위치, 식균작용, 면역체 형성, 이물질 제거 등의 기능을 한다.
② 결합조직 세포
③ 근육세포
④ 신경세포
  ㉠ 신경세포, 근육세포 같이 고도로 특수화한 세포 : 세포분열 안 함, 수명이 길다.

### (4) 세포분열의 종류

① 유사분열 : 인체의 체세포, 곧 비생식세포가 자신을 복제하는 것
② 감수분열
  ㉠ 생식세포가 자신을 복제하는 것
  ㉡ 세포분열 : 간기(분열 전 세포분열 대비) → 전기 → 중기 → 후기 → 말기(종기)

### (5) 세포간질과 체액

① 세포간질(세포 간 물질) : 세포와 세포 사이에 위치 → 세포의 가스와 물질교환, 전해질 농도를 일정하게 유지
② 체액 : 세포외액(체중의 약 20%), 세포내액(체중의 약 40%)

### (6) 세포의 물질이동

살아있는 세포는 주변의 혈액, 조직액과 상호작용하면서 다른 물질을 분비·배설 → 물질을 이동하게 하는 기전 : 확산, 삼투, 능동수송, 여과, 촉진확산, 식작용, 세포흡수작용 등이다.

① 확 산
  ㉠ 용질 많은 곳 → 용질이 적은 곳으로 농도 차이에 의해 이동
  ㉡ 폐 포
    - 실질적인 가스교환(확산에 의해)
    - 폐포(산소농도↑) → 주변의 폐 모세혈관(산소농도↓) : 산소이동
② 삼 투
  ㉠ 물이 더 많은 곳 → 적은 곳으로 이동
  ㉡ 신장 : 많은 양의 물을 재흡수(소변으로 물이 소실되는 것을 방지)

③ 여 과
㉠ 수압의 차이에 의해 물, 용해물질 이동
㉡ 신장의 사구체 여과작용(사구체 → 보우만 주머니 : 여과작용)
④ 능동수송
㉠ 세포가 에너지를 사용해 필요한 물질은 받아들이고 불필요한 물질은 세포 밖으로 내보내는 것(덜 농축된 곳 → 더 농축된 곳으로 분자이동)
㉡ 소장의 세포 : 음식에서 포도당, 아미노산 흡수
⑤ 식작용
㉠ 움직이는 세포가 다른 물질을 삼키는 것
㉡ 백혈구가 박테리아를 삼키는 현상

### (7) 조 직

① 정의 : 세포들이 일정한 기능을 수행하기 위해 모인 집단
② 상피조직 : 체표나 몸의 내부에 있는 공간을 덮고 있는 얇은 세포층
③ 결합(지지)조직 : 빈 공간을 채우거나 형태가 다른 두 구조물 사이를 연결, 세포들의 배열 지지
④ 근육조직 : 근세포로 구성되어 수축함으로써 운동, 자세유지, 체열생산, 물질이동 등의 역할을 하고, 골격근 · 평활근 · 심근으로 나눈다.
⑤ 신경조직 : 신체의 자극을 받아들여 이를 통합해 신체반응으로 연결시켜 준다.

### (8) 기 관

① 정 의
㉠ 몇 개의 다른 조직이 모여 이루어진 것
㉡ 신체의 방어적 장기 : 림프절, 간, 골수, 비장 등으로 망상세포와 백혈구 생성, 혈액 정화, 먼지 · 이물질 · 미생물 · 노폐물 · 암세포 등을 여과함으로써 감염 및 질병 예방

### (9) 계(계통)

유사한 기능을 하는 기관이 모여 이루어진 것

필 / 수 / 확 / 인 / 문 / 제

**신장의 사구체와 보우만 주머니에서 일어나는 작용으로 수압의 차이에 의해 물, 용해물질을 이동하는 작용은?**

① 확 산 ② 삼 투
③ 여 과 ④ 능동수송
⑤ 식작용

해설
여과 : 수압 차이에 의해 용해물질이 이동하는 것으로 신장의 사구체여과작용이 이에 해당한다.

답 ③

**백혈구 생성, 혈액 정화, 노폐물과 암세포 등을 여과해 감염 및 질병을 예방하는 신체의 방어적 장기로 옳지 않은 것은?**

① 골 수 ② 간
③ 비 장 ④ 폐
⑤ 림프절

해설
방어적 장기는 망상세포와 백혈구 생성, 혈액 정화, 먼지 · 이물질 · 미생물이나 노폐물 · 암세포를 여과함으로써 감염 및 질병을 예방하고, 이러한 방어적 장기에는 간, 비장, 골수, 림프절 등이 있다.

답 ④

필 / 수 / 확 / 인 / 문 / 제

인체의 뼈는 206개로 구성되어 있다. 다음 중 뼈의 기능으로 옳지 않은 것은?

① 지지기능 ② 저장기능
③ 조혈기능 ④ 배설기능
⑤ 운동기능

해설
배설기능 : 비뇨기계의 기능(소변배설)

답 ④

뼈의 길이가 긴 장골에 해당되지 않는 것은 무엇인가?

① 척추골 ② 상완골
③ 요 골 ④ 척 골
⑤ 대퇴골

해설
척추골 : 불규칙골

답 ①

뼈의 구조에 대한 설명으로 옳지 않은 것은?

① 골수는 조혈기능을 한다.
② 뼈의 견고한 부분을 치밀골이라고 한다.
③ 골막은 뼈를 보호하고 혈관, 신경이 지나간다.
④ 뼈의 스펀지 모양의 엉성한 조직을 해면조직이라고 한다.
⑤ 아동은 성인에 비해 무기질이 많아 골절 시 쉽게 회복된다.

해설
아동은 성인에 비해 유기질이 많아 골절 시 쉽게 회복된다.

답 ⑤

## 3 골격계

### (1) 구 성

골(뼈), 연골, 관절, 인대

### (2) 뼈(Bone)

① 뼈(인체는 206개 뼈로 구성), 연골
② 뼈의 기능
  ㉠ 지지기능 : 신체지지 → 체격 유지
  ㉡ 보호기능 : 체강 속의 주요 장기들 보호
  ㉢ 조혈기능 : 골수에서 혈구 생산
  ㉣ 운동기능 : 근육과 협력하여 운동
  ㉤ 저장기능 : Ca, P 같은 무기질 저장 → 필요시 혈류를 통해 공급

### (3) 뼈의 분류

① **장골** : 길이가 길다. → 상완골, 요골, 척골, 경골, 비골 등
② **단골** : 길이가 짧다. → 수근골, 족근골, 지골 등
③ **편평골** : 납작하고 편평한 모양 → 두정골, 견갑골 등
④ **불규칙골** : 모양이 복잡하고 특이 → 척추골 등
⑤ **함기골** : 뼈 속에 공기가 들어갈 수 있는 공간이 있는 뼈 → 상악골, 전두골, 접형골, 사골 등
⑥ **종자골** : 힘줄 속에 위치하는 뼈 → 슬개골

### (4) 뼈의 구조 : 골막, 골조직, 골수

① 골 막
  ㉠ 뼈의 외면을 덮고 있는 결합조직으로 된 얇은 막
  ㉡ 뼈 보호, 혈관·신경·림프관·근육·힘줄이 붙는 자리 제공, 골절 시 뼈를 재생시키는 역할
② **골조직** : 뼈의 단단한 부분을 이루는 실질조직
  ㉠ 치밀골 : 견고한 부분
  ㉡ 해면골 : 마치 스펀지 모양의 엉성한 조직
  ㉢ 무기질 : 뼈의 단단한 성질, 견고성, 성인 > 아동(성인이 되면서 뼈에 더 많은 무기질이 축척 → 탄력성을 잃게 됨)
  ㉣ 유기질 : 뼈의 질긴 성질, 탄력성, 성인 < 아동 → 골절 시 아동이 쉽게 회복
③ 골 수
  ㉠ 조혈기능(혈구 생산) → 적골수

㉡ 적골수 : 혈액을 생산중인 골수로 성인이 되면 점차 지방세포로 대치된 황색골수로 변함, 일생동안 적색골수를 볼 수 있는 곳 → 흉골, 늑골, 장골, 척추(골수검사 부위)

### (5) 골격계의 분류 : 체간골격, 사지골격

① 체간(몸통)골격 : 두개골, 척추, 흉곽

㉠ 두개골

- 뇌두개골
  - 전두골(1), 두정골(2), 후두골(1), 측두골(2), 접형골(1), 사골(1)
  - 출생 당시 이들 뼈가 충분히 성숙되지 않아 뼈와 뼈가 만나는 모서리에 사이가 벌어지는 데 이를 천문이라 함(대천문, 소천문)
- 안면골
  - 상악골, 하악골, 비골 등
  - 하악골 : 두개골 중에서 유일하게 움직일 수 있는 골
  - 악관절 : 측두골 + 하악골이 이루는 관절

㉡ 척 추

- 척추 뼈 : 경추(7), 흉추(12), 요추(5), 천골(1), 미골(1)
  - 성인이 되면 5개 천추 → 1개의 천골, 4개 미추 → 1개 미골로 유합
  - 척추만곡 : 경추 · 요추(전만), 흉추 · 요추(후만) → 인체가 직립자세로 보행 시 중심을 잡을 수 있게 해줌
- 추간판(디스크) : 척추 뼈들 그 사이사이 끼어 있는 것
- 척 수
  - 척추 뼈 안쪽의 뇌의 연속으로 척추 뼈 사이 구멍을 통해 사지나 내장으로 가는 말초신경(척수신경 31쌍)을 지나감
  - 척수신경이 요추 1, 2번에서 끝남 → 요추 3, 4번 : 요추천자(뇌척수액)

㉢ 흉곽 : 늑골, 흉골 및 늑연골로 구성된 새장 모양의 공간으로 그 안에 심장, 폐 및 큰 혈관들을 보호한다.

② 사지골격

㉠ 상지골(팔) : 쇄골, 견갑골, 상완골, 요골, 척골, 수근골, 중수골, 지골

㉡ 하지골(다리) : 관골, 대퇴골, 슬개골, 경골, 비골, 족근골, 중족골, 지골

㉢ 골반 : 관골(장골, 좌골, 치골), 천골, 미골로 골반 안에는 방광, 자궁, 전립선, 직장 등의 장기가 있다.

---

필 / 수 / 확 / 인 / 문 / 제

**체간골격에 해당하는 두개골 중에서 유일하게 움직일 수 있는 것은?**

① 상악골 ② 하악골
③ 측두골 ④ 후두골
⑤ 두정골

해설
하악골 : 두개골 중에서 유일하게 움직일 수 있는 골이다.

답 ②

**상지골에 해당하지 않은 것은 무엇인가?**

① 경 골 ② 상완골
③ 요 골 ④ 척 골
⑤ 수근골

해설
경골은 하지골에 해당한다.

답 ①

필 / 수 / 확 / 인 / 문 / 제

골반의 관골에 해당하는 것으로 바르게 연결한 것은 무엇인가?

① 장골, 천골, 미골
② 좌골, 천골, 미골
③ 치골, 천골, 미골
④ 장골, 좌골, 치골
⑤ 좌골, 치골, 미골

해설
골반 : 천골, 미골, 관골(장골, 좌골, 치골)

답 ④

연골에 대한 설명으로 옳지 않은 것은?

① 혈관과 신경이 분포한다.
② 단백질로 구성되어 있다.
③ 칼슘침착이 없다.
④ 탄력성이 있다.
⑤ 물렁뼈라고도 한다.

해설
연골은 혈관과 신경의 분포가 없다.

답 ①

뼈와 뼈가 기능적으로 서로 만나는 부위로 뼈를 연결하는 기능을 하는 것은?

① 근 육 ② 힘 줄
③ 관 절 ④ 인 대
⑤ 골 막

해설
관절 : 뼈를 연결하는 기능, 뼈와 뼈가 기능적으로 서로 만나는 부위이다.

답 ③

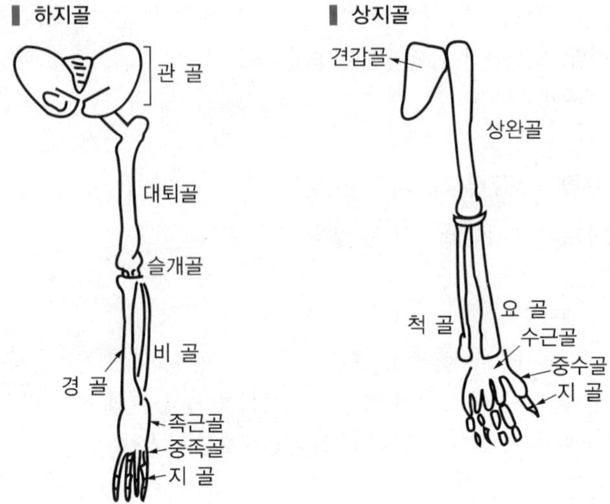


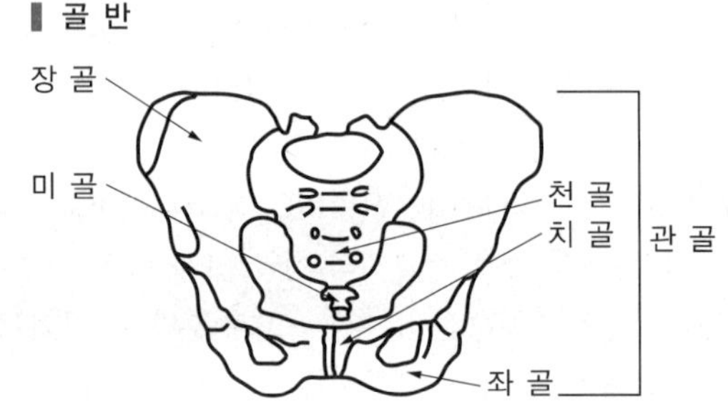


### (6) 연골(물렁뼈)

① 단백질로 구성(단백질이 많이 들어 있어 비교적 단단하면서 탄력성이 있다)
② 혈관과 신경분포가 없다.
③ 칼슘침착이 없다.

### (7) 관 절

① 뼈를 연결하는 기능, 뼈와 뼈가 기능적으로 서로 만나는 부위
② 종 류
㉠ 섬유성(부동) 관절 : 두개골형
㉡ 연골성(반부동) 관절 : 척추형
㉢ 윤활성(활막・가동)관절 : 팔다리형

### (8) 인 대

① 치밀결합조직으로 뼈와 뼈 사이를 연결해 주는 튼튼한 섬유성 조직
② 주로 관절에 위치하여 활막성 관절의 위치를 고정시키고 관절이 더욱 안정감 있게 유지하는 역할
※ 슬개골 : 십자인대

## 4 근육계

### (1) 정 의

인체는 600개 이상의 근육이 있으며 근육의 움직임에 의해 몸이 움직이고, 체중의 40~50%를 차지하고 근육조직에 공급되는 혈관, 신경, 근육섬유를 덮는 근막으로 이루어진 것을 통틀어 근육이라고 한다.

### (2) 근육의 기능

① 운동 : 근육의 수축에 의해 신체 여러 부위를 움직이게 함
② 자세 유지 : 근육 간에 서로 미세한 조정을 하여 신체의 자세 유지
③ 열(에너지) 생산 : 근육은 수축함으로써 열 생산, 이 열은 정상 체온유지에 중요
④ 음식물·노폐물 이동, 심장박동, 혈관의 수축과 이완

### (3) 근육의 종류

① 골격근
㉠ 수의근(수의적으로 활동), 횡문근(가로무늬근)
㉡ 혀, 입술, 인후 윗부분, 횡격막도 골격근에 속한다.
② 심근 : 불수의근(의지대로 지배할 수 없음), 횡문근(가로무늬근)
③ 평활근(내장근)
㉠ 불수의근, 평활근(민무늬근)
㉡ 신체의 여러 내장기관, 혈관벽에 분포

| 골격근 | 심 근 | 내장근 |
|---|---|---|
| • 수의근<br>• 횡문근(가로무늬근)<br>• 입술, 혀, 횡격막 | • 불수의근<br>• 횡문근(가로무늬근) | • 불수의근<br>• 민무늬근(평활근)<br>• 음식물의 이동 |

필 / 수 / 확 / 인 / 문 / 제

정상 안정 상태에서 호흡 시 사용되는 근육은 무엇인가?

① 불수의근 ② 평활근
③ 늑간근 ④ 삼각근
⑤ 심 근

해설
정상 호흡 시 사용하는 근육은 횡격막, 늑간근이다.

답 ③

근육의 특성을 연결한 것으로 옳은 것은 무엇인가?

① 골격근 – 수의근 – 민무늬근
② 심근 – 수의근 – 가로무늬근
③ 평활근 – 수의근 – 가로무늬근
④ 골격근 – 불수의근 – 가로무늬근
⑤ 심근 – 불수의근 – 가로무늬근

해설
• 골격근
 – 수의근(수의적으로 활동), 횡문근(가로무늬근)
 – 혀, 입술, 인후 윗부분, 횡격막도 골격근에 속한다.
• 심근 : 불수의근(의지대로 지배할 수 없음), 횡문근(가로무늬근)
• 평활근(내장근)
 – 불수의근, 평활근(민무늬근)
 – 신체의 여러 내장기관, 혈관벽에 분포

답 ⑤

필 / 수 / 확 / 인 / 문 / 제

구강의 침에서 분비되는 소화효소는?

① 프티알린 ② 펩 신
③ 트립신 ④ 리파아제
⑤ 담 즙

해설
프티알린 : 구강에서 분비하는 탄수화물 소화효소이다.

답 ①

음식물과 공기의 이동통로 소화기계와 호흡기계를 겸하고 있는 것은?

① 식 도 ② 인 두
③ 후두개 ④ 위
⑤ 후 두

해설
인두 : 음식물과 공기의 이동통로로 소화기계와 호흡기계를 겸하고 있다.

답 ②

소화기계에 대한 설명으로 옳은 것은 무엇인가?

① 식도는 50cm의 근육성 장기이다.
② 위에서는 탄수화물의 소화가 시작된다.
③ 위의 입구는 유문 괄약근, 위의 출구는 분문괄약근이다.
④ 식도에서 직장까지 연동운동, 분절운동이 일어난다.
⑤ 위는 알코올과 당분을 흡수한다.

해설
① 25cm의 근육성 장기이다.
② 구강에서 탄수화물의 소화가 시작된다.
③ 위의 입구는 분문괄약근, 위의 출구는 유문괄약근이다.
④ 분절운동은 소장에서만 일어난다.

답 ⑤

## 5 위장관계(소화기계)

### (1) 소화기계(위장관계)

① 소화관 : 구강 → 인두 → 식도 → 위 → 소장 → 대장 → 항문
② 섭취(음식물) → 이동 → 소화 → 흡수(영양분 · 수분 재흡수)와 배설(노폐물)

### (2) 소화관

① 구강(입)
㉠ 타액(침)
- 1.2~1.5L/1일 생산
- 타액선(타액샘, 침샘)
  - 대타액선(이하선) → 볼거리(유행성 이하선염)
  - 소타액선(악하선, 설하선)
  - 소화효소 : 프티알린(탄수화물 소화 : 전분 → 맥아당으로 분해)
  - 탄수화물의 소화가 시작 : 구강

㉡ 혀
- 혀의 유두 : 미뢰라고 하는 미각 담당 세포들이 모여 맛을 느낌
- 노인이 되면 짠맛 · 단맛↓, 쓴맛 · 신맛↑
- 목젖(구개수) : 음식물을 삼킬 때 음식물이 코(비강)로 넘어가는 것 방지
- 치아 : 유치(6개월에 처음 나기 시작, 30개월에 총 20개 완성), 영구치(6세에 처음 나기 시작, 사랑니를 제외한 28개는 14~15세에 완성, 사랑니를 포함한 32개는 18세에 완성) → 저작운동

② 인 두
㉠ 비인두(호흡), 구인두(호흡, 소화), 후두인두(호흡, 소화)
- 음식물 : 구인두 → 후두인두 → 식도
- 공기 : 비인두 · 구인두 → 후두인두 → 후두

㉡ 인두는 소화기계, 호흡기계를 겸하고 있다 → 음식물과 공기의 이동 통로
㉢ 후두개 : 열려 있다가 음식물 삼킬 때 닫혀서 음식물이 호흡기계로 넘어가는 것을 방지
㉣ 인두에서는 소화가 이루어지지 않으며 연하반사를 통해 음식물이 후두로 넘어가지 않도록 한다.

③ 식 도
㉠ 길이 : 25cm의 근육성 장기
㉡ 생리적 기시부가 3군데 있는데, 이물질이나 다른 병변이 생긴 경우 가장 먼저 좁아짐(협착)
㉢ 식도에서 직장까지의 소화기관에서 일어나는 소화운동 : 연동운동
㉣ 소화기계에서 일어나는 운동 : 연하운동, 연동운동, 분절운동(소장)

④ 위

㉠ 소화관 중 가장 팽대된 부분으로 전체적인 모양이 대략 J자 모양

㉡ 분문 괄약근(위의 입구), 유문 괄약근(위의 출구)

㉢ 용적 : 1.5L

㉣ 분비물 생산

- 3L/1일
- 점액질, HCl(염산), 펩신(단백질 소화) 등의 위액을 분비해 본격적인 소화의 첫 단계 수행
- 구강(탄수화물 소화 : 프티알렌), 위(단백질 소화 : 펩신)

㉤ 기 능

- 음식물을 잠시 보관, 본격적인 소화의 첫 단계
- 흡수 기능 : 오직 당분, 알코올만 흡수하고 나머지는 소장으로 보내 다음 단계의 소화가 이루어지도록 함
- 위 벽세포에서 내적 인자 분비 : 비타민 $B_{12}$를 흡수
  ※ 비타민 $B_{12}$ 부족 : 악성 빈혈
- 점액 : 위점막을 위산으로부터 보호

⑤ 소장(십이지장 → 공장 → 회장)

㉠ 길 이

- 6~7m, 대장에 비해 길이가 길고 직경이 가늘다.
- 십이지장 → 공장 → 회장
- 십이지장 : 총담관, 췌관이 공동으로 열려 담즙, 췌장액이 분비되어 합류 → 많은 소화효소의 도움으로 대부분의 소화, 흡수는 십이지장에서 일어난다.
- 탄수화물의 소화 시작 : 구강(프티알린)
- 단백질의 소화 시작 : 위(펩신)
- 지방의 소화 시작 : 소장(담즙, 췌장액 등)에서 일어남

㉡ 소장에서 일어나는 소화운동 : 연동운동, 분절운동

㉢ 융모 : 영양분과 수분을 흡수하고 노폐물은 대장으로 보낸다.

㉣ 회맹판 괄약근 : 맹장의 내용물이 회장으로 역류하는 것 방지

⑥ 대장(맹장 → 결장 → 직장)

㉠ 맹장, 결장, 직장

- 맹 장
  - 충수돌기 → 맹장의 끝부분에 가늘고 길게 늘어져 있는 것
  - 맥버니 포인트 : 배꼽과 우측 장골극 부위 연결 → 아래 1/3 지점으로 충수염 진단부위(반동성 압통)
  - 충수염 : 혈구 중 백혈구의 수가 증가
- 결장 : 상행결장 → 횡행결장 → 하행결장 → S상결장
- 직장 : 변의를 느끼는 부위

필 / 수 / 확 / 인 / 문 / 제

**소장에 대한 설명으로 옳지 않은 것은 무엇인가?**

① 십이지장, 공장, 회장이다.
② 6~7m로 대장에 비해 길다.
③ 융모가 있어서 영양분과 수분을 재흡수한다.
④ 연동운동, 분절운동이 일어난다.
⑤ 단백질의 소화가 시작되는 곳이다.

해설
단백질의 소화는 위에서 시작된다.

답 ⑤

**대장에 대한 설명으로 옳지 않은 것은 무엇인가?**

① 맹장, 결장, 직장이다.
② 직장은 변의를 느끼는 부위이다.
③ 융모가 있어 수분을 재흡수해 변의 형태를 만들어 항문으로 보낸다.
④ 1.5m로 소장에 비해 길이가 짧고 직경이 길다.
⑤ 연동운동이 일어난다.

해설
대장은 융모가 존재하지 않는다.

답 ③

필 / 수 / 확 / 인 / 문 / 제

담즙을 5배로 농축해 저장하고 지방소화를 돕는 기관은 무엇인가?

① 간 ② 비 장
③ 담 낭 ④ 췌 장
⑤ 위

해설
간은 담즙을 생산하고 담낭은 담즙을 저장한다.

답 ③

외분비선과 내분비선을 겸하고 있는 췌장에 대한 설명으로 옳지 않은 것은?

① 약 알칼리성의 소화효소를 분비한다.
② 췌장에서 분비되는 인슐린은 혈당저하 기능을 한다.
③ 췌장에서 분비되는 글루카곤은 혈당상승 기능을 한다.
④ 아밀라아제는 단백질 소화효소이다.
⑤ 리파아제는 지방 소화효소이다.

해설
아밀라아제는 탄수화물 소화효소이다.

답 ④

ⓛ 길이 : 1.5m로 소장에 비해 길이가 짧고 직경이 굵다.
ⓒ 융모가 없으며 결장띠, 결장팽기, 복막수를 가지고 있다.
ⓡ 기 능
- 수분과 약간의 전해질 흡수(융모 ×) → 변의 형태를 만들어 항문으로 보냄
- 소화효소의 분비는 없다.
- 장 박테리아(대장균)에 의해 비타민 K, 몇 종류 비타민 B군을 합성

### (3) 소화기 부속기관

① 간
ⓞ 인체에서 가장 큰 분비기관으로 무게 약 1.6kg 정도, 우측 상복부에 위치
ⓛ 간의 기능
- 담즙 생성 : 지방소화(소장 : 십이지장에서 지방소화 시작)
- 탄수화물 대사, 지방 대사, 단백질 대사
- 혈장단백 합성, 혈액응고인자 생산(피브리노겐, 프로트롬빈), 해독작용
- 태생기 때 혈구 생산
- 물질저장 : 글리코겐(당원질), 지용성 비타민, 비타민 $B_{12}$, 철분 등 저장

② 담낭 : 간 아래 위치, 담즙(지방소화) 5배 농축 · 저장

③ 췌 장
ⓞ 복강에 위치하는 외분비선이며 내분비선을 겸한다.
ⓛ 소화효소 분비
- 약 알칼리성의 아밀라아제, 트립신, 리파아제 등 소화효소 분비
- 아밀라아제(탄수화물 소화), 트립신(단백질 소화), 리파아제(지방소화)

ⓒ 호르몬 분비
- 인슐린, 글루카곤
- 췌장 랑게르한스섬의 알파세포에서 글루카곤(혈당↑), 베타세포에서 인슐린(혈당↓) 분비

## 6 호흡기계

### (1) 정 의

① 코 → 인두 → 후두 → 기관 → 기관지 → 폐(폐포)

② 호흡은 신진대사(생명 활동)에 필요한 산소($O_2$)를 공급하고 탄산가스($CO_2$)를 배출하는 활동($O_2 \leftrightarrow CO_2$)

### (2) 코(비강)

① 비강은 중격으로 좌, 우로 구분

② 기 능

㉠ 코 안의 섬모상피 : 먼지 흡착 → 이물질 걸러줌(여과), 찬 공기를 데워주고 습기를 더해 주는 역할

㉡ 냄새를 맡는 후각 기능

㉢ 발성 시 보조역할 하는 공명장치로 작용

③ 부비동

㉠ 머리(뇌)의 무게를 낮춰 주고 발성 시 공명 장치 역할

㉡ 전두골동, 사골동, 접형골동, 상악골동

㉢ 상악동(가장 큼) → 상악동에 염증(축농증)

▌부비동

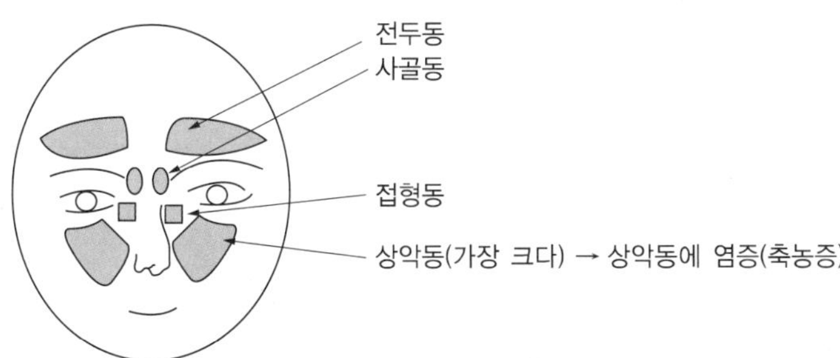


### (3) 인 두

① 구인두, 비인두, 후두인두 : 음식물과 공기의 이동통로로 소화기와 호흡기를 겸하고 있는 기관

② 기도폐쇄, 기도폐색이 일어나는 부위

※ 의식이 없어졌을 때 흔히 목의 자세, 혀의 위치에 따라 막힘으로써 기도가 막혀 호흡이 끊어지는 수가 많은 곳

③ 이관(중이관, 유스타키오관)

㉠ 인두와 중이 연결

---

**부비동에 대한 설명으로 옳지 않은 무엇인가?**

① 전두동은 가장 크기가 크다.
② 머리의 무게를 낮춘다.
③ 상악동은 축농증이 생기는 부위이다.
④ 발성 시 공명장치의 역할을 한다.
⑤ 전두동, 사골동, 접형동, 상악동으로 구성되어 있다.

해설
상악동의 크기가 가장 크다.

답 ①

**의식이 없어졌을 때 목의 자세, 혀의 위치에 따라 막힘으로써 기도가 막혀 호흡이 끊어지는 수가 많은 곳으로 기도폐색이 일어나는 부위는 어디인가?**

① 후 두 ② 후두개
③ 인 두 ④ 이 관
⑤ 편 도

해설
인두는 공기의 이동통로로 기도폐색이 일어나는 부위이다.

답 ③

필 / 수 / 확 / 인 / 문 / 제

후두개에 대한 설명으로 옳지 않은 것은 무엇인가?

① 평소에는 열려 있어서 가스교환이 일어난다.
② 음식물의 저작, 연하 시 닫힌다.
③ 음식물을 삼킬 때 닫히지 않으면 재채기를 유발한다.
④ 흡인성 폐렴을 예방한다.
⑤ 음식물이 후두로 들어가지 않도록 한다.

해설
음식물이 연하될 때 닫힌다.

답 ②

호흡기계에 대한 설명으로 옳지 않은 것은 무엇인가?

① 후두연골 중 가장 큰 연골은 갑상연골이다.
② 이관은 인두와 중이를 연결한다.
③ 기관의 섬모가 염증으로 인한 분비물을 잡아두었다 기침반사를 통해 배출한다.
④ 좌측 기관지가 곧고 넓어서 좌측 폐에 이물질이 더 많이 들어간다.
⑤ 후두에는 성대가 있어서 발성기능을 한다.

해설
우측 기관지가 곧고 넓어서 우측 폐에 이물질이 더 많이 들어간다.

답 ④

ⓛ 아동의 유스타키오관
- 짧고 굵고 넓어서 우유를 누워서 먹다가 우유가 유스타키오관을 통해 잘 넘어감 → 중이염과 흡인성 폐렴이 쉽게 걸림
- 인두 염증 → 이관 → 중이염↑(어린이↑)

④ 인두 염증으로 인두편도(아데노이드)가 비대해지면 코로 호흡하는 것이 힘들어진다.

▌이관(중이관)

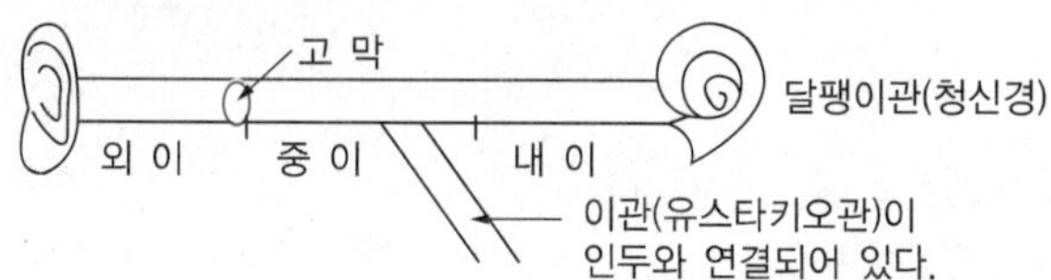


## (4) 후 두

① 후두개
㉠ 평소에는 열려 있어서 $O_2$와 $CO_2$ 교환
ⓛ 음식물이 연하될 때 후두개가 닫힘
㉢ 음식물이 후두로 들어가는 것을 방지(흡인성 폐렴 방지)
㉣ 음식물을 삼킬 때 후두개가 닫히지 않으면 재채기 유발

② 성대 : 발성기

③ 갑상연골(Adam's Apple) : 9개의 연골로 이루어진 후두연골 중 가장 큰 연골로 피부 밖으로 돌출되어 있다.

▌후 두

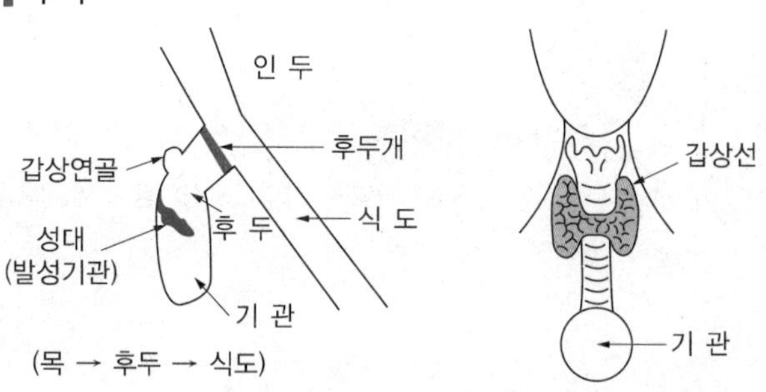


## (5) 기관 및 기관지

① 기 관
㉠ 기관의 내부에는 섬모세포가 있어서 염증으로 인해 분비되는 분비물을 잡아두었다가 기침반사를 통해 외부로 배출시킨다.
ⓛ 기관 절개술을 실시하는 부위

② 기관지 : 기관지는 우측 기관지, 좌측 기관지가 있고 우측이 곧고 넓고 짧다. 그래서 우측 기관지를 통해 이물질이 우측 폐에 많이 들어가서 폐렴이 우측 폐에 잘 생긴다.

### (6) 폐

① 우폐 3엽, 좌폐 2엽

② 폐 포

㉠ 3억 개

㉡ 흡기 때 : $O_2$가 폐포에 들어가서 팽창

㉢ 호기 때 : $CO_2$가 폐포에서 나가서 수축, 즉 $O_2$와 $CO_2$의 교환

㉣ 산소분압과 이산화탄소 분압 차로 인한 확산작용으로 실질적인 가스교환이 이루어짐

③ 늑막(흉막)

㉠ 윤활액이 있어 호흡 시 폐에 마찰이 일어나지 않도록 한다.

㉡ 늑막천자(흉막천자) : 흉막강에 고인 액체, 공기를 뽑는 것

※ 정상적인 호흡에 관여하는 근육 : 횡격막, 늑간근

④ 폐용량과 폐용적

㉠ 1회 호흡량 : 흡기 + 호기로 약 500cc

㉡ 잔기량 : 최대로 내쉰 후 폐에 남아 있는 공기의 양으로 약 1,200cc

㉢ 폐활량 : 최대한 들이 마신 후 최대한 내뱉은 양으로 약 4,000~5,000cc

⑤ 호흡조절 : 신경조절과 화학조절에 의해 호흡 조절

㉠ 신경조절

- 뇌의 연수와 뇌교에 위치한 호흡중추를 통해 자율적으로 호흡 조절
- 연수의 흡기중추, 호기중추

㉡ 화학조절

- 혈중 이산화탄소분압과 산소분압, pH변화를 감지해서 이를 조절
- $O_2$와 $CO_2$의 가스 교환 : 실질적인 가스교환(폐포의 확산작용에 의해)

⑥ 호흡의 분류

㉠ 외호흡(폐호흡) : 폐포와 폐포 모세혈관(정맥혈) 사이의 가스교환

㉡ 내호흡(조직호흡) : 조직 모세혈관(동맥혈)과 조직세포 사이의 가스교환

필 / 수 / 확 / 인 / 문 / 제

**늑막의 염증으로 흉막강에 쌓인 분비물이나 공기를 뽑는 것을 무엇이라고 하는가?**

① 복수천자　② 요추천자
③ 늑막천자　④ 양수천자
⑤ 동맥천자

해설

늑막천자(흉막천자) : 흉막강에 고인 액체, 공기를 뽑아내는 것이다.

답 ③

**호흡기계에 대한 설명으로 옳지 않은 것은 무엇인가?**

① 폐포에서 확산작용에 의해 실질적인 가스교환이 일어난다.
② 호흡조절은 화학조절에 의해서만 일어난다.
③ 호흡조절 중추는 연수에 있다.
④ 1회 호흡량은 1회의 흡기와 호기를 합한 것을 말한다.
⑤ 최대로 내쉰 후 폐에 남아 있는 공기의 양을 잔기량이라고 한다.

해설

호흡조절은 신경조절과 화학조절에 의해서 일어난다.

답 ②

## 7 순환기계

### (1) 정 의

순환기계는 물질수송의 역할을 하는 혈액, 혈액이 순환하는 통로인 혈관과 혈액의 흐름을 일으키게 하는 심장 등이 순환기계를 이루며 우리 몸을 구성하고 있는 세포들이 필요로 하는 영양분과 산소를 끊임없이 몸 안의 각 조직과 세포로 운반하고, 반대로 대사산물인 노폐물을 폐 또는 신장으로 옮겨서 몸 밖으로 내보내는 것이다.

### (2) 혈 액

① 혈액의 성분

㉠ 혈액량
- 체중의 7~8%(1/13), 대략 4~6L
- 1/2소실(사망), 1/3소실(생명 위험)

㉡ pH : 7.35~7.45(약알칼리성)

㉢ 혈구(고형성분 : 혈액의 45%) + 혈장(액체성분 : 혈액의 55%)

㉣ 혈 장
- 물 92%, 단백질 7%, 기타 1%
- 혈장 단백질
  - 알부민 : 혈액의 삼투압을 유지하여 정상적인 혈액량을 유지하게 함
  - 글로불린 : 알파글로불린 베타글로불린, 감마글로불린
    ⓐ 알파글로불린, 베타글로불린 : 지방운반
    ⓑ 감마글로불린 : 항체로서의 역할
  - 피브리노겐 : 혈액응고
  - 혈장 – 피브리노겐 = 혈청

㉤ 혈구(45%) : 적혈구, 백혈구, 혈소판
- 적혈구 : 산소운반, 정상치(450~500만개/$mm^3$), 수명(120일), Hb 함유, 핵이 없음, 골수에서 생성, 골수・비장・간에서 파괴됨
- 백혈구
  - 식균작용, 정상치(7,000~10,000/$mm^3$), 일정한 형태를 가지고 있지 않고 수시로 모양이 변함
  - 백혈구는 체내에 들어온 세균을 처리하는 식균작용 → 우리 몸을 병원균으로부터 방어하는 역할로 백혈구의 증가는 감염됨을 의미
  - 과립 백혈구 : 호산구, 호중구(백혈구 중 가장 많음), 호염구
  - 무과립 백혈구 : 림프구, 단핵구
- 혈소판
  - 혈액응고 작용, 정상치(20~45만/$mm^3$), 수명(5~9일)
  - 혈액응고에 관여하는 인자 : 혈소판, 피브리노겐, 칼슘, 비타민 K, 혈액응고 인자 등

---

**혈액에 대한 설명으로 옳지 않은 것은 무엇인가?**

① pH 7.35~7.45로 약알칼리성이다.
② 1/3이 소실되면 생명이 위험하다.
③ 혈장은 혈액의 45%를 차지한다.
④ 혈장은 92%가 수분으로 되어 있다.
⑤ 혈구는 적혈구, 백혈구, 혈소판이 있다.

해설
혈장은 혈액의 55%를 차지한다.

답 ③

**혈액의 기능을 연결한 것으로 옳지 않은 것은 무엇인가?**

① 적혈구 – 산소공급
② 백혈구 – 식균작용
③ 알부민 – 항체로서의 역할
④ 혈소판 – 혈액응고
⑤ 피브리노겐 – 혈액응고

해설
감마글로불린 – 항체로서의 역할

답 ③

| 구 분 | 혈 구 | 혈 장 |
|---|---|---|
| 식균 작용, 면역, 항체 | 백혈구 | 글로불린(감마글로불린) |
| 혈액 응고 | 혈소판 | 피브리노겐 |

② 혈액의 기능

㉠ 운반기능(혈액이 순환하면서 $O_2$, $CO_2$, 호르몬, 기타 성분)을 운반

㉡ 배출기능(조직에서 생겨난 노폐물을 폐, 신장으로 운반하여 배출)

㉢ 체액, pH 조절(7.35~7.45), 체온조절 → 항상성 유지

㉣ 면역, 항체, 식균작용 → 생체 보호

㉤ 혈액응고 작용 → 체액의 다량 손실 방지

③ 혈액형과 수혈

㉠ 수혈하기 전에 반드시 검사 : 혈액형 검사(ABO식, Rh식), 교차 시험검사

㉡ 혈 청

- 응집소(수혈자)
- A형(항B), B형(항A), AB형(응집소가 없다. → 만능 수혈자), O형(항A, 항B)

㉢ 적혈구

- 응집원(공혈자)
- A형(A), B형(B), AB형(A, B), O형(응집원이 없다. → 만능 공혈자)

## (3) 심 장

① 300g 정도로 크기는 자기 주먹만 하며, 좌·우 폐 사이 정중선에서 왼쪽으로 치우쳐 있다.

② 심장의 순환

㉠ 체순환(대순환) : 좌심실 → 대동맥 → 전신(모세혈관) → 대정맥 → 우심방

㉡ 폐순환(소순환) : 우심실 → 폐동맥 → 폐 → 폐정맥 → 좌심방

㉢ 좌심실 수축 → 대동맥 → 전신(모세혈관 : $O_2$↑혈액공급) → 비산화 혈액으로 바뀜($CO_2$) → 대정맥 → 우심방 → 우심실 → 폐동맥 → 폐(산화혈액으로 바뀜 : $O_2$) → 폐정맥 → 좌심방

㉣ 좌심실벽은 우심실벽보다 3배 더 두껍다. → 전신으로 혈액을 밀어내는데 높은 압력이 필요하기 때문

③ 4개의 방과 4개의 판막

㉠ 4개의 방 : 좌심방, 좌심실(가장 두꺼운 근육), 우심방, 우심실

㉡ 4개의 판막

- 혈액의 역류방지
- 삼첨판 : 우심방과 우심실 사이
- 이첨판(승모판) : 좌심방과 좌심실 사이
- 폐동맥판막 : 우심실과 폐동맥 사이
- 대동맥판막 : 좌심실과 대동맥 사이

**필 / 수 / 확 / 인 / 문 / 제**

**혈액형의 종류 중 만능공혈자, 만능수혈자의 연결이 옳은 것은 무엇인가?**

① A형, B형　② O형, AB형
③ O형, A형　④ A형, AB형
⑤ AB형, B형

해설
만능공혈자 – O형, 만능수혈자 – AB형

답 ②

**좌심실이 우심실보다 두꺼운 이유는 무엇인가?**

① 전신으로 혈액을 보내기 때문
② 낮은 압력 때문
③ 혈액량이 많기 때문
④ 작은 정맥혈관이 시작되는 부위기 때문
⑤ 심장에 혈액을 보내는 부위기 때문

해설
좌심실은 전신에 혈액을 공급해야 하기 때문에 높은 압력으로 좌심실의 벽이 우심실의 벽보다 두껍다.

답 ①

**판막의 기능으로 옳은 것은 무엇인가?**

① 혈액의 정화
② 비산화 혈액을 산화혈액으로 바꿈
③ 혈액의 역류방지
④ 혈액이 양방향으로 흐르게 함
⑤ 혈액의 압력유지

해설
판막 : 혈액의 역류를 방지하여 혈액이 한 방향으로만 흐르게 한다.

답 ③

필 / 수 / 확 / 인 / 문 / 제

**심장이 수축하면서 대동맥을 통해 각 혈관으로 보내는 압력으로 최고혈압이라고도 하는 것은 무엇인가?**

① 혈 압
② 맥 압
③ 수축기압
④ 이완기압
⑤ 경정맥압

해설

수축기압(최고혈압) : 좌심실이 수축하면서 대동맥을 통해 전신의 각 혈관으로 보내는 압력

답 ③

**혈관에 대한 설명으로 옳지 않은 것은 무엇인가?**

① 정맥은 판막이 발달되어 있다.
② 정맥은 동맥에 비해 심층을 지나 정맥주사를 놓는 부위이다.
③ 모세혈관은 단일막으로 산소, 영양소와 탄산가스, 노폐물이 쉽게 이동한다.
④ 동맥은 압력이 높아 탄력섬유가 발달되어 있다.
⑤ 심장에 영양공급을 하는 것은 관상동맥이다.

해설

정맥은 동맥에 비해 표층을 지나 피부를 통해 쉽게 노출되므로 정맥주사를 놓는 부위이다.

답 ②

**림프계에 대한 설명으로 옳지 않은 것은 무엇인가?**

① 림프는 모세혈관 벽을 통해 나온 혈액의 성분이다.
② 비장은 가장 큰 림프기관이다.
③ 림프절은 목 옆, 겨드랑이, 서혜부 등에 분포한다.
④ 혈액계와 같이 동맥계와 정맥계가 존재한다.
⑤ 림프관은 림프액이 흐르는 관이다.

해설

동맥계는 없고 상대정맥을 통해 흘러들어가는 일방적인 통로이다.

답 ④

④ 혈압 : 혈액의 압력(정상 : 120~80mmHg)
- ㉠ 수축기압(최고혈압) : 심장이 수축하면서 대동맥을 통해 각 혈관으로 보내는 혈압
- ㉡ 이완기압(최저혈압) : 혈액이 전신을 돌아 심장으로 돌아올 때 심장이 확장되어 나타나는 혈압
- ㉢ 맥박 : 심장의 주기적 박동을 피부 가까운 동맥에서 느끼는 것

⑤ 심장의 전도계통
- ㉠ 전기적 자극 → 심장근육의 수축작용
- ㉡ 심전도(EKG, ECG) : 심근에 의해 발생된 전류를 신체표면에 전극을 부착해 기록한 것
- ㉢ 전기적 자극이 시작되는 곳 : 동방결절(심장의 주기적 박동을 조절하는 곳)
- ㉣ 동방결절 → 방실결절 → 히스속(방실속) → 퍼킨제 섬유
- ㉤ 정상인의 심장박동 : 60~100회/분 → 동방결절의 전도횟수와 일치
- ㉥ 1회 박출량(약 70mL), 심박출량(4,200~5,600mL)
- ㉦ 심장박동 : 교감신경 흥분 시 증가, 부교감신경 흥분 시 감소

### (4) 혈관(Blood Vessels) : 동맥, 정맥, 모세혈관

① 동맥(Artery)
- ㉠ 심장에서 말초로 가는 혈관
- ㉡ 압력이 높아 탄력 섬유 발달
- ㉢ 관상동맥 : 심장에 영양공급과 가스교환을 담당하는 동맥

② 정맥(Vein)
- ㉠ 말초로부터 심장으로 귀환하는 혈관
- ㉡ 판막발달 : 역류방지($CO_2$↑ 혈액이 중력을 거슬러 올라가는 경우 다시 말초로 돌아가지 못하게 함) → 판막질환(정맥류)↑
- ㉢ 동맥에 비해 표층을 지나는데 피부를 통해 쉽게 노출되므로 정맥주사 부위이다.

③ 모세혈관
- ㉠ 소동맥과 소정맥을 연결하는 가는 혈관
- ㉡ 얇은 단일층으로만 되어 있어 산소나 영양분은 쉽게 조직 속으로 통과되고 조직 내의 탄산가스나 노폐물이 쉽게 혈액 내로 옮겨진다.

### (5) 림프계

① 림프(Lymph) : 모세혈관 벽을 통해 나온 삼출물(혈액성분)

② 림프관(Lymphatic Duct)
- ㉠ 림프액이 흐르는 벽이 얇고 판막이 있는 관
- ㉡ 혈관계통에서와 같은 동맥계는 없고 상대정맥을 통해 흘러들어가는 일방적인 통로

③ 림프절(Lymph Node)

㉠ 작은 림프조직의 덩어리(림프가 모여 있는 곳)

㉡ 목 옆, 겨드랑이, 서혜부, 복대동맥

㉢ 림프를 걸러내고 항체를 만들고 림프구 생산

④ 림프기관(Lymphoid Organs) : 비장(가장 큰 림프기관), 림프절, 편도, 흉선(사춘기 이후 퇴화, 흔적만 존재)

## 8 비뇨기계(신장 → 요관 → 방광 → 요도)

### (1) 정 의

비뇨기계는 혈액 내의 노폐물을 여과하여 소변을 만드는 신장과 소변을 모아서 체외로 배설시키는 요관, 방광, 요도로 구성된다.

### (2) 신장(Kidney)

① 신장의 구조 : 신소체(말피기소체), 세뇨관, 집합관, 신우

② 신장의 기능

㉠ 노폐물 배출(질소성 노폐물 : 요산, 요소)

- 만약 제대로 배출 못하면 요독증 → 부종(심장부종, 폐부종, 뇌부종 등)
- 성인 약 1,500cc/day 소변 배설
- 소변 : 약산성, 95%가 수분, 5%가 요산, 요소, 크레아틴, 무기염류, 혈액 등

㉡ 혈액성분 조절 : 수분과 전해질 조절, 산염기 균형유지

㉢ 영양물질 재흡수

㉣ 혈압조절(레닌분비 → 혈관수축 및 혈압증가)

- 혈압 조절(RAA체계)
  - 레닌(혈관수축, 혈압↑)
  - 안지오텐신
  - 알도스테론(수분보유·K 배출 → 혈압↑)

㉤ 적혈구 생성에 관여함

저산소증 → 신장에서 적혈구생성자극인자(에리스로포이에틴) 분비 → 골수자극 → 적혈구 생성 → 산소↑

③ 해부학적 특징

㉠ 네프론 : 신장의 구조적·기능적 기본단위, 100만개

㉡ 신소체 : 사구체, 보우만 주머니 → 노폐물 여과작용(원뇨)

※ 입자가 커서 단백질, 지방, 혈액은 투과하지 못함

㉢ 세뇨관 : 근위세뇨관, 헨레고리, 원위세뇨관 → 재흡수 작용(원뇨 중에서 대부분의 유용한 물질 대부분 재흡수)

필/수/확/인/문/제

**후복벽에 좌우 한 개씩 놓여 있는 신장의 기능에 대한 설명으로 옳지 않은 것은?**

① 요소, 요산 등의 질소성 노폐물 배출
② 호르몬의 생성과 조절하는 사령탑
③ 산-염기의 균형 조절
④ 체액과 전해질 균형 유지
⑤ 혈압 조절

해설
신장은 비뇨기계이다. 내분비계의 사령탑은 뇌하수체이다.

답 ②

**신장에서 분비하는 것으로 혈압을 조절하는 물질은 무엇인가?**

① 레 닌
② 에리스로포이에틴
③ 크레아틴
④ BUN
⑤ 요 산

해설
레닌 : 혈관수축, 혈압증가

답 ①

필 / 수 / 확 / 인 / 문 / 제

**비뇨기계에 대한 설명으로 옳지 않은 것은 무엇인가?**

① 신장의 기능적 기본단위는 네프론이다.
② 요관은 신장에서 생성한 소변을 이동하는 기능을 한다.
③ 방광에 300cc 정도 찼을 때 성인은 뇨의를 느낀다.
④ 요도는 소변을 몸 밖으로 배설하는 통로이다.
⑤ 여성은 요도의 길이가 짧아 신장염에 걸리기 쉽다.

해설
여성은 요도의 길이가 짧아 방광염에 걸리기 쉽다.

답 ⑤

**발기기관으로 여성의 음핵과 성교기관으로 여성의 질과 상동기관인 남성의 생식기계는 무엇인가?**

① 고 환 ② 부고환
③ 음 낭 ④ 음 경
⑤ 전립선

해설
발기기관 : 여성 – 음핵, 남성 – 음경

답 ④

**생식기계에 대한 설명으로 옳지 않은 것은 무엇인가?**

① 고환은 정자의 운동성을 갖게 한다.
② 음낭과 대음순은 상동기관이다.
③ 고환과 난소는 상동기관이다.
④ 정관과 난관은 상동기관이다.
⑤ 요도구선과 바르톨린선은 상동기관이다.

해설
부고환 : 정자의 운동성을 갖게 한다.

답 ①

㉣ 집합관과 신우 : 재흡수가 끝난 후 농축된 노폐물(소변)이 집합관에 모이고, 다시 여러 개의 집합관들이 신우와 연결되어 있고 여기에 모인 소변은 요관으로 내려간다.

### (3) 요 관

① **소변이동** : 소변을 신우에서 방광으로 이동
② **길이** : 20~30cm

### (4) 방 광

① 소변저장(약 500cc 저장)
② **성인이 뇨를 느끼는 양** : 250~300cc 정도
③ **잔뇨량** : 정상 50cc 이하, 만약 60cc 이상 → 잔뇨증

### (5) 요 도

① 소변을 몸 밖으로 배설하는 통로
② 남성(15~20cm), 여성(3~5cm)
③ 여성은 요도의 길이가 짧아 방광염에 걸리기 쉽다.
④ **방광염의 주원인균** : 대장균

## 9 생식기계

### (1) 남성 생식기

① **고환** : 정자의 생성, 남성호르몬 분비(테스토스테론), 여성의 난소
② **부고환** : 정자 성숙 → 정자 운동성과 생식력 갖게 됨
③ **음낭** : 고환을 싸고 있어서 서늘함을 유지(생존 가능한 정자생성)
④ **음경(페니스)** : 발기 기관 → 여성의 음핵(클리토리스), 성교기관 → 여성의 질
⑤ **전립선** : 알칼리성의 우유 빛 액체분비
⑥ **요도구선** : 윤활제 분비, 여성 바르톨린선·전정선
⑦ **정관** : 정자의 이동통로, 여성의 난관
⑧ **사정** : 1회 사정(2~3cc → 2~3억 마리 정자)

### (2) 여성 생식기

① **내부 생식기계(질, 자궁, 난관, 난소)**
㉠ 질 : 성교의 기관, 출산 시 산도의 역할, 월경의 배출로
㉡ 자 궁
- 경부, 체부, 저부로 되어 있음
- 비임신(50g) → 임신 말기(1,000g)으로 증가

• 전굴되어 있고 성장할 수 있는 근육성 장기
• 수정란 착상, 태아의 발육
• 자궁주기 : 증식기 → 분비기 → (월경전기) → 월경기 ↝ (반복 순환)

㉢ 난관(나팔관) : 수정(난관의 팽대부), 이동(운반)
㉣ 난소 : 난자생성, 여성호르몬 분비(에스트로겐, 프로게스테론)
㉤ 난소의 주기 : 원시난포 → 성숙난포 → 황체 → 백체

② 외부 생식기계
㉠ 음핵(클리토리스) : 여성의 발기기관
㉡ 처녀막(질), 소음순, 대음순, 전정선, 바르톨린선 등
㉢ 부속기관 : 유방(프로락틴 → 젖 생성, 옥시토신 → 젖 사출)

## 10 내분비계(호르몬 분비)

### (1) 정 의

① 신체 내의 여러 곳에 산재해 있는 비교적 작은 분비선으로 구성되며 호르몬이라는 특수한 기능을 가진 물질을 분비관 없이 직접 혈류에 분비해 전신을 순환하다가 특정한 기관에 이르면 비로소 작용을 나타내는데 이 호르몬의 작용이 미치는 기관을 표적기관이라 한다.

② 호르몬 : 인체 발육·성장 및 생체의 내부 환경 조절, 스트레스·감염에 반응, 생식에 영향을 미침
㉠ 단독 내분비계 : 뇌하수체, 갑상선, 부갑상선, 부신
㉡ 혼합 내분비계 : 췌장, 고환, 난소

### (2) 뇌하수체

① 내분비계의 사령탑
② 전엽 호르몬
㉠ 성장호르몬
• 혈당 농도 증가, 뼈의 형성과 성장 촉진해 인체 성장 촉진
• 성장호르몬↑(거인증, 말단비대증)
• 성장호르몬↓(왜소증)

㉡ 갑상샘자극 호르몬 : 갑상선에서 티록신 분비 촉진
㉢ 부신피질자극 호르몬 : 부신피질호르몬의 분비 촉진
㉣ 성선자극 호르몬
• 난포자극 호르몬
– 여성 : 난포성숙, 에스트로겐 분비 촉진
– 남성 : 고환 자극 → 정자 생산 촉진

필 / 수 / 확 / 인 / 문 / 제

**뇌하수체호르몬 중 성장호르몬 과다분비로 성장판이 닫힌 후 나타나는 질병은 무엇인가?**

① 왜소증 ② 거인증
③ 말단비대증 ④ 점액수종
⑤ 그레이브스병

해설
성장호르몬의 과다분비 : 거인증(성장판이 닫히기 전), 말단비대증(성장판이 닫힌 후)

답 ③

**뇌하수체 전엽에서 분비되는 호르몬으로 난포를 성숙시키고, 에스트로겐의 분비를 촉진하는 호르몬은 무엇인가?**

① 옥시토신
② 성장호르몬
③ 부신피질자극 호르몬
④ 난포자극 호르몬
⑤ 멜라닌세포자극 호르몬

답 ④

필 / 수 / 확 / 인 / 문 / 제

**뇌하수체 전엽 호르몬이 아닌 것은 무엇인가?**

① 성장호르몬
② 옥시토신
③ 갑상선자극호르몬
④ 부신피질자극호르몬
⑤ 난포자극호르몬

해설
옥시토신 : 뇌하수체 후엽 호르몬

답 ②

**갑상선기능이 항진되었을 때 예상되는 질환은 무엇인가?**

① 점액수종
② 골다공증
③ 그레이브스병
④ 크레틴병
⑤ 쿠싱증후군

해설
갑상선기능항진증 – 그레이브스병, 갑상선기능저하증 – 점액수종

답 ③

**부신수질에서 분비되는 호르몬은 어느 것인가?**

① 에피네프린
② 코르티솔
③ 알도스테론
④ 안드로겐
⑤ 티록신

해설
②, ③, ④는 부신피질호르몬
⑤는 갑상선호르몬

답 ①

- 황체형성 호르몬
  - 여성 : 배란 촉진, 황체 형성 촉진, 프로게스테론 분비 촉진
  - 남성 : 남성호르몬(테스토스테론) 분비 촉진

ⓜ 젖샘자극 호르몬(프로락틴) : 유선발달 자극, 유즙분비 자극
ⓑ 멜라닌세포자극 호르몬 : 피부의 멜라닌색소 침착을 유도해 피부색 결정에 관여

③ 후엽 호르몬
㉠ 옥시토신 : 자궁수축, 젖의 사출
㉡ 항이뇨호르몬(ADH, 바소프레신)
- 소동맥을 수축 → 혈압 상승, 소변 배출을 못하게 소변량을 감소시켜 → 혈압 유지, 혈압 상승
- 항이뇨호르몬↓ → 요붕증

### (3) 갑상샘(선)

① 갑상선 : 후두와 기관의 바로 앞에 있으며 좌・우 2엽의 나비형태
② 티록신(갑상선 호르몬) : 우리 몸의 신진대사 촉진, 인체의 기초대사율 조절, 성장과 발달에 필요한 에너지, 신경계 작용
㉠ 기초대사율 측정 : 갑상샘 기능상태 추정
㉡ 티록신↑(그레이브스병), 티록신↓(성인-점액수종, 아동-크레틴병)
③ 칼시토닌 : Ca, P의 대사에 관여(뼈를 튼튼)

### (4) 부갑상선(부갑상샘)

① 갑상샘의 좌우엽 뒷면에 위치하는 매우 작은 갈색 분비선
② 부갑상샘 호르몬(PTH)
㉠ Ca, P의 대사에 관여
㉡ 칼시토닌(갑상선 호르몬)과 길항작용 → 골다공증 유발 호르몬
㉢ 혈액 중 Ca, P 농도 증가
- 골조직으로부터 혈액 속으로 재흡수되도록 촉진
- 장관에서 Ca, P의 흡수 증가 → Ca이온 배출 감소

### (5) 부 신

① 신장의 상단에 있는 좌, 우 한 쌍의 기관으로 수질과 피질이 있다.
② 부신수질(Adrenal Medulla)
㉠ 아드레날린(에피네프린)
- 동공확대, 혈압상승, 기관지 확장, 혈중 혈당상승
- 에피네프린 75% : 교감 신경의 작용과 같이 긴장, 두려움, 강한 스트레스일 때 분비 촉진

㉡ 노아드레날린(노에피네프린) : 25%, 혈압 상승 등

③ 부신피질(Adrenal Cortex)

㉠ 당류 코르티코이드(코르티솔) : 항염・항알레르기 작용, 혈당↑, 스트레스 시 에너지 제공, 저항력 증가

㉡ 염류 코르티코이드(알도스테론) : Na이온의 재흡수와 K이온의 분비 촉진, 혈압 조절

㉢ 성호르몬(안드로겐) : 남성 호르몬

㉣ 부신피질 기능 항진 → 쿠싱증후군, 부신피질 기능 저하 → 에디슨병

### (6) 췌장(Pancreas)

① 십이지장 만곡부와 비장 사이에 있는 긴 기관

② 내분비와 외분비 기능

③ 췌장의 랑게르한스섬

㉠ 알파세포 : 글루카곤 → 공복 시에 분비되어 혈당을 높여줌

㉡ 베타세포 : 인슐린 → 음식물 섭취 시에 분비되어 혈당을 낮춰줌

### (7) 성선(Sex Gland)

① 남성 : 고환에서 테스토스테론 분비 → 2차 성징, 성적 자극, 생식기 발육

② 여성 : 난소에서 에스트로겐, 프로게스테론 분비

㉠ 에스트로겐(난포호르몬) : 여성의 2차 성징, 생식기계 성숙

㉡ 프로게스테론(황체호르몬) : 임신 유지・지속

### (8) 흉선(Thymus Gland)

① 흉골병 뒤, 갑상샘 아래쪽 상부 흉곽에 위치한 납작한 림프기관

② 사춘기 이후 퇴화, 흉선 조직만 남음

③ 티모신 : 면역에 매우 중요한 역할

### (9) 송과선(Pineal Gland)

① 시상 뒤쪽 위치

② 멜라토닌 분비, 성선자극호르몬의 분비를 억제(사춘기 조기발현 억제)

### (10) 혈당상승에 관여하는 호르몬

성장호르몬, 티록신, 에피네프린, 코르티솔, 글루카곤

필 / 수 / 확 / 인 / 문 / 제

**여성호르몬으로 임신을 유지시키고 지속시키는 호르몬은 무엇인가?**

① 에스트로겐
② 아드레날린
③ 프로게스테론
④ 티록신
⑤ 알도스테론

해설

프로게스테론(황체호르몬) – 임신을 유지시키고, 지속시키는 호르몬이다.

답 ③

**혈당상승에 관여하는 호르몬이 아닌 것은 무엇인가?**

① 성장호르몬 ② 인슐린
③ 티록신 ④ 글루카곤
⑤ 에피네프린

해설

인슐린의 기능 : 혈당 저하

답 ②

## 11 신경계

### (1) 정의 및 기본개념

① 서로 다른 기능을 가진 기관, 계통을 전체적으로 총괄, 조절해 인체의 기능적인 균형을 유지하는 역할

② 신경세포

㉠ 신경자극 전도 → 정보전달 기능

㉡ 재생능력 없어 뇌세포가 한번 파괴되면 재생이 안 됨(단점)

㉢ 수명이 길다(장점).

③ 신경계의 기본 단위

㉠ 뉴런(신경원)

㉡ 흥분성과 전도성을 갖는 신경계의 구조적, 기능적 기본단위

④ 뇌에 영양분 공급해주는 동맥 : 내경동맥, 추골동맥

### (2) 신경계의 분류

① 중추신경계 : 뇌, 척수

㉠ 뇌 : 대뇌, 소뇌, 간뇌(시상, 시상하부), 뇌간(중뇌, 뇌교, 연수)

- 뇌에 영양분 공급 해주는 동맥 : 내경동맥, 추골동맥
- 대 뇌
  - 지각, 시각, 청각, 운동중추가 있다.
  - 기능 : 인체의 행동, 감정을 조절
- 소 뇌
  - 후두부에 위치
  - 대뇌의 운동중추를 도와서 골격근의 운동 조절, 몸의 평형 유지
- 간뇌 : 시상, 시상하부(체온조절 중추), 송과체
- 중 뇌
  - 간뇌와 뇌교 사이에 위치
  - 눈의 움직임, 청각에 관여, 소뇌와 함께 몸의 평형 기능 유지, 숙련된 근육의 움직임 조절
- 뇌교 : 소뇌 바로 앞에서 중뇌와 연수를 이어주는 다리 역할
- 연 수
  - 생명에 직접 관여하는 중추
  - 호흡, 심장, 혈관운동, 연하, 구토중추

㉡ 척수 : 척추관 속에 들어 있으며 40~45cm의 길이로 위로는 연수에서 아래로는 1~2요추까지 내려와 있다. 운동신경로와 감각신경로로 되어 있어 뇌의 자극을 각 기관에 전달하고 외부에서 감각기를 통하여 들어온 자극을 뇌로 전달하는 역할을 한다.

필 / 수 / 확 / 인 / 문 / 제

**신경계에 대한 설명으로 옳지 않은 것은 무엇인가?**

① 신경계의 기본단위는 뉴런이다.
② 소뇌는 운동기능과 평형조절기능이 있다.
③ 간뇌는 생명 중추이다.
④ 시상하부는 체온조절 중추이다.
⑤ 대뇌는 인체의 행동, 감정을 조절하는 기능을 한다.

해설
연수는 생명중추이다.

답 ③

**호흡, 심장, 혈관운동, 연하, 구토중추가 있는 곳은 어느 것인가?**

① 대 뇌 ② 소 뇌
③ 간 뇌 ④ 시상하부
⑤ 연 수

해설
연수는 생명중추로 호흡, 심장, 혈관운동, 연하, 구토중추가 있다.

답 ⑤

② 말초 신경계

㉠ 뇌신경(12쌍)

- 제1차 뇌신경 : 후신경 → 후각(냄새)
- 제2차 뇌신경 : 시신경 → 시각
- 제3차 뇌신경 : 동안신경 → 안구운동, 동공축소
- 제4차 뇌신경 : 활차신경 → 안구운동
- 제5차 뇌신경 : 삼차신경 → 얼굴 감각, 구강·혀·치아 감각(안가지, 상악가지, 하악가지)
- 제6차 뇌신경 : 외전신경 → 안구의 측면운동
- 제7차 뇌신경 : 안면신경 → 얼굴 표정, 혀 앞 2/3의 감각
- 제8차 뇌신경 : 청신경 → 소리, 평형
- 제9차 뇌신경 : 설인신경 → 혀 후방 1/3의 감각, 연하작용, 인후감각
- 제10차 뇌신경 : 미주신경 → 인두·후두·외이 감각, 연하작용, 흉곽·내장기관 활동
- 제11차 뇌신경 : 부신경 → 어깨, 목 움직임
- 제12차 뇌신경 : 설하신경 → 혀의 운동

㉡ 척수신경(31쌍)

- 경추(7개) : 경신경(8쌍)
- 흉추(12) : 흉신경(12쌍)
- 요추(5) : 요신경(5쌍)
- 천추(5) : 천골신경(5쌍)
- 미추(4) : 미골신경(1쌍)

③ 자율 신경계

㉠ 심장, 소화기, 혈관, 한선 등 내장장기의 운동이나 분비를 자동적으로 조절하는 신경계

㉡ 교감신경과 부교감신경은 서로 길항작용을 한다.

㉢ 교감신경

- 교감 신경의 흥분하면 스트레스 호르몬 분비(에피네프린)
- 교감신경은 공포, 분노, 스트레스와 같은 응급상황에서 신체가 재빨리 반응할 수 있도록 돕는다.
- 작 용
  - 심장 : 심장수축, 심박동수 증가
  - 호흡 : 기관지 이완, 호흡기 분비물 감소
  - 동공 : 확대(산대)
  - 타액분비 : 타액분비 감소
  - 땀 분비 : 땀 분비 증가
  - 소화기계 : 효소분비와 소화기능 감소

필 / 수 / 확 / 인 / 문 / 제

**뇌신경의 연결로 옳은 것은 무엇인가?**

① 제1차 뇌신경 – 시신경
② 제3차 뇌신경 – 미주신경
③ 제5차 뇌신경 – 동안신경
④ 제7차 뇌신경 – 부신경
⑤ 제8차 뇌신경 – 청신경

해설

① 제1차 뇌신경 – 후신경
② 제3차 뇌신경 – 동안신경
③ 제5차 뇌신경 – 삼차신경
④ 제7차 뇌신경 – 안면신경

답 ⑤

**얼굴 표정과 움직임, 혀 앞의 2/3의 감각을 담당하는 뇌신경은 무엇인가?**

① 제3차 뇌신경
② 제5차 뇌신경
③ 제7차 뇌신경
④ 제9차 뇌신경
⑤ 제11차 뇌신경

해설

제7차 뇌신경(안면신경) : 얼굴표정, 움직임과 혀 앞의 2/3의 감각을 담당하는 신경이다.

답 ③

**자율신경계인 교감신경이 흥분했을 때의 증상으로 옳지 않은 것은 무엇인가?**

① 동공 산대
② 땀 분비 증가
③ 심박동수 증가
④ 기관지 분비물 증가
⑤ 혈압상승

해설

기관지 분비물이 감소한다.

답 ④

필 / 수 / 확 / 인 / 문 / 제

**감각계에 대한 설명으로 옳지 않은 것은?**

① 피부는 특수감각계이다.
② 피부는 우리 몸을 지켜주는 보호기능을 한다.
③ 자외선에 의해 비타민 D를 합성한다.
④ 체온조절 기능을 한다.
⑤ 통증, 접촉, 온도, 압력 등의 자극을 수용하는 감각작용을 한다.

해설
피부는 일반감각이다.

답 ①

**피부는 표피, 진피, 피하조직으로 구성되어 있다. 피부의 기능으로 옳지 않은 것은?**

① 지방을 피부 밑에 저장하는 작용을 한다.
② 피부는 자외선에 의해 비타민 D를 합성한다.
③ 우리 몸을 지켜주는 보호작용을 한다.
④ 땀을 통해 수용성 노폐물, 기름샘을 통해 피부기름을 피부 표면으로 분비한다.
⑤ 소화액을 분비하고, 호르몬을 조절한다.

해설
피부는 소화액을 분비하지 않고, 호르몬을 조절하지 않는다.

답 ⑤

- 비뇨기계 : 배뇨근 이완(소변배설↓), 비뇨기계기능 감소
- 혈관 : 수축(혈압상승)

㉣ 부교감신경 : 정상적인 상태에서 신체기능을 유지하는 것

## 12 감각계(일반감각, 특수감각)

### (1) 정 의

일반 감각기관은 온도, 동통, 압력, 접촉 등의 감각을 받아들이는 기관이며 전신에 특히 피부에 주로 분포하고, 특수 감각기관은 시각, 청각, 후각, 미각 등을 담당하는 눈, 귀, 코, 혀 등을 말한다.

### (2) 피 부

① 기 능

㉠ 보호 작용 : 우리 몸을 지켜주는 1차 방어선

㉡ 체온조절 : 피부에 분포하는 혈관의 수축과 확장, 땀의 분비, 피부 밑 지방층이 외부 온도에 대한 보온판으로 작용, 털의 변화 등에 의해 체온 조절

㉢ 노폐물 배설 및 분비(한선 = 땀샘, 피지선) : 땀을 통해 수용성 노폐물, 기름샘을 통해 피부기름을 피부 표면으로 분비

㉣ 수분 보호막(방수벽) : 피부의 각질층은 일종의 방수벽으로 몸 안의 수분 증발, 바깥 수분의 흡수를 막는다.

㉤ 비타민 D 합성 : 피부에 있는 에르고스테롤이 자외선에 의해 비타민 D를 합성

㉥ 감각작용 : 감각기관의 말단 수용기를 간직하고 있어 통증, 접촉, 온도 압력의 자극을 수용한다.

㉦ 소도구 : 손톱은 손의 미묘한 움직임과 작은 도구로 이용된다.

㉧ 영양소 저장작용 : 지방을 피부 밑에 간직하는 창고 역할을 한다.

② 피부의 구조

㉠ 표 피
- 피부의 표면을 덮는 중층 편평상피로 이루어진 얇은 막
- 신경, 혈관이 분포되어 있지 않다. → 진피층의 혈관으로부터 영양분, 수분, 산소를 공급받는다.

㉡ 진피 : 피부의 생리적 기능이 대부분 여기서 일어난다.
- 유두층 : 신경(통증) + 혈관
- 땀선, 피지선, 모낭, 유두 돌기(지문, 손금, 족문)

㉢ 피하조직(피하지방)
- 체온조절
- 지방침착 정도는 부위, 연령, 성별에 따라 다르다.

• 지방침착은 둔부, 하복부에 비교적 많고 청년기는 노년기에 비해 많으며, 여성이 남성에 비해 훨씬 많다.

㉣ 피부의 부속기관 : 표피가 변화한 것으로 머리카락, 손, 발톱, 땀샘, 피지선, 유선 등

### (2) 후 각

후각, 호흡, 미용적인 기능

### (3) 미 각

① 혀의 표면에 산재해 있는 미뢰(맛봉오리)로 이루어진다.
② 맛에 대한 기본 감각 : 단맛(혀 끝), 짠맛(혀 앞), 쓴맛(혀 뒤), 신맛(혀 옆)
③ 매운맛 : 촉각 중 통각에 의해 느껴진다.

**TIP**

노 인
• 단맛, 짠맛을 보는 감각↓
• 신맛, 쓴맛을 보는 감각↑

### (4) 시 각

① 눈의 구조
㉠ 외층(섬유층) : 각막(검은자위), 공막(흰자위)
㉡ 중간층
• 맥락막 : 망막에 수분과 영양분 공급, 공막의 내면을 덮고 있는 얇은 막으로 멜라닌 색소가 많아 암갈색을 띰
• 홍채 : 동공을 통해 들어가는 빛의 양 조절(카메라 조리개 역할)
• 섬모체(모양체) : 방수를 생성하고 분비 → 안압 유지
㉢ 내 층
• 망막 : 명암 구별, 야맹증·색맹과 관련
• 황반 : 가장 선명한 영상을 받아들이는 부위
• 맹점 : 시신경 유두에는 시신경 세포가 없어 물체를 볼 수 없는 부분, 눈이 지속적으로 움직이기 때문에 의식하지 않게 된다.

② 굴절매개물질
㉠ 각 막
㉡ 수정체 : 홍채 뒤에 고정, 빛을 굴절시키고 망막에 상을 맺게 하는 작용
㉢ 유리체 : 안구의 강을 채우고 있는 투명한 반유동체, 눈의 영양공급, 눈의 균형유지
㉣ 안구 방수 : 각막과 렌즈 사이를 채우고 있는 액체(무색투명)

**필/수/확/인/문/제**

**미각에 대한 설명으로 옳지 않은 것은 무엇인가?**

① 단맛은 혀끝에서 느낀다.
② 신맛은 혀 옆에서 느낀다.
③ 짠맛은 혀 앞에서 느낀다.
④ 쓴맛은 혀 뒤에서 느낀다.
⑤ 매운맛은 혀 중앙에서 느낀다.

해설
매운맛은 통각에 의해 느껴지는 것으로 미각의 기본감각에 해당하지 않는다.

답 ⑤

**노인의 미각에 대한 설명으로 옳지 않은 것은 무엇인가?**

① 단맛이 감소한다.
② 신맛이 증가한다.
③ 짠맛이 감소한다.
④ 쓴맛이 증가한다.
⑤ 신맛과 쓴맛이 감소한다.

해설
노인이 되면 단맛·짠맛은 감소하고, 신맛, 쓴맛은 증가한다.

답 ⑤

**눈의 구조 중에서 동공을 통해 들어가는 빛의 양을 조절하는 카메라 조리개 역할을 하는 것은 무엇인가?**

① 홍 채　② 수정체
③ 망 막　④ 맥락막
⑤ 유리체

해설
홍채 : 동공을 통해 들어가는 빛의 양을 조절하는 카메라 조리개 같은 역할을 한다.

답 ①

**시각에 대한 설명이다. 굴절매개물질이 아닌 것은 무엇인가?**

① 각 막　② 수정체
③ 홍 채　④ 유리체
⑤ 방 수

해설
굴절매개물질 : 각막, 수정체, 유리체, 방수

답 ③

필 / 수 / 확 / 인 / 문 / 제

**귀의 구조와 기능에 대한 설명으로 연결이 바르지 않은 것은 무엇인가?**

① 이관 – 중이와 인두 연결
② 이소골 – 내이로 소리전달
③ 고막 – 중이 보호
④ 세반고리관 – 정적 평형
⑤ 달팽이관 – 소리

해설
세반고리관 – 동적 평형

답 ④

### (5) 청각(Organ of Sound)

① 외 이
㉠ 귓바퀴, 외이도, 고막
㉡ 고막 : 외이와 중이의 경계, 중이를 보호, 음파 전달 기능

② 중이(고실)
㉠ 이관(중이관, 유스타키오관)
- 중이와 인두를 연결하는 관
- 비강 쪽 입구가 평소에 닫혀 있다가 하품이나 연하 시 열리는 곳, 고막의 내부와 외부의 기압 평형 유지
- 소아는 중이관이 짧고 곧고 넓어서 인두쪽의 감염이 쉽게 옮겨와서 중이염 호발

㉡ 이소골
- 음파의 진동을 고막에서 내이로 증폭시켜 전달
- 외부소리 → 고막 → 이소골 → 청신경(내이)

③ 내 이
㉠ 소리 : 달팽이관
㉡ 평 형
- 전정기관(정적 평형), 세반고리관(동적 평형)
- 귀의 기능 : 청각, 몸의 평형유지

간호조무사

# 성인간호

## 1 성인간호 총론

### (1) 성인기의 발달

① 대상자와 발달과업(발달과제)

㉠ 성인 초기(20~39세) : 친밀감 ↔ 고립감

㉡ 중년기(40~64세) : 생산성 ↔ 침체감

㉢ 노년기(65세 이상) : 자아통합 ↔ 절망감

② 신체적 변화

㉠ 40세↑ : 수정체 기능↓ → 노안 시작, 청력↓

㉡ 각종 만성질환의 발생↑

㉢ 여성(폐경) : 에스트로겐↓ → 뼈 골밀도↓(골다공증↑, 골절↑), 말초순환장애(손발이 차고 얼얼한 감각), 얼굴 화끈거림, 심계항진, 불면증 등

㉣ 남성 : 전립선 비대증, 비뇨기 감염, 빈뇨 등

### (2) 건강과 질병예방

① 세계보건기구(WHO) : 건강의 정의 → 신체적, 정신적, 사회적으로 안녕한 상태

② 질병의 원인

※ 질병 : 어떤 유해자극에 의해 우리 몸이 정상기능을 유지하지 못하는 상태로 다양한 요인에 의해 발생한다.

㉠ 물리적 요인 : 기계적 외상, 열과 냉, 기압, 전기, 방사선 노출(조혈기능 장애, 생식기능 장애, 백내장 및 악성종양의 발생) 등

㉡ 화학적 요인 : 약품, 산・알칼리, 농약, 방부제 등

㉢ 영양 요인 : 영양과다(비만), 영양부족(영양실조) 등

㉣ 감염성 요인 : 세균, 바이러스, 곰팡이, 기생충 등

㉤ 유전적 요인 : 다운증후군 등

㉥ 사회, 문화적 요인 : 직업, 생활방식 등

㉦ 정서심리적 요인 : 스트레스, 공포, 불안 등

㉧ 퇴행성 요인 : 세포의 위축, 변성, 괴사 등의 퇴행성 변화

③ 질병예방

㉠ 일차예방

• 특정한 질환의 실제적인 발생을 예방하는 것, 건강유지, 건강증진

필 / 수 / 확 / 인 / 문 / 제

**세계보건기구의 건강의 정의에 해당하는 것은 무엇인가?**

① 신체적 안녕
② 정신적 안녕
③ 사회적 안녕
④ 영적 안녕
⑤ 신체적, 정신적, 사회적 안녕

해설
세계보건기구(WHO)의 건강의 정의 : 신체적, 정신적, 사회적으로 안녕한 상태

답 ⑤

**여러 종류의 유해자극에 의해 우리 몸이 정상기능을 유지하지 못하는 상태를 질병이라고 한다. 방사선 노출 시 예상되는 질환은 무엇인가?**

① 호흡기 장애
② 생식기능의 장애
③ 녹내장
④ 위장질환
⑤ 구내염

해설
방사선 노출 : 조혈기능의 장애, 생식기능 장애, 백내장 및 악성종양 등 발생

답 ②

필 / 수 / 확 / 인 / 문 / 제

염증은 국소증상, 전신증상이 나타날 수 있다. 염증의 전신증상에 해당되는 증상은 무엇인가?

① 발 열　② 발 적
③ 부 종　④ 통 증
⑤ 기능장애

해설
발열 : 전신적인 열, 국소적인 열

답 ①

인체의 방어기전 중 비특이적 방어에 해당하지 않은 것은?

① 염증반응
② 면 역
③ 기침반사
④ 섬모활동
⑤ 백혈구의 식균작용

해설
면역반응 : 특이적 방어

답 ②

인체의 방어기전 중 면역에 대한 설명으로 옳은 것은 무엇인가?

① 기억작용
② 항체의 비특이성
③ 식균작용
④ 비자기 관용성
⑤ 섬모활동

해설
기억작용 : 항원을 기억하여 면역반응을 일으키는 면역반응의 특징적인 작용이다.

답 ①

- 예방접종, 산전관리, 비만예방, 안전띠 착용 등

㉡ 이차예방
- 질환을 조기발견, 조기진단과 치료
- 국가암검진사업, 유방암 자가검진 등

㉢ 삼차예방 : 재활을 포함하는 것으로 합병증 예방, 물리치료, 사회복귀 등

### (3) 우리인체의 방어기전

① 비특이적 방어(염증반응) : 출생 시부터 가지고 있거나 성숙되면서 발생하는 여러 가지 방어기전

㉠ 물리화학적 방어벽 : 피부와 점막, 기침 반사, 섬모활동, 장내 정상세균(장 - 유산균, 질 - 유산간균), 눈물, 타액, 소변 등

㉡ 기관의 방어기능 : 림프절, 비장, 간, 골수

㉢ 신체의 방어세포
- 세망내피계 : 림프절, 비장, 간, 골수에 분포하여 식균작용 및 이물질 제거, 항체 형성 → 림프절(대식세포), 비장(대식세포), 간(쿠퍼세포, 대식세포)
- 백혈구 : 식균작용, 발열촉진, 단백질 분해효소 분비로 균 사멸

㉣ 염증반응
- 염증 국소증상 : 발열, 발적, 부종, 통증, 기능장애
- 염증 전신증상 : 발열, 전신쇠약, 통증 등
- 염증 시 간호 : 손상부위 → 고정, 휴식, 항생제 투여, 수분섭취↑(노폐물 배설), 외과적 중재(괴사조직, 이물질 제거), 심리적·정서적 안정 도모
- 염증의 종류
  - 기간에 따라 : 급성염증, 만성염증
  - 발생부위에 따라 : ~염(위염, 간염, 맹장염 등)
  - 염증의 파급 정도에 따라
    ⓐ 농양 : 조직의 괴사에 의한 농의 국소적 집합, 화농성으로 억지로 농양을 짜지 않고 코나 코 입구의 농양은 뇌막염, 패혈증 등의 합병증 발생우려가 있어 함부로 다루지 않고 전문적인 치료를 받는다.
    ⓑ 봉와직염 : 조직에 생기는 광범위한 화농성염증
    ⓒ 궤양 : 근육층까지 손상(피부점막 조직의 괴사와 탈락에서 시작)

② 특이적 방어(면역반응) : 자기와 비자기를 식별하여 비자기를 없앰으로써 자기를 위험으로부터 보호하는 일련의 방어기전

㉠ 면역반응의 특징
- 기억작용 : 항원을 기억하여 면역반응을 일으킴
- 항체의 특이성 : 고도의 감별력으로 항원 감지
- 자기관용성 : 건강한 신체세포가 침입자에게 파괴되지 않게 보호

ⓛ 면역의 종류

※ 면역 : 외부로부터 이물질이 숙주에 침입했을 때 숙주를 특별히 보호하는 작용

• 선천면역 : 인체가 어떤 면역에도 일체 접촉이 없었음에도 불구하고 체내에서 자연적으로 형성된 면역(종속면역, 인종면역 등)

• 후천면역(획득면역)

- 능동면역 : 숙주가 스스로 면역체를 형성하여 면역을 지니게 되는 것으로, 병원체 자체 또는 이로부터 분비되는 독소에 의하여 체내의 조직세포에서 항체가 만들어지는 면역으로 면역의 지속시간이 길다는 장점이 있지만, 면역이 바로 나타나지 않는다는 단점도 있다.
  - ⓐ 자연능동면역 : 질병을 앓고 난 후 생기는 면역, 감염병에 전염되어 생기는 면역(예 홍역을 앓은 후 얻게 된 면역)
  - ⓑ 인공능동면역 : 인공적으로 항원을 투여해서 면역체를 얻는 방법(예 예방접종)
- 수동면역 : 이미 형성된 면역원을 체내에 주입하는 것으로, 다른 동물이나 사람의 회복기 혈청과 면역 혈청에서 추출한 항체를 주사하여 얻은 면역으로 면역의 효과가 바로 나타나는 장점이 있지만, 지속시간이 짧다는 단점이 있다.
  - ⓐ 자연수동면역 : 태아가 모체의 태반을 통해서 항체를 받거나, 생후 모유에서 항체를 받는 방법으로 대부분 생후 6개월 이내에 소실된다.
  - ⓑ 인공수동면역 : 회복기 혈청, 면역 혈청, 감마글로불린, 항독소 등의 항체를 사람 또는 동물에게서 얻어 주사하는 것으로 치료제의 개념에 가깝다.

### (4) 치료의 종류

① **특수치료** : 질병의 원인을 직접 제거하는 치료(항생제 사용, 절제수술 등)

② **대증치료** : 질병의 원인을 완전히 제거할 수 없는 경우 질병의 증상을 제거하거나 어느 정도 조절해 주는 치료

③ **물리치료** : 열, 냉, 광선, 안마, 운동 등의 물리적인 방법을 이용한 치료

④ **방사선 치료** : 방사선을 이용한 치료(주로 악성종양을 치료하는 데 사용)

필 / 수 / 확 / 인 / 문 / 제

**태아가 모체의 태반을 통해서 항체를 받거나, 생후 모유에서 항체를 받는 면역의 종류에 해당하는 것은 무엇인가?**

① 선천면역
② 자연능동면역
③ 인공능동면역
④ 자연수동면역
⑤ 인공수동면역

해설

자연수동면역 : 태아가 모체의 태반을 통해서 항체를 받거나 생후 모유에서 항체를 받는 방법으로 대부분 생후 6개월 이내에 소실된다.

답 ④

**질병의 원인을 완전히 제거할 수 없는 경우 질병의 증상을 제거하거나 어느 정도 조절해 주는 치료의 종류는 무엇인가?**

① 특수치료　② 물리치료
③ 대증치료　④ 방사선 치료
⑤ 약물요법

해설

대증치료 : 질병의 원인을 완전히 제거할 수 없는 경우 질병의 증상을 제거하거나 어느 정도 조절해 주는 치료

답 ③

필 / 수 / 확 / 인 / 문 / 제

**악성종양에 대한 특징으로 옳지 않은 것은 무엇인가?**

① 성장속도가 빠르다.
② 전이가 잘된다.
③ 재발이 잘된다.
④ 피막이 있다.
⑤ 예후가 나쁘다.

해설
악성종양 : 피막이 없어서 잘 침윤하고 수술 시 종양의 제거가 힘들다.

답 ④

**암의 치료방법 중 방사선 치료 시의 주의 사항으로 옳지 않은 것은?**

① 방서선 쐬는 부위 표시한 것이 제거되지 않도록 주의한다.
② 미지근한 물로 닦는다.
③ 세척·면도 후 스킨·로션을 바르지 않는다.
④ 전기면도기보다는 1회용 면도기를 사용한다.
⑤ 햇빛을 조심한다.

해설
1회용 면도기를 사용하지 않는다.

답 ④

**암의 치료방법에 대한 설명으로 옳지 않은 것은?**

① 종양의 크기가 작고 국소적일 때 수술요법이 효과적이다.
② 항암요법은 감염예방이 중요하다.
③ 방사선 치료는 피부자극반응이 나타난다.
④ 항암요법은 암세포에만 영향을 주는 것이 아니라 정상세포도 손상, 파괴시킨다.
⑤ 방사선요법 후 피부보호를 위해 따뜻한 물로 닦아준다.

해설
미지근한 물로 닦는다.

답 ⑤

## 2 암환자 간호

### (1) 기본개념

① 종류 : 양성종양, 악성종양

② 특성 비교

| 구 분 | 양성종양 | 악성종양(암) |
|---|---|---|
| 성장속도 | 느리다. | 빨리 자란다. |
| 피 막 | 피막이 있어 주위조직을 파고드는 침윤을 방지, 외과적 절제가 쉽다. | 피막이 없으므로 잘 침윤하며, 수술 시 종양제거가 힘듦 |
| 세포특성 | 잘 분화되어 구분이 쉽다. | 분화되지 않아 구분이 어렵다. |
| 전이, 재발 | 잘 안 된다. | 전이 잘됨, 재발 잘됨 |
| 예 후 | 좋은 편이다. | 나쁘다(사망가능성↑). |

③ 원인 : 가족력, 화학물질(담배, 석면, 약물 등), 식이, 면역결핍, 심리적 요인 등

④ 증 상
 ㉠ 암의 종류에 따라 증상 다양
 ㉡ 암의 7가지 위험 신호
 - 배뇨, 배변습관의 변화
 - 잘 아물지 않은 상처
 - 전에 없던 출혈, 분비물
 - 유방이나 다른 부위의 덩어리
 - 소화불량, 연하곤란
 - 사마귀나 점의 뚜렷한 변화
 - 계속적인 기침, 쉰 목소리

⑤ 진단방법 : 조직검사(암의 확진검사), 혈액검사, 내시경 검사, 초음파 검사, MRI 등

⑥ 치 료

| 수술요법 | 항암요법(전신요법) | 방사선요법(국소요법) |
|---|---|---|
| 종양의 크기가 작고 부위가 국소적일 때 : 수술요법 → 효과적 | • 암세포에만 영향을 주는 것이 아니라 정상세포도 손상, 파괴시킴<br>– 감염의 문제 → 감염예방(중요)<br>• 부작용 : 오심, 구토, 탈모 등<br>– 가장 위험한 부작용 : 골수기능 저하<br>– 백혈구 생성↓ → 식균작용↓ | • 방사선 치료부위 : 피부자극 반응<br>– 방사선 쐬는 부위를 표시한 것이 제거되지 않도록 주의<br>– 약한 비누로 닦고 두드려서 말림<br>– 미지근한 물로 닦음<br>– 세척·면도 후 → 스킨·로션·오일 등을 바르지 않음<br>– 햇빛 조심, 핫팩(×), 수영장(×)<br>– 느슨하고 부드러운 옷 착용<br>– 전기면도기(○), 1회용 면도기(×)<br>– 자주 면도(×) |

⑦ 암환자 간호

㉠ 증상관리 : 영양문제, 수분전해질 불균형 등

㉡ 감염관리 : 사람 많은 곳 피하기, 생과일 · 생야채 · 회 등 섭취 제한

㉢ 통증관리 : 심리적 방법, 물리적 방법, 약물요법 등

- 통증의 정의 : 추상적이고 주관적인 개념
- 통증의 종류
  - 표재성 통증 : 유해자극이 주어진 지점에서 통증을 느끼는 것
  - 심부성 통증 : 관절, 인대, 근육, 근막, 흉막을 자극해 발생하는 통증
  - 내장성 통증 : 몸 속 깊이 느껴지는 둔한 통증
  - 방사통(연관통) : 통증의 원발 부위에서 떨어진 다른 부위에서 느껴지는 통증(협심증, 심근경색증 → 좌측 어깨로 방사되는 통증 등)
  - 환상지통(환상통) : 사지절단 후 잘려나간 부위의 통증 호소

㉣ 항암치료 동안의 부작용을 완화해 안위감 증진

㉤ 영양관리, 정서적 지지 등

## 3 재활간호

### (1) 재활 정의, 목표

① 3차 예방에 해당

② 재활계획

㉠ 의사의 진단이 내려지는 즉시 계획을 세운다.

㉡ 재활계획은 퇴원할 때 하는 것이 아니다.

③ 목 표

㉠ 자신의 능력을 최대한 활용하고 성취하도록 한다.

㉡ 자신에게 가능한 최대한으로 움직일 수 있는 범위

### (2) 환자의 보행 돕기

① 보행 보조기구

㉠ 보행기, 지팡이, 목발 등

㉡ 기구 사용 전에 침상에서 먼저 상박운동

㉢ 밑 → 고무패킹(미끄럼 방지용)이 닳았는지 꼭 확인

㉣ 미끄럼 방지용 양말, 신발 착용

② 지팡이, 목발, 보행기

㉠ 지팡이

- 계단↑ : 지팡이 → 건강한 다리 → 아픈 다리
- 계단↓(평지) : 지팡이 → 아픈 다리 → 건강한 다리

필 / 수 / 확 / 인 / 문 / 제

**환자의 재활간호에 대한 설명으로 옳지 않은 것은 무엇인가?**

① 재활은 3차 예방에 해당한다.
② 자신에게 가능한 최대한으로 움직일 수 있는 범위로 한다.
③ 환자가 퇴원할 때 재활계획을 세워 준다.
④ 보행기, 지팡이, 목발 등 보행보조기구 등을 사용한다.
⑤ 보행보조기구 사용 전에 침상에서 먼저 상박운동을 실시한다.

해설
의사의 진단이 내려지는 즉시 재활계획을 세운다.

답 ③

**목발을 하고 있는 대상자가 계단을 내려갈 때의 순서로 옳은 것은 무엇인가?**

① 건강한 다리 – 목발 – 아픈 다리
② 건강한 다리 – 아픈 다리 – 목발
③ 아픈 다리 – 목발 – 건강한 다리
④ 목발 – 건강한 다리 – 아픈 다리
⑤ 목발 – 아픈 다리 – 건강한 다리

해설
목 발
- 계단에 올라갈 때 : 건강한 다리 – 목발 – 아픈 다리
- 계단을 내려갈 때 : 목발 – 아픈 다리 – 건강한 다리

답 ⑤

필 / 수 / 확 / 인 / 문 / 제

**보행보조기구 사용에 대한 설명으로 옳지 않은 것은 무엇인가?**

① 목발의 길이는 신장에서 40cm를 빼준 길이이다.
② 보행기구 사용 전 밑에 고무패킹이 닳았는지 확인한다.
③ 미끄럼 방지용 양말, 신발을 착용한다.
④ 목발사용 시 체중지지를 하는 부위는 액와부위이다.
⑤ 지팡이의 높이는 팔꿈치를 30° 구부렸을 때의 둔부높이이다.

해설
목발사용 시 체중지지는 손에 한다.

답 ④

**환자의 이동에 대한 설명으로 옳은 것은 무엇인가?**

① 휠체어로 문턱을 오를 때 뒷바퀴를 들어서 오른다.
② 휠체어로 울퉁불퉁한 길을 갈 때 진동감이 느껴지지 않게 하기 위해 뒷바퀴를 든다.
③ 평지 이동 시 선두는 환자의 다리 쪽에 선다.
④ 오르막길에서는 환자의 머리 방향으로 간다.
⑤ 엘리베이터에서 나올 때는 환자의 머리방향이다.

해설
① 휠체어로 문턱을 오를 때 앞바퀴를 들어서 오른다.
② 휠체어로 울퉁불퉁한 길을 갈 때 진동감이 느껴지지 않게 하기 위해 앞바퀴를 든다.
③ 평지 이동 시 선두는 환자의 머리 쪽에 선다.
⑤ 엘리베이터에서 나올 때는 환자의 다리 방향이다.

답 ④

- 지팡이 이용한 평지 걷기
  - 2점 보행 : 지팡이 + 아픈 다리 → 건강한 다리
  - 3점 보행 : 지팡이 → 아픈 다리 → 건강한 다리

㉡ 목 발
- 계단↑ : 건강한 다리 → 목발 → 아픈 다리
- 계단↓(평지) : 목발 → 아픈 다리 → 건강한 다리
- 목발 이용한 평지 걷기
  - 4점 보행 : 목발(오른쪽) → 발(왼쪽) → 목발(왼쪽) → 발(오른쪽)
  - 3점 보행 : 목발(2) + 아픈 다리 → 건강한 다리
  - 2점 보행 : 목발(오른쪽) + 발(왼쪽) → 목발(왼쪽) + 발(오른쪽)

| 구 분 | 보행기 | 지팡이 | 목 발 |
|---|---|---|---|
| 높 이 | 팔꿈치를 30° 구부렸을 때 둔부 높이 | 팔꿈치를 30° 구부렸을 때 둔부높이 | 키에서 -40cm |
| 보 조 | 보행벨트(뒤에서 잡아준다) → 마비된 쪽의 뒤 | 지팡이 → 건강한 손, 마비된 쪽에서 보조 | |
| 보조기구 위치 | | 발가락에서 앞(15cm), 옆(15cm) | 발가락에서 앞(15cm), 옆(15cm) |
| 체중지지 | | | 액와부위<br>• 손가락 1~2개 들어갈 정도의 여유(목발 마비예방)<br>• 체중 → 손 |

## (3) 휠체어 운반

① 문 턱
㉠ 오를 때 : 앞바퀴를 들어서 오른다.
㉡ 내릴 때 : 간호조무사가 뒤로 돌아서 앞바퀴를 들어 올린상태에서 뒷바퀴를 천천히 뒤로 빼면서 앞바퀴를 조심히 내려놓는다.

② 울퉁불퉁한 길 : 앞바퀴를 들어 올려 뒤로 젖힌 상태에서 이동한다. → 환자가 진동감을 느끼지 않는다.

## (4) 환자이동

① 평 지
㉠ 방향 : 환자의 다리방향
㉡ 간호조무사는 환자의 머리 쪽에 선다(리더는 환자의 머리 쪽에 선다).

② 오르막, 내리막길
㉠ 오르막길

• 방향 : 환자의 머리방향
• 간호조무사는 환자의 다리 쪽에 선다.
㉡ 내리막길
• 방향 : 환자의 다리 방향
• 간호조무사는 환자의 다리 쪽에 선다.
③ 엘리베이터(구급차)
㉠ 들어갈 때 : 환자 머리 방향으로 들어간다.
㉡ 나올 때
• 환자 다리 방향으로 나온다.
• 뒤로 들어가서 앞으로 밀고 나온다.

### (5) 환자 옷 갈아입히고 벗기기

① 편마비 환자 : 옷을 벗을 때는 건강한 쪽부터 벗고, 옷을 입을 때는 불편한 쪽부터 입힌다.
② 정맥요법이 실시되고 있는 환자 : 상의를 벗을 때는 수액이 연결되지 않은 팔부터 벗고, 상의를 입을 때는 수액이 연결된 팔부터 입는다.

## 4 소화기계의 정의

### (1) 소화기계의 구조와 기능

① 구 조
㉠ 소화기계(위장관계)
• 소화관 : 구강 → 인두 → 식도 → 위 → 소장 → 대장 → 항문
– 입에서 항문에 이르는 길이 9m의 관
– 섭취(음식물) → 이동 → 소화 → 흡수(영양분 · 수분 재흡수)와 배설(노폐물)
㉡ 소화기 부속기관 : 간, 담낭, 췌장, 타액
② 기 능
㉠ 소화작용 : 섭취된 음식물이 위장관 내에서 분해되어 흡수 가능한 형태로 변화되는 것으로 저작과 위장관에서 유미즙과 섞이는 기계적 활동과 소화효소나 다른 분비물과 상호작용을 하여 일으키는 화학작용에 의해 일어난다.
㉡ 흡수작용 : 소화된 영양소들이 확산, 능동적인 운반기전에 의해 흡수된다.
㉢ 분비기능 : 점액, 소화효소, 염산, 기타 물질들을 분비
㉣ 운동기능 : 연하운동, 연동운동, 분절운동

필 / 수 / 확 / 인 / 문 / 제

**정맥요법이 실시되고 있는 환자의 옷 갈아입히기에 대한 설명으로 옳은 것은 무엇인가?**

① 상의를 입을 때는 수액이 연결된 팔부터 입는다.
② 상의를 벗을 때는 수액이 연결된 팔부터 벗는다.
③ 하의를 벗을 때는 아픈 쪽부터 벗는다.
④ 하의를 입을 때는 건강한 쪽부터 입는다.
⑤ 상의를 입을 때는 수액이 연결되지 않은 팔부터 입는다.

해설
벗을 때는 건강한 쪽부터 벗고, 입을 때는 아픈 쪽부터 입는다.

답 ①

**소화기계와 관련없는 기관은 무엇인가?**

① 간 ② 담 낭
③ 췌 장 ④ 타 액
⑤ 심 장

해설
간, 담낭, 췌장, 타액 : 소화기 부속기관

답 ⑤

## 5 소화기계 관련 질환

### (1) 위장관 질환의 일반적 증상

식욕감퇴, 연하곤란, 소화불량, 오심과 구토, 과산증, 배변습관의 변화(변비, 설사), 출혈(토혈, 혈변) 등

### (2) 역류성 식도염

① **원인** : 여러 가지 원인으로 하부 식도 괄약근의 부적절한 이완

② **증상** : 음식 역류, 가슴앓이, 흉골하부 통증, 연하곤란, 소화불량 등

③ **치료 및 간호**

㉠ 높은 베개 사용, 잠자기 2~3시간 전에 음식 먹지 않는다(식사 직후, 앙와위로 누워있을 때 쉽게 발생).

㉡ 규칙적으로 식사, 소량씩 자주 먹고, 과식을 피한다.

㉢ 식후 복압상승 행동 제한

㉣ 정상체중 유지, 비만인 경우 체중을 줄이도록 한다(비만 → 복압↑).

㉤ 하부 식도괄약근 압력↓ 음식 피하기(기름진 음식, 술, 담배, 커피, 초콜릿 등), 식도 점막 자극하는 음식 피하기(탄산음료, 신과일 주스, 토마토 등)

㉥ 고섬유소, 저지방식이

**역류성 식도염 대상자의 간호제공으로 옳지 않은 것은?**

① 규칙적으로 식사한다.
② 정상체중을 유지한다.
③ 식후 복압상승 행동을 제한한다.
④ 과식을 피한다.
⑤ 낮은 베개를 사용한다.

해설
높은 베개를 사용한다.

답 ⑤

### (3) 위 염

① **원인** : 위자극물(자극성 음식, 카페인, 술, 아스피린), 알레르기, 세균·바이러스 감염, 심한 스트레스 등

② **증 상**

㉠ 상복부의 불편감, 오심, 구토, 압통, 설사 등

㉡ 급성 위염 : 식후 바로 명치(검상돌기)부위의 통증

㉢ 만성위염 : 식후 2시간 후 명치(검상돌기)부위의 통증

③ **치료 및 간호**

㉠ 금식(급성기), 유동식이 공급, 소량씩 자주 규칙적인 식사

㉡ 원인균이 헬리코박터균이라면 항생제, 제산제 투여

㉢ 금연, 금주

㉣ 만성위염으로 악성빈혈 발생 → 비타민 $B_{12}$ 투여(주사)

**TIP**

악성빈혈

- 위벽의 벽세포 → 내적 인자 분비 → 비타민 $B_{12}$ 흡수를 돕는다.
- 위질환 → 내적 인자 분비↓ → 비타민 $B_{12}$ 흡수하지 못해 비타민 $B_{12}$ 부족 → 악성빈혈

**만성위염으로 악성빈혈이 발생했을 때의 간호제공으로 옳은 것은?**

① 비타민 $B_{12}$를 섭취한다.
② 고지방식이를 제공한다.
③ 비타민 $B_{12}$를 근육주사한다.
④ 항생제를 투여한다.
⑤ 위의 휴식을 위해 금식한다.

해설
악성빈혈은 비타민 $B_{12}$ 부족으로 인해 생기는 것으로 비타민 $B_{12}$를 근육주사한다.

답 ③

### (4) 소화성궤양

① 정 의

㉠ 식도, 위, 십이지장 점막벽을 침식하는 질환

㉡ 점막 + 근육층까지 손상된 상태

② 원인 : 정서적 요인, 스트레스, 자극성 음식, 불규칙한 식습관, 흡연, 아스피린, 헬리코박터균(위궤양 - 70%, 십이지장궤양 - 90% 발견) 등

③ 발생빈도 : 십이지장궤양 > 위궤양 > 식도궤양

④ 위궤양과 십이지장궤양의 비교

| 구 분 | 위궤양 | 십이지장궤양 |
|---|---|---|
| 특 징 | 위점막 → 근육층까지 손상 | 스트레스↑, 위산과다 분비 |
| 통 증 | 음식섭취 : 통증↑ | 음식섭취 : 통증↓ |
| 영 양 | 통증↑ → 음식섭취↓ → 영양불량 | 음식섭취 → 통증↓ → 영양과다 |
| 제산제 | 효과(×) | 위산분비↑ → 제산제(산중화) |
| 재발률 | 재발↓ | 재발↑ |

⑤ 합병증 : 출혈, 천공(갑작스러운 왼쪽 상복부의 참을 수 없는 통증), 복부강직

⑥ 치료 및 간호

㉠ 휴식, 스트레스↓, 약물요법(제산제, 항생제 등)

㉡ 소량씩 규칙적으로 자주 섭취, 고단백·고비타민식이, 자극성 음식 피하기

### (5) 위 암

① 원인 : 가족력, 탄 음식, 염장식품, 훈제식품, 헬리코박터균, 악성빈혈, 흡연 등

② 증상 : 초기(거의 증상이 없다), 체중감소, 소화불량, 가스팽만, 상복부 통증, 피로감, 허약감 등

③ 치 료

㉠ 수술요법(부위 : 국소적일 때 효과적), 항암요법, 방사선 요법 등

㉡ 수술요법(위절제술) : 위십이지장 문합술, 위공장 문합술

㉢ 합병증 : 급속이동증후군(덤핑증후군)

④ 급속이동증후군(덤핑증후군)

㉠ 위절제술이나 미주신경 차단술 환자의 10~50%에서 식후에 나타나는 소화기 증상이다. 식사 후 정상적인 십이지장 소화과정을 경유하지 못한 채로 너무 빨리 공장으로 들어가기 때문에 발생한다.

㉡ 증상 : 식후 5~30분에 나타나고 어지러움, 실신, 심계항진, 발한 등

㉢ 간 호

- 위를 천천히 비울 수 있게 횡와위, 반좌위로 식사하며, 식후 20~30분 동안 누워 있도록 한다.
- 식사와 동시에 수분이나 국물을 섭취하지 않도록 한다.

필 / 수 / 확 / 인 / 문 / 제

**소화성궤양에 대한 설명으로 옳은 것은 무엇인가?**

① 위궤양의 발생률이 가장 높다.
② 위궤양의 치료로 제산제를 사용한다.
③ 십이지장궤양의 원인은 위산분비 과다이다.
④ 위궤양은 재발이 잘된다.
⑤ 위궤양은 식사 후 통증이 감소된다.

해설

① 십이지장궤양의 발생률이 가장 높다.
② 십이지장궤양의 치료로 제산제를 사용한다.
④ 십이지장궤양이 재발이 잘된다.
⑤ 위궤양은 음식물 섭취 시 통증이 증가한다.

답 ③

**소화성궤양 환자가 갑작스런 왼쪽 상복부의 참을 수 없는 통증을 호소하고 있다. 예상되는 합병증은 무엇인가?**

① 위천공 ② 출 혈
③ 유문폐색 ④ 분문폐색
⑤ 경 련

해설

위천공 : 갑작스러운 상복부의 참을 수 없는 통증이 나타난다.

답 ①

**위절제술 환자에게 나타나는 급속이동증후군의 증상으로 옳지 않은 것은 무엇인가?**

① 심계항진
② 어지러움
③ 발 한
④ 고 열
⑤ 증상이 식후 5~30분 사이에 나타난다.

해설

급속이동증후군의 증상 : 식사 후 5~30분에 나타나고 어지러움, 실신, 심계항진, 발한 등이 나타난다.

답 ④

필 / 수 / 확 / 인 / 문 / 제

**위절제술 후 합병증으로 나타나는 급속 이동증후군에 대한 간호제공으로 옳은 것은 무엇인가?**

① 식후 반좌위로 있는다.
② 식후 바로 수분을 섭취한다.
③ 식후 소화제를 섭취한다.
④ 고탄수화물식이를 섭취한다.
⑤ 소량씩 자주 섭취한다.

해설
① 식후 바로 눕는다.
② 수분섭취를 하지 않는다.
③ 소화제를 섭취하지 않는다.
④ 저탄수화물식이를 섭취한다.

답 ⑤

**위절제술 환자의 비위관 제거시기로 옳은 것은 무엇인가?**

① 수술 후 의식이 회복되었을 때
② 수술 다음날
③ 수술 7일 후
④ 배액의 출혈이 사라졌을 때
⑤ 연동운동이 돌아왔을 때

해설
장운동(연동운동)이 돌아왔을 때 제거한다.

답 ⑤

- 저탄수화물, 저수분, 고단백, 지방 금기질환이 아니면 고지방식이를 소량씩 자주 섭취하게 한다(지방변이 배출된다면 지방섭취량을 줄인다).
- 항경련제는 위를 비우는 시간을 연장시키기 위해 투여할 수 있다.
- 완전 위절제술 환자의 경우 비타민 $B_{12}$가 흡수되지 않아 악성빈혈이 생길 수 있다.

⑤ 위절제술 수술환자의 전반적인 간호법

㉠ 위절제술 환자의 병실 도착 직후 간호(의식상태를 확인하고 금식시킨다)

㉡ 폐 합병증 예방
- 수술 직후 환자의 의식이 돌아오면 체위는 분비물이 잘 나올 수 있도록 반좌위(파울러 체위)를 취한다. → 체위배액
- 절개부위의 통증으로 숨을 얕게 쉬므로 심호흡과 객담배출을 격려하며 필요시 처방에 따라 진통제를 투여한다.
- 수술 후 1~2일부터 침상에 앉고 약간씩 움직인다. 운동량을 서서히 늘리고 가능하면 보행을 권장한다.

㉢ 배액관 간호, 영양 간호
- 수술 후 위액의 배액과 감압을 위해 비위관 삽입
- 수술 후 첫 12시간은 약간의 혈액이 섞여 나올 수 있으며 배설되는 양을 기록하고, 배액이 선홍색이거나 과다한 혈액이 배액될 때는 보고한다.
- 연동운동이 돌아오면 위관은 제거한다.
- 위액의 배출과 구토, 금식 등으로 인해서 수분 손실량이 많으므로 정맥으로 수액과 영양을 공급하며 섭취량과 배설량을 기록한다.
- 위관 제거 후 서서히 물부터 먹고 유동식으로 진행한다. 유동식은 1일 6회 정도로 나누어 섭취하고 사이사이에 10cc 정도의 물을 마신다. 위팽만이 발생하면 다시 위관을 삽입해야 한다.
- 위관이 삽입되어 있는 콧구멍 주위가 위관의 자극으로 헐기 쉬우므로 깨끗하게 건조한 상태를 유지하도록 하며 크림을 발라서 부드럽게 한다.
- 구강건조를 예방하기 위해서 구강간호를 자주 한다. 입술에 찬물 스펀지를 대어주면 구강건조 예방에 도움이 된다.

㉣ 상처간호 : 드레싱을 자주 관찰하고, 혈액이 아닌 분비물이 겉으로 스며나올 때는 거즈를 덧대어 준다.

## (6) 충수돌기염(충수염)

① 정의 : 맹장 끝부분(충수돌기)에 염증이 생기는 질환으로 사춘기와 20~30대 청년층에서 많이 발생한다.

② 원인 : 충수관의 폐색, 염증, 이물질이나 기생충, 충수의 꼬임, 장벽의 부종 등

③ 증상 : 맥버니 부위(우측 하복부)의 반동성 압통, 오심, 구토, 미열, 백혈구 증가 등

④ 진 단

㉠ 백혈구의 증가(10,000개/$mm^3$ 이상)

㉡ 우측 위 앞 장골극과 배꼽을 연결하는 직선상의 1/3 지점(McBurney's Point)의 반동성 압통(눌렀다 손을 뗄 때 통증)

⑤ 치료 및 간호

㉠ 통증의 위치를 확인한다.

㉡ 수술을 시행할 때까지 금식, 정맥으로 수분과 항생제를 투여한다.

㉢ 급성 충수염 환자에게 복부에 얼음주머니를 대주고 수술할 때까지 환자의 상태를 관찰한다.

㉣ 관장이나 완화제, 복부에 열요법을 실시하지 않는다.

㉤ 충수돌기 절제술(증상이 시작된 지 24~48시간 이내 충수 절제 → 지연 시 복막염 발생)

⑥ 합병증 : 복막염

㉠ 수술이 지연되면 충수가 파열되고 복막염이 발생한다.

㉡ 증상 : 복근 강직, 국소화 된 통증(복압↑), 청진 시 장음이 들리지 않음, 얕은 호흡, 미열, 오심, 구토 등

㉢ 노인에게는 증상이 없을 수도 있어 천공이 일어난 후에야 치료를 받게 된다. 천공이 되면 항생제 투여와 외과적 배액을 한다.

## (7) 염증성 장 질환

① 궤양성 대장염, 국소 회장염

| 구 분 | 궤양성 대장염 | 국소 회장염(크론병) |
|---|---|---|
| 정 의 | 결장 전체에 걸쳐 부종과 점막궤양이 나타나는 염증성 질환 | 소화관 어느 부위에서나 생기며 불연속적으로 나타나는 만성 재발성 질환 |
| 호발부위 | 직장, 결장의 말단부위 : S상 결장, 하행결장에 많이 생김 | 회장의 원위부와 결장에 주로 발생 |
| 증 상 | 혈액과 농·점액이 섞여 있는 변(10~20회/일), 체중감소 등 | 설사, 지방변, 체중감소, 전해질 불균형, 영양장애 등 |
| 통증부위 | 좌측 하복부 통증 | 우측 하복부 통증 |
| 특 징 | 20년 이상 이환된 환자 : 대장암(결장암) 발생률↑ | 장의 여러 분절에서 정상과는 확연히 다른 색깔을 보임 |

필 / 수 / 확 / 인 / 문 / 제

**사춘기와 20~30대 청년층에서 호발하는 충수돌기염 대상자의 간호제공으로 옳지 않은 것은 무엇인가?**

① 수술 시행할 때까지 금식한다.
② 통증을 감소시키기 위해 진통제를 투여한다.
③ 복부에 얼음주머니를 대주고 병원으로 이송한다.
④ 관장을 금한다.
⑤ 하제를 사용하지 않는다.

해설
통증을 가릴 수 있어서 진통제를 투여하지 않는다.

답 ②

**염증성 장 질환인 크론병에 대한 설명으로 옳은 것은 무엇인가?**

① 좌측 하복부의 통증
② 대장암 발생률이 높다.
③ 결장의 말단부위, 직장에 잘 생긴다.
④ 설사, 지방변이 특징이다.
⑤ 소장에 국한되어 나타난다.

해설
① 우측 하복부의 통증
② 대장암의 발생률이 높은 경우는 궤양성 대장염이다.
③ 회장의 원위부와 결장에 잘 생긴다.
⑤ 소화관 어느 부위에서나 생긴다.

답 ④

필 / 수 / 확 / 인 / 문 / 제

항문의 혈관조직이 지나치게 확장된 항문주위의 정맥류인 치질의 원인에 해당하지 않은 것은 무엇인가?

① 고혈압　② 만성 변비
③ 임 신　④ 간경변
⑤ 만성 설사

해설
치질의 원인 : 임신, 고혈압, 만성 변비, 간경변, 울혈성 심부전 등

답 ⑤

치질 대상자에게 제공하는 치료로 옳지 않은 것은 무엇인가?

① 고섬유성식이
② 수분섭취 증가
③ 수술 직후 더운물 좌욕
④ 고무밴드 결찰법
⑤ 변비예방

해설
더운물 좌욕 : 수술 직후는 출혈을 야기하기 때문에 수술 12시간 후부터 적용한다.

답 ③

대장암의 원인으로 옳지 않은 것은 무엇인가?

① 장기간의 궤양성 대장염
② 가족력
③ 고열량, 고지방식이
④ 결장폴립, 선종
⑤ 고단백, 고섬유소식이

해설
대장암의 원인 : 가족력, 궤양성 대장염, 결장폴립 · 선종, 고지방, 저섬유소식이, 비만, 만성변비 등

답 ⑤

② 치료 및 간호
　㉠ 치료 목적 : 염증과정 조절
　㉡ 수분과 전해질 균형(설사로 인한 수분, 전해질 소실)
　㉢ 안정, 침상휴식
　㉣ 약물치료 : 지사제, 항생제, 항염증제 등
　㉤ 충분한 영양 섭취 : 저잔여식이, 부드러운 음식
　㉥ 항문주위 피부간호
　㉦ 외과적 수술 : 폐색, 농양, 누공형성 등 합병증이 있을 때

### (8) 치 질

① 정의 : 항문의 혈관조직이 지나치게 확장된 것으로 항문주위의 정맥류이다.
② 원인 : 임신, 고혈압, 만성변비, 간경변, 울혈성 심부전 등
③ 증상 : 출혈, 항문주위의 돌출, 소양증, 변비, 통증 등
④ 치료 및 간호
　㉠ 변비예방
　㉡ 고섬유성식이, 수분섭취를 증가시킨다.
　㉢ 회음부의 압력을 감소시키고 통증을 완화시킨다.
　㉣ 더운물 좌욕 : 수술 후 12시간 후부터 적용(수술 직후 → 출혈 야기)
　㉤ 외과적 치료 : 경화법, 고무밴드 결찰법, 레이저 수술 등

### (9) 대장암

① 정의 : 대장에 발생하는 종양성 질환으로 가장 흔히 발생하는 부위는 직장과 S상 결장이다.
② 원인 : 가족력, 궤양성 대장염, 결장폴립 · 선종, 고지방 · 저섬유질식이, 고단백식이, 비만, 만성 변비 등
③ 증상 : 배변습관의 변화(변비와 설사의 교대), 직장 출혈, 혈변, 배변 후 시원하지 못한 느낌, 체중 저하, 하복부 통증, 허약감 등
④ 치료 및 간호
　㉠ 수술요법, 항암화학요법, 방사선요법 병행
　㉡ 수술은 일반적으로 암 부위를 절제하고 일시적 또는 영구적 결장루술을 시행한다.
　㉢ 수술 전 간호 : 저잔여식이 공급, 관장 및 완화제 투여, 인공항문을 만들 경우 심리적 간호
　㉣ 수술 후 간호
　　• 수술 후 환자가 병실로 돌아온 후에는 출혈여부를 관찰한다.
　　• 결장루를 위한 자가간호 교육
　　• 인공항문의 경우 개구부 관리 등

⑤ 장루(인공항문)

㉠ 소장 및 대장 내 질병으로 인해 소장 혹은 대장의 일부를 복벽을 통해 꺼내서 구멍을 내어 복부에 고정한 것이다.

㉡ 장루의 종류

- 일시적 장루(외상, 장폐색, 감염 등), 영구적 장루(암)
- 결장루, 회장루(피부간호에 신경써야 함)

㉢ 간 호

- 장루 관찰
  - 차이가 있지만 지름 2~5cm, 높이 0.5~5cm
  - 건강한 장루는 습기를 띄고 붉고 약간 올라와 있으며 주위는 깨끗함
- 피부 관찰
  - 장루 주변 피부는 비누와 물로 세척하고 두드려 건조
  - 장루 주위에 피부 보호제 적용
- 장루의 색깔이 적갈색, 보라색으로 변한 경우에는 즉시 보고한다.
  - 허혈 : 흐린 푸른색
  - 괴사 : 매우 건조하고 회색빛, 검은 갈색, 보라색
- 결장주머니는 개구부보다 0.2~0.3cm 더 크게 붙이며, 붙이기 전에 피부를 물과 중성 비누로 청결하게 닦고 철저하게 말린다.
- 주머니 관리
  - 주머니 비우기 : 1/3~1/2 정도 채워졌을 때 비우기
  - 주머니 교환 : 4~5일마다 또는 샐 때마다 교환
- 장루세척
  - 규칙적인 배변습관을 길러주기 위해 수술 전 배변 시간과 같은 시간에 수행함
  - 규칙적으로 배변을 조절하고 장을 확장시켜 연동운동을 자극하기 위함
  - 변이 장루를 막으면 대장(결장) 압박으로 장루가 탈출할 우려, 이를 막기 위함
  - 방 법

    물품준비 → 변기 앞에 앉아 주머니 제거 → 미온수 500~1,000cc를 세척통에 넣고 45cm 높이에 건다. → 관의 공기 제거 후 개구부에 삽입 → 세척(세척 시 한번에 250cc 정도 주입하되 500cc가 넘지 않도록 한다. 경련이 생기면 멈추었다가 서서히 다시 주입) → 장이 비워지면 개구부를 깨끗이 닦고 말린 후 주머니를 붙임
  - 인공항문 세척은 스스로 할 수 있도록 격려한다.

㉣ 냄새유발식이, 가스형성식이(마늘, 양파, 양배추, 옥수수, 생선, 탄산, 맥주 등)를 삼가고, 공기를 삼키는 행위(빨대로 음료 섭취, 껌 씹는 행위)를 피하도록 한다.

㉤ 환자에게는 정서적 지지가 필요하다.

**필 / 수 / 확 / 인 / 문 / 제**

**대장암 수술 후 인공항문 장루에 대한 설명으로 옳은 것은 무엇인가?**

① 장루가 붉고 약간 올라와 있으면 즉시 의사나 간호사에게 보고한다.
② 장루 주머니는 2/3 정도 찼을 때 비운다.
③ 장루 주머니는 매일 교환한다.
④ 환자에게 정서적 지지를 제공한다.
⑤ 장루주머니는 새는 것을 방지하기 위해 개구부에 딱 맞게 붙인다.

해설

① 장루가 붉고 약간 올라와 있는 것은 정상이다.
② 장루주머니는 1/3~1/2 정도 채워졌을 때 비운다.
③ 장루주머니는 4~5일마다 교환한다.
⑤ 장루주머니는 개구부보다 0.2~0.3cm 더 크게 붙인다.

답 ④

**장루세척은 언제 하는 것이 이상적인가?**

① 매일 저녁
② 수술 전 배변시간
③ 매일 아침
④ 매 식사 후
⑤ 취침 전

해설

규칙적인 배변습관을 길러주기 위해 수술 전 배변시간과 같은 시간에 수행한다.

답 ②

필 / 수 / 확 / 인 / 문 / 제

소화기 부속기관인 간의 설명으로 옳지 않은 것은 무엇인가?

① 담즙생성
② 좌측 상복부에 위치
③ 태생기 조혈기관
④ 혈액을 저장하여 출혈 시 순환 혈량 유지
⑤ 해독작용

해설
간은 우측 상복부에 위치한다.

답 ②

폐쇄성 황달에 대한 증상으로 옳지 않은 것은 무엇인가?

① 소양증
② 회색대변
③ 황갈색 소변
④ 출혈 증상
⑤ 황 달

해설
출혈증상은 간세포성 황달의 증상이다.

답 ④

ⓑ 무거운 물건을 들어 올리거나 꽉 조이는 벨트나 옷은 피하도록 한다.
ⓢ 탈수예방을 위해 하루에 1,500cc 정도의 수분을 섭취한다.

## 6 소화기 부속기(간, 담관, 췌장) 질환

### (1) 간

① 간의 구조 : 우상복부에 위치한 인체의 가장 큰 기관
② 간의 기능
㉠ 담즙생성(지방소화)
㉡ 대사 작용
- 탄수화물 대사 : 포도당을 글리코겐 형태로 간과 근육에 저장
- 단백질 대사 : 암모니아를 요소로 전환
- 지방 대사 : 지방합성과 분해

㉢ 조혈기능 : 태생기에 간에서 조혈기능
㉣ 순환기능 : 심박출량의 1/4을 순환시킨다.
㉤ 맥관기능 : 혈액을 저장하여 출혈 시 인체의 순환 혈량 유지
㉥ 해독기능 : 화학물질 해독
㉦ 저장기능 : 지용성 비타민, 비타민 $B_{12}$, 철분 등 저장
㉧ 혈액응고인자 합성
㉨ 배설기능 : 빌리루빈을 대사하여 담관이나 신장을 통해 배설

③ 황 달
㉠ 정의 : 혈청 내의 빌리루빈색소가 지나치게 축적되어 공막, 피부점막, 심부조직이 노랗게 착색되는 것
㉡ 종 류
- 폐쇄성 황달
  - 원인 : 담석, 종양, 염증에 의해 담도 폐쇄
  - 증상 : 황달(공막, 피부), 소양증(담즙산이 혈액 내 축적 → 피부자극), 소변(담즙색소에 의해 황갈색, 거품이 많은 소변), 회색 대변
- 용혈성 황달
  - 원인 : 적혈구를 파괴시키는 말라리아, 용혈성 빈혈
  - 증상 : 피부만 노랗고 소양증도 없고 소변색의 변화도 없다.
- 간 세포성 황달
  - 원인 : 간세포의 손상, 간실질세포의 병변
  - 증상 : 출혈증상(비타민 K 흡수장애 : 장내 담즙산 부족 → 지방흡수, 비타민 K 흡수가 되지 않아 출혈경향이 커짐), 식욕부진, 오심, 체중감소

④ 간 염

㉠ 간염의 종류

| 구 분 | A형간염(전염성 간염) | B형간염(혈청성 간염) | C형간염 |
|---|---|---|---|
| 전파경로 | • 감염된 음식과 대변<br>• 혈액을 통해서는 드물다. | • 감염된 혈액, 정액, 오염된 바늘<br>• 성적 접촉<br>• 모체로부터 수직감염 | B형간염과 같다. |
| 잠복기 | 15~50일 | 48~180일 | 14~180일 |
| 치사율 | 드물다. | 만성인 경우 치명적 | 만성인 경우 치명적 |
| 예방접종 | 있 음 | 있 음 | 없 음 |
| 예방법 | • 개인위생 철저<br>• 노출 전 : 예방백신 접종<br>• 노출 후 : 1~2주 내에 면역글로불린 주사 | • 일회용 바늘과 주사기 사용<br>• 개인용품 공동사용 금지<br>• 콘돔 사용<br>• 노출 전 : 예방백신 접종(B형간염)<br>• HBsAg 양성인 사람과 성 파트너인 경우 면역글로불린 투여 | |

㉡ 간염의 진단

- 간세포 내 효소 검사 – SGOT(AST), SGPT(ALT)
- 급성 간염은 수치가 정상보다 10~100배 증가, 만성간염 · 알코올성 간질환은 수치가 10배 미만으로 나타남

㉢ 증 상

- 전구기 : 전신피로감, 근육통, 관절통, 식욕부진, 오심, 구토, 설사, 우상복부의 압통이나 동통, 발열 등
- 황달기 : 황달, 소양증, 간의 압통 등
- 회복기 : 황달과 대부분의 증상이 소실, 약간의 불쾌감이나 피로

㉣ 치료 및 간호

- 급성기에는 절대안정, 수분섭취
- 급성기에는 지방이 적고 소화되기 쉬운 음식 섭취, 회복기로 가면서 충분한 영양의 식이요법(과도한 지방과 염분 제한, 비타민 B군과 당질, 및 단백질 섭취)
- 대증요법
- 약물요법 : 항히스타민제(소양증 경감), 항생제(감염예방), 인터페론(간 기능 회복) 등 복용, 수면제 · 진통제 복용 금지(간 해독작용의 장애)
- 가장 효과적인 예방 대책 : 간염 예방접종

㉤ B형, C형간염의 예방

- 감염자의 혈액에 의해 전염되므로 헌혈 시 각별히 주의, 오염된 주삿바늘에 찔리지 않도록 주의한다.
- 가장 손쉬운 방법은 손을 자주 씻는 것이다.
- 혈액과 체액에 노출 될 위험이 있는 경우 가운과 마스크를 착용한다.

필 / 수 / 확 / 인 / 문 / 제

**혈청성 간염의 가장 좋은 예방방법은 무엇인가?**

① 일회용 주사기 사용
② 예방접종
③ 콘돔 사용
④ 면도기 공용사용 금지
⑤ 칫솔 공동사용 금지

해설
B형간염의 가장 좋은 예방법은 예방접종이다.

답 ②

**감염된 음식과 대변을 통해 전파되는 전염성 간염환자의 식기관리로 옳은 것은 무엇인가?**

① 깨끗이 씻어서 자비 소독한다.
② 폐기처분한다.
③ 끓인 후 씻는다.
④ 고압증기멸균한다.
⑤ 따뜻한 물에 담가놓는다.

해설
A형간염(전염성 간염)은 감염된 음식과 대변을 통해 전파되기 때문에 환자가 사용한 식기는 끓인 후 씻는다.

답 ③

필 / 수 / 확 / 인 / 문 / 제

**간질환 환자의 식이요법으로 옳은 것은 무엇인가?**

① 고열량, 고지방, 고단백, 고탄수화물
② 고열량, 고지방, 저단백, 고탄수화물
③ 고열량, 고지방, 고단백, 저탄수화물
④ 고열량, 저지방, 고단백, 고탄수화물
⑤ 고열량, 저지방, 저단백, 고탄수화물

해설
간질환 : 소모성 질환이라 고열량, 고단백, 고탄수화물식이를 제공하지만 지방소화를 못하기 때문에 저지방식이로 제공한다.

답 ④

**간성 뇌질환 환자의 식이요법으로 옳은 것은 무엇인가?**

① 고열량, 고지방, 고단백, 고탄수화물
② 고열량, 고지방, 저단백, 고탄수화물
③ 고열량, 고지방, 고단백, 저탄수화물
④ 고열량, 저지방, 고단백, 고탄수화물
⑤ 고열량, 저지방, 저단백, 고탄수화물

해설
간성 뇌질환은 암모니아가 뇌까지 침투한 것이기 때문에 질소의 최종분해산물인 암모니아를 배제하기 위해 저단백식이로 제공한다.

답 ⑤

**간선혼수 대상자의 치료방법의 하나로 암모니아 배설을 촉진하기 위해 구강투여, 관장이 가능한 것은 무엇인가?**

① 비사코딜 ② 락툴로오스
③ 미네랄 오일 ④ 피마자유
⑤ 둘코락스

해설
락툴로오스(Lactulose) : 암모니아 배설을 촉진한다(구강투여, 관장).

답 ②

⑤ 간농양
  ㉠ 정의 : 간에 미생물이 침입하여 염증을 일으키고 염증의 공간에 농양이 찬 것
  ㉡ 증상 : 체온 상승, 우측하복부와 우측 어깨의 동통, 간비대, 오심, 구토 등
  ㉢ 치료 및 간호 : 항생제로 치료, 농양 배액

⑥ 간경화(간경변)
  ㉠ 정의 : 간세포에 퇴행성 변화가 일어나 섬유 조직으로 대치되고 지방 침윤이 있으며 간이 굳어지고 결체조직이 비후된 상태
  ㉡ 간의 만성질환으로 염증이 지속되다 광범위한 염증과 섬유화 → 간세포 파괴 → 간이 딱딱해짐 → 간 기능 상실
  ㉢ 원인 : 원인불명, 만성 B형간염이 간병증으로 진행되는 경우가 흔함(60~90%), 음주, 선천성 매독, 말라리아 등
  ㉣ 증상 : 오심, 구토, 식욕부진, 체중감소, 복수, 부종, 만성피로, 황달, 간성혼수, 위장 및 식도의 출혈 등
  ㉤ 치료 및 간호
  - 침상안정
  - 식이요법 : 고탄수화물, 고단백(간성 혼수 시 단백질 제한), 저지방, 저염식이
  - 출혈예방, 소양증으로 인한 피부간호, 금주
  - 복수 : 복수천자
  - 약물요법 : 이뇨제, 항히스타민제 투여, 진정제 사용은 금지

⑦ 간성 뇌질환(간성 혼수)
  ㉠ 정의 : 간 기능 부전으로 혈중 암모니아가 상승되면 암모니아가 중추신경계 독물질로 작용해 중추신경계의 대사작용과 기능을 변화시켜 간질환의 합병증으로 나타나는 것
  ㉡ 증상 : 갑자기 일어나며 예후가 나쁘다. 경미한 정신착란에서부터 심한 혼수로 진행, 기억력・주의력・집중력 저하, 경련과 사지의 떨림, 현기증, 의식상실, 호흡 시 단 냄새 등
  ㉢ 치료 및 간호
  - 저단백식이(암모니아 수준↓)
  - 항생제 치료 : 네오마이신
  - 락툴로오스(Lactulose) : 암모니아 배설 촉진(구강투여, 관장)
  - 수면제나 진통제 사용에 각별히 주의한다.

⑧ 간종양(간암)

㉠ 정의 : 간에 원발성이나 전이성 종양이 생기는 것

㉡ 증 상

• 암의 초기 증상 - 무증상

• 우측상복에 덩어리가 만져짐, 명치가 더부룩함, 피로, 체중감소 등

㉢ 진 단

• 간생검(조직검사)

• 혈액검사 : 알파태아단백검사(종양 표식자)

㉣ 치료 및 간호 : 수술요법, 항암화학요법, 방사선 치료 등

## (2) 담 낭

① 담낭의 구조 : 배 모양으로 간 아래 위치

② 담낭의 기능 : 간에서 생성된 담즙을 농축・저장함

③ 담석증

㉠ 정의 : 담낭 내에서 생긴 돌이 담관 또는 총담관을 막아 심한 동통, 발열, 황달 등을 일으키는 질환

㉡ 담석 : 콜레스테롤, 빌리루빈, 칼슘 등으로 구성

㉢ 호발인자 : 여성에게 많이 생김, 경산부, 40세 이상, 비만

㉣ 원인 : 비만, 당뇨, 고지방・고콜레스테롤식이

㉤ 증상 : 산통(우측상복부의 통증), 어깨통증(어깨까지 통증이 방사됨), 오심, 구토, 발열, 황달, 소화불량 등

㉥ 치료 및 간호

• 급성기 : 금식, 비위관 삽입, 수액공급

• 진통제, 항생제 투여, 얼음주머니 적용, 안정

• 저지방식이, 수분섭취

• 체외 충격파 쇄석술, 담석제거술, 담낭 절제술 등

④ 담낭염

㉠ 정의 : 담낭벽의 염증

㉡ 원인 : 비만, 고지방식이, 좌식생활, 여성이 남성보다 3배 높게 나타남

㉢ 증상 : 우측 상복부 압통, 머피징후(우측 늑골하를 촉진할 때 심호흡을 하도록 하여 환자가 극심한 압통을 느끼고 흡기를 멈추는 것)

㉣ 치료 및 간호

• 식이요법(저지방식이), 운동, 많이 움직인다.

• 체중감량

• 항생제, 진정제, 제산제 투여

• 담낭절제술 등

필 / 수 / 확 / 인 / 문 / 제

**간암의 증상으로 옳은 것은 무엇인가?**

① 체중증가
② 배변습관의 변화
③ 잘 아물지 않은 상처
④ 우상복부에 덩어리가 만져짐
⑤ 소화불량, 연하곤란

해설

간암은 간에 원발성이나 전이성 종양이 생긴 것으로 암의 초기 증상은 무증상이고, 피로, 체중감소, 명치가 더부룩하고 우측상복부에 덩어리가 만져진다.

답 ④

**담낭벽의 염증인 담낭염의 호발 인자와 원인으로 옳지 않은 것은 무엇인가?**

① 남성 > 여성
② 비 만
③ 고지방식이
④ 좌식생활
⑤ 고열량식이

해설

담낭염은 남성보다 여성에게 많이 생긴다.

답 ①

필 / 수 / 확 / 인 / 문 / 제

**췌장에서 분비되는 소화효소의 연결로 옳은 것은 무엇인가?**

① 아밀라아제 – 단백질 소화효소
② 펩신 – 단백질 소화효소
③ 트립신 – 지방 소화효소
④ 담즙 – 지방 소화효소
⑤ 리파아제 – 지방 소화효소

해설
췌장에서 분비되는 소화효소 : 아밀라아제(탄수화물), 트립신(단백질), 리파아제(지방)

답 ⑤

### (3) 췌 장

① 췌장의 구조 : 위와 십이지장 가까이 좌상복부에 위치

② 췌장의 기능

㉠ 외분비 기능
- 알칼리성의 소화효소 분비
- 아밀라아제(탄수화물 소화효소), 트립신(단백질 소화효소), 리파아제(지방 소화효소)

㉡ 내분비 기능
- 췌장의 랑게르한스섬에서 호르몬 분비해 혈당 조절
- 알파세포 : 글루카곤 → 혈당 상승
- 베타세포 : 인슐린 → 혈당 저하

③ 췌장염

㉠ 종 류
- 급성췌장염 : 췌장에서 분비되는 소화효소에 의한 자가소화가 일어나는 급성 염증상태
- 만성췌장염 : 췌장의 점진적인 변성 초래

㉡ 원인 : 알코올, 담석, 영양결핍 등

㉢ 증상 : 상복부에 심한 통증, 등에 방사되는 통증, 오심과 구토, 발열, 황달 등

㉣ 치료 및 간호
- 안정, 금식(췌장효소의 분비 억제를 위해)
- 비위관 삽입(위액의 계속적인 흡인), 수분과 전해질 보충
- 복막염 시 수술요법

## 7 호흡기계 구조

### (1) 호흡기계 구조와 기능

① 구조 : 코 → 인두 → 후두 → 기관 → 기관지 → 폐(폐포)
② 기능 : 흡기를 통해 산소를 받아들이고 호기를 통해 이산화탄소를 내보낸다.
  ㉠ 외호흡(폐호흡) : 폐포 내 공기와 폐 모세혈관 사이의 가스교환
  ㉡ 내호흡(조직호흡) : 폐의 모세혈관과 조직 사이의 가스 교환
③ 횡격막 : 안정 시 주로 사용되는 호흡근육
④ 폐포 : 폐에서 실제적인 가스교환이 일어나는 곳
⑤ 호흡기는 가장 흔하며 위험한 병원체의 탈출 통로이다.

## 8 호흡기계 질환의 일반적 증상과 간호

### (1) 일반적 증상과 간호

① 호흡곤란 : 안정, 반좌위, 산소공급, 적절한 습도 유지, 충분한 영양공급, 약물요법(기관지 확장제, 점액용해제, 스테로이드 등)
② 기침 : 기관의 섬모가 이물질을 흡착 → 기도 자극 → 기침반사 → 이물질 배출
③ 객 담
  ㉠ 정상인은 매일 90cc/1일을 객담을 생산, 배출한다.
  ㉡ 호흡기에 염증, 이물질이 끼면 객담의 양이 많아지고 농도가 진해진다.
  ㉢ 간 호
  - 수분섭취 증가시킨다.
  - 가습기 적용 : 기관지 분비물을 액화시켜 배출을 용이하게 돕는다.
  - 객담관찰
    - 다량 화농성 : 세균성 질환
    - 묽은 점액성 : 바이러스성 질환
    - 녹슨 쇳빛 : 폐렴 구균
    - 녹슨 분홍빛 : 폐수종
  - 객담검사는 이른 아침(농도가 진해서 검사가 정확)

필 / 수 / 확 / 인 / 문 / 제

**호흡기계에서 실질적인 가스교환이 이루어지는 곳은 어디인가?**

① 코 ② 인 두
③ 후 두 ④ 기관지
⑤ 폐 포

해설
폐포에서 확산작용에 의해 실질적인 가스교환이 일어난다.

답 ⑤

**호흡기계 질환 대상자가 호흡곤란을 호소할 때 제공하는 간호로 옳지 않은 것은 무엇인가?**

① 앙와위로 안정
② 산소공급
③ 적절한 습도 유지
④ 기관지확장제
⑤ 점액용해제

해설
폐가 최대한 확장할 수 있는 반좌위를 취해준다.

답 ①

필 / 수 / 확 / 인 / 문 / 제

**흉부물리요법에 대한 설명으로 옳은 것은 무엇인가?**

① 진동법은 손을 컵 모양으로 만들어 환자의 흉부를 1~2분간 두드리는 것이다.
② 식사 직후에 적용하지 않는다.
③ 시행 후 기관지 확장제를 투여하면 더 효과적이다.
④ 경타법은 손바닥을 이용하여 압력과 함께 진동시키는 것이다.
⑤ 통증이 있는 환자에게 적용한다.

해설
① 경타법은 손을 컵 모양으로 만들어 환자의 흉부를 1~2분간 두드리는 것이다.
③ 시행 10~20분 전에 기관지 확장제나 분무요법을 제공한다.
④ 진동법은 손바닥을 이용하여 압력과 함께 진동시키는 것이다.
⑤ 통증이 있거나 객혈환자에게는 적용하지 않는다.

답 ②

**객혈 시 제공하는 간호로 옳지 않은 것은 무엇인가?**

① 절대안정
② 출혈부위 냉찜질
③ 반좌위
④ 환측 부위를 위로 가게 한다.
⑤ 잔기침을 하도록 한다.

해설
객혈 시 환측 부위가 아래로 가도록 눕힌다.

답 ④

- 객담배출이 잘 안될 때
  - 흉부물리요법 : 경타법, 진동법
    - ⓐ 경타법 : 손을 컵 모양으로 만들어 통증이 생기지 않을 정도의 힘으로 환자의 흉부를 1~2분간 두드린다.
    - ⓑ 진동법 : 흉벽 위에 두 손을 나란히 놓고 환자가 숨을 내뱉는 동안 손바닥을 이용하여 압력과 함께 진동시킨다.
    - ⓒ 시행 10~20분 전에 기관지 확장제나 분무요법을 제공하고 기침을 유도하면 효과적으로 제거할 수 있다.
    - ⓓ 통증이 있거나 폐농양, 폐출혈, 폐수종, 늑골골절, 뇌수술 환자, 객혈환자에게 적용하지 않는다.
    - ⓔ 식사 직후에는 적용하지 않는다.
  - 체위배액 : 손상된 폐부위로부터 분비물이 흘러나오도록 중력을 이용하여 자세를 취하는 방법

④ 객 혈

| 토혈(소화기계 출혈) | 객혈(호흡기계 출혈) |
|---|---|
| • 암적색<br>• 음식 찌꺼기(시큼한 냄새)<br>• 오심, 구토, 속쓰림 동반<br>• 산 성<br>• 대변 잠혈검사(+) | • 선홍색<br>• 거품, 객담, 농이 섞여 있다.<br>• 기침 동반<br>• 알칼리성<br>• 대변 잠혈검사(−) |

㉠ 객혈 시 간호
- 절대 안정, 금식
- 환측 부위를 아래로 향하도록 한다.
- 상반신을 약간↑(호흡곤란 완화)
- 출혈부위 냉찜질
- 큰 기침은 삼가고 기침이 나올 땐 잔기침을 하도록 한다.
- 의사표시를 할 수 있게 필기도구 준비
- 구강간호

## 9 호흡기계 질환

### (1) 호흡기계 질환의 간호

① 반좌위(호흡곤란 완화)
② 수분섭취, 가습기 적용(습도 50~60%)
③ 호기 시에 입술 오므리기 호흡($CO_2$ 배출↑ → 허탈 방지)
④ 산소요법
⑤ 손 씻기(기본적이고 가장 중요 : 감염예방)
⑥ 사람 많은 곳 피하기
⑦ 안정, 휴식, 구강간호 등

### (2) 비 염

① 바이러스, 세균, 알레르기원에 노출로 인해 비강점막에 염증이 발생한 것으로 급성, 만성으로 발생한다.
② 증상 : 코막힘, 콧물, 눈물, 권태감, 미열, 두통 등
③ 치료 및 간호 : 수분섭취, 휴식, 약물요법(항히스타민제, 해열제, 진통제, 비강용 충혈완화제)

### (3) 부비동염

① 부비동 점막의 염증으로 비염이 부비동으로 퍼지거나 상부 호흡기 감염 후 발생한다. 상악동, 사골동, 전두동 순으로 빈도가 높다.
② 증상 : 감염된 부비동의 통증, 농성 분비물 증가, 비강폐쇄, 울혈, 발열 등
③ 치료 및 간호
㉠ 비강세척, 가습기 사용(부비동의 배액, 환기 유지)
㉡ 충분한 수분섭취, 휴식
㉢ 약물요법 : 항생제, 충혈완화제, 스테로이드제제
㉣ 부비동 수술

### (4) 편도선염, 아데노이드염

① 바이러스, 세균에 의한 상기도의 2차 감염
② 증상 : 인후통, 편도의 비대, 목젖 및 구개의 발적과 부종, 오한, 두통 등
③ 치료 및 간호
㉠ 급성 편도선염 : 항생제, 해열제, 진통제, 항히스타민제 등
㉡ 만성 편도선염 : 편도선 전제술을 시행할 수 있다.

필 / 수 / 확 / 인 / 문 / 제

**호흡기 질환자에게 제공하는 간호로 옳지 않은 것은 무엇인가?**

① 손 씻기
② 사람 많은 곳 피하기
③ 호기 시 입술 오므리기 호흡
④ 40~60%의 습도제공
⑤ 반좌위

해설
호흡기 질환자는 습도를 높여서 호흡기 분비물을 액화시켜 배출을 용이하게 한다.

답 ④

**부비동 점막의 염증인 부비동염에 대한 설명으로 옳지 않은 것은 무엇인가?**

① 가습기를 적용해 배액, 환기를 유지한다.
② 비강세척을 해준다.
③ 수분섭취를 제한한다.
④ 휴식을 취해 준다.
⑤ 상악동에 발생이 가장 높다.

해설
충분한 수분을 섭취한다.

답 ③

필 / 수 / 확 / 인 / 문 / 제

**편도선 절제술 후 간호제공으로 옳지 않은 것은 무엇인가?**

① 자극 감소를 위해 빨대를 이용하여 음료를 섭취한다.
② 가습기를 적용한다.
③ 목 주위에 아이스 칼라를 적용한다.
④ 심한 기침을 피한다.
⑤ 거친 음식을 피한다.

해설
상처를 건드리거나 출혈을 유발할 수 있어 빨대사용은 금지한다.

답 ①

**만성 폐쇄성 폐질환 환자의 간호로 옳지 않은 것은?**

① 상체를 올려주는 체위를 해준다.
② 가습기를 적용한다.
③ 갑자기 차가운 공기의 노출을 피한다.
④ 고농도의 산소를 공급한다.
⑤ 수분섭취를 늘린다.

해설
폐쇄성 폐질환 환자는 저농도의 산소를 공급한다.

답 ④

**천식에 대한 설명으로 옳지 않은 것은 무엇인가?**

① 기관 및 기관지 자극에 대한 과민반응이다.
② 알레르기성 질환이다.
③ 어느 연령에서나 시작될 수 있다.
④ 도시보다 시골에서 더 많이 발생한다.
⑤ 치료로 알레르기원과의 접촉을 방지한다.

해설
천식은 시골보다 도시에서 더 많이 발생한다.

답 ④

④ 편도선 절제술 후 간호
　㉠ 목 주위에 아이스 칼라 적용, 가습기 적용
　㉡ 빨대 사용금지(상처를 건드리거나 출혈 유발)
　㉢ 심한 기침, 가래 뱉는 일, 코 푸는 일, 거친 음식 등은 피한다.
　㉣ 연식, 유동식이를 주고 점차 정상식이를 준다.

### (5) 급성 기관지염

① 바이러스 등의 원인으로 상기도 염증이 퍼져서 기관지에 생긴 감염
② **증상** : 기침, 객담, 인후통, 피로, 근육통 등
③ **치료 및 간호** : 충분한 수분 공급, 습도 조절, 반좌위, 고열량식이, 약물요법(진해제, 거담제, 해열제 등)

### (6) 폐쇄성 폐질환

① 천 식
　㉠ 정의 : 기관 및 기관지 자극에 의한 과민반응으로 기관지 경련과 기도폐쇄가 초래되어 간헐적이고 발작적인 호흡곤란, 점막부종, 과다한 점액분비 등이 나타나는 알레르기성 질환
　㉡ 원인 : 꽃가루, 먼지, 차가운 기온(기관지 수축), 애완동물 털, 곰팡이, 약물, 음식, 정신적인 스트레스 등
　㉢ 증상 : 다량의 점액성 객담, 호기성 천명음, 기침, 호흡곤란, 점액부종, 기관지 경련 등
　㉣ 호발 요인
　　• 어느 연령에서나 시작될 수 있으나 환자의 절반가량은 10세 이전에 발병하고 성인이 되면서 거의 완화된다.
　　• 도시 > 농촌
　㉤ 치료 및 간호
　　• 알레르기원과 접촉방지
　　• 충분한 수분공급, 호흡기 감염방지, 스트레스 관리(휴식, 안정), 금연
　　• 산소투여, 체위배액과 폐물리요법으로 객담배출
　　• 약물 : 기관지 확장제(에피네프린, 아미노필린), 스테로이드 제제
　㉥ 천식환자 교육
　　• 환자가 증상과 최고유속을 스스로 조절할 수 있어야 한다.
　　• 계량흡입기(MDI) 약물투여 방법을 교육한다.
　　　– 사용 전 : 뚜껑 열고 흔든다.
　　　– 머리를 약간 뒤로 젖히고 충분히 숨을 내쉰다.
　　　– 입에 흡입기를 문다.
　　　– 입으로 심호흡하면서 1회 용량이 흡입되도록 흡인기를 누른다.

- 3~5초간 천천히 깊게 숨을 들이쉰다.
- 약이 폐에 도달되도록 적어도 10초간 숨을 참은 다음 천천히 내쉰다.
- 다음 투약까지 적어도 1분간 기다린다.
- 흡입기 뚜껑을 닫는다.
- 적어도 하루 1번은 뚜껑을 열고 흡입기의 플라스틱 통과 뚜껑을 흐르는 물에 씻는다.

ⓢ 기관지경 검사
- 검사 전 금식시킨다.
- 검사 직후 구개반사가 돌아올 때까지 금식시킨다.
- 객담제거 후에 실시하며 검사 후 인후통과 쉰 목소리가 나므로 따뜻한 물로 양치질을 하게 한다.

② **만성 폐쇄성 폐질환(COPD)** : 만성기관지염이나 폐기종에 의해 공기흐름이 폐쇄되는 비가역적인 질환

㉠ 만성 기관지염
- 원인 : 흡연, 대기오염, 직업적 오염물질에 노출 등
- 증상 : 기침, 점액성 객담, 호흡곤란, 고열, 청색증 등
- 치료 및 간호 : 수분섭취 증가, 산소공급, 폐물리요법, 체위배액, 금연, 고칼로리식이, 공해가 심하거나 사람이 많은 곳이나 추운 곳은 피함, 기관지 확장제, 거담제, 항생제 투여

㉡ 폐기종
- 정의 : 종말 세기관지의 과잉팽창으로 세포벽이 파열되고 폐포 혈관이 파괴되어 폐포가 비정상적으로 과잉 팽창되어 탄력성이 저하된 것
- 원인 : 흡연, 40대 이후 호발, 만성 기관지염이 동반되는 경우가 많다.
- 증상 : 만성적인 기침과 객담, 호흡곤란, 술통형 흉곽(흉곽 앞뒤의 폭이 커짐), 고상지두, 객혈, 식욕부진, 체중감소 등
- 치료 및 간호
  - 만성기관지염과 유사
  - 만성 폐쇄성 폐질환(COPD) 환자에게는 비강으로 저농도의 산소를 제공한다. 만성 폐쇄성 폐질환(COPD) 환자의 호흡은 산소요구도에 의해 자극될 수 있는데 고농도의 산소공급은 점진적으로 호흡을 억제하여 이산화탄소 중독증, 혼수 또는 사망을 일으킬 수 있다.

필 / 수 / 확 / 인 / 문 / 제

**천식환자의 MDI(계량흡입기) 사용법에 대한 설명으로 옳은 것은 무엇인가?**

① 사용 전 뚜껑을 닫고 흔든다.
② 머리를 약간 뒤로 젖히고 숨을 참는다.
③ 입에 물고 심호흡하면서 흡입기를 누른다.
④ 입에 물고 흡인기를 누른 후 2~3초간 숨을 참은 후 천천히 내쉰다.
⑤ 다음 투약까지 적어도 5분간 기다린다.

해설
① 사용 전 뚜껑을 열고 흔든다.
② 머리를 뒤로 젖히고 충분히 숨을 내쉰다.
④ 입에 물고 흡인기를 누른 후 3~5초간 천천히 깊게 숨을 들이쉰다.
⑤ 다음 투약까지 적어도 1분간 기다린다.

답 ③

**기관지경 검사 후 수분, 음식을 섭취 시기는 언제인가?**

① 검사 직후
② 구개반사가 돌아올 때
③ 검사 1시간 후
④ 검사 3시간 후
⑤ 검사 6시간 후

해설
검사 직후 구개반사가 돌아올 때까지 금식시킨다.

답 ②

필 / 수 / 확 / 인 / 문 / 제

**기관지 확장증의 특징적인 증상으로 옳은 것은 무엇인가?**

① 술통형 흉곽
② 백혈구 증가
③ 심한 흉통
④ 3층형 객담
⑤ 객 혈

해설
기관지 확장증의 특징적인 증상 : 3층형 객담, 고상지두, 발작적 역행성 기침

답 ④

**수술 후 잘 발생하는 호흡기계 합병증으로 심호흡이나 기침을 통해 예방할 수 있는 것은 무엇인가?**

① 천 식
② 폐기종
③ 폐 렴
④ 늑막염
⑤ 폐농양

해설
수술 후 호흡기계 합병증인 무기폐, 폐렴을 예방하기 위해 심호흡, 기침을 해준다.

답 ③

### (7) 기관지 확장증

① **정의** : 기관지벽의 화농성 감염으로 기관지가 만성적으로 확장되어 탄력성이 없어지고 근육구조가 파괴되는 질환

② **원인** : 기관지 폐쇄, 폐의 감염(폐렴, 결핵, 폐농양), 기관지 천식, 만성 기관지염, 이물질의 흡인, 수술 후 부적절한 기도관리, 호흡기 질환으로 기관지가 약한 경우 호발

③ **증 상**

㉠ 3대 증상 : 심한 발작적 역행성 기침(아침에 잠자리에서 일어날 때와 밤에 자려고 할 때 특히 심함), 다량의 3층형 객담(거품 – 푸르고 탁함 – 진한 농성 객담), 고상지두

㉡ 만성 기침, 호흡곤란, 청색증, 피로, 허약 등

④ **치료 및 간호** : 약물요법(항생제, 거담제, 기관지 확장제), 체위배액 및 폐물리요법을 통한 객담배출, 충분한 영양 섭취, 금연, 정서적 지지, 수술요법

### (8) 폐 렴

① **정의** : 폐포와 모세기관에 삼출액이 차서 폐조직이 경화하는 폐포 내의 급성 염증

② **원인** : 폐렴균(폐렴 구균), 상부기도 감염, 전신 마취, 부동, 이물질 흡인, 흡연 등

③ **증상** : 누렇고 끈적끈적한 객담, 고열, 빈맥, 백혈구 증가, 흉통, 식욕부진 등

④ **치료 및 간호** : 항생제 및 진통제 투여, 충분한 수분공급, 호흡곤란 시 반좌위, 발한이 심할 때는 의복을 자주 갈아입히고 피부 간호 실시, 고열량 고단백식이

⑤ **합병증** : 무기폐, 폐농양, 농흉

### (9) 폐농양

① **정의** : 폐실질 조직의 염증과 괴사조직으로 인한 화농성 감염

② **원인** : 포도상구균, 연쇄상구균

③ **증상** : 고열, 오한, 밤에 다량의 발한, 기침, 피가 섞인 화농성 객담 등

④ **치료 및 간호** : 항생제 투여, 농흉 발생 시 수술요법, 수분섭취 증가, 체위배액과 폐물리요법으로 객담 배출, 고열량·고단백·고비타민식이 섭취

※ 농흉환자 : 감염된 부위 쪽으로 돌려 눕힌다(통증을 완화시킬 수 있고 감염되지 않은 부위로 감염이 퍼질 우려를 막을 수 있다).

### (10) 무기폐

① 정의 : 기관지 내의 산소와 이산화탄소의 교환이 자유롭지 않아 폐의 부분 또는 전체가 허탈되거나 공기가 없거나 줄어든 것

② 원인 : 수술 후 합병증, 이물질 흡인, 분비물, 종양 등

③ 증상 : 심한 고열, 오한, 흉통, 혈압하강, 쇼크 등

④ 진단 : 흉부 X-ray(하얀 삼각형 모양)

⑤ 치료 및 간호 : 항생제 투여, 분비물 제거, 수술요법(폐엽절제술)

### (11) 결 핵

① 정의 : 결핵균(결핵 간균)에 의한 만성 감염증

② 특징 : 인체의 여러 부위에 침범하나 폐에 가장 큰 영향을 줌

③ 증상 : 기침, 객담, 호흡곤란, 무력감, 피로, 미열, 오한, 식욕부진, 체중감소 등

④ 예방접종 : BCG 접종(PPD 0.1cc 피내주사 - 삼각근, 생후 4주 이내 → 만약 산모, 가족 중 결핵 환자가 있으면 출생 즉시 접종해 준다)

⑤ 결핵균 특성

㉠ 결핵균 몸 안에 침입 : 최대 2년간 잠복 → 면역력이 떨어지면 발생

㉡ 막대기모양의 간균, 호기성균, 열과 햇빛에 약함

⑥ 소모성 질환 : 고열량, 고탄수화물, 고단백, 고지방, 고비타민

⑦ 오후 2~3시 : 열↑, 땀 분비↑ → 피부간호, 옷을 자주 갈아입힌다.

⑧ 치료 : 약물요법

㉠ 병용요법(병합요법) : 내성↓(내성방지), 약 효과↑, 부작용↓

㉡ 아침에 일어나서 식전공복상태 한꺼번에 1회 복용

㉢ 최소 6개월 복용

㉣ 매일 규칙적 복용

㉤ 약 2주 정도 복용하면 전염력↓ → 격리해제

⑨ 결핵의 진단

㉠ PPD테스트(투베르쿨린반응검사) : 피내주사, PPD 용액(판독 : 2~3일 후)

- 판독결과(경결의 크기)
  - 5mm 이하(음성) : 결핵균에 노출된 적이 없다(BCG 재접종).
  - 6~9mm : 위양성
  - 10mm 이상(양성) : 결핵균에 노출된 적이 있다(BCG 접종효과 or 결핵환자).
- X-ray 간접촬영(집단검진 : 경제적↑, 정확도↓)
- X-ray 직접촬영(정확도↑, 경제성↓)
- 객담검사(확진검사) : 이른 아침 첫 객담(농도↑, 정확도↑)

필 / 수 / 확 / 인 / 문 / 제

**산소와 이산화탄소의 가스교환이 원활하게 이루어지지 않아서 폐의 일부 또는 전체가 허탈되어 X-ray 검사 시 하얀 삼각형 모양이 보이는 질환은 무엇인가?**

① 무기폐
② 폐기종
③ 만성 기관지염
④ 결 핵
⑤ 폐농양

해설
무기폐 : 폐의 일부분 또는 전체가 허탈된 것이다.

답 ①

**결핵의 약물요법으로 병용요법을 하는 목적은 무엇인가?**

① 1차, 2차 약의 고른 사용
② 위장자극 감소
③ 내성방지
④ 빠른 치료기간
⑤ 단시간 내 전염력 감소

해설
결핵약 병용(병합) 요법 : 내성방지, 약의 효과를 높이고 부작용을 감소시키기 위해서이다.

답 ③

**투베르쿨린반응검사 결과 음성이 나왔을 때 올바른 처치로 옳은 것은?**

① X-ray 간접촬영
② BCG 재접종
③ 객담검사
④ 투베르쿨린반응검사 재검사
⑤ X-ray 직접촬영

해설
음성은 '결핵균에 노출된 적이 없다.'라는 것으로 BCG 접종이 효과가 없었던 것이므로 재접종해 준다.

답 ②

필 / 수 / 확 / 인 / 문 / 제

**투베르쿨린반응검사에서 결핵환자임에도 음성으로 나오는 경우는?**

① 영양과다
② 부신수질 호르몬제의 사용
③ 고혈압성 질환
④ 결핵 감염된 지 3달 이내
⑤ 심한 발열성 질환

해설
투베르쿨린반응검사에서 결핵환자임에도 음성으로 나오는 경우 : 결핵에 감염된 지 2~10주 이내, 심한 열성 질환, 심한 영양실조, 부신피질 호르몬제 사용

답 ⑤

**후두암으로 후두 절제술을 받은 환자에 대한 간호제공으로 옳지 않은 것은?**

① 심호흡을 하게 한다.
② 침상머리를 45° 정도 올려준다.
③ 통증이 호소하면 처방된 마약성 진통제를 투여한다.
④ 구강간호를 실시한다.
⑤ 호흡능력을 사정한다.

해설
마약성 진통제의 부작용은 서호흡이다. 호흡기계 암을 수술 받은 환자에게 호흡을 억제하는 부작용이 있는 마약성 진통제는 투여하지 않는다.

답 ③

⑩ 결핵환자임에도 음성으로 나오는 경우
  ㉠ 결핵 감염된 지 2~10주 이내
  ㉡ 심한 열성질환
  ㉢ 심한 영양실조
  ㉣ 부신피질 호르몬제 사용
⑪ 감염경로 : 비말감염, 공기감염
  ㉠ 코와 입을 가리고 기침
  ㉡ 객담 : 소각처리, 의류·침구 : 일광소독(자외선의 살균효과), 객혈 : 크레졸
⑫ 객혈 시 간호
  ㉠ 절대 안정(ABR)
  ㉡ 냉적용 : 지혈
  ㉢ 호흡곤란 : 상체↑(반좌위)
  ㉣ 잔기침을 하게 한다.
  ㉤ 의사소통 : 필기도구

### (12) 늑막염

① **정의** : 늑막강 내에 발생하는 염증으로 화농성 삼출액이 늑막강 내에 거의 없는 경우를 건성 늑막염, 2,000cc 이상의 다량의 화농성 삼출액이 늑막강 내에 차 있는 경우를 습성 늑막염이라고 한다.
② **증상** : 호흡 시 통증, 얕고 빠른 호흡, 호흡곤란, 염증부위의 동통, 고열 등
③ **치료 및 간호**
  ㉠ 안정, 반좌위, 늑막천자(흉부천자), 배액을 유도하는 약물 투여
  ㉡ 늑막천자 시에는 환자에게 두 팔을 머리 위로 올리게 한다.

### (13) 후두암

① **원인** : 흡연, 음주, 만성후두염, 과도한 목소리 남용 등
② **증상** : 쉰 목소리, 목과 귀 사이의 통증, 호흡곤란, 연하곤란, 경부 림프절 비대 등
③ **치료 및 간호**
  ㉠ 수술요법, 항암요법, 방사선 요법 등
  ㉡ 수술 후에는 비위관, 일시적 기관절개관 삽입(영양공급, 호흡을 돕기 위해)
  ㉢ 수술 후 간호 : 호흡능력 사정, 심호흡, 반좌위, 수술 부위 피부와 연하능력이 회복되면 구강 음식 섭취 재개, 구강간호 등

### (14) 폐 암

① 원인 : 기관지암, 흡연, 공기오염, 기존의 폐 질환, 만성적인 자극성 물질에 노출, 간암이나 위암의 전이 등
② 호발인자 : 남성, 흡연가, 40세 후반 이후
③ 증상 : 기침, 호흡곤란, 화농성 객담, 고상지두, 객혈, 청색증, 체중감소 등
④ 치료 및 간호 : 수술요법, 항암요법, 방사선 요법 등

### (15) 폐색전

① 정의 : 심부정맥 혈전이 폐동맥을 막아 폐로의 관류를 저하시켜 발생하는 정맥혈전 합병증
② 증상 : 호흡곤란, 빈 호흡, 저산소증, 흉통, 기침, 객혈, 우심부전 등
③ 치료 및 간호
㉠ 항응고요법(헤파린, 쿠마딘), 혈전용해요법(출혈 합병증이 높을 경우 금지)
㉡ 반좌위, 심호흡과 기침격려, 규칙적인 다리운동, 압박스타킹사용 등

## 10 심장의 기본개념

### (1) 심장의 구조

① 무게 300g 정도, 자신의 주먹크기, 심내막·심근·심외막 세층으로 구성
② 4개의 방(우심방, 좌심방, 우심실, 좌심실), 4개의 판막(혈액의 역류방지)
㉠ 좌심실 : 심장부위 중 가장 압력이 높은데 좌심실이 우심실에 비해 두꺼운 이유는 산소가 풍부한 동맥혈을 대동맥을 통해서 전신에 공급하기 때문
㉡ 판막(삼첨판, 이첨판, 폐동맥 판막, 대동맥 판막)
③ 심낭에 싸여 있으며 심낭강에 심낭액이 있어 심장 펌프작용 시 마찰 감소
④ 심장으로 나가는 혈액의 통로를 동맥이라 하며, 전신에 퍼져 있는 혈액이 심장으로 모아들이는 혈관을 정맥이라고 한다.
㉠ 관상동맥 : 심장근육에 산소와 영양을 공급
㉡ 하대정맥 : 복강과 하지에 있는 정맥혈을 모아 우심방으로 들어오는 혈관
⑤ 혈액의 순환 순서
좌심실 → 대동맥 → 전신 → 대정맥 → 우심방 → 우심실 → 폐동맥 → 폐 → 폐정맥 → 좌심방
⑥ 1분간 72회 정도 박동, 1회 70cc 정도의 혈액 박출, 1분당 5L 이상, 하루 7,000L 이상의 혈액 박출

필 / 수 / 확 / 인 / 문 / 제

**호흡기 질환에 대한 설명으로 옳지 않은 것은 무엇인가?**

① 비흡연자에 비해 흡연자의 호흡기 질환 발생률이 높다.
② 후두암의 증상은 계속적인 기침이나 쉰 목소리이다.
③ 후두암, 폐암 시 수술요법, 항암요법, 방사선요법 등을 적용한다.
④ 호흡곤란을 호소할 때의 체위는 좌측위가 도움이 되다.
⑤ 폐색전증 환자는 규칙적인 다리운동과 압박스타킹을 사용한다.

해설
호흡곤란을 호소할 때는 반좌위가 도움이 된다.

답 ④

**심장근육에 산소와 영양소를 공급하는 것은 무엇인가?**

① 상대정맥 ② 하대정맥
③ 관상동맥 ④ 폐동맥
⑤ 대동맥

해설
관상동맥 : 심장근육에 영양소와 산소를 공급한다.

답 ③

필 / 수 / 확 / 인 / 문 / 제

**심혈관계 질환의 증상 중 자신의 심장이 뛰는 것을 스스로 느끼는 것을 무엇이라고 하는가?**

① 심계항진 ② 간헐적 파행증
③ 부정맥 ④ 호흡곤란
⑤ 허혈성 심질환

해설
심계항진 : 자신의 심장이 뛰는 것을 스스로 자각하는 상태이다.

답 ①

**허혈성 심질환에 해당하는 것은 어느 것인가?**

① 부정맥 ② 심근경색증
③ 심부전 ④ 동맥경화증
⑤ 죽상경화증

해설
허혈성 심질환 : 협심증, 심근경색증

답 ②

**협심증의 흉통 발작 시 사용하는 나이트로글리세린에 대한 설명으로 옳지 않은 것은?**

① 설하투여한다.
② 효과가 1~2분 이내에 나타난다.
③ 5분 간격으로 3회까지 투여가 가능하다.
④ 차광용기에 보관한다.
⑤ 심근경색증의 흉통 발작에도 효과가 있다.

해설
나이트로글리세린은 심근경색증에는 효과가 없다.

답 ⑤

### (2) 심장의 기능

① 끊임없는 펌프작용으로 혈액을 전신으로 박출해 내는 역할. 산소가 포함된 혈액을 동맥으로 펌프질하여 말초조직까지 산소와 영양분을 공급, 정맥계를 통해 탈산소화된 혈액을 수집하여 폐로 보내 산소와 재결합시킴

② **전도계** : 동방결절(Pacemaker) → 방실결절 → 히스 번들 → 퍼킨제 섬유

## 11 심장질환

### (1) 심혈관계 질환의 증상

흉통(Chest Pain), 호흡곤란, 심계항진(자신의 심장이 뛰는 것을 스스로 자각하는 상태), 실신, 피로, 체중증가와 의존성 부종, 사지의 냉감, 간헐적 파행증(걷거나 운동을 할 때 종아리 근육에 심한 통증을 느끼는 것으로 휴식을 취하면 제거됨), 피부의 변화(팔, 다리의 피부와 손톱이 영양결핍 → 건조, 비늘모양으로 일어나며 부서지기 쉬운 형태로 변함) 등

### (2) 허혈성 심질환(관상동맥질환)

① 협심증

㉠ 정의 : 심근에 일시적인 혈액공급 부족으로 심한 흉부 통증을 나타내는 관상동맥 질환

㉡ 원인 : 관상동맥의 협착, 산소공급 저하(죽상경화증, 정서적 긴장 등의 스트레스, 흡연, 척추마취, 혈액손실 등), 심근의 산소요구량 증가(심근비대 등) → 관상동맥의 내강이 좁아져 산소공급량이 감소

㉢ 흉통(압박감, 질식감, 조이는 느낌의 통증, 좌측상지에 가장 흔하게 오며 턱, 목, 후두부, 우측상지로 방사될 수 있다. → 대부분 2~3분 정도 짧은 시간 지속), 호흡곤란, 불안 등

㉣ 치료 및 간호

- 약물요법(나이트로글리세린(혈관확장제) 설하 투여)
  - 설하 투여(혀 밑에 혈관이 발달되어 20~30초 후에 작용이 시작되어서 1~2분 이내에 통증이 사라짐)
    - ⓐ 5분 간격으로 3회까지 투여 가능
    - ⓑ 3회 투여 후에도 통증이 지속되면 즉시 병원으로 이송
  - 빛 차단을 위해 차광용기(갈색, 어두운 병)에 보관
  - 복용 후 약간의 작열감이 있을 수 있다고 설명해줌
  - 부작용 : 두통, 피부발적, 저혈압, 현기증, 실신, 오심, 구토 등

② 심근경색증

㉠ 정의 : 관상동맥의 폐색으로 심근의 혈류가 차단되어 산소공급이 안 되어 심근에 괴사를 일으키는 질환

㉡ 원인 : 고혈압, 저혈압, 관상동맥의 죽상경화증 · 색전증이나 손상, 수술 후 쇼크, 심한 탈수증 등

㉢ 증상 : 흉통(강도가 심하고 5분~30분 이상 지속, 안정 시에도 발생, 나이트로글리세린 투여 후에도 호전되지 않는다), 호흡곤란, 부정맥 등

㉣ 치료 및 간호

- 급성기 : 절대안정, 산소공급, 지속적인 활력증상 및 심전도 관찰
- 흉통감소를 위해 모르핀 정맥주사(근육주사 금기 : 혈액검사 심근효소수치 결과해석에 혼동을 줌)
- 외과적 수술 : 관상동맥 우회술(CABG)
- 변비예방을 위해 완화제를 투여한다.

### (3) 울혈성 심부전

① 정의 : 심장이 펌프기능에 장애를 일으켜 조직대사에 필요한 혈액을 충분히 박출하지 못하는 상태

② 원인 : 심장질환(협심증, 심근경색, 고혈압성 심장질환, 판막성 심장질환), 만성폐질환 등

③ 증 상

㉠ 좌심부전 : 호흡곤란, 기좌호흡, 기침, 피로, 폐부종, 체인스톡 호흡 등

㉡ 우심부전 : 복통, 복부팽만감, 복수, 간비대, 발목과 하지의 요흔성 부종 등

④ 치료 및 간호

㉠ 강심제(디기탈리스) : 디곡신, 디기톡신

- 심박출량 증가(○), 심박동수 증가(×)
- 부작용 : 서맥(투여 전 반드시 맥박수 체크)

### (4) 심부정맥(Cardiac Arrhythmia)

① 정의 : 심장이 너무 빠르게 뛰거나 너무 느리게 뛰거나 불규칙하게 뛰는 것

② 원인 : 심근세포의 손상, 심근의 국소빈혈, 술, 담배, 카페인, 심방이나 심실의 비대, 약물투여 등

③ 진단 : 심전도 검사

④ 치료 및 간호 : 항부정맥제제 투여, 흉부 전기쇼크, 인공심박동기 삽입

⑤ 인공심박동기 삽입 환자의 교육내용

㉠ 매일 맥박을 측정하여 정해 놓은 수와 비교

㉡ 금속 탐지기에 반응하는 것을 교육

㉢ 인공심박동기 삽입환자임을 알리는 신분증 휴대

---

필 / 수 / 확 / 인 / 문 / 제

**울혈성 심부전에 사용하는 강심제에 대한 설명으로 옳은 것은 무엇인가?**

① 코데인, 데메롤
② 부작용 – 서호흡
③ 투여 전 호흡수를 측정한다.
④ 심박동수를 증가시키는 것이다.
⑤ 심박출량을 증가시키는 것이다.

해설

강심제 : 심박동수를 증가시키는 것이 아니라 심박출량을 증가시키는 것이다.

답 ⑤

**인공심박동기를 삽입한 심부정맥 환자의 교육내용으로 옳지 않은 것은?**

① 금속탐지기에 반응하는 것을 교육한다.
② 고압전류, 자력, 방사선 피하기
③ 인공심박동기 삽입환자임을 알리는 신분증을 휴대한다.
④ 매일 호흡수를 측정하여 정해 놓은 호흡수와 비교한다.
⑤ 신체 접촉이 많은 운동 제한한다.

해설

매일 맥박을 측정하여 정해 놓은 맥박수와 비교한다.

답 ④

필 / 수 / 확 / 인 / 문 / 제

**관상동맥 질환의 진단에 중요한 심도자술에 대한 설명으로 옳지 않은 것은 무엇인가?**

① 검사 전 조영제 알레르기가 있는지 사정한다.
② 검사 전 금식시킨다.
③ 검사 전 말초맥박이 측정되는지 사정한다.
④ 동의서가 필요 없는 검사이다.
⑤ 검사 전 측정한 맥박부위를 검사 후 비교한다.

해설
검사 전 동의서를 받는다.

답 ④

**심도자술을 실시한 환자에 대한 검사 후 간호로 옳지 않은 것은 무엇인가?**

① 수분섭취를 권장한다.
② 출혈이 있는 경우 그 부위를 직접 압박한다.
③ 침상머리를 30° 정도 올려준다.
④ 시술부위를 굽혀서는 안 된다.
⑤ 말초맥박을 측정한다.

해설
침상머리를 30° 이상 올려서는 안 된다.

답 ③

㉣ 고압전류, 자력, 방사선 피하기(고장 가능성↑)
㉤ 신체 접촉이 많은 운동 제한
㉥ 현기증, 기절, 심계항진 보고

### (5) 심도자술

① 관상동맥질환, 심장판막질환, 선천성 심장질환, 심실의 기능 진단에 중요
② 종 류
㉠ 우심도자 : 우측 심장의 상태를 알기 위해 심장 카테터를 큰정맥(대퇴정맥, 쇄골하정맥)을 통해 삽입 → 대정맥 → 우심방, 우심실, 폐동맥까지 진입
㉡ 좌심도자 : 좌측 심장의 상태를 알기 위해 형광투시를 활용하여 심장 카테터를 상완동맥, 대퇴동맥 → 대동맥 → 대동맥판 → 좌심실에 위치하게 한다.
③ 검사 전 간호
㉠ 검사 전 요오드(아이오딘), 조개, 조영제 등의 알레르기가 있는지 사정한다.
㉡ 검사 전 동의서를 받고 6~8시간 동안 금식시킨다.
㉢ 검사 전 말초 맥박이 측정되는지 사정하고 측정부위를 펜으로 표시 했다 검사 후에 비교한다.
④ 검사 후 간호
㉠ 처음 1시간 동안 맥박, 혈압을 15분마다, 그 후 3시간 동안 30분마다 측정한다(혈전이 생기면 맥박 촉진이 되지 않을 수 있음).
㉡ 카테터 삽입부위보다 말초에서 맥박을 측정하고, 피부색, 감각을 사정한다.
㉢ 침상머리를 30° 이상 올려서는 안 되고 시술받은 부위를 굽혀서는 안 된다.
㉣ 출혈이 있는 경우 그 부위를 직접 압박하고 빈맥, 부정맥이 있을 때 보고한다.
㉤ 조영제 배출을 위해 수분섭취 권장한다.

## 12 심장의 맥관계 질환

### (1) 맥관계의 구조와 기능

① **폐순환(소순환)** : 우심장은 폐동맥을 통해 폐 쪽으로 혈액을 밀어 보내 폐순환을 하게 함

㉠ 심장과 폐 사이의 순환

㉡ 우심실 → 폐동맥 → 폐(폐포의 모세혈관) → 폐정맥 → 좌심방

② **체순환(대순환)** : 좌심장은 체순환을 위해 대동맥을 통해 전신으로 혈액을 밀어낸다.

㉠ 심장과 조직 사이의 순환

㉡ 좌심실 → 대동맥 → 전신(전신의 모세혈관) → 대정맥 → 우심방

㉢ 조직 내의 모세혈관 : 동맥과 정맥을 이어주는 가는 관으로 순환계와 조직 사이에 영양분과 노폐물을 교환하도록 해준다.

### (2) 맥관계의 질환의 증상

| 동맥질환 | 정맥질환 |
|---|---|
| • 간헐적 파행증, 환부의 체모상실, 두꺼운 발톱, 청색증<br>• 환부를 올리면 통증이 커지므로 다리를 내린다. | • 둔한 아픔, 갈색 피부, 소양증, 발톱은 정상(체모 상실 안 됨)<br>• 환부를 들어 올리면 통증이 완화되므로 다리를 올린다. |

### (3) 동맥경화증과 죽상경화증

① 동맥경화증

㉠ 작은 혈관에서 잘 생긴다.

㉡ 동맥의 중막이 탄력성을 잃고 내강이 좁아지는 상태로 말초동맥에 더 많은 영향을 준다.

▌동맥경화증

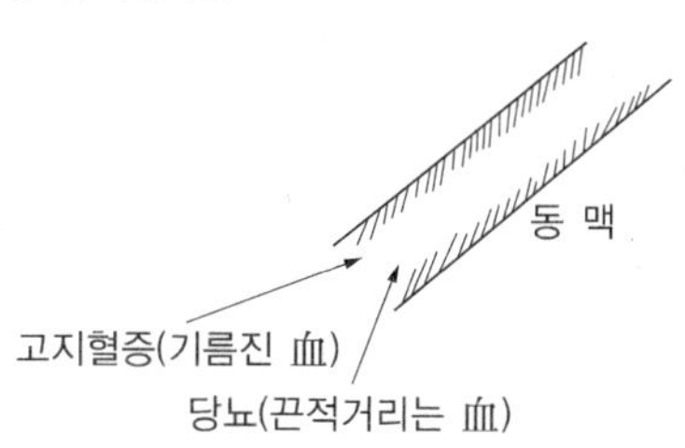


**필 / 수 / 확 / 인 / 문 / 제**

**맥관계 질환 중 동맥질환에 대한 설명으로 옳은 것은 무엇인가?**

① 둔한 아픔
② 갈색 피부
③ 소양증
④ 통증완화를 위해 다리를 들어 올린다.
⑤ 간헐적 파행증

해설
정맥질환 : 둔한 아픔, 갈색피부, 소양증, 통증완화를 위해 다리를 올린다.

답 ⑤

**동맥경화증에 대한 설명으로 옳지 않은 것은?**

① 작은 혈관에 잘 생긴다.
② 동맥의 중막이 탄력성을 잃고 내강이 좁아진 상태이다.
③ 비만, 고지혈증, 당뇨 등이 원인이다.
④ 큰 혈관에 잘 생긴다.
⑤ 식이요법, 운동요법, 약물요법 등으로 치료한다.

해설
동맥경화증은 작은 혈관에 잘 생긴다.

답 ④

필 / 수 / 확 / 인 / 문 / 제

**동맥경화증은 여러 합병증과 생명에 위험을 초래하는 현대인에게 많이 나타나는 질환이다. 동맥경화증의 중요한 위험인자는 무엇인가?**

① 운 동
② 저콜레스테롤식이
③ 흡 연
④ 스트레스 관리
⑤ 당뇨 조절

해설

동맥경화증 및 관상동맥 질환의 3대 주요 위험인자는 고혈압, 고콜레스테롤, 흡연이다.

답 ③

**고혈압에 대한 설명으로 옳지 않은 것은?**

① 혈압이 140/90mmHg 이상이다.
② 대부분의 고혈압은 2차성 고혈압이다.
③ 무증상인 경우가 많다.
④ 체중을 감소해 표준체중을 유지한다.
⑤ 저지방, 저염식이를 한다.

해설

고혈압의 90~95%는 1차성 고혈압이다.

답 ②

② 죽상경화증
  ㉠ 큰 혈관에서 잘 생긴다(어느 동맥이나 발생).
  ㉡ 동맥내막에 지방, 칼슘, 혈액성분, 섬유성 조직이 축적되는 상태로 대동맥, 관상동맥, 뇌동맥 등 큰 동맥에 잘 생긴다.
③ **원인** : 유전, 가족력, 고지혈증, 고혈압, 당뇨, 비만, 운동부족, 스트레스, 흡연 등
④ **증상** : 간헐적 파행증, 동통, 냉감, 무감각, 피부색이나 온도의 변화, 거칠고 윤기가 없는 피부, 조직의 위축, 가슴통증, 불면증, 뇌졸중 발작 등
⑤ 치료 및 간호
  ㉠ 식이조절 : 저콜레스테롤, 정상체중 유지, 당뇨조절
  ㉡ 금연, 스트레스 관리, 자주 걷도록 격려, 발 간호
  ㉢ 약물요법 : 항응고제, 콜레스테롤 저하제, 혈액점도 감소제 등
  ㉣ 외과적 수술 : 경피적 혈관성형술, 레이저 혈관확장술
⑥ **합병증** : 관상동맥 질환, 뇌혈관 질환, 말초동맥 질환

▌죽상경화증

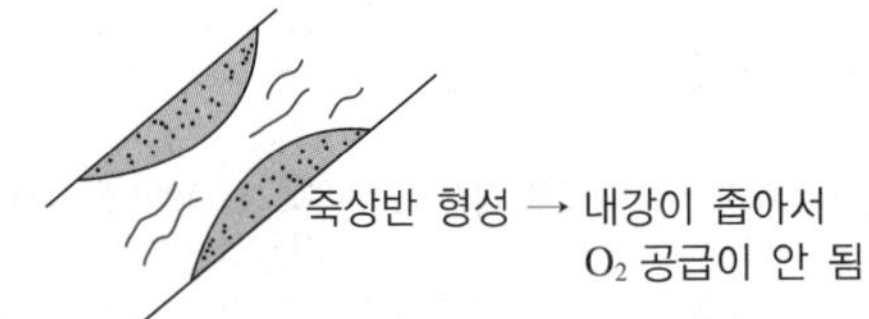


### (4) 고혈압

① 정 의
  ㉠ 혈압상승 질환으로 혈압이 140/90mmHg 이상인 상태
  ㉡ 정상혈압 120/80mmHg, 저혈압 90/60mmg 미만, 고혈압 140/90mmHg 이상
② 종 류
  ㉠ 1차성 고혈압(본태성 고혈압) : 원인 불명, 고혈압의 90~95%
  ㉡ 2차성 고혈압 : 신체적 질환에 따른 2차적으로 발생, 5~10%
③ **증상(소리 없는 살인자)** : 무증상, 두통(아침에 일어났을 때 후두부위 통증), 현기증, 흐려진 시야 등
④ 치료 및 간호
  ㉠ 비약물치료
    • 체중감소, 저지방식이, 저염식이, 운동
    • 과식 및 자극적 음식, 알코올, 카페인 섭취 금지, 금연

㉡ 약물치료
- 매일 꾸준히 먹는다.
- 부작용
  - 저혈압(체위성저혈압, 직립성저혈압)
  - 천천히 움직인다. 사우나, 찜질방은 피하고 약을 먹고 2시간 이내 운전은 삼간다.
- 이뇨제
  - 라식스 : 급격한 이뇨작용, 저칼륨혈증초래(바나나, 토마토 등 칼륨 많은 음식섭취)
  - 알닥톤 : 서서히 이뇨 작용, 칼륨보존이뇨제
- 혈관확장제 : 하이드랄라진
- 교감신경 억제제, 안지오텐신 전환 효소 억제제, 칼슘 길항제 등

## 13 혈액의 기본개념

### (1) 혈액의 구성

① 인체를 순환하고 있는 혈액의 총량은 체중의 1/13(5L 정도)에 해당한다.

② 혈장 : 액체성분, 55%
혈구 : 고형성분, 45%

③ 혈장 : 물(92%), 혈장단백질(7%, 알부민, 글로불린, 피브리노겐), 기타(1%)

㉠ 알부민 : 삼투질 농도에 관여

㉡ 글로불린
- 알파글로불린, 베타글로불린 : 지방운반
- 감마글로불린 : 면역, 항체

㉢ 피브리노겐 : 혈액응고

㉣ 혈청 = 혈장 - 피브리노겐

④ 혈 구

㉠ 적혈구 : 산소를 운반하는 헤모글로빈 함유, 산소 친화력, 골수에서 생성, 비장·간·골수에서 파괴된다.

㉡ 백혈구 : 식균작용, 핵을 가지고 있다.

㉢ 혈소판 : 혈액응고(정상적인 혈액응고시간 : 5~15분)

### (2) 혈액의 기능

① 영양소, 산소, 이산화탄소, 호르몬 운반

② 노폐물을 소변, 호흡, 땀의 형태로 배설시킴

③ 체온조절 및 유지, pH조절, 식균작용으로 신체방어, 출혈방지

④ 세포의 환경을 일정하게 유지시켜 줌

필 / 수 / 확 / 인 / 문 / 제

**고혈압 약물치료에 대한 설명으로 옳지 않은 것은?**

① 매일 약을 꾸준히 먹는다.
② 약물 부작용으로 저혈압의 부작용이 있다.
③ 약물복용 후 천천히 움직인다.
④ 약물복용 후 사우나, 찜질방은 피한다.
⑤ 혈압이 정상 혈압으로 내려오면 약물복용을 중단한다.

해설
혈압약은 매일 꾸준히 복용하고 약물중단은 의사와 진료 후 결정한다.

답 ⑤

**고혈압 약물로 급격한 이뇨작용으로 저칼륨혈증의 부작용이 나타날 수 있는 약물은 무엇인가?**

① 알닥톤
② 하이드랄라진
③ 라식스
④ 레저핀
⑤ 나이트로글리세린

해설
라식스 부작용 : 저칼륨혈증

답 ③

**혈액의 기능으로 옳지 않은 것은 무엇인가?**

① 식균작용 등 신체방어 기능
② 혈액응고
③ 산소, 영양소 공급
④ 노폐물 배설
⑤ 열량 공급

해설
열량소 : 탄수화물, 지방, 단백질이다.

답 ⑤

## 14 혈액질환 환자의 간호

### (1) 사용하는 약물

① 항혈소판제
   ㉠ 혈소판 기능 방해, 아스피린(혈소판의 응집능력 방해)
   ㉡ 급성 심근경색, 심혈관 질환, 뇌혈관 질환 예방
   ㉢ 아스피린, Ticlopidine, Clopidogrel

② 항응고제
   ㉠ 혈액응고를 저해하는 약물, 혈전증과 색전증 예방 및 치료
   ㉡ 헤파린, 와파린, 쿠마딘
   ㉢ 혈전 용해

### (2) 빈 혈

적혈구 수, 혈색소(Hb), 헤마토크리트(Hct) 수치가 정상보다 낮은 상태

① 철분결핍성 빈혈
   ㉠ 원 리
      • Hb의 주성분은 철분 → Hb은 산소친화력에 의해 산소공급
      • 철분 부족 → Hb↓ → 산소공급↓(가스 교환 장애) → 철분 결핍성 빈혈(90%)
   ㉡ 원인 : 철분섭취 부족, 흡수부족, 출혈
   ㉢ 치료 및 간호
      • 철분 많은 음식 섭취, 철분제 섭취・주사
      • 출혈의 원인이 되는 질환치료
      • 철분흡수를 돕는 비타민 C와 함께 섭취(오렌지주스와 함께 섭취)
      • 철분제 섭취 시 주의사항
         – 흑색변, 변비
         – 위장자극 : 식후, 식간에 복용
         – 액체용은 치아에 착색되므로 빨대 사용
         – 주사용은 주사 후 문지르지 말고 흡수를 위해 걸어 다닌다.

② 악성빈혈
   ㉠ 원 리
      • 위 벽세포에서 내적 인자(비타민 $B_{12}$ 흡수) 분비
      • 위에 문제가 생겨 내적 인자 분비↓ → 비타민 $B_{12}$ 흡수↓ → 비타민 $B_{12}$ 부족 → 악성빈혈
   ㉡ 원인 : 비타민 $B_{12}$ 부족
   ㉢ 치료 및 간호 : 비타민 $B_{12}$는 위장에서 흡수가 안 되기 때문에 근육주사로 투여, 수혈

**필 / 수 / 확 / 인 / 문 / 제**

**철분제 섭취 시 주의사항으로 옳지 않은 것은 무엇인가?**

① 부작용으로 흑색변이 있다.
② 치아에 착색되므로 빨대를 사용한다.
③ 주사 후 문지르지 않는다.
④ 위장자극의 부작용이 있다.
⑤ 빠른 흡수를 위해 식전에 복용한다.

해설
철분제는 위장을 자극하기 때문에 식간, 식후에 복용한다.

답 ⑤

**악성빈혈의 원인으로 옳은 것은 무엇인가?**

① 비타민 C의 결핍
② 비타민 $B_2$의 결핍
③ 비타민 $B_{12}$의 결핍
④ 비타민 $B_1$의 결핍
⑤ 비타민 $B_6$의 결핍

해설
악성빈혈 원인 : 비타민 $B_{12}$의 결핍

답 ③

㉣ 위암이 잘 발생한다. 악성빈혈 환자 치료 시 수시로 대변검사를 실시해 잠혈을 통한 위암의 조기발견을 하도록 한다.

③ 재생불량성 빈혈

㉠ 원리 : 골수의 조혈조직이 감소 → 전혈구 감소증이 발생 → 백혈구, 혈소판 수가 감소되고 적혈구 형성이 줄어듦

㉡ 증 상

- 적혈구↓ : 산소공급↓ → 빈혈, 각 기관의 기능↓
- 백혈구↓ : 피부와 점막에 감염증상
- 혈소판↓ : 점막, 코, 잇몸에 출혈, 월경과다

㉢ 원인 : 골수기능 부전

㉣ 치료 및 간호 : 골수이식 수술, 면역억제제나 수혈, 조혈모세포이식 및 비장절제술 등

④ 용혈성 빈혈

㉠ 원인 : 적혈구 파괴속도가 빨라 적혈구량이 부족

㉡ 증상 : 황달, 비장비대, 간비대, 담석증

㉢ 치료 및 간호 : 용혈의 원인 제거, 수혈, 수분과 전해질 균형 유지

### (3) 백혈병

① 정의 : 골수나 기타 조혈조직 내에 광범위하게 미성숙한 백혈구가 비정상적으로 증식하고 축적되는 혈액의 악성질환

② 원인 : 화학물질의 자극, 방사선, 바이러스, 유전적 소인, 항암치료 등

③ 증상 : 빈혈, 출혈, 감염, 중추 신경계 침범증상 등

④ 치료 및 간호 : 항암화학요법, 감염방지(보호격리, 역격리), 항생제, 출혈예방, 고열 시 해열진통제로 아스피린 사용금지, 통증감소, 소량씩 자주 먹음(생과일, 생야채 먹지 않고 익혀서 먹기), 수분섭취↑, 피부 및 구강간호, 수혈 등

### (4) 혈소판(출혈, 응고장애)

① 혈우병

㉠ 정의 : 유전성 응고장애로 8, 9, 11번 응고인자의 결핍에 의해 출혈경향이 증가하는 질환으로 응고시간이 지연된다.

㉡ 열성유전(모계유전) : 아들에게서 나타남(혈우병 인식카드 항상 소유)

㉢ 증상 : 발치 후 과다출혈, 비출혈 등

㉣ 치료 및 간호

- 항혈우인자 투여
- 아스피린 투약 및 근육주사 금지
- 정기적인 치아관리, 규칙적인 운동, 냉찜질 등

필 / 수 / 확 / 인 / 문 / 제

**악성빈혈에 대한 설명으로 옳지 않은 것은 무엇인가?**

① 위암이 잘 발생한다.
② 수시로 대변 잠혈검사를 실시한다.
③ 비타민 $B_{12}$를 섭취한다.
④ 비타민 $B_{12}$ 부족으로 생긴다.
⑤ 위의 내적 인자 분비의 문제로 생긴다.

해설
비타민 $B_{12}$를 근육주사한다.

답 ③

**백혈병의 치료로 옳지 않은 것은 무엇인가?**

① 감염예방
② 격 리
③ 출혈예방
④ 생야채, 생과일 익혀서 먹기
⑤ 피부 및 구강간호

해설
보호격리(역격리)한다.

답 ②

필 / 수 / 확 / 인 / 문 / 제

수혈 전 검사로 가장 중요한 것은 무엇인가?

① 체중측정 ② 신장측정
③ 교차시험검사 ④ ABGA검사
⑤ 소변검사

해설
수혈 전 검사 : 교차시험검사, 혈액형 검사(ABO식, Rh식)

답 ③

A형이 수혈해 줄 수 있는 혈액형으로 옳은 것은 무엇인가?

① A형, B형 ② A형, AB형
③ B형, AB형 ④ O형, A형
⑤ O형, AB형

해설
A형은 A형과 AB형에게 혈액을 줄 수 있고, A형과 O형에게 혈액을 받을 수 있다.

답 ②

수혈 전, 후에 생리식염수를 주입하는 이유는 무엇인가?

① 수혈 전 잘 들어가는지 확인하기 위해
② 혈액의 희석을 위해서
③ 수분 및 전해질 보충을 위해
④ 발열방지를 위해서
⑤ 응집반응 방지를 위해서

해설
수혈 전 : 잘 들어가는지 확인, 수혈 후 : 남은 혈액을 모두 주입, 수혈 부작용 시 정맥확보를 위해

답 ①

② 파종성 혈관 내 응고증(혈액응고 장애, DIC)
㉠ 정의 : 감염, 쇼크, 패혈증, 악성종양, 산과 합병증, 심한 외상과 출혈 등으로 광범위한 응고작용이 나타나 정상적인 응고인자들이 소진되어 지혈작용이 정상적으로 일어나지 못하는 반응
㉡ 치료 및 간호
- 근본적인 질환 치료
- 광범위한 응고와 출혈 증상 조절, 출혈 징후 관찰
- 수혈, 약물요법

## (5) 수 혈

① 수혈 전 검사 : 혈액형 검사(ABO식, Rh식), 교차시험 검사
② 수혈의 목적 : 순환 혈액 보충, 산소운반 능력 증가, 혈액의 결핍성분 보완
③ 사람의 ABO식 혈액형
㉠ O형 : O형으로부터만 수혈을 받을 수 있고, 어떤 혈액형에게도 혈액을 줄 수 있다. → 만능공혈자
㉡ A형 : O형과 A형으로부터 수혈을 받을 수 있고, A형과 AB형에게 혈액을 줄 수 있다.
㉢ B형 : O형과 B형으로부터 수혈을 받을 수 있고, B형과 AB형에게 혈액을 줄 수 있다.
㉣ AB형 : 어떠한 혈액형으로부터도 수혈을 받을 수 있으나, AB형에게만 줄 수 있다. → 만능 수혈자
④ 공혈자에 대한 확인 : 수혈자와 혈액형 및 교차시험에서 일치된 결과를 가진 자로 하되 Rh 검사를 하고 다음의 조건을 만족해야 한다.
㉠ 혈색소 : 정상인자
㉡ 고혈압, 혈액질환이 없는 자
㉢ 매독균, 에이즈 바이러스, 간염바이러스가 없는 자
㉣ 말라리아, 유행성 감염증에 걸린 일이 없는 자
⑤ 수혈 시 주의사항
㉠ 수혈 전 검사 : 혈액형 검사(ABO식, Rh식), 교차시험 검사
㉡ 수혈에 사용될 혈액은 2명의 간호사가 수혈자의 이름, 혈액형, 날짜, 혈액의 종류 등을 확인하고 수혈백과 의무기록지에 서명한다.
㉢ 수혈 주삿바늘 : 굵은 바늘(17~19G)
㉣ 수혈 전 반드시 환자의 v/s 체크 : 환자의 상태 확인
㉤ 수혈 전·후에 생리식염수 주입(등장성 용액 : 0.9%) : 적혈구의 용혈 방지
- 수혈 전 : 잘 들어가는지 확인
- 수혈 후 : 남은 혈액 모두 주입
- 수혈 부작용 시 정맥확보를 위해

ⓑ 수혈 팩을 냉장고에서 꺼낸 지 20분 안에 수혈을 시작하도록 함(용혈방지)

ⓢ 차가운 혈액 주입 → 환자(오한)

※ 혈액을 따뜻하게 하는 기계를 이용하여 체온과 같은 온도의 혈액을 주입

ⓞ 수혈의 부작용

- 어떤 종류의 부작용이 나타나든 즉시 중단 → 의사, 간호사 보고
- 가장 흔한 부작용 : 발열
- 가장 위험한 부작용 : 용혈
- 수혈 부작용 : 첫 15분 동안 발생↑ → 간호조무사가 환자 옆에서 관찰 → 주입 속도를 천천히 15~20drop/분 주입한다.

## 15 신경계 질환 환자의 간호

### (1) 신경계의 구조

① 중추신경계 : 뇌와 척수

② 말초신경계 : 뇌신경(12쌍), 척수신경(31쌍)

③ 자율신경계 : 교감신경, 부교감신경

### (2) 신경계의 기능

① 신체활동을 통제하고 조정하는 기본적인 업무 담당

② 말초 자극 수용기에 전달된 자극을 중추신경계로 보내고, 여기서 나오는 명령을 다시 각 운동기로 전달한다.

### (3) 신경계 질환의 증상

① 의식수준의 변화

㉠ 명료(Alert) : 정상적인 각성 상태

㉡ 기면(Drowsy) : Drowsy한 졸린 상태로 자극을 주지 않으면 잠드는 상태

㉢ 혼돈(Confusion) : 지남력(시간, 장소, 사람)의 상실, 반응이 느리고 판단과 의사결정에 장애가 있다. 경한 의식장애로 기본적인 반사, 단순한 지적 기능은 정상이나 지남력 장애가 있어 혼돈된 대답을 한다.

㉣ 혼미(Stupor) : 강한 자극이나 통증자극, 큰소리 자극에 반응한다.

㉤ 반혼수(Semicoma) : 고통스러운 자극을 주었을 때만 반사적으로 움직인다.

㉥ 혼수(Coma) : 어떤 자극에도 각성하지 않은 상태로 외부에 대해 완전히 반응이 없는 상태

필 / 수 / 확 / 인 / 문 / 제

**수혈 시 고열의 부작용이 나타났을 때 가장 우선적인 처치로 옳은 것은 무엇인가?**

① 다시 체온으로 측정해 본다.
② 냉을 적용한다.
③ 해열제를 투여한다.
④ 즉시 중단하고 의사나 간호사에게 보고한다.
⑤ 일단 지켜보며 환자의 상태를 관찰한다.

해설

수혈 시 부작용이 생기면 즉시 중단하고 보고한다.

답 ④

**신경계의 의식수준의 변화를 순서대로 나열한 것으로 옳은 것은 무엇인가?**

① 명료-혼돈-혼미-기면-반혼수-혼수
② 명료-기면-혼미-혼돈-반혼수-혼수
③ 명료-기면-혼돈-혼미-반혼수-혼수
④ 기면-명료-혼돈-혼미-반혼수-혼수
⑤ 기면-명료-혼미-혼돈-반혼수-혼수

해설

의식수준의 변화 : 명료 – 기면 – 혼돈 – 혼미 – 반혼수 – 혼수

답 ③

필 / 수 / 확 / 인 / 문 / 제

**글라스고우 혼수척도로 옳은 것은 무엇인가?**

① 눈뜨기, 지남력, 운동반응
② 지남력, 운동반응, 언어반응
③ 대광반사, 지남력, 운동반응
④ 대광반사, 눈뜨기, 지남력
⑤ 눈뜨기, 언어반응, 운동반응

해설
글라스고우 혼수척도 : 눈뜨기 반응, 언어반응, 운동반응으로 7점 이하면 혼수로 판정한다.

답 ⑤

**뇌압상승의 증상으로 옳지 않은 것은 무엇인가?**

① 두 통
② 유두부종
③ 구 토
④ 유아의 경우 대천문 융기
⑤ 맥박 상승

해설
맥박 감소

답 ⑤

**뇌압상승 간호로 옳지 않은 것은 무엇인가?**

① 절대안정 시킨다.
② 두부를 30° 정도 상승시킨다.
③ 담요로 보온을 제공한다.
④ 수분섭취를 제한한다.
⑤ 수시로 의식을 확인한다.

해설
뇌압상승의 증상은 고체온이기 때문에 체온을 내려주는 간호를 제공한다.

답 ③

② 글라스고우의 혼수척도(Glasgow Coma Scale, GCS)
　㉠ 두부손상의 정도를 나타내는 의미 있는 척도(3~15점)
　㉡ 눈뜨기(1~4), 언어반응(1~5), 운동반응(1~6)
　㉢ 7점 이하면 Coma로 판정

### (4) 두 통

① 두통은 흔한 증상으로 신경계 질환, 정서적 혹은 신체적 긴장 등에 의해 발생한다.
② 분 류
　㉠ 기능성 두통 : 병리적 원인을 규명할 수 없는 두통으로 긴장성 두통, 편두통, 집락성 두통이 이에 속한다.
　㉡ 징후성 두통 : 두부외상, 혈관장애, 뇌질환, 감염 등에 의해 발생하는 두통

### (5) 두개내압 상승(Intracranial Pressure, ICP)

① 질환명은 아니며 대부분의 중추신경계 문제를 가진 대상자에게서 나타나는 중요한 문제
② 정상 두개내압 : 10~20mmHg
③ 증 상
　㉠ 뇌압 상승 3대 증상 : 두통, 유두부종, 구토(분출성 구토, 사출성 구토)
　㉡ 유아의 경우 대천문의 융기
　㉢ 의식수준의 저하, 운동과 감각의 변화, 이명, 현기증
　㉣ v/s(vital sign)
　　• 체온 : 체온↑ → 저체온요법
　　• 맥 박
　　　– 맥박↓, 호흡↓, 혈압 : 수축기 혈압↑, 이완기 혈압↓
　　　– 쿠싱반사 : 수축기 혈압상승, 서맥, 맥압상승
④ 뇌압상승 간호
　㉠ 상체를 15~30° 정도 상승시킨다.
　㉡ 절대 안정시킨다.
　㉢ 수분섭취 제한
　㉣ 과호흡 : $CO_2$를 배출시킨다.
　㉤ 이뇨제 사용
　㉥ 가능하면 자극을 주지 않는다.
　㉦ 동공의 크기와 대광반사를 확인한다.
　㉧ 수시로 의식을 확인한다.
　㉨ 맥박, 혈압 등 활력징후를 자주 측정한다.
　㉩ 저체온 요법

㉠ 뇌압을 상승시키는 행동하지 않는다.
- 기침, 조기이상은 하지 않는다.
- 변을 볼 때 힘을 주지 않는다.
- 머리 숙이는 행동을 피하고, 무거운 물건을 들지 않는다.
- 등척성 운동하지 않는다.

㉡ 고장액(만니톨, 글리세롤), 이뇨제, 진정제, 스테로이드제

### (6) 뇌졸중(중풍)

① 분 류

| 뇌경색(허혈성 뇌졸증) | 뇌출혈(출혈성 뇌졸증) |
|---|---|
| • 색전, 혈전에 의해 뇌동맥 폐색으로 인해 발생<br>• 뇌혈관이 막혀서 산소공급↓ → 허혈성 뇌졸증<br>• 동맥경화증, 죽상경화증 등 | • 고혈압이나 동맥류, 동정맥 기형에 의한 혈관 파열에 의한 출혈<br>• 뇌혈관이 터짐 → 뇌혈관이 파열 → 출혈 → 출혈성 뇌졸중<br>• 고혈압, 뇌동맥류, 뇌동정맥 기형 |

② 전구증상 : 목뒤의 뻣뻣함, 현기증, 실신, 지각이상, 일시적 마비 등

③ 증상 : 실어증, 편마비, 시야결핍, 지적 능력의 손상, 공간적 감각의 결핍 등

④ 치료 및 간호

㉠ 급성기 : 기도유지, 의식변화 관찰, 산소공급 등

㉡ 정상 체온 유지 : 고체온증 조절

㉢ 체 위
- 허혈성 : 머리 반듯하게
- 출혈성 : 두부 30° 정도 상승

㉣ 허혈성 뇌졸중인 경우 발생 3시간 이내에 혈전용해제를 투여하면 신경계 결손 예방 가능

㉤ 급성기 이후 간호 : 재활간호, 욕창예방, 관절범위 운동

| 구 분 | 뇌경색(허혈성 뇌졸증) | 뇌출혈(출혈성 뇌졸증) |
|---|---|---|
| 특 징 | 죽상반 | 뇌동맥류 |
| | • 조기 발견하여 3시간 안에 혈전용해제 투여 → 정상회복 가능<br>• 수술 후에도 약을 끊으면 안 됨 | • 뇌에 혈관의 파열 → 출혈<br>• 예후가 안 좋음 |
| 증 상 | • 편마비와 언어장애<br>• 조기발견 위해 : '손 들어보세요. 웃어 보세요. 말해 보세요.' 사정 | |

필 / 수 / 확 / 인 / 문 / 제

**뇌졸중의 특징적인 증상으로 옳은 것은 무엇인가?**

① 언어장애, 편마비
② 시력상실
③ 기도폐색
④ 호흡곤란
⑤ 흉 통

해설
뇌졸중(중풍)의 증상 : 편마비, 언어장애, 시야결핍, 지적능력 손상, 공간적 감각의 결핍 등

답 ①

**뇌졸중(중풍)에 대한 설명으로 옳지 않은 것은 무엇인가?**

① 뇌경색은 조기 발견하여 혈전용해제 투여하면 정상 회복이 가능하다.
② 뇌출혈의 원인은 고혈압, 뇌동맥류 등이다.
③ 뇌경색 치료 후 퇴원해서는 약물투여가 필요하지 않다.
④ 뇌경색의 원인은 동맥경화증, 죽상경화증 등이다.
⑤ 재활간호가 필요하다.

해설
수술 후에도 약을 끊으면 안 된다.

답 ③

필 / 수 / 확 / 인 / 문 / 제

퇴행성 질환으로 나타나는 파킨슨병의 증상으로 옳지 않은 것은?

① 목적 있는 행동을 할 때 떨림
② 무표정
③ 종종걸음
④ 소서증
⑤ 굽은 자세

해설
안정 시 떨림이 있다.

답 ①

신경학적 결손이 없는 일시적인 마비 증상을 무엇이라고 하는가?

① 뇌경색 ② 뇌출혈
③ 뇌좌상 ④ 뇌진탕
⑤ 뇌졸중

해설
- 뇌진탕 : 신경학적 결손이 없는 일시적인 마비 증상
- 뇌좌상 : 뇌 조직 안에서 소량출혈이 일어나 멍이 드는 현상

답 ④

### (7) 파킨슨병

① 정의 : 중추신경계에서 서서히 진행되는 퇴행성 변화로 원인은 불명확하나 신경전달물질인 도파민을 만들어내는 신경세포가 파괴되는 질환

② 증 상
㉠ 무표정, 동작이 느려짐, 근육경직 및 안정 시 떨림
㉡ 굽은 자제, 종종걸음, 자세 반사의 소실로 자주 넘어짐, 균형감각의 소실
㉢ 소서증(글씨가 점점 작아짐), 우울, 사고의 느림, 인지능력의 감소 등

③ 치료 및 간호
㉠ 약물요법을 지속한다(도파민 제제).
㉡ 관절과 근육이 경직되지 않도록 운동하며 근육 스트레칭과 관절운동을 한다.
㉢ 많이 웃을 수 있고 적극적으로 질병에 대처하도록 정신적으로 지지해 준다.

### (8) 뇌진탕과 뇌좌상

① 뇌진탕 : 신경학적 결손이 없는 일시적 마비 증상
② 뇌좌상 : 뇌조직 안에서 소량출혈이 일어나 멍이 드는 증상

### (9) 추간판 탈출증

① 추간판 내의 수액이 섬유륜을 뚫고 탈출하여 신경을 자극하는 현상으로 흔히 디스크라고 한다.

② 호발부위 : 경추(5~6번), 요추(4~5번)

③ 증 상
㉠ 경추 추간판 탈출증 : 목의 경직, 팔과 손으로 방사하는 통증, 손의 감각 장애
㉡ 요추 추간판 탈출증 : 둔부와 하지로 방사되는 좌골신경통, 근육경련, 감각저하

④ 치료 및 간호
㉠ 통증완화 : 근이완제, 비스테로이드 항염증제
㉡ 보존적 치료(안정, 열요법, 냉요법), 외과적 중재
㉢ 예 방
- 물건을 들 경우 허리를 구부리지 말고 무릎을 구부리게 한다.
- 척추가 근육에 의해 지지되도록 목, 어깨, 복근을 강화하는 운동 수행
- 과체중인 경우 식이요법을 통해 체중을 줄여 척추의 부담감을 감소시킨다.

## 16 근골격계 질환 환자의 간호

### (1) 운동의 종류

① 능동운동 : 환자 스스로 하는 운동

② 보조적 능동운동

㉠ 환자가 할 수 있는 부분 → 환자가 스스로 운동을 함

㉡ 환자가 할 수 없는 부분 → 수동적으로 운동을 제공

③ 수동운동 : 타인에 의해서 행해지는 운동

④ 등장성 운동

㉠ 근육의 길이가 변하는 운동으로 대부분의 신체활동과 일상생활 활동이 해당됨

㉡ 목 적

- 관절의 구축, 경축 방지
- 관절의 유연성 유지, 가동범위 유지(석고붕대 제거 후 운동)

⑤ 등척성 운동

㉠ 관절을 움직이지 않고 특정 근육을 강화시키는 운동으로 근육의 길이가 변하지 않는 운동

㉡ 목 적

- 뼈 → Ca 빠져 나가는 것 방지
- 근육의 힘↑(근육크기 감소 방지)
- 정맥 울혈 방지(석고붕대 시 운동)

⑥ 등속성 운동(저항운동) : 근육의 크기, 형태, 강도를 높여 뼈의 힘을 유지하는데 필요한 긴장을 제공하며, 저항에 대항하여 근육이 수축하는 운동(발지지대를 발바닥으로 밀거나, 몸무게를 스스로 들어 올리는 형태의 운동으로 골다공증 예방)

### (2) 근골격계 질환

① 외 상

㉠ 염좌 : 인대가 늘어나거나 찢어진 것

㉡ 탈구 : 뼈가 제자리에서 이탈된 것

㉢ 타박상 : 연조직이 손상된 것

㉣ 좌상 : 건이 과신전되거나 근육이 심하게 긴장되는 것

㉤ 공통간호 : 안정, 고정(부목), 냉적용, 환부상승

② 골 절

㉠ 골절의 분류

- 단순골절 : 뼈 자체만 부러진 경우
- 복합골절 : 근육, 혈관, 신경 등 주위조직의 2차적인 손상 동반

필 / 수 / 확 / 인 / 문 / 제

**대부분의 신체활동과 일상생활 활동이 해당되는 운동으로 근육의 길이가 변하는 운동은 무엇인가?**

① 등장성 운동
② 등척성 운동
③ 등속성 운동
④ 능동운동
⑤ 보조적 수동운동

해설

등장성 운동 : 근육의 길이가 변하는 운동으로 대부분의 신체활동과 일상생활 활동이 해당된다.

답 ①

**발지지대는 하수족을 예방하기 위한 보조기구이다. 발지지대를 통해 기대할 수 있는 운동의 종류는 무엇인가?**

① 등장성 운동
② 등척성 운동
③ 등속성 운동
④ 능동운동
⑤ 수동운동

해설

등속성 운동(저항운동) : 발지지대를 발바닥으로 밀거나 몸무게를 스스로 들어 올리는 형태의 운동

답 ③

필 / 수 / 확 / 인 / 문 / 제

**근골격계 손상환자의 공통 간호제공으로 옳지 않은 것은 무엇인가?**

① 환부 상승 ② 안 정
③ 냉적용 ④ 견 인
⑤ 고 정

해설
근골격계 손상환자의 공통간호 : 안정, 고정, 냉적용, 환부상승

답 ④

**골절로 견인을 하고 있는 환자의 간호제공으로 옳은 것은 무엇인가?**

① 추가 바닥에 닿도록 한다.
② 화장실에 갈 때는 추를 제거해 준다.
③ 말초의 혈액순환 상태를 확인한다.
④ 절대안정시킨다.
⑤ 침상 매트리스는 편안한 휴식을 위해 푹신한 것을 제공한다.

해설
① 추가 바닥에 닿으면 안 된다.
② 추의 제거는 의사의 지시에 따라야 한다.
④ 움직일 수 있는 범위 내에서 운동을 장려한다.
⑤ 매트리스는 단단하고 편평해야 하며 주름이 없도록 한다.

답 ③

**골절로 석고붕대 시의 주의점으로 옳지 않은 것은 무엇인가?**

① 아동의 경우 빵부스러기나 음식, 종이 등을 넣지 않도록 한다.
② 해부학적인 자세를 유지한다.
③ 골절편 고정을 위해 피부에 완전히 밀착시킨다.
④ 등척성 운동을 한다.
⑤ 말초순환상태를 관찰한다.

해설
손가락 1개가 들어갈 정도의 여유를 둔다.

답 ③

ⓛ 치료 및 간호
- 도수정복 : 골절된 사지의 길이나 각도를 조정하면서 시술자의 힘으로 당겨주는 방법
- 견 인
  - 추, 도르래(줄)을 신체부위에 연결하여 골절된 골편이 겹치지 않도록 일직선이 유지되도록 하는 것
  - 견인의 종류
    - ⓐ 피부견인 : 피부에 테이프를 부착하고 2~4kg 정도의 추를 3~4주간 연결함으로써 견인력을 피부나 가장자리 부분에 적용하는 방법으로 수술 전 부종예방, 골절편의 고정을 위해 일시적으로 적용한다(벅스 견인, 러셀 견인 등).
    - ⓑ 골격견인 : 핀이나 철사를 직접 뼈에 삽입한 후 팔과 다리 등이 부목과 추, 도르래, 로프에 연결되어 지지되도록 하는 방법으로 견인선을 자유롭게 움직일 수 있고, 견인력이 피부견인보다 더 세다는 장점이 있지만 견인력이 너무 센 경우 구획증후군이나 지연유합 등이 올 수 있다.
  - 간 호
    - ⓐ 추, 도르래의 제거는 의사의 지시에 따라야 한다.
    - ⓑ 추가 바닥에 닿으면 안 된다.
    - ⓒ 움직일 수 있는 범위 내에서 운동장려(삼각손잡이, 발의 운동 등)
    - ⓓ 말초 혈액순환 상태 관찰
    - ⓔ 뼈돌출부위 연조직 압박 예방 : 자주 관찰, 마사지 실시
    - ⓕ 견인 침상의 매트리스는 단단하고 편평해야 하며 주름이 없도록 한다.
    - ⓖ 하수족 방지 : 발지지대 사용
    - ⓗ 환자에게 필요한 장비, 물품은 손이 닿기 쉬운 장소에 놓아둔다.
    - ⓘ 골절환자의 과도한 견인은 골절의 치유를 지연시키므로 삼간다.

③ 석고붕대(Cast)

㉠ 석고붕대의 목적
- 골절편의 고정
- 기형예방 및 고정
- 전위나 중첩예방
- 통증예방

ⓛ 석고붕대 시의 주의점
- 젖은 석회붕대의 화학성분이 열을 방출하면서 건조 : 다소 열이 발생하나 곧 없어진다.
- 해부학적인 자세를 유지하고 손가락 1개가 들어갈 정도의 여유를 둔다.
- 돌출된 뼈 부위에는 솜 적용
- 말초순환상태를 관찰한다.

- 등척성 운동을 한다.
- 아동 : 석고붕대 속으로 빵부스러기, 음식, 장난감, 종이 등을 넣지 않도록 한다.

㉢ 석고붕대 제거 후의 간호
- 피부의 각질화 : 중성비누로 약하게 여러 번 씻고 보습제를 바른다.
- 등장성 운동을 한다.
- 관절간호 : 점차적으로 정상 운동범위에 이르도록 한다. 관절은 강제적으로 구부리지 않는다.
- 제거 후 보행연습은 지팡이, 목발 등의 보조기구를 사용하여 연습 후 걷는다(체중부하는 점진적으로 해야 한다).
- 상지에 석고붕대를 한 환자는 근육의 힘이 회복될 때까지 무거운 물건을 들지 않도록 한다.
- 부종간호 : 하지 상승, 탄력붕대 이용

㉣ 종 류
- 단상지 석고, 장상지 석고, 상박현수 석고
- 단하지 석고, 장하지 석고, 원통형 석고
- 어깨수상 석고, 둔부수상 석고
- 체간부 석고
  - 배꼽 부위 노출 → 장의 연동운동 방해를 방지, 복부팽만 예방

④ 내고정(개방정복)

㉠ 나사, 철핀, 못 등을 통해 뼈를 고정시키는 방법

㉡ 고정과 치료를 하는 기간을 단축시키지만 감염의 우려가 크다.

㉢ 수술 후 간호 : 환부상승, 신경학적 상태 관찰, 감염예방

### (3) 관절염

| 퇴행성 관절염(골관절염) | 류마티스성 관절염 |
|---|---|
| • 연골이 닳아서 없어진다.<br>– 관절 연골의 마모와 파열<br>– 골과 골이 부딪혀서 통증↑<br>• 안정 시(통증↓), 움직임이 있을 때(통증↑)<br>– 쭈그리고 앉거나, 양반다리할 때 통증↑<br>• 밤에 통증이 더 크고, 비대칭적인 통증이 있다.<br>• 간 호<br>– 체중감소, 수영, 맨손 체조, 스트레칭<br>• 조조강직이 풀리는 시간 : 30분 이내<br>• 노인에게 호발 | • 활액의 염증이 있는 것<br>– 감염과정에 의한 자가면역 질환<br>– 열이 높고 전신질환<br>• 아침에 활액이 굳어서 움직이기 힘들고 통증도 심하다(밤에는 통증 감소).<br>• 아침에 통증이 크고, 통증이 대칭적이다.<br>• 조조강직이 풀리는 시간<br>– 1시간 이상<br>– 온수에 샤워나 통목욕을 한다. |

필 / 수 / 확 / 인 / 문 / 제

**석고붕대 제거 후의 간호제공으로 옳지 않은 것은 무엇인가?**

① 부종완화를 위해 환부를 상승시킨다.
② 피부의 완전한 각질 제거를 위해 중성비누로 강하게 한 번에 씻어 낸다.
③ 등장성 운동을 한다.
④ 근육의 힘이 회복될 때가지 무거운 물건을 들지 않는다.
⑤ 관절은 강제적으로 구부리지 않는다.

해설
중성비누로 약하게 여러 번 씻고 보습제를 바른다.

답 ②

**퇴행성 관절염에 대한 설명으로 옳은 것은 무엇인가?**

① 아침에 통증이 심하다.
② 통증이 대칭적이다.
③ 조조강직이 풀리는데 1시간 이상이 걸린다.
④ 젊은 층에 호발한다.
⑤ 쭈그리고 앉을 때 통증이 심하다.

해설
① 밤에 통증이 심하다.
② 통증이 비대칭적이다.
③ 조조강직이 풀리는 시간은 30분 이내이다.
④ 노인에게 호발한다.

답 ⑤

**퇴행성 관절염환자의 체중감소를 위한 운동으로 적당한 것은 무엇인가?**

① 걷 기 ② 자전거 타기
③ 달리기 ④ 수 영
⑤ 에어로빅

해설
퇴행성 관절염 환자의 체중감소를 위해 관절에 무리가 가지 않는 수영이 좋다.

답 ④

## 17 내분비 질환 환자의 간호

### (1) 뇌하수체 질환

① 전엽 호르몬 : 성장호르몬(성장 촉진, 혈당↑)

㉠ 과다분비(뇌하수체 기능항진증)

- 거인증 → 성장판 닫히기 전(골단이 융합되기 전)
- 말단 비대증 → 성장판 닫힌 후(골단이 융합된 후)

㉡ 과소분비(뇌하수체 기능저하증) : 난쟁이(왜소증)

② 후엽 호르몬 : 항이뇨호르몬(ADH, 바소프레신) → 소변배설 × → 혈압↑

㉠ 과다분비 : 소변배설↓ → 혈압 상승

㉡ 과소분비 : 소변배설↑ → 요붕증(탈수, 혈압↓)

### (2) 갑상선 질환

① 갑상선 호르몬(티록신) : 기초대사량(신진대사)↑, 성장촉진

② 갑상선 기능항진증 → 그레이브스병

㉠ 정의 : 비교적 여성에게 흔한 내분비 질환, 갑상선이 비대해지고 갑상선 호르몬인 티록신의 과잉분비로 신진대사의 이상항진이 있는 질병이다.

㉡ 증상 : 안구돌출, 빈맥, 심계항진, 체중감소, 정서적 불안정, 신경과민, 불안 및 손 떨림, 더위를 잘 느끼고 땀 분비↑, 설사나 변비, 월경불순

㉢ 치료 및 간호

- 서늘하고 조용한 방, 목욕을 자주한다.
- 고열량식이, 4,000~5,000kcal를 6회/일로 나눠서 먹음
- 눈간호 실시 : 선글라스를 쓰도록 하고 밤에 잘 때 눈을 완전히 감지 못하면 무자극성 테이프를 붙이거나 안연고를 듬뿍 발라주어 각막 손상을 예방한다.
- 안정 : 적당한 휴식, 독방, 면회객 제한, 필요시 진정제 투여
- 커피, 홍차, 콜라 등 카페인 금지
- 매일 체중측정
- 조기에 요오드(아이오딘) 사용(해조류)
- 수술요법 : 갑상선 절제술

③ 갑상선 기능저하증

㉠ 정의 : 갑상선 호르몬 티록신의 분비 저하로 신진대사가 저하된 상태

㉡ 분 류

- 크레틴병 : 태생기 혹은 출생 후 영아에게 나타나는 갑상선 기능저하증
- 점액수종 : 성인에게 오는 갑상선 기능저하증

㉢ 증 상

- 크레틴병 : 신체 성장의 결함, 지적 발달 장애 등
- 점액수종 : 부종, 거칠고 건조한 피부, 추위에 민감, 서맥, 식욕감소, 변비, 체중 증가, 기억력 감퇴, 사고과정 지연, 월경불순 등

---

**갑상선 기능항진증 환자의 간호제공으로 옳지 않은 것은 무엇인가?**

① 독방을 제공하고 면회를 제한한다.
② 따뜻하고 조용한 방을 제공한다.
③ 목욕을 자주 한다.
④ 커피, 홍차 등 카페인을 금지한다.
⑤ 밤에 눈을 완전히 감지 못할 때 무자극성 테이프를 붙여 준다.

해설
서늘하고 조용한 방을 제공한다.

답 ②

**호르몬 관련 질환의 연결이 옳은 것은 무엇인가?**

① 성장 호르몬 과다(성장판 융합 전) – 말단비대증
② 성장 호르몬 과다(성장판 융합 후) – 거인증
③ 갑상선 호르몬 부족(성인) – 크레틴병
④ 갑상선 호르몬 부족(아동) – 점액수종
⑤ 갑상선 호르몬 과다 – 그레이브스병

해설
① 성장 호르몬 과다(성장판 융합 전) – 거인증
② 성장 호르몬 과다(성장판 융합 후) – 말단비대증
③ 갑상선 호르몬 부족(성인) – 점액수종
④ 갑상선 호르몬 부족(아동) – 크레틴병

답 ⑤

ⓒ 치료 및 간호
- 꾸준히 약물복용
- 편안하고 따뜻한 실내온도
- 저열량, 고단백식이, 고섬유소식이 섭취
- 피부손상 예방 : 비누사용을 줄이고 습윤을 유지할 수 있도록 로션을 바름
- 체중측정, 수분섭취와 배설량 측정, 부종 관찰

### (3) 부갑상선 질환

① 부갑상샘 호르몬(PTH) : 혈청 내 칼슘과 인의 농도 조절 ↔ 칼시토닌(뼈 튼튼)

② 부갑상선 기능항진증

㉠ 정의 : PTH(부갑상샘 호르몬)이 과다활동으로 혈청 내 Ca양↑

㉡ 증상 : 뼈의 통증, 골다공증, 골절, 과칼슘혈증으로 눈, 심장, 폐, 신장에 손상, 신결석, 갈증, 오심, 구토, 식욕부진, 변비 등

ⓒ 치료 및 간호
- 침상난간을 올린다.
- 저칼슘식이, 수분섭취↑
- 수술요법 : 부갑상샘 부분절제술

③ 부갑상선 기능저하증

㉠ 정의 : PTH(부갑상샘 호르몬)이 분비저하로 혈청 내 Ca양이 감소되는 질환

㉡ 증 상
- 저칼슘혈증으로 인한 테타니(저림, 감각이상, 근육통, 근육경련, 후두경련), 신경과민, 안절부절 등
- 크보스텍 사인 : 얼굴을 살짝 건드리면 → 안면 경련
- 트루소 사인 : 혈압기 커프를 감으면 → 손가락, 손목의 굴곡
- 후두강직 : 호흡근 마비로 바로 사망할 수 있다. → 칼슘글루코네이트 정맥투여하여 칼슘공급

ⓒ 치료 및 간호 : 고칼슘식이, 칼슘제제 투여, 비타민 D 투여 등

### (4) 부신질환

① 부신 호르몬

㉠ 부신피질 호르몬
- 당류코르티코이드(코르티솔) : 혈당↑, 항염, 항알레르기
- 염류코르티코이드(알도스테론) : Na 축적, K 배출
- 안드로겐(남성호르몬)

㉡ 부신수질 호르몬 : 에피네프린, 노에피네프린, 자극호르몬

필 / 수 / 확 / 인 / 문 / 제

**뼈의 성장 및 칼슘 대사를 조절하는 기능을 하는 호르몬은 무엇인가?**

① 갑상선 호르몬
② 옥시토신
③ 항이뇨 호르몬
④ 부갑상샘 호르몬
⑤ 인슐린

해설

부갑상샘 호르몬
- 칼슘과 인의 대사에 관여하며 갑상선에서 분비되는 칼시토닌과 길항작용을 함
- 골다공증을 유발함

답 ④

**부갑상선 기능항진증 환자의 증상으로 옳은 것은 무엇인가?**

① 후두강직
② 저 림
③ 골 절
④ 크보스텍 사인
⑤ 신경과민

해설

부갑상선 기능항진증 : 뼈의 통증, 골다공증, 골절, 신결석 등

답 ③

필 / 수 / 확 / 인 / 문 / 제

**부신피질 호르몬인 코르티솔이 과잉분비되었을 때 예상되는 질환은 무엇인가?**

① 에디슨병 ② 쿠싱증후군
③ 그레이브스병 ④ 요붕증
⑤ 테타니

해설
부신피질 기능항진증 : 쿠싱증후군

답 ②

**위기라고도 할 수 있는 부신피질 파괴에 의한 부신피질 호르몬의 감소로 저혈당, 저혈압, 탈수, 쇼크 등의 증상이 나타나는 질환은 무엇인가?**

① 에디슨병 ② 쿠싱증후군
③ 그레이브스병 ④ 요붕증
⑤ 테타니

해설
에디슨병 : 저혈당, 저혈압, 탈수, 쇼크 등의 증상이 나타나는 위기라고 할 수 있는 부신피질 기능저하증이다.

답 ①

**1형 당뇨에 대한 설명으로 옳지 않은 것은 무엇인가?**

① 인슐린의 절대적인 부족
② 소아당뇨라고도 한다.
③ 제1치료로 인슐린 주사를 사용한다.
④ 경구용 혈당강하제를 병행 치료한다.
⑤ 식이요법과 운동요법을 한다.

해설
경구용 혈당강하제는 제2형 당뇨에 사용한다.

답 ④

② 부신피질 기능항진증
㉠ 쿠싱증후군
- 정의 : 당류코르티코이드(코르티솔)의 과잉분비
- 증 상
  - 코르티솔 분비↑
    ⓐ 혈당 증가(고혈당) : 스테로이드성 당뇨
    ⓑ 혈액 중 포도당 수치 증가하지만 적절한 에너지원으로 사용하지 않는다.
    ⓒ 단백질의 이화작용으로 팔 다리가 얇아지고 모발이 거칠어진다.
    ⓓ 지방을 포도당으로 만들어서 사용하여 지방이 부적절한 곳에 침착(배, 얼굴, 목), 보름달 같은 얼굴, 낙타 목, 복부비만의 증상이 나타난다.
  - 알도스테론 분비 증가로 인해 Na 축적(수분 축적) → 부종, 혈압 증가
  - 안드로겐 분비 증가 → 여성의 남성화 초래(다모증, 여드름), 무월경
- 치료 및 간호 : 감염예방, 손상의 예방, 피부손상 예방 등

㉡ 알도스테론증
- 알도스테론의 분비가 증가되어 수분과 전해질 대사에 이상이 생기는 질환
- 증상 : 염분축적, 고혈압, 부종, 저칼륨혈증, 근육약화 등
- 치료 및 간호 : 고혈압과 저칼륨 현상 치료

③ 부신피질 기능저하증(에디슨병)
㉠ 정의 : 부신피질 파괴에 의한 당류와 염류코르티코이드의 결핍 증상
㉡ 증 상
- 코르티솔↓ → 저혈당
- 알도스테론↓ → 저혈압, 탈수, 쇼크
- 안드로겐↓ → 액와 부위 모발↓ 월경상실, 남성 발기부전

㉢ 치료 및 간호 : 호르몬 대체요법

### (5) 췌장질환

췌장의 랑게르한스섬 베타세포에서 분비되는 호르몬인 인슐린 분비가 결핍되어 신진대사 질환으로 고혈당과 대사 장애가 나타내는 질환

① 분 류

| 1형 당뇨(소아 당뇨, 10%) | 2형 당뇨(성인형 당뇨, 90%) |
|---|---|
| • 원인 : 인슐린의 절대적 부족<br>• 치료 : 인슐린 주사(제1치료), 식이요법, 운동요법 병행 | • 원인 : 인슐린의 상대적인 부족<br>• 치료 : 식이요법(제1치료), 운동요법 병행, 경구용 혈당강하제, 인슐린 주사(최후) |

② 진 단
㉠ 공복 시 혈당(FBS) : 126mg/dL↑
㉡ 식후 2시간 혈당(PP2hrs) : 200mg/dL↑
㉢ 당화 혈색소 : 6.5↑

③ 증 상

㉠ 3대 증상(다음, 다식, 다뇨)

㉡ 체중감소, 피로감, 공복감, 가려움증, 시력장애 등

④ 만성 합병증

㉠ 말초신경장애 : 상처 치유지연, 말초신경 마비, 감각 저하, 화상 증가, 발괴사(발 절단의 우려)

㉡ 망막장애 : 백내장, 안과질환↑, 실명

㉢ 신장문제 : 신부전, BUN이(혈액 요산요소검사) 80mg/dL 이상이면 혈액투석이나 신장이식 필요

㉣ 심장문제 : 관상 동맥질환(협심증, 심근경색증) 발생

㉤ 발과 다리의 합병증 : 궤양

⑤ 간 호

㉠ 발간호

- 발 건조 : 로션, 오일 발라준다(발가락 사이에는 안 바름).
- 각질, 티눈은 반드시 병원에 가서 치료한다.
- 앞이 트인 신발을 신지 않는다(샌들, 슬리퍼 : ×).
- 맨발로 다니지 않는다.
- 꽉 끼는 신발을 신지 않는다.
- 굽 높은 신발을 신지 않는다.

㉡ 식이요법 : 표준체중과 활동량을 고려해서 처방된 열량수준을 유지하는 것이 중요하다(탄수화물 : 단백질 : 지방 = 60 : 20 : 20).

㉢ 운동요법

- 운동 시 혈중의 당이 세포 내로 이동하여 혈당을 낮춘다.
- 인슐린 감수성을 증가시킨다.
- 심장과 순환기 질환을 예방할 수 있다.
- 제2형 당뇨병에서 당화혈색소를 낮춘다.
- 적절한 운동은 에너지 소모를 증가시킨다.

㉣ 약물요법

- 경구용 혈당강하제 투여
- 인슐린 주사
  - 주사부위를 바꿔가면서 피하주사, 주사 후 문지르지 않는다.
  - 복부(흡수↑) – 상완부 – 대퇴부 – 둔부

㉤ 고혈당의 응급처치 : 고삼투성 비케톤성 혼수 → 인슐린 투여

㉥ 저혈당의 응급처치 : 인슐린 쇼크

- 의식이 있을 때 : 설탕물, 오렌지주스 공급
- 의식이 없을 때 : 50% 포도당 정맥주사

㉦ 당뇨병 환자가 휴대해야 할 물품 : 당뇨 증명서, 사탕

**필 / 수 / 확 / 인 / 문 / 제**

**당뇨의 증상으로 옳지 않은 것은 무엇인가?**

① 다 식 ② 다 음
③ 갈 증 ④ 피로감
⑤ 체중 증가

해설
당뇨의 증상 : 다음(다갈), 다식, 다뇨, 피로감, 체중 감소 등

답 ⑤

**당뇨환자의 발간호로 옳은 것은 무엇인가?**

① 발건조를 막기 위해 발가락 사이에 로션을 발라준다.
② 샌들, 슬리퍼를 신지 않는다.
③ 티눈은 생기는 즉시 스스로 제거한다.
④ 꽉 맞는 신발을 신는다.
⑤ 원활한 혈액순환을 위해 양말을 신지 않는다.

해설
① 발가락 사이에는 로션을 바르지 않는다.
③ 티눈은 반드시 병원에 가서 치료한다.
④ 꽉 맞는 신발을 신지 않는다.
⑤ 맨발로 다니지 않는다.

답 ②

**당뇨환자의 치료방법으로 인슐린 주사를 놓을 때 흡수가 가장 빨라서 응급상황일 때 사용하는 부위는 어디인가?**

① 상완부 ② 대퇴부
③ 둔 부 ④ 복 부
⑤ 삼각근

해설
인슐린 주사 시 복부는 흡수가 빨라서 응급 시 사용한다.

답 ④

필 / 수 / 확 / 인 / 문 / 제

**정상적인 소변에 있는 것은 무엇인가?**

① 혈 액　　② 당
③ 단백질　　④ 케 톤
⑤ 요 소

해설
정상 소변 : 요산, 요소, 크레아티닌

답 ⑤

**멸균뇨를 채취하기 위한 소변검사는 무엇인가?**

① 일반소변검사
② 24시간 소변검사
③ 소변배양검사
④ HCG검사
⑤ 나이트라진검사

해설
소변배양검사 : 인공도뇨로 멸균뇨를 채취한다.

답 ③

**24시간 소변검사에 대한 설명으로 옳지 않은 것은 무엇인가?**

① 첫 소변은 버린다.
② 화장실에 24시간 소변 수집중이라는 표시를 한다.
③ 만약 잊고 배뇨하면 2~3시간을 더 추가해서 수집한다.
④ 마지막 소변은 포함시킨다.
⑤ 멸균병에 수집한다.

해설
만약 잊고 배뇨하면 처음부터 다시 시작한다.

답 ③

## 18 신장과 요로계 질환 환자의 간호

### (1) 비뇨기계의 구조와 기능

① 구조 : 신장 → 요관 → 방광 → 요도

② 신장의 기능
- ㉠ 소변형성, 질소성 수용성 노폐물(요산, 요소) 배설
- ㉡ 혈액성분 조절, 수분과 전해질 조절, 산·염기의 균형유지
- ㉢ 영양물질 재흡수
- ㉣ 호르몬 분비
  - 레닌 : 혈압에 영향을 미치는 호르몬, 혈압조절
  - 에리스로포이에틴 : 적혈구 생산을 자극하는 호르몬

③ 소 변
- ㉠ 약산성, 색(미색, 호박색, 투명), 비중(1.015~1.030)
- ㉡ 정상량 : 1,000~2,000cc/일, 50cc/시간
- ㉢ 요산, 요소, 크레아티닌(질소성 노폐물)

④ 비정상 소변
- ㉠ 소변에 단백질, 지방(케톤), 혈액, 당, 빌리루빈이 있을 때
- ㉡ 다뇨 : 3L 이상/일
- ㉢ 핍뇨 : 500cc 이하/일, 30cc 이하/시간
- ㉣ 무뇨 : 100cc 이하/일

### (2) 비뇨기계 질환의 진단 검사

① 소변검사

| 일반소변검사 | 소변배양검사 | 24시간 소변검사 |
|---|---|---|
| 아침 첫 소변의 중간뇨 (농축된 소변) | 인공 도뇨(단순 도뇨) → 멸균뇨를 채취해서 원인균을 찾아 적절한 항생제를 선택해 치료 | • 화장실에 24시간 소변 수집 중이라는 표시를 한다.<br>• 만약 잊고 변기에 배뇨하면 처음부터 다시 시작한다.<br>• 첫 소변은 버리고 마지막 소변을 포함시킨다.<br>예 아침 7시~다음날 아침 7시까지 24시간 멸균병에 수집한다. |

② 혈액검사 : 신장의 기능을 검사하기 위한 검사[BUN(Blood Urea Nitrogen), 크레아티닌(Cratinine)]

### (3) 신장과 요로계 질환

① 요정체 → 소변감염 → 방광염 → 신장질환

㉠ 원인 : 요도협착, 결석, 종양, 근육의 긴장감소로 인한 요정체

㉡ 남성의 30~50%에서 발생하는 전립선 비대증으로, 요도 압박으로 인한 요정체

㉢ 소변이 방울방울 나오고 빈뇨, 야간뇨

㉣ 금연, 금주, 단순 도뇨로 정체된 소변 배출, 주기적인 정액 배출, 심하다면 전립선 절제술 등

② 요실금

㉠ 정의 : 자신의 의지와 상관없이 불수의적으로 배출되는 것

㉡ 종 류

- 복압성 요실금 : 기침, 재채기, 웃음, 달리기, 줄넘기 등 복부 내 압력증가로 인해 소변이 배출되는 것
- 긴급성(긴박성) 요실금 : 뇨의를 느끼자마자 바로 소변이 배출되는 것
- 혼합성 요실금 : 복압성 요실금, 긴박성 요실금
- 익류성(역류성, 범람성) 요실금 : 소변의 배출이 원활하지 않아 소변이 가득 찬 방광에서 소변이 조금씩 넘쳐 계속적으로 흘러나오는 것

㉢ 간 호

- 규칙적인 배뇨권장으로 배뇨를 다시 조절하도록 한다(부동환자라면 규칙적인 간격으로 변기 제공).
- 골반근육강화 운동(케겔운동)을 한다.
- 충분한 수분섭취로 방광의 기능을 유지한다.
- 피부자극에 의한 욕창 등 2차적인 합병증을 예방한다.
- 식이섬유소가 풍부한 채소와 과일 섭취로 변비를 예방한다.
- 기저귀는 최후의 수단으로 밤에만 적용한다.
- 체중을 줄인다.
- 유치도뇨를 이용하기도 한다.

③ 염증성 질환

㉠ 요도염, 방광염, 신우신염 : 원인균(대장균) → 상행성 감염

㉡ 여성에게 호발, 요도의 길이가 3~5cm로 짧아서 대장균의 감염

㉢ 방광염 : 요로감염 중 가장 흔하게 발생

㉣ 증상 : 빈뇨, 긴박뇨, 야뇨, 작열감, 잔뇨감, 하복부 통증, 소변색이 뿌옇고 악취가 남

㉤ 치료 및 간호 : 항생(항균)제 치료, 요의가 있을 때 즉시 배뇨하는 습관, 요의가 없어도 규칙적으로 배뇨하는 습관, 하루 3~4L의 수분섭취, 카페인이 든 음료 섭취 피함, 회음부 청결유지, 면제품 속옷 착용 등

필 / 수 / 확 / 인 / 문 / 제

**요실금 대상자에게 제공하는 간호로 옳지 않은 것은 무엇인가?**

① 체중을 줄인다.
② 케겔운동을 한다.
③ 변비를 예방한다.
④ 수분섭취를 제한한다.
⑤ 규칙적인 간격으로 배뇨한다.

해설
수분섭취를 충분히 한다.

답 ④

**여성에게 호발하는 방광염의 주원인균은 무엇인가?**

① 용혈성 연쇄상구균
② 대장균
③ 포도상 구균
④ 장구균
⑤ 웰치균

해설
여성 방광염의 주원인균 : 대장균

답 ②

필 / 수 / 확 / 인 / 문 / 제

신증후군의 증상으로 옳지 않은 것은 무엇인가?

① 단백뇨 ② 고알부민혈증
③ 고지혈증 ④ 부 종
⑤ 체중증가

해설
신증후군의 증상 : 단백뇨, 저알부민혈증, 고지혈증, 부종, 체중증가

답 ②

요로결석 대상자에게 제공하는 치료 및 간호로 옳지 않은 것은 무엇인가?

① 수분섭취량을 늘린다.
② 통증감소를 위해 진통제를 투여한다.
③ 비타민이 풍부한 식이를 제공한다.
④ 체외충격파 쇄석술을 시행한다.
⑤ 약물요법으로 항생제, 항염증제를 사용한다.

해설
비타민 D 함유 음식을 제한한다.

답 ③

④ 사구체 질환(사구체신염, 신증후군)
- ㉠ 사구체신염
  - 사구체의 염증성 반응을 일으키는 신질환
  - 원 인
    - 편도선염, 감기, 인후염, 알레르기 반응 등
    - 2~3주 전에 세균성 상기도 감염과 피부 감염 → 이 원인균이 사구체의 염증 반응을 일으킴
  - 증상 : 혈뇨, 단백뇨, 색이 진하고 거품이 나는 소변, 요량감소, 옆구리 동통, 오심, 구토, 식욕부진, 안면부종 등
  - 진단 : 소변검사(혈뇨, 단백뇨, 소변량 감소), 혈액검사(BUN, 크레아티닌 증가)
  - 치료 및 간호
    - 침상안정, 대증요법, 상기도 감염환자와의 접촉을 피한다.
    - 부종이 심한 경우 수분제한
    - 식이 : 저염, 저단백, 고탄수화물식이
    - 정확한 수분섭취량과 배설량 측정, 체중측정
    - 약물요법 : 항생제, 항고혈압제, 이뇨제, 스테로이드제
    - 구강간호
- ㉡ 신증후군
  - 정의 : 사구체의 손상으로 혈장단백이 사구체막을 빠져 나가는 상태
  - 원인 : 사구체신염, 화상, 감염성 질환, 알레르기 반응 등
  - 증상 : 심한 단백뇨, 저알부민혈증, 고지혈증, 전신부종, 체중증가 등
  - 치료 및 간호
    - 고단백식이, 저지방식이
    - 부종이 심하다면 저염식이, 수분 제한
    - 섭취량과 배설량 측정, 체중측정
    - 원인에 따른 치료
    - 약물요법 : 이뇨제, 부신피질 스테로이드요법 시행
    - 피부간호, 감염예방

⑤ 요로결석
- ㉠ 정의 : 요로계에 결석이 생기는 질환
- ㉡ 남성 > 여성, 부갑상선 기능항진증으로 Ca 과다, 요정체, 퓨린 과다섭취 등
- ㉢ 증상 : 예리하고 갑작스러운 산통, 요로폐쇄(결석), 요정체로 감염↑, 혈뇨 등
- ㉣ 치료 및 간호
  - 수분 섭취(3~4L 이상/일)
  - 체외 충격파 쇄석술, 폐쇄 요관에 스텐트 삽입, 경구용 약물을 통한 결석용해요법 등
  - 약물요법 : 진통제, 항생제, 항염증제, 항경련제 등

• 결석의 종류에 따라 저단백, 저염, 저인산식이
• 비타민 D 함유 음식 제한식이

⑥ 신부전

㉠ 정의 : 신장의 기능을 상실한 상태

㉡ 분 류

• 급성 신부전 : 신장의 시구체 여과 기능이 갑자기 상실
• 만성 신부전 : 네프론 60% 이상이 비가역적으로 감소되어 회복 불가능한 상태로 85% 이상이 손상된 상태는 말기 신부전이다.

㉢ 증상 : 핍뇨, 무뇨, 전해질의 불균형, 감염에 민감, 오심, 구토, 식욕부진, 구강건조, 요독성 뇌질환 등

㉣ 치료 및 간호

| 혈액 투석 | 복막 투석 |
|---|---|
| • 혈액을 혈관통로를 통해 체외 투석기로 순환하여 요독성 물질과 수분을 제거한 후 체내로 돌려줌<br>• 2~3회/주 병원 방문<br>• 장점 : 병원에서 의료진에 의해 시행, 짧은 소요시간, 효율적인 노폐물 제거 기능<br>• 동정맥루가 자리 잡는데 40~50일 소요(동정맥루 관리 필요) | • 가정에서 본인이 직접 투석액을 복강 내로 삽입하여 복막과 근접한 모세혈관을 통해 노폐물이 통과시킨 후 삽입된 투석액을 제거함<br>• 시간이 김 : 4회/일, 12시간/일<br>• 장점 : 절차가 간단, 자기 투석 가능<br>• 복막염이 발생하기 쉬움<br>– 청결한 곳에서 복막 투석을 한다.<br>– 영구적인 카테터 관리를 잘한다.<br>– 매일 소독하고 마스크, 위생 장갑을 끼고 투석한다. |
| 요골동맥<br>요골정맥<br>동정맥루 | 투석액<br>흉 부<br>위<br>횡경막<br>복 부<br>복 강<br>장기들 有<br>얇은 복막구멍 有<br>영구적인 카테터 삽입<br>노폐물 |

㉤ 수술 후 동정맥루 관리방법

• 동정맥루를 설치한 팔을 심장높이보다 높여 준다.
• 수술 후 2일째 되는 날부터 통증, 부종이 가시면 운동을 시작한다.
• 혈관에 찌릿찌릿한 느낌이 없거나 혈관 주위가 빨갛고 아프거나 진동이 느껴지지 않으면 즉시 보고한다.
• 부종 시에는 찬물로 찜질하고 난 후 더운물 찜질을 하도록 한다.

㉥ 동정맥루 설치환자의 주의사항

• 동정맥루를 만들고 1~2개월 정도 시간이 경과한 후 투석을 실시한다.
• 동정맥루가 있는 팔로는 혈압측정을 하지 않고 혈액 채취, 정맥주입도 하지

필 / 수 / 확 / 인 / 문 / 제

**복막투석에 대한 설명으로 옳은 것은 무엇인가?**

① 투석부위를 매일 소독한다.
② 혈액투석에 비해 절차가 복잡하다.
③ 혈액투석에 비해 시간이 짧게 소요된다.
④ 효율적인 노폐물 제거가 가능하다.
⑤ 전문적인 의료진에 의해 시행된다.

해설

② 절차가 간단하다.
③ 시간이 길다(12시간/1일).
④ 효율적인 노폐물제거가 가능한 것은 혈액투석이다.
⑤ 전문적인 의료진에 의해 시행되는 것은 혈액투석이다.

답 ①

**동정맥루를 시술한 팔의 관리법으로 옳지 않은 것은 무엇인가?**

① 동정맥루 설치한 팔을 심장높이보다 높여 준다.
② 소매가 조이는 옷을 입지 않도록 한다.
③ 혈압을 측정하지 않는다.
④ 무거운 물건을 들지 않는다.
⑤ 시계착용은 무방하다.

해설

시계, 팔찌 등의 착용을 금한다.

답 ⑤

필 / 수 / 확 / 인 / 문 / 제

**혈액투석에 대한 설명으로 옳지 않은 것은 무엇인가?**

① 투석액은 반드시 멸균액이어야 한다.
② 투석 후 혈압을 측정한다.
③ 동정맥루 부위에 잡음이 들리면 즉시 병원에 간다.
④ 동정맥루가 자리잡는데 50일 정도의 시간이 필요하다.
⑤ 동정맥루를 시술한 팔에서 혈액채취, 정맥주입을 하지 않는다.

해설
진동이 촉지되고 잡음이 들리는 것은 정상이다.

답 ③

**전립선 절제술 후 방광세척액으로 적당한 것은 무엇인가?**

① 물
② 생리식염수
③ 고장성 용액
④ 저장성 용액
⑤ 비눗물

해설
물은 전해질 결핍이나 수분중독증을 유발할 수 있어 생리식염수를 사용한다.

답 ②

않으며, 무거운 물건을 들거나 팔베개를 하지 않는다. 또한 시계·팔찌 등의 착용을 금하며, 소매가 조이는 옷은 입지 않도록 하고, 상처가 생기지 않도록 한다.

- 투석액은 반드시 멸균액이어야 한다.
- 투석 후 혈압측정은 저혈압 증상을 확인하기 위함이며, 투석 후 유분이 많은 크림을 이용해 동맥측에서 정맥측으로 부드럽게 마사지하고, 따뜻한 물수건을 동정맥루 부위에 올려놓고 30분씩 3회 정도 찜질한다.
- 매일 자주 진동을 촉진하고 잡음을 청진한다.

## 19 생식기계 질환 환자의 간호

### (1) 전립선 비대증

① 정의 : 전립선이 커져서 요도를 압박하는 것
② 원인 : 노화에 따른 남성호르몬의 감소, 여성호르몬의 증가 등 호르몬의 불균형, 비만, 고지방, 고콜레스테롤식이 등
③ 증 상
㉠ 비대된 전립선이 요도를 눌러 요도가 좁아져 소변줄기가 가늘어짐
㉡ 잔뇨감, 소변이 바로 나오지 않고 힘을 주어야 나옴
㉢ 빈뇨, 긴박뇨, 야뇨
㉣ 소변을 보고도 시원하지 않은 느낌이 든다.
④ 치료 및 예방
㉠ 금연, 금주
㉡ 저지방식이, 적당한 운동, 적정 체중 유지
㉢ 도뇨관을 통해 정기적으로 정체된 소변을 빼줌
㉣ 심하면 전립선 절제술
⑤ 전립선 절제술 간호
㉠ 수술 후 2~3일간 지속적인 방광세척을 하고 소변이 맑아지면 멈춘다.
㉡ 세척액은 생리식염수를 사용한다(물은 전해질 결핍이나 수분 중독증 유발 가능).
㉢ 지속적인 세척을 하는 경우는 맑은 소변을 유지하거나 분홍색을 유지하도록 한다.
㉣ 섭취량과 배설량을 정확히 기록하며 세척을 위해 주입된 액도 정확하게 계산하도록 한다.
㉤ 수술 후 2~3일간 충분한 수분섭취(2,000~3,000cc)를 해서 소변을 자주 배출하여 혈액응고 형성을 방지한다.
㉥ 치골상부에 온찜질(방광기능 회복시키기 위해 아랫배 찜질), 좌욕
㉦ 24시간 침상안정 후 조기이상

ⓞ 직장체온 금지, 관장, 튜브삽입 금지

ⓩ 6~8주간 무거운 물건 드는 것 금지, 힘든 운동이나 변비 예방

### (2) 유방암

① **정의** : 유방에 생긴 암세포로 이루어진 종괴

② **원인** : 여성호르몬(에스트로겐), 연령 및 출산 경험, 수유요인, 유방암의 가족력, 방사선 노출 등

③ **진단** : 매월 유방암 자가 검진, 정기적인 의사의 진찰, 정기적인 유방촬영

④ **유방암 자가 검진**

㉠ 시 기

- 매월 생리가 끝나고 2~7일 후 유방이 가장 부드러울 때
- 폐경 : 매월 일정한 날을 정해서 한다.

㉡ 검진방법

- 1단계 : 거울 앞에서 관찰하기
  - 양팔을 내려놓은 후 관찰
  - 양손을 깍지를 껴 머리 뒤로 들어 올리고 관찰
  - 양손을 옆구리에 대고 관찰
- 2단계 : 앉거나 서서 촉진하기
  - 검진하는 유방 쪽 팔을 머리 위로 올리고 반대편 2, 3, 4번째 손가락 첫째 마디 바닥면을 이용해 검진
  - 유방주위 바깥쪽 상단부위에서 원을 그려 가며 안쪽으로 검진
  - 유두의 위아래와 양옆을 짜서 분비물 확인
- 3단계 : 누워서 촉진하기
  - 누워 어깨 밑에 수건을 접어 받친 후 2단계 방법으로 검진

㉢ 자가 검진하면서 멍울, 통증, 유두분비물, 유두의 함몰, 유방의 주름, 유두 습진, 유방 피부의 변화 등을 주의 깊게 살펴본다.

⑤ **치료 및 간호** : 수술요법, 항암화학요법, 방사선 치료 등

⑥ **유방절제술 후 간호**

㉠ 환측 팔 보호 : 혈압측정, 정맥주사 금지, 제모 시 1회용 면도기 사용금지

㉡ 압박드레싱 : 수술부위 유합 촉진

㉢ 부종(림프선 종창) 예방 : 수술한 측 팔을 심장보다 높이 들어올린다.

㉣ 운동 : 주먹 쥐고 펴는 손 운동, 머리 빗기기, 세수하기, 로프 돌리기, 벽 오르기, 어깨 운동 등

㉤ 긴장 예방 : 긴장은 통증 유발 → 수술한 부위의 긴장을 피하는 팔의 자세를 취한다.

필 / 수 / 확 / 인 / 문 / 제

**유방암 자가검진 시기로 옳은 것은?**

① 배란일
② 월경시작일
③ 생리가 끝나고 2일 후
④ 매월 1일
⑤ 매월 30일

해설
유방이 가장 부드러울 때 생리가 끝나고 2~7일 후에 실시한다.

답 ③

**유방암 환자의 유방절제술 후 압박드레싱을 해주는 이유는 무엇인가?**

① 지혈촉진
② 통증감소
③ 감염예방
④ 수술부위 유합 촉진
⑤ 수술부위 지지

해설
압박드레싱을 해서 수술부위의 유합을 촉진해 준다.

답 ④

**유방절제술 환자의 운동으로 옳지 않은 것은 무엇인가?**

① 머리 빗기기
② 벽 오르기
③ 주먹 쥐고 펴는 운동
④ 어깨운동
⑤ 슬관절 운동

해설
유방절제술 후 운동 : 주먹 쥐고 펴는 운동, 머리 빗기기, 세수하기, 로프 돌리기, 벽 오르기, 어깨운동 등

답 ⑤

### (3) 자궁근종

① 정의 : 자궁을 대부분 이루고 있는 평활근에 생기는 양성종양
② 호발인자 : 35세 이상 여성의 40~50%에서 발생
③ 증상 : 무증상(절반 정도), 월경과다, 골반통증, 월경통, 성교 시 통증, 빈뇨 등
④ 진단 : 내진, 초음파 검사
⑤ 치료 및 간호 : 환자의 연령, 폐경여부, 증상유무, 환자의 선호도에 따라 치료방법을 선택, 약물적 치료, 수술적 방법(자궁절제술, 근종적출술)

## 20 피부 질환 환자의 간호

### (1) 피부의 구조

표피, 진피, 피하조직

### (2) 피부의 기능

방어기능, 체온조절 기능, 감각의 기능, 수분 균형유지, 흡수기능, 배설의 기능, 지각기능 등

### (3) 피부병변의 분류

① 1차적 병변
㉠ 구 진
- 1cm 미만으로 융기
- 물이 차면 → 수포(소수포, 대수포)
- 농이 차면 → 농포

㉡ 피진 : 융기나 함몰 없이 편평한 것
㉢ 결절 : 구진보다 피부 깊숙한 곳에서 느껴지며 피부표면에 융기된 덩어리(통풍결절)
㉣ 담마진(팽진) : 피부부종이나 모세혈관 확장으로 발생하는 불규칙한 모양의 일시적 융기 현상

② 2차적 병변
㉠ 미란 : 소수포, 대수포가 터져버린 상태로 함몰된 습한 피부상태
㉡ 인설 : 건조하고 기름진 죽은 조직으로 각질층에서 떨어진 것
㉢ 태선화 : 계속적 자극 마찰로 피부가 가죽 껍질처럼 두터워짐
㉣ 위축 : 표피부속물이나 진피를 포함한 표피의 소모상태(노화피부)
㉤ 궤양 : 진피의 완전히 소실된 조직의 괴사상태로 불규칙한 모양의 함몰상태

**피부병변으로 1차적 병변이 아닌 것은 무엇인가?**

① 미 란　② 담마진
③ 결 절　④ 수 포
⑤ 구 진

해설
미란은 2차적 피부병변에 속한다.

답 ①

**피부의 2차적 병변으로 소수포, 대수포가 터져버린 상태로 함몰된 습한 피부상태를 무엇이라고 하는가?**

① 태선화　② 담마진
③ 미 란　④ 인 설
⑤ 위 축

해설
미란 : 소수포, 대수포가 터져버린 상태로 2차적 피부병변에 속한다.

답 ③

### (4) 피부질환의 일반적 증상

① 가려움증(소양증)

㉠ 원인 : 신경 말단부를 자극하는 히스타민이나 히스타민 유사물질의 분비, 건조한 피부, 감염성 질환, 심인성 반응 등

- 피지선의 분비 감소 → 건조증 → 가려움증
- 알레르기 질환(아토피 질환) → 가려움증
- 혈액 속에 노폐물이 많아서 → 가려움증
- 온도가 높아서 피부가 습해짐 → 땀 증가 → 가려움증
- 정서적인 긴장감 → 가려움증

㉡ 주로 겨울철, 밤에 심하다.

㉢ 치료 및 간호

- 방의 온도 조절(서늘하게)
- 기분 전환을 시킴 : 불안과 긴장 완화
- 2차 감염 방지를 위해 손톱을 짧게 한다.
- 미온수 목욕, 중조 목욕, 황산마그네슘으로 목욕
- 칼라민 로션
- 냉적용
- 알레르기원 피하기
- 건조하지 않게 가습기 적용, 수분 섭취, 보습제 적용(알코올 성분 없는 것)

### (5) 피부질환

① 농가진

㉠ 정의 : 피부에 발생하는 연쇄상구균, 포도상구균 감염

㉡ 특 징

- 어린이에게 여름, 초가을에 호발되는 전염성이 높은 질환
- 다른 부분의 피부면에 접촉되면 새로운 발진이 생긴다.
- 유소아의 피부 감염병으로 환부와 접촉된 의복, 장난감, 수건 등에 의해서 전염이 된다.
- 안면에 잘 생긴다.

㉢ 증상 : 홍반, 흉한 수포, 황색가피

㉣ 치료 및 간호

- 세균성 감염이며 전염력 증가 → 격리한다.
- 항생제 투여, 면봉을 이용해 연고를 도포한다.
- 생리식염수를 적신 솜으로 세척, 상처가 번지지 않도록 한다.
- 비누와 물로 청결을 유지, 긁지 못하게 손톱을 짧게 한다.
- 피부병소가 있는 동안은 전염성이 있으므로 손 씻기, 분비물 소각, 수건이나 식기 분리 등 실시한다.

필 / 수 / 확 / 인 / 문 / 제

**소양증이 심한 환자에게 제공하는 간호로 옳지 않은 것은 무엇인가?**

① 알레르기원 피하기
② 칼라민 로션
③ 미온수 목욕
④ 항생제 연고 바르기
⑤ 긴장감 완화하기

해설
2차적 감염이 발생했을 때 항생제 연고를 바른다.

답 ④

**농가진에 대한 설명으로 옳지 않은 것은 무엇인가?**

① 생리식염수를 적신 솜으로 세척, 상처가 번지지 않도록 한다.
② 성인에게 호발하는 전염성이 높은 질환이다.
③ 항생제 연고를 면봉을 이용해 도포한다.
④ 수건이나 식기를 분리한다.
⑤ 긁지 못하게 손톱을 짧게 한다.

해설
어린이에게 여름, 초가을에 호발되는 전염성이 높은 질환이다.

답 ②

필 / 수 / 확 / 인 / 문 / 제

**대상포진에 대한 설명으로 옳지 않은 것은 무엇인가?**

① 대증치료한다.
② 면역력을 높여 준다.
③ 양측 대칭적으로 수포 발생
④ 노인에게 잘 생긴다.
⑤ 잠복기의 수두바이러스의 재활성화이다.

해설
말초감각 신경을 따라 일측성으로 수포가 발생한다.

답 ③

**욕창환자의 치료 및 간호제공으로 옳지 않은 것은 무엇인가?**

① 적절한 영양을 공급한다.
② 2시간마다 체위를 변경한다.
③ 압력감소를 위해 물침대를 사용한다.
④ 둔부의 압력감소를 위해 도넛베개를 사용한다.
⑤ 시트의 주름을 펴준다.

해설
압박받는 부위의 순환을 저해하므로 도넛베개를 사용하지 않는다.

답 ④

② 대상포진
㉠ 원인 : 수두 바이러스(잠복기의 수두바이러스의 재활성화)
㉡ 호발요인 : 노인, 면역력 떨어진 환자들
㉢ 증상 : 말초 감각 신경을 따라 일측성 수포 발생, 통증 증가
㉣ 치료 및 간호 : 항바이러스제로 대증치료, 진통제, 면역력을 높여 준다.

③ 욕 창
㉠ 정의 : 연조직에 압력이 가해져 혈류가 폐쇄되어 혈액공급을 받지 못해 조직에 손상을 입은 것
㉡ 원인 : 부동, 실금, 피부의 불결한 상태, 압력, 마찰, 습기, 영양상태 등
㉢ 호발환자 : 무의식 환자, 마비환자, 실금환자, 영양실조 및 탈수 환자, 노인환자, 부종이 심한 환자, 피부저항력이 약한 환자, 당뇨병 환자 등
㉣ 호발부위 : 천골, 미골, 장골, 견갑골, 후두부, 팔꿈치, 발꿈치 등
㉤ 증 상
- 1단계 : 피부가 분홍색, 푸른색을 띠고 누르면 색깔이 일시적으로 없어져 하얗게 보이고 열감이 있다.
- 2단계 : 피부가 벗겨지고 물집이 생기고 조직이 상한다.
- 3단계 : 피하조직까지 확대되어 깊은 욕창이 생기고 괴사조직이 발생한다.
- 4단계 : 뼈와 근육까지 괴사가 진행된다.

㉥ 치료 및 간호
- 뼈 돌출부위에 쿠션을 대주어 압력을 감소한다(솜, 스펀지는 사용하지 않는다).
- 적절한 영양공급(충분한 단백질, 비타민 C), 드레싱
- 잦은 체위변경을 통한 압력 감소 → 신체선열을 유지하면서 2시간마다 체위를 변경한다.
- 대상자를 이동시킬 때 피부가 밀리지 않도록 하고 젖은 침대시트는 바로 교체하고 시트에 주름이 생기면 욕창이 생기므로 주름을 편다.
- 공기침대, 물침대 사용
- 피부청결유지 → 자극성이 없는 비누, 미지근한 물을 사용하여 씻고 말린다.
- 도넛베개는 사용하지 않는다(압박받는 부위의 순환저해).

## 21 눈 질환 환자의 간호

### (1) 안과적 진단 검사

| 시력 검사 | 시야검사 | 색맹검사 |
|---|---|---|
| • $\frac{\text{내가 볼 수 있는 거리}}{\text{정상인이 볼 수 있는 거리}}$<br>예 – $\frac{50cm}{50cm} = 1.0$<br>– $\frac{100cm}{50cm} = 2.0$<br>– $\frac{25cm}{50cm} = 0.5$ | 눈이 한 점을 주시하고 있을 때 그 눈이 볼 수 있는 범위를 시야라고 한다. | 유전적 질환 |

### (2) 눈 질환

① 맥립종(다래끼)

㉠ 정의 : 안검의 피지선, 눈썹의 모근에 발생하는 화농성 염증

㉡ 원인 : 포도상구균(가장 흔한 원인)

㉢ 증상 : 국소적 발적, 종창, 동통, 화농 등

㉣ 치료 및 간호

- 초기 : 찬물찜질 후 항생제투여
- 화농된 후 : 더운물 찜질 → 화농 촉진 → 환부의 배농유도

② 결막염

㉠ 정의 : 결막에 염증이 생긴 것

㉡ 원인 : 세균, 바이러스, 진균 등으로 감염되며 전염력이 강하다.

㉢ 증 상

- 세균성 결막염 : 전염력↑, 수성 분비물, 충혈↑
- 알레르기성 결막염 : 끈적끈적한 분비물 증가, 소양증↑

㉣ 치료 및 간호 : 손 씻기, 수건 각자 쓰기, 안대 사용 금지(그 안에서 세균 번식), 항생제, 항히스타민제, 항바이러스제 등

③ 굴절이상

| 근 시 | 원 시 | 난 시 |
|---|---|---|
| • 가까운 거리의 물체는 잘 보이나 먼 거리의 물체는 잘 안 보이는 것<br>• 망막의 앞 쪽에 상이 맺힘<br>• 교정 : 오목렌즈 | • 먼 거리의 물체는 잘 보이나 가까운 거리의 물체는 잘 안 보이는 것<br>• 망막의 뒤 쪽에 상이 맺힘<br>• 교정 : 볼록렌즈 | • 불규칙한 각막 만곡도 때문에 물체의 상이 선명하지 못한 것<br>• 교정 : 원주형 렌즈 |

④ 백내장

㉠ 정의 : 수정체가 혼탁해져 빛이 들어가지 못해 시력장애가 발생하는 질환

㉡ 원인 : 노화, 당뇨병·고혈압의 합병증, 선천성 백내장, 지나친 음주와 흡연 등

필 / 수 / 확 / 인 / 문 / 제

눈이 한 점을 주시하고 있을 때 그 눈이 볼 수 있는 범위의 검사를 무엇이라고 하는가?

① 시야검사 ② 시력검사
③ 색맹검사 ④ 대광반사
⑤ 안저검사

해설
시야검사 : 눈이 한 점을 주시하고 있을 때 그 눈이 볼 수 있는 범위

답 ①

굴절이상에 대한 교정방법으로 옳은 것은 무엇인가?

① 근시–볼록렌즈
② 원시–오목렌즈
③ 근시–원추형렌즈
④ 난시–오목렌즈
⑤ 원시–볼록렌즈

해설
근시 – 오목렌즈, 원시 – 볼록렌즈, 난시 – 원추형렌즈

답 ⑤

필 / 수 / 확 / 인 / 문 / 제

**수정체의 혼탁으로 발생하는 백내장에 대한 설명으로 옳은 것은 무엇인가?**

① 안구통증이 없다.
② 유전적인 요인이 많다.
③ 주변시야의 감소가 나타난다.
④ 안압유지가 중요하다.
⑤ 완전한 치료법이 없다.

해설
②, ③, ④, ⑤는 녹내장에 대한 설명이다.

답 ①

**망막이 맥락막과 분리되어 커튼을 친 것 같이 가려보이는 증상이 나타나는 질환은 무엇인가?**

① 난 시 ② 망막박리
③ 녹내장 ④ 맥립종
⑤ 백내장

해설
망막박리 : 망막이 여러 가지 원인에 의해 맥락막과의 사이가 분리된 상태로 커튼을 친 것 같이 가려보이는 증상이 나타난다.

답 ②

**안과 수술 후의 일반적인 간호로 옳지 않은 것은 무엇인가?**

① 갑작스러운 머리운동 제한
② 변비예방
③ 무거운 물건 들지 않기
④ 눈 비비는 것 금지
⑤ 수술한 부위 쪽으로 눕는다.

해설
수술하지 않은 쪽으로 눕거나 앙와위를 취한다.

답 ⑤

ⓒ 증상 : 통증이 없으며 점차 흐려지는 시력, 복시, 색깔인식 감소, 불빛 주위에 무지개가 보임, 밤과 밝은 불빛에서의 눈부심 등
ⓓ 치료 및 간호 : 수술(인공 수정체 삽입수술)

⑤ 녹내장
ⓐ 정의 : 안압상승으로 인해 시신경이 위축되고 주변시야가 점차적으로 상실되는 질환
ⓑ 원인 : 유전적 소인, 스트레스 등 원인 불명
ⓒ 증상 : 좁은 시야, 이물감, 안구통증, 어두움 적응 장애, 두통, 구토, 뿌옇게 혼탁한 각막, 심하면 실명됨
ⓓ 치료 및 간호 : 완전한 치료방법은 없으며 조기에 발견해서 안압을 정상범위에 유지함으로써 시력의 약화를 막거나 늦춤, 약물요법, 수술요법

⑥ 망막박리
ⓐ 정의 : 망막이 여러 가지 원인에 의해 맥락막과의 사이가 분리된 상태
ⓑ 원인 : 퇴행성 변화, 외상, 전신 질환(당뇨병), 근시, 백내장 등
ⓒ 증상 : 눈앞이 번쩍임, 커튼을 친 것 같이 가려보이는 증상, 먼지 같은 물체가 보임, 흐릿한 시야 등
ⓓ 치료 및 간호 : 수술(공막버클링 등)

⑦ 안과수술 후 환자의 일반적인 간호
ⓐ 수술 직후는 절대안정을 요한다.
ⓑ 출혈을 방지, 출혈여부 관찰
ⓒ 수술하지 않은 쪽으로 눕거나, 앙와위 취함, 침상 안정
ⓓ 갑작스러운 머리운동 제한
ⓔ 안압상승 예방 : 재채기, 기침, 코풀기, 오심, 구토, 변비, 무거운 물건 들기, 눈 비비는 것 등 금지
ⓕ 수술부위 감염예방

## 22 귀 질환 환자의 간호

### (1) 귀의 질환

① 중이염
ⓐ 장액성 중이염(귀가 꽉 막히는 느낌, 청력 감소)
- 정의 : 중이 내에 장액이나 점액이 고이는 것
- 원인 : 장기간 유스타키오관의 폐쇄로 중이 내에 압력 평형이 손상을 받으면서 발생
- 증 상
  - 중이 내의 음압 증가, 장액이 중이로 이동하여 무균성 삼출물 형성
  - 귀가 꽉 막히는 느낌, 청력 감소, 자신의 음성이 부자연스럽게 공명된다.

- 치료 및 간호
  - 항생제 치료, 고막 절개 후 배액
  - 수술 후 1주일은 코를 풀지 않고 2주일간은 머리도 감지 않는다.
  - 기침이 나오는 경우 입을 벌리고 한다.
  - 수술 후 평형장애가 있으므로 혼자 침대에서 일어나지 않는다.
  - 수술 후 24시간은 안정해야 하고 보철(Packing)이 제 위치에서 빠지지 않게 한다.

㉡ 급성 중이염
- 상기도감염 후에 비 인두에서 이동된 세균이 중이에 침범하여 발생
- 중이 내 압력증가, 고막 파열
- 항생제를 1주일 투여

㉢ 만성 중이염
- 영구적인 고막 천공과 중이 내 점막과 이소골의 파괴 동반
- 항생제 치료, 유양돌기 절제술 등

② 메니에르병

㉠ 정의 : 미로의 확장과 내림프의 양이 증가해 발생하는 내이의 질환
㉡ 원인 : 내림프의 흡수장애, 바이러스성 감염, 스트레스 등
㉢ 증상 : 오심 구토가 있는 현훈, 이명, 감각 신경성 난청, 균형장애, 청력감소
㉣ 치료 및 간호 : 약물요법, 수술요법, 커피・흡연・알코올 제한, 스트레스 관리

③ 귀 수술 후의 간호

㉠ 수술한 쪽으로 눕히지 않는다.
㉡ 배액을 목적으로 하면 수술한 쪽으로 눕기
㉢ 압 상승 피하기
㉣ 청력을 사정한다.
- 청력↓, 의사소통의 문제가 있으면 서면 메시지 이용(필기도구 준비)
- 평형↓
  - 환자 혼자 두지 않는다(보행 안전 수칙 준수).
  - 보행 시 동행, 침상난간을 올려줌

㉤ 침상 안정 : 1~2일
㉥ 식사는 미음으로 제공한다.
㉦ 귀의 드레싱에 압박 금지

필 / 수 / 확 / 인 / 문 / 제

**메니에르병 환자에게 제공하는 간호로 옳지 않은 것은 무엇인가?**

① 스트레스 관리를 한다.
② 자세는 자유롭게 바꿔 준다.
③ 침상난간을 올려 준다.
④ 보행 시 동행해 준다.
⑤ 흡연, 알코올을 제한한다.

해설
평형・균형의 장애가 있기 때문에 자세를 바꿀 때 주의를 요한다.

답 ②

**귀 수술 후의 일반적인 간호제공으로 옳지 않은 것은 무엇인가?**

① 침상난간을 올려 준다.
② 식사는 미음으로 제공한다.
③ 심호흡이나 기침을 수시로 할 수 있다.
④ 머리를 갑자기 움직이지 않도록 한다.
⑤ 수술한 쪽으로 눕지 않는다.

해설
압상승 방지를 위해 기침을 하지 않는다.

답 ③

MEMO

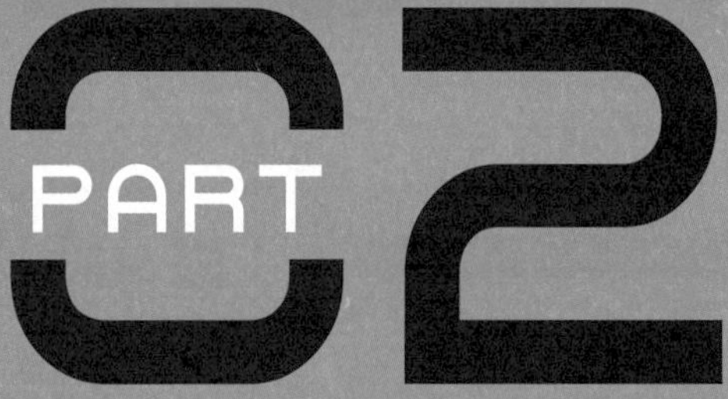


# 보건간호학

CHAPTER 01 보건교육
CHAPTER 02 보건행정
CHAPTER 03 산업보건
CHAPTER 04 환경보건

# 보건교육

## 1 보건교육의 이해

### (1) 보건교육의 개념

① 보 건

㉠ 국가(주체)

㉡ 지역사회주민 전체를 대상으로

㉢ 1차 예방 중심(질병예방, 건강유지, 건강증진)

② 교 육

지식 → 태도 → 행동의 변화에 영향을 미치는 학습활동

③ 목 적

㉠ 적정 기능 수준의 향상

㉡ 그들 스스로 그들의 건강문제를 해결할 수 있는 자기 건강관리 능력의 향상

④ 지역사회 간호 업무 중 가장 포괄적이고 중요한 것으로 체계적인 보건교육 실시로 건강문제의 약 40%까지 예방 가능

⑤ 개인, 집단, 지역사회를 대상으로 적정 기능 수준의 향상을 목적으로 지식, 태도, 행동의 변화를 촉진하도록 하는 교육과정

⑥ 지역사회주민을 대상으로 지식, 태도, 바람직한 행동의 변화를 일상생활에서 유지·지속, 습관화하도록 돕는 교육과정

**TIP**

보 건

- 목적 : "적정 기능 수준의 향상" → 그들 스스로 그들의 건강문제를 해결할 수 있는 자기 건강관리 능력을 키워주는 것
- 대상 : 지역사회주민 전체
- 1차 예방 중심 : 질병예방, 건강유지, 건강증진
- 방법 : 보건교육(지식 → 태도 → 행동의 변화)
- 성공의 열쇠 : 지역사회주민의 참여

필 / 수 / 확 / 인 / 문 / 제

**지역사회 간호업무 중 가장 포괄적이고 중요한 것으로 건강문제의 40% 정도까지 예방이 가능한 것은 무엇인가?**

① 보건행정
② 보건교육
③ 국가암검진사업
④ 일차보건의료
⑤ 건강증진

해설

지역사회 간호업무 중 가장 포괄적이고 중요한 것으로 체계적인 보건교육 실시로 건강문제의 약 40%까지 예방이 가능하다.

답 ②

**보건교육은 학습활동을 통해 바람직한 변화를 통해 일상생활에서 유지, 지속, 습관화하도록 돕는 교육과정이다. 학습활동을 통해 변화시키고자 하는 영역은 무엇인가?**

① 지식-행동-태도
② 태도-행동-지식
③ 지식-태도-행동
④ 행동-지식-태도
⑤ 태도-지식-행동

해설

지식 → 태도 → 행동의 변화에 영향을 미치는 학습활동이다.

답 ③

## (2) 교육의 4요소

① 교육자
② 학습자(학습자 요인 중 가장 중요 : 학습 동기)
③ 교육내용
④ 환 경
㉠ 물리적 환경 : 교실, 조명, 채광, 환기, 소음 등
㉡ 교사(교육자)
㉢ 교육자와 학습자의 관계

## (3) 수업 과정

자극(주의집중) → 학습 동기 형성 → 학습 욕구↑ → 수업 듣기 → 지식 변화 → 태도(신념) 변화 → 행동(실천) 변화 → 만족감

## (4) 보건교육의 특성

① 보건교육의 일반적 특성
㉠ 지식, 태도, 행동의 변화를 가져오게 한다.
㉡ 지역사회 간호업무 중 가장 포괄적이고 중요하다(일반적, 기본적, 포괄적, 지속적).
㉢ 보건교육의 대상은 지역사회주민 전체이다.
㉣ 보건사업(보건교육) 성공의 열쇠 : 지역사회주민(대상자)의 참여
㉤ 계획 시 지역사회주민(대상자)의 요구도를 반영한다.
㉥ 계획의 과정에 지역사회주민을 참여시킨다.
㉦ 지역사회주민과 함께 계획한다.
㉧ 보건교육 후에는 반드시 평가를 해야 한다.
㉨ 학교보건교육은 장기적인 행동변화에 중요하며, 가장 능률적이고 효과적이다.

② 교육의 진행 방향
㉠ 쉬운 것 → 어려운 것
㉡ 단순한 것 → 복잡한 것(직접적인 것 → 간접적인 것)
㉢ 구체적인 것 → 추상적인 것
㉣ 친숙한 것 → 낯선 것(알고 있는 것 → 모르는 것)
㉤ 과거의 내용 → 최신의 내용

필 / 수 / 확 / 인 / 문 / 제

교육의 요소에 해당하지 않는 것은 무엇인가?

① 학습자 ② 교육자
③ 학습내용 ④ 물리적 환경
⑤ 교육매체

해설
교육의 4요소 : 교육자, 학습자, 교육내용, 환경

답 ⑤

보건교육을 성공적으로 수행하기 위해 가장 중요한 요소는 무엇인가?

① 대상자의 참여
② 교육자의 능력
③ 학습자의 교육수준
④ 학습목표
⑤ 학습 환경

해설
보건교육의 성공적인 수행을 위해 대상자의 참여가 가장 중요하다.

답 ①

필 / 수 / 확 / 인 / 문 / 제

**보건교육 방법 선정 시 고려할 요소로 맞지 않은 것은 무엇인가?**

① 대상자의 수
② 학습목표 난이도
③ 교육장소, 시설
④ 학습자의 능력
⑤ 대상자의 교육 정도

해설
보건교육 방법 선정 시 고려해야 할 요소 : 교육 대상자의 수, 교육 대상자들의 교육 정도, 학습목표의 난이도, 교육실시 장소 및 시설, 교육자의 능력 등

답 ④

**보건교육을 실시할 때 가장 먼저 해야 하는 것은 무엇인가?**

① 목표설정
② 우선순위 설정
③ 요구도 파악
④ 수행계획
⑤ 평 가

해설
보건교육 실시 전 대상자의 요구도를 먼저 파악한다.

답 ③

③ 보건교육 방법 선정 시 고려할 요소
㉠ 교육 대상자의 수
㉡ 교육 대상자들의 교육 정도
㉢ 학습목표의 난이도
㉣ 교육실시 장소 및 시설 등
㉤ 교육자의 학습지도 기술(교육자의 능력)

④ 보건교육 내용 선정 시 고려 사항 : 지역사회주민의 참여(대상자와 함께 계획)
㉠ 학습자의 요구
㉡ 학습자의 흥미, 관심
㉢ 학습자의 교육수준
㉣ 학습자의 사전경험, 지식

⑤ 보건교육 보조자료 선정 시 고려 사항
㉠ 교육목적에 맞는 자료의 선택
㉡ 쉽게 구할 수 있고 경제성이 있을 것
㉢ 자료 활용에 소요 시간, 교육 시간

⑥ 보건교육 준비
㉠ 교육대상, 장소 결정
㉡ 교육내용 선정
㉢ 교육방법 선택
㉣ 수행 → 평가
㉤ 학습자 이해(가장 중요하게 고려할 요소)

### (5) 보건사업(보건교육) → 간호과정을 적용하여 실시

① 간호과정
㉠ 사정(자료수집, 정확한 보건 실태 파악, 주민의 요구도 파악)
㉡ 진단(문제점 발견 → 문제점 기술)
- 우선순위선택
  - 많은 대상자에게 영향을 미치는 문제
  - 중요성, 심각성

㉢ 계 획
- 목표설정
- 방법선택
- 수행계획
- 평가계획

㉣ 수 행
㉤ 평가 및 재계획
- 평가기준설정 → 자료수집 → 비교 → 가치판단 → 재계획
- 자료수집 → 자료 분석 → 가치판단 → 재계획

② 보건교육 계획 시 주의사항

㉠ 성공의 열쇠 : 지역사회주민의 참여

- 주민에 대한 사정(자료수집) → 주민의 요구도 파악
- 주민에 대한 이해(문화적 배경)
  - 보건사업 실패 요인 : 문화 풍습에 대한 이해 부족
- 계획의 과정에 지역사회주민을 참여시킨다(함께 계획한다).
- 지역사회주민의 실정에 맞는 보건교육을 시행한다.
- 전체 보건사업의 일부이어야 한다.
- 실시하기 전 → 소규모 연습
- 인적 자원, 물적 자원 등 조사
- 보건교육 내용·방법 선정
- 시행 → 평가 및 재계획
- 예산 투입 – 우선순위에 맞게(많은 대상자에 영향을 미치는 문제)

③ 평가유형

㉠ 기준에 따른 분류

- 절대평가(목표지향평가) : 미리 도달할 목표를 설정해 놓고 목표달성 정도 평가
- 상대평가(기준지향평가) : 상대적인 위치 – 개인의 성취를 타인과의 비교에 의해 상대적으로 평가

㉡ 시기에 따른 분류

- 진단평가 : 교육이 시작되기 전에 실시
- 형성평가 : 교육 중(수업 중)에 수시로 할 수 있는 평가로 교육내용·교수방법 개선, 적절한 피드백이 가능
- 총괄평가 : 교육 후에 실시

㉢ 과정에 따른 분류

- 구조평가 : 투입되는 자원의 적절성 평가(인력, 시간, 예산 등)
- 과정평가 : 교육이 제대로 진행되고 있는지 평가
- 성과(결과)평가 : 목표달성 정도 평가

㉣ 기 타

- 과정평가 : 교육이 제대로 진행되고 있는지 평가
- 영향평가 : 단기적 성과
- 결과평가 : 장기적 성과

④ 실시 과정 : 환경정비 → 도입(15%) → 전개(70%) → 종료, 종결(15%)

㉠ 교육 기자재, 교육장소, 소음, 온도, 채광, 의자, 좌석배열 등 미리 체크하기

- 도입(15~20%) : 인사, 관계형성 시도, 자극 → 주의 집중 → 흥미·학습요구↑
- 전개(60~70%) : 본격적인 교육활동이 이루어지는 단계
- 종료, 종결(15~20%) : 요약, 정리, 평가

**필 / 수 / 확 / 인 / 문 / 제**

**보건교육 계획 시 주의사항으로 옳지 않은 것은 무엇인가?**

① 실시하기 전 소규모의 연습을 해본다.
② 교육자의 선호도에 맞는 것을 선정한다.
③ 계획의 과정에 대상자를 참여시킨다.
④ 인적 자원, 물적 자원을 조사한다.
⑤ 많은 대상자에게 영향을 미치는 문제에 우선순위 설정을 한다.

해설

학습자의 요구도에 맞는 것을 선정한다.

답 ②

**평가의 유형 중 수업 중에 수시로 할 수 있는 평가로 교수방법을 개선해 적절한 피드백이 가능한 평가는 무엇인가?**

① 진단평가 ② 총괄평가
③ 형성평가 ④ 과정평가
⑤ 영향평가

해설

형성평가 : 수업 중에 수시로 할 수 있는 평가로 교육내용, 교수방법 개선, 적절한 피드백이 가능하다.

답 ③

필 / 수 / 확 / 인 / 문 / 제

**인슐린 주사교육을 종료한 후 평가하는 방법으로 적당한 것은 무엇인가?**

① 구두질문법 ② 평정법
③ 실기시험 ④ 관찰법
⑤ 자기보고법

해설
관찰법 : 보건교육 종료 후 평가하는 방법

답 ④

**시간과 경비 면에서는 비효율적이나 교육의 효과 면에서는 우수한 보건교육 방법은 무엇인가?**

① 강 의 ② 배심토의
③ 심포지엄 ④ 세미나
⑤ 상 담

해설
상담 : 왕래식 보건교육 방법으로 시간과 경비면에서는 비효과적이나 교육의 효과가 높다.

답 ⑤

**보건교육 방법 중 10~20명의 대상자들이 자유롭게 의견을 교환하는 민주적인 방법으로 대상자가 능동적으로 참여 가능한 방법은 무엇인가?**

① 브레인스토밍
② 집단토의
③ 공개 토론회
④ 세미나
⑤ 분단토의

해설
집단토의 : 10~20명의 인원이 자유롭게 자기 의견을 교환하며 능동적으로 참여하는 민주적인 방법이다.

답 ②

⑤ 평가 방법
  ㉠ 구두질문법(말 → 질문)
  ㉡ 질문지법(서면 → 질문)
  ㉢ 필기시험
  ㉣ 실기시험
  ㉤ 평정법(예 수업 만족도를 1, 2, 3, 4 등의 숫자로 표시)
  ㉥ 관찰법 : 보건교육 종료 후 평가하는 방법(예 인슐린주사 교육을 실시할 때 시범을 보인 후 교육평가, 임산부들에게 신생아 목욕법 실시 후 평가)
  ㉦ 자기보고, 자기 감시법

## 2 보건교육 방법

### (1) 교육방법의 분류

① 일방식 교육 방법
  ㉠ 강의, 비디오, 영화상영 등
  ㉡ 장점 : 시간, 경비 절약
  ㉢ 단점 : 교육 효과↓
② 왕래식 교육방법
  ㉠ 상담, 집단토의, 면접, 시범교육 등
  ㉡ 장점 : 교육 효과↑
  ㉢ 단점 : 시간과 경비↑
③ 개별 교육방법(1 : 1) : 상담, 면접 등
④ 집단 교육방법 : 강의, 집단토의 등

### (2) 집단 교육방법

① **집단토의(그룹토의)** : 10~20명 인원 → 자유롭게 자기 의견 교환, 민주적, 능동적으로 참여, 소수의 사람에게 적용 가능(단점)
② **분단토의(6 · 6 학습, 와글와글학습, 버즈섹션)** : 참가자가 많은 경우 6~8명으로 나누어 토의 후 전체 회의에서 종합
③ **심포지엄** : 동일한 주제에 대해 2~5명의 전문가가 의견을 발표하고 발표내용을 중심으로 사회자가 청중을 공개토론회 형식으로 참여시키는 것으로 발표자, 사회자, 청중 모두 전문가들로 깊이 있는 토론 가능
④ **패널토의(배심토의)** : 상반된 견해(찬성, 반대)를 가진 전문가 4~7명이 자유롭게 찬반 토론 후 전문지식이 없는 청중(비전문가)과 질의응답을 통해 결론을 얻는 방법
⑤ **공개 토론회** : 새로운 지식을 얻고 찬성, 반대 결정

⑥ 세미나 : 토의, 연구 및 선정된 문제를 과학적으로 분석하기 위해 이용하는 집회형식으로 새로운 발견에 중점을 두는 유도 토의

⑦ 브레인스토밍(팝콘회의) : 아이디어의 자유로운 흐름으로 창의성을 활용, 자유롭게 아이디어를 제시하고 타인의 발표에 비판금지

⑧ 시 범
- ㉠ 실제 물건, 실제 상황을 만들어서 직접 교육
- ㉡ 예를 들면 당뇨 환자의 경우 인슐린 자가주사교육을 한다. 이때 따라 할 시간을 준다. 그러나 소수에게만 적용 가능하다는 단점이 있다.
- ㉢ 이로써 학습동기가 유발되고, 학습목표에 도달할 수 있으며, 실생활에 바로 적용 가능하다.

⑨ 대중매체(TV, 라디오, 신문 등)
- ㉠ 단시간 안에 많은 대중에게 정보 전달, 강력한 여론형성 가능
- ㉡ 예를 들면 급성 감염병(메르스, 코로나 19 등)

⑩ 전시교육
- ㉠ 전시해 놓는 것
- ㉡ 벽보판 : 주민들의 왕래가 많은 곳에 설치
- ㉢ 단기간에 성과를 내고 싶을 때 : 홍보 활동

⑪ 견학 : 직접 가서 직접 관찰, 경험

⑫ 현장학습 : 직접 가서 방문 조사

⑬ 원격교육 : 일정한 거리를 두고 교육(TV, 인터넷, 라디오 등)

⑭ 역할극 : 실제로 다른 사람의 역할을 해보는 것으로 그 상황에 놓인 사람들의 입장이나 처지를 이해할 수 있는 방법, 문제 해결력이 상승

⑮ 강의 : 단시간 안에 많은 대상자에게 많은 교육내용을 전달, 시간·경비 절약

⑯ 협동 학습 : 서로의 힘을 합쳐 문제의 의미, 답을 발견하게 하고 성과를 집단에게 돌리는 것

⑰ 컴퓨터이용 보조수업(CAI) : 컴퓨터가 교육자의 역할을 대신하여 대상자의 능력에 맞게 과제를 제시하고 상호작용 함으로써 대상자 스스로 학습

### (3) 개별 보건 교육

개별 능력에 맞게 보건교육을 할 수 있어 효과적이다. 그러나 시간과 경비가 많이 든다.

① 가정 방문
- ㉠ 가장 실제적, 가장 효과적 방법
- ㉡ 그 가정의 상황, 실정에 맞게 보건교육

② 개별 보건 교육을 해야 하는 대상자
- ㉠ 노인층
- ㉡ 저소득층

**필 / 수 / 확 / 인 / 문 / 제**

**보건교육 방법 중 아이디어의 자유로운 흐름으로 자유롭게 아이디어를 제시하고, 타인의 발표에 비판을 하지 않는 창의성을 활용한 방법은 무엇인가?**

① 패널토의 ② 심포지엄
③ 그룹토의 ④ 브레인스토밍
⑤ 세미나

해설
브레인스토밍 : 자유롭게 아이디어를 제시하는 아이디어의 자유로운 흐름으로 창의성을 활용하는 방법이다.

답 ④

**초등학생을 대상으로 시청, 구청 등 공공기관을 직접 방문해서 직접적인 관찰과 경험을 통해 보건교육을 하는 방법은 무엇인가?**

① 협동학습 ② 분단토의
③ 역할극 ④ 시 범
⑤ 견 학

해설
견학 : 직접 가서 직접 관찰, 경험하는 것이다.

답 ⑤

필 / 수 / 확 / 인 / 문 / 제

**개별 보건 교육의 방법으로 상담을 진행할 때 가장 중요한 요소는 무엇인가?**

① 신뢰감 형성
② 사전 자료수집
③ 관 찰
④ 질 문
⑤ 대 화

해설
상담에서 가장 중요한 것은 신뢰감 형성, 경청이다.

답 ①

**의사소통의 방법 중 비효과적인 의사소통에 해당되지 않는 것은 무엇인가?**

① 지 시 ② 명 령
③ 침 묵 ④ 조 언
⑤ 명 령

해설
침묵 : 효과적인 의사소통 방법으로 대상자에게 생각을 정리할 시간을 주는 것이다.

답 ③

**교육매체의 종류 중 비용이 많이 들지 않으면서 교사와 학습자의 시선이 계속 일치되어 상호작용 및 주의집중에 도움을 주는 것은 무엇인가?**

① 모 형 ② OHP
③ TV ④ 인형극
⑤ 비디오테이프

해설
OHP(투시환등기) : 학생은 화면을 보지만 교사는 학생을 바라보면서 교육할 수 있어 교사와 학습자의 시선이 계속 일치하게 되어 상호작용 및 주의 집중에 도움이 된다.

답 ②

ⓒ 비밀을 요하는 문제(에이즈 등)
ⓓ 개인차 → 심할 때

③ 상담, 면담, 면접
ⓐ 상담의 과정(면담, 면접, 가정방문)
• 관찰(가장 먼저) → 경청(가장 중요 : 신뢰감 형성) → 질문 → 대화
• 보건요원에게 가장 필요한 기술 : 관찰력, 면접력
ⓑ 상담자(면담자)의 자질 : 신뢰감, 비밀보장, 내담자 말 경청, 공감적 이해(내담자 입장), 진실(일치), 라포 형성(상담자와 내담자 간의 신뢰감, 친근감 형성), 긍정적인 태도(내담자의 부정적인 언어, 의견 수용), 현재의 문제에 집중
ⓒ 상담의 목적
• 내담자 스스로 의사 결정
• 상담자 : 조력자의 역할
ⓓ 비효과적인 의사소통 : 지시, 명령, 훈계, 설득·충고·조언(내담자 스스로의 의사결정 방해)
ⓔ 효과적인 의사소통 : 관찰, 청취, 경청, 질문, 요약, 반복, 수용, 공감, 침묵(내담자 스스로 감정, 생각을 정리할 시간을 주는 것)

## (4) 매체를 중심으로 한 교육

① 매체의 분류
ⓐ 시각매체 : 전단, 소책자, 사진, 벽보판, 신문 등
ⓑ 청각매체 : 강연, 전화, 녹음기, 라디오 등
ⓒ 시청각매체 : TV, 비디오, 영화, 인형극 등

② 매체의 종류
ⓐ 모형 : 실제와 가까운 유사물 묘사
ⓑ 비디오테이프 : 실제 상황에 대비한 대리 경험, 재생 및 수정 가능, 반복 학습가능
ⓒ OHP(투시환등기) : 비용이 많이 들지 않으며, 학생은 화면을 보지만 교사는 학생을 바라보면서 교육할 수 있어 교사와 학습자의 시선이 계속 일치하게 되어 상호작용 및 주의 집중에 도움

# 보건행정

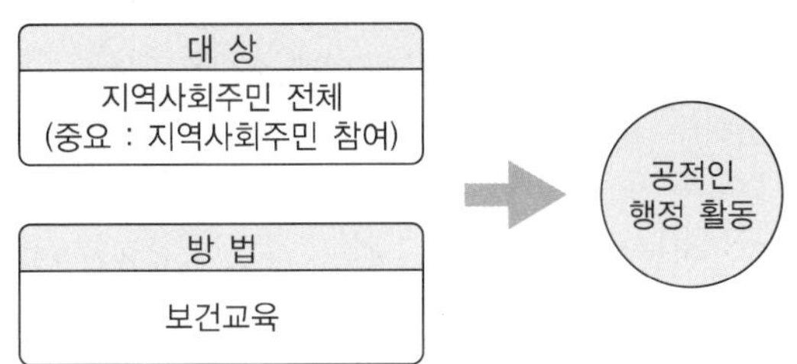


**TIP**

보건행정
- 세금(주체 : 국가, 공공 기관)
- 대상 : 지역사회주민 전체
- 1차 예방 중심 : 질병예방, 건강유지, 건강증진
- 국가(공공단체)가 지역사회주민의 질병예방, 건강유지, 건강증진을 하기 위한 공적인 행정활동

## 1 보건행정의 이해

### (1) 효율적인 보건행정을 위한 요소

① 법적 근거
② 충분한 예산
③ 건전한 행정조직, 인사조직
④ 요원의 확보
⑤ 시설, 장비
⑥ **지역사회 주민의 참여** : 보건사업 성공의 열쇠
⑦ 합리적 사업 전개

### (2) 보건행정의 특성

① 공공성, 사회성
② 봉사성(세금 → 지역사회주민 전체)
③ 조장성(지역사회주민의 참여 조장)
④ 방법(보건교육)

**필 / 수 / 확 / 인 / 문 / 제**

**효율적인 보건행정을 위해 필요한 요소로 옳지 않은 것은 무엇인가?**

① 법적 근거
② 요원의 확보
③ 지역주민에 참여
④ 건전한 행정조직
⑤ 좋은 시설과 최첨단 장비

해설
효율적인 보건행정을 위해 시설과 장비가 필요하지만 최첨단의 장비가 필요한 건 아니다.

답 ⑤

**보건사업의 성공적인 수행을 위해서 가장 중요한 것은 무엇인가?**

① 충분한 예산
② 법적 근거
③ 지역사회 주민의 참여
④ 봉사성
⑤ 과학적 근거

해설
보건사업의 성공의 열쇠는 지역사회 주민의 참여이다.

답 ③

⑤ 과학성, 기술성

⑥ 양면성(효과와 효율, 자율과 규제)

⑦ 가치상충(전체 : 형평성(균등), 개인 : 최대의 서비스)

**행정관리의 요소로서 조직의 목표를 성취하기 위해 할 일과 그 방법을 개괄적으로 확정하는 행위로 행동을 하기 전에 미리 미래를 예측하는 것을 무엇이라고 하는가?**

① 조 직　② 기 획
③ 지 휘　④ 조 정
⑤ 인 사

해설
기획 : 행동을 하기 전에 미리 미래를 예측하는 것이다.

답 ②

### (3) 행정의 관리요소(POSDCORB)

① Planning(기획) : 조직의 목표를 성취하기 위해 해야 할 일과 그 방법을 개괄적으로 확정하는 행위(행동을 하기 전에 미리 미래 예측)

② Organizing(조직) : 설정된 목표를 달성하기 위해 필요한 활동, 물자, 요원들을 구조화

③ Staffing(인사) : 인력의 채용, 유지, 개발, 활용을 효율적으로 관리

④ Directing(지시, 지휘) : 관리자가 의사결정을 하고 그에 따라서 각종의 명령을 하는 행위

⑤ Coordination(조정) : 업무의 상호 관계를 정하여 주는 행위, "공동의 목표를 향하도록" 갈등조정

⑥ Reporting(보고)

⑦ Budgeting(예산)

**WHO(세계보건기구)에서 제시한 건강수준의 비교척도인 보건지표로 가장 중요한 것은 무엇인가?**

① 영아사망률　② 조사망률
③ 평균수명　④ 발생률
⑤ 유병률

해설
영아사망률 : 보건지표, 모자보건 지표로 가장 중요한 지표이다.

답 ①

### (4) 보건지표

건강수준 특성 → 큰 개념, 수량적인 척도(건강지표 : 보건지표의 축소 개념)

① WHO(세계보건기구)에서 제시한 건강수준 비교척도(보건지표, 건강지표)

㉠ 영아사망률 **(가장 중요)**

**TIP**

**영아사망률이 중요한 이유(영아 : 출생 ~ 12개월)**
- 영양수준, 환경위생, 보건상태의 영향을 가장 많이 받는 연령
- 그 나라의 의료수준, 모자보건수준↑ → 영아사망률↓
- 일정 연령군이므로 통계적 유의치↑

㉡ 모성사망률

㉢ 조사망률

㉣ 평균수명

㉤ 질병지표(발생률, 유병률)

② 출산지표

㉠ 조출생률 : $\frac{\text{같은 해의 총출생아수}}{\text{특정연도의 연앙인구}} \times 1,000$

㉡ 출산율 : $\frac{\text{같은 기간 내의 총출생아수}}{\text{특정기간 가임연령 여성의 연앙인구}} \times 1,000$

㉢ 연령별 출산율 : $\frac{\text{같은 연령층 여자가 낳은 연간 출생아수}}{\text{특정한 연령층 여자의 연앙인구}} \times 1,000$

㉣ 합계 출산율 : 한 여성이 일생을 지내는 동안 아이를 몇 명이나 낳는지를 나타낸 것

㉤ 재생산율 : 한 여성이 일생 동안 여아를 몇 명이나 낳는지를 나타낸 것

㉥ 모아비(모성, 영유아) : $\frac{\text{영유아(0~4세)}}{\text{가임여성(15~49세)}} \times 100$

③ 사망지표

㉠ 조사망률(사망률) : $\frac{\text{같은 해의 총사망자수}}{\text{특정연도의 연앙인구}} \times 1,000$

㉡ 영아사망률(보건지표, 건강지표) : $\frac{\text{같은 해의 1세 미만 사망자수}}{\text{특정연도의 출생아수}} \times 1,000$

㉢ 신생아 사망률 : $\frac{\text{같은 해의 생후 28일 미만의 사망아수}}{\text{특정연도의 출생아수}} \times 1,000$

**TIP**

알파지수

$\frac{\text{영아 사망수}}{\text{신생아 사망수}}$

• 신생아 사망 > 신생아 후기 사망
• 알파지수가 1에 가까울수록 건강수준↑

• 신생아 사망 : ~28일 미만에 죽은 아이 수
  – 유전적 요인↑, 막기 힘들다, 인큐베이터, 수술 등
• 신생아 후기 사망 : 28일~12개월에 죽은 아이 수
  – 그 나라의 보건수준, 건강수준이 높으면 막을 가능성↑

㉣ 유산 : 생존 가능성 없는 아이의 사망(500g↓, 5개월↓)

㉤ 사산 : 생존 가능성 있는 아이의 사망(1kg↑, 7개월↑)

㉥ 모성사망률 :

$\frac{\text{같은 해의 임신·출산·산욕으로 인한 모성사망자수}}{\text{15~49세 가임 여성수}} \times 100,000$

㉦ 모성 사망비 :

$\frac{\text{같은 해의 임신·출산·산욕으로 인한 모성사망자수}}{\text{특정연도의 총출생아수}} \times 100,000$

**필 / 수 / 확 / 인 / 문 / 제**

**출산지표와 사망지표에 대한 설명이다. 다음 설명 중 옳은 것은 무엇인가?**

① 재생산율은 여성이 남자아이를 낳는 것이다.
② 합계출산율은 가임 여성이 1년간 출산한 아이수의 총합이다.
③ 보건수준이 높은 나라일수록 알파지수가 1에 가깝다.
④ 연령별 출산율은 특정 연령층 여성의 분기별 출생아수이다.
⑤ 사산은 생존 가능성이 없는 아이의 사망이다.

해설

① 재생산율은 여성이 여자아이를 낳는 것이다.
② 합계출산율은 가임여성이 일생 동안 낳은 아이수이다.
④ 연령별 출산율은 특정 연령층의 가임여성이 1년간 출생한 아이수이다.
⑤ 사산은 생존 가능성이 있는 아이의 사망이다.

답 ③

**다음 중 사망지표에 대한 설명으로 옳지 않은 것은 무엇인가?**

① 영아사망률은 보건지표로 중요한 지표이다.
② 유산은 생존가능성이 없는 아이의 사망이다.
③ 사산은 생존가능성이 있는 아이의 사망이다.
④ 알파지수가 1에 가까울수록 건강수준이 높다.
⑤ 신생아 사망에 비해 신생아 후기 사망은 막기 힘들다.

해설

신생아 사망은 신생아 후기 사망에 비해 막기 힘들다.

답 ⑤

필 / 수 / 확 / 인 / 문 / 제

**모성사망에 해당되지 않은 것은 어느 것인가?**

① 분만 직후 산후 출혈로 인한 사망
② 임신 8개월 된 임산부가 전치태반으로 사망
③ 임신 7개월 된 임산부가 교통사고로 사망
④ 분만 3일된 산모가 산욕열로 사망
⑤ 임신 3개월 된 임산부가 패혈 유산으로 사망

해설
교통사고로 사망한 것은 모성사망률이 아니라 조사망률에 속한다.

답 ③

**질병지표 중 유병률의 분자에 해당하는 것은 무엇인가?**

① 새로운 환자수
② 만성 질환자수
③ 현재 환자수
④ 입원 환자수
⑤ 감염병 질환자수

해설
유병률의 분자는 현재 특정한 건강문제를 갖고 있는 사람의 수이다.

답 ③

ⓞ 모성사망 : 임신·출산·산욕의 과정으로 사망한 모성 사망자수
※ 임신 9개월 된 임산부가 교통사고로 사망 : 모성사망률(×), 사망률(○)

ⓩ 비례사망지수 : $\frac{\text{같은 해에 일어난 50세 이상의 사망자수}}{\text{일년 동안의 총사망자수}} \times 100$

④ 질병지표(발생률, 유병률)

| 구 분 | 유병률 | 발생률 |
|---|---|---|
| 분 자 | 현재 특정 건강문제를 갖고 있는 사람 수 | 새로이 특정 건강문제가 발생한 사람 수 |
| 분 모 | 전체 인구수 | 건강한 전체 인구수 |

※ 급성질환 : 발생률↑, 만성질환 : 유병률↑

## 2 보건행정조직

### (1) 우리나라 보건조직

공공보건조직, 민간보건조직, 중앙보건조직, 지방보건조직

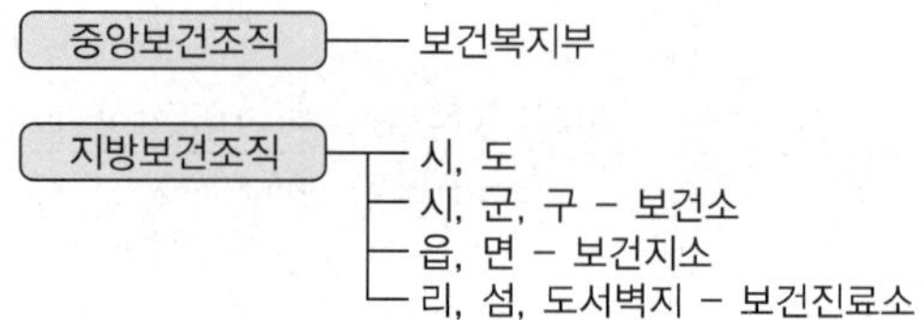


TIP

보건복지부
- 보건복지부(중앙보건조직 : 중요 정책 결정, 기술자문)
- 지방보건조직(지자체, 행정안전부 : 인사권, 행정권, 임명권)
- 행정의 이원화 : 단점
- 보건소
  - 행정, 인사, 임명 → 지자체
  - 기술자문, 지도 → 보건복지부

① 중앙보건조직(보건복지부)

㉠ 중요정책 결정, 기술지도, 감독권

㉡ 질병관리청 : 급성질환, 만성질환, 전염성 질환, 비전염성 질환의 예방, 관리, 연구

㉢ 국제검역소 : 감염성질환 관리, 질병관리청 소속

㉣ 국립정신병원

- 서울 : 국립서울정신병원 → 국립정신건강센터
- 지방 : 국립춘천병원, 국립나주병원, 국립공주병원, 국립부곡병원

㉤ 국립결핵병원 : 국립목포병원, 국립마산병원

㉥ 국립소록도병원(한센병)

㉦ 국립재활원 : 장애인의 복지증진

㉧ 의료지원정책과 : 간호조무사업무담당, 보수교육담당

② 지방보건조직

㉠ 보건소

- 시, 군, 구에 설치(구마다 1개소 설치) : 인구 10만 명 증원 → 1개소 추가 설치
- 1956년 보건소법 → 1995년 지역보건법으로 개정
- 우리나라 최말단에서 보건사업 실시, 보건행정조직의 최일선 조직
- 보건소장 → 임명 : 시장, 군수, 구청장(의사 면허 or 보건 등 직렬의 공무원)
- 업무적 지도 : 보건복지부(감독권, 기술지원, 기술자문)
- 행정적 지도 : 지자체 → 이원화(단점)
- 보건소장 : 보건지소와 보건진료소를 지휘, 감독
- 보건소의 기능
  - 건강증진사업
  - 방문보건사업
  - 모자보건사업(모성 + 영유아)
  - 구강보건사업
  - 정신건강증진사업
  - 국가암관리사업
  - 결핵환자관리사업
  - 에이즈환자관리사업

필 / 수 / 확 / 인 / 문 / 제

**보건복지부 소속기관으로 급성질환, 만성질환, 전염성 질환, 비전염성 질환의 예방, 관리, 연구를 하는 곳은 어디인가?**

① 국립검역소
② 국립재활원
③ 국립정신병원
④ 질병관리청
⑤ 의료지원정책과

해설

질병관리청 : 방역, 검역 등 감염병에 관한 사무 및 각종 질병에 관한 조사, 시험, 연구에 관한 사무를 관장한다.

답 ④

**보건복지부의 기관 중 국립결핵병원에 해당하는 것은 무엇인가?**

① 국립공주병원
② 국립목포병원
③ 국립춘천병원
④ 국립부곡병원
⑤ 국립나주병원

해설

국립결핵병원 : 국립목포병원, 국립마산병원

답 ②

**지방보건조직인 보건소에 대한 설명으로 옳지 않은 것은?**

① 인구 10만 명 증원 시 1개소 더 설치할 수 있다.
② 시, 군, 구에 설치한다.
③ 보건소법의 영향을 받는다.
④ 보건행정조직의 최일선 조직이다.
⑤ 건강증진사업, 방문보건사업을 한다.

해설

지역보건법의 영향을 받는다.

답 ③

필 / 수 / 확 / 인 / 문 / 제

농어촌지역의 의료서비스 격차를 줄이기 위한 목적으로 보건소와 병원의 진료기능을 하는 곳은 무엇인가?

① 보건진료소 ② 보건소
③ 보건지소 ④ 보건의료원
⑤ 보건진료원

해설
보건의료원 : 보건소와 병원의 기능을 하는 농어촌지역의 의료서비스 격차를 줄이기 위한 목적으로 설립한 것이다.

답 ④

세계보건기구(WHO)에 대한 설명으로 옳지 않은 것은 무엇인가?

① 본부는 스위스의 제네바에 있다.
② 우리나라는 서태평양지역에 속한다.
③ 총 6개 지역으로 나눈다.
④ 서태평양지역의 본부는 필리핀의 마닐라이다.
⑤ 아동의 보건 및 복지, 원조업무를 담당한다.

해설
아동의 보건 및 복지, 원조업무를 담당하는 곳은 유엔아동기금이다.

답 ⑤

ⓛ 보건지소
- 읍면에 설치(보건소 없는 읍, 면)
- 지역보건법(1995)
- 보건소장의 지도, 감독을 받는다.

ⓒ 보건진료소
- 리, 섬, 도서벽지에 설치
- 농어촌 보건의료를 위한 특별조치법(1980)
- 간호사, 조산사 : 보건복지부장관이 지정한 곳에서 24주 훈련 후 배치
- 보건진료원 : 보건진료 전담공무원으로 명칭 변경, 보건진료소장
- 보건소장과 보건지소장의 지도, 감독을 받는다.

**TIP**

보건복지부
- 시, 도
- 시, 군, 구 : 보건소(지역보건법)
- 읍, 면 : 보건지소(지역보건법)
- 리, 섬, 도서벽지 : 보건진료소(농어촌 보건의료를 위한 특별조치법)

ⓡ 보건의료원
- 농어촌지역의 의료서비스 격차를 줄이기 위한 목적
- 보건소 + 병원(진료기능)

### (2) 국제보건기구

① 유엔아동기금(유니세프, UNICEF) : 모자보건의 향상, 아동의 보건 및 복지 향상, 원조(접수, 분배)
② OECO : 국제경제협력기구
③ ILO : 국제노동기구
④ FAO : 국제식량기구
⑤ WHO(세계보건기구)
  ㉠ 1948년 창설(1949년 : 우리나라 가입)
    - 건강에 대한 정의
    - 신체적, 정신적, 사회적으로 안녕한 상태
  ㉡ 총 6개 지역 중 우리나라가 속한 지역 : 서태평양지역(본부–필리핀의 마닐라)
  ㉢ 본부 : 스위스의 제네바

## 3 보건의료전달체계

### (1) 정 의

보건의료를 필요로 하는 수요자에게 질적, 양적으로 효과적, 효율적으로 전달하기 위한 체계

### (2) 보건의료제도(보건의료전달체계)의 구성요소

① **보건의료자원의 개발** : 보건의료 서비스를 제공하는데 필요한 인적자원, 물적자원, 지적자원의 생산 및 개발
- 인적자원 : 의사, 간호사, 약사, 간호조무사 등
- 물적자원 : 병원·보건소(의료시설), 의료장비, 의약품 생산 등
- 지적지원 : 의료기술, 지식 등

② **보건의료 조직** : 보건의료 서비스에 필요한 자원이 생산되면 환자나 지역사회에 전달될 수 있도록 조직화되어야 한다.
- 공공의료 조직, 민간의료조직, 의료보험조직 등

③ **경제적 지원** : 모든 보건의료자원과 보건의료전달기전은 재원조달에 따라 달라진다.
- 세금, 민간의료비, 의료보험료 등

④ **관리** : 보건의료제도가 적절하게 기능하기 위해서는 행정이나 관리운용이 잘 되어야 한다.
- 지도력, 의사결정, 규제 등

⑤ **보건의료제공(보건의료 전담)** : 보건의료를 구성하는 마지막 요인은 국민의 보건의료 요구에 따라 개인이 적합하게 의료를 이용하도록 보건의료서비스를 제공하는 것이다.

### (3) 보건의료전달체계의 조건

① 건강은 기본권이다.
② 필요한 수요자에게 효과적으로 전달
③ 지역적 → 의료기관의 균등한 분포
④ 시설장비 → 효율적 이용
⑤ 질병의 심각성에 따라 → 의료기관 이용

필 / 수 / 확 / 인 / 문 / 제

**보건의료자원의 개발은 보건의료 서비스를 제공하는 데 필요한 자원의 생산 및 개발에 해당한다. 지식은 보건의료자원 중 어느 자원에 해당하는가?**

① 인적자원
② 물적자원
③ 지적자원
④ 환경자원
⑤ 기타 자원

해설

의료기술, 지식 등은 지적자원에 해당한다.

 ③

**보건의료전달체계의 조건으로 옳지 않은 것은 무엇인가?**

① 건강은 기본권이다.
② 거주지와 가까운 의료기관을 이용한다.
③ 지역적으로 의료기관이 균등하게 분포되어야 한다.
④ 필요한 수요자에게 효과적으로 전달한다.
⑤ 시설, 장비를 효율적으로 이용한다.

해설

질병의 심각성에 따라 의료기관을 이용한다.

 ②

필 / 수 / 확 / 인 / 문 / 제

**자유방임형 보건의료 전달체계 유형의 설명으로 옳지 않은 것은 무엇인가?**

① 의료의 질적 수준이 높다.
② 의료비가 높다.
③ 의료의 선택권이 있다.
④ 의료자원의 지역 간 불균형이 있다.
⑤ 행정적으로 간단하다.

해설
행정적으로 간단한 것은 인두제의 장점이다.

답 ⑤

**우리나라 보건의료전달체계에 대한 설명으로 옳은 것은 무엇인가?**

① 포괄수가제 ② 사회보장형
③ 인두제 ④ 사회주의형
⑤ 총액계약제

해설
우리나라 보건의료전달체계 : 자유방임형, 행위별수가제, 포괄수가제

답 ①

### (4) 보건의료전달체계 유형

① **자유방임형** : 우리나라, 미국, 일본
㉠ 민간주도의 자유시장 경제의 원리, 정부간섭 최소화, 민간주도, 개인의 자유와 선택을 최대한 존중
- 장점 : 의료의 선택권↑, 의료서비스의 질적 수준↑
- 단점 : 의료자원의 지역 간 심한 불균형, 의료비↑

※ 행위별 수가제(의료서비스 행위×단위당 가격)
- 장점 : 의료서비스 질↑, 의료선택의 자유
- 단점 : 과잉 진료, 의료비 상승, 의료제공의 형평성↓

② **사회보장형** : 영국, 캐나다, 뉴질랜드
㉠ 국가가 보건의료를 계획, 관리, 제공 → 무료로 의료제공, 국가주도, 개인의 선택의 자유(일부제한)
- 장점 : 형평성↑, 자원의 효율적 활용
- 단점 : 관료적, 의료의 질적 하락

※ 인두제 : 등록된 환자 수나 실이용자 수에 따라 일정 금액의 의료비 산정
- 장점 : 질병예방위주, 행정적으로 간단
- 단점 : 의료의 질↓, 상급기관에 의뢰↑(상급기관 : 대기 환자수↑)

③ **사회주의형** : 공산주의국가
국가가 보건의료를 철저하게 계획, 관리, 통제 → 전 국민에게 의료를 무상으로 제공, 개인의 선택 자유(×)

### (5) 보건의료 전달체계가 필요한 이유

① 국가가 꼭 필요한 수요자에게 효율적, 효과적으로 국민에게 전달하기 위함
② 의료기술↑, 의료기계의 비용↑ → 의료비용↑
③ 의료인력의 질↑, 인건비↑ → 의료비용↑
④ 의료자원, 인력의 불균형분포(지방에 병원, 의사 부족)
⑤ 제3자 지불제도 확산(건강보험공단)
⑥ 제한된 자원을 효과적, 효율적으로 이용

### (6) 우리나라 보건의료전달체계

① 보건의료전달체계
㉠ 자유방임형 선택
㉡ 행위별 수가제 선택(의료서비스 행위×가격 : 과잉진료↑, 의료비↑)
㉢ 포괄수가제(DRG) 선택 : 질환명, 진단명에 따라 의료비 산정
- 장점 : 의료비 상승 억제, 행정적 간단
- 단점 : 의료서비스의 최소화, 합병증 유발 가능성 있는 환자 기피, 행정직의 의료진에 대한 지나친 간섭

② 우리나라 진료전달체계 기본모형

㉠ 1989년 : 전국민 의료보험 실시

㉡ 1998년

- 우리나라 진료전달체계 실시
- 진료권에 따라 1차 진료와 2차 진료로 구분하여 단계별로 이용
  - 1단계 : 1차, 2차 진료기관 이용
  - 2단계 : 3차 의료기관 이용(진료의뢰서, 요양급여의뢰서 필요)
  - 진료의뢰서, 요양급여의뢰서
    - ⓐ 유효기간(7일)
    - ⓑ 응급의학과, 치과, 재활의학과, 가정의학과 → 진료의뢰서 필요(×)

㉢ 진료기관

- 1차 진료기관 : 질병이 발생하여 진료를 받을 때 처음으로 담당하는 곳으로 전체 질병의 70~80% 처리(의원, 보건소, 보건지소, 보건진료소)
- 2차 진료기관 : 병원급
- 3차 진료기관 : 아주 분화된 전문의 서비스(상급종합병원)

### (7) 일차보건의료

① 배 경

㉠ 라론드 보고서

- 질병발생원인 : 유전적 요인, 환경, 보건의료전달체계, 생활습관
- 50~60%가 생활습관

㉡ 1978년 세계보건기구회의(알마타 회의)

- 소련 알마타 지역
- 일차보건의료 실시

㉢ 건강에 대한 계층 간의 불평등을 해소하기 위한 접근방법

㉣ 일차보건의료

- 건강은 기본권이다.
- 일차보건의료(일차보건 + 의료) → 1차보건(중심) + 의료(2차 – 간단한 검사, 처치)
- 우리나라
  - 1980년 농어촌 보건의료를 위한 특별조치법(보건진료소)
  - 일차보건의료 담당 : 보건소, 보건지소, 보건진료소, 의원급
  - 보건진료소 : 보건진료원 → 보건진료전담공무원으로 명칭 변경
- 질병의 70~80%까지 예방 가능

필 / 수 / 확 / 인 / 문 / 제

**우리나라의 진료전달체계의 기본모형에서 진료의뢰서를 가지고 가야 보험혜택이 적용되는 곳은 어디인가?**

① 의 원
② 병 원
③ 보건소
④ 500병상 이상의 종합병원
⑤ 보건지소

해설
3차 의료기관을 이용할 때는 진료의뢰서가 있어야 보험혜택이 적용된다.

답 ④

**일차보건의료의 기본요소로 옳지 않은 것은 무엇인가?**

① 접근성 ② 법적 근거
③ 수용가능성 ④ 지불부담능력
⑤ 주민의 참여

해설
일차보건의료의 기본요소 : 접근성, 수용가능성, 지불부담능력, 주민의 참여

답 ②

**질병의 70~80%까지 예방 가능한 일차보건의료를 담당하는 곳이 아닌 것은 무엇인가?**

① 의 원 ② 보건소
③ 보건지소 ④ 보건진료소
⑤ 병 원

해설
일차보건의료 담당 : 보건소, 보건지소, 보건진료소, 의원급

답 ⑤

필 / 수 / 확 / 인 / 문 / 제

진료비 지불 보상방식 중 사전결정 방식에 해당하지 않는 것은 무엇인가?

① 인두제 ② 행위별 수가제
③ 봉급제 ④ 총액계약제
⑤ 포괄수가제

해설

행위별 수가제 : 사후결정 방식이다.

답 ②

지불자 측과 진료자 측이 사전에 총진료비를 계약하는 방식으로 과잉진료와 의료비 상승을 막을 수 있는 진료비 지불 보상방식은 무엇인가?

① 봉급제 ② 총액계약제
③ 인두제 ④ 포괄수가제
⑤ 행위별수가제

해설

총액계약제 : 지불자 측과 진료자 측이 사전에 총진료비를 계약하는 방식으로 과잉진료와 의료비 상승을 막을 수 있는 진료비 지불 보상방식

답 ②

② 일차보건의료 필수요소(4A)
   ㉠ 접근성(Accessible, 지리적, 경제적, 사회적 이유로 차별이 있어서는 안 된다)
   ㉡ 수용가능성(Acceptable, 지역사회주민이 수용 가능한 방법)
   ㉢ 지불부담능력(Affordable, 주민의 지불능력에 맞는 보건의료수가로 제공)
   ㉣ 주민의 참여(Available, 주민의 적극적인 참여를 통해 이루어진다)

③ 일차보건의료가 나아갈 방향( → 건강증진)

**TIP**

국 제
- WHO(세계보건기구)
- 1986년 제1차 건강증진에 관한 국제회의(캐나다 오타와)
- 오타와 헌장 : 건강증진헌장(건강증진원칙)

우리나라
- 1995년 국민건강증진법
- 국민건강증진계획(Heath Plan 2020, HP2020) → 보건복지부장관(5년마다 계획)

## 4 진료비 지불 보상방식

### (1) 사후결정 방식

행위별 수가제 : 의료서비스 행위×단위당 가격

### (2) 사전결정 방식

① 인두제

② **포괄수가제** : 외래는 방문, 입원은 진단군에 따라 중증도, 연령 등을 고려하여 포괄적으로 수가를 정해 적용하는 방식

③ **봉급제(월급제)** : 일정 기간에 따라 일정 의료비 산정
   ㉠ 장점 : 과잉진료↓, 의료비↓
   ㉡ 단점 : 의료의 질, 열의↓

④ **총액계약제** : 지불자 측과 진료자 측이 사전에 총진료비를 계약하는 방식
   ㉠ 장점 : 과잉진료↓, 의료비↓
   ㉡ 단점 : 1년 단위로 계약 → 교섭, 협상의 어려움

## 5 사회보장

※ 국가(주체), 국민(대상), 소득보장과 의료보장

### (1) 정 의

국가가 국민을 대상으로 질병, 빈곤, 노령, 상해, 실업 등 사회적 위험으로부터 국민의 삶의 질을 향상시키기 위하여 제공되는 사회보험, 공공부조, 사회서비스

### (2) 종 류

① 사회보험(소득능력 有, 보험의 원리 적용, 강제적용)
- ㉠ 국민연금
- ㉡ 고용보험
- ㉢ 산재보험
- ㉣ 국민건강보험
- ㉤ 노인장기요양보험

② 공공부조 : 생활유지 능력이 없거나 생활이 어려운 국민, 조세로 충당, 최저생활보장 원칙, 기초생활수급비, 의료급여(1종, 2종)

③ 사회서비스 : 도움이 필요한 국민에게 상담, 재활, 직업소개 및 지도, 사회복지시설 이용 등을 제공하여 정상적인 생활이 가능하도록 지원

### (3) 사회보장의 기능

① 경제적 기능
② 최저생활보장의 기능
③ 소득재분배기능
④ 사회연대기능, 사회통합기능

### (4) 국민건강보험

① 1989년 : 전국민 건강보험 실시
② 보험자 : 국민건강보험공단
③ 가입자 : 직장가입자, 지역가입자
④ 보험의 원리 적용, 강제적용(소득능력 有)
⑤ 특 징
- ㉠ 강제성
- ㉡ 차등부과
- ㉢ 균등수혜
- ㉣ 정률제(일정 비용의 의료비를 피보험자가 부담, 본인부담금 → 불필요한 의료서비스를 막음)
- ㉤ 제3자 지불제
- ㉥ 단기보험(회계단위 : 1년 단위)

필 / 수 / 확 / 인 / 문 / 제

**국가가 국민을 대상으로 사회적 위험으로부터 국민의 삶의 질을 향상시키기 위해서 실시하는 사회보장제도의 기능으로 옳지 않은 것은 무엇인가?**

① 사회연대기능
② 사회통합기능
③ 경제적 기능
④ 최적의 생활보장
⑤ 소득재분배기능

해설
최저생활보장의 기능

답 ④

**우리나라 국민건강보험의 특징으로 옳지 않은 것은 무엇인가?**

① 차등부과 ② 선택성
③ 균등수혜 ④ 정률제
⑤ 제3자 지불제

해설
강제성이 특징이다.

답 ②

필 / 수 / 확 / 인 / 문 / 제

노인장기요양보험의 등급판정에서 기억력 저하가 특징적 증상으로 나타나는 치매는 몇 등급에 속하는가?

① 1등급 ② 2등급
③ 3등급 ④ 4등급
⑤ 5등급

해설

5등급 : 치매(45점 이상~51점 미만)

답 ⑤

노인장기요양보험에 대한 설명으로 옳지 않은 것은 무엇인가?

① 재가급여의 본인부담금은 15%이다.
② 시설급여의 본인부담금은 20%이다.
③ 주야간보호는 재가급여에 해당한다.
④ 의료급여는 1, 2, 3차 의료기관 서비스 범위가 동일하다.
⑤ 방문간호를 하기 위해 필요로 하는 간호조무사의 경력인정은 3년 이상이다.

해설

의료급여는 1차, 2차, 3차 의료기관에 따라 서비스의 범위가 달라진다.

답 ④

### (5) 노인장기요양보험

① **시행** : 2008년

② **보험자** : 국민건강보험공단

③ **가입자** : 직장가입자, 지역가입자

④ **대상** : 65세 이상의 노인 또는 65세 미만의 자로서 치매, 뇌혈관성 질환 등 노인성 질병을 가진 자

| | | |
|---|---|---|
| • 65세 이상 노인 | 일상생활활동 혼자 수행의 어려움 | **장기요양 필요** |
| • 65세 미만(노인성질환, 치매, 파킨슨 질환) | | |

⑤ 신청절차
- ㉠ 신청 : 국민건강보험공단
- ㉡ 신청인 : 본인, 가족, 친지, 사회복지사, 시장, 군수, 구청장이 지정한 자
- ㉢ 공단직원의 조사(인정조사) : 간호사, 사회복지사
- ㉣ 등급판정위원회 : 최종판정(등급판정) – 30일 이내

⑥ 등 급
- ㉠ 1등급 : 전적으로 도움이 필요한 경우(95점 이상)
- ㉡ 2등급 : 상당부분으로 도움이 필요한 경우(75점 이상~95점 미만)
- ㉢ 3등급 : 부분적으로 도움이 필요한 경우(60점 이상~75점 미만)
- ㉣ 4등급 : 일정부분으로 도움이 필요한 경우(51점 이상~60점 미만)
- ㉤ 5등급 : 치매(45점 이상~51점 미만)
- ㉥ 등급 외 A, B, C

⑦ 급 여
- ㉠ 재가급여
  - 방문간호 : 간호사(2년 이상 경력), 간호조무사(3년 이상 경력 + 보건 복지부장관이 지정한 곳에서 교육수료)
  - 방문요양, 방문목욕, 주야간보호, 단기보호, 기타 재가복지서비스
- ㉡ 시설급여 : 노인요양시설, 노인요양공동생활시설
- ㉢ 특별현금급여 : 가족요양비, 특례요양비, 요양병원 간병비

⑧ 재 원
- ㉠ 노인장기요양보험료
- ㉡ 국가지원(20%)
- ㉢ 본인부담금(재가급여 : 15%, 시설급여 : 20%)
  - 의료급여
    - 1종 : 전액무료, 2종 : 2분의 1
    - 1차, 2차, 3차 의료기관에 따라 서비스의 범위가 달라짐

간호조무사

# 산업보건

## 1 산업보건의 이해

### (1) 정 의

① 보건 : 국가(세금), 대상(지역사회주민 전체), 1차 예방 중심(질병예방, 건강유지, 건강증진)

② 근로자의 질병예방, 건강유지, 건강증진을 꾀하는 것으로 직업병 예방과 작업 환경관리까지 포함한다.

③ 산업재해 예방, 작업능률의 향상, 생산성 향상

④ 중앙행정기관 : 고용노동부

⑤ 산재보험금 청구 : 근로복지공단(산업재해 보상보험의 업무 총체적으로 담당)

⑥ 보건관리자 : 의사, 간호사, 산업위생관리기사 등

⑦ 보건관리대행기관 : 1997년 개정된 규정에 따라 규모에 상관없이 이 기관을 이용하여 관리할 수 있게 되었다. 순회방문관리(간호사)

⑧ 근로기준법

| 근로시간 | 1일 8시간, 1주 40시간을 초과할 수 없다. | 휴게 시간 제외 |
|---|---|---|
| 근로자고용 | 15세 미만자는 절대고용 금지 | |
| | 18세 미만자(친권자, 후견인의 동의서) | |
| 여 성 | 생리휴가(1회/월) | |

필 / 수 / 확 / 인 / 문 / 제

산업재해 보상보험의 업무를 총체적으로 담당하는 곳은 어디인가?

① 고용노동부
② 보건복지부
③ 근로복지공단
④ 건강보험관리공단
⑤ 산업인력관리공단

해설

근로복지공단 : 산업재해 보상보험의 업무를 총체적으로 담당하는 곳이다.

답 ③

필 / 수 / 확 / 인 / 문 / 제

**산업보건의 대상으로 적당한 것은 무엇인가?**

① 시설, 장비
② 개인보호구
③ 산업위생관리기사
④ 보건관리 대행기관
⑤ 환 경

해설
산업보건의 대상은 근로자와 환경이다.

답 ⑤

**근로자의 건강진단 중 2차 검진 대상자(R)는 1차 검진결과가 나오고 며칠 이내에 2차 검진을 받아야 하는가?**

① 7일
② 10일
③ 15일
④ 20일
⑤ 30일

해설
1차 검진결과 의심자로 나온 2차 검진대상자는 결과가 나오고 10일 이내에 실시한다.

답 ②

**작업환경관리 기본원칙 중에서 가장 기본적인 방법으로 위험 요소를 덜 위험한 것으로 변경하는 것을 무엇이라고 하는가?**

① 환 기
② 보건교육
③ 대 치
④ 격 리
⑤ 개인보호구 착용

해설
대치 : 원인요소를 제거하거나 덜 위험한 것으로 변경한 것으로 가장 기본적인 방법이다.

답 ③

## 2 근로자의 건강관리

### (1) 산업보건의 대상

근로자, 환경

### (2) 근로자의 건강관리

① 건강진단 : 집단의 건강수준 파악, 근로자 건강상태 관찰, 직업병 유무 색출, 작업의 적합성 여부 파악, 작업 환경의 영향여부 조사를 위해서 실시

㉠ 일반건강진단(보통 1회/1년, 사무직 1회/2년)
- 1차 검진 : 모든 근로자
- 2차 검진 : 1차 검진결과가 R(2차 건강진단 대상자)로 나온 근로자(10일 이내 검사)

㉡ 특수건강진단(유해 작업 인자에 종사하는 근로자, 유해인자별로 시기, 주기 다름)
- 1차 검진 : 유해 작업 인자에 종사하는 모든 근로자
- 2차 검진 : 1차 검진 결과가 R(2차 건강진단 대상자)로 나온 근로자(10일 이내 검사)

㉢ 배치 전 건강진단 : 대상 업무 종사 근로자에 대하여 배치 예정 업무에 대한 적합성을 평가하기 위해 실시하는 건강진단, 작업장에 부적합한 근로자 색출

㉣ 수시건강진단 : 특수건강진단 대상 업무로 인해 유해 인자에 의한 직업성 천식, 직업성 피부염, 그 밖에 건강장해를 의심하게 하는 증상을 보이거나 의학적 소견이 있는 근로자에 대하여 실시하는 건강진단

㉤ 임시건강진단 : 지방고용노동관서의 장의 명령에 따라 실시하는 건강진단

## 3 작업환경관리

### (1) 작업환경관리의 기본원칙

① 대치 : 위험 요소를 제거하거나 덜 위험한 것으로 공정과 시설 등을 변경(대치)하는 방법으로 가장 기본적인 방법이다.
② 격리 : 위험 요소로부터 거리를 두는 것(방화벽, 원격조정 - 리모컨)
③ 교육 : 교육을 통해 보호, 건강관리 능력 증진
④ 환기 : 전체의 환기, 국소적 환기(유해물질 침입경로 중 가장 흔하면서 위험 → 호흡기)
⑤ 개인보호구착용(마스크, 안전모, 귀마개 등) : 최후의 방법

## 4 산업피로, 산업재해, 직업병

### (1) 산업피로

① 노동의 과부하 상태로 신체적 정신적 피로 상태

② 발생요인 : 작업부하, 작업환경 조건, 작업편성과 작업시간, 개인 조건

③ 증상 : 다양, 휴식을 하면 건강회복 가능(가역적)

④ 결과 : 생산성 저하, 재해발생 증가

### (2) 산업재해

업무 도중 업무와 관련되는 기타 업무에 기인하여, 원하지도 않고 계획하지도 않은 사건으로 인해 사망, 손상, 상해, 질병 등이 걸리는 것

① 건수율 = $\frac{\text{재해건수}}{\text{평균 근로자수}} \times 1,000$

② 도수율 = $\frac{\text{재해건수}}{\text{연근로시간}} \times 1,000,000$

③ 강도율 = 재해로 인한 실질적 손해를 나타낸 비율

### (3) 직업병

① 직업병의 특징

㉠ 누구라도 그 직업에 종사하는 자라면 그 직업병에 걸릴 수 있다.

㉡ 예방가능(특수건강검진)

㉢ 장기간에 걸쳐서 서서히 나타난다.

㉣ 시대에 따라 그 의미가 변한다.

㉤ 판정이 어렵다(직업병의 증상과 질병의 증상 구분하기 힘들다).

㉥ 신물질의 증가

### (4) 직업성 질환관리

① 소음으로 인한 건강장해(소음성 난청)

㉠ 청세포위축성 변성이 초래되어 비가역적인 청력손실

㉡ 증상 : 이명(첫 단계), 이통, 두통, 현기증, 불면증, 청력장해, 노이로제 등

㉢ 산업장 소음의 허용기준 : 90dB

㉣ 예방 : 소음수준의 감소, 폭로시간의 단축, 차음보호구(귀마개, 귀덮개)

㉤ 직업 : 조선작업, 판금작업, 연마작업 등

② 진동으로 인한 건강장해(레이노 증후군)

㉠ 원인 : 진동에 장시간 노출 시

㉡ 전신진동 : 말초신경수축, 혈압상승, 맥박증가

㉢ 국소진동

필 / 수 / 확 / 인 / 문 / 제

**노동의 과부하로 나타나는 신체적, 정신적 피로상태로 휴식을 취하면 회복이 가능한 가역적인 것은 다음 중 무엇인가?**

① 산업재해
② 산업피로
③ 직업병
④ 비감염성 질환
⑤ 급성질환

해설

산업피로 : 노동의 과부하로 나타나는 신체적, 정신적 피로상태로 휴식을 취하면 회복이 가능한 가역적인 것이다.

답 ②

**직업병의 특징을 설명한 것으로 바르지 않은 것은 무엇인가?**

① 시간에 따라 그 의미가 변한다.
② 장기간에 걸쳐 서서히 나타난다.
③ 직업병의 증상과 질병의 증상을 구분하기 힘들다.
④ 예방이 불가능하다.
⑤ 누구라도 그 직업에 종사하면 그 직업병에 걸릴 수 있다.

해설

특수건강검진으로 예방이 가능하다.

답 ④

**레이노 증후군은 어떤 것에 장기간 노출되었을 때 순환장애로 말초의 손가락이 창백하고 청색으로 변하는지 다음 중에서 고른다면 어떤 것인가?**

① 소 음 ② 고 온
③ 분 진 ④ 진 동
⑤ 기 압

해설

레이노 증후군 : 진동에 의한 건강장애로 말초순환 장애가 나타난다.

답 ④

• 한랭한 환경에서 작업자의 손가락에 있는 말초혈관의 폐색, 순환장애로 손가락이 창백, 청색으로 변함(레이노 현상)
• 골조직 이상, 건초염

㉣ 직업 : 승무원, 드릴작업, 착암기, 타이피스트 등

③ 유해광선으로 인한 건강장해

㉠ 적외선(열선)
• 장 점
  – 혈관이완 → 혈액순환 촉진(적외선치료기)
  – 근육이완 → 휴식, 이완작용
• 단점 : 화상, 백내장, 중추신경장애

㉡ 가시광선 : 색채구별과 명암의 구별, 시각에 관여

㉢ 자외선
• 장 점
  – 살균효과 : 이불, 침구류, 옷, 결핵균 등을 살균
  – 비타민 D 합성(일광욕 5~10분, 구루병 예방)
• 단점 : 기미, 잡티, 피부암(자외선 차단제)

④ 고온에 의한 건강장해

㉠ 열경련
• 고온 노출 : 땀 분비 과다로 인해 Na 손실, 강직, 경련이 일어남
• 간 호
  – 시원한 곳으로 옮긴다.
  – 의식이 있을 때 : 소금물, 이온음료
  – 의식이 없을 때 : 병원 – 생리식염수(IV)

㉡ 열피로(열허탈증)
• 고온 노출(탈수) → 심장에 문제 → 산소 공급↓(쇼크)
• 간 호
  – 시원한 곳으로 옮긴다.
  – 의식이 있을 때 : 물, 이온음료, 강심제, 커피
  – 의식이 없을 때 : 병원 – 포도당(IV)
  – 쇼크체위(머리↓)

㉢ 일사병
• 고온 노출(적외선) : 어지럼증, 실신
• 간 호
  – 시원한 곳으로 옮긴다.
  – 의식이 있을 때 : 물, 이온음료
  – 의식 없을 때 : 병원 – IV

**필 / 수 / 확 / 인 / 문 / 제**

**고온에 의한 건강장해로 열경련 시의 응급조치로 옳은 것은 무엇인가?**

① 의식이 있으면 커피를 제공한다.
② 얼음마사지를 제공한다.
③ 머리를 높여 준다.
④ 의식이 없으면 병원으로 이송해 포도당을 정맥주사한다.
⑤ 의식이 있으면 소금물을 섭취하게 한다.

해설
① 열피로 ② 열사병
③ 열사병 ④ 열피로

답 ⑤

**직업성 질환 중 이상온도에 의해 발생할 수 있는 질환은 무엇인가?**

① 잠함병 ② 레이노병
③ VDT증후군 ④ 안구진탕증
⑤ 열피로

해설
고온장애로 열경련, 열피로(열허탈증), 일사병, 열사병 등이 있다.

답 ⑤

㉣ 열사병
- 고온 노출 : 시상하부의 체온조절중추에 장애
- 증상 : 피부가 보송보송
- 간 호
  - 시원한 곳으로 옮긴다.
  - 얼음물에 담그거나 얼음물 마사지를 한다.
  - 얼음물로 관장을 한다.
  - 머리↑(뇌압↓)

⑤ 저온에 의한 건강 장해

㉠ 참호족, 침수족 : 저온 노출 → 말초의 혈관수축 → 산소공급이 안 되어 모세혈관벽의 손상

㉡ 동 상
- 실제로 조직이 동결되어서 세포구조의 파탄이 일어나 발생
- 동상의 응급처치
  - 따뜻한 물에 담근다(40℃ 정도의 물 – 팔꿈치를 담가본다).
  - 손(환자의 겨드랑이), 발(구조자의 겨드랑이)
  - 부종이 생기기 전에 장신구 제거해 준다.
  - 절대 마사지, 주무르기, 걷게 하지 않는다. → 신경, 혈관의 손상 우려
  - 부종과 통증감소를 위해 동상부위를 심장보다 높여준다.

⑥ 부적당한 조명에 의한 장해(조명장애) : 불량한 조명에서 장기간 작업 시 발생

㉠ 안정피로

㉡ 근 시

㉢ 안구진탕증(안구가 상하 좌우로 흔들리는 증상)

⑦ 이상기압에 의한 건강장해

㉠ 고산병(항공병)
- 저기압
- 산소 부족으로 호흡곤란(등반가, 항공기승무원, 비행기조종사 등)

㉡ 잠수병(잠함병, 감압병)
- 고기압(잠수부, 교각건설, 터널공사 등)
- 적절한 감압, 단계적 감압이 가장 중요
- 증상 : 사지의 관절통, 근육통, 무균성 뼈 괴사 등
- 비만자, 고령자, 순환기 장애자 취업금지
- 잠수 전에 고열량, 고지방식이, 술 금지

⑧ 분진으로 인한 건강장해

㉠ 진폐증 : 분진

㉡ 규폐증 : 유리규산 → 80% 폐결핵을 합병함

㉢ 석면폐증 : 석면 → 폐암 유발

필 / 수 / 확 / 인 / 문 / 제

**저온에 의한 건강장애로 동상에 대한 응급조치로 옳지 않은 것은 무엇인가?**

① 부종이 생기기 전에 장신구를 제거해준다.
② 따뜻한 물에 담근다.
③ 혈액순환을 도모하기 위해 주물러준다.
④ 대상자를 걷게 하지 않는다.
⑤ 부종감소를 위해 동상부위를 심장보다 높여 준다.

해설

주무르지 않고, 마사지하지 않는다.

답 ③

**불량한 조명에서 장기간 작업 시 발생하는 질환으로 옳은 것은 무엇인가?**

① 안구진탕증 ② 백내장
③ 실 명 ④ 녹내장
⑤ 망막박리

해설

부적당한 조명에 의한 장애 : 안정피로, 근시, 안구진탕증

답 ①

**이상기압에 의한 건강장해로 잠함병에 걸리기 쉬운 대상자는 누구인가?**

① 등반가
② 타이피스트
③ 터널공사 종사자
④ 판금작업 종사자
⑤ 착암기 작업자

해설

잠함병 : 잠수부, 교각건설, 터널공사 등

답 ③

필 / 수 / 확 / 인 / 문 / 제

중금속에 의한 건강장해로 단백뇨, 혈뇨, 신장장애 등의 증상을 보이는 이타이이타이병의 원인물질은 무엇인가?

① 카드뮴 ② 크 롬
③ 수 은 ④ 납
⑤ 벤 젠

해설
이타이이타이병 : 카드뮴 중독

답 ①

⑨ 유해화학물질(유기용제)에 의한 건강장해

㉠ 벤젠 : 재생불량성 빈혈, 백혈병

㉡ 메탄올 : 시각의 문제(시력↓, 시신경염, 실명 등)

⑩ 중금속에 의한 건강장해

| 납(연)중독 | 수은중독 | 카드뮴중독 | 크롬중독 |
|---|---|---|---|
| • 납선(연선)<br>• 조혈기능 장애 → 빈혈<br>• 인쇄소, 페인트 | • 미나마타병<br>• 구내염, 금속성 입맛, 입안 출혈, 언어장애<br>• 어패류↑, 농약 | • 이타이이타이병<br>• 단백뇨, 혈뇨, 신장 장애<br>• 건전지, 도금작업 | 비중격 천공, 흉통, 호흡곤란 |

⑪ VDT 증후군(컴퓨터 단말기 증후군)

㉠ 경견완장애(근골격계 장애) : 목, 어깨, 팔, 손, 손가락

㉡ 시력저하, 안정피로, 근시, 눈의 충혈, 안구건조증

㉢ 관리대책

• 연속작업 피하고, 시간당 10분 정도의 휴식
• 간접조명 사용
• 화면과의 거리 : 30~50cm, 화면은 눈의 정면이나 약간 눈 아래로 위치
• 작업 시 바른 자세 유지

# 환경보건

## 1 환경보건의 이해

### (1) 정 의

① 보건 : 국가(세금), 대상(지역사회주민 전체), 1차 예방 중심(질병예방, 건강유지, 건강증진)
② 환경 : 인간의 건강에 영향을 끼치는 절대적인 요소
③ 환경관리, 환경위생 : 인간에게 위해한 영향을 끼치거나 끼칠 가능성이 있는 요소를 제거, 관리하는 것(기후, 물, 공기, 폐기물, 분뇨처리, 식품 등)
④ 인간과 환경 간의 생태적 균형을 위하여 인간의 신체적, 정신적 건강을 유지해 나가는 데 필요한 인간과 환경과의 상호관계를 연구하는 분야

### (2) 중앙행정기관

환경부

## 2 기후와 건강

### (1) 기 후

지구를 둘러싸고 있는 대기의 종합적인 현상
① 기후의 3요소 : 기온, 기습(습도), 기류(바람)
※ 온열요소 : 기온, 기습, 기류, 복사열
② 기후대

| 한 대 | 연평균 기온이 0℃ 이하(겨울↑, 여름↓) → 호흡기 질환자, 구루병 환자↓ |
|---|---|
| 온 대 | 연평균 기온이 0~ 20℃ 사이 → 인구밀도↑, 감염병↑ |
| 아열대 | 온대와 열대 사이 |
| 열 대 | 연평균 기온이 20℃ 이상 → 매개 곤충에 의한 질환↑ |

필 / 수 / 확 / 인 / 문 / 제

**온열요소에 해당되지 않는 것은 무엇인가?**

① 기 온 ② 기 후
③ 기 습 ④ 기 류
⑤ 복사열

해설
온열요소 : 기온, 기습, 기류, 복사열

답 ②

**지구를 둘러싸고 있는 대기의 종합적인 현상을 기후라고 한다. 기후대에 대한 설명으로 옳지 않은 것은?**

① 아열대는 온대와 열대 사이의 기후대이다.
② 온대는 인구밀도가 높아서 감염병의 발생이 높다.
③ 한대는 겨울이 길고 여름이 짧아서 호흡기 질환의 발생이 높다.
④ 열대는 매개곤충에 의한 질환 발생이 높다.
⑤ 온대는 연평균 기온이 0~20℃이다.

해설
한 대는 인구가 적어서 호흡기 질환자, 구루병의 발생률이 낮다.

답 ③

필 / 수 / 확 / 인 / 문 / 제

**일교차와 연교차가 높게 나타나는 곳이 아닌 것은 무엇인가?**

① 분 지 ② 내륙지역
③ 고위도 ④ 해안지역
⑤ 산악지역

해설
일교차, 연교차가 높은 곳 : 산악지역, 내륙지역, 고위도, 분지

답 ④

**높이의 증가에 따라 기온이 높아져서 고도가 높은 곳이 하층부보다 기온이 높은 경우로 대기오염이 잘 발생하는 조건에 해당하는 것은 무엇인가?**

① 열섬현상 ② 기온역전
③ 지구온난화 ④ 라니냐 현상
⑤ 엘니뇨 현상

해설
기온역전 : 높이의 증가에 따라 기온이 높아져서 고도가 높은 곳이 하층부보다 기온이 높은 경우로 대기오염이 잘 발생하는 조건이다.

답 ②

### (2) 기 온

① 실내온도 : 20±2℃
② 일교차 : 최고기온(오후 1~3시)과 최저기온(일출 30분 전)의 차이
③ 일교차↑ 연교차↑
㉠ 산악지역 > 수목이 우거진 지역
㉡ 내륙지역 > 해안지역
㉢ 고위도 > 저위도
㉣ 분지 > 평지
④ 기온역전
㉠ 높이의 증가에 따라 기온이 높아져서 고도가 높은 곳이 하층부보다 기온이 높은 경우(상부기온이 하부기온보다 높은 경우)
㉡ 바람이 없는 맑게 갠 날, 춥고 긴 겨울날, 눈이나 얼음 등으로 지면이 덮여 있을 때↑
㉢ 대기 오염이 잘 발생하는 조건
⑤ 기온의 측정 : 지상 1.5m 높이에서 주위의 복사 온도를 배제한 백엽상자 안에서 측정

### (3) 기습(습도)

① 정의 : 대기 중에 포함된 수분의 양
② 절대습도 : 공기 $1m^3$ 중에 함유된 수증기량
③ 상대습도 : 포화습도와 현재 함유한 수증기량의 백분율
④ 기온과 반비례
㉠ 새벽 : 습도↑, 기온↓
㉡ 오후 : 습도↓, 기온↑
⑤ 쾌적한 습도(40~60%, 40~70%)
㉠ 습도가 30% 이하(호흡기 질환↑)
㉡ 습도가 70% 이상(음식의 부패↑, 감염병↑)
⑥ 기습의 기능 : 낮에는 태양열을 흡수해서 대지의 과열 방지, 밤에는 지열의 복사를 방지하여 기후를 완화시킴

### (4) 기류(바람)

① 기능 : 체열방사, 신진대사 촉진, 실내 자연환기의 원동력, 대기(공기)의 자정작용
② 실내기류 측정기 : 카타한란계(카타온도계)
③ 불감기류 : 0.5m/sec 이하의 기류
㉠ 우리가 감각하지 못하는 기류
㉡ 실내, 의복에 끊임없이 존재
㉢ 체열방사, 인간의 생식선 발육 촉진, 냉한에 대한 적응력↑

### (5) 복사열

주로 태양의 적외선에 의한 열로 태양에너지의 약 50% 이상 차지

### (6) 불쾌지수(DI) : 기온과 기습에 따라 사람이 느끼는 불쾌감의 정도

① DI 75 이상 : 50% 이상의 사람들이 불쾌감을 호소

② DI 80 이상 : 거의 모든 사람들이 불쾌감을 호소

## 3 대기와 건강

### (1) 공 기

① 공기의 조성 : 질소(78%), 산소(21%), 기타(1%)

② 공기의 자정작용 : 바람(희석), 중력(침강), 비・눈(세정), 식물의 탄소동화작용, 자외선(살균), 산화작용($O_2$, $O_3$, $H_2O_2$)

③ 산소($O_2$) : 공기 중 21% 차지

㉠ 산소 부족 시 : 호흡수↑

㉡ 식물의 탄소동화작용 : 식물은 공기 중의 $CO_2$를 취하고 $O_2$를 공기 중에 배출한다.

④ 이산화탄소($CO_2$)

㉠ 무색, 무취의 가스로 실내공기의 오염지표(위생학적인 허용한도 − 0.1%)

㉡ 군집독 : 다수인이 밀집한 실내에서 공기의 화학적, 물리적 조성 변화를 초래하여 불쾌감, 두통, 어지럼증, 현기증, 오심, 구토, 복통 등 유발

㉢ 예방, 처치 : 환기가 가장 중요

**TIP**

실내공기 오염
- 새집 증후군 : 폼알데하이드
- 라돈 : 폐암 발생
- 빌딩증후군(밀폐형 업무용 사무실 건물) : 선진국은 건물 실내를 제3의 피부라고 여기고 있다.

㉣ 공기 중의 유해인자가 악화될 때 그 농도가 증가하면 지구로 오는 태양열을 흡수하는 양이↑ → 온도↑
- 지구온난화, 온실효과
- 해수면 온도↑(엘니뇨 현상), 해수면 온도↓(라니냐현상)

필 / 수 / 확 / 인 / 문 / 제

**기온과 기습에 따라 사람들이 느끼는 불쾌감의 정도로 50% 이상의 사람들이 불쾌감을 호소하는 불쾌지수로 옳은 것은?**

① 100　② 80
③ 75　④ 50
⑤ 40

해설
불쾌지수 75 이상 : 50% 이상의 사람들이 느끼는 불쾌감의 정도

답 ③

**다수인이 밀집한 실내에서 공기조성의 변화로 불쾌감, 두통, 현기증 등을 호소하는 군집독 시의 처치로 가장 중요한 것은 무엇인가?**

① 환 기　② 산소공급
③ 심호흡　④ 기도유지
⑤ 인공호흡

해설
군집독 시 환기가 중요하다.

답 ①

필 / 수 / 확 / 인 / 문 / 제

**대기오염물질 중 2차 대기오염물질에 해당하는 것은 무엇인가?**

① 분 진 ② 스모그
③ CO ④ $SO_2$
⑤ $NO_2$

해설
2차 대기오염물질 : 스모그, 오존 등

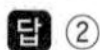 ②

**대기오염의 영향으로 도심부가 주변부의 온도보다 높은 고온지대가 되는 현상으로 콘크리트와 아스팔트 등이 낮에 태양으로부터 열을 받아 밤에 내뿜게 되므로 밤에 더 심하게 나타나는 것을 무엇이라고 하는가?**

① 온실효과
② 오존층 파괴
③ 열섬현상
④ 기온역전 현상
⑤ 지구 온난화 현상

해설
열섬현상 : 도심부가 주변부의 온도보다 높은 고온지대가 되는 현상이다.

답 ③

**환경개선을 위해 경유를 연료로 사용하는 자동차 소유자에게 부담시키는 것을 무엇이라고 하는가?**

① 환경개선부담금제도
② 환경영향평가제도
③ 환경회계제도
④ 환경표지인증제도
⑤ 폐기물처리부담금제도

해설
환경개선부담금제도 : 환경개선을 위해 경유를 연료로 사용하는 자동차 소유자에게 부담시키는 제도

답 ①

⑤ 일산화탄소(CO)
- ㉠ 무색, 무미, 무취, 무자극성으로 공기보다 가볍다.
- ㉡ 위생학적 허용한계 : 0.01%
- ㉢ 일산화탄소 중독
  - CO는 산소친화력이 Hb보다 약 200~300배↑, 혈액의 산소운반 능력 상실로 저산소증 초래
  - 처지 : 환기, 병원(고압산소요법)

⑥ 이산화황(아황산가스, 황산화물, $SO_2$)
- ㉠ 대기오염의 지표
- ㉡ 산성비(pH 5, 6 이하)의 주요 원인 : 농작물이나 산림에 큰 피해, 호수 및 하천의 산성화, 자연 생태계파괴, 금속물과 석조건물 부식, 호흡기 질환 유발 등

### (2) 대기오염

① 대기오염물
- ㉠ 1차 대기오염물질 – 분진, CO, $SO_2$, $NO_2$ 등
- ㉡ 2차 대기오염물질 – 스모그, $O_3$(오존) 등

② 링겔만 차트 : 굴뚝에서 나오는 연기의 색과 불투명도, 양으로 매연의 정도 측정

③ 대기오염의 영향
- ㉠ 온실효과, 지구온난화 현상
- ㉡ 오존층 파괴(자동차 배기가스, 프레온가스) : 오존층은 유해한 태양의 자외선을 차단하는 역할을 하는데 오존층이 파괴되어 자외선 중 인간에게 해로운 파장이 제거되지 못하여 지구온난화, 피부암이나 백내장 발생↑, 대기오염↑, 자연 생태계에 좋지 않은 영향을 준다.
- ㉢ 열섬효과
  - 도심부가 주변부의 온도보다 높은 고온지대가 되는 현상
  - 콘크리트와 아스팔트 등이 낮에 태양으로부터 열을 받아 밤에 내뿜게 되므로 밤에 더 심하다.
  - 도시상공에 먼지 돔 형성, 열대야 현상 등은 열섬효과의 영향이다.
- ㉣ 황사현상, 미세먼지 : 호흡기 질환, 눈 질환, 알레르기 등 각종 질환 유발

### (3) 환경 관련 제도

① 환경영향평가제도

사업의 시행으로 인하여 환경에 미치는 해로운 영향을 미리 예측·분석하여 환경의 영향을 줄일 수 있는 방안을 강구하는 평가절차

② 환경개선 부담금

환경 개선을 위해 경유를 연료로 사용하는 자동차 소유자에게 부담시키는 환경개선 부담금제도를 시행

## 4 수질오염과 건강

### (1) 상 수

① 수 원

㉠ 지표수, 지하수, 해수 등

㉡ 지표수 : 우리나라의 상수도는 대부분 지표수를 사용

㉢ 지하수 : 상수도 급수를 제외한 가장 이상적인 수원

② 물의 자정 작용

㉠ 침전 → 희석(분해)

㉡ 산화, 폭기

㉢ 자외선(살균)

㉣ 미생물에 의한 처리

③ 상수처리 과정 : 침사 → 침전 → 여과 → 소독 → 급수

㉠ 침 사

㉡ 침 전

- 물속에 있는 비중이 무거운 부유물을 가라앉혀 색도, 탁도, 냄새, 세균 등을 감소시키는 방법
- 보통침전 : 물을 정지시키거나 유속을 느리게 해서 부유물을 침전
- 약품침전 : 약품을 사용해 침전

㉢ 여 과

- 완속여과 : 보통침전법으로 침전시킨 후 여과지로 보내는 방법, 세균제거율↑
- 급속여과 : 약품을 사용하여 침전시킨 후 여과지로 보내는 방법

㉣ 소 독

- 가열법, 자외선법, 오존소독, 염소소독 등
- 염소소독
  - 장점 : 가격 저렴, 소독력↑
  - 단점 : 독성과 특유의 냄새
  - 부활현상 : 염소소독된 물은 세균이 거의 0에 가깝게 감소되는데 염소처리 후 세균이 평상시보다 증가하는 현상
  - 급수 전 유리 잔류염소가 최소한 0.1ppm이 되어야 한다.

④ 밀스-라인케 현상

상수도 관리로 인한 수인성 감염병 환자의 발생률이 감소하는 현상(상수처리 과정을 거쳐 급수 → 수인성 감염병↓)

필 / 수 / 확 / 인 / 문 / 제

**상수처리 과정으로 옳은 것은 무엇인가?**

① 침전-침사-여과-소독
② 침전-여과-침사-여과
③ 침사-침전-여과-소독
④ 여과-침사-침전-소독
⑤ 침사-여과-침전-소독

해설
상수처리과정 : 침사 – 침전 – 여과 – 소독

답 ③

**상수도 관리로 수인성 감염병 환자의 발생률이 감소하는 현상을 무엇이라고 하는가?**

① 부활현상
② 밀스-라인케 현상
③ 교환현상
④ 부영양화현상
⑤ 라니냐 현상

해설
밀스 – 라인케 현상 : 상수도 관리로 수인성 감염병 환자의 발생률이 감소하는 현상

답 ②

필 / 수 / 확 / 인 / 문 / 제

수인성 감염병의 특징으로 옳지 않은 것은 무엇인가?

① 환자발생이 폭발적이다.
② 치명률이 낮다.
③ 계절과 관련이 있다.
④ 2차 감염률이 낮다.
⑤ 성별, 연령별 차이가 없다.

해설

하절기에 많이 발생하지만 계절과 관계없이 나타난다.

답 ③

수질오염지표로 사용하는 것이 아닌 것은 무엇인가?

① BOD ② COD
③ DO ④ 일반 세균
⑤ 대장균

해설

수질오염지표 : DO, BOD, COD, SS, 대장균, 급수생물

답 ④

TIP

수인성 감염병

- 하절기에 많으나 계절과 관계없이 발생한다.
- 대체로 치명률↓, 2차 감염률↓
- 환자발생이 폭발적이다.
- 성별, 연령별, 직업별 발생률의 차이가 없다.
- 음용수의 수질관리
  - 무색, 무미, 무취 → 염소소독 냄새(○)
  - pH : 5.8~8.5
  - 대장균 : 물 100mL 중 전혀 검출되지 않아야 한다. → 분변성 오염지표
  - 일반세균 : 물 1mL 중 100CFU 이하이어야 한다.

### (2) 하 수

① 하수처리 과정 : 예비처리 → 본처리 → 오니(찌꺼기)처리

㉠ 예비처리 : Screening → 침사 → 침전

㉡ 본처리(생물학적 처리)

- 혐기성 처리 : 부패조, 임호프탱크
- 호기성 처리 : 살수여상법, 활성오니법(생물학적 처리 중 가장 발달된 방법)

㉢ 오니처리

### (3) 수질오염의 지표

① 용존산소(Dissolved Oxygen : DO) : 물속에 녹아 있는 $O_2$의 양(DO↑ : 깨끗한 물, DO↓ : 오염된 물)

② 생물학적 산소요구량(Biochemical Oxygen Demand : BOD) : 물속의 유기물질을 미생물이 분해할 때 필요한 산소의 양, 일반적으로 세균이 호기성 상태에서 유기물질을 20℃에서 5일간 안정화시키는데 소비한 산소량(BOD↑ : 오염된 물, BOD↓ : 깨끗한 물)

③ 화학적 산소요구량(Chemical Oxygen Demand : COD) : 수중의 유기물질이 들어 있는 물에 산화제를 넣으면 유기물질이 산화되는데, 수중에 있는 유기물을 산화제를 이용하여 산화시킬 때 요구되는 산소량(COD↑ : 오염된 물, COD↓ : 깨끗한 물)

④ 부유물질(Suspend Solid : SS) : 유기와 무기의 물질을 함유한 고형물로, 수중의 부유물질이 유기물질인 경우 용존산소를 소모하며 어류의 아가미에 부착되어 폐사를 일으킨다(SS↑ : 오염된 물, SS↓ : 깨끗한 물).

⑤ 대장균군 : 100mL에 검출되지 않아야 한다(분변성 오염지표).

⑥ 급수생물(지표생물) : 1급수, 2급수, 3급수, 4급수 생물

### (4) 수질오염의 영향

① **부영양화** : 가정의 생활하수나 가축의 배설물 등이 하천에 한꺼번에 많이 유입되어 물속에 유기물과 무기물이 증식하게 되는 것으로, 인산염과 유기물질의 영향으로 수역에 점차 영양분이 증가해 물의 가치가 상실되며, 물에서 고약한 냄새가 나고 산소부족으로 수중생물들이 죽게 된다.

② **적조현상** : 질소나 인산을 많이 함유한 생활하수나 비료성분이 유입되면 플랑크톤이 다량으로 번식하여 바다나 호수가 붉게 변하는 것으로, 어패류가 죽거나 수질악화로 수산업에 막대한 피해를 준다.

③ **녹조현상** : 영양염류의 과다로 호수에 녹조류 등이 다량으로 번식하여 물빛이 녹색으로 변하는 것으로, 일단 물에 유입된 영양염류는 제거하지 않으면 수중생태계에 계속 남아 피해를 준다.

④ 미나마타병(수은), 이타이이타이병(카드뮴)

⑤ 수인성 질병 및 기생충 질환의 감염, 상수원의 오염, 생태계 파괴 등

## 5 식품과 건강

### (1) 식품위생

식품, 식품 첨가물, 기구 또는 용기, 포장을 대상으로 하는 음식에 관한 위생

### (2) 식중독

① 세균성 식중독

㉠ 감염형 식중독

- 살모넬라 식중독 : 열에 약해 저온살균으로 사멸(60℃ 정도에서 30분 가열), 우리나라에서는 예전부터 돼지고기가 원인이 되는 경우↑
- 장염 비브리오 식중독 : 60℃ 정도에서 2~5분 가열하면 사멸(예 생선회, 어패류)

㉡ 독소형 식중독

- 포도상구균 식중독 : 우리나라 식중독 1위, 100℃에서 60분간 가열해야 파괴되고 당분이 함유된 식품에 침입하여 장독소를 분비(김밥, 케이크, 샌드위치, 떡 등)
- 보툴리누스 식중독 : 치사율↑, 100℃에서 60분간 가열해도 파괴되지 않는다(통조림, 햄, 소시지 등).
- 웰치균 식중독 : 치명률↓, 토양에 널리 분포된 웰치균 등으로 식품에 침입하여 번식하면서 독소를 생성한다.

**필 / 수 / 확 / 인 / 문 / 제**

**가정의 생활하수 등이 유입되어 물속의 유기물, 무기물이 증식하게 되는 것으로 수역에 점차 영양분이 증가해 물의 가치를 상실하는 것을 무엇이라고 하는가?**

① 적조현상
② 녹조현상
③ 부영양화
④ 라니냐 현상
⑤ 엘리뇨 현상

해설
부영양화 : 가정의 생활하수 등이 유입되어 물속의 유기물, 무기물이 증식하게 되는 것으로, 수역에 점차 영양분이 증가해 물의 가치를 상실하게 되고 물에서 고약한 냄새가 나며 산소부족으로 수중생물들이 죽게 된다.

답 ③

**여름철 상온에 보관한 샌드위치를 먹고 갑자기 오심, 구토, 복통, 설사 등의 증상을 보이는 대상자에게 예상할 수 있는 식중독의 종류는 무엇 인가?**

① 장염 비브리오 식중독
② 포도상구균 식중독
③ 노로 바이러스 식중독
④ 보툴리누스균 식중독
⑤ 웰치균 식중독

해설
포도상구균 식중독 : 변질된 김밥, 케이크, 샌드위치, 떡 등을 섭취했을 때 나타나는 식중독으로 우리나라 식중독 1위이다.

답 ②

필 / 수 / 확 / 인 / 문 / 제

② 바이러스성 식중독

㉠ 노로 바이러스 : 급성위장관염을 유발하는 바이러스로 분변-구강경로를 통해 감염되어 설사, 복통, 구토 등의 위장관염 증세를 유발

③ 자연독에 의한 식중독 : 복어중독(테트로도톡신), 감자중독(솔라닌), 버섯중독(무스카린), 굴중독(베네루핀), 조개중독(미틸로톡신), 청매중독(아미그달린), 맥각중독(에르고톡신)

**식품의 변질 중 식품 속의 단백질이 분해되어 유해물질이 생성되고 악취가 발생하는 것을 무엇이라고 하는가?**

① 부 패 ② 변 패
③ 발 효 ④ 산 화
⑤ 산 패

해설
부패 : 단백질이 분해되어 나타나는 것

답 ①

### (3) 식품의 변질

① 부패 : 식품 속의 미생물이 증가하여 식품의 구성 성분인 단백질이 분해되어 아민, 암모니아 등의 유해물질이 생성되며 악취 발생

② 발효 : 당질식품에 미생물이 작용해서 분해되어 변질되는 과정

③ 변패 : 지방질식품이나 탄수화물식품에 미생물이 작용하여 변질되는 과정

**식품의 보존방법 중 물리적 보존법으로 식품 속의 수분함량을 감소시켜 세균의 발육이나 번식을 억제하는 건조법은 수분을 몇 % 이하로 유지해야 하는가?**

① 10% ② 15%
③ 30% ④ 40%
⑤ 50%

해설
건조법 : 식품속의 수분함량을 15% 이하로 유지한다.

답 ②

### (4) 식품의 보존

① 물리적 보존법

㉠ 가열법 : 끓이거나 데쳐서 식품 속의 미생물을 사멸하고 식품 속의 효소를 불활성화시켜 식품의 변질 방지

㉡ 저온보관법 : 냉장법(0~10℃ 이하), 냉동법(0℃ 이하)

㉢ 건조법 : 식품 속의 수분함량을 감소시켜 세균의 발육이나 번식을 억제하는 방법으로 수분을 15% 이하로 유지

㉣ 밀봉법 : 식품을 외부의 공기, 수분, 해충 등을 차단시켜서 장기 보존하는 방법

㉤ 통조림법 : 캔 속의 가스를 제거하고 밀봉 후 가열처리, 냉각시켜 보존하는 방법

② 화학적 보존법

㉠ 염장법(소금 10~20%)

㉡ 당장법(설탕 40~50%)

㉢ 산장법(식초, 구연산, 사과산 등의 약산을 이용)

㉣ 방부제 첨가법

③ 물리, 화학적 보존법(훈연법, 훈증법)

## 6 폐기물 관리와 건강

### (1) 폐기물 처리방법

소각, 매립, 해양 투기, 퇴비 이용, 재사용 등이 있는데 이 중 우리나라는 주로 매립법을 가장 많이 사용한다.

### (2) 종 류

① **소각법** : 가장 위생적인 방법이지만 소각과정에서 주변 지역의 공기오염을 일으킬 수 있고, 특히 전선이나 PVC를 태울 때 나오는 다이옥신(환경호르몬)은 인체에 매우 유해하다.

② **매립법** : 우리나라는 쓰레기의 90% 이상을 매립에 의존하는데, 처리비용이 가장 낮으며 공정이 간단하다. 토층은 15~30cm, 최상의 복토의 두께는 60~100cm로 하고 냄새, 쥐의 침입을 방지해야 한다. 도로, 운동장, 농장으로 이용하고 10년 경과 후 주택지로 이용할 수 있다.

### (3) 폐기물부담금제도

폐기물 처리에 드는 비용을 부담하도록 하는 제도

## 7 위생해충 관리

### (1) 위생해충에 의한 감염병의 종류

① **모기** : 일본뇌염, 말라리아, 사상충, 황열, 뎅기열

② **파리** : 소화기계 감염병(장티푸스, 콜레라, 파라티푸스, 이질 등), 기생충 질환

③ **벼룩** : 페스트, 발진열

④ **진드기** : 쯔쯔가무시

⑤ **이** : 발진티푸스, 재귀열

### (2) 위생해충의 구제방법

① **물리적 구제** : 발생원 및 서식처 제거, 트랩 이용

② **화학적 구제** : 살충제, 발육억제제, 불임제 등 이용

③ **생물학적 구제** : 포식동물은 천적을 이용

④ **환경개선** : 환경정비로 먹이가 될 만한 것을 없애고 통로 폐쇄

필 / 수 / 확 / 인 / 문 / 제

**폐기물 처리방법으로 옳지 않은 것은 무엇인가?**

① 우리나라는 쓰레기 처리법으로 거의 매립법에 의존한다.
② 가장 위생적인 방법은 소각법이다.
③ 매립법으로 사용한 토지는 도로, 농장, 운동장 등으로 사용한다.
④ 매립법으로 사용한 토지는 5년 경과 후 주택지로 이용할 수 있다.
⑤ 소각법의 소각과정 중 나오는 환경호르몬은 인체에 유해하다.

해설
매립법으로 사용한 토지는 10년 경과 후 주택지로 이용할 수 있다.

답 ④

**폐기물 처리에 드는 비용을 부담도록 하는 것을 무엇이라고 하는가?**

① 환경개선부담금제도
② 환경영향평가제도
③ 폐기물부담금제도
④ 환경보존제도
⑤ 환경인증제도

해설
폐기물부담금제도 : 폐기물 처리에 드는 비용을 부담도록 하는 것

답 ③

**위생해충과 감염병의 연결이 바르지 않은 것은 무엇인가?**

① 모기–일본뇌염
② 진드기–쯔쯔가무시
③ 이–발진열
④ 벼룩–발진티푸스
⑤ 파리–장티푸스

해설
이 – 발진티푸스

답 ③

# MEMO

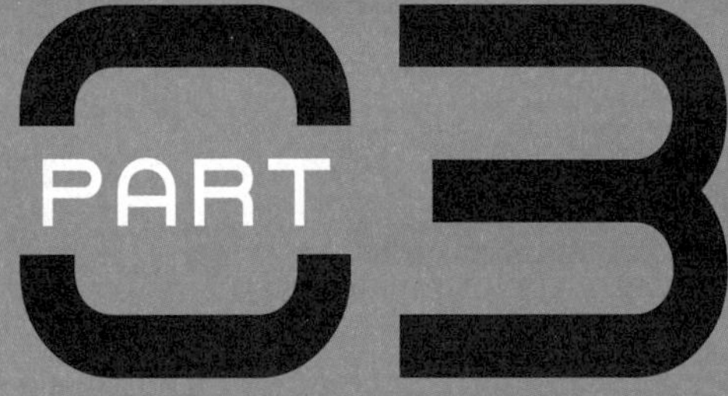


# 공중보건학

CHAPTER 01 질병관리사업
CHAPTER 02 인구와 출산(가족계획)
CHAPTER 03 모자보건
CHAPTER 04 지역사회보건

간호조무사

# 질병관리사업

필 / 수 / 확 / 인 / 문 / 제

**윈슬로의 공중보건의 정의에 해당하지 않은 것은 무엇인가?**

① 신체적 · 정신적 효율 증진
② 조직적인 지역사회의 노력
③ 질병예방
④ 위생적인 보건활동
⑤ 수명연장

해설
공중보건 : 조직적인 지역사회의 노력을 통하여 질병을 예방하고 수명을 연장시키며, 신체적 · 정신적 효율을 증진시키는 기술이며 과학이다.

답 ④

**공중보건의 특성에 대한 설명으로 옳지 않은 것은 무엇인가?**

① 대상은 지역사회주민 전체이다.
② 지역사회주민의 참여가 중요하다.
③ 진단의 방법으로 통계자료 등을 이용한다.
④ 질병예방에 중점을 둔다.
⑤ 질병의 조기발견에 중점을 둔다.

해설
질병예방에 중점을 둔다.

답 ⑤

## 1 공중보건의 이해

### (1) 정 의

① 공중 : 대다수의 사람, 전 국민, 지역사회주민 전체
② 보건 : 공중보건보다는 의미가 좁은 협의의 포괄적인 공중보건
　㉠ 대상 : 지역사회주민 전체
　㉡ 1차 예방 중심(질병예방, 건강유지, 건강증진)
　㉢ 방법 : 보건교육
　㉣ 지역사회주민 참여(중요)
③ 윈슬로(공중보건 정의) : 공중보건이란 조직적인 지역사회의 노력을 통하여 질병을 예방하고 수명을 연장시키며, 신체적 · 정신적 효율을 증진시키는 기술이며 과학이다.
④ 공중보건이란 전 국민의 보건을 향상시키는 것이다.

### (2) 공중보건의 특성

① 대상 : 지역사회주민 전체
② 1차 예방 중심(질병예방에 중점)
③ 통계자료를 이용하여 진단
④ 방법(보건교육, 관리 등)
⑤ 목적 : 질병예방, 수명연장, 신체적 · 정신적 건강 및 효율성 증진, 지역사회주민의 요구충족
⑥ 보건사업 성공 : 지역사회 주민 참여, 지역사회 주민 요구도 파악
⑦ 특성 : 공공성, 공공의 재화, 효율성, 형평성(접근성), 지속성, 포괄성

## 2 건강과 질병

### (1) WHO 세계보건기구

① 1948년 : 창설(1949년에 우리나라 가입)

② 본부 : 스위스 제네바

③ 건강의 정의 : 건강이란 단순히 질병이 없거나 허약하지 않다는 것을 말하는 것이 아니라 신체적, 정신적, 사회적 안녕상태(기능수행을 잘하는 것)

### (2) 기본권으로서의 건강

① 1978년 알마타회의

㉠ "건강은 기본권이다"

- 일차보건의료사업 실시
- 1980년 농어촌 보건의료를 위한 특별조치법 : 리, 섬, 도서벽지(보건진료소)

㉡ 지역사회주민 전체의 건강을 지켜줘야 할 책임(국가)

㉢ 간호사, 조산사 파견 : 보건진료원

㉣ 보건진료원 → 보건진료전담공무원

### (3) 매슬로의 욕구단계설(위계성)

① 생리적인 욕구(최하위 단계의 욕구) : 생명유지에 필수적인 산소, 수분, 영양, 배설, 수면, 휴식 등

② 안전의 욕구 : 물리・화학적, 세균과 같은 유해 물질요인으로부터 신체적 안전을 보호받기를 원하고, 불안과 공포로부터 벗어난 안전성을 의미

③ 사랑, 소속감의 욕구 : 사랑하고 싶고, 사랑받고 싶은 욕구, 어떤 집단에 구성원이 됨으로써 소속감을 느끼는 것

④ 자아존중의 욕구 : 자아존중과 다른 사람으로부터 존재가치를 인정받는 것

⑤ 자아실현의 욕구(최상위 단계) : 낮은 단계의 욕구들이 모두 충족되었을 때 나타나는 욕구로 어떤 것이 되고자 하여 자신의 정체성이 최대화하는 데 관심을 가지는 것

### (4) 질병예방과 건강증진

① 1차 중심 : 질병예방 - 건강유지 - 건강증진(방법 : 보건교육)

② 건강증진

| 질병예방 | 건강증진 |
|---|---|
| • 질병을 예방하는 것<br>• 소극적 측면<br>• 부정적 측면 강조 | • 지금보다 더 좋아지게, 더 나은 상태로 증진<br>• 건강 잠재력 개발<br>• 적극적 측면, 긍정적 측면 강조 |

필 / 수 / 확 / 인 / 문 / 제

**30세에 유방암으로 유방절제술을 한 여성이 '나는 더 이상 여자가 아니야'라고 말한 경우 매슬로의 욕구단계설 중 어느 단계에 해당하는가?**

① 생리적인 욕구
② 안전의 욕구
③ 사랑, 소속감의 욕구
④ 자아존중의 욕구
⑤ 자아실현의 욕구

해설
자아존중의 욕구 : 자아존중과 타인으로부터 존재가치를 인정받고 싶은 욕구

답 ④

**매슬로의 욕구단계설 중 최하위 단계의 욕구와 최상위 단계의 욕구의 연결로 옳은 것은 무엇인가?**

① 생리적인 욕구-자아존중의 욕구
② 생리적인 욕구-자아실현의 욕구
③ 안전의 욕구-자아존중의 욕구
④ 안전의 욕구-자아실현의 욕구
⑤ 자아존중의 욕구-자아실현의 욕구

해설
최하위 욕구 – 생리적 욕구, 최상위 욕구 – 자아실현의 욕구

답 ②

**건강증진에 대한 설명으로 옳지 않은 것은 무엇인가?**

① 건강한 상태를 유지시키려는 노력
② 보건교육의 방법을 사용한다.
③ 적극적인 측면을 강조한 개념이다.
④ 건강잠재력의 계발이다.
⑤ 질병예방은 부정적인 측면을 강조, 건강증진은 긍정적인 측면을 강조한다.

해설
지금보다 더 좋아지게 하는 것이다.

답 ①

필 / 수 / 확 / 인 / 문 / 제

㉠ 1차 예방
㉡ 건강을 지금보다 더 나은 상태로 더욱 더 증진시키려는 노력
㉢ 건강 잠재력 개발과 발휘를 통한 건강수준의 향상
㉣ 방법 : 보건교육
㉤ 건강증진 > 질병예방 > 보건교육
㉥ 적극적 측면, 긍정적 측면 강조

③ 1995년 국민건강증진법 : 국민건강증진사업, 보건교육, 영양 개선, 건강관리
④ 1956년 보건소법(질병예방) : 1995년 지역보건법으로 개정(건강증진)
⑤ 국민건강증진종합계획(HP 2020)
㉠ 보건복지부장관(5년마다)
㉡ 목표 : 건강수명↑, 형평성제고
㉢ 건강증진사업 : 금연, 절주, 운동·신체활동, 영양

### (5) 변화단계이론(범이론, 횡이론)

① 계획이전단계 : 변화의 의지가 전혀 없는 상태
② 계획단계 : 문제를 인식하고 변화를 생각해 보는 단계, 변화의지(○), 행동(×)
③ 준비단계 : 실제로 계획을 세우는 단계, 의지(○) + 행동(○)
④ 수행단계 : 행동(○)
⑤ 유지단계 : 최소 6개월 유지(유혹대처법)

**변화단계이론 중 실제로 계획을 세우는 단계로 변화하려는 의지와 행동이 결합된 단계는 어느 단계인가?**

① 계획이전단계 ② 계획단계
③ 준비단계 ④ 수행단계
⑤ 유지단계

해설
준비단계 : 실제로 계획을 세우는 단계(의지 + 행동)

답 ③

## 3 감염성질환 관리

### (1) 질병의 자연사

① 1단계 비병원성기
㉠ 건강이 유지되고 있는 기간
㉡ 건강증진 활동으로 1차 예방
② 2단계 초기 병원성기
㉠ 병원체의 자극이 시작되는 질병전기
㉡ 특수예방이나 예방접종을 통한 1차 예방
③ 3단계 불현성 감염기
㉠ 병원체의 자극에 대한 숙주의 반응이 시작되는 초기의 병적인 변화기로 감염병의 경우 잠복기에 해당되고, 비감염성 질환의 경우 자각 증상이 없는 초기 단계
㉡ 조기진단 및 조기치료를 통한 2차 예방
④ 4단계 현성 감염기
㉠ 임상적 증상이 나타나는 시기
㉡ 적절한 치료를 통한 2차 예방

**질병이 자연사 단계 중 임상적 증상이 나타나는 시기로 적절한 치료를 통한 2차 예방에 해당하는 단계는 무엇인가?**

① 비병원성기
② 초기 병원성기
③ 불현성 감염기
④ 현성 감염기
⑤ 회복기

해설
현성 감염기 : 임상적인 증상이 나타나는 시기로 적절한 치료를 통한 2차 예방의 단계이다.

답 ④

⑤ 5단계 회복기

㉠ 후유증을 최소화시키고 잔여기능을 최대화시키도록 재활과 사회복귀를 도와주는 시기

㉡ 3차 예방

### (2) 역 학

① 정의 : 인간집단 내에 발생하는 질병의 빈도, 분포를 결정하는 요인들에 대해 연구하는 학문

② 역학의 기능

㉠ 기술적 역할 : 가장 기본적인 역할로 질병의 자연사를 기술

㉡ 원인규명의 역할 : 가장 중요한 역할로 질병발생에 영향을 준 요인과 요인 간의 상호관계를 밝힌다.

㉢ 보건사업의 기획과 평가 자료제공

㉣ 질병의 자연사 연구, 질병발생과 유행 감시, 임상분야에 활용 등

### (3) 질병발생인자

① 질병발생의 역학적 모형

㉠ 삼각형 모형 : 질병발생을 병원체, 숙주, 환경 3요소로 설명

㉡ 생태학적 모형

- 지렛대모형이라고도 하며 병원체, 숙주, 환경 등 3가지 원인의 상호관계에서 질병이 발생된다(감염성 질환).
- 질병발생의 요인 : 병원체, 숙주, 환경
- 평형하면 건강한 상태, 평형이 깨지면 질병발생

㉢ 거미줄 모형 : 복합적인 요인에 의해 질병발생(비감염성 질환)

② 질병예방의 분류

㉠ 1차 예방 : 질병이 발생하기 전에 인간의 건강수준 자체를 향상시키고 저항력을 높이는 것으로 질병예방, 건강유지, 건강증진 활동하는 단계(예방접종, 산전간호, 보건교육, 상담 등)

㉡ 2차 예방 : 조기발견과 진단, 조기치료의 단계로 질병의 발전을 지연시켜 중증화되는 것을 예방하는 단계(흉부 X선 촬영 → 결핵의 조기발견, 당뇨환자의 철저한 식이요법 등)

㉢ 3차 예방 : 치료 후에 그 잔재효과를 최소한으로 줄이는 재활 및 사회복귀 단계(물리치료, 재활, 정신질환자의 사회복귀 촉진 등)

③ 감수성과 면역성

㉠ 감수성(민감성) : 질병이 걸리기 쉬운 상태(숙주의 감수성↑ : 질병↑, 숙주의 감수성↓ : 질병↓)

필 / 수 / 확 / 인 / 문 / 제

**역학의 역할로 가장 중요한 것으로 질병발생에 영향을 준 요인과 요인 간의 상호관계를 밝히는 것은 무엇인가?**

① 기술적 역할
② 원인규명의 역할
③ 보건사업 기획
④ 질병발생과 유행 감시
⑤ 임상분야에 활용

해설

원인규명의 역할 : 가장 중요한 역할로 질병발생에 영향을 준 요인과 요인 간의 상호관계를 밝힌다.

답 ②

**매달 유방암 자가 검진을 실시하는 것은 질병의 예방단계 중 어느 단계에 해당하는가?**

① 1차 예방
② 2차 예방
③ 3차 예방
④ 재 활
⑤ 합병증 예방

해설

자가검진은 조기발견을 위한 2차 예방에 해당한다.

답 ②

㉡ 면역성(저항성) : 병원체가 숙주에 특이 면역성을 길러주는 성질로 생체가 자기와 객체를 식별하여 객체를 배제하기 위해 하는 반응의 총칭(숙주의 면역성(저항성) ↑ : 건강↑, 숙주의 면역성(저항성)↓ : 건강↓)

㉢ 감수성(민감성) ↔ 면역성(저항성)

### (4) 감염력, 병원력, 독력

① 감염력

㉠ 병원체가 숙주 안에 들어와서 자리 잡고 증식할 수 있는 능력

㉡ 감염 : 숙주가 건강하다면 질병발생↓, 숙주가 건강하지 않다면 질병발생↑

② 병원력

㉠ 병원체가 숙주에게 현성감염을 일으키는 능력

㉡ 완쾌 또는 사망, 중증의 후유증, 합병증

③ 독력 : 병원체가 숙주에 대한 심각한 임상증상과 장애를 일으키는 능력

**병원체가 숙주에게 현성 감염을 일으키는 능력을 무엇이라고 하는가?**

① 감염력 ② 독 력
③ 병원력 ④ 면역력
⑤ 저항력

해설

병원력 : 병원체가 숙주에게 현성감염을 일으키는 능력

답 ③

### (5) 감염병 발생과정(감염과정, 감염 6고리)

병원체 ➡ 병원소 ➡ 탈 출 ➡ 전 파 ➡ 침 입 ➡ 감 염

① 병원체 : 세균, 리케차, 바이러스 등

㉠ 세 균

- 다양한 형태(구균, 간균, 나선균 등)
- 세균성질환(디프테리아, 백일해, 콜레라, 장티푸스 등)

㉡ 리케차 : 세균과 바이러스의 중간 사이즈

㉢ 바이러스

- 병원체 중 크기가 작아서 전자현미경으로 관찰가능, 대증치료
- 바이러스성 질환(홍역, 유행성 이하선염, 풍진, 에이즈, 일본뇌염 등)

② 병원소

㉠ 종 류

- 인간 병원소(격리, 치료)
- 동물 병원소(가축 제거, 예방접종)
- 기타 병원소(환경위생관리)

㉡ 인간 병원소(환자, 무증상 감염자, 보균자)

| | 병원체 | 증 상 |
|---|---|---|
| 환 자 | ○ | ○ |
| 무증상 감염자 | ○ | 미비, 본인이 잘 느끼지 못함 |
| 보균자 | ○ | × |

**질환은 바이러스성 질환과 세균성 질환으로 나눌 수 있다. 바이러스성 질환에 해당하지 않는 것은 무엇인가?**

① 홍 역 ② 풍 진
③ 에이즈 ④ 매 독
⑤ 일본뇌염

해설

바이러스성 질환 : 홍역, 유행성 이하선염, 풍진, 에이즈, 일본뇌염 등

답 ④

**TIP**

보균자(관리가 가장 어려움)
- 잠복기 보균자(발병 전 보균자)
- 회복기 보균자(발병 후 보균자)
- 건강보균자 : 병원체에 감염되고도 처음부터 전혀 증상을 나타내지 않고 발병하지 않는 자로 보건관리상 가장 관리가 어렵다.

㉢ 동물 병원소
- 인수공통 감염병 : 동물이 병원소가 되서 사람에게까지 감염을 일으키는 것
  - 결핵 : 소, 새
  - 광견병 : 개
  - 일본뇌염 : 돼지
  - 살모넬라 : 돼지
  - 탄저 : 양 등

㉣ 기타 병원소 : 환경위생 관리

③ 탈 출

㉠ 호흡기계 : 기침, 재채기, 콧물 등(가장 흔하면서 가장 위험한 탈출)

㉡ 소화기계 : 분변, 토사물, 침 등

㉢ 비뇨기계 : 소변, 성기 분비물 등

㉣ 개방병소 : 체표면의 농양·분비물 등 상처부위를 통해 탈출

㉤ 기계적 탈출 : 곤충 흡혈, 주사기

④ 전 파

㉠ 직접전파 : 매개물이 없이 사람에서 사람에게로 직접 전파

㉡ 간접전파 : 매개물을 통해 전파

⑤ 침입 : 탈출경로와 침입경로는 대개 유사하다.

⑥ 감 염

㉠ 감염성공 : 감수성↑ 민감성↑, 면역성↓ 저항성↓

㉡ 감염실패 : 감수성↓ 민감성↓, 면역성↑ 저항성↑

㉢ 전파경로
- 호흡기감염 : 공기감염, 비밀감염(기침, 재채기)
- 소화기감염(분변, 토사물 – 경구전파)
- 직접 접촉에 의한 감염 : 직접적인 환부와의 접촉
- 곤충매개전파 : 일본뇌염(모기) 등
- 무생물 매개체에 의한 전파 : 흙, 침구, 장난감 등

필 / 수 / 확 / 인 / 문 / 제

**동물이 병원소가 되어서 사람에게까지 감염을 일으키는 것을 인수공통감염병이라고 한다. 동물병원소와 매개하는 질환의 연결이 옳은 것은 무엇인가?**

① 결핵 – 양
② 광견병 – 소
③ 일본뇌염 – 돼지
④ 살모넬라 – 새
⑤ 탄저 – 개

해설
① 결핵 – 소, 새
② 광견병 – 개
④ 살모넬라 – 돼지
⑤ 탄저 – 양

답 ③

**병원체의 탈출경로 중 가장 흔하면서도 위험한 탈출경로는 어느 것인가?**

① 호흡기계
② 소화기계
③ 비뇨기계
④ 개방병소
⑤ 기계적 탈출

해설
호흡기계 : 가장 흔하면서 가장 위험한 탈출경로이다.

답 ①

필 / 수 / 확 / 인 / 문 / 제

집단발생 우려가 커서 발생 또는 유행즉시 신고하고 음압격리가 필요한 감염병에 해당하지 않는 것은 무엇인가?

① 페스트
② 디프테리아
③ 신종인플루엔자
④ 장티푸스
⑤ 중동호흡기증후군

해설
장티푸스 : 음압격리가 아닌 격리가 필요한 제2급감염병이다.

답 ④

코로나19처럼 어떤 지역에만 국한되지 않고 만연이 심하여 세계적으로 퍼지는 감염병 발생의 양상을 무엇이라고 하는가?

① 주기적 ② 산발적
③ 지역적 ④ 전국적
⑤ 세계적

해설
세계적 : 범유행성으로 독감, 코로나19 등

답 ⑤

### (6) 법정감염병(감염병의 예방 및 관리에 관한 법률 제2조)

① 제1급감염병
㉠ 생물테러 감염병 또는 치명률이 높거나 집단 발생 우려가 커서 발생 또는 유행 즉시 신고하고 음압격리가 필요한 감염병
㉡ 페스트, 탄저, 보툴리눔독소증, 디프테리아, 중증급성호흡기증후군(SARS), 신종인플루엔자, 중동호흡기증후군(MERS) 등

② 제2급감염병
㉠ 전파가능성을 고려하여 발생 또는 유행 시 24시간 이내에 신고하고 격리가 필요한 감염병
㉡ 결핵, 수두, 홍역, 유행성이하선염, 풍진, 백일해, 폴리오, 폐렴구균 감염증, b형헤모필루스인플루엔자, 한센병, 성홍열, 반코마이신내성황색포도알균(VRSA), 콜레라, 장티푸스, 파라티푸스, 세균성이질, 장출혈성대장균감염증, A형간염, E형간염 등

③ 제3급감염병
㉠ 발생 또는 유행 시 24시간 이내에 신고하고 발생을 계속 감시할 필요가 있는 감염병
㉡ 파상풍, B형간염, C형간염, 공수병, 후천성면역결핍증, 일본뇌염, 말라리아, 황열, 뎅기열, 발진열, 쯔쯔가무시증, 렙토스피라증, 신증후군출혈열, 발진티푸스 등

④ 제4급감염병
㉠ 제1급~제3급 감염병 외에 유행여부를 조사하기 위해 표본감시 활동이 필요한 감염병으로 7일 이내 신고한다.
㉡ 인플루엔자, 수족구병, 매독, 임질, 장흡충증, 폐흡충증, 장흡충증, 회충증, 요충증, 편충증, 반코마이신내성장알균(VRE) 감염증, 메티실린 내성황색포도알균(MRSA) 감염증 등

### (7) 감염병 발생의 양상

① 세계적(범유행성, Pandemic) : 독감, 코로나19 등
② 전국적(유행성, Epidemic) : 유행성감기, 뇌염 등
③ 지역적(토착성, 지방성 Endemic) : 간디스토마, 장티푸스 등
④ 산발적(Sporadic) : 렙토스피라증, 유행성출혈열 등
⑤ 주기적(Periodic) : 일반적으로 2~4년마다 한 번씩 유행이 일어나는 감염병으로 홍역, 백일해 등이 있다.

### (8) 면 역

① 외부로부터 이물질이 숙주에 침입했을 때 숙주를 특별히 보호하는 작용

② **선천면역** : 인체가 어떤 면역에도 일체 접촉이 없었음에도 불구하고 체내에서 자연적으로 형성된 면역(종속면역, 인종면역 등)

③ **후천면역(획득면역)**

㉠ 능동면역 : 숙주가 스스로 면역체를 형성하여 면역을 지니게 되는 것으로, 병원체 자체 또는 이로부터 분비되는 독소에 의하여 체내의 조직세포에서 항체가 만들어지는 면역

- 장점 : 면역의 지속시간이 길다.
- 단점 : 면역이 바로 나타나지 않는다.

㉡ 자연능동면역 : 질병을 앓고 난 후 생기는 면역, 감염병에 전염되어 생기는 면역(예 홍역을 앓은 후 얻게 된 면역)

㉢ 인공능동면역 : 인공적으로 항원을 투여해서 면역체를 얻는 방법(예방접종)

㉣ 수동면역 : 이미 형성된 면역원을 체내에 주입하는 것으로, 다른 동물이나 사람의 회복기 혈청과 면역 혈청에서 추출한 항체를 주사하여 얻은 면역

- 장점 : 면역의 효과 바로 나타난다.
- 단점 : 지속시간 짧다.

㉤ 자연수동면역 : 태아가 모체의 태반을 통해서 항체를 받거나, 생후 모유에서 항체를 받는 방법으로 대부분 생후 6개월 이내에 소실된다.

㉥ 인공수동면역 : 회복기 혈청, 면역 혈청, 감마글로불린, 항독소 등의 항체를 사람 또는 동물에게서 얻어서 주사하는 것으로 치료제의 개념에 가깝다.

### (9) 감염병 관리

① 전파과정차단을 위해 감염병 관리에서 간호조무사는 보균자 색출에 가장 힘써야 한다.

② 감염원 처리 : 환자, 보균자(격리, 조기발견, 조기치료)

③ 감염력↓ : 치료를 통해 감염시키는 능력↓(결핵환자 : 결핵약 2주 복용 감염력↓)

④ 병원소 관리

㉠ 인간 병원소 : 격리(환자격리, 건강격리, 검역)

㉡ 격리기간(그 질병의 잠복기간까지)

- 콜레라, 발진티푸스(5일)
- 황열, 페스트(6일)
- 디프테리아(7일)
- 장티푸스, 파라티푸스, 세균성 이질(14일)

㉣ 동물 병원소 : 살처분

㉤ 기타 병원소 : 환경위생 관리

⑤ 숙주의 면역 증강(예방접종)

필 / 수 / 확 / 인 / 문 / 제

**수두를 앓고 난 후 얻게 된 면역의 종류에 해당하는 것은 무엇인가?**

① 자연능동면역
② 인공능동면역
③ 자연수동면역
④ 인공수동면역
⑤ 선천면역

해설
자연능동면역 : 감염병에 전염되어 생기는 면역이다.

답 ①

**태아가 태생기 모체의 태반을 통해서 항체를 받는 것은 면역의 종류에 해당하는 것은 무엇인가?**

① 자연능동면역
② 인공능동면역
③ 자연수동면역
④ 인공수동면역
⑤ 선천면역

해설
자연수동면역 : 태아가 모체의 태반을 통해서 항체를 받거나 생후 모유에서 항체를 받는 방법으로 대부분 생후 6개월 이내에 소실된다.

답 ③

**감염병 관리를 위한 병원소 관리에서 격리기간으로 옳은 것은 무엇인가?**

① 질병 치료까지
② 질병의 잠복기까지
③ 증상이 사라질 때까지
④ 치료 후 최대 1주일까지
⑤ 잠복기 최대 1주일까지

해설
격리기간 : 그 질병의 잠복기까지 격리한다.

답 ②

필 / 수 / 확 / 인 / 문 / 제

**B형간염에 대한 설명으로 옳지 않은 것은 무엇인가?**

① 가장 좋은 예방법은 예방접종이다.
② 환자의 혈액이 묻은 주사기는 분리해서 버린다.
③ 병원 근무자들이 자상을 통해서 감염되기 쉬운 질환이다.
④ 예방을 위해 성관계 시 콘돔을 사용한다.
⑤ 사용한 주삿바늘은 뚜껑을 닫아 버린다.

해설
사용한 주삿바늘은 뚜껑을 닫지 않고 주사침통에 넣는다(찔림사고 예방).

답 ⑤

**홍역에 대한 설명으로 옳지 않은 것은 무엇인가?**

① 발진이 나타나는 발진기에 감염력이 가장 높다.
② 12~15개월에 기본 예방접종을 실시한다.
③ 입 안의 점막에 코플릭 반점이 나타난다.
④ 유행 시기에 6~11개월에 예방접종을 실시한다.
⑤ 발진 후 5~7일간 격리한다.

해설
카타르기가 전염력이 가장 높다.

답 ①

## (10) 바이러스성 질환

① 간염 : 가장 중요(예방접종)
- ㉠ A형간염(유행성 간염, 전염성 간염)
  - 오염된 물, 음식을 통해 전파되고 환자의 대변을 통한 경구감염
  - 식기소독 : 끓인 후 세척한다.
  - 환자의 대소변은 반드시 소독(크레졸) 후 버린다.
  - 예방접종
- ㉡ B형간염(혈청성 간염)
  - 감염경로 : 성접촉, 혈액감염, 수직감염
  - 의료진이 자상을 통해 감염↑ : B형간염
  - 사용한 주삿바늘은 뚜껑을 닫지 않고 주사침통에 넣음으로써 찔리는 것을 예방한다.
  - 환자의 혈액이 묻은 주사기는 분리해서 버린다.
  - 예방접종
- ㉢ C형간염
  - 감염경로 : 성접촉, 혈액감염, 수직 감염
  - 혈액감염↑(이어링, 문신, 피어싱, 주삿바늘)
  - 응급수혈 시 : C형간염 검사

② 홍 역
- ㉠ 경과단계
  - 전구기(카타르기) : 코플릭 반점(입안 점막의 좁쌀알 만한 회백색 반점), 전염력↑, 기침, 재채기, 콧물, 결막염 등
  - 발진기 : 발진 후 5~7일간 격리, 소양증 간호
  - 회복기
- ㉡ 예방접종 : MMR(12~15개월, 4~6세)
- ㉢ 주기적 변화(유행 시기 : 6~11개월 MMR 예방접종)

③ 유행성이하선염(볼거리)
- ㉠ 예방접종 : MMR(12~15개월, 4~6세)
- ㉡ 침(타액)의 감염 : 이하선, 악하선, 설하선 중 이하선의 크기가 커서 염증↑
- ㉢ 증상(이하선의 종창)
  - 연하곤란 → 유동식이 제공
  - 종창 → 냉적용
  - 종창부위 : 바셀린, 오일
- ㉣ 진단 : 레몬테스트
- ㉤ 병증 : 고환염, 난소염, 불임

④ 풍 진
㉠ 예방접종 : MMR(12~15개월, 4~6세)
㉡ 수직감염(임신 초기 수직감염) : 선천성 풍진아(소두증, 백내장, 난청, 심장질환)

⑤ 폴리오(소아마비)
㉠ 예방접종(2, 4, 6개월, 4~6세) : 사균(샐크-주사용), 생균(사빈-경구용)
㉡ 신경계 감염되어 발생하는 질환으로 중추신경계 마비(적절한 치료하면 1/2 : 완쾌, 1/4 : 영구마비, 1/4 : 경한마비)
㉢ 소화기계 감염(분변, 토사물), 호흡기계 감염(기침, 재채기), 직접 접촉으로 전파

⑥ 일본뇌염
㉠ 예방접종(생균, 사균)
㉡ 일본뇌염 : 작은빨간집모기(말라리아 : 학질모기, 중국얼룩날개모기)
㉢ 인수공통감염병 → 병원소(돼지)
• 돼지축사를 깨끗하게 관리
• 인가와 멀리 설치
㉣ 합병증 : 지능장애, 언어장애

⑦ 수 두
㉠ 예방접종 : 12~15개월
㉡ 구진 → 수포 → 농포 → 가피형성(가피가 형성될 때까지 격리)
㉢ 발진 : 발진은 주로 몸통, 두피, 얼굴에 발생
㉣ 소양증 간호 : 중조 목욕, 미온수 목욕, 항히스타민제, 칼라민 로션 등
㉤ 라이증후군 : 소아가 감기, 수두 같은 바이러스성 질환 시 해열제로 아스피린을 사용했을 때 급성뇌증, 심한 구토, 경련, 혼수, 사망에 이르는 것

⑧ 공수병(광견병)
㉠ 치사율↑ : 중추신경계 이상을 일으켜 발병 시 대부분 사망하게 되는 인수공통감염병
㉡ 개에게 물린 즉시 비눗물, 알코올로 세척 → 개를 묶어두고 7~10일간 관찰
• 수일간은 꿰매지 않는다.
• 사망률이 높기 때문에 치료가 거의 없다고 볼 수 있다.

⑨ 유행성출혈열(신증후군출혈열)
㉠ 감염된 설치류의 소변, 대변, 타액 등을 통해 분비되는 바이러스 흡입
㉡ 경과단계
발열기(열↑) → 저혈압기(쇼크 간호) → 감뇨기(핍뇨기, 소변↓, 신장기능↓ → 노폐물배설↓, 부종) → 이뇨기(소변↑, 탈수, 쇼크, 사망률↑ → 수분공급) → 회복기
㉢ 예방 : 들쥐 배설물의 접촉을 피하고 노숙이나 들에서 피부 노출방지, 잔디 위에 침구나 옷을 말리지 말 것, 야외활동 후 귀가 시 옷에 묻은 먼지를 털고 목욕할 것, 들쥐 구제, 전염 위험이 높은 사람 예방접종

필 / 수 / 확 / 인 / 문 / 제

**질환의 후유증으로 지능장애, 언어장애 등이 올 수 있는 질환으로 옳은 것은 무엇인가?**

① 홍 역 ② 백일해
③ 수 두 ④ 에이즈
⑤ 일본뇌염

해설
일본뇌염 : 합병증으로 지능장애, 언어장애가 나타날 수 있다.

답 ⑤

**수두에 대한 설명으로 옳지 않은 것은 무엇인가?**

① 발진은 주로 몸통, 두피, 얼굴에 발생한다.
② 해열제로 타이레놀 사용 시 라이증후군의 합병증이 나타날 수 있다.
③ 중조목욕으로 소양증 간호를 한다.
④ 가피가 형성될 때까지 격리시킨다.
⑤ 구진, 수포, 농포가 형성된다.

해설
해열제로 아스피린 사용 시 라이증후군의 합병증이 나타날 수 있다.

답 ②

필 / 수 / 확 / 인 / 문 / 제

**후천성면역결핍증에 대한 설명으로 옳지 않은 것은 무엇인가?**

① ELISA법으로 진단한다.
② 예방이 가장 중요하다.
③ 환자의 격리를 실시한다.
④ 건전한 성생활, 성행위 시 콘돔을 사용한다.
⑤ 철저한 혈액관리통한 혈액감염을 예방한다.

해설
후천성면역결핍 환자는 혈액감역, 성접촉, 수직 감염되는 질환으로 격리가 필요하지 않다.

답 ③

**장내바이러스에 의해 전염되며 영유아들에게 주로 발생하는 감염성 질환으로 놀이방, 유치원 등의 보육시설을 통해 번지는 질환은 어느 것인가?**

① 인플루엔자
② 수족구
③ 수 두
④ 조류인플루엔자
⑤ 신종인플루엔자

해설
수족구병 : 영유아들에게 주로 발생하는 감염성 질환으로 놀이방, 유치원 등의 보육시설을 통해 번지는 질환이다.

답 ②

**콜레라에 대한 설명으로 옳지 않은 것은 무엇인가?**

① 쌀뜨물 같은 설사가 나타난다.
② 고열의 증상이 나타난다.
③ 탈수 예방을 위해 수분과 전해질을 섭취한다.
④ 세균성 질환이다.
⑤ 설사와 구토의 증상이 나타난다.

해설
열은 거의 없다.

답 ②

⑩ 인플루엔자(독감)
  ㉠ 인플루엔자 바이러스(A, B, C)
  ㉡ 치료 : 대증치료, 항바이러스제(타미플루 : A, B형에 효과적)

⑪ 에이즈(후천성면역결핍증)
  ㉠ 감염경로 : 성접촉, 혈액감염, 수직감염
  ㉡ 진단검사 : ELISA법, 웨스턴 블롯법
  ㉢ 사망원인 : 카리니 폐렴, 카포시육종
  - 결정적인 치료법이 없어서 예방이 가장 중요하다.
  - 건전한 성생활, 성행위 시 콘돔 사용, 철저한 혈액관리, 면도기・칫솔 공동사용 금지 등

⑫ 조류인플루엔자
  ㉠ 조류(닭, 오리, 칠면조 등의 가금류) : 감염된 조류의 배설물, 분비물과의 접촉
  ㉡ 개인위생(손 씻기 등), 의심 가는 사람은 미리 항바이러스제제 복용

⑬ 신종인플루엔자
  ㉠ 돼지에서 기원한 인플루엔자 A가 변이 → 호흡기 감염
  ㉡ 마스크(HEPA 마스크, N95 마스크), 타미플루, 개인위생

⑭ 수족구병
  ㉠ 장내바이러스에 의해 전염되며 생후 6개월에서 5세까지 영유아들에게 주로 발생하는 감염성 질환으로 놀이방, 유치원 등 보육시설을 통해 번진다.
  ㉡ 호흡기와 대변, 침을 통해 사람에서 사람으로 감염
  ㉢ 손과 발의 수포(소양증 – ○, 통증 – ×), 입안의 수포는 금세 터져 궤양을 만들고 통증으로 밥은 물론 마시지도 못해 탈수에 빠질 수 있다.
  ㉣ 이온음료 등 자극이 없는 음료를 차게 식혀서 준다.

### (11) 세균성 질환

① 콜레라
  ㉠ 콜레라균 감염에 의한 급성 설사 질환
  ㉡ 증상 : 열은 거의 없고 설사(쌀뜨물 같은 심한 설사), 심한 구토
  ㉢ 간호 : 탈수예방을 위해 수분과 전해질 섭취

② 장티푸스
  ㉠ 장티푸스균 감염에 의한 급성 전신성 발열성 질환
  ㉡ 증상 : 계류열, 장미진, 변비 및 설사 등
  ㉢ 진단 : 혈액(혈청)검사(Widal Test)
  ㉣ 합병증 : 장출혈, 장천공
  ㉤ 환경위생 불량한 지역 발생률↑
  ㉥ 감염원(분변, 토사물) : 크레졸 처리

③ 파라티푸스 : 장티푸스와 유사(장티푸스보다는 증상↓)

④ 세균성이질

㉠ 증상 : 하루 20~30회 설사(혈성, 농성, 점액성), 이급후증 등

㉡ 간호 : 탈수예방을 위해 수분과 전해질보충, 욕창간호

⑤ 장출혈성 대장균 감염증

㉠ 대장균 중 독성↑ : 대장균 O157

㉡ 치사율↑ : 미국 매년 250명 사망(5세 미만)

㉢ 덜 익은 쇠고기 섭취(조리가 충분하지 않은 햄버거 섭취), 우유 등

㉣ 증상 : 오심, 구토, 복통, 출혈을 동반한 설사 등

⑥ 디프테리아

㉠ 호흡기계 감염(비강 – 인두 – 후두)

㉡ 예방접종 : DPT(2, 4, 6개월)

㉢ 격리, 항독소, 항생제, 호흡기 관리, 기도유지(응급 시 기관절개술 대비)

㉣ 진단법 : 쉬크 테스트(Schick reaction test)

⑦ 백일해

㉠ 특징적인 기침

- 객담농도↑ → 돌발적, 발작적 기침(밤↑)
- 발작과 발작 사이 : 식이공급(유동식이)
- 습도조절, 온도조절, 산소공급

⑧ 파상풍 : 중추신경계침범 → 강직(마비)과 경련 유발

㉠ 3대 증상 : 아관긴급, 경소성 안면(조소), 후궁반장

㉡ 강직(마비), 경련 → 호흡근의 강직(마비) → 호흡곤란 → 사망의 위험

㉢ 응급상황 대비 : 기관절기 세트준비

㉣ 경련 간호 : 방안을 조용하고 어둡게 한다.

⑨ 폐렴 구균(호흡기 감염)

㉠ 예방접종 : 2, 4, 6개월(예방접종 후 이상반응 : 발열, 발적, 부종, 통증)

㉡ 세균의 종류

- 구균 : 원형 형태(폐렴)
- 간균 : 막대모양(결핵) 등

⑩ 결 핵

㉠ 예방접종 : BCG 접종(PPD 0.1cc 피내주사 – 삼각근, 생후 4주 이내 → 만약 산모, 가족 중 결핵 환자가 있으면 출생 즉시 접종해 준다)

㉡ 인체의 어느 부위나 침범가능(폐 침범↑ → 폐결핵)

㉢ 결핵균 특성

- 결핵균 몸 안에 침입 : 최대 2년간 잠복 → 면역력이 떨어지면 발생
- 막대기모양의 간균, 호기성균, 열과 햇빛에 약함

㉣ 소모성 질환 : 고열량, 고탄수화물, 고단백, 고지방, 고비타민

㉤ 오후 2~3시 : 열↑, 땀 분비↑ → 피부간호, 옷을 자주 갈아입힌다.

필 / 수 / 확 / 인 / 문 / 제

**호흡기계 감염병에 해당하지 않는 것은 무엇인가?**

① 디프테리아 ② 백일해
③ 홍 역 ④ 풍 진
⑤ 세균성이질

해설
세균성이질은 소화기계 감염병에 속한다.

답 ⑤

**각 질환의 진단법의 연결로 옳지 않은 것은 무엇인가?**

① 매독 – VDRL 검사
② 에이즈 – ELISA 검사
③ 디프테리아 – 딕 테스트
④ 유행성 이하선염 – 레몬테스트
⑤ 결핵 – PPD 테스트

해설
디프테리아 – 쉬크 테스트
성홍열 – 딕 테스트

답 ③

필 / 수 / 확 / 인 / 문 / 제

**결핵에 대한 설명으로 옳지 않은 것은 무엇인가?**

① 결핵균은 인체의 어느 부위에나 침범이 가능하다.
② 결핵균은 열과 햇빛에 약하다.
③ 약물요법은 내성방지를 위해 병용요법을 실시한다.
④ 최소 6개월 이상 약물을 복용하고 격리시킨다.
⑤ 투베르쿨린 반응검사에서 양성은 결핵균에 노출되었음을 의미한다.

해설
최소 6개월간 약물을 복용하고, 약물 복용 후 2주 정도가 지나면 전염성이 소실되기 때문에 전염성이 소실되면 격리에서 해제한다.

답 ④

**결핵환자의 객담처리 방법으로 옳은 것은 무엇인가?**

① 일반쓰레기통에 버린다.
② 폐기물통에 버린다.
③ 소각처리한다.
④ 크레졸처리한다.
⑤ 일광소독한다.

해설
결핵환자의 객담은 소각처리한다.

답 ③

**매독 등의 성병관리 시 간호조무사가 가장 힘써야 할 부분은 무엇인가?**

① 발견 즉시 격리
② 보균자 색출
③ 합병증 예방
④ 항생제 치료
⑤ 증상관리

해설
접촉자 관리가 힘들기 때문에 보균자 색출에 힘쓴다.

답 ②

ⓑ 치료 : 약물요법
- 병용요법(병합요법) : 내성↓(내성방지), 약 효과↑, 부작용↓
- 아침에 일어나서 식전공복상태 한꺼번에 1회 복용
- 최소 6개월 복용, 매일 규칙적으로 약 2주 정도 복용하면 전염력↓ → 격리해제

ⓢ 결핵의 진단
- PPD테스트(투베르쿨린 반응검사) : 피내주사, PPD용액(판독 : 2~3일 후)
  - 판독결과(경결의 크기)
    - ⓐ 5mm 이하(음성) : 결핵균에 노출된 적이 없다(BCG 재접종).
    - ⓑ 6~9mm 위양성
    - ⓒ 10mm 이상(양성) : 결핵균에 노출된 적이 있다(BCG 접종효과(○) or 결핵환자).
- X-ray 간접촬영(집단검진 : 경제적↑, 정확도↓)
- X-ray 직접촬영(정확도↑, 경제성↓)
- 객담검사(확진검사) : 이른 아침 첫 객담(농도↑, 정확도↑)

ⓞ 결핵환자임에도 음성으로 나오는 경우
- 결핵 감염된 지 2~10주 이내
- 심한 열성질환
- 심한 영양실조
- 부신피질 호르몬제 사용

ⓙ 감염경로 : 비말감염, 공기감염
- 코와 입을 가리고 기침
- 객담 : 소각처리, 의류·침구 : 일광소독(자외선 : 살균효과), 객혈 : 크레졸

ⓒ 객혈 시 간호
- 절대 안정(ABR)
- 냉적용 : 지혈
- 호흡곤란 : 상체↑(반좌위)
- 잔기침을 하게 한다.
- 의사소통 : 필기도구

⑪ 매 독

㉠ 성병 : 직접 접촉감염
- 접촉자 관리가 힘들다 → 보균자 색출(중요)
- 꾸준히 치료하면 치료될 수 있다.
- 부부가 같이 치료한다.

㉡ 감염경로
- 직접접촉, 수직감염(임신 5개월 이후 감염)
- 5개월 이전 발견 → 치료(항생제 : 페니실린)

㉢ 증상 : 1기 매독(경성하감), 2기 매독(편평콘딜롬), 잠복 매독, 3기 매독(고무종)

㉣ 진단 : 혈액(혈청)검사 - VDRL검사

⑫ 연성하감

㉠ 원인균 : 헤모필루스 듀크레이균

㉡ 성접촉으로 전파

㉢ 증상 : 성기 궤양, 부보

⑬ 성홍열

㉠ 진단검사 : 딕 테스트

㉡ 증상 : 고열, 구토, 인후통(따뜻한 생리식염수로 함수), 딸기모양의 혀

㉢ 발진 : 얼굴과 입 주변은 발진이 없고 깨끗하다.

㉣ 원인균 : 베타 용혈성 연쇄상구균

⑭ 레지오넬라증

㉠ 온수시설, 냉방시설의 냉각탑수, 호흡 치료 기구, 분무기 등의 오염된 물속의 균이 비말 형태로 인체에 흡입되어 전파된다.

㉡ 정기적인 검사, 청소를 철저히 하고 관리한다.

⑮ 비브리오패혈증

㉠ 감염경로

- 오염된 어패류의 생식 : 구토, 복통, 설사 등
- 오염된 바닷물이 상처 난 피부에 접촉 : 구진 → 수포 → 농포(혈액성) → 괴사 ⇒ 적극적인 병변절제에도 사망률 50% 상회

⑯ 임 질

㉠ 성병 : 직접 접촉

㉡ 원인균 : 임균

- 모성 : 자궁의 임신(원인균 : 임균)
- 아동 : 분만과정에서 모체의 임균 → 신생아 임균성 안염(실명)
  - 예방 : 1% 질산은 $AgNO_3$ 점안 → 생리 식염수 세척
  - 0.5% 에리스로마이신, 1% 테트라사이클

## (12) 리케차성 질환

발진티푸스(이), 발진열(쥐의 벼룩), 쯔쯔가무시(쥐의 진드기) 등

## (13) 기생충질환

① 간흡충증(간디스토마)

㉠ 5대강 유역 발생

㉡ 증상 : 발열, 복통, 설사, 황달, 소양증, 간비대 등

㉢ 제1중간숙주(쇠우렁이), 제2중간숙주(담수어 : 민물고기)

㉣ 예방 및 치료 : 담수어 생식 금지, 구충제(프라지콴텔)

필 / 수 / 확 / 인 / 문 / 제

**냉방시설, 온수시설의 냉각탑수, 호흡 치료 기구, 분무기 등의 오염된 물속의 균이 비말형태로 인체에 흡입되어 호흡기로 전파되는 질환으로 정기적인 검사와 청소가 중요한 질환은 무엇인가?**

① 비브리오패혈증
② 인플루엔자
③ 신종인플루엔자
④ 레지오넬라증
⑤ 조류인플루엔자

해설
레지오넬라증 : 냉방시설, 온수시설의 냉각탑수, 호흡치료 기구, 분무기 등의 오염된 물속의 균이 비말형태로 인체에 흡입되어 호흡기로 전파되는 질환

답 ④

**우리나라 5대강 유역에서 발생하며 민물고기를 통해 감염되는 질환은 무엇인가?**

① 폐디스토마 ② 간디스토마
③ 장흡충증 ④ 무구조충
⑤ 유구조충

해설
간디스토마 : 우리나라 5대강 유역에서 발생하며 붕어, 잉어 등의 민물고기 섭취를 통해 감염되는 질환

답 ②

필 / 수 / 확 / 인 / 문 / 제

새벽 기상 직후 항문 주위 도말법으로 검사하며 동거가족 치료를 해야 하는 기생충 질환은 어느 것인가?

① 회 충 ② 요 충
③ 편 충 ④ 십이지장충
⑤ 장흡충증

해설
요충 : 항문 주위의 소양증, 신경과민, 불면증 등의 증상을 나타내며 새벽 기상 직후 항문주위 도말법으로 검사하며 동거가족의 치료가 필요하다.

답 ②

맨손, 맨발을 통한 경피감염이나 경구감염되는 기생충 질환은 어는 것인가?

① 간흡충증
② 폐흡충증
③ 장흡충증
④ 편 충
⑤ 십이지장충

해설
십이지장충 : 경구감염, 경피감염(맨발, 맨손)

답 ⑤

② 폐흡충증(폐디스토마)
　㉠ 증상 : 복통, 설사, 기침, 객혈 등 → 폐결핵으로 오인(X-ray 직접촬영)
　㉡ 제1중간숙주(다슬기), 제2중간숙주(참게, 가재)
　㉢ 예방 및 치료 : 게·가재 등의 생식 금지, 구충제(프라지콴텔, 비치오놀)
③ 장흡충증
　㉠ 사람의 소화기계에 기생하는 흡충류로 복통, 설사, 소화불량, 악성종양 등 유발
　㉡ 예방 : 어류, 양서류, 패류, 수생식물 생식 금지
④ 회 충
　㉠ 우리나라 감염률↑
　㉡ 분변으로 탈출한 충란이 야채, 파리, 손에 의해 경구 침입
　㉢ 위생적인 야채관리 : 흐르는 물에 5회 이상 세척, 식사 전 손 씻기, 파리 구제, 철저한 위생관리
⑤ 편충 : 사람의 맹장주변에 자리 잡고 살며 산란 → 식욕부진, 설사, 맹장염 등 유발
⑥ 요 충
　㉠ 동거가족 치료
　㉡ 검사 : 항문 주위 도말법(새벽 기상 직후)
　㉢ 증상 : 항문 주위 소양증, 신경과민, 불면증, 야뇨증 등
　㉣ 간호 : 꽉 끼는 팬티착용, 팬티 위에서 긁고, 손톱은 짧게 하고, 연고사용 후 손 씻기, 의류·침구 - 삶기·일광소독·다림질
⑦ 십이지장충(구충)
　㉠ 구충은 일명 채독벌레라고 하며 소장 중 십이지장 근처에 기생
　㉡ 감염경로 : 불결한 손에 의한 경구감염, 맨손, 맨발 등의 피부를 통한 경피감염
⑧ 유구조충(갈고리촌충) : 덜 익힌 돼지고기를 통한 전파
⑨ 무구조충(민머리촌충) : 덜 익힌 쇠고기를 통한 전파
⑩ 광절열두조충(긴촌충증) : 비타민 $B_{12}$ 과다 흡수 → 빈혈
⑪ 질트리코모나스
　㉠ 남성이 매개체로 알려져 있고 접촉에 의해 전파되는 제4의 성병이라고 할 수 있다.
　㉡ 남성(요도주변), 여성(질강)

## 4 만성질환(생활습관병)의 관리

### (1) 정 의

잘못된 생활습관(음주, 흡연, 부적절한 식생활, 운동부족 등)으로 인하여 발생하는 만성질환

### (2) 만성질환의 특징

① 3개월 이상 지속(진행의 장기성)
② 치료의 장기성
③ 나이에 비례하여 발생률·유병률↑ : 퇴행성질환
④ 비가역적인 질환
⑤ 호전과 악화를 반복하면서 결국 나빠지는 방향으로 간다.
⑥ 만성질환 목표 : 중증화 방지
⑦ 질병의 동시존재성
⑧ 원인 : 다양, 복합적
⑨ 개인차
⑩ 생활습관과 깊은 관련(생활습관병)

### (3) 만성질환 관리의 목표

질병유병률 감소, 건강수명 연장, 기능장애 지연, 질환의 중등도 완화 등

### (4) 만성질환↑ : 1995년 국민건강증진법 → 국민건강증진사업(금연, 절주, 영양, 운동)

| 담 배 | 술 |
|---|---|
| • 중추신경 흥분<br>• 니코틴 : 중독성분<br>– 혈관수축 : 혈압상승(고혈압)<br>• 타르 : 200여 가지의 발암성분<br>• 일산화탄소(CO) : 저산소증 | • 중추신경 억제<br>– 이성, 판단기능 억제<br>• 칼로리↑, 영양가↓<br>– 알코올남용, 알코올의존<br>– 알코올중독자 : 음식섭취↓, 티아민의 부족 |

### (5) 고혈압, 당뇨병, 고지혈증, 동맥경화증, 비만, 대사증후군, 허혈성 심장질환(협심증, 심근경색증), 뇌졸중, 관절염 등

① 고혈압과 심장 질환의 대책
㉠ 적절한 체중관리
㉡ 염분 섭취의 제한
㉢ 혈청 콜레스테롤 관리
㉣ 충분한 칼륨 및 칼슘 섭취

필 / 수 / 확 / 인 / 문 / 제

잘못된 생활습관으로 인해 발생하는 만성질환의 특징으로 옳지 않은 것은 무엇인가?

① 치료의 장기성
② 질병의 동시 존재성
③ 생활습관과 깊은 관련
④ 나이에 비례하여 증가
⑤ 질환의 완전한 치료를 목적으로 한다.

해설
만성질환은 중증화 방지가 목적이다.

답 ⑤

만성질환을 나타내는 잘못된 생활습관의 대표적 인자인 흡연(담배)의 성분 중 중독성분으로 혈관을 수축시켜 혈압을 상승시키는 물질은 무엇인가?

① 타 르
② 니코틴
③ 일산화탄소
④ 이산화탄소
⑤ 아세트알데하이드

해설
니코틴 : 중독성 물질로 혈관을 수축시키고 혈압을 상승시킨다.

답 ②

필 / 수 / 확 / 인 / 문 / 제

② 뇌졸중의 위험을 줄이는 수칙
  ㉠ 스트레스는 지방 대사에 필요한 영양이 고갈되므로 늘 즐거운 마음으로 생활하도록 한다.
  ㉡ 날씨가 쌀쌀할 때는 몸을 따뜻하게 하고, 갑자기 찬 기운에 노출되지 않도록 한다.
  ㉢ 체력에 맞는 적절한 운동은 혈액순환을 도우며 지방 대사율을 높인다.
  ㉣ 혈액순환에 부담되지 않게 정상체중을 유지한다.
  ㉤ 흡연은 동맥경화를 촉진시키므로 금연하도록 한다.

③ 당뇨병 환자의 발 관리 방법
  ㉠ 따뜻한 물과 비누로 매일 닦는다.
  ㉡ 잘 맞는 편한 신발을 신는다.
  ㉢ 매일 발을 점검하며 상처가 나지 않도록 주의한다.
  ㉣ 발톱은 줄로 다듬거나 일자로 자른다.
  ㉤ 바셀린이나 로션을 발라준다.

### (6) 우리나라 만성질환관리 사업의 필요성

① 평균수명의 증가
② 만성질환으로 인한 질병부담 증가
③ 주요 만성질환의 관리 및 예방서비스 제공 미흡
④ 아토피 질환 등 새로운 건강위협 출현
⑤ 삶의 질에 대한 관심증가

### (7) 만성질환의 예방 및 관리

① 1차 예방 : 질병예방, 건강유지, 건강증진
  ㉠ 발병 이전에 예방하는 것으로 위험요인을 제거하거나 피한다.
  ㉡ 금연, 절주, 운동, 영양개선 등
② 2차 예방 : 조기발견, 조기치료
  ㉠ 조기진단과 치료를 통한 철저한 관리로 악화되는 것 방지
  ㉡ 건강검진, 자가검진 등
③ 3차 예방 : 합병증과 불능으로의 진행을 막고 재활치료를 통해 기능회복, 정상생활 및 사회생활에 복귀 촉진

**뇌졸중으로 쓰러져 치료를 받고 있는 B씨의 예방 및 관리로 3차 예방에 해당하는 것은 무엇인가?**

① 조기발견 ② 조기치료
③ 재활치료 ④ 환경위생 개선
⑤ 보건교육

해설
① 2차 예방 ② 2차 예방
④ 1차 예방 ⑤ 1차 예방

답 ③

**당뇨환자인 A씨가 식이요법, 운동요법을 통한 혈당관리를 하고 있는 것은 만성질환의 예방 및 관리의 단계 중 어느 단계에 해당하는가?**

① 1차 예방 ② 2차 예방
③ 3차 예방 ④ 합병증 예방
⑤ 재활치료

해설
당뇨환자의 식이요법 : 2차 예방

답 ②

간호조무사

# 인구와 출산

## 1 인구의 이해

### (1) 인구의 정의

'시공간의 공동체'로 어떤 특정시간에 일정 지역 거주하고 있는 사람의 집단

### (2) 인구변화 : [자연증가(감소) : 출생 – 사망] + [사회증가(감소) : 전입 – 전출]

① 관여하는 요소
- ㉠ 4가지(출생, 사망, 전입, 전출)
- ㉡ 3가지(출생, 사망, 이동)
- ㉢ 2가지(출생, 사망)

### (3) 인구의 종류

① 현재인구 : 어떤 시점에서 특정 지역에 현존하는 인구
② 상주인구 : 한 지역에 주소를 두고 거주하는 인구
③ 폐쇄인구 : 인구의 전입과 전출이 없는 상태로 출생과 사망만이 있는 인구
④ 개방인구 : 인구의 전입, 전출과 출생, 사망이 있는 인구
⑤ 정지인구 : 폐쇄인구에서 출생수 = 사망수
⑥ 안정인구 : 폐쇄인구가 일정한 연령별 출생률과 사망률을 유지하면서 증가할 때 얻어지는 이론적 인구
⑦ 적정인구 : 인구과잉을 식량에만 국한된 것이 아니라 생활수준에 근거해 주어진 여건 속에서 최대의 생산성 유지해 최고의 생활수준을 유지할 수 있는 인구

### (4) 인구론과 관련된 학자

① 맬서스(맬서스주의)
- ㉠ 인구이론, 가족계획에 대해 최초 언급
- ㉡ 식량은 산술급수적으로 증가하는데 비해 인구는 기하급수적으로 증가하여 결국 균형이 깨지므로 인구가 식량수준에서 억제되어야 한다고 주장
  - 가족계획 필요성 주장
  - 가족계획 방법 : 만혼, 금욕, 도덕적 순결성

② 플레이스(신맬서스주의) : 맬서스의 인구론, 가족계획의 필요성엔 동의하였으나 가족계획의 방법으로 피임법에 의한 산아조절 주장

③ Margaret Sanger(마거릿 생어) : 간호사로 미국 빈민가에 산아제한 진료소 개설

---

필 / 수 / 확 / 인 / 문 / 제

**인구변화에 관여하는 요소 2가지로 가장 중요한 것은 무엇인가?**

① 출생, 전입 ② 전입, 사망
③ 출생, 사망 ④ 결혼, 이혼
⑤ 전입, 전출

해설
인구변화에 관여하는 가장 중요한 요소는 출생과 사망이다.

답 ③

**식량과 인구의 증가에 대해 비교하며 인구성장의 특징에 대해 논의하며 인구이론, 가족계획에 대해 최초 주장한 사람은 누구인가?**

① 맬서스 ② 플레이스
③ 생 어 ④ 퍼 베
⑤ 윌리엄 스토프스

해설
맬서스 : 인구이론, 가족계획에 대해 최초로 언급한 학자로 식량은 산술급수적으로 증가하는데 인구는 기하급수적으로 증가하여 결국 균형이 깨지므로 인구가 식량수준에서 억제되어야 한다고 주장했다.

답 ①

**맬서스가 주장한 인구문제의 해결방법으로 제시한 것으로 옳은 것은 무엇인가?**

① 피 임
② 만혼, 금욕
③ 산아제한 진료소 개설
④ 유 산
⑤ 식량증가

해설
맬서스의 인구문제 해결방법 : 도덕적 억제, 만혼, 금욕

답 ②

필 / 수 / 확 / 인 / 문 / 제

**블래커의 인구변천 5단계 중 출생률과 사망률이 최저이면서 출생률이 사망률보다 더 낮은 인구 감소형에 해당하는 단계는 어느 것인가?**

① 고위정지기 ② 고위확장기
③ 저위확장기 ④ 저위정지기
⑤ 감퇴기

해설

감퇴기 : 출생률과 사망률이 최저이면서 출생률이 사망률보다 더 낮은 인구 감소형에 해당한다.

답 ⑤

**여자 100명에 대한 남자의 수인 성비 중 장래인구를 추정하는데 좋은 자료가 되는 것은 무엇인가?**

① 1차 성비 ② 2차 성비
③ 3차 성비 ④ 태아 성비
⑤ 노년 성비

해설

성비는 여자 100에 대한 남자인구의 수로 2차 성비는 출생 시 성비로 장래인구를 추정하는데 좋은 자료가 된다.

답 ②

**부양비에 대한 설명으로 옳지 않은 것은 무엇인가?**

① 총부양비, 유소년 부양비, 노년 부양비가 있다.
② 노령화 사회일수록 총부양비가 높다.
③ 총부양비가 높을수록 경제발전에 어려움이 따른다.
④ 노년부양비는 15~64세 인구에 대한 65세 이상 인구의 비이다.
⑤ 총인구수에 대한 비경제활동 인구의 비이다.

해설

경제활동 인구에 대한 비경제활동 인구의 비이다.

답 ⑤

### (5) 인구변천이론(블래커의 인구변천 5단계)

① **1단계 고위정지기** : 다산다사형으로 출생률과 사망률이 모두 높아서 인구증가가 많이 일어나지 않는다(후진국형).
② **2단계 고위확장기(초기 확장기)** : 다산감사형으로 사망률은 낮은데 비해 출생률은 높아서 인구가 증가하는 단계(경제개발 초기 단계의 국가)
③ **3단계 저위확장기(후기 확장기)** : 감산소사형으로 사망률도 낮고 출생률도 낮아져서 인구성장이 둔화되는 단계
④ **4단계 저위정지기** : 소산소사형으로 사망률과 출생률이 최저인 인구증가 정지
⑤ **5단계 감퇴기** : 출생률과 사망률이 최저이면서 출생률이 사망률보다 더 낮은 인구 감소형

## 2 인구통계와 인구구조

### (1) 인구조사

① **우리나라** : 최초 – 삼한시대부터 시작, 근대적 의미 – 1925년 인구 총조사를 실시해서 매 5년마다 실시되어 오고 있다.
② **세계** : 처음 – 스웨덴, 근대적 의미 – 미국에서 실시

### (2) 성 비

$$\text{여자 100명에 대한 남자의 수} = \frac{\text{남자 인구수}}{\text{여자 인구수}} \times 100$$

① **1차 성비** : 태아성비
② **2차 성비** : 출생 시 성비로 장래인구를 추정하는데 좋은 자료
③ **3차 성비** : 현재 인구의 성비로 연령이 높아짐에 따라 균형을 이루다가 고령에 이를수록 여자인구가 남자인구를 초과하는 것이 일반적인 현상이다.

### (3) 부양비

경제활동 연령인구에 대한 비경제활동 연령인구의 비

① **활동 인구**
㉠ 경제활동 인구 : 15~64세 인구
㉡ 비경제활동 인구 : 유년인구(0~14세 인구) + 노년인구(65세 이상 인구)

② 총부양비 $= \frac{\text{15세 미만 인구} + \text{65세 이상 인구수}}{\text{경제활동 인구(15~64세의 인구수)}} \times 100$

③ 유소년 부양비 $= \frac{\text{15세 미만 인구수}}{\text{15~64세의 인구수}} \times 100$

④ 노년 부양비 = $\frac{65세\ 이상\ 인구수}{15\sim64세의\ 인구수} \times 100$

⑤ 노령화 지수 = $\frac{65세\ 이상\ 인구수}{15세\ 미만\ 인구수} \times 100$

⑥ 노령화 사회일수록 총부양비가 높다.

⑦ 총부양비가 높을수록 경제발전에 어려움이 따른다.

### (4) 인구피라미드

연령별(5세 간격), 성별(남자 : 좌측, 여자 : 우측) 인구 구조를 한 눈에 볼 수 있게 그래프로 나타낸 것

① 피라미드형 : 0~14세 인구가 65세 이상 인구의 2배를 넘는 인구증가형

② 종형 : 0~14세 인구가 65세 이상 인구의 2배가 되는 인구정지형

③ 항아리형 : 0~14세 인구가 65세 이상 인구의 2배에 미치지 못하는 인구감소형

④ 별형 : 생산연령인구가 많이 유입되는 도시형 인구구성으로 15~64세의 인구가 전체 인구의 50%를 넘는다.

⑤ 호로형 : 생산연령인구가 많이 유출되어 있는 농촌형 인구구성으로 15~64세 인구가 전체 인구의 50% 미만이다.

### (5) 인구동태와 인구정태

① 인구동태 : 어느 일정 기간 내의 인구 변동 상황, 1년간의 출생, 사망, 사산, 전입, 전출, 결혼, 이혼 등 인구의 자연적 변동 상황의 통계나 상태(기간 조사)

② 인구정태 : 어느 특정 시점에 있어서의 인구상태로 인구크기, 인구구성, 인구밀도, 인구분포, 연령별 인구, 성별 인구, 직업별 인구, 국적별 인구 등(시점 조사)

## 3 인구문제와 인구정책

### (1) 인구증가에 따른 문제

경제발전의 저해, 식량문제, 환경오염 문제, 보건 문제 및 의료부담 증가의 문제, 노인인구 증가에 따른 부양 문제, 빈곤과 실업 문제(가장 문제시 되는 것)

### (2) 저출산 고령화 문제

현재 우리나라

필 / 수 / 확 / 인 / 문 / 제

**인구피라미드 중 인구정지형으로 0~14세 인구가 65세 이상 인구의 2배가 되는 것은 무엇인가?**

① 피라미드형
② 종 형
③ 항아리형
④ 도시형
⑤ 농촌형

해설
종형 : 0~14세 인구가 65세 이상 인구의 2배가 되는 인구정지형이다.

답 ②

**일정 기간의 인구변동상황을 나타내는 인구동태에 해당되는 것이 아닌 것은 무엇인가?**

① 출생률 ② 영아사망률
③ 전입률 ④ 이혼율
⑤ 연령별 인구

해설
연령별 인구 : 인구정태

답 ⑤

필 / 수 / 확 / 인 / 문 / 제

피임의 이상적인 조건에 해당되지 않는 것은 무엇인가?

① 성감을 해치지 않고, 성생활에 지장을 주지 않은 것
② 육체적, 정신적으로 무해할 것
③ 효과가 영구적인 것
④ 사용이 편리하고 경제적일 것
⑤ 실패해도 태아에게 악영향을 주지 않을 것

해설
효과가 일시적이어서 언제든지 임신을 원하면 복원이 가능해야 한다.

답 ③

정관절제술을 받은 사람에게 교육해야 하는 사항으로 옳지 않은 것은?

① 수술 후 삼각팬티를 당겨 입도록 한다.
② 수술 후 2~3일간 격렬한 운동을 피하도록 한다.
③ 부종, 출혈이 심하면 의사에게 연락한다.
④ 안심하고 부부관계를 가져도 피임이 된다.
⑤ 하복부가 땡기는 것은 2~3일이 지나면 없어진다.

해설
수술 후 6주 정도까지는 남은 정자들이 있을 수 있으므로 다른 피임법이 필요하다. 6주 후 정액검사를 시행해 정자가 나오지 않음을 확인하도록 한다.

답 ④

### (3) 인구정책

① 인구조정정책
㉠ 출산조절정책 : 출산억제정책(가족계획), 출산장려정책(출산보조금, 출산 및 육아 휴가제도 등)
㉡ 인구이동(분산)정책 : 신도시, 해외이민
㉢ 인구자질 향상 정책 : 사회계층 간의 균형력 있는 출산력 유지

② 인구대응정책 : 인구변화로 야기되는 여러 문제를 해결하기 위해 국가가 추구하는 정책으로 주택정책, 고용정책, 교육정책 등

## 4 가족계획

### (1) 정 의

① 일반적 : 알맞은 수의 자녀를 알맞은 터울로 낳아 잘 양육하는 것으로 출산의 시기, 간격을 조절하고 출생자녀수도 제한하고 불임증 환자의 진단 및 치료를 하는 것
② 국가적 차원 : 자원의 능력 범위 안에서 인구를 조절하는 것

### (2) 피임법의 이상적인 조건

① 효과가 정확하고 사용이 편리하고 경제적일 것
② 정신적·육체적으로 무해하고 성교나 성감을 해쳐서는 안 되며, 성생활에 지장을 주지 않고 안전할 것
③ 피임 중 임신을 원할 경우 언제나 복원이 가능할 것
④ 피임에 실패해도 태아에게 악영향을 주지 않을 것

### (3) 피임방법

① 영구적인 피임법
㉠ 정관절제술
- 정관부위를 절단하여 고환에서 만든 정자의 통로를 폐쇄시켜 정자가 배출되는 것을 막아서 영구적 피임을 기하게 하는 것
- 간 호
  - 수술 후 격렬한 운동 등은 2~3일간 피하는 것이 좋다.
  - 수술 후 1주일 동안은 음낭을 위로 올려 고정하는 것이 좋으므로 삼각팬티를 바짝 당겨 입도록 한다.
  - 수술 후 6주 정도까지는 남은 정자들이 있을 수 있으므로 다른 피임법이 필요하다. 6주 후에 정액검사를 시행하여 정자가 나오지 않음을 확인하도록 한다.

㉡ 난관결찰술

• 여성의 양측 난관을 절단 또는 폐쇄시켜서 난자와 정자가 난관에서 수정되지 못하도록 하는 영구적인 피임법

• 금기증 : 고혈압, 당뇨, 심장질환, 결핵, 복부 비만자, 암 등

② 일시적인 피임법

㉠ 자연적인 피임법

• 기초체온법

– 아침에 잠이 깨었을 때 안정된 상태에서 누운 채로 측정되는 체온

– 배란 : 기초체온의 상승(0.5~1℃)

• 점액관찰법

– 배란일 전후에 분비되는 점액의 변화를 통해 배란일을 알아내는 피임법

– 배란 : 양이 많고 묽어짐

• 월경주기법

– 배란 : 다음 월경 전 14일, 다음 월경 전 12~16일

㉡ 경구피임약

• 원리 : 배란작용 억제

• 세계에서 가장 많이 사용하는 피임법으로 규칙적으로 복용하면 일시적인 피임법 중 가장 효과가 좋다.

• 복용 : 월경 1일째 or 월경 5일째부터 매일 일정한 시간에 한 알씩 복용

• 21정(7일간 쉰 후 다시 복용), 28(21정 + 7정의 영양제 : 매일 먹는 습관을 들이기 위해)

• 효과 : 피임, 월경통↓, 월경주기와 양 조절, 월경전증후군↓

• 부작용 : 각종 암 유발, 혈전, 색전, 체중↑, 오심, 구토

㉢ 임플라논 : 피하이식 피임기구(호르몬 칩을 피하에 이식)

㉣ 자궁 내 장치(루프)

• 원리 : 수정란의 착상방지

• 삽입시기 : 월경이 끝날 무렵, 생리 끝나고 3일 이내

• 장점 : 1회 삽입으로 장기간 피임 가능, 모유 수유 중에도 사용할 수 있다. 첫아이를 낳은 부인에게 터울 조절을 위해 권장한다.

• 단점 : 삽입 후 3~4개월까지 월경량과 질분비물↑, 출혈, 감염, 골반염 등의 부작용이 있을 수 있다. 미혼 여성에게는 잘 사용하지 않는다.

㉤ 콘돔 : 성병예방에 효과적

㉥ 페미돔 : 여성용 콘돔

㉦ 다이어프램(페서리) : 탄력성이 있는 강철선의 고리에 얇은 고무를 공기처럼 씌운 주머니 모양의 기구로 질속에 넣어 자궁구를 차단해 정자가 자궁 내로 진입하는 것을 막는 작용, 미리 의사의 진찰을 받아 본인의 깊이에 알맞은 크기 계측 필요

필 / 수 / 확 / 인 / 문 / 제

**일시적인 피임법에 해당하지 않은 것은 무엇인가?**

① 경구피임약
② 콘 돔
③ 자궁 내 장치
④ 정관절제술
⑤ 다이어프램

해설
정관절제술 : 영구적인 피임법

답 ④

**자연적인 피임법의 연결이 옳은 것은 무엇인가?**

① 콘돔, 페미돔, 다이어프램
② 기초체온법, 점액관찰법, 월경주기법
③ 경구피임약, 콘돔, 살정자제
④ 정관절제술, 난관결찰술
⑤ 임플라논, 경구피임약, 자궁 내 장치

해설
자연적인 피임법 : 기초체온법, 점액관찰법, 월경주기법

답 ②

**장기간 피임이 가능하며 모유 수유 중에도 사용가능하고 터울 조절에 좋은 자궁 내 장치의 피임원리에 해당하는 것은 무엇인가?**

① 배란억제
② 정자의 이동방지
③ 착상방지
④ 수정방지
⑤ 수정란 이동방지

해설
자궁 내 장치의 원리 : 착상방지

답 ③

필 / 수 / 확 / 인 / 문 / 제

**성병예방에 효과적이고 정자의 질 안으로의 침입을 방지하는 경제적인 피임방법은 무엇인가?**

① 콘 돔 ② 페미돔
③ 페서리 ④ 살정자제
⑤ 성교중단법

해설
콘돔 : 성병예방에 효과적이고 남성의 피임방법으로 정자의 질 안으로의 침입을 방지하는 경제적인 피임방법

답 ①

**사용 전 미리 골반계측을 위한 의사의 진찰이 필요한 피임법은 무엇인가?**

① 임플라논 ② 자궁 내 장치
③ 다이어프램 ④ 페미돔
⑤ 월경 조절법

해설
다이어프램(페서리) : 미리 의사의 진찰을 받아 본인의 깊이에 알맞은 크기의 계측이 필요하다.

답 ③

| 콘돔(남성) | 페미돔(여성용 콘돔) | 다이어프램(페서리) |
|---|---|---|
| • 가격↓<br>• 성병예방에 효과적<br>• 일회용 | • 가격↑<br>• 일회용 | • 가격↑<br>• 재사용 가능<br>• 미리 골반계측 필요 |

ⓞ 살정자제 : 성교 5분 전에 삽입, 형태(크림, 젤리, 발포성제, 좌약 등)

ⓩ 성교중단법(질외사정법) : 효과↓

ⓒ 수유연장법 : 모유(자연적인 배란억제 작용)

ⓚ 월경조절법 : 월경예정일이 지난 2주 이내에 플라스틱 팁을 이용해 자궁 내용물을 흡입해 내는 방법, 종교적 · 윤리적 측면에서 마음의 부담을 덜 수 있다는 장점이 있다.

ⓣ 응급피임법

- 계획되지 않은 성행위나 성폭력 등 불시의 성행위 후에 피임약 복용 및 기타의 방법으로 원치 않는 임신을 미연에 방지하는 방법
- 3일 이내 : 의사의 처방에 따른 경구용 약 복용
- 5일 이내 : 자궁 내 장치 삽입

간호조무사

# 모자보건

## 1 모자보건의 개요

### (1) 정 의

모성과 영유아의 육체적·정신적 건강증진을 위한 보건활동

### (2) 대 상

| | 광의의 의미 | 협의의 의미 |
|---|---|---|
| 모 성 | 15~49세 모든 여성(가임기 여성) | 임신, 분만, 산욕기의 여성<br>(산욕기 : 분만 후 6개월까지) |
| 영유아 | 15세↓ | 6세↓ |

### (3) 모자보건의 중요성

① 대상이 전체 인구의 2/3(50~70%)를 차지함
② 영유아, 모성은 질병에 이환되기 쉽고 영유아기의 건강문제는 치명률이 높거나 후유증으로 장애가 되기 쉽다.
③ 지속적인 건강관리, 적은 비용과 예방사업으로 큰 효과를 얻을 수 있다.
④ 방치하면 후유증과 사망률↑
⑤ 다음 세대를 이어갈 영유아의 건강은 중요하다. 어린이는 인적 자원
⑥ 취업여성↑

### (4) 모자보건법상 모자보건의 사업 대상자

① 임산부 : 임신 중이거나 분만 후 6개월 미만인 여성
② 모성 : 임산부와 가임기 여성
③ 영유아 : 출생 후 6년 미만인 사람
④ 신생아 : 출생 후 28일 이내의 영유아
⑤ 미숙아 : 신체의 발육이 미숙한 채로 출생한 영유아
⑥ 선천성 이상아 : 선천성 기형 또는 변형이 있거나 염색체에 이상이 있는 영유아

필 / 수 / 확 / 인 / 문 / 제

**모자보건의 중요성으로 옳지 않은 것은 무엇인가?**

① 영유아와 모성은 질병에 이환되기 쉽다.
② 영유아기의 건강문제는 치명률이 높다.
③ 대부분 예방이 어렵다.
④ 방치하면 후유증과 사망률이 높다.
⑤ 대상이 전체 인구의 50~70%를 차지한다.

해설
지속적인 건강관리, 적은 비용과 예방사업으로 큰 효과를 얻을 수 있다.

답 ③

**모자보건법상의 대상에 해당하는 대상자로 옳지 않은 것은 무엇인가?**

① 임산부
② 신생아
③ 분만 후 1개월 여성
④ 6세 미만의 아동
⑤ 학령기 아동

해설
6세 미만의 아동으로 학령기 아동은 포함되지 않는다.

답 ⑤

필 / 수 / 확 / 인 / 문 / 제

국가의 보건상태를 나타내는 보건지표, 모자보건지표로 가장 중요한 것은 무엇인가?

① 모성사망비 ② 신생아사망률
③ 영아사망률 ④ 예방접종률
⑤ 조사망률

해설
영아사망률 : 국가의 보건상태를 나타내는 보건지표, 모자보건지표로 가장 중요하다.

답 ③

모성보건사업 중에서 모성사망률을 저하시키기 위해 가장 중요한 요소는 무엇인가?

① 산전관리 ② 식이요법
③ 운동요법 ④ 산욕기 간호
⑤ 영양 공급

해설
산전관리 : 모성보건사업의 가장 중요한 요소로 모성사망률을 저하시킬 수 있는 방법이다.

답 ①

## 2 모자보건사업

### (1) 모자보건사업의 지표

모자보건사업을 질적, 양적으로 평가할 수 있는 자료로 영아사망률, 모성사망률, 모성사망비, 주산기 사망률, 사산율, 산전 진찰률, 영유아 예방접종률 등이 있다.

① 모성사망률

$$= \frac{\text{같은 해의 임신・출산・산욕으로 인한 모성사망자수}}{\text{15~49세 가임 여성수}} \times 100{,}000$$

② 모성사망비

$$= \frac{\text{같은 해의 임신・출산・산욕으로 인한 모성사망자수}}{\text{특정 연도의 총출생아수}} \times 100{,}000$$

③ 영아사망률(보건지표, 건강지표) $= \frac{\text{같은 해의 1세 미만 사망자수}}{\text{특정 연도의 출생아수}} \times 1{,}000$

④ 신생아사망률 $= \frac{\text{같은 해의 생후 28일 미만의 사망아수}}{\text{특정 연도의 출생아수}} \times 1{,}000$

⑤ 알파지수 $= \frac{\text{영아 사망수}}{\text{신생아 사망수}}$

- 신생아 사망 > 신생아 후기 사망
- 알파지수가 1에 가까울수록 건강수준↑

### (2) 모자보건사업

모성과 영유아에게 전문적인 보건의료서비스와 관련 정보를 제공하고 모성의 생식건강관리와 임신, 출산, 양육 지원을 통하여 이들이 신체적, 정신적, 사회적으로 건강을 유지하게 하는 사업

## 3 모자보건정책

### (1) 모성보건관리

① 임신과 산전관리

㉠ 임신기간 : 40주(280일)

㉡ 산전관리(모성보건사업의 가장 중요한 요소)

- 사산율, 주산기 사망률, 저체중아 및 미숙아 출산율, 선천성 기형아 출산율, 모성사망률을 감소시킴

㉢ 보건소와 의료기관

- 임산부 신고 및 등록관리
- 모자보건수첩을 발급, 분만 전까지 주기적으로 보건관리를 받도록 한다.

㉣ 임산부의 정기적인 건강검진
- 임신 7개월까지 : 4주에 한번
- 임신 8~9개월 : 2주에 한번
- 임신 10개월 : 1주에 한번
- 정기적인 산전 검진 시 꼭 해야 하는 것 : 혈압측정, 체중측정, 소변검사 등

㉤ 유전질환 검사 및 예방접종 : 양수천자(다운증후군), 파상풍・풍진 예방접종

㉥ 기타 보건관리 : 위생관리, 영양관리, 운동관리, 약물관리, 기호관리 등

② 산후관리

산욕기 : 임신과 분만으로 인한 신체적 변화가 정상으로 회복되는 데 걸리는 시간으로 분만 후 6~8주 정도의 기간으로 산후출혈, 산후감염(산욕열)에 주의한다.

③ 모성사망(임신중독증, 출혈, 감염)↓ → 산전관리

### (2) 영유아 건강관리

① 영유아 건강진단(모자보건법)

㉠ 신생아 : 수시로

㉡ 출생 후 1년 이내 : 1개월마다 1회

② 출생 후 1년 초과~5년 이내 : 6개월마다 1회

③ 예방접종

㉠ 예방접종 전후의 주의사항
- 접종 전날 목욕시키고, 접종 당일은 목욕시키지 않는다.
- 집에서 체온을 측정하고, 고열 시 예방접종을 미룬다.
- 어린이의 건강상태를 잘 아는 보호자가 데리고 온다.
- 건강상태가 좋은 오전 중에 접종하고, 접종 후 20~30분간 접종기관에 머물러 관찰한다.
- 모자보건수첩을 갖고 간다.
- 예방접종을 하지 않을 어린이는 함께 데려가지 않는다.
- 접종 후 최소 3일은 특별한 관심을 가지고 관찰하고 심하게 울거나 구토, 고열 증상이 나타날 때는 즉시 의사의 진찰을 받는다.

④ 선천성 대사이상검사 및 환아 관리

㉠ 무료검사 6종 : 갑상선기능저하증, 페닐케톤뇨증, 갈락토오스혈증, 단풍당뇨증, 호모시스틴뇨증, 부신기능항진증

㉡ 검사 시기 : 생후 48시간 이후~7일 이내

㉢ 검사 방법 : 혈액검사(발뒤꿈치에서 충분히 채혈하여 검사)

⑤ 취학 전 아동 실명예방사업 : 약시의 조기발견과 치료를 위해 취학 전 3~6세 아동에 대해 시력검진의 기회 제공

**필 / 수 / 확 / 인 / 문 / 제**

**임신 34주된 임산부가 병원에서 산전관리를 받았다. 다음에 병원을 방문해야 하는 시기는 언제인가?**

① 1주 후 ② 2주 후
③ 3주 후 ④ 4주 후
⑤ 5주 후

해설

임신 34주(8~9개월) → 2주 후 : 36주

답 ②

**예방접종 전후의 주의사항으로 옳지 않은 것은 무엇인가?**

① 접종 당일은 목욕시키지 않는다.
② 집에서 체온을 측정하고 고열 시 접종을 미룬다.
③ 오전 중에 접종한다.
④ 접종 후 바로 귀가해서 아이의 상태를 관찰한다.
⑤ 어린이의 건강상태를 잘 아는 보호자가 데리고 온다.

해설

접종 후 접종기관에 20~30분간 머물며 아이의 상태를 관찰한다.

답 ④

**선천성 대사이상 검사 항목에 해당하지 않은 무엇인가?**

① 갑상선기능항진증
② 페닐케톤뇨증
③ 갈락토오스혈증
④ 단풍당뇨증
⑤ 갑상선기능저하증

해설

선천성 대사이상 검사 : 갑상선기능저하증

답 ①

필 / 수 / 확 / 인 / 문 / 제

**모자보건수첩의 기재내용으로 옳지 않은 것은 무엇인가?**

① 예방접종에 관한 사항
② 임신 중 주의사항
③ 보호자의 연락처
④ 임산부의 인적 사항
⑤ 영유아의 정기검진

해설
모자보건수첩에는 모성과 영유아에 대한 사항을 기록한다.

답 ③

**모자보건법상 인공임신중절이 가능한 경우로 옳지 않은 것은?**

① 강간 또는 준강간에 의해 임신된 경우
② 태아가 사망한 경우
③ 법률상 혼인할 수 없는 친족 또는 인척간에 임신된 경우
④ 본인이 전염성 질환이 있는 경우
⑤ 배우자가 전염성 질환이 있는 경우

해설
태아가 사망한 경우 대부분 저절로 진통이 와서 분만을 하게 되며, 진통이 오지 않을 때에는 분만 촉진제를 써서 유도분만을 한다.

답 ②

⑥ 모자보건수첩의 기재 내용(발급 : 시장, 군수, 구청장)
㉠ 임산부, 영유아의 인적 사항
㉡ 임신 중의 주의사항
㉢ 산전, 산후 관리사항
㉣ 예방접종에 관한 사항
㉤ 임산부, 영유아의 정기검진·종합검진
㉥ 영유아의 성장발육과 건강관리상의 주의사항

### (3) 모자보건법상 인공임신중절수술이 가능한 경우

인공임신중절수술은 임신 24주 이내인 사람만 할 수 있으며, 모자보건법에 규정된 다음의 항목 외에는 인공임신중절수술이 불가능하게 되어 있다.

① 본인이나 배우자가 우생학적 또는 유전학적 정신장애나 신체질환이 있는 경우
② 본인이나 배우자가 전염성 질환이 있는 경우
③ 강간 또는 준강간에 의하여 임신된 경우
④ 법률상 혼인할 수 없는 혈족 또는 인척 간에 임신된 경우
⑤ 임신의 지속성이 보건의학적 이유로 모체의 건강을 심각하게 해치고 있거나 해칠 우려가 있는 경우

간호조무사

# 지역사회보건

## 1 지역사회보건의 이해

### (1) 정 의

① 지역사회 : 비슷한 지역, 관심, 특성으로 함께 모여 사는 사람들의 집단
- ㉠ 공간적 단위
- ㉡ 어떤 일반문화를 이루고 있는 집단
- ㉢ 어떤 가치, 관심, 목표를 함께하는 사람들의 집합
- ㉣ 단순한 인간집단 이상으로 지역사회 구성원은 서로 영향을 주고받으며 생활

② 보 건
- ㉠ 지역사회주민 전체를 대상으로
- ㉡ 1차 예방 중심 : 질병예방, 건강유지, 건강증진을 위해
- ㉢ 목 적
  - "적정 기능 수준의 향상"
  - 그들 스스로 그들의 건강문제를 해결할 수 있는 자기건강관리능력 향상
  - 방법 : 보건교육을 실시하여 지식, 태도, 행동의 변화를 유도한다.

③ 지역사회보건
- ㉠ 지역사회가 갖고 있는 건강문제 및 건강에 영향을 주는 요인을 해결하고 관리해 주는 국민건강을 위한 총괄적 건강관리 활동이다.
- ㉡ 건강서비스 제공자와 지역사회주민 간의 역동적인 과정, 지역사회의 자발적인 참여를 통해 이루어지는 지역사회주민 전체를 위한 포괄적인 건강관리를 제공하고 발전시키기 위한 과학이다.

④ 지역사회 보건사업
- ㉠ 성공 : 지역사회주민의 참여
- ㉡ 일반적, 기본적, 포괄적, 지속적이어야 한다.

### (2) 1956년 보건소법 → 1995년 지역보건법으로 개정, 국민건강증진법(1995년 제정)

필 / 수 / 확 / 인 / 문 / 제

지역사회간호의 목적으로 옳은 것은 무엇인가?

① 지식, 태도, 행동의 변화
② 질병예방
③ 조기발견, 조기치료
④ 적정기능 수준의 향상
⑤ 질병이 없는 상태를 유지

해설
지역사회간호의 목적 : 적정기능 수준의 향상(자기건강관리 능력의 향상)

답 ④

지역사회 보건사업의 특징으로 옳지 않은 것은 무엇인가?

① 기본적 ② 포괄적
③ 개별화 ④ 일반적
⑤ 지속적

해설
지역사회주민 전체를 대상으로 하기 때문에 개별화가 아닌 기본적, 포괄적, 일반적, 지속적이다.

답 ③

필 / 수 / 확 / 인 / 문 / 제

지역사회의 가장 기본적인 단위로 옳은 것은 무엇인가?

① 개 인　② 가 족
③ 집 단　④ 사 회
⑤ 지역사회

해설
지역사회의 가장 기본적인 단위 : 가족

답 ②

지역사회간호의 특징으로 옳지 않은 것은 무엇인가?

① 지역사회 스스로 건강문제를 발견하고 해결한다.
② 지역사회주민과 함께 계획한다.
③ 지역사회 대표자의 요구에 따라 시행한다.
④ 지역사회에서 이용 가능한 것이어야 한다.
⑤ 뚜렷한 목표와 목적이 있어야 한다.

해설
지역사회 대표자가 아닌 지역사회주민의 요구에 따라 시행한다.

답 ③

## 2 지역사회간호

### (1) 지역사회간호

① 지역사회간호 기본개념 : 지역사회라는 집단을 간호대상으로 간호를 제공하고 보건교육을 실시하여 그들 스스로가 건강문제를 해결할 수 있는 적정 기능 수준으로 향상시키는 것을 목표로 하는 과학적인 실천이다.

㉠ 대상 : 지역사회
- 지역사회 : 개인, 가족, 집단, 지역사회간호
- 가장 기본적 단위 : 가족

㉡ 목표 : 적정 기능 수준의 향상(자기 건강관리 기능)

㉢ 지역사회간호 활동(방법) : 간호제공, 보건교육, 관리

② 지역사회간호의 특징

㉠ 지역사회를 중심으로 한다.

㉡ 대상 : 지역사회 전체로 개인, 가족, 집단, 지역사회

㉢ 지역사회 스스로 건강문제를 발견하고 해결한다.

㉣ 지역사회간호사업을 할 때 가장 먼저 실시해야 하는 것은 보건실태 파악으로 관할지역에 관한 모든 정보를 수집한다.

㉤ 지역사회간호사업의 과정
사정(자료수집) → 정확한 보건실태 파악 → 요구도 파악 → 지역사회주민의 참여

㉥ 지역사회간호사업 성공
- 사업은 그 지역의 요구에 따라 시행한다.
- 지역사회주민과 함께 계획한다.
- 간호제공자와 지역사회주민 : 역동적, 수평적인 관계

※ 실패의 원인 : 문화, 풍습에 대한 이해 부족

㉦ 지역사회 간호실무는 기본적, 포괄적, 일반적, 지속적이어야 한다.

㉧ 지역사회 간호사업은 뚜렷한 목표와 목적이 있어야 한다.

㉨ 지역사회 간호사업은 지역사회에서 이용 가능한 것이어야 한다.

③ 간호역사

| | |
|---|---|
| 1885년 | 광혜원(최초의 서양식 병원) → 제중원 |
| 1902년 | 보구여관 : 최초의 간호사 양성 교육 |
| 1923년 | 태화여자관 : 지역사회간호 시작 |
| 1956년 | 보건소법(시, 군, 구 : 보건소) |
| 1980년 | 농어촌 보건의료를 위한 특별조치법(보건진료소) |
| 1989년 | 전국민 의료보험 실시 |
| 1995년 | 보건소법 → 지역보건법으로 개정, 국민건강증진법 제정 |
| 2008년 | 노인장기요양법 |

④ 보건간호와 지역사회간호의 차이

| 구 분 | 보건간호 | 지역사회간호 |
|---|---|---|
| 사업목적 | 질병예방, 취약계층 의료 | 건강증진, 삶의 질 향상 |
| 운영주체 | 정 부 | 지역사회주민 및 기관, 정부 |
| 재 정 | 국비, 지방비 | 국비, 지방비, 지역사회기금 |

⑤ 지역사회 간호사의 활동분야

㉠ 보건간호사의 역할

㉡ 보건진료 전담 공무원 : 의료취약지역의 1차 보건의료 담당

㉢ 보건교사 : 학교

㉣ 산업장간호사

㉤ 가정간호사

⑥ 지역사회 간호사의 역할

㉠ 지역사회 보건조직 관리자 : 지역사회 보건사업의 기획, 조직, 지휘, 평가

㉡ 간호제공자

㉢ 대변자(대변인, 옹호자) : 건강소비자(개인, 가족, 지역사회)를 대신하여 그들의 입장에서 의견을 제시함으로서 권리를 찾을 수 있도록 지지해 준다.

㉣ 알선자(의뢰자) : 주민의 다양한 요구를 여러 분야와 접촉하여 의뢰하는 역할

㉤ 변화 촉진자 : 지역사회로 하여금 간호를 시행하는 기관에 쉽게 접근할 수 있는 방안을 모색하고 보건의료 시설 및 전문가를 적절히 이용할 수 있도록 촉진

㉥ 교육자 : 직・간접적인 방법을 통하여 보건교육 실시

㉦ 상담자 : 전문적인 지식, 기술을 기반으로 주민의 건강문제에 대한 상담역할

㉧ 정보수집자 및 보존자

㉨ 평가자 : 필요한 간호활동을 한 후에 목표달성도, 효과 등 평가

㉩ 연구자

㉪ 조정자 : 대상자들의 상태와 요구에 따라 다른 요원들과 의사소통하며, 팀요원으로 다른 팀 요원들과 상호의존적인 관계를 맺는다.

⑦ 지역사회 간호과정

㉠ 사정 : 대상자의 건강문제를 파악하기 위해 자료수집, 검토, 분석하는 과정

- 자료수집 → 정확한 보건실태 파악 → 지역주민의 요구도 파악
- 자료수집방법
  - 지역지도자 면담
  - 설문지
  - 기존자료 조사(가장 경제적, 효율적인 자료수집 방법)
  - 차창 밖 조사, 지역시찰(처음 발령 시 빠르게 자료수집)

㉡ 진 단

- 자료 분석과정을 통해 도출된 문제를 기술, 서술하는 것
- 우선순위 선택 : 많은 대상자에게 영향을 주는 문제, 심각성・중요성

필 / 수 / 확 / 인 / 문 / 제

**지역사회 간호사가 퇴행성관절염으로 일상생활이 불편한 80세 독거노인의 정보를 관할 동사무소에 제공해 할머니가 기초생활수급, 의료급여 등의 혜택을 받을 수 있도록 한 것은 어떤 역할에 해당하는가?**

① 간호제공자 ② 알선자
③ 변화촉진자 ④ 대변자
⑤ 정보수집자

해설
대변자(대변인, 옹호자) : 지역사회주민을 대신하여 그들의 입장에서 의견을 제시하여 권리를 찾을 수 있도록 지지해 주는 역할

답 ④

**지역사회 간호사의 활동분야가 아닌 것은 무엇인가?**

① 보건간호사
② 보건진료전담 공무원
③ 가정간호사
④ 보건교사
⑤ 임상간호사

해설
병원에서 근무하는 임상간호사는 지역사회 간호사의 활동분야가 아니다.

답 ⑤

**지역사회 간호과정으로 자료수집단계에서 자료수집 방법 중 가장 경제적이고 효율적인 방법은 무엇인가?**

① 설문지
② 지역지도자 면담
③ 지역시찰
④ 기존자료 이용
⑤ 차창 밖 조사

해설
기존자료 이용 : 가장 경제적, 가장 효율적인 방법

답 ④

필 / 수 / 확 / 인 / 문 / 제

**지역사회 간호수단으로 가정방문의 장점이 아닌 것은 무엇인가?**

① 가족의 상황에 맞는 교육이 가능하다.
② 가정의 물품을 이용하여 교육해서 실천에 옮기기 쉽다.
③ 같은 문제를 가진 대상자들이 경험담을 공유할 수 있다.
④ 가족의 실제적인 요구를 알아낼 수 있다.
⑤ 가족전체에게 포괄적인 간호를 제공할 수 있다.

해설
같은 문제를 가진 대상자들이 경험담을 공유할 수 있는 것은 클리닉활동의 장점이다.

답 ③

**가정방문을 계획할 때 가정방문의 순서로 옳은 것은 무엇인가?**

① 신생아–임산부–결핵환자–성병환자
② 임산부–신생아–결핵환자–성병환자
③ 신생아–임산부–성병환자–결핵환자
④ 임산부–신생아–성병환자–결핵환자
⑤ 임산부–성병환자–신생아–결핵환자

해설
- 감염방지를 위해 면역력이 약한 사람부터 방문한다.
- 신생아 – 임산부 – 성병환자 – 결핵환자

답 ③

㉢ 계 획
- 목표설정
- 간호방법과 수단 선택
- 수행계획
- 평가계획

㉣ 간호수행

㉤ 평가 및 재계획

⑧ 지역사회 간호수단

㉠ 가정방문 : 지역사회 간호활동 중 가장 많은 비중을 차지
- 장 점
  - 가족의 건강을 감독하는 실제적, 직접적이고 효과적인 방법
  - 가족의 상황에 맞는 교육, 상담 제공 가능
  - 가족 전체를 중심으로 포괄적인 간호제공이 가능
  - 우선순위가 높은 문제해결을 하는데 있어 실제적인 가족의 요구를 알아낼 수 있는 기회제공
  - 대상자와 관계형성이 용이하고 대상자가 자기 의사를 보다 잘 표현
  - 가정에 있는 물품을 이용하여 교육 → 실천에 옮기는데 불편함이 없다.
  - 가족과 공동으로 간호계획을 세울 수 있다.
- 가정방문의 시기 : 보건간호사의 결정에 의해 간격과 횟수가 정해지며, 미리 약속된 시간에 방문한다.
- 가정방문 시 간호조무사는 보건간호사의 지시, 감독을 받는다.
- 가정방문의 우선순위
  - 전염성 대상 < 비전염성 대상 : 전염을 고려한 가정방문 우선순위(전염방지를 위해)
  - 신생아 → 임산부 → 학령전기 아동 → 학령기 아동 → 성병환자 → 결핵환자
  - 개인 < 집단
  - 문제가 있는 대상자 < 의심이 되는 대상자
  - 만성질환 < 급성질환
  - 구환자 < 신환자
- 가정방문 후 기록의 중요성
  - 가족을 단위로 한 계속적인 관리
  - 사업의 중복을 피함
  - 추후 방문계획 수립에 도움
  - 지역사회 간호사업의 기초자료 및 교육자료

㉡ 클리닉(건강 관리실)활동 : 주민들의 교통이 편리한 곳, 정치·종교적 색깔이 없는 곳에 설치
- 장 점
  - 같은 문제를 가진 대상자들끼리 서로의 경험담 공유해 자신들만이 해결할 수 있는 방법을 알 수 있다.
  - 건강관리실에 비치된 전문적인 시설, 기구 등 이용할 수 있다.
  - 시간, 비용 절약(제공자 측면)
  - 다른 전문가의 조언을 들을 수 있다.

㉢ 상 담
- 피상담자가 자신의 문제를 스스로 직면하여 해결할 수 있도록 도와준다.
- 관계형성과 경청 → 탐색과 직면 → 문제해결과 종료
  - 관찰(가장 먼저) → 경청(가장 중요 : 신뢰감) → 질문 → 대화
  - 보건 요원에게 가장 필요한 기술 : 관찰력, 면접력(상담력)
- 효과적인 의사소통과 비효과적인 의사소통
  - 치료적 의사소통 : 경청(공감), 침묵(생각을 정리할 시간을 줌), 개방적 질문, 수용, 재진술(환자의 주된 생각, 주장을 반복해서 말해주는 것), 반영 등
  - 비치료적 의사소통 : 안심, 즉각적인 찬성, 거절, 비난, 조언, 충고 등
- 상담자의 조건 : 인간존중, 자기이해, 객관성 등

필 / 수 / 확 / 인 / 문 / 제

**건강관리실의 설치장소로 옳은 것은 무엇인가?**

① 종교와 관련된 건물
② 정치와 관련된 건물
③ 공기가 좋은 곳
④ 의료기관과 거리가 먼 한적한 장소
⑤ 교통이 편리한 곳

해설
건강관리실은 교통이 편리하고 종교나 정치와 관련이 없는 건물에 설치한다.

답 ⑤

## 3 가족간호

### (1) 가족의 특징

① 일차적인 집단
② 폐쇄적인 집단
③ 혈연집단
④ 가족은 형식적인 집단이나 가족관계는 비형식적·비제도적 집단
⑤ 공동사회집단

**가족의 특징에 해당하지 않은 것은 무엇인가?**

① 혈연집단
② 일차적인 집단
③ 비형식적인 집단
④ 폐쇄적인 집단
⑤ 가족관계는 비제도적 집단

해설
가족은 형식적인 집단이나 가족관계는 비형식적인 집단이다.

답 ③

### (2) 가족의 기능

성·애정기능, 생식기능, 경제적 기능, 사회화 기능, 보호·휴식 기능 등

### (3) 가족의 단계(듀발의 8단계)

| 형성단계 | 확대단계 | 축소단계 | 해체단계 |
|---|---|---|---|
| 1단계 신혼부부 가족 | 2단계 양육기 가족<br>3단계 학령전기 가족<br>4단계 학령기 가족<br>5단계 청소년기 가족 | 6단계 진수기 가족<br>7단계 중년기 가족 | 8단계 노년기 가족 |

필 / 수 / 확 / 인 / 문 / 제

**지역사회간호 사업에서 가족을 기본단위로 적용하는 이유로 옳지 않은 것은?**

① 가족구성원은 환경으로서 작용한다.
② 건강요구가 개별적, 독립적이다.
③ 가장 자연적인 단위이다.
④ 상호 관련적, 하나의 단위로 기능한다.
⑤ 가족구성원에게 간호를 제공한다.

해설
가족은 상호 관련적, 하나의 단위로 기능한다.

답 ②

**지역사회 간호사업의 기본단위인 가족에게 제공하는 가족간호 요구는 누구에 의해 결정되어야 하는가?**

① 정부 정책
② 보건간호사의 요구
③ 보건소장의 지시
④ 가족의 필요
⑤ 가족 전문가의 자문

해설
가족간호는 가족의 요구에 의해 결정되어야 한다.

답 ④

**가족건강 사정도구 중 3세대 이상에 걸친 가족구성원에 대한 정보와 그들 간의 관계를 도표로 기록하는 것을 무엇이라고 하는가?**

① 사회지지도
② 가계도
③ 가족밀착도
④ 가족연대기
⑤ 가족생활사건

해설
가계도 : 3세대 이상에 걸친 가족구성원에 대한 정보와 그들 간의 관계를 도표로 기록하는 방법이다.

답 ②

### (4) 가족 간호

① 지역사회간호 사업에 가족을 기본단위로 적용하는 이유
- ㉠ 가장 자연적, 기본적인 사회 단위
- ㉡ 가족은 상호 관련적, 하나의 단위로 기능
- ㉢ 가족은 환경으로서 개인의 건강에 영향을 준다.
- ㉣ 가족구성원은 서로 환경으로 작용한다.
- ㉤ 개인 대상자의 건강은 전체 가족 건강에 역동적인 영향을 미친다.
- ㉥ 가족은 가족구성원에게 간호제공(의사결정, 경제적 지원)
- ㉦ 가정이라는 집단의 문제를 함께 해결하는 활동 단위
- ㉧ 지역사회간호 사업을 수행하는데 효과적이고 유용한 매체

② 지역사회 가족간호(보건)사업
- ㉠ 대상 : 가족, 개인(구성원)
- ㉡ 목적 : 가족의 적정 기능 수준의 향상
- ㉢ 방법 : 간호제공, 보건교육, 관리 등
- ㉣ 개인이나 가족의 요구나 필요에 기초를 둔다.

③ 가족간호과정
- ㉠ 사정(자료수집)
  - 자료수집 시 주의사항
    - 가족 전체와 문제가 있는 가족 구성원을 대상으로 자료를 수집한다.
    - 가족의 문제점뿐만 아니라 강점도 사정한다.
    - 가족이 함께 간호과정에 참여한다.
    - 단면적인 정보에 의존하기보다는 여러 사람에게서 복합적인 정보를 수집한다.
  - 가족건강 사정도구
    - 가계도 : 3세대 이상에 걸친 가족구성원에 관한 정보와 그들 간의 관계를 도표로 기록하는 방법
    - 가족밀착도 : 가족관계의 본질을 파악하는 것으로 가족구성원 간의 밀착관계와 상호관계를 그림으로 도식화하는 것
    - 외부체계도 : 가족을 둘러싼 다양한 외부체계와 가족구성원과의 관계를 그려봄으로써 가족과 외부와의 다양한 상호작용을 한눈에 파악할 수 있도록 한 것
    - 사회지지도 : 가족 중 가장 취약한 구성원을 중심으로 부모형제관계, 친척관계, 친구와 직장동료 등 이웃관계, 그 외 지역사회와의 관계를 그려봄으로써 취약 가족구성원의 가족 하위체계뿐 아니라 가족 외부체계와의 상호작용을 파악할 수 있는 도구

- 가족연대기 : 가족의 역사 중에서 중요하다고 생각되는 사건들을 순서대로 열거하여 봄으로써 그러한 사건들이 가족구성원에게 어떠한 영향을 미쳤는지를 알 수 있고, 특히 건강문제가 발생했을 때 사건과의 관련성을 파악할 수 있다.
- 가족생활사건 : 가족이 경험하는 일상사건의 수를 표준화한 도구
  예 배우자의 사망(100), 이혼(73), 결혼(50)
- 가족기능 평가도구(APGAR)
  ⓐ A(adaptation) : 가족의 적응능력
  ⓑ P(partnership) : 가족 간의 동료의식 정도
  ⓒ G(growth) : 가족 간의 성숙도
  ⓓ A(affection) : 가족 간의 애정 정도
  ⓔ R(resolve) : 해결

㉡ 진 단
- 우선순위 선택
  - 가족전체에 영향을 줄 수 있는 것
  - 응급 또는 긴급을 요하는 것
  - 도미노 현상을 일으킬 수 있는 것
  - 가족이 실제로 행동을 함으로써 변화된 결과를 보거나 경험할 수 있는 것
  - 가족이 쉽게 수행할 수 있는 것

㉢ 계 획
- 목표설정
- 간호방법 및 간호수단 선택
- 수행계획
- 평가계획

㉣ 수 행
- 건강관리는 개인보다 가족 전체에 역점을 둘 때 더 효과가 있다.
- 가족의 강점을 활용한다.

㉤ 평가 및 재계획

### (5) 취약가족

① 취약가족의 유형
㉠ 한부모 가족 : 구조적으로 취약한 가족
㉡ 미혼모 가족 : 발달단계의 취약가족
㉢ 비행청소년 가족 : 가족 내 상호작용이 취약한 가족
㉣ 학대 가족(폭력 가족) : 신체적 학대, 정서적 학대, 성적 학대, 방임, 유기
㉤ 저소득 가족, 다문화 가족, 만성질환자 가족 등

② 취약가족 → 가족역할 재조정 필요

**필 / 수 / 확 / 인 / 문 / 제**

**가족에게 가족간호를 제공할 때 우선순위 선택기준에 적합하지 않은 것은 무엇인가?**

① 가족이 쉽게 수행할 수 있는 것
② 도미노 현상을 일으킬 수 있는 것
③ 응급·긴급을 요하는 것
④ 가족전체에 영향을 미칠 수 있는 것
⑤ 만성질환, 불구 문제

해설
급성질환, 응급·긴급을 요하는 것

답 ⑤

**가족간호과정의 단계 중 평가계획을 세우는 단계는 언제인가?**

① 사정단계 ② 진단단계
③ 계획단계 ④ 수행단계
⑤ 평가단계

해설
계획단계 : 목표설정, 간호방법 및 수단 선택, 수행계획, 평가계획

답 ③

필 / 수 / 확 / 인 / 문 / 제

## 4 학교보건

학생과 교직원이 건강하고 안전하게 생활할 수 있도록 질병을 예방하고 건강보호 및 증진함으로써 건강한 학교생활을 유지하도록 하는 것이다.

### (1) 대 상

학교(학생, 교직원 등)

### (2) 목 적

① 학교의 적정 기능 수준의 향상 → 교육이 능률적으로 이루어지도록 한다.

② 학생과 교직원이 스스로 그들의 질병을 관리하고 질병의 예방 및 건강보호 및 유지・증진할 수 있는 능력을 갖추도록 하는데 있으며 학교보건은 교육・서비스・환경관리를 포함하는 포괄적인 건강사업이다.

### (3) 방 법

간호제공, 보건교육, 관리 등

### (4) 학교보건의 담당자

① 담임교사 : 학교에서 학생들에 대하여 건강관찰을 통한 일차적인 보건교육 담당

② 보건교사 : 학교보건의 전문 인력으로 보건교육과 학생들의 건강관리 담당 등

③ 교장 : 학교의 환경위생 및 식품위생 유지・관리 의무, 건강검사 실시 의무, 학생과 교직원의 보건관리 의무, 감염병 학생 및 교직원의 등교중지 및 휴업조치, 예방접종 완료 여부의 검사 등(행정책임자)

④ 교육감 : 교육환경보호구의 설정・고시의 의무 등

### (5) 학교보건 사업의 변화

① 감염병 관리기 : 국가의 감염병 관리를 위한 보건의료사업의 일부로 출발하여 시작(예방 접종)

② 신체검사기 : 적극적인 건강관리 차원으로 확대되면서 신체검사와 각종 검사 위주로 학교보건사업이 실시

③ 포괄적 건강관리기 : 대상자가 자기건강관리 능력을 높일 수 있도록 하기 위해 학생, 교직원은 수동적인 입장에서 보건교사가 능동적 입장으로 학교 전체에 대한 포괄적 건강관리로 전환하여 학교보건사업 제공

④ 학교보건교육 과정기 : 효과적으로 자기건강관리 능력을 높일 수 있도록 학생 및 교직원의 능동적인 참여 속에서 보건교육 실시, 보건의료사업의 일환이 아닌 교육사업의 일환으로 학교보건사업 전개

---

**학교보건의 담당자 중 학생들에 대하여 건강관찰을 통한 일차적인 보건교육을 담당하는 사람은 누구인가?**

① 보건교사 ② 담임교사
③ 학교약사 ④ 학교의사
⑤ 교 장

해설
담임교사 : 학교에서 학생들에 대하여 건강관찰을 통한 일차적인 보건교육을 담당하는 인력이다.

답 ②

**학생과 교직원이 건강하고 안전하게 생활할 수 있도록 학교위생을 개선할 근본적인 행정책임이 있는 사람은 누구인가?**

① 보건교사 ② 담임교사
③ 교 감 ④ 교 장
⑤ 교육감

해설
교장 : 학교의 행정 책임자이다.

답 ④

### (6) 학교보건의 중요성

① **광범위한 대상 인구** : 전체인구의 1/4(25~30%) 차지

② **대상자의 신체적·정서적 특성** : 학령기는 성장발달 시기로 질병을 조기에 발견하여 불구를 예방하고 적은 경비로 큰 성과를 올릴 수 있다. 질병과 사고에 대한 감수성이 높고 위험발생률이 높은 연령집단으로 구성되어 있어 감염성 질환 발생 시 전파 가능성이 높고 이들을 통해 각 가정으로 감염될 수 있다.

③ **건강사업 제공의 용이성** : 학교라는 고정된 장소 내에 밀집되어 있어서 사업의 제공이 용이하다.

④ **체계화된 보건교육 시행** : 학교의 교육과정에 체계적으로 포함시켜 보건교육을 제공할 수 있고, 성장 시기에 올바른 생활습관은 평생 지속되며, 지역사회 파급효과가 있다.

### (7) 학교보건사업

① **건강검사** : 신체의 발달 상황 및 능력, 정신건강 상태, 생활습관, 질병의 유무 등에 대하여 조사하거나 검사하는 것으로 신체의 발달 상황, 신체의 능력, 건강조사 및 정신건강상태 검사는 학교장이 실시하고, 건강검진은 검진기관에서 실시한다(초등학교 1학년 및 4학년, 중학교 1학년, 고등학교 1학년 학생).

② **학생 건강 문제 예방** : 예방접종, 사고예방, 약물남용예방

③ 학교보건교육

④ **학교에서 감염병 발생 시** : 보건교사는 학교장에게 보고하고, 학교장은 관할 보건소장에게 즉시 신고하고, 교육감을 경유하여 교육부장관에게 보고한다.

⑤ **학교보건에서의 정신건강(정신건강사업)**

㉠ 전교생을 대상으로 하는 정신건강교육을 통해 1차 예방을 실현할 수 있다.

㉡ 정신건강 실태조사

- 학생의 정서·행동 발달검사 실시
- 정신질환 학생 조기 발견하기 위해

필/수/확/인/문/제

**학교보건이 중요한 이유로 옳지 않은 것은 무엇인가?**

① 고정된 장소에 밀집되어 있어 사업 제공이 용이하다.
② 전체인구의 30%를 차지한다.
③ 질병과 사고에 대한 감수성이 낮다.
④ 체계화된 보건교육을 제공할 수 있다.
⑤ 지역사회 파급효과가 있다.

해설
질병과 사고에 대한 감수성이 높다.

답 ③

**학교에서 감염병이 발생했을 때 학교장은 누구에게 신고해야 하는가?**

① 교육감
② 교육부장관
③ 보건복지부장관
④ 보건소장
⑤ 지역 의료기관

해설
학교에서 감염병이 발생했을 때 학교장은 관할 보건소장에게 신고한다.

답 ④

필 / 수 / 확 / 인 / 문 / 제

## 5 정신보건

### (1) 정신보건의 개념

지역사회 내에서 발생하는 정신건강 문제를 지역사회 내의 자원을 활용하여 해결하는 것으로, 지역사회주민 전체를 대상으로 치료보다는 예방과 포괄적인 정신건강증진을 위한 활동들이 모두 포함된다.

### (2) 정신건강(학자들의 견해)

① **프로이트** : 정신이 건강한 사람이란 건강한 사람을 사랑할 수 있고 일할 수 있는 능력을 가지고 있는 사람으로 보았다.

② **에릭슨** : 인간은 8단계의 발달단계를 거치게 되고 각 단계마다 발달과업이 있는데, 각 시기에 해결해야 될 과업을 만족스럽게 해결하면 앞으로 건전한 발달을 할 수 있지만 잘 해결되지 못한다면 앞으로의 발달단계에 적응하기 어렵다고 보았다.

③ **매슬로** : 건강한 성격을 가진 사람이란 자아실현을 할 수 있는 사람으로 보았다.

④ **로저스** : 건강한 성격을 가진 사람은 항상 진정한 자기를 사실 그대로 나타내며 감정이나 신념을 숨기려고 하지 않으며 그의 생각대로 느끼는 대로 행동하는 사람들이며 결과에 대해 책임을 질 줄 아는 사람으로 보았다.

### (3) 정신장애

정신적 문제를 중심으로 장애가 발생하여, 일정기간 이상 원만한 사회생활을 영위할 수 없는 정신적 이상상태

### (4) 스트레스

① 스트레스에 대한 반응

㉠ 일반적응 증후군(셀리에) : 셀리에는 스트레스를 받아 발생하는 모든 신체적 반응을 '일반적응 증후군'이라고 명명하였다.

- 경고기(경고 반응)
  - 스트레스가 많은 상황에 갑자기 직면했을 때 일어나는 반응으로 신체적 위협에 대응할 수 있도록 생리적인 변화를 나타내는 시기로 정서적 흥분, 긴장과 같은 변화를 가져온다.
  - 교감신경계의 흥분으로 신체적 놀람반응
- 저항기(대응 – 저항반응)
  - 지속되는 스트레스로 인해 정상 수준 이상의 반응을 나타내는 시기
  - 대응기전 이용의 증가
- 소모기(탈진반응) : 신체적 방어능력이 떨어져 그 결과로 퇴화하거나 병들게 되는 단계

---

**정신장애의 정의에 대한 설명으로 옳은 것은 무엇인가?**

① 자신 또는 타인을 위해할 염려가 있는 상태
② 일정기간 이상 원만한 사회생활을 영위할 수 없는 정신적 이상상태
③ 일정기간 스트레스에 심하게 노출된 상태
④ 이유 없는 불안이 지속되는 상태
⑤ 일정기간 수면의 문제가 있는 상태

해설
정신장애 : 정신적인 문제를 중심으로 장애가 발생하여 일정기간 이상 원만한 사회생활을 영위할 수 없는 정신적 이상상태이다.

답 ②

**스트레스에 대한 반응으로 셀리에의 일반적응 증후군에서 경고기의 특성으로 옳은 것은 무엇인가?**

① 교감신경계의 흥분으로 신체적 놀람반응
② 대응기전의 이용증가
③ 탈진반응
④ 정상수준 이상의 반응
⑤ 자포자기, 우울반응

해설
경고기 : 스트레스가 많은 상황에 갑자기 직면했을 때 일어나는 신체적 놀람 반응으로 교감신경계의 흥분증상이 나타난다.

답 ①

② 방어기제

인간에게는 마음의 평정을 깨트리는 사건들이 내외적으로 발생하여 스트레스와 불안을 경험한다. 이때 자아는 마음의 평정을 회복하려는 노력을 하는데 이것이 방어기제이다.

㉠ 억압 : 극도로 위협적이거나 고통스러운 생각이나 경험을 의식에서 제외시키는 무의식적인 과정

㉡ 억제 : 마음에 고통을 주는 생각, 기억을 의식적으로 잊으려고 노력하는 것

㉢ 투사 : 자신의 결점이나 받아들일 수 없는 행동에 대한 책임을 남에게 돌리는 것

㉣ 반동형성 : 생각, 감정, 충동이 곤란스러워서 그 생각이나 행동과 반대되는 것을 나타내는 것

㉤ 전치 : 적대감처럼 다루기 힘든 감정이나 공격적인 행동을 덜 위협적이고 힘이 없는 사람이나 사물에게 이동시키는 것

㉥ 퇴행 : 심한 좌절을 경험할 때 현재의 위치나 성숙의 수준을 과거 수준으로 후퇴하는 것

㉦ 승화 : 본능적인 욕구나 참기 어려운 충동적인 에너지를 사회적으로 용납되는 형태로 승화하는 것으로 생산적·긍정적인 방어기제

㉧ 합리화 : 인식하지 못한 동기에서 나온 행동을 그럴 듯한 이치에 맞는 이유를 내세우는 것

㉨ 해리 : 마음을 편치 않게 하는 성격의 일부가 그 사람의 지배를 벗어나 하나의 독립된 성격인 것처럼 행동하는 것

㉩ 동일화 : 부모나 윗사람 등 중요한 인물의 태도와 행동을 자기 것으로 만들면서 닮는 것

㉪ 보상 : 자신의 성격, 지능, 외모 등과 같은 이미지의 결함을 메우기 위해 무의식적으로 노력하는 것

㉫ 회피 : 위험한 상황이나 대상으로부터 의식적, 무의식적으로 안전한 거리를 유지하려는 것

㉬ 환상 : 개인적인 욕구를 충족하거나 부적절함에 관한 고통스러운 감정에 대응하기 위해 즐거운 상상과 공상적인 성취를 하는 백일몽을 꾸는 것

㉭ 부정 : 의식화된다면 도저히 감당하지 못할 어떤 생각, 욕구, 현실적인 존재를 무의적으로 거부함으로써 현실을 차단

③ 외상 후 스트레스 장애(PTSD)

㉠ 생명을 위협할 정도의 극심한 스트레스(정신적 외상)를 경험하고 나서 발생하는 심리적인 반응이다.

㉡ 간 호

- 이야기를 들어주면서 위로한다.
- 외상의 경험에 대화할 수 있도록 안전한 장소를 마련해 준다.
- 사회적 지지체계를 넓힌다.

필/수/확/인/문/제

**술을 마시는 아버지가 미워서 가출을 하고 싶은 청소년이 자신의 생각을 의식적으로 억제하는 것에 해당하는 방어기제는 무엇인가?**

① 반동형성 ② 억 압
③ 억 제 ④ 전 치
⑤ 회 피

해설

억제 : 마음에 고통을 주는 생각, 기억을 의식적으로 잊으려고 노력하는 것이다.

답 ③

**갑자기 동생을 보고 난후 기저귀를 차고 젖병을 물고 다니는 5세 아동이 사용하는 방어기제는 무엇인가?**

① 전 치 ② 회 피
③ 해 리 ④ 퇴 행
⑤ 전 치

해설

퇴행 : 심한 좌절을 경험할 때 현재의 위치나 성숙의 수준을 과거수준으로 후퇴하는 것이다.

답 ④

필 / 수 / 확 / 인 / 문 / 제

**6개월 이상 지속적이고 만성적이며 지나치게 비현실적인 걱정과 불안을 호소하는 것을 무엇이라고 하는가?**

① 양극성장애 ② 범불안장애
③ 조현병 ④ 우울증
⑤ 강박장애

해설
범불안장애 : 6개월 이상 지속적이고 만성적이며 지나치게 비현실적인 걱정과 불안을 호소하는 것이다.

답 ②

**낮 시간 동안만 참여하는 출퇴근 형식으로 입원치료와 외래치료의 중간 형태로 주간 입원치료방식의 정신재활 프로그램은 무엇인가?**

① 낮병원
② 사례관리
③ 직업재활 프로그램
④ 사회기술훈련 프로그램
⑤ 밤병원

해설
낮병원 : 낮 시간 동안만 참여하는 출퇴근 형식으로 입원치료와 외래치료의 중간 형태로 주간 입원치료방식의 정신재활 프로그램으로 재입원율을 감소시키고 사회복귀를 위한 사회적응훈련을 제공한다.

답 ①

**지역사회 정신건강 원칙에 대한 설명으로 옳지 않은 것은 무엇인가?**

① 시설 중심의 입원치료
② 탈시설화
③ 지역사회 중심의 치료
④ 단기간의 입원치료
⑤ 통합적인 정신건강 서비스

해설
지역사회 중심의 치료

답 ①

- 초점을 다른 곳으로 돌린다.
- 교육이 필요하다(주관적 지각을 객관적으로 바라볼 수 있도록 비논리적인 사고 교정 → 인지적 왜곡 교정 등).

④ **범불안장애** : 6개월 이상 지속적이고 만성적이며 지나치게 비현실적인 걱정과 불안 호소

⑤ **양극성장애** : 조증과 울증 증상이 교대로 반복적으로 나타난다.

### (5) 정신재활 프로그램

① 낮병원

㉠ 외래치료와 입원치료의 중간 형태로 증상이 호전된 후 사회복귀를 위해 사용할 수 있는 중재 프로그램

㉡ 낮 시간 동안만 참여하는 출퇴근 형식의 주간 입원치료 방식

㉢ 재발의 위험↓, 재입원율↓, 사회복귀를 위한 사회적응 훈련

② **사례관리** : 다양한 문제와 사회적 기능수행의 어려움을 겪는 대상자의 기능향상과 복지를 위해 그들의 욕구에 따라 지역사회 보호 서비스를 포괄적이고 체계적이며 지속적으로 전달하기 위한 일련의 문제해결 과정

③ **사회기술훈련 프로그램** : 인간관계 및 독립적으로 생활하는데 필요한 기술의 결함을 교육과 훈련을 통해 개선시키는 프로그램

④ **직업재활 프로그램** : 직업을 통해 얻는 성취감과 사회적 역할이 자존감을 회복시키고 대인관계의 기회를 얻어 사회적·정서적 지지체계를 얻게 되는 것이다.

### (6) 지역사회 정신건강

지역사회 정신건강은 탈시설화와 최소한의 규제 과정을 통한 인식의 전환이며 정신장애인들에 대한 치료와 재활이 일반인들이 생활하는 지역사회에서 담당하고 진행되어야 한다는 것이다. 즉, 정상화이며 사회통합의 개념이다.

① 지역사회 정신건강의 원칙

㉠ 최소한의 규제 : 시설 중심의 입원치료 → 탈시설화, 자유롭고 친근한 환경에서 치료와 재활

㉡ 정상화 : 모든 사람이 차별 없는 동등한 기회를 보장받는 것으로 보통사람과 장애인이 자연스럽게 어우러져 있는 것이 정상적인 사회이며 정상화의 개념이다.

㉢ 사회통합 : 정신장애인을 장애와 사회적 분리를 가진 인간으로 보기보다는 특수한 증상과 어려움을 지닌 사람으로 이해해야 한다. 사회통합은 사회적 상호작용의 달성을 의미하는 것이다.

② 보건소의 정신건강증진사업

㉠ 정신질환의 예방

㉡ 위기상황 시 타 기관과의 연계

㉢ 일반 지역사회주민들을 위한 예방사업에 초점

㉣ 재발과 만성화 예방을 위한 사례관리 서비스

㉤ 정신건강증진사업의 기획, 조정, 수행

㉥ 정신건강증진시설 간 연계체계 구축

필 / 수 / 확 / 인 / 문 / 제

**보건소의 정신건강사업으로 옳지 않은 것은 무엇인가?**

① 재발방지를 위한 사례관리 서비스
② 정신질환 예방
③ 일자리 연계
④ 위기상황 시 타 기관과 연계
⑤ 정신건강증진사업 수행

해설

보건소에서 일자리연계사업은 하지 않는다.

 ③

# MEMO

PART 04

# 의료관계법규

CHAPTER 01 의료관계법규

# 의료관계법규

필 / 수 / 확 / 인 / 문 / 제

의료법에 적용 대상자가 아닌 것은 누구인가?

① 안마사 ② 약 사
③ 간호조무사 ④ 의 사
⑤ 한의사

해설
약사는 약사법의 적용을 받는다.

답 ②

의료법상 의료기관에 속하지 않는 것은 무엇인가?

① 조산원 ② 의 원
③ 병 원 ④ 종합병원
⑤ 보건소

해설
의료기관 : 의원, 치과의원, 한의원, 병원, 치과병원, 한방병원, 요양병원, 종합병원, 조산원

답 ⑤

## 1 의료법

### (1) 목 적

국민의료에 필요사항을 법으로 규정 → 국민건강 보호·증진 위해

### (2) 적용 대상자

의료인(의사, 치과의사, 한의사, 조산사, 간호사), 간호조무사, 의료유사업자(접골사, 침사, 구사), 안마사 등

### (3) 의료인과 의료기관

| 구 분 | 의 원 | 병 원 | 요양병원 | 종합병원 | 조산원 |
|---|---|---|---|---|---|
| 의 사 | 의 원 | 병원, 정신병원 | ○ | ○ | × |
| 치과의사 | 치과의원 | 치과병원 | × | × | × |
| 한의사 | 한의원 | 한방병원 | ○ | × | × |
| 조산사 | × | × | × | × | ○ |
| 간호사 | × | × | × | × | × |

① 의료인의 임무
- ㉠ 의사 : 의료와 보건지도
- ㉡ 치과의사 : 치과의료와 구강보건지도
- ㉢ 한의사 : 한방의료와 한방보건지도
- ㉣ 조산사
  - 조산과 임부, 해산부, 산욕부 및 신생아에 대한 보건과 양호지도
  - 간호사 면허를 가지고 보건복지장관이 지정한 곳에서 1년간 수습 과정을 마쳐야 한다. 조산원을 개설하는 자는 반드시 지도의사를 정해야 한다.
- ㉤ 간호사 : 환자의 간호요구에 대한 관찰, 자료수집, 간호판단, 요양을 위한 보건지도, 진료보조 등

② 의료인의 면허
- ㉠ 대학 졸업 → 학사학위 취득 → 국가고시 합격
- ㉡ 국가고시 : 매년 보건복지부장관 시행, 국시원에 대행시킬 수 있다.

③ 의료인의 결격 사유

㉠ 정신질환자

㉡ 마약, 대마, 향정신성의약품 중독자

㉢ 피성년 후견인(금치산자), 피한정 후견인(한정치산자)

㉣ 금고 이상의 형 → 종료되지 않았거나, 받지 않기로 확정되지 않은 자

④ 국가고시 응시자격의 제한

㉠ 의료인 결격 사유에 해당하는 자

㉡ 부정한 방법으로 응시한 자, 부정행위를 한 자 → 시험정지 or 합격 무효

⑤ 의료기관

㉠ 의원급 의료기관(의원, 치과의원, 한의원)

- 외래환자 대상
- 의원급 의료기관 개설 시 시장, 군수, 구청장에게 신고

㉡ 병원급 의료기관(병원, 치과병원, 한방병원, 요양병원, 정신병원, 종합병원)

- 입원환자 대상
- 병원급 의료기관 개설 시 시・도지사에게 허가
- 당직 의료인이 있어야 된다.
- 영양사가 있어야 한다.
- 입원환자의 식이 : 일반식과 치료식
- 급식 기본 위생교육 : 병원장이 시켜야 한다.

㉢ 병원, 한방병원, 요양병원 : 30병상 이상

㉣ 요양병원

- 의사, 한의사 개설 가능
- 장기입원환자 대상 : 만성질환자, 노인성 질환자, 외과적 수술 후 또는 상해 후 회복기 환자

㉤ 종합병원 : 100병상 이상

- 100병상 이상 300병상 이하 : 7개 이상 진료과목, 과마다 전문의를 둔다.
- 300병상 이상 : 9개(정신건강의학과, 치과 추가) 이상 진료과목, 과마다 전문의를 둔다.

㉥ 상급 종합병원

- 20개 이상 진료과목, 과마다 전문의를 둔다.
- 전문의가 되려는 자를 수련시키는 기관
- 보건복지부령으로 정하는 인력, 시설, 장비를 갖출 것
- 질병군별 환자 구성 비율이 보건복지부령으로 정하는 기준에 해당할 것

㉦ 전문병원, 상급종합병원 지정 : 보건복지부장관

- 3년마다 재평가 후 재인증 또는 취소
- 지정, 관리, 평가

필 / 수 / 확 / 인 / 문 / 제

**의료인 결격사유에 해당하지 않은 것은 무엇인가?**

① 마약, 대마 중독자
② 피성년 후견인
③ 정신질환자
④ 피한정 후견인
⑤ 금고 이상의 형을 받고 그 형이 종료된 자

해설

금고 이상의 형을 받고 그 형이 종료되었으면 의료인 결격사유에 해당하지 않는다.

답 ⑤

**의료기관 중 요양병원을 개설할 수 있는 자는 누구인가?**

① 간호사 ② 조산사
③ 한의사 ④ 치과의사
⑤ 약 사

해설

의사, 한의사는 요양병원을 개설할 수 있다.

답 ③

필 / 수 / 확 / 인 / 문 / 제

**의료취약지역에서 근무할 것을 조건으로 하는 조건부 면허는 특정지역에서 어느 기간 동안 근무해야 하는가?**

① 1년 ② 2년
③ 3년 ④ 4년
⑤ 5년

해설
조건부 면허 : 의료취약지역에 적어도 3년 근무해야 한다. 이를 이행하지 않으면 면허 취소 사유에 해당한다.

답 ③

**출생, 사망, 사산의 증명서를 발급할 수 있는 대상자는 누구인가?**

① 의사, 치과의사
② 한의사, 치과의사
③ 의사, 간호사
④ 의사, 조산사
⑤ 간호사, 조산사

해설
출산, 사망, 사산 증명서를 발급할 수 있는 사람은 의사, 한의사, 조산사이다.

답 ④

⑥ 조건부면허
  ㉠ 보건복지부장관
    • 특정지역(의료 취약지역)에 근무할 조건으로 면허 부여
    • 의료취약지역에 적어도 3년 근무, 이행하지 않았을 경우 면허취소 사유
⑦ **정보누설금지** : 의료인이나 의료기관 종사자는 업무를 하면서 알게 된 다른 사람의 정보를 누설하거나 발표하지 못한다. → 3년 이하의 징역, 3천만원 이하 벌금
⑧ 의료인의 의무
  ㉠ 진료거부 금지 : 의료인은 진료 또는 조산의 요구를 받은 때 정당한 이유 없이 이를 거부하지 못하며 응급환자에 대하여 최선의 처치를 행하여야 한다.

### (3) 발 급

① 진단서, 검안서, 증명서, 처방전 : 의사, 치과의사, 한의사
② 출생, 사망, 사산 증명서 발급 : 의사, 한의사, 조산사

### (4) 변사체 신고

① 변사의 의심이 되는 때는 관할 소재지의 경찰서장에게 신고
② 신고의무자 : 의사(의사, 치과의사, 한의사), 조산사

### (5) 보 관

① 처방전(2년), 진단서(3년), 진료・수술기록부(10년), 예방접종기록(10년), 혈액관리업무(10년)
② 5년 보관 : 환자명부, 검사내용 및 검사소견기록, 방사선 사진 및 그 소견서, 간호기록부, 조산기록부

### (6) 신체보호대(억제대)

① 의사의 지시로 시행, 환자의 동의 필요, 환자가 동의할 수 없는 상태에 있을 때는 보호자에게 동의서를 받는다(동의서는 서면으로).
② 다른 방법으로 대체할 수 없을 때 적용
③ 최소한의 시간만 억제
④ 말단부위는 억제하면 안 됨, 순환상태 관찰
⑤ 뼈 돌출부위에 패드 대주고 적용
⑥ 클로브히치 매듭적용, 고리매듭 적용

### (7) 의료인 면허취소

① 의료인 결격사유
② 면허증을 대여한 경우
③ 면허조건을 이행하지 않았을 경우(조건부면허 : 3년)
④ 자격정지 처분 3회 이상, 자격정지 기간 중 의료행위
⑤ 일회용 의료기기 재사용
 ㉠ 자격 정지
 ㉡ 생명 또는 신체에 중대한 위해를 발생한 경우는 면허 취소

### (8) 자격정지

① 의료기관을 개설할 수 없는 사람에게 고용되어 한 의료행위
② 태아성감별 행위
③ 의료인의 품위 손상
 ㉠ 학문적 도덕적으로 인정되지 않는 진료, 조산, 간호 행위
 ㉡ 진료, 진료비를 부당하게 청구했을 경우
 ㉢ 유인, 담합, 금품 수수 등
 ㉣ 거짓 또는 과대 광고행위
④ 진단서, 진료기록부 등 → 허위 작성, 교부
⑤ 일회용품 의료기기 → 재사용

### (9) 한지의료인

① 한지의사, 한지치과의사, 한지한의사
② 허가받은 지역에서만 의료행위

### (10) 간호조무사

① 국가시험에 합격하고 보건복지부장관의 자격인정을 받는다.
② 간호조무사의 자격인정과 자격신고 및 보수교육 등에 관하여 필요한 사항은 보건복지부령으로 정한다.
③ 최초 자격을 받은 후부터 3년마다 그 실태와 취업상황을 보건복지부장관에게 신고하여야 한다.
④ 매년 1회 이상 8시간 이상의 보수교육을 받아야 한다.

### (11) 간호 · 간병통합 서비스

보건복지부령으로 정하는 입원 환자를 대상으로 보호자 등이 상주하지 아니하고 간호사, 간호조무사 및 그 밖에 간병지원인력, 즉 간호 · 간병통합서비스 제공인력에 의하여 포괄적으로 제공되는 입원서비스를 말한다.

**필 / 수 / 확 / 인 / 문 / 제**

**의료인 면허 취소사유에 해당하는 것은 무엇인가?**

① 면허증을 대여한 경우
② 거짓 또는 과대 광고행위
③ 일회용품 재사용
④ 태아성감별 행위
⑤ 진단서 허위작성, 교부

해설
의료인 면허 취소
- 의료인 결격사유
- 면허증을 대여한 경우
- 면허조건을 이행하지 않았을 경우(조건부 면허 : 3년)
- 자격정지 처분 3회 이상, 자격정지 기간 중 의료행위
- 일회용 주사기 재사용 → 자격 정지(생명 또는 신체에 중대한 위해를 발생한 경우는 면허 취소)

답 ①

**허가받은 지역에서만 의료행위를 하는 한지의료인에 해당하는 것은 무엇인가?**

① 한지의사, 한지간호사
② 한지의사, 한지한의사
③ 한지의사, 한지조산사
④ 한지의사, 한지약사
⑤ 한지약사, 한지한의사

해설
한지의료인 : 한지의사, 한지치과의사, 한지한의사

답 ②

**간호조무사의 자격인정과 자격신고 및 보수교육 등에 관한 필요한 사항은 정하는 것에 해당하는 것은 무엇인가?**

① 대통령령 ② 보건복지부령
③ 의료법 시행령 ④ 의료법 시행규칙
⑤ 간호조무사협회령

해설
간호조무사는 보건복지부장관에게 자격인정을 받고 간호조무사의 자격인정과 자격신고 및 보수교육 등에 관한 필요한 사항은 보건복지부령으로 정한다.

답 ②

필 / 수 / 확 / 인 / 문 / 제

**집단 발생의 우려가 커서 발생 또는 유행 즉시 신고하고 음압격리가 필요한 법정감염병의 종류는 무엇인가?**

① 제1급감염병 ② 제2급감염병
③ 제3급감염병 ④ 제4급감염병
⑤ 제5급감염병

해설
제1급감염병 : 집단 발생의 우려가 커서 발생 또는 유행 즉시 신고하고 음압격리가 필요한 법정감염병

답 ①

**유행여부를 조사하기 위하여 표본감시 활동이 필요한 감염병으로 7일 이내에 신고하는 감염병에 해당하는 것은 무엇인가?**

① B형간염 ② 디프테리아
③ 결 핵 ④ 일본뇌염
⑤ 매 독

해설
제4급감염병 : 매독, 임질, 수족구병 등

답 ⑤

**성접촉을 통해 전파되는 성매개 감염병에 해당하지 않는 것은 무엇인가?**

① 경성하감 ② 에이즈
③ 임 질 ④ 매 독
⑤ 연성하감

해설
경성하감은 성매개 감염병이 아니라 매독 1기의 증상에 해당한다.

답 ①

## 2 감염병의 예방 및 관리에 관한 법률

**(1) 목적** : 감염병의 발생과 유행방지, 국민 건강의 증진 및 유지

### (2) 법정감염병

① 제1급감염병
- ㉠ 생물테러감염병 또는 치명률이 높거나 집단 발생 우려가 커서 발생 또는 유행 즉시 신고하고 음압격리가 필요한 감염병
- ㉡ 페스트, 탄저, 보툴리눔독소증, 디프테리아, 중증급성호흡기증후군(SARS), 신종인플루엔자, 중동호흡기증후군(MERS) 등

② 제2급감염병
- ㉠ 전파가능성을 고려하여 발생 또는 유행 시 24시간 이내에 신고하고 격리가 필요한 감염병
- ㉡ 결핵, 수두, 홍역, 유행성이하선염, 풍진, 백일해, 폴리오, 폐렴구균 감염증, b형헤모필루스인플루엔자, 한센병, 성홍열, 반코마이신내성황색포도알균(VRSA), 콜레라, 장티푸스, 파라티푸스, 세균성 이질, 장출혈성대장균감염증, A형간염, E형간염 등

③ 제3급감염병
- ㉠ 발생 또는 유행 시 24시간 이내에 신고하고 발생을 계속 감시할 필요가 있는 감염병
- ㉡ 파상풍, B형간염, C형간염, 공수병, 후천성면역결핍증, 일본뇌염, 말라리아, 황열, 뎅기열, 발진열, 쯔쯔가무시증, 렙토스피라증, 신증후군출혈열, 발진티푸스 등

④ 제4급감염병
- ㉠ 제1급~제3급감염병 외에 유행여부를 조사하기 위해 표본감시 활동이 필요한 감염병으로 7일 이내 신고한다.
- ㉡ 인플루엔자, 수족구병, 매독, 임질, 장흡충증, 폐흡충증, 회충증, 요충증, 편충증, 반코마이신내성장알균(VRE) 감염증, 메티실린내성황색포도알균(MRSA) 감염증 등

### (3) 용어 정의

① **성매개 감염병** : 성접촉을 통해 전파되는 감염병 중 질병관리청장이 고시하는 감염병
② **인수공통 감염병** : 동물과 사람 간에 서로 전파되는 병원체에 의하여 발생되는 감염병 중 질병관리청장이 고시하는 감염병
③ **의료관련 감염병** : 환자나 임산부 등이 의료행위를 적용받는 과정에서 발생한 감염병으로서 감시활동이 필요하여 질병관리청장이 고시하는 감염병

④ **감염병 환자** : 감염병의 병원체가 인체에 침입하여 증상을 나타내는 사람, 의사・치과의사・한의사의 진단, 실험검사 통해 확인된 환자

⑤ **감염병 의사환자** : 감염병 병원체가 인체에 침입한 것으로 의심되나 감염병 환자로 확인되기 전 단계에 있는 환자

⑥ **역학조사** : 감염병 등이 발생한 경우 감염병의 차단과 확산방지 등을 위하여 감염병환자 등의 발생규모를 파악하고 감염원을 추적하는 등의 활동과 감염병 예방접종 후 이상반응 사례가 발생한 경우나 감염병 여부가 불분명하거나 그 발병원인을 조사할 필요가 있는 사례가 발생한 경우 그 원인을 규명하기 위하여 하는 활동

⑦ **예방접종 후 이상반응** : 예방접종 후 그 접종으로 인하여 발생할 수 있는 모든 증상 또는 질병으로서 해당 예방접종과 시간적 관련성이 있는 것을 말한다.

### (4) 감염병의 예방 및 관리계획의 수립

① 질병관리청장은 보건복지부장관과 협의하여 기본계획을 5년마다 수립・시행
※ 시・도 : 세부계획(1년), 보건소, 보건지소, 보건진료소에서 시행

② 감염병 환자의 신고
㉠ 제1급감염병 : 즉시 질병관리청장 또는 관할 보건소장에게 신고
㉡ 제2급감염병, 제3급감염병 : 24시간 이내 질병관리청장 또는 관할 보건소장에게 신고
㉢ 제4급감염병 : 7일 이내 질병관리청장 또는 관할 보건소장에게 신고

③ 예방접종에 관한 역학조사 실시
㉠ 질병관리청장 : 예방접종 효과, 예방접종 후 이상반응
㉡ 시・도지사, 시장・군수・구청장 : 예방접종 후 이상반응

### (5) 감염병환자를 진료하는 시설

감염병 관리시설, 격리소, 요양소, 진료소

### (6) 방역관

감염병 예방에 관한 업무를 처리하기 위하여 질병관리청 또는 시・도에 방역관을 둔다(필요시 시・군・구에도 방역관을 배치할 수 있다).

### (7) 역학조사관

감염병 역학조사에 관한 사무처리를 위하여 질병관리청 또는 시・도에 역학조사관을 둔다(필요시 시・군・구에도 역학조사관을 둘 수 있다).

필 / 수 / 확 / 인 / 문 / 제

**감염병 병원체가 인체 내에 침입한 것으로 의심되나 감염병 환자로 확인되기 전 단계에 있는 사람을 무엇이라고 하는가?**

① 감염병 의사환자
② 감염병 환자
③ 격리 환자
④ 확진 환자
⑤ 보균자

답 ①

**법정감염병의 종류 중 제2급감염병을 신고해야 하는 시기는 언제인가?**

① 즉시 신고　② 24시간 이내
③ 3일 이내　④ 7일 이내
⑤ 10일 이내

해설
- 제1급감염병 : 즉시 신고
- 제2급감염병, 제3급감염병 : 24시간 이내 신고
- 제4급감염병 : 7일 이내 신고

답 ②

필 / 수 / 확 / 인 / 문 / 제

**예방접종의 효과, 예방접종 후 이상반응에 대한 역학조사를 실시해야 하는 사람은 누구인가?**

① 시 장
② 도지사
③ 시장·군수·구청장
④ 보건복지부장관
⑤ 질병관리청장

해설
질병관리청장은 예방접종에 관한 효과와 예방접종 후 이상반응에 대한 역학조사를 실시한다.

답 ⑤

**의료기관, 유치원, 어린이집, 학교 등의 종사자 및 교직원에게 결핵검진을 실시하는 주기로 옳은 것은 무엇인가?**

① 3개월 ② 6개월
③ 매년 ④ 2년
⑤ 3년

해설
의료기관, 유치원, 어린이집, 학교 등의 종사자 및 교직원은 매년 결핵검진을 실시해야 한다.

답 ③

### (8) 예방접종

① 필수예방접종

㉠ 특별자치도지사 또는 시장·군수·구청장은 관할 보건소를 통하여 필수예방접종을 실시해야 한다.

㉡ B형간염, 결핵(BCG), 디프테리아, 백일해, 파상풍, 홍역, 유행성이하선염, 풍진, 폴리오, b형헤모필루스인플루엔자, 폐렴구균, 수두, 일본뇌염, A형간염, 인플루엔자, 사람유두종바이러스 등 그 밖에 질병관리청장이 감염병의 예방을 위하여 필요하다고 인정하여 지정하는 감염병

② 임시예방접종

㉠ 질병관리청장이 감염병 예방을 위하여 특별자치도지사 또는 시장·군수·구청장에게 예방접종을 실시할 것을 요청한 경우

㉡ 특별자치도지사 또는 시장·군수·구청장이 감염병 예방을 위하여 예방접종이 필요하다고 인정하는 경우

③ 시장·군수·구청장(공통사항)

㉠ 예방접종 공고
㉡ 필수예방접종 시행, 임시예방접종 시행
㉢ 예방접종을 완료하지 못한 자에 대한 예방접종 시행
㉣ 예방접종증명서 발급
㉤ 예방접종 기록 보관
㉥ 감염병 환자, 그 가족, 동거인, 의심되는 자에 대한 예방접종

## 3 결핵예방법

### (1) 목 적

결핵을 예방하고 결핵환자에 대한 적절한 의료를 실시함으로써 결핵으로 생기는 개인적·사회적 피해를 방지하여 국민의 건강증진에 이바지함

### (2) 결핵관리종합계획의 수립, 시행

① 질병관리청장
② 기본계획(5년마다), 실태조사(3년마다)

### (3) 결핵 검진

① 매년 실시
② 의료기관, 산후조리업, 유치원·어린이집·아동복지시설 등의 기관, 학교의 장 등은 그 기관·학교 등의 종사자·교직원에게 결핵검진을 매년 실시해야 한다.

### (4) 결핵환자 발생 시의 조치

① 의료기관 소속된 의료인 : 지체 없이 의료기관의 장에게 보고 → 보건소장에게 신고
② 의료기관 소속되지 않은 의료인 : 보건소장에게 신고
③ 신고 받은 보건소장은 보건소에 소속된 간호사를 방문하게 해서 환자 관리 및 보건 교육 실시

### (5) 결핵환자가 집단 발생

① 시장, 군수, 구청장(공통사항)
㉠ 역학조사, 결핵검진과 잠복결핵검진 실시
㉡ 치 료
㉢ 전염성 결핵환자 → 사람 접촉 많은 업무·직종 종사 금지(전염성 소실될 때까지, 전염성 소실의 여부는 객담검사의 결과에 따라 의사가 판정)
㉣ 가족, 타인에게 전염시킬 우려가 있는 사람 → 일정기간 의료기관에 입원할 것을 명할 수 있다. 입원을 거부하면 의료기관에 격리시킬 수 있다(생계보호 조치).
㉤ 전염성 결핵 환자와 접촉한 사람은 결핵검사를 받도록 할 수 있다(가족, 동거인, 최근 접촉자, 집단생활을 같이 한 자).

### (6) 대한결핵협회 : 결핵에 관한 조사, 연구와 예방 및 퇴치사업 수행

## 4 구강보건법

### (1) 목 적

구강보건에 관하여 필요 사항을 정하여 국민의 구강질환 예방, 구강건강 증진

### (2) 구강보건사업 기본계획의 수립

① 보건복지부장관
② 기본계획(5년), 실태조사(3년)

### (3) 구강관리용품

구강질환 예방, 구강건강의 유지, 증진을 위한 용품으로 보건복지부장관이 정한 용품

### (4) 국민의 의무

① 구강보건사업이 원활하게 이뤄지도록 협조의 의무
② 국민 스스로 구강건강을 증진해야 할 의무

필 / 수 / 확 / 인 / 문 / 제

**결핵환자 발생 시 누구에게 신고해야 하는가?**

① 보건복지부장관
② 보건소장
③ 질병관리청장
④ 시, 도지사
⑤ 시장, 군수, 구청장

해설
결핵환자 발생 시 관할 보건소장에게 신고한다.

답 ②

**결핵환자의 전염성 소실여부는 의사가 판정한다. 그 기준이 되는 것은 무엇인가?**

① 흉부 X-ray 결과
② 투베르쿨린반응검사 결과
③ 결핵약 복용 기간
④ 객담검사 결과
⑤ 환자의 객혈유무

해설
결핵의 확진 검사 : 객담검사

답 ④

**보건복지부장관은 구강보건사업에 대한 기본계획을 수립해야 한다. 기본계획의 수립시기로 옳은 것은?**

① 매년마다 ② 2년마다
③ 3년마다 ④ 4년마다
⑤ 5년마다

해설
보건복지부장관은 구강보건사업에 대한 기본계획을 5년마다 수립한다.

답 ⑤

필 / 수 / 확 / 인 / 문 / 제

구강건강을 위하여 실시하는 수돗물 불소조정사업의 불소농도로 맞는 것은 무엇인가?

① 0.2ppm ② 0.05ppm
③ 0.8ppm ④ 2ppm
⑤ 5ppm

해설
수돗물 불소조정사업의 불소농도 0.8ppm이다.

답 ③

학교구강보건사업에서 불소양치사업을 주 1회하는 경우 불소농도로 옳은 것은 무엇인가?

① 0.2% ② 0.05%
③ 0.8% ④ 0.1%
⑤ 0.5%

해설
학교구강보건사업에서 불소양치사업의 불소농도
- 주 1회 : 0.2%
- 매일 : 0.05%

답 ①

영유아의 구강검진 내용으로 옳지 않은 것은 무엇인가?

① 치아우식증 상태
② 구강 발육상태
③ 치아발육 상태
④ 치아 마모 상태
⑤ 구강질환 상태

해설
치아 마모 상태 : 임산부의 구강검진 내용이다.

답 ④

### (5) 수돗물 불소조정사업

① 수돗물 불소농도 : 0.8ppm
② 수돗물 불소농도조정사업의 사업관리자 : 시・도지사, 시・군・구청장, 한국수자원공사 사장

### (6) 학교구강보건사업

① 불소양치사업 : 불소용액으로 매일 양치하는 경우 농도는 0.05%, 주 1회 양치하는 경우 농도는 0.2%
② 불소도포 사업 시 불소도포 횟수 : 1회/6개월

### (7) 모자・영유아 구강보건사업

특별자치시장・특별자치도지사, 시장・군수・구청장은 모자보건수첩을 발급받은 임산부와 영유아를 대상으로 구강보건교육과 구강검진을 실시하고 그 결과를 모자보건수첩에 기록, 관리해야 한다.

① 영유아 구강검진 : 치아우식증(충치) 상태, 구강 및 치아 발육 상태, 그 밖의 구강질환 상태
② 임산부 구강검진 : 치아우식증(충치) 상태, 잇몸질환상태(치주질환 상태), 치아 마모 상태, 그 밖의 구강질환 상태

### (8) 사업장 구강보건사업

사업장의 사업주가 보건교육과 건강진단을 실시할 때 구강보건교육, 구강건강검진을 함께해야 한다.

### (9) 노인・장애인 구강보건사업

국가와 지방자치단체 : 노인, 장애인에 대한 구강보건교육, 구강검진 실시

## 5 정신건강증진 및 정신질환자 복지서비스 지원에 관한 법률

### (1) 목 적

정신질환의 예방・치료, 정신질환자의 재활・복지・권리보장과 정신건강 친화적인 환경 조성에 필요한 사항을 규정함으로써 국민의 정신건강증진 및 정신질환자의 인간다운 삶을 영위하는 데 이바지함

### (2) 국가계획의 수립

① 보건복지부장관

② 기본계획 : 5년마다

③ 정신보건 실태조사 : 5년마다(인구학적 분포, 유병률, 유병요인, 정신질환으로 인한 사회적, 경제적 손실 등)

### (3) 기본이념

① 모든 국민은 정신질환으로부터 보호받을 권리를 가진다.

② 모든 정신질환자는 인간으로서의 존엄과 가치를 보장받고, 최적의 치료를 받을 권리를 가진다.

※ 정신질환자 : 망상, 환각, 사고나 기분의 장애 등으로 인하여 독립적으로 일상생활을 영위하는데 중대한 제약이 있는 사람

③ 모든 정신질환자는 정신질환이 있다는 이유로 부당한 차별대우를 받지 아니한다.

④ 미성년자인 정신질환자는 특별히 치료, 보호 및 교육을 받을 권리를 가진다.

⑤ 정신질환자에 대해서는 입원 또는 입소가 최소화되도록 지역사회 중심의 치료가 우선적으로 고려되어야 하며, 정신건강증진시설에 자신의 의지에 따른 입원 또는 입소가 권장되어야 한다.

⑥ 정신질환자는 자신에게 법률적, 사실적 영향을 미치는 사안에 대하여 스스로 이해하여 자신의 자유로운 의사를 표현할 수 있도록 필요한 도움을 받을 권리를 가진다.

⑦ 정신질환자는 자신과 관련된 정책의 결정과정에 참여할 권리를 가진다.

### (4) 정신건강의 날

정신건강의 날을 10월 10일로 하고, 그 주를 정신건강주간으로 한다.

### (5) 정신건강전문요원

① 정신건강 임상심리사, 정신건강 간호사, 정신건강 사회복지사, 정신건강 작업치료사

② 보수교육 : 매년 12시간 이상(의료인 5인, 간호조무사 보수교육 : 매년 8시간 이상)

필 / 수 / 확 / 인 / 문 / 제

**정신건강증진 및 정신질환자 복지서비스 지원에 관한 법률에서 기본이념에 대한 설명으로 옳지 않은 것은 무엇인가?**

① 모든 정신질환자는 최적의 치료를 받을 권리를 가진다.

② 미성년자인 정신질환자는 특별히 치료, 보호 및 교육을 받을 권리를 가진다.

③ 정신질환자는 자신과 관련된 정책의 결정과정에 참여할 권리를 가진다.

④ 입원 또는 입소 중심의 치료가 이루어지도록 한다.

⑤ 정신질환이 있다는 이유로 부당한 차별대우를 받지 아니한다.

해설

입소가 최소화되도록 지역사회중심의 치료가 우선적으로 고려되도록 한다.

답 ④

**정신건강전문요원에 해당하는 것은 무엇인가?**

① 정신건강 임상심리사, 정신건강 의사

② 정신건강 사회복지사, 정신건강 간호조무사

③ 정신건강 임상심리사, 정신건강 간호사

④ 정신건강 임상병리사, 정신건강 간호사

⑤ 정신건강 임상심리사, 정신건강 간호조무사

해설

정신건강전문요원 : 정신건강 간호사, 정신건강 사회복지사, 정신건강 작업치료사, 정신건강 임상심리사

답 ③

**환자 스스로 자의 입원한 경우 환자가 퇴원을 요구할 경우 어떻게 해야 하는가?**

① 지체 없이 퇴원시킨다.
② 2주간의 기간을 두고 결정한다.
③ 3개월에 한 번씩 퇴원 의사를 물어본다.
④ 보호자의 결정에 따른다.
⑤ 관할 보건소장의 결정에 따른다.

해설

자의 입원 : 환자가 퇴원을 요구하면 지체 없이 퇴원시킨다.

답 ①

**자신의 건강, 안전이나 다른 사람을 해할 우려가 있는 사람은 의사와 경찰관의 동의를 받아 응급입원시킬 수 있다. 응급입원의 기간으로 옳은 것은 무엇인가?**

① 1일 ② 2일
③ 3일 ④ 7일
⑤ 15일

해설

응급입원 : 3일(공휴일 제외) 이내의 기간 동안 응급입원시킬 수 있다.

답 ③

③ 결격 사유자
㉠ 피성년 후견인
㉡ 금고 이상의 형을 받고 그 형의 집행이 종료되지 않거나 받지 않기로 확정되지 않은 자
㉢ 성폭력범죄 또는 아동・청소년대상 성범죄를 저질러 금고 이상의 형 또는 치료감호를 선고받고 그 집행이 끝나지 아니하거나 집행을 받지 아니하기로 확정되지 아니한 사람

### (6) 입원(최초 입원한 날부터 3개월 이내)

① 자의 입원(환자 스스로)
㉠ 환자가 퇴원 요구를 할 경우 → 지체 없이 퇴원시킨다.
㉡ 퇴원요구를 하지 않은 경우 → 2개월마다 퇴원 의사를 물어본다.

② 보호의무자에 의한 입원
㉠ 보호의무자 2인 이상이 신청
㉡ 정신건강의학과 전문의가 입원이 필요하다고 진단한 경우

③ 응급입원
㉠ 자신의 건강 또는 안전이나 다른 사람에게 해를 끼칠 위험이 큰 사람을 발견한 사람은 그 상황이 매우 급박하여 규정에 따른 입원 등을 시킬 시간적 여유가 없을 때에는 의사와 경찰관의 동의를 받아 정신의료기관에 그 사람에 대한 응급입원을 의뢰할 수 있다.
㉡ 응급입원을 의뢰할 때에는 이에 동의한 경찰관 또는 구급대원은 정신의료기관까지 그 사람을 호송한다.
㉢ 3일(공휴일 제외) 이내의 기간 동안 응급입원시킬 수 있다(응급입원을 제외하고는 정신과 전문의 대면 진료, 진단을 받고 입원해야 한다).

④ 특별자치시장, 특별자치도지사, 시장, 군수, 구청장에 의한 입원
㉠ 정신건강의학과 전문의, 정신건강전문요원 : 정신질환으로 자신의 건강 또는 안전이나 다른 사람에게 해를 끼칠 위험이 있다고 의심되는 사람을 발견했을 때 특별자치시장, 특별자치도지사, 시장, 군수, 구청장에게 그 사람에 대한 진단과 보호를 신청할 수 있다.
㉡ 경찰관 : 정신질환으로 자신의 건강 또는 안전이나 다른 사람에게 해를 끼칠 위험이 있다고 의심되는 사람을 발견했을 때 정신건강의학과전문의 또는 정신건강전문요원에게 그 사람에 대한 진단, 보호의 신청을 요청할 수 있다.
㉢ 정신건강의학과전문의가 정신질환자로 의심되는 사람에 대해 자신의 건강 또는 안전이나 다른 사람에게 해를 끼칠 위험이 있어 그 증상의 정확한 진단이 필요하다고 인정한 경우 → 2주의 범위 기간을 정하여 지정 정신의료기관에 입원하게 할 수 있다.

### (7) 정신건강증진시설 평가

① 보건복지부장관

② 평가주기 : 3년마다 실시

③ 평가범위

㉠ 정신건강증진시설의 시설 및 장비 등에 관한 사항

㉡ 정신건강증진시설의 종사자 및 자격 등에 관한 사항

㉢ 정신건강증진시설의 진료·요양 또는 재활 등의 운영 현황 및 실적 등에 관한 사항

㉣ 그 밖에 보건복지부장관이 정신건강증진시설의 운영 및 관리의 적정성을 위하여 특히 필요하다고 인정하는 사항

④ 평가방법 : 서면평가 또는 방문평가의 방법에 따라 실시

### (8) 보호의무자

① 의 무

㉠ 정신질환자가 적절한 치료 및 요양과 사회적응 훈련을 받을 수 있도록 노력하여야 한다.

㉡ 정신질환자가 정신의료기관 등에 입원 등을 할 필요가 있는 경우 정신질환자 본인의 의사를 최대한 존중하며, 정신건강의학과전문의가 정신의료기관에서 정신질환자의 퇴원 등이 가능하다고 진단할 경우에는 퇴원 등에 적극 협조하여야 한다.

㉢ 정신질환자가 자신이나 다른 사람을 해치지 아니하도록 유의하여야 하며, 정신질환자의 재산상의 이익 등 권리보호를 위하여 노력하여야 한다.

㉣ 보호의무자는 보호하고 있는 정신질환자를 유기하여서는 아니 된다.

② 정신질환자의 보호의무자가 될 수 없는 사람

㉠ 미성년자

㉡ 행방불명자

㉢ 피성년 후견인, 피한정 후견인

㉣ 파산선고를 받고 복권되지 않은 사람

㉤ 해당 정신질환자를 상대로 한 소송이 계속 중인 사람 또는 소송한 사실이 있었던 사람과 그 배우자

㉥ 그 밖에 부득이한 사유로 의무를 이행할 수 없는 사람

필 / 수 / 확 / 인 / 문 / 제

**정신건강증진시설의 평가는 보건복지부장관이 실시한다. 평가주기로 옳은 것은?**

① 1년 ② 2년
③ 3년 ④ 4년
⑤ 5년

해설
정신건강증진시설의 평가는 보건복지부장관이 매 3년마다 실시한다.

답 ③

**정신질환자의 보호의무자가 될 수 있는 사람은 누구인가?**

① 행방불명자
② 고령자
③ 피성년 후견인
④ 파산선고를 받고 복권되지 않은 자
⑤ 해당 정신질환자를 대상으로 소송 중인 사람

해설
정신질환자의 보호의무자가 될 수 없는 사람
- 미성년자
- 행방불명자
- 피성년 후견인, 피한정 후견인
- 파산선고를 받고 복권되지 않은 사람
- 정신질환자를 대상으로 소송을 진행 중인 사람과 그 배우자 또는 소송한 사실이 있었던 사람과 그 배우자

답 ②

필 / 수 / 확 / 인 / 문 / 제

**정신의료기관에서 정신질환자에게 실시하는 작업요법에 대한 설명으로 옳지 않은 것은 무엇인가?**

① 정신의료기관에서 실시할 때 1일 6시간 이내로 실시한다.
② 본인이 신청하고 동의한 경우 실시한다.
③ 외부에서 실시할 때는 1일 8시간 이내로 실시한다.
④ 정신의료기관 등의 장이 지시하는 방법에 따라 시켜야 한다.
⑤ 입원한 환자의 치료, 재활 및 사회적응에 도움이 된다고 인정된 경우 실시한다.

해설
정신건강의학과 전문의가 지시하는 방법에 따라 시켜야 한다.

답 ④

**정신건강증진시설의 장과 종사자는 매년 인권교육을 받아야 한다. 매년 몇 시간 이상 받아야 하는가?**

① 2시간 ② 4시간
③ 8시간 ④ 12시간
⑤ 24시간

해설
정신건강증진시설의 장과 종사자는 매년 4시간 이상 인권교육을 받아야 한다.

답 ②

### (9) 작업요법

정신의료기관 등의 장은 입원 등을 한 사람의 치료, 재활 및 사회적응에 도움이 된다고 인정되는 경우에는 그 사람의 건강상태와 위험성을 고려하여 보건복지부령으로 정하는 작업을 시킬 수 있다.

① 본인이 신청, 동의한 경우에만 정신건강의학과 전문의가 지시하는 방법에 따라 시켜야 한다.
② **정신의료기관 등에서 실시** : 1일 6시간 이내, 1주 30시간 이내
③ **외부에서 실시** : 1일 8시간 이내, 1주 40시간 이내

### (10) 인권교육

① 정신건강증진시설의 장과 종사자는 매년 4시간 이상 인권교육을 받아야 한다.
② 인권교육 내용
㉠ 환자의 인권 및 권익 보호에 관한 사항
㉡ 정신건강 및 정신질환 관련 법령 및 제도에 관한 사항
㉢ 정신건강증진 및 정신질환자 보호에 관한 국제 동향에 관한 사항
㉣ 정신건강증진시설에서의 인권침해 사례에 관한 사항

### (11) 권익보호 및 지원

① 누구든지 정신질환자이거나 정신질환자였다는 이유로 교육, 고용, 시설이용의 제한 또는 박탈하거나 그 밖의 불공평한 대우를 해서는 아니 된다.
② 누구든지 정신질환자, 그 보호자의무자 또는 보호를 하고 있는 사람의 동의 없이 정신질환자에 대하여 녹음, 녹화, 촬영을 해서는 아니 된다.
③ **비밀누설 금지** : 직무의 수행과 관련하여 알게 된 다른 사람의 비밀을 누설하거나 공표해서는 아니 된다(3년 이하의 징역, 3천만원 이하의 벌금).
④ **수용금지** : 정신질환자를 보호할 수 있는 시설 외의 장소에 수용해서는 안 된다.
⑤ **특수치료의 제한** : 본인 또는 보호자에게 특수치료에 대한 필요한 정보를 제공하고 그 동의를 받아야 한다. 다만, 본인의 의사능력이 미흡한 경우에는 보호의무자의 동의를 받아야 한다(전기충격요법, 인슐린혼수요법, 마취하최면요법, 정신외과요법 등).
⑥ 통신과 면회의 자유제한의 금지
㉠ 정신의료기관 등의 장은 입원 등을 한 사람에 대하여 치료 목적으로 정신건강의학과 전문의의 지시에 따라 하는 경우가 아니면 통신과 면회의 자유를 제한할 수 없다.
㉡ 정신의료기관 등의 장은 치료 목적으로 정신건강의학과 전문의의 지시에 따라 통신과 면회의 자유를 제한하는 경우에도 최소한의 범위에서 하여야 한다.

## 6 혈액관리법

### (1) 목 적

혈액관리업무에 필요한 사항을 규정함으로써 수혈자와 헌혈자를 보호하고 혈액관리를 적절하게 하여 국민보건 향상에 이바지함

### (2) 혈 액

인체에서 채혈한 혈장 및 혈구

### (3) 혈액제제

① 전 혈
② 신선 동결 혈장
③ 농축적혈구 성분채혈
④ 농축혈소판 성분채혈
⑤ 그 밖에 보건복지부령으로 정한 혈액 관련 의약품
⑥ 채혈업무
　㉠ 전혈(400mL), 성분채혈(500mL), 다종성분채혈(600mL)
　㉡ 1인 1회 채혈량은 110%까지 할 수 있다.
　㉢ 다만, 희귀혈액을 채혈하는 경우에는 110%를 초과할 수 있다.
　　※ 전혈(440mL), 성분채혈(550mL), 다종성분채혈(660mL)

### (4) 혈액관리업무

의료기관, 대한적십자사, 보건복지부령이 정하는 혈액제제 제조업자만이 할 수 있다(절대 매매는 할 수 없다).

필 / 수 / 확 / 인 / 문 / 제

**혈액의 정의로 옳은 것은 무엇인가?**

① 인체에서 채혈한 적혈구, 백혈구, 혈소판이다.
② 인체에서 채혈한 혈구이다.
③ 인체에서 채혈한 혈장이다.
④ 인체에서 채혈한 신선 적혈구이다.
⑤ 인체에서 채혈한 혈장 및 혈구이다.

해설
혈액이란 인체에서 채혈한 혈장 및 혈구이다.

답 ⑤

**혈액관리업무를 할 수 있는 기관으로 옳지 않은 것은 무엇인가?**

① 대한적십자사 ② 병 원
③ 종합병원 ④ 보건소
⑤ 요양병원

해설
혈액관리업무는 의료기관, 대한적십자사, 보건복지부령이 정하는 혈액제제 제조업자만이 할 수 있다.

답 ④

필 / 수 / 확 / 인 / 문 / 제

혈액관리의 정기평가 주기로 옳은 것은 무엇인가?

① 1년 ② 2년
③ 3년 ④ 4년
⑤ 5년

해설
혈액관리의 정기평가는 매 2년마다 실시한다.

답 ②

헌혈자에게 채혈 전 실시하는 건강진단으로 옳지 않은 것은 무엇인가?

① 체 온 ② 맥 박
③ 혈 압 ④ 호 흡
⑤ 체 중

해설
호흡은 측정하지 않는다.

답 ④

### (5) 보건복지부장관

① 혈액관리기본계획 수립

㉠ 혈액의 안정적 수급 및 관리에 관한 정책을 효율적으로 추진하기 위하여 혈액관리위원회의 심의를 거쳐 혈액관리에 관한 기본계획을 5년마다 수립한다.

㉡ 기본계획에 포함되어야 하는 사항
- 헌혈 증진과 혈액관리의 발전 방향 및 목표
- 혈액관리에 관한 각 부처 및 기관·단체의 협조에 관한 사항
- 헌혈 및 수혈의 안전성 향상 방안
- 혈액제제의 안전성 향상, 안정적 수급 및 적정한 사용 방안
- 그 밖에 보건복지부장관이 혈액관리를 위하여 필요하다고 인정하는 사항

② 헌혈 권장 계획 : 매년마다

③ 혈액관리 평가

㉠ 정기평가는 2년마다 실시하고, 수시평가는 정기평가를 받은 혈액원이 그 평가결과에 따른 평가수준을 지속적으로 유지하고 있는지를 확인할 필요가 있는 경우에 실시

㉡ 심사평가의 기준
- 헌혈자 보호 등 채혈과정의 적정성에 관한 사항
- 혈액검사의 정확성에 관한 사항
- 혈액제제의 제조·보존·공급 및 품질관리의 안전성에 관한 사항

### (6) 헌혈자의 신원확인과 건강진단

① 채혈 전에 헌혈자에 대하여 신원 확인 및 건강진단을 하여야 한다.

② 감염병 환자 및 건강기준에 미달하는 사람으로부터 채혈을 하여서는 아니 된다.

③ 신원이 확실하지 아니하거나 신원 확인에 필요한 요구에 따르지 아니하는 사람으로부터 채혈을 하여서는 아니 된다.

④ 채혈 전 실시하는 건강진단

㉠ 과거의 헌혈경력 및 혈액검사결과와 채혈금지대상자 여부의 조회

㉡ 문진, 시진, 촉진

㉢ 체온 및 맥박 측정

㉣ 체중 측정

㉤ 혈압 측정

㉥ 빈혈검사(헤모글로빈검사/적혈구용적률/혈액비중검사)

㉦ 혈소판계수검사(혈소판성분채혈의 경우)

**TIP**

**채혈금지대상자**

- v/s(vital sign)
  - 체온 : 37.5℃ 초과
  - 맥박 : 분당 50회 미만, 분당 100회 초과
  - 혈압 : 수축기혈압(90mmHg 미만, 180mmHg 이상), 이완기혈압(100mmHg 이상)
- 체중 : 남자(50kg 미만), 여자(45kg 미만)

### (7) 부적격 혈액

① 검사항목

㉠ 간기능검사(ALT 검사, 수혈용으로 사용되는 혈액만 해당)

㉡ B형간염검사

㉢ C형간염검사

㉣ 매독검사

㉤ 에이즈(후천성면역결핍증)검사

㉥ 사람T세포림프친화바이러스(HTLV)검사

② 부적격혈액 발견 시 조치

㉠ 폐기처분 후 그 결과를 보건복지부장관에게 보고

㉡ 폐기처분하기 전까지 발견된 즉시 용기 겉면에 사실과 사유를 기록하고 적격혈액과 분리해서 잠금장치가 된 별도의 공간에 보관

### (8) 특정 수혈 부작용

① 의료기관의 장은 특정 수혈 부작용이 발생한 경우 보건소장에게 신고 → 특별시장·광역시장·특별자치시장·도지사·특별자치도지사에게 신고 → 보건복지부장관에게 신고해야 한다.

② 보건소장 신고할 때 : 특정 수혈 부작용은 15일 이내 신고, 특정 수혈 부작용으로 사망 시는 지체 없이 신고한다.

### (9) 혈액관리에 대한 기록 보관

10년 보관

**필/수/확/인/문/제**

**부적격 혈액을 판별하기 위한 검사 항목으로 옳지 않은 것은 무엇인가?**

① 에이즈검사
② 매독검사
③ A형간염검사
④ B형간염검사
⑤ ALT검사

해설

혈액 감염되는 것을 알아보는 검사로 A형간염 검사가 아닌 B형간염, C형간염 검사를 실시한다.

답 ③

**특정 수혈 부작용으로 환자가 사망했을 때 보건소장에게 신고하는 시기로 옳은 것은 무엇인가?**

① 지체 없이 ② 24시간 이내
③ 3일 이내 ④ 7일 이내
⑤ 15일 이내

해설

특정 수혈 부작용은 15일 이내 신고, 특정 수혈 부작용으로 사망 시는 지체 없이 신고한다.

답 ①

필 / 수 / 확 / 인 / 문 / 제

**혈액관리법상 5년 이하의 징역 또는 5천만원 이하의 벌금에 해당되는 경우는?**

① 혈액 매매행위를 한 자
② 혈액제제의 수가를 위반하여 혈액제제를 공급한 자
③ 채혈 전에 헌혈자에 대하여 건강진단을 하지 아니한 자
④ 부적격혈액을 수혈받은 사람에게 이를 알리지 아니한 자
⑤ 건강진단·채혈·검사 등 업무상 알게 된 다른 사람의 비밀을 누설하거나 발표한 자

해설

② 500만원 이하의 벌금
③ 2년 이하의 징역 또는 2천만원 이하의 벌금
④ 2년 이하의 징역 또는 2천만원 이하의 벌금
⑤ 2년 이하의 징역 또는 2천만원 이하의 벌금

답 ①

## (10) 벌 칙

① 5년 이하의 징역 또는 5천만원 이하의 벌금
㉠ 혈액 매매행위 등의 금지사항을 위반하여 혈액 매매행위 등을 한 자
㉡ 의료기관, 대한적십자사, 보건복지부령으로 정하는 혈액제제 제조업자 외의 자가 혈액관리 업무를 하는 경우
㉢ 보건복지부장관의 허가를 받지 아니하고 혈액관리업무를 한 자

② 2년 이하의 징역 또는 2천만원 이하의 벌금
㉠ 보건복지부령으로 정하는 기준에 적합한 시설·장비 등을 갖추지 아니한 자
㉡ 채혈 전에 헌혈자에 대하여 신원 확인 및 건강진단을 하지 아니한 자
㉢ 보건복지부령으로 정하는 감염병 환자 또는 건강기준에 미달하는 사람으로부터 채혈을 한 자
㉣ 채혈하기 전에 채혈금지대상 여부 및 과거 헌혈경력과 그 검사 결과를 조회하지 아니한 자
㉤ 채혈금지 대상자 명부 작성·관리 업무상 알게 된 비밀을 정당한 사유 없이 누설한 자
㉥ 건강진단·채혈·검사 등 업무상 알게 된 다른 사람의 비밀을 누설하거나 발표한 자
㉦ 보건복지부령으로 정하는 바에 따라 부적격혈액을 폐기처분하지 아니하거나 폐기처분 결과를 보건복지부장관에게 보고하지 아니한 자
㉧ 부적격혈액의 정보를 해당 의료기관에 알리지 아니하거나 폐기처분하지 아니한 자
㉨ 부적격혈액을 수혈 받은 사람에게 이를 알리지 아니한 자

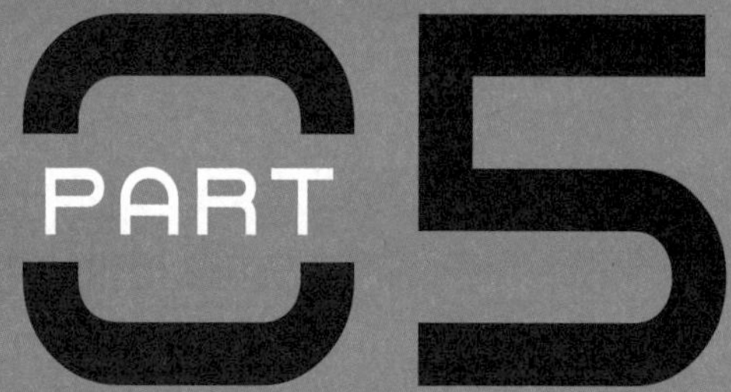


# 기초간호 임상실무 (기본간호)

CHAPTER 01 기본간호
CHAPTER 02 감염관리
CHAPTER 03 진단검사와 수술 돕기
CHAPTER 04 영양과 배설
CHAPTER 05 활동관리
CHAPTER 06 산소화
CHAPTER 07 투약 돕기
CHAPTER 08 임종간호

# 기본간호

필 / 수 / 확 / 인 / 문 / 제

**병원입원으로 환자의 불안감을 야기하는 이유로 옳지 않은 것은 무엇인가?**

① 병원규칙의 규격화
② 의료용어의 이해 부족
③ 간호 및 처치에 대한 설명
④ 기존 역할의 상실
⑤ 낯선 환경

해설

간호 및 처치에 대한 설명은 환자의 불안을 감소시킨다.

답 ③

**병원환경의 요소 중 환자에게 편안한 환경을 조성하는 요소로 가장 중요한 것은 무엇인가?**

① 실내온도 ② 환 기
③ 실내습도 ④ 소 음
⑤ 광 선

해설

환기는 쾌적한 환경을 위해서 가장 중요한 요소이다.

답 ②

## 1 병원환경

### (1) 사회 · 심리적 환경

병원입원으로 인한 불안감↑

① 이 유
㉠ 의료용어의 이해 부족
㉡ 병원 규칙의 규격화
㉢ 기존역할의 상실
㉣ 사회적 격리(면회시간 제한 등)

② 간 호
㉠ 간호 및 처치에 대해 자세히 설명해 준다.
㉡ 환자와 함께 있어 주면서 환자의 말을 경청해 준다.
㉢ 환자의 불안감을 말로 충분히 표현하도록 한다.

### (2) 물리적 환경

① 편안한 환경
㉠ 온도 : 실내온도 20±2℃(20~22℃, 18℃ - 밤)
㉡ 습도 : 40~60%

**TIP**

**호흡기질환자(50~60%)**
- 분비물을 액화시켜 배출용이(묽게) • 가습기 이용, 수분공급을 늘린다.

㉢ 환 기
- 쾌적한 환경을 위해서 가장 중요한 요소
- 군집독
  - 밀폐된 환경에 많은 사람이 모였을 때 공기성분의 변화
  - $O_2$↓, $CO_2$↑(이산화탄소 : 실내공기오염지표)
    ⓐ 증상 : 두통, 오심, 구토 등
    ⓑ 해결 : 환기
- 창의 아래와 위를 열어 더운 공기는 위로, 찬 공기는 아래로 들어오고 나갈 수 있도록 한다.

- 위 창문 : 더운 공기(수분을 포함하지 않아 가볍다)
- 아래 창문 : 찬 공기(수분을 포함해서 무겁다)
• 바람이 직접적으로 환자에게 닿지 않게 간접환기

㉣ 공 기
• 5$\mu$m ↑ : 비밀감염(기침, 재채기)
• 5$\mu$m ↓ : 공기감염
• 감염성 질환자 → 격리

㉤ 광 선
• 햇빛(자연광선)
- 비타민 D 합성, 일광욕(5~10분)
- 스크린, 커튼으로 햇빛 조절(환자 얼굴, 눈에 직사되지 않도록)
• 조명(인공광선) : 단위(lx, Lux)
- 병원에서 밤에 개인등 사용
- 병실조명(300 정도), 수술실조명(600~1,500), 병동복도(150 정도), 심야 병동복도(10↓)

㉥ 소음 : 병실(35~39dB)
㉦ 냄새 : 배설물, 드레싱, 폐기물 냄새 등 → 환기

### (3) 안전한 환경

① 낙상방지
㉠ 침상난간↑
㉡ 병실 바닥 : 물기, 기름기 → 즉시 제거
㉢ 바퀴 → 잠금장치 → 점검
㉣ 환자용 슬리퍼 → 고무바닥(낙상우려↓)
㉤ 욕실, 화장실 → 미끄럼방지매트
㉥ 복도, 욕실, 화장실 → 난간설치(잡을 수 있도록), 밤 : 간접조명
㉦ 바닥정리(전선 등에 걸려 넘어질 수 있다)
㉧ 콜벨 → 사용법 → 교육

② 화학적 상해방지 : 내복약을 외용약(소독제 등)과 구분해 다른 칸막이 보관
③ 전기적 상해방지 : 전선줄 불량(누전) → 수선부 전화 → 즉시 수선
④ 병원감염 방지(병원감염 1위 → 비뇨기계 감염)
㉠ 손 씻기(가장 기본적, 가장 중요)
㉡ 환자 배설물관리 : 위생적 처리
㉢ 환자 접촉 시 : "표준주의지침"에 따라 행동

필 / 수 / 확 / 인 / 문 / 제

**병원의 편안하고 안전한 환경을 위한 간호로 옳지 않은 것은 무엇인가?**

① 환자에게 직접적으로 닿지 않게 간접환기한다.
② 밤에 개인등을 사용한다.
③ 햇빛이 병실에 직접 들어오게 커튼을 걷는다.
④ 전선줄의 불량 발견 시 수선부에 전화해 즉시 수선하게 한다.
⑤ 약물보관 시 내복약과 외용약은 구분해서 다른 칸막이에 보관한다.

해설
환자의 얼굴, 눈에 직사되지 않도록 스크린, 커튼으로 햇빛을 조절한다.

답 ③

**병원의 안전한 환경을 위한 낙상방지 간호로 옳지 않은 것은 무엇인가?**

① 콜벨 사용법을 교육한다.
② 침상난간을 올려 준다.
③ 병실바닥의 물기는 즉시 제거한다.
④ 낙상방지를 위해 밤에 불을 끄지 않는다.
⑤ 욕실, 화장실에 미끄럼방지매트를 깔아준다.

해설
밤에는 전체 조명을 끄고 개인등, 간접 조명을 켜준다.

답 ④

**병원감염 방지를 위해 가장 기본적이면서 중요한 것은 무엇인가?**

① 손 씻기
② 위생적인 환경관리
③ 철저한 감독, 관리
④ 격 리
⑤ 소독과 멸균

해설
병원감염 방지를 위해 가장 기본적이면서 중요한 것은 손 씻기이다.

답 ①

필 / 수 / 확 / 인 / 문 / 제

혈액이 묻은 의료기구의 관리로 옳은 것은 무엇인가?

① 따뜻한 물로 세척한다.
② 찬물로 세척한다.
③ 따뜻한 물로 세척한 후 찬물로 세척한다.
④ 찬물로 세척한 후 따뜻한 물로 세척한다.
⑤ 따뜻한 물로 세척하고 붕산수에 담가준다.

해설
혈액, 체액, 점액은 단백질 성분이라 더운물과 만나면 응고되어 세척이 되지 않는다. 따라서 차가운 물로 먼저 세척 후 따뜻한 물로 세척한다.

답 ④

고무제품의 관리방법으로 옳은 것은?

① 더운물로 세척한다.
② 햇빛에 말려준다.
③ 물기를 제거하고 응달에서 말려준다.
④ 물기를 제거하고 실내에서 건조시킨다.
⑤ 고무포는 잘 개서 보관한다.

해설
• 고무제품은 햇빛에 약해서 응달에 말려주고 실온보관한다.
• 둥근 막대기에 걸어서 보관하여 고무가 금이 가는 것을 방지한다.

답 ③

⑤ 화재방지
㉠ 가장 먼저 : 병원의 규칙에 따라 행동
㉡ 일반병원 : 내원객, 거동 가능한 환자 → 먼저 대피
㉢ 요양병원 : 단독 행동이 불가능한 중환자 → 먼저 대피
㉣ 화재가 난 쪽의 문·창문을 닫고 젖은 수건 문틈 사이에 막는다.
㉤ 엘리베이터(이용 ×), 계단으로 난 문을 통해 대피, 손잡이 열↑ → 조심
㉥ 가능한 낮은 자세로 이동하고, 젖은 수건으로 코와 입을 막는다.
㉦ 소화기 사용
- 작은 불일 때 사용
- 보관(햇빛 없는 곳, 습기 없는 곳)
- 안전핀을 뽑고 바람을 등지며, 손잡이를 꽉 잡고 뿌려준다.

### (4) 청결한 환경

① 복도, 입원실, 치료실, 간호사실 등
㉠ 특히 바닥 청소 시에는 비질을 하지 않는다.
㉡ 먼지가 나면 안 되기 때문에, 매일 마른 걸레로 먼지를 닦는다.

② 병원입원실
㉠ 청소 : 위 → 아래(오염이 적은 곳 → 오염이 많은 곳), 병실바닥은 맨 나중에 한다.
㉡ 비질을 하지 않는다.
㉢ 병실 바닥에 물, 용액이 엎질러졌을 때 빨리 닦는 이유 : 미끄러지거나 낙상사고 등의 원인
㉣ 가구 세척 시 : 수돗물 온도 그대로

### (5) 의료물품 관리

① 의료기구 관리
㉠ 혈액, 체액, 점액 → 단백질 성분 → 더운물과 만나면 응고되어 세척이 되지 않는다(차가운 물로 먼저 세척 → 따뜻한 물로 세척).
㉡ 응고된 혈액 : $H_2O_2$(과산화수소, 세척력 $O_2$)
㉢ 변기 : 매일 솔로 닦고, 소독수로 세척
㉣ 고무제품
- 찬물부터 → 더운물로 세척
- 햇빛에 약하다. → 응달에 말려준다. → 실온보관
- 둥근 막대기에 걸어서 보관, 고무가 금이 가는 것 방지
㉤ 거즈, 솜 : 일반폐기물통에 버린다.

② 의료폐기물 분류

㉠ 격리 의료폐기물 : 붉은색, 7일 보관

㉡ 위해 의료폐기물 : 노란색(상자형 용기) · 검은색(봉투형 용기)

- 손상성 폐기물
  - 30일 보관
  - 주삿바늘, 봉합바늘, 수술용 칼, 한방 침, 치과용 침 등
- 혈액오염 폐기물
  - 15일 보관
  - 폐혈액백, 혈액투석 시 사용된 폐기물 등
- 생물, 화학 폐기물
  - 15일 보관
  - 폐백신, 폐항암제 등
- 병리계 폐기물
  - 15일 보관
  - 시험 · 검사 등에 사용한 배양액, 폐시험관, 슬라이드 등
- 조직물류 폐기물 : 15일 보관(태반은 재활용하는 경우 → 최대 15일 보관, 녹색)

㉢ 일반의료 폐기물 : 노란색(상자형 용기) · 검정색(봉투형 용기)

- 15일 보관
- 탈지면, 붕대, 거즈, 일회용 주사기, 수액세트, 일회용 기저귀 등

③ 물품관리, 재고관리

㉠ 최근의 소독 → 뒷줄에 놓고, 유통기간이 짧거나 빨리 사용해야 하는 것은 앞줄에 배치

㉡ 물품관리 : 품목별 물류 보관

㉢ 물품관리

- 업자–청구자(창고일원화 : 물품의 낭비 없게)
- 병동의 상황 고려
- 물품 청구 → 하자가 없으면 즉시 불출
- 물품 : 병원 내 시설에서 관리
- 적정 기준량 선정, 관리
- 정기적으로 → 재고조사(물품낭비억제)
- 변동사항 : 물품관리자 보고
- 물품훼손 : 병원규칙에 따라 배상책임(○)

필 / 수 / 확 / 인 / 문 / 제

**주삿바늘, 봉합바늘, 수술용 칼 등 손상성 폐기물의 보관기간으로 옳은 것은 무엇인가?**

① 7일　② 10일
③ 15일　④ 20일
⑤ 30일

해설

손상성 폐기물 : 노란색 상자에 30일 보관한다.

답 ⑤

**병원의 물품관리에 대한 설명으로 옳지 않은 것은 무엇인가?**

① 품목별로 물품을 보관한다.
② 최근에 소독한 것은 맨 앞줄에 놓는다.
③ 유통기간이 짧은 것은 맨 앞줄에 놓는다.
④ 정기적으로 재고조사를 한다.
⑤ 병동의 상황을 고려해 물품을 청구한다.

해설

최근에 소독한 것은 뒷줄에 놓는다.

답 ②

필 / 수 / 확 / 인 / 문 / 제

감염성 환자가 사용했던 물품에 대한 관리방법으로 옳은 것은 무엇인가?

① 폐기처분한다.
② 일반폐기물통에 버린다.
③ 자비소독한다.
④ 소독수로 닦아준다.
⑤ 고압증기멸균으로 소독 후 봉투에 넣어서 보관한다.

해설
감염성 환자가 사용했던 물품은 고압증기멸균으로 소독 후 봉투에 넣어서 보관한다.

답 ⑤

다리 및 고관절의 외전방지를 위한 침상 보조기구로 옳은 것은 무엇인가?

① 손 두루마리
② 발지지대
③ 침상난간
④ 대전자 두루마리
⑤ 삼각손잡이

해설
대전자 두루마리(Trochanter Roll) : 다리·고관절의 외전 방지

답 ④

### (6) 입원, 퇴원 간호

① 입원환자 간호
㉠ 입원 : 불안↑, 걱정↑(설명해 주면 불안↓)
㉡ 입원 시 간호조무사가 가장 먼저 해야 할 일 → 병실정돈, 병실안내
㉢ 환자의 귀중품 : 보호자가 보관하도록 한다.
㉣ 환자가 가지고 온 약 : 복용금지(설명해 준다), 의사, 간호사 보고, 재처방
㉤ 감염성 환자가 사용했던 물품 : 고압증기멸균으로 소독 → 봉투에 넣어서 보관

② 퇴원환자 간호
㉠ 의사 지시 : 퇴원가능
㉡ 본인의 의지로 퇴원 → 동의서(각서)
㉢ 교육(환자, 보호자) → 외래방문일자, 투약방법, 음식(식이요법), 운동 요법 등
㉣ 퇴원 후 : 병원청소, 병실물품 소독(감염병 예방하기 위해) → 병실의 모든 물품을 소독해주거나 소독수로 닦아준다.

③ 전동 시 간호
㉠ 전과 : 과를 바꾸는 것
㉡ 전동 : 병동을 다른 병동으로 옮기는 것
- 환자의 기록 상태와 기록 사항을 검토하며 전실 이유, 환자 상태 등을 기록한다.
- 환자 물품 및 남은 약과 의무기록지 등의 차트를 정리하여 해당 병동으로 보낸다.

㉢ 전원 : 병원을 옮기는 것(의무기록을 복사해서, 다른 병원으로 가져간다)

## 2 침상 만들기

### (1) 침상 보조기구

① 침상난간(Side Rail) : 낙상 방지
② 손 두루마리(Hand Roll) : 손의 모양 유지, 손의 굴곡된 상태 유지
③ 대전자 두루마리(Trochanter Roll) : 다리·고관절의 외전 방지
④ 발지지대 : 족저굴곡(하수족, Foot Drop) 예방
⑤ 널빤지(나무판자)
㉠ 단단한 침상 → 골절부위, 허리부위 지지
㉡ 척추골절 환자, 척추손상 환자, 척추수술 환자
⑥ 삼각손잡이 : 침상에서 스스로 팔 운동
⑦ 모래주머니 : 출혈방지, 다리 외전방지

### (2) 침상의 종류

① 빈 침상 : 병실정돈 시, 새로 입원하는 환자를 위한 침상

② 개방 침상 : 환자가 잠시 자리 비울 때, 침구 1/3 접어놓고 2/3 노출시킴

③ 사용 중인 침상 : 무의식 환자, 부동환자 등 누워 있는 채로 교환

④ 크래들 침상

㉠ 위 침구가 피부에 닿지 않게 하면서 보온 제공(위 침구의 무게를 느끼지 않게)

㉡ 화상 환자, 피부 이식 환자, 피부 궤양환자, 욕창 환자 등

⑤ 단단한 침상

㉠ 널빤지(나무판자)

㉡ 척추 손상환자, 척추 골절환자, 척추 수술환자

⑥ 수술 후 침상 : 고무포 2개 필요 → 수술 후 구토로 인해 침구가 더러워지는 것을 막기 위해 머리 쪽에 고무포 1장을 더 깔아준다.

### (3) 빈 침상의 순서

침요잇 → 밑 홑이불 → 고무포 → 반 홑이불 → 윗 홑이불 → 담요 → 침대보(침상보) → 베갯잇

① 밑 홑이불

㉠ 솔기 : 환자 피부에 닿으면 ×

- 밑 홑이불은 솔기 → 아래
- 반 홑이불 솔기 → 아래
- 윗 홑이불 솔기 → 위
- 침대보 솔기 → 아래

㉡ 밑 홑이불의 머리 부분을 더 많이 여유 있게 매트리스 밑으로 넣어준다(밑 침구를 단단하게 해주기 위해).

㉢ 밑 침구를 구김이 없게 단단히 잡아 당겨 침요 밑에 넣는다. → 구김 : 욕창의 원인

② 고무포

㉠ 어깨~무릎 사이에 편다.

㉡ 밑 홑이불과 반 홑이불의 사이

③ 반 홑이불

㉠ 솔기 → 아래로 향하게 한다.

㉡ 고무포를 충분히 덮을 수 있는 크기

④ 윗 홑이불

㉠ 솔기 → 위로 향하게 한다.

㉡ 침대발치의 윗 홑이불과 담요는 족저굴곡이 생기지 않도록 넉넉하게 주름을 만들어 준다.

⑤ 담요 : 침대 상부에서 15~20cm 아래

필 / 수 / 확 / 인 / 문 / 제

**수술 후 환자에게 고무포 2장이 필요한 이유는 무엇인가?**

① 구토로 침구가 더러워지는 것을 방지하기 위해

② 실금으로 인해 침구가 더러워지는 것을 방지하기 위해

③ 단단한 침상을 제공하기 위해

④ 발한으로 인한 침구가 젖는 것을 방지하기 위해

⑤ 침구를 건조하게 해서 욕창을 예방하기 위해

해설

수술 후 구토로 인해 침구가 더러워지는 것을 막기 위해 머리 쪽에 고무포 1장을 더 깔아준다.

답 ①

**침상 만들기에 대한 설명으로 옳은 것은 무엇인가?**

① 고무포는 어깨와 무릎 사이에 편다.

② 밑 홑이불의 솔기는 위로 오게 한다.

③ 윗 홑이불의 솔기는 아래를 향하게 한다.

④ 베갯잇의 터진 부분은 출입문 방향으로 오게 한다.

⑤ 크래들은 밑 홑이불과 고무포 사이에 둔다.

해설

② 밑 홑이불의 솔기는 아래로 가게 한다.
③ 윗 홑이불의 솔기는 위로 향하게 한다.
④ 베갯잇의 터진 부분은 출입문의 반대 방향으로 오게 한다.
⑤ 크래들은 반 홑이불과 윗 홑이불 사이에 둔다.

답 ①

필 / 수 / 확 / 인 / 문 / 제

**밑 홑이불의 머리 부분을 더 많이 여유 있게 매트리스 밑으로 넣어주는 이유는 무엇인가?**

① 욕창방지를 위해
② 족저굴곡 예방을 위해
③ 다리의 외회전 방지를 위해
④ 밑 침구를 단단하게 하기 위해
⑤ 해부학적 선열을 맞추기 위해

해설
밑 침구를 단단하게 하기 위해 밑 홑이불의 머리 부분을 더 많이 여유 있게 매트리스 밑으로 넣어준다.

답 ④

**다음 중 주관적 자료에 해당하는 것은 무엇인가?**

① 임산부의 눈 주위와 다리에 부종이 심하다.
② 혈액검사에서 헤모글로빈 수치가 11mg/dL이다.
③ 7세 환아의 체온이 39℃였다.
④ 40세 A씨의 혈압이 140/90mmHg였다.
⑤ 60세 B씨는 입맛이 없고 우울하다고 한다.

해설
①, ②, ③, ④ – 객관적인 자료에 해당한다.

답 ⑤

⑥ 침상보(침대보) : 솔기 → 아래로 향하게 한다.
⑦ 베갯잇 : 터진 부분 출입문의 반대 쪽(미관상)
⑧ 크래들 : 반 홑이불과 윗 홑이불의 사이

## 3 기록과 보고

### (1) 기록하기

① 목 적
- ㉠ 법적 증거
- ㉡ 의사소통
- ㉢ 교 육
- ㉣ 통계자료
- ㉤ 연구자료
- ㉥ 간호계획 → 간호수행(질 높은 간호수행)

② 기록의 유형
- ㉠ 정보중심기록(출처중심기록)
  - 장점 : 기록하기 용이하다. 찾기 쉽다.
  - 내 용
    - 입원 기록지
    - 퇴원 기록지
    - 간호 기록지(환자상태의 변화를 기록)
    - 진료 기록지
    - 수술 기록지
    - 검사 기록지 등
- ㉡ SOAP(문제 중심 기록)
  - 장점 : 환자 종합적인 양상(상태)파악, 계속적인 간호가 가능
  - 내 용
    - S : 주관적 기록("배가 아파요" 등의 주관적 증상 : 통증, 소양증, 가려움증 등)
    - O : 객관적 기록(객관적 증상 : v/s → 체온, 맥박, 호흡, 혈압 등)
    - A : 사정(자료수집) → 문제점(해결하기 위함)
    - P : 계 획

③ 기록의 원칙
- ㉠ 검은색 볼펜(기록), D, E – 검은색 볼펜, N번 – 붉은색 볼펜으로 기록
  ※ 연필사용 불가
- ㉡ 기록 → 날짜와 시간 기록

㉢ 기록 후 작성한 자 : 맨 끝 서명(성명을 다 써서 서명)

㉣ 여백이 남으면 선 긋고 서명

㉤ 간호수행한 후 바로 기록해 준다(사전에 기록하지 않고, 미래시제를 사용하지 않는다).

㉥ 약어를 사용할 경우 공식적인 약어만 사용

㉦ 틀렸을 경우 : 한 줄 또는 두 줄을 긋고 → 'Error'라고 쓴다.

㉧ 구두처방, 전화 처방

- 기록으로 남긴다.
- 24시간 안에 반드시 기록처방 다시 받는다.
- 마약, 아편제제, 항암제, 수혈 처방 → 구두처방 ×, 전화처방 ×

④ 간호기록지 기재사항

㉠ 간호를 받는 사람의 성명

㉡ 체온, 맥박, 호흡, 혈압에 관한 사항

㉢ 섭취 및 배설물에 관한 사항

㉣ 투약에 관한 사항

㉤ 처치 및 간호에 관한 사항

## 4 활력징후(v/s : vital sign)

### (1) 정 의

① 활력징후(vital sign)란 체온, 맥박, 호흡, 혈압을 의미하며, 신체내부의 기능을 나타내는 지표, 심·폐의 생리적 상태를 나타내는 지표로 기온, 육체적 활동, 질병 등 다양한 요인에 의해 변화한다.

② 활력징후는 평소 건강상태를 나타내는 기초자료를 제공하고 신체적·심리적 스트레스에 대한 반응을 나타내기 때문에 활력징후가 변화함은 생리적 기능의 변화로 치료나 중재가 필요함을 암시하는 것이다.

③ 활력징후는 신체 사정에 중요한 지표로 입원환자는 특별한 변화가 없더라도 하루에 2회 이상 관찰·측정해서 기록해야 한다. 만일 변화가 있으면 상태에 따라 더 자주 관찰, 기록하여 간호사에게 보고한다.

**필 / 수 / 확 / 인 / 문 / 제**

**기록의 원칙으로 옳지 않은 것은 무엇인가?**

① 약어를 사용할 경우 공식적인 약어만 사용한다.

② D, E, N 모두 검은색 볼펜으로 기록한다.

③ 틀렸을 경우 두 줄을 긋고 Error라고 쓴다.

④ 미래시제를 사용하지 않는다.

⑤ 날짜와 시간을 기록한다.

해설

밤번(Night 근무자)은 붉은색 볼펜으로 기록한다.

답 ②

**활력징후에 대한 설명으로 옳지 않은 것은 무엇인가?**

① 체온, 맥박, 호흡, 혈압을 말한다.

② 기온, 질병, 육체적 활동 등 다양한 요인에 의해 변화한다.

③ 체온은 생산되는 열과 소실되는 열과의 차이이다.

④ 중요한 주관적 자료에 해당한다.

⑤ 입원한 환자는 특별한 변화가 없더라도 하루에 2회 이상 측정한다.

해설

활력징후 : 객관적 자료에 해당한다.

답 ④

필 / 수 / 확 / 인 / 문 / 제

**체온측정에 대한 설명으로 옳지 않은 것은 무엇인가?**

① 구강체온은 구강체온계로 측정한다.
② 구강체온은 5분간 측정한다.
③ 액와체온은 액와체온계로 측정한다.
④ 액와체온은 10분간 측정한다.
⑤ 직장체온은 직장체온계로 측정한다.

해설
액와체온은 구강체온계로 측정한다.

답 ③

**흡연을 한 환자에게 다시 체온을 측정해야 하는 시기는 언제인가?**

① 10분 후 ② 20분 후
③ 30분 후 ④ 40분 후
⑤ 1시간 후

해설
식사, 간식, 흡연, 껌을 씹은 경우는 10분 후에 측정한다.

답 ①

**심부체온을 측정할 수 있는 가장 정확한 체온을 측정할 수 있는 것은 무엇인가?**

① 구강체온 ② 액와체온
③ 직장체온 ④ 고막체온
⑤ 이마체온

해설
고막체온 : 심부체온을 측정할 수 있는 가장 정확한 방법이다.

답 ④

## (2) 체 온

인체에서 생산되는 열과 외부환경으로 소실되는 열과의 차이이다.

① 체온계의 종류

| v/s | 기 록 |
|---|---|
| 체 온 | 검은색 |
| 맥 박 | 적 색 |
| 호 흡 | 검은색 |
| 혈 압 | 검은색 |

| 수은체온계 종류 | 전자체온계 종류 | 적외선체온계 종류 |
|---|---|---|
| 구강체온계 | 구강체온계 | 고막체온계 |
| 액와체온계 | 액와체온계 | |
| 직장체온계 | 직장체온계 | 이마체온계 |

② 수은 체온계의 측정 부의별 체온의 정상 범위와 측정 시간

| 액와체온(A) | 36~37℃ | 10(8~10)분 | 구강체온계 |
|---|---|---|---|
| 구강체온 | 36.5~37.5℃ | 5(3~5)분 | |
| 직장체온(R) | 37~38℃ | 3(2~3)분 | 직장체온계 |

③ 기록 : 구강체온과의 구분을 위해 기록할 때, 액와체온은 (A)로, 직장체온은 (R)로 기록한다.

④ 구강체온
㉠ 식사, 간식, 흡연, 껌 등 → 10분 후 측정
㉡ 얼음, 차가운 물, 뜨거운 물, 아이스크림 등 섭취 → 30분 후 측정
㉢ 금기 : 무의식 환자, 경련, 5~6세 이하 소아나 노인, 오심·구토, 산소투여를 받고 있는 환자 등
㉣ 체온계 파손 시 수은을 삼켰을 때 : 계란 흰자를 먹인다(수은 중독 예방가능).
㉤ 수은체온계를 바닥에 깨트렸을 경우 : 수은이 손에 닿지 않게 조심스럽게 모은 후 폐기물 절차에 따른다.

⑤ 액와체온(A)
㉠ 겨드랑이의 땀을 닦고 측정(땀 : 체온이 낮게 측정)
㉡ 체온계의 측정부위가 액와부 중앙에 놓이게 하고 팔을 꼭 껴서 빠지지 않게 한다.
㉢ 상박은 옆구리에 붙이고 하박은 가슴 위에 얹는다.
㉣ 기록지에 A로 표시

⑥ 직장체온
㉠ 항문 삽입 길이(성인 : 3~4cm, 영아 : 1.5~2.5cm)
㉡ 기록지에 R로 표시
㉢ 금기 : 심장 질환, 고혈압 환자, 설사, 직장·회음부 수술을 한 자
㉣ 구강이나 액와체온에 비해 정확하다.

⑦ 고막체온계
㉠ 심부체온을 측정할 수 있는 가장 정확한 체온(체온조절중추 : 시상하부)
㉡ 측정 시간 : 2~5초
㉢ 성인 : 후상방, 아동 : 후하방, 귓바퀴를 잡아당긴 후 측정

⑧ 이마체온계 : 정확도↓

⑨ 체온측정

㉠ 열↑ : 체온계에 이상이 있는지 확인 → 다른 체온계로 다시 한 번 측정 → 의사나 간호사에게 보고

⑩ 체온에 영향을 미치는 요인

㉠ 나이 : 신생아↑ > 성인 > 노인

㉡ 오후↑, 새벽↓

㉢ 운동↑, 스트레스↑(에피네프린↑)

㉣ 날씬↑, 비만↓(혈액순환↓)

㉤ 배란 시↑(프로게스테론 호르몬)

### (3) 맥 박

① 정의 : 좌심실이 수축되면서 혈액이 대동맥으로 보내질 때 동맥벽이 팽창되는 것을 의미한다. 측정한 맥박 수를 기록할 때는 붉은색으로 표시한다.

② 측 정

㉠ 요골동맥(상지맥박) → 측정자의 엄지손가락 제외(자신의 맥박수와 혼동)

㉡ 규칙적 : 30초×2, 불규칙적 : 반드시 1분간 측정

㉢ 하지 순환평가 : 슬와동맥(무릎 뒤), 족배동맥(발등)

㉣ 심장마비 : 보통 경동맥에서 측정 → 영아는 상완동맥에서 측정

㉤ 심첨맥박 : 직접 좌심의 끝부분(심첨부위) → 청진기를 통해서 맥박을 듣는 것

- 반드시 1분간 측정
  - 수, 리듬, 강도, 규칙성 평가
  - 넓은 부분 : 판형 → 높은 음, 종형 → 낮은 음
- 왼쪽가슴을 노출시킨다.
- 좌측 중앙 쇄골선과 4~5번째 늑간이 만나는 부위
- 신생아, 영아 → 심첨맥박이 정확
- 'A'로 표시(Apex : 심첨)

③ 맥박의 종류

㉠ 정상맥박 : 60~100회/분

㉡ 서맥 : 60회↓/분

㉢ 빈맥 : 100회↑/분

㉣ 부정맥 : 맥박의 리듬이 빨라졌다가 늦어졌다가 하는 불규칙한 상태

㉤ 차질맥(맥박결손, 결손맥박, 결손맥)

- 건강한 사람 → 요골맥박수 = 심첨맥박수
- 요골맥박과 심첨맥박이 10 이상 차이가 나는 것
- 두 명의 간호조무사(1명 – 심첨맥박, 1명 – 요골맥박)가 동시에 측정하여 비교한다[1분간 측정(수, 규칙성, 강도, 리듬 등)].

필 / 수 / 확 / 인 / 문 / 제

**심첨맥박에 대한 설명으로 옳은 무엇인가?**

① 오른쪽 가슴을 노출시킨다.
② 두 명의 간호조무사가 동시에 측정한다.
③ 30초 동안 측정해서 2배를 한다.
④ 엄지손가락을 제외한 손으로 측정한다.
⑤ 맥박수, 리듬, 강도, 규칙성 등을 평가한다.

해설

① 왼쪽 가슴을 노출시킨다.
② 두 명의 간호조무사가 동시에 측정하는 것은 맥박결손일 때이다.
③ 1분간 측정한다.
④ 청진기를 통해서 맥박을 듣는 것이다.

답 ⑤

**요골맥박과 심첨맥박이 10 이상 차이가 나는 것을 무엇이라고 하는가?**

① 부정맥 ② 서 맥
③ 빈 맥 ④ 맥 압
⑤ 차질맥

해설

차질맥(맥박결손) : 요골맥박과 심첨맥박이 10 이상 차이가 나는 것이다.

답 ⑤

필 / 수 / 확 / 인 / 문 / 제

**맥박에 영향을 주는 요소에 대한 설명으로 맥박수가 낮아지는 경우로 옳은 것은 무엇인가?**

① 운동 후
② 에피네프린 호르몬
③ 취침 시
④ 출 혈
⑤ 오 후

해설
취침 시 맥박의 수가 감소한다.

답 ③

**심, 폐의 생리적 상태를 나타내는 지표인 활력징후 중 맥박과 호흡의 비율로 옳은 것은 무엇인가?**

① 2 : 1 ② 1 : 2
③ 1 : 4 ④ 4 : 1
⑤ 3 : 1

해설
맥박과 호흡의 비율은 4 : 1이다.

답 ④

ⓗ 기록 : 붉은색으로 기록(맥박만)

ⓢ 맥박의 변화에 영향을 주는 요소
- 나이 : 영유아 > 소아 > 성인 > 노인
- 성별 : 여자 > 남자
- 약
  - 강심제(디기탈리스) → 부작용 : 서맥 → 투여 전 항상 맥박수 측정(강심제 : 디곡신, 디기톡신)
  - 만약 환자가 서맥이라면 투여중지 → 의사, 간호사 보고
- 운동↑, 식후↑, 스트레스(에피네프린)↑, 취침 시↓
- 새벽↓, 오후↑
- 출혈(쇼크) : ↑약하게

ⓞ 맥박 산소 포화도
- 혈액 중 Hb(헤모글로빈)수치
- 혈액 중 산화된 헤모글로빈의 양을 백분율로 측정하는 방법, 보통 검지·중지·약지 손가락에 부착

## (4) 호 흡

① **정의** : 사람이 외부에서 들이마신 공기 중에서 산소를 체내에서 이용하고 이산화탄소를 배출하는 것을 의미한다($O_2$ ↔ $CO_2$ : 가스 교환).

② **흡기** : $O_2$를 들이마시는 것, 호기 : $CO_2$를 내뱉는 것
※ 1회 호흡량(흡기 + 호기 : 500cc)

③ 호흡관여
㉠ 정상 호흡 시 관여 : 횡격막, 늑간근
㉡ 호흡곤란 : 호흡보조근육 사용(어깨 들썩임, 코 벌름 등)
㉢ 호흡중추 : 연수(생명중추)
㉣ 성인 : 흉식 호흡

④ 측 정
㉠ 호흡측정 → 환자설명 ×(맥박측정하면서 측정)
㉡ 여자 : 가슴이 올라갔다 내려온 것이 1회
㉢ 남자 : 복부가 올라갔다 내려온 것이 1회

⑤ 맥박 : 호흡 = 4 : 1

⑥ 호흡종류
㉠ 정상호흡 : 12~20회/1분
㉡ 서호흡 : 12회↓/분
㉢ 빈호흡 : 20회↑/분
㉣ 과호흡 : 호흡 수↑, 깊이↑
㉤ 체인스톡 호흡(임종 시 호흡) : 무호흡과 빈호흡(과호흡)이 교대로 반복

ⓗ 쿠스마울 호흡
  • 당뇨병성 혼수상태(고혈당 상태로 호흡수↑, 깊이↑)
  • 호흡 시 단내, 과일 향, 아세톤 냄새

⑦ 호흡에 영향을 미치는 요소
  ㉠ 나이 : 영유아(신생아) > 소아 > 성인 > 노인
  ㉡ 성별 : 여성 > 남성
  ㉢ 새벽↓, 오후↑
  ㉣ 마약성 진통제(모르핀, 코데인, 데메롤 등)
    • 부작용 : 서호흡(투약 전 반드시 호흡수 체크)
    • 만약 환자가 서호흡이라면 투약 중지 → 의사 간호사 보고
  ㉤ 출혈(쇼크) : ↑
  ㉥ 운동 : ↑, 식후↑, 스트레스(에피네프린)↑, 취침 시↓

## (5) 혈 압

① 정의 : 동맥을 순환하며 생기는 혈액의 압력
② 수축기압(최고 혈압) : 좌심실 수축했을 때의 압력(전신 → $O_2$ 공급)
③ 이완기압(최저 혈압) : 우심방이 최고로 이완되었을 때의 압력으로 우심방에서 혈액이 들이 차는 압력
④ 정상혈압 : 120/80mmHg
⑤ 맥 압
  ㉠ 수축기압 – 이완기압
  ㉡ 정상 : 40(30~50)
⑥ 고혈압 : 140/90mmHg↑, 저혈압 : 90/60mmHg↓

| BP 혈압 | BT 체온 | PR 맥박 | RR 호흡 | $SpO_2$ 산소포화도 | 혈 압 |
|---|---|---|---|---|---|
| 120/80 | 36.5~37.4 | 60~100/분 | 12~20/분 | 95~100 | 고혈압 140/90↑ |
| 90~120(수축기) | | | | | |
| 60~90(이완기) | | | | | 저혈압 90/60↓ |

⑦ 혈압기
  ㉠ 수은혈압계(일관성), 아네로이드혈압계(값 싸고, 이동이 쉬움), 전자혈압계(청진기가 필요 없어서 간편)
⑧ 혈압의 측정
  ㉠ 대상자의 팔을 심장과 같은 높이(정확)에서 측정
  ㉡ 커 프
    • 폭 : 12~14cm
    • 팔꿈치에서 2~5cm 위, 손가락 1개 들어갈 정도의 여유
    • 상박 : 상완동맥 촉지 → 상완동맥에 청진기를 갖다 댄다. → 조절기를 잠근다.

필 / 수 / 확 / 인 / 문 / 제

**호흡 시 과일 향, 아세톤 냄새가 나는 당뇨병성 혼수상태에서 나타나는 호흡의 형태로 옳은 것은 무엇인가?**

① 체인스톡 호흡
② 쿠스마울 호흡
③ 과호흡
④ 빈호흡
⑤ 서호흡

해설
쿠스마울 호흡 : 당뇨병성 혼수상태(고혈당 상태로 호흡수↑, 깊이↑)로 호흡 시 단내, 과일 향, 아세톤 냄새가 난다.

답 ②

**좌심실이 수축했을 때 생기는 혈액의 압력으로 가장 높은 혈액의 압력에 해당하는 것은 무엇인가?**

① 수축기압 ② 이완기압
③ 맥 압 ④ 고혈압
⑤ 저혈압

해설
수축기압(최고혈압) : 좌심실이 수축했을 때 생기는 혈액의 압력으로 전신에 혈액을 밀어내는 압력이다.

답 ①

**혈압의 측정에 대한 설명으로 옳지 않은 것은 무엇인가?**

① 상완동맥에 청진기를 댄다.
② 커프의 적당한 폭은 12~14cm이다.
③ 커프는 팔꿈치에서 5cm 위에 감는다.
④ 혈압계를 심장과 같은 높이에 두고 측정한다.
⑤ 재측정을 해야 할 경우 2~5분 후 측정한다.

해설
대상자의 팔을 심장과 같은 높이에서 측정한다.

답 ④

필 / 수 / 확 / 인 / 문 / 제

다음 중 혈압이 낮게 측정되는 경우로 옳은 것은 무엇인가?

① 커프의 폭이 좁은 경우
② 서서 혈압을 측정한 경우
③ 혈압계의 높이가 심장보다 높은 경우
④ 운동 직후
⑤ 스트레스 호르몬의 분비

해설
혈압이 낮게 측정되는 경우 : 커프의 폭이 넓은 경우, 혈압계의 높이가 심장보다 높은 경우, 출혈 시

답 ③

신체검진 중 복부검진에 대한 설명으로 옳지 않은 것은 무엇인가?

① 검진자의 손을 따뜻하게 한다.
② 배횡와위를 취한다.
③ 검진 전 수분을 충분히 섭취한다.
④ 통증이 없는 부위부터 촉진한다.
⑤ 응급 시는 통증이 있는 부위부터 촉진한다.

해설
검진 전 배뇨하게 한다.

답 ③

㉢ 예상 혈압보다 20~30mmHg 더 올린다.
㉣ 1초에 2~3mmHg 정도의 속도로 공기를 뺀다.
㉤ 처음에 듣는 음 : 수축 기압, 마지막에 들리는 음 : 이완기압
㉥ 재측정 : 2~5분 후

⑨ 혈압에 영향 미치는 요인
㉠ 연령 : 노인 > 성인 > 아동 > 영유아
㉡ 새벽, 수면 시↓
㉢ 오후, 운동, 식후↑
㉣ 스트레스(에피네프린)↑, 서서 혈압 측정↑
㉤ 커프의 폭이 넓은 경우, 혈압계의 높이가 심장보다 높은 경우, 출혈 시(쇼크) 혈압은 낮아진다.

⑩ 고혈압 : 140/90 이상
㉠ 종 류
- 1차성 고혈압(본태성 고혈압) : 원인 불명(90~95%)
- 2차성 고혈압 : 어떤 질환의 합병증으로 2차적으로 발생(5~10%)

㉡ 증상 : 무증상(조용한 살인자)
㉢ 치 료
- 비약물 치료
  - 체중감소
    ⓐ 표준 체중 : (키 − 100) × 0.9
    ⓑ 저지방식이, 저염식이, 운동
- 약물치료 : 이뇨제(라식스, 알닥톤), 혈관확장제(하이드랄라진)

## 5 신체검진(건강검진)

### (1) 순 서

① (문) → 시 → 촉 → 타 → 청
② (문진) → 시진 → 촉진 → 타진 → 청진

### (2) 복부검진

① 체위 : 앙와위에서 무릎세운 자세(배횡와위)
② 검진 전 배뇨하게 한다.
③ 촉 진
㉠ 검진자의 손은 따뜻하게 함
㉡ 통증이 없는 부위 → 통증이 있는 부위로 촉진
※ 응급 시 통증 부위 먼저

④ 복부 검진 순서 : 문진 → 시진 → 청진 → 타진 → 촉진
※ 청진으로 인한 장음의 변화를 막기 위함

### (3) 문진(건강력 사정)

환자를 처음 보는 순간부터 시작

① 가족력 : 암, 뇌졸중 등
② 과거 건강력 : 암, 당뇨 등
③ 약, 흡연 유무, 운동 등

### (4) 시진(눈으로 보는 것)

① 전반적인 외모
② 움직임(마비), 대칭적 움직임 등
③ 피부색 : 청색(빈혈 : $O_2$ 공급↓), 황색(황달, 간 기능↓)
④ 피부 상태(표면) : 결절, 뾰루지 등
⑤ 내부 상태 : 이경, 검안경, 질경 등을 이용해 시진

### (5) 촉진(손, 손가락 이용)

① 가벼운 촉진 : 손가락 끝(가장 예민한 부위), 체온촉진(손바닥, 손등), 진동감 촉진(손바닥)
② 심부 촉진 : 약 2.5cm 정도 누르는 것으로 내부 장기 상태를 사정

### (6) 타 진

몸의 표면을 두드려 그 소리를 듣거나 진동을 느끼는 검진법

① 종 류
㉠ 고음(고창음) : 정상적인 위, 고음, 북소리
㉡ 공명음 : 정상 폐(공기소리), 저음
㉢ 둔탁음(탁음) : 정상 간
㉣ 과도공명음 : 공명음보다 더 길고 낮은 큰 음으로 폐에 공기가 갇혀 있을 때 소리(폐기종)
㉤ 편평음 : 뼈, 인대, 근육에서 나는 가벼운 소리

② 방 법
㉠ 직접 타진 : 손이나 손가락으로 신체부위를 가볍게 직접 두드려서 소리를 들어 보는 것
㉡ 간접 타진 : 한 손은 타진하고자 하는 부위에 고정하고, 다른 손으로 고정시킨 손가락 위를 가볍게 두드려서 소리를 들어 보는 것

필 / 수 / 확 / 인 / 문 / 제

**신체검진 중 복부검진의 순서로 옳은 것은 무엇인가?**

① 시진 – 촉진 – 타진 – 청진
② 시진 – 타진 – 청진 – 촉진
③ 촉진 – 타진 – 청진 – 시진
④ 촉진 – 청진 – 타진 – 시진
⑤ 시진 – 청진 – 타진 – 촉진

해설
청진으로 인한 장음의 변화를 막기 위해 시진 – 청진 – 타진 – 촉진 순으로 한다.

답 ⑤

**정상 간을 타진했을 때의 타진음으로 옳은 것은 무엇인가?**

① 고창음 ② 공명음
③ 탁 음 ④ 과도공명음
⑤ 편평음

해설
둔탁음 : 정상 간을 타진했을 때의 음

답 ③

**타진음의 종류 중 폐기종 시 나타나는 타진음으로 옳은 것은 무엇인가?**

① 고창음 ② 공명음
③ 탁 음 ④ 과도공명음
⑤ 편평음

해설
과도공명음 : 공명음보다 더 길고 낮은 음으로 폐에 공기가 갇혀 있을 때의 소리로 폐기종일 때의 음이다.

답 ④

필 / 수 / 확 / 인 / 문 / 제

**신체검진 방법으로 옳지 않은 것은 무엇인가?**

① 성인의 신장측정은 서서 신발을 벗고 측정한다.
② 흉부둘레는 젖꼭지 높이에서 흉위를 측정한다.
③ 복부둘레는 복부에서 가장 두꺼운 부분을 측정한다.
④ 신장, 비뇨기 질환자는 매일 신장을 측정한다.
⑤ 영아의 신장측정은 눕혀서 다리를 펴고 머리에서 발바닥까지 길이를 측정한다.

해설

신장, 비뇨기 질환자는 매일 체중을 측정한다.

답 ④

### (7) 청 진

① 판형(판막형) : 고음인 장음과 호흡음을 듣는데 사용
② 종형 : 저음인 심음과 혈관음을 듣는데 사용

### (8) 신체검진

① 체중 측정
　㉠ 같은 시간, 같은 체중계, 같은 옷을 입고, 아침 식사 전 동일한 시간대에 측정
　㉡ 바늘 위치 : 0 확인
　㉢ 영아 : 바구니가 달린 탁상용 체중계
　㉣ 신장, 비뇨기계 질환, 부종환자 등(매일 섭취량과 배설량 측정, 매일 체중 측정)

**TIP**

임신중독증 3대 증상
- 고혈압(혈압검사), 부종(체중측정), 단백뇨(소변검사)
- 모성 사망률↑ : 모성사망률을 줄이기 위해 → 임신중독증 관리(산전 관리)

② 신장 측정
　㉠ 성인 : 반듯하게 서서 신발을 벗고 측정
　㉡ 영아 : 눕혀서 → 다리 쭉 펴고 → 머리에서 발바닥까지 길이 측정
③ 머리 둘레
　㉠ 뇌의 발달을 평가하는 지표
　㉡ 신생아 시기~2세까지 측정 필요
④ 흉부 둘레 측정 : 흉위(젖꼭지 높이)
⑤ 복부 둘레 측정 : 복위(복부에서 가장 두꺼운 부분)

# 감염관리

## 1 병원감염과 무균술

### (1) 개념 정리

① 미생물
  ㉠ 병원성 미생물 : 질병을 일으키는 미생물
  ㉡ 대부분의 미생물은 일반 환경에서는 질병을 일으키지 않는다.
  ㉢ 감염은 병원성 미생물에 의해 야기되는 질병상태이다.
② 무균상태 : 질병을 유발하는 미생물이 없는 상태
③ 오염 : 미생물이 일시적으로 잠깐 머물고 생명을 유지하는 상태(손 씻기 등으로 쉽게 제거 가능)
④ 정착 : 병원성 미생물이 존재 → 정착(자리 잡고 살고 있는 경우)
⑤ 감염 : 병원성 미생물 존재 → 자리 잡고 정착 → 증식 → 인체에 영향을 미칠 수 있는 상태로 현성감염과 불현성감염으로 나뉜다(인간 면역↑ : 질병 발생↓, 인간 면역↓ : 질병 발생↑).
⑥ 무균술(멸균술)
  ㉠ 병원성 미생물 접촉 시 → 특별하게 관리하는 기술
  ㉡ 질병을 일으킬 수 있는 균 → 감염회로 차단하는 전파과정 차단 기술

### (2) 감염회로(감염과정, 감염 6고리)

병원체 → 병원소 → 탈출 → 전파 → 침입 → 감염

### (3) 병원감염

① 의료기관에서 건강을 돕는 행위를 통해 획득한 감염으로 입원 중에 일어난 모든 감염을 의미한다.
② 병원감염 : 비뇨기계 감염(요로 감염)↑
③ 종 류
  ㉠ 수술 후 창상
    • 삽입물 × : 30일 이내 감염
    • 삽입물 ○ : 1년 이내 감염
  ㉡ 폐렴 : 입원 72시간 지난 후 발생한 경우
  ㉢ 패혈증 : 입원 72시간 지난 후 실시한 혈액 배양에서 미생물 검출되는 경우

**필 / 수 / 확 / 인 / 문 / 제**

**병원감염과 무균술에 대한 정의로 옳은 것은 무엇인가?**

① 대부분의 미생물은 일반 환경에서 감염성 질환을 일으킨다.
② 무균상태는 모든 미생물이 없는 상태이다.
③ 미생물이 일시적으로 잠깐 머물고 생명을 유지하는 상태를 정착이라고 한다.
④ 병원성 미생물이 자리를 잡고 인체에 영향을 미칠 수 있는 상태를 감염이라고 한다.
⑤ 감염은 모든 미생물에 의해 야기되는 질병상태이다.

해설
① 대부분의 미생물은 일반 환경에서 감염성 질환을 일으키지 않는다.
② 무균상태는 질병을 유발하는 미생물이 없는 상태이다.
③ 미생물이 일시적으로 잠깐 머물고 생명을 유지하는 상태를 오염이라고 한다.
⑤ 감염이 되었어도 면역수준이 높을 때는 질병이 발생하지 않는다.

답 ④

**병원감염은 의료기관에서 건강을 돕는 행위를 통해 획득한 감염이다. 대표적인 병원감염은 무엇인가?**

① 요로감염 ② 상기도 감염
③ 결 핵 ④ 폐 렴
⑤ 폴리오

해설
병원감염의 대표적인 감염은 비뇨기계감염(요로감염)이다.

답 ①

필 / 수 / 확 / 인 / 문 / 제

대상자의 저항력이 저하되었을 때 환자 자신의 내부의 균 등이 과성장하여 유발되는 감염은 무엇인가?

① 내인성 감염
② 외인성 감염
③ 교차감염
④ 기회감염
⑤ 중복감염

해설
내인성 감염 : 환자 자신의 내부의 균 등이 과성장하여 유발되는 감염이다.

답 ①

이미 감염된 상태에서 또 다른 감염병에 걸리는 것을 어떤 감염이라라고 하는가?

① 내인성 감염
② 외인성 감염
③ 교차감염
④ 기회감염
⑤ 중복감염

해설
중복감염 : 이미 감염된 상태에서 또 다른 감염병에 걸리는 것이다.

답 ⑤

감염예방을 위한 주사실무에 대한 설명으로 옳지 않은 것은 무엇인가?

① 일회용 주사기를 사용한다.
② 사용한 주삿바늘은 뚜껑을 닫지 않고 처리한다.
③ 사용한 주삿바늘은 손상성 의료폐기물통에 폐기한다.
④ 주사 전에 미리 바이엘에 주사기를 꽂아둔다.
⑤ 앰플의 액체가 혼탁해졌을 때 폐기처분한다.

해설
주사 전에 미리 바이엘에 주사기를 꽂아두지 않는다.

답 ④

㉣ 내인성 감염 : 대상자 저항력이 ↓되었을 때, 환자 자신의 내부의 균 등이 과성장하여 감염
㉤ 외인성 감염 : 외부균이 들어와 발생하는 감염
㉥ 의원성 감염 : 검사, 진단, 치료과정에서 감염
㉦ 교차감염 : 인간 ↔ 인간, 인간 ↔ 기구·기재
㉧ 중복감염 : 이미 감염이 된 상태에서 또 다른 감염 발생
㉨ 기회감염 : 정상 상태 → 감염(×), 환경이 바뀌면 → 감염(○)

### (4) 표준예방 지침(표준주의 지침) : 감염관리 기본 지침

① 대상자 : 병원에 입원한 모든 대상자
② 피부 점막 : 멸균술(무균술)을 지켜야만 한다.
　㉠ 혈액 감염(카테터를 통한 감염↑ → 카테터 삽입)
　　• 말초혈관 카테터는 상지 > 하지, 손등 > 손목에 삽입
　㉡ 중심정맥 카테터는 쇄골 하정맥 > 경정맥에 삽입
　　• 중심정맥압 : 전신을 순환한 $CO_2$↑ 혈액이 우심방에 들어왔을 때 압력
　　• 쇼크 시(출혈) : 중심정맥압↓
　　• 우심방에 들어오는 혈액량이 줄어들면 중심정맥압↓

### (5) 폐기물 관리

① 격리 폐기물 : 감염병 환자 사용(적색상자 보관) → 7일 보관
② 위해 의료 폐기물
　㉠ 손상성 의료 폐기물
　　• 주삿바늘, 수술용 칼, 침
　　• 노란색 상자 or 검은색 비닐 봉투 보관 → 30일 보관
　㉡ 조직물류 폐기물, 병리계 폐기물, 혈액오염 폐기물, 생물·화학 폐기물 : 노란색 상자 또는 검정색 비닐봉투 보관 → 15일 보관
③ 일반 의료 폐기물 : 붕대, 거즈, 소독 솜, 기저귀 등 → 15일 보관

### (6) 감염 예방 : 주사실무

① 주사기, 주삿바늘
　㉠ 일회용품 사용
　㉡ 사용 직전 개봉한다(공기감염 우려).
　　※ 미리 개봉한 물품 → 폐기처분
　㉢ 사용한 주삿바늘 → 뚜껑을 닫지 않는다(의료진 자상↑).
　　※ 혈액 감염(B형간염, C형간염, 에이즈)
　㉣ 사용한 주사 바늘 → 손상성 의료 폐기물통에 폐기한다.

② 주사약물(앰플, 바이엘)

㉠ 사용 전에 5R, 6R을 지킨다(정확한 약, 환자, 시간, 용량, 방법, 기록).

㉡ 사용 전

- 바이엘의 은박지 손상, 액체가 혼탁해짐, 색의 변화 → 폐기 처분
- 유효기간 확인
- 남은 양 → 모아 두지 않는다.
- 사용 직전에 준비한다.
- 바이엘에 미리 주사기 꽂아두지 않는다.

㉢ 무균술(멸균술)을 지킨다.

㉣ 남은 약은 약국에 반납한다.

## (7) 다제내성균

다약제(여러 가지 약물) → 내성이 생긴 것, 일명 슈퍼박테리아

① 원 인

㉠ 잘못된 항균제(항생제) 선택

㉡ 너무 과량 사용(과다 사용)

㉢ 너무 소량 사용(치료의 적정용량보다 적은 양 사용)

② 종 류

㉠ 메티실린내성황색포도상구균 MRSA

- 치료의 범위가 좁다.
- 병원소 : 호흡기, 피부

㉡ 반코마이신내성장구균(장알균) VRE

- 쓸 수 있는 항생제가 극히 제한
- 병원소 : 장 내
- 환경적응력↑(서식장소를 벗어나도 수주 동안 생존력↑)
- 기구, 물품 → 소독 멸균

㉢ 감염경로 : 의료진 손↑ → 손 씻기(가장 기본)

③ 관 리

㉠ 격리 : 격리, 코호트 격리(같은 진단명 환자끼리 같은 방 사용)

㉡ 병 실

- 필요시 가운, 마스크, 눈 보호대 사용, 장갑 착용
- 병실 나서기 전에 반드시 가운 장갑 벗고 손 씻기

㉢ 검사물 : 일회용 비닐에 넣어서 라벨을 붙인 후 → 검사실로 보낸다.

㉣ 환자 이동 시

- 이동차에 큰 시트를 깔고, 시트로 환자의 몸을 감싼 후 이동
- 이동 직원 : 가운, 모자, 장갑, 마스크 등 보호용 장구 착용

필 / 수 / 확 / 인 / 문 / 제

**MRSA(메티실린 내성 황색포도상구균)에 대한 설명으로 옳지 않은 것은 무엇인가?**

① 일명 슈퍼박테리아균이다.
② 치료에 사용할 수 있는 항균제의 범위가 좁다.
③ 호흡기, 피부가 병원소이다.
④ 서식장소를 벗어나도 수주 동안 생존한다.
⑤ 면역력이 저하된 환자에게 심각한 감염을 초래할 수 있다.

해설
서식장소를 벗어나도 수주 동안 생존하는 것은 VRE이다.

답 ④

**접촉주의 환자의 간호보조활동으로 옳지 않은 것은?**

① 내과적 손 씻기를 한다.
② 같은 진단명의 환자끼리 같은 병실에 격리한다.
③ 청진기와 체온계를 공동으로 정해 사용한다.
④ 병실을 나서기 전 장갑과 가운을 벗고 반드시 손 씻기를 한다.
⑤ 병실 밖으로 이동 시 환자를 덧가운이나 시트로 감싸준다.

해설
의료용품(체온계, 청진기, 혈압계 등)은 가능한 한 환자 전용으로 사용하며, 공용할 경우 다른 환자 사용 전에 소독한다.

답 ③

필 / 수 / 확 / 인 / 문 / 제

백혈병환자, 암환자, 면역력이 저하된 대상자를 보호하기 위한 격리의 종류로 옳은 것은 무엇인가?

① 격 리　② 역격리
③ 코호트 격리　④ 건강격리
⑤ 검 역

해설
역격리(보호격리) : 백혈병환자, 암환자, 면역력이 저하된 대상자 등을 보호하기 위한 격리

답 ②

세균을 죽이지 않고 균의 성장이나 증식을 억제하는 것은 무엇인가?

① 소 독　② 멸 균
③ 세 척　④ 방 부
⑤ 살 균

해설
방부 : 균의 성장이나 증식을 억제하는 것이다.

답 ④

자비소독에 대한 설명으로 옳지 않은 것은 무엇인가?

① 100℃에서 10분간 가열한다.
② 물에 완전히 잠기게 한다.
③ 뚜껑을 닫고 소독한다.
④ 식은 후에 물품을 꺼낸다.
⑤ 유리제품은 차가운 물에 넣어서 끓기 시작해서 10분간 가열한다.

해설
따뜻한 상태에서 꺼낸다.

답 ④

㉤ 의료기구 사용 시 : 일회용 비닐에 싸서 사용, 사용 후 비닐을 벗기고 다시 소독하고 사용

## (8) 격 리

① 감염병 환자(격리)
　㉠ 건강한 사람 보호, 감염방지(메르스, 사스, 코로나19 등)
　㉡ 음압 병실
② 역격리(보호 격리)
　㉠ 암 환자, 백혈병 환자 등 면역력↓ : 환자를 보호하기 위해서 격리
　㉡ 양압 병실

## (9) 용어 정의

① 세척 : 이물질 제거하는 과정
　㉠ 소독, 멸균하기 전에 세척 과정을 거쳐야 한다.
　㉡ 찬물 → 더운물로 세척
　　※ 체액, 혈액은 단백질 성분 → 더운 물을 만나면 응고되어 제거되지 않는다.
② 방 부
　㉠ 균의 성장, 증식 억제
　㉡ 자극성↓ → 우리 몸의 점막 소독(눈, 회음부, 입 안 등) : 붕산 사용
③ 소 독
　㉠ 병원성 미생물의 사멸 → 아포형성균 제외
　㉡ 내과적 무균법
④ 멸 균
　㉠ 아포형성균을 포함한 병원성균 및 비병원성균을 전부 사멸
　㉡ 외과적 무균법

## (10) 소 독

① 소독의 종류
　㉠ 자비소독
　　• 끓는 물 100℃ → 10분
　　• 감염병 환자 : 20분간(사용한 식기 : 끓인 후 → 세척한다)
　　• 예외 : 유리제품은 처음부터 차가운 물에 넣어서, 끓기 시작하면 10분
　　• 끓는 물에 넣는다.
　　• 물에 완전히 잠기게 한다.
　　• 뚜껑을 닫고 한다.
　　• 따뜻한 상태에서 꺼낸다.

㉡ 소독제

• 알코올
 - 100% 알코올(무수알코올)
 - 70~75% 알코올(유수알코올)
  ⓐ 소독력이 가장 강하다.
  ⓑ 소독력 : 수분 필요(세균 → 수분이 있는 곳에서, 낮은 농도에서도 응고)
 - 30~50% 알코올 : 마사지용(등 마사지 등), 해열 목적

• 과산화수소 $H_2O_2$
 - 소독력 : 기포 $O_2$(산소)
 - 첫 단계 소독 시 많이 사용한다.
 - 빛에 약하다. → 차광용기에 보관(색깔이 있는 용기)
 - 수분에 약하다. → 수분 차단용기 보관 → 기밀용기 보관
 - 응혈된 주사기 소독에 적합

• 베타딘(포비돈 아이오다인)
 - 개방성 상처소독, 수술 후 피부 소독
 - 수술 전 피부 소독, 의사 손 소독(상박 2/3까지)

• 요오드팅크
 - 폐쇄상처 소독
 - 수술 전 피부 소독

• 붕산 : 점막소독에 사용(눈, 회음부, 입 안 등)

㉢ 저온소독(저온살균)
 • 우유소독, 예방주사약 소독
 • 63℃ → 30분간, 영양소 파괴↓

㉣ 초고온 소독(초고온 살균)
 • 우유 소독
 • 120~130℃ → 2~3초, 경제성

② 소독의 조건 : 적절한 농도, 시간, 접촉면, 적절한 수분

③ 소독의 수준
 ㉠ 높은 수준 소독 : 모든 미생물과 일부 세균의 아포를 사멸
 ㉡ 중간 수준 소독 : 결핵균, 영양성 세균, 대부분의 바이러스와 진균 사멸시키나 → 아포는 사멸시키지 못한다.
 ㉢ 낮은 수준 소독 : 대부분의 영양성 세균, 일부 진균과 바이러스 제거할 수 있으나 → 결핵균과 아포는 사멸시키지 못한다.

④ 기구 소독
 ㉠ 고위험 기구(수술용 기구 등) : 멸균 필요
 ㉡ 준위험 기구(호흡치료용 기구, 내시경 등) : 높은 수준 소독 요구
 ㉢ 비위험 기구(혈압계, 체온계 등) : 낮은 수준 소독 적용

필 / 수 / 확 / 인 / 문 / 제

**소독제 중 수술 후 피부소독, 개방성 상처 소독에 사용하는 소독제의 종류는 무엇인가?**

① 알코올 ② 베타딘
③ 과산화수소 ④ 붕 산
⑤ 요오드팅크

해설
베타딘(포비돈 아이오다인) : 수술 후 피부 소독, 개방성 상처 소독에 사용하는 소독제

답 ②

**우유의 영양소 파괴 방지, 예방주사약의 소독에 사용하는 것은 무엇인가?**

① 자비소독 ② 저온살균
③ 초고온 살균 ④ 냉멸균
⑤ 여과멸균

해설
저온살균 : 우유의 영양소 파괴 방지, 예방주사약의 소독에 사용한다.

답 ②

필 / 수 / 확 / 인 / 문 / 제

고압증기멸균하는 물품의 종류가 아닌 것은 무엇인가?

① 외과용 수술기구
② 가 운
③ 면직류
④ 도뇨관
⑤ 외과용 주사기

해설

도뇨관 : EO 가스멸균한다.

답 ④

고압증기멸균하는 방법에 대한 설명으로 옳은 것은 무엇인가?

① 무거운 것은 위에, 가벼운 것은 아래에 둔다.
② 한 겹의 방포에 싼다.
③ 나사를 조인 후 멸균한다.
④ 겸자의 끝을 벌려서 멸균한다.
⑤ 뚜껑이 있는 용기는 닫아서 방포에 싼다.

해설

① 무거운 것은 아래에, 가벼운 것은 위에 둔다.
② 두 겹의 방포에 싼다.
③ 나사를 약간 헐겁게 한 후 멸균한다.
⑤ 뚜껑이 있는 용기는 열어서 방포에 싼다.

답 ④

EO 가스멸균에 대한 설명으로 옳지 않은 것은 무엇인가?

① 장기보관이 가능하다.
② 냉멸균이라고도 한다.
③ 카테터, 도뇨관, 도뇨세트를 멸균한다.
④ 열에 약한 제품을 멸균할 수 있다.
⑤ 독성이 강해 멸균 후 8~16시간의 환기가 필요하다.

해설

도뇨세트 : 고압증기멸균한다.

답 ③

### (11) 멸 균

① 정의 : 아포를 포함한 병원성균 및 비병원성균을 전부 사멸
② 외과적 무균법
③ 종 류

㉠ 고압증기멸균

- 병원에서 가장 많이 사용
- 고압(압력↑), 증기(습기), 고온(온도↑)이용
- 습기에 약하거나(종이, 파우더 등), 열에 약한 제품(고무, 플라스틱 등)은 사용할 수 없다.
- 120℃ : 20~30분, 135℃ : 3~5분
- 외과용 수술 기구, 도뇨세트, 가운, 면직류 등
- 유효기간 : 2주
- 방 법
  - 세척(이물질 제거 : 차가운 물 → 더운 물)
  - 물기를 완전히 제거
  - 뚜껑이 있는 용기 → 뚜껑을 열어서 방포에 싼다.
  - 물기가 있는 것 → 거꾸로
  - 겸자 → 끝을 벌려서
  - 끝이 날카롭거나 마모되기 쉬운 것 → 거즈에 한 번 싸서
  - 나사 → 약간 헐겁게
  - 두 겹의 방포에 싸준다.
    ※ 너무 크게 싸지 않는다(가로, 세로의 크기가 60cm 넘지 않도록).
  - 무거운 것 → 아래층, 가벼운 것 → 윗층
  - 2/3를 넘지 않도록
- 사용 전 방포 겉면 : 날짜(유효기간 2주), 품명 표시, 멸균 표시 색(검은색) 확인
- 사용하지 않을 때 : 문을 완전히 잠그지 않는다(습기로 녹슬기 때문).
- 유효기간 지난 것, 색 표시 불분명한 것, 방포가 습기에 젖었을 때 : 사용 ×

㉡ 건열 멸균

- 유리제품, 파우더, 오일, 종이, 바셀린 거즈 등
- 120~140℃ : 3시간, 160℃ : 1~2시간

㉢ EO 가스멸균

- 가스(산화에틸렌 가스) 이용
  - 독성↑
  - 단점 : 멸균 후 8~16시간의 환기(통기)필요
  - 장점 : 유효기간(2년), 장기보관 가능

• 냉멸균
- 보통 55℃에서 105분으로 상대적으로 온도가 낮다.
- 열에 약한 제품
- 고무, 플라스틱, 카테터, 특수섬유, 끝이 예리하거나 마모되기 쉬운 것
- 장기보관 필요 : 카테터, 도뇨관 등

㉣ 여과 멸균 : 혈액(혈청)

## (12) 내과적 무균법

① 목적 : 균수 감소, 균 전파 방지

② 손 씻기

㉠ 손끝 → 아래를 향한다.

㉡ 미지근한 물(비누 → 수직 동작) : 1~2분 정도(최소 10~15초)

㉢ 종이타월 → 수도꼭지를 잠근다.

㉣ 종이타월 → 손을 닦는다.

㉤ 격리(세면대, 화장실이 있는 병실)

• 격 리
- 격리 : 감염병 환자(감염방지)
- 음압병실
- 쓰레기 : 이중포장해서 버린다.
- 매트리스(재사용) : 고무포를 씌워서 사용

• 역격리(보호격리)
- 감염에 민감한 사람을 보호하기 위해서(백혈병, 암 환자, 화상환자 등)
- 양압병실

• 코호트 격리 : 같은 진단명을 가진 사람을 같은 병실에 사용

• 건강 격리
- 의심환자의 격리
- 그 질병의 잠복기간까지

• 전파경로별 격리 : 표준격리를 적용함과 동시에 전염력이 강한 미생물에 의한 전파를 예방하기 위해 추가적으로 적용하는 방법으로 질병에 따라 2가지 이상 적용될 수 있다.
- 공기 감염
  ⓐ 입자가 적다. 5$\mu$m ↓ → 공기주의(공기매개경계)
  ⓑ HEPA 마스크, N95 마스크
- 비밀감염 : 기침, 재채기 등, 5$\mu$m ↑ → 비말주의(비말경계)
- 접촉감염 : VRE, MRSA 등 → 접촉주의(접촉경계)

필 / 수 / 확 / 인 / 문 / 제

**내과적 무균법 손 씻기에 대한 설명으로 옳지 않은 것은 무엇인가?**

① 종이타월로 수도꼭지를 잠근다.
② 손끝이 아래로 향하게 한다.
③ 종이타월로 손을 닦는다.
④ 10~15초 수직 동작으로 닦는다.
⑤ 팔꿈치가 손보다 항상 아래로 가게 한다.

해설
손끝이 아래를 향하게 한다.

답 ⑤

**감염예방을 위해 HEPA 마스크, N95 마스크를 필요한 감염병의 종류는 무엇인가?**

① 홍 역
② 풍 진
③ 유행성이하선염
④ 코로나19
⑤ 백일해

해설
감염예방을 위해 HEPA 마스크, N95 마스크를 필요한 감염병 : 사스, 신종인플루엔자, 메르스, 코로나19 등

답 ④

필 / 수 / 확 / 인 / 문 / 제

**외과적 무균법에 대한 설명으로 옳지 않은 것은 무엇인가?**

① 가슴~허리까지가 멸균영역이다.
② 습기에 젖은 것은 오염된 것으로 간주한다.
③ 빠른 업무를 위해 미리 멸균 세트를 개봉해 놓는다.
④ 멸균물품과 소독물품이 닿으면 오염된 것으로 간주한다.
⑤ 손 씻기에서 손끝이 위를 향하게 한다.

해설
사용 직전 개봉한다.

답 ③

**이동겸자 사용법에 대한 설명으로 옳지 않은 것은 무엇인가?**

① 겸자 오염 시 겸자통에 거꾸로 꽂아 놓는다.
② 하나의 겸자통에 하나의 겸자만 꽂아 놓는다.
③ 겸자를 꺼낼 때 가장 자리에 닿지 않도록 한다.
④ 8시간 간격으로 소독한다.
⑤ 겸자의 끝이 허리 아래로 내려가지 않도록 한다.

해설
24시간 간격으로 소독한다.

답 ④

### (13) 외과적 무균법

① 병원성 세균, 비병원성 세균 모두 사멸
② 수술, 주사, 드레싱 등
③ 손 씻기
  ㉠ 손 끝 → 위를 향한다(팔꿈치가 손보다 항상 아래로 가도록).
  ㉡ 미지근한 물 : 비누, 소독제(베타딘) → 원형동작(솔을 이용) : 14분 정도(최소 2~5분)
  ㉢ 수도 → 발로 조절
④ 특 징
  ㉠ 멸균 + 멸균 = 멸균
  ㉡ 멸균 + 소독 = 오염
  ㉢ 멸균 + 오염 = 오염
⑤ 멸균 영역 : 가슴~허리까지, 팔 전면, 수술실 지나갈 때 등지고 지나간다.
⑥ 허리 아래, 가장자리, 시야에서 벗어난 것, 습기에 젖은 것 → 오염된 것으로 간주
⑦ 공기오염 → 사용 직전 개봉하고 만약 개봉했으면 멸균 방포로 덮어 놓는다.
⑧ 멸균(고압증기멸균)된 물품사용 순서
  ㉠ 유효기간(2주), 품명, 색 테이프(검은색) 확인
  ㉡ 간호조무사의 먼 쪽을 편다.
  ㉢ 간호조무사의 오른쪽을 편다.
  ㉣ 간호조무사의 왼쪽을 편다.
  ㉤ 간호조무사의 가까운 쪽을 편다.
⑨ 소독용액 따르기
  ㉠ 뚜껑 : 들고 있을 때 → 내면이 아래로 향하도록, 바닥에 놓을 때 → 위로 향하도록 한다.
  ㉡ 라벨부위 → 위로 향하게
  ㉢ 약 입구 가장 자리 → 오염 : 조금 따라 버리고 사용한다.
  ㉣ 일단 따른 것 → 다시 병에 붓지 않는다.
  ㉤ 공기오염 주의
⑩ 이동겸자(포셉)사용법
  ㉠ 하나의 겸자통에 하나의 겸자만 꽂아 놓는다.
  ㉡ 겸자를 꺼낼 때 : 끝이 맞물리도록 하고, 가장자리가 닿지 않도록 한다.
  ㉢ 겸자의 끝이 항상 손목보다 아래로 향하게 하며, 허리 아래로 내려가지 않도록 한다.
  ㉣ 겸자 오염 시 → 거꾸로 꽂아 놓는다.
  ㉤ 24시간 간격으로 소독한다.
  ※ 소독수 : 2/3가 잠기도록

### (14) 가운 착용과 벗기

① 착용 순서

㉠ 모자 → 마스크 → 가운 → 장갑

㉡ 마스크 : 위 끈 → 아래 끈

㉢ 가운 : 목 끈 → 허리 끈

② 벗는 순서

㉠ 장갑 → 가운 → 마스크 → 모자

㉡ 가운 : 허리 끈 → 손 씻기 → 목 끈

㉢ 마스크 : 아래 끈 → 위 끈

③ 마스크 교환

㉠ 20분마다 교환

㉡ 최소 2시간마다 교환

㉢ 환자가 간호사의 얼굴에 기침 했을 시, 마스크가 축축할 때, 감염병 환자 접촉 시 교환

④ 가운 거는 방법(사용한 가운)

㉠ 청결한 구역 : 내면이 위로

㉡ 오염된 구역 : 외면이 위로

예 격리병실에서 가운을 걸어 둘 때 → 오염구역이므로 가운의 외면이 위로, 격리병실 밖에서 가운을 걸어 둘 때 → 청결구역이므로 가운의 내면이 위로

## 2 개인위생

### (1) 침상 목욕

① 실내 온도 : 22~23℃

② 목욕물 온도 : 40℃ 정도(43~46℃)

③ 시간 : 5~10분 이내

④ 순서 : 얼굴 → 목 → 양팔 → 가슴 → 복부 → 다리 → 등 → 회음부(환자 스스로)

⑤ 간호조무사의 먼 쪽부터 닦는다(침상 난간↑).

⑥ 각각 부위는 씻고 → 헹구고 → 건조를 동시에 한다(노출, 오한을 피하기 위해).

⑦ 물 1/2~1/3 정도

⑧ 운동, 피부 관찰, 등 마사지 시행

⑨ 얼굴(눈 → 코 → 볼 → 입 → 이마 → 턱 → 귀)

※ 눈부터 닦는다(안쪽 → 바깥 쪽 : 비루관의 감염방지).

⑩ 양팔 : 말초 → 중심 방향, 하박 → 상박 방향

※ 정맥귀환 혈량을 늘려주기 위함

⑪ 복부 : 배꼽에서 시계 방향으로 닦아준다. → 장의 운동 촉진

필 / 수 / 확 / 인 / 문 / 제

**가운착용 순서로 옳은 것은 무엇인가?**

① 모자 – 가운 – 장갑 – 마스크
② 모자 – 가운 – 마스크 – 장갑
③ 가운 – 장갑 – 마스크 – 모자
④ 모자 – 마스크 – 가운 – 장갑
⑤ 가운 – 마스크 – 장갑 – 모자

해설
가운착용 순서 : 모자 – 마스크 – 가운 – 장갑

답 ④

**감염병환자의 병실을 나왔을 때 가운을 거는 방법으로 옳은 것은 무엇인가?**

① 가운의 내면이 위로 가게 한다.
② 가운의 외면이 위로 가게 한다.
③ 가운의 겉면이 위로 가게 한다.
④ 가운은 병실 안에만 걸어둔다.
⑤ 가운은 병실 밖에만 걸어둔다.

해설
- 감염병환자 병실 : 가운의 외면이 위로 가게 한다.
- 감염병환자의 병실을 나왔을 때 : 가운의 내면이 위로 가게 한다.

답 ①

**침상목욕 시 양팔은 하박에서 상박방향으로 닦아주는 이유는 무엇인가?**

① 정맥귀환 혈량을 늘려주기 위해
② 비루관 감염예방을 위해
③ 위생적으로 닦기 위해
④ 관절의 운동을 위해
⑤ 동맥귀환 혈량을 늘려주기 위해

해설
정맥귀환 혈량을 늘려주기 위해서 말초에서 중심방향으로, 하박에서 상박으로 닦는다.

답 ①

필 / 수 / 확 / 인 / 문 / 제

**통 목욕을 하는 대상자가 통속에서 실신했을 때 가장 먼저 해야 하는 것은 무엇인가?**

① 의사나 간호사에게 보고한다.
② 환자를 통 밖으로 꺼낸다.
③ 편평하게 눕힌다.
④ 통속의 물을 제거한다.
⑤ 활력증상을 측정한다.

해설

가장 먼저 통속의 물을 제거하고 쇼크체위를 취해 주고 보고한다.

답 ④

**치료적 목욕의 종류 중 미온수 목욕에 대한 설명으로 옳지 않은 것은 무엇인가?**

① 해열목적으로 실시한다.
② 소양증 완화 목적으로 실시한다.
③ 체온보다 2℃ 높은 물을 사용한다.
④ 복통을 유발할 수 있어 복부는 제외한다.
⑤ 3회 정도 반복해서 실시한다.

해설

체온보다 2℃ 낮은 물을 사용한다.

답 ③

**치료적 목욕에 대한 설명으로 옳지 않은 것은 무엇인가?**

① 소양증 간호로 중조목욕을 해준다.
② 가려움증을 호소하는 영아는 팔꿈치 보호대를 해서 피부의 2차 손상을 예방한다.
③ 고열 환아는 열을 내리기 위해 차가운 물로 닦아준다.
④ 고열 환아의 해열간호 시 발은 따뜻하게 해준다.
⑤ 소양증 환아는 2차 감염을 예방하기 위해 손톱을 짧게 한다.

해설

고열 환아는 체온보다 2℃ 낮은 미온수로 닦아준다.

답 ③

⑫ 다리 : 말초 → 중심, 하박 → 상박방향으로 닦아준다.
⑬ 회음부 : 가능하면 스스로 하도록 한다(얼굴, 회음부 → 환자 스스로).
⑭ 손톱은 둥글게, 발톱은 일자로 잘라준다(두꺼운 경우 더운 물에 담갔다가 잘라준다).

### (2) 통 목욕

① 실내온도 : 24℃
② 목욕물 온도 : 40℃ 정도(성인 : 42~44℃, 유아 : 40.5℃ 정도)
③ 시간 : 20분 이내
④ 욕조 밖에서 뜨거운 물을 받는다.
⑤ 욕조 안에 들어가거나, 나올 때 → 건강한 쪽이 먼저
⑤ '사용 중' 팻말을 걸고 문을 잠그지 않는다.
⑥ 통속에서 실신 시 : 통속의 물을 먼저 제거 → 편평하게 눕게 하고 → 쇼크체위 → 의사나 간호사에게 보고

### (3) 영아 목욕

① 목욕물 온도 : 40℃ 정도(팔꿈치를 담가본다)
② 시간 : 5~10분 안에 → 일정한 시간대에 해준다.
③ 방향성 : 두 → 미
④ 목욕 후에 수유한다.
⑤ 파우더를 사용하지 않는다.
⑥ 아기 목욕 후 옷부터 입힌다(○). 기저귀 먼저 채운다(×).
⑦ 신생아 통 목욕 가능
  ㉠ 2.5kg 이상
  ㉡ 미숙아는 스펀지 목욕
  ㉢ 오일목욕 : 조산아, 피부 건조, 습진이 있는 아기
⑧ 신생아 목욕 후 → 제대 관리(제대 : 70% 알코올로 소독)

### (4) 치료적 목욕

① 소양증(가려움증) 완화
  ㉠ 전분 목욕, 중조목욕, 미온수 목욕, 황산마그네슘 목욕 등
  ㉡ 칼라민 로션, 항히스타민제
  ㉢ 아동 : 장갑 보호대, 팔꿈치 보호대
  ㉣ 2차 감염 예방을 위해 손톱 짧게 한다.
② 미온수 목욕 : 해열 목적, 소양증↓
  ㉠ 체온보다 2℃ 낮은 물(복부 제외 → 복통, 설사 유발)
  ㉡ 15~20분 정도(30분을 초과하지 않는다)
  ㉢ 3회 정도 반복 가능, 3회 이상 시 효과 감소
  ㉣ 30분 후에 → 체온 측정

③ 해열 목적

㉠ 미온수 목욕

㉡ 냉적용 : 발은 따뜻하게

**TIP**

**냉 · 온의 공통점**

- 부종↓, 통증↓
- 30분 이상 초과 ×
- 수건을 대고 적용(피부 보호)
- 30분 후 → 체온 재측정

㉢ 알코올 마사지 : 30~50%

### (5) 온적용

① 혈관확장 → 혈액순환↑ → 신진대사↑

② 근육 이완 → 휴식, 피로↓

### (6) 좌욕 : 염증↓, 부종↓, 울혈↓, 소양증↓, 통증↓, 소염효과

① 온도 : 40℃ 정도(40~43℃)

② 대야째 끓여 준다.

③ 물 : 1/2~2/3 정도 담는다.

④ 3~4회/1일, 10~15분/1회

⑤ 프라이버시를 존중한다. → 절대로 환자를 혼자 두지 않는다.

⑥ 건조 : 휴지(×), 소독된 마른 수건 사용(○)

### (7) 회음부 간호

① 여 성

㉠ 체위 : 배횡와위

㉡ 방향 : 대음순 → 소음순 → 요도

- 치구 → 항문방향
- 요도 → 항문방향
- 요도 → 질방향

㉢ 매번 새 솜으로 닦고, 수건사용 시 닦을 때마다 다른 면을 사용

② 남 성

㉠ 체위 : 앙와위

㉡ 방 향

- 귀두 → 음경방향
- 귀두 → 치구방향
- 음경 → 치구방향

필 / 수 / 확 / 인 / 문 / 제

**회음부 간호에 대한 설명으로 옳지 않은 것은 무엇인가?**

① 여성은 배횡와위를 취한다.

② 치구에서 항문방향으로 해준다.

③ 매번 새 솜으로 닦는다.

④ 수건 사용 시 닦을 때마다 다른 면을 사용한다.

⑤ 먼저 소음순을 닦고 대음순을 닦는다.

해설

대음순을 먼저 닦고 소음순을 닦는다.

답 ⑤

**회음부 간호에 대한 설명으로 옳지 않은 것은 무엇인가?**

① 남성은 귀두에서 음경방향으로 닦아준다.

② 외과적 무균술을 적용한다.

③ 남성은 앙와위를 취한다.

④ 포경수술을 하지 않은 경우 포피를 젖혀 닦아준다.

⑤ 음경에서 치구방향으로 닦아준다.

해설

내과적 무균술을 적용한다.

답 ②

필 / 수 / 확 / 인 / 문 / 제

등 마사지에 대한 설명으로 옳지 않은 것은?

① 로션, 크림, 오일 등을 사용한다.
② 뼈 돌출 부위에 적용하지 않는다.
③ 70%대 알코올을 사용한다.
④ 붉게 된 천골 부위는 마사지를 하지 않는다.
⑤ 복위를 취해 준다.

해설
알코올을 사용해 마사지를 할 경우 30~50%대 알코올을 사용한다.

답 ③

구강간호 시 과산화수소를 매번 사용하면 안 되는 이유로 옳은 것은 무엇인가?

① 에나멜질을 손상시킴
② 미뢰수를 감소시킴
③ 구강점막을 손상시킴
④ 잇몸을 자극하기 때문
⑤ 타액점도의 변화를 초래하기 때문

해설
과산화수소는 악취제거, 백태제거에 효과적이나 에나멜질을 손상시키므로 매일 사용하면 안 된다.

답 ①

㉢ 포경수술을 하지 않은 경우 포피를 젖혀 닦고, 원위치시킴
㉣ 매번 새 솜으로 닦고, 수건사용 시 닦을 때마다 다른 면을 사용

### (8) 등 마사지

국소적 순환 증가, 전신적 순환 자극, 근육의 긴장 완화

① **체위** : 측위, 복위
② 로션, 크림, 오일 사용
③ **알코올** : 30~50% 알코올 사용 → 소아·노인에게는 건조증 유발
④ **방법** : 경찰법, 유날법, 지압법, 경타법(2법)
⑤ 뼈 돌출 부위, 천골 부위, 붉게 된 경우 → 마사지(×)
⑥ **마사지 금기**
　㉠ 등에 악성 종양
　㉡ 늑골 골절
　㉢ 혈전정맥염
　㉣ 전염성 피부질환
　㉤ 화농성 피부염

### (9) 구강간호

① 종 류
　㉠ 일반 구강간호(양치 돕기)
- 부드러운 칫솔의 강모에 미지근한 물을 묻히고 치약을 바른다.
- 치아에 대해 모가 45°를 유지하게 한다.
- 잇몸에서 치관으로 칫솔을 앞뒤로 움직인다.
- 치아의 바깥쪽, 어금니 안쪽, 윗니, 아랫니, 잇몸, 입천장, 혀, 볼
- 앞니의 안쪽을 닦을 때는 칫솔을 수직으로 세우며, 칫솔을 잇몸과 치아 아래위로 반복하여 치아와 잇몸을 닦는다.
- 모든 치아의 안팎과 잇몸이 깨끗해질 때까지 반복한다.
- 잇몸이 상했을 때는 면봉을 붕산수에 적셔 치아와 잇몸을 씻어준다.
- 물로 헹군다.

　㉡ 특수 구강간호 : 무의식 환자, 비위관 환자, 장기 금식환자 등
- 반좌위, 측위, 고개를 옆으로, 상반신을 약간 올려준다. → 흡인방지
- 잇몸이 상했을 때는 칫솔 대신 면봉이나 압설자를 준비 → 구강간호 약에 적셔 치아의 안팎, 혀와 잇몸, 볼 안쪽을 닦아준다.
- 입술에 글리세린, 바셀린 크림, 미네랄 오일을 발라주거나 거즈에 물을 적셔 입술에 대어준다. → 구강점막이 마르지 않도록
- 이동겸자 사용 시 이것이 치아에 직접 닿지 않도록 한다.

② 구강간호 시 사용되는 용액

㉠ 과산화수소($H_2O_2$)

- 혀, 백태 제거, 악취·구취 제거에 효과적
- 법랑질(에나멜질)이 부식되어 충치유발 한다.
- 특별구강간호를 자주 실시할 때는 생리식염수만을 사용

㉡ 중조수, 붕산수

㉢ 알코올 사용 금지

③ 의치간호

㉠ 뺄 때, 끼울 때 : 가능하면 본인 스스로 한다.

㉡ 뺄 때 : 윗니 → 아랫니(엄지, 검지 → 상하로 흔들어서 빼준다)

㉢ 세 정

- 미온수나 차가운 물을 사용한다(더운물 : 의치 변형).
- 흐르는 찬물에 세정제와 칫솔을 사용해 닦는다.
- 세면대에 수건을 깐다(손상 방지).
- 의치 색이 변한 경우 : 중조수, 붕산수에 담가둔다.

㉣ 의치 보관

- 뚜껑이 있는 불투명한 컵에 보관 → 빛 차단(차광용기)
- 미온수, 차가운 물에 담가서 보관한다(변형 예방).
- 뚜껑을 닫아준다.
- 컵에 이름표를 표시한다.

㉤ 의치를 빼야 할 경우 : 수면 시, 수술 시, 경련 시 → 질식 방지

## (10) 모발 간호

① 세발간호는 환자의 동의를 구한 후 시작한다.

② 창문을 닫고, 방이 따뜻한지 확인한다.

③ 세발 전에 환자의 침대 높이 → 허리높이에 맞춰준다.

④ 베게로 어깨 밑을 받쳐주고 수건을 말아 목에 대어 주어 목의 과도한 신전을 막아준다.

⑤ 윗 침구를 내리고 목욕담요로 어깨를 덮어 준다.

⑥ 캘리패드 또는 고무포를 만 것을 반타원형으로 만들어 머리 밑에 놓고, 한쪽은 물이 흐르도록 양동이 속에 넣는다.

⑦ 눈 → 작은 수건, 귀 → 솜을 대준다.

⑧ 손가락 끝 → 마사지(○), 손톱 끝 → 마사지(×)

⑨ 샴푸 → 따뜻한 물로 헹구기 → 말리기(수건, 건조기)

⑩ 머리가 엉킨 경우 : 엉성한 빗 사용, 오일이나 알코올을 약간 적신 후 빗질, 두피 가까이에 있는 머리를 붙잡고 손가락으로 머리카락을 조금씩 분리한다.

⑪ 혈액이 머리에 붙어 있는 경우 물을 묻히기 전에 혈액 용해를 위해 머리를 과산화수소수로 닦고 헹군다.

**필 / 수 / 확 / 인 / 문 / 제**

**환자에게 제공하는 구강간호에 사용되는 용액으로 옳지 않은 것은 무엇인가?**

① 과산화수소 ② 생리식염수
③ 중조수 ④ 알코올
⑤ 붕산수

해설
구강간호에 알코올은 사용금지이다.

답 ④

**다음 중 의치간호에 대한 설명으로 옳지 않은 것은 무엇인가?**

① 미온수에 세척한다.
② 손상방지를 위해 거즈에 싸서 보관한다.
③ 세면대에 수건을 깔고 세척한다.
④ 의치색이 변한 경우 중조수에 담가둔다.
⑤ 뚜껑이 있는 불투명한 컵에 보관한다.

해설
미온수나 차가운 물에 담아서 보관한다.

답 ②

**입원환자의 침상에서의 모발간호에 대한 설명으로 옳지 않은 것은 무엇인가?**

① 방의 온도를 따뜻하게 한다.
② 눈에 수건을 대준다.
③ 머리가 엉킨 경우 오일로 적신 후 빗질을 해준다.
④ 두피의 혈액순환을 위해 손톱 끝으로 마사지해 준다.
⑤ 귀에 솜을 대주어 물이 귀에 들어가지 않게 한다.

해설
손가락 끝으로 마사지해 준다.

답 ④

간호조무사

# 진단검사와 수술 돕기

필 / 수 / 확 / 인 / 문 / 제

**다음 중 금식이 필요 없는 검사에 해당하는 것은 무엇인가?**

① 혈액검사 ② 위내시경
③ 흉부 X-ray ④ 정맥신우촬영
⑤ 기관지경 검사

해설
금식이 필요 없는 검사 : 뇌파검사, 갑상선 초음파, 유방 초음파, 흉부 X-ray, 심전도, MRI(자기공명 촬영) 등

답 ③

**혈액검사에 대한 설명으로 옳지 않은 것은 무엇인가?**

① 수혈을 할 때는 17~19G의 굵은 바늘을 사용한다.
② 채혈을 할 때는 22G 이하의 얇은 바늘을 사용한다.
③ 보통 8시간 이상의 금식이 필요하다.
④ 왼쪽 팔에 정맥주사를 맞고 있으면 반대 팔에서 채혈한다.
⑤ 전혈구 검사(CBC)에서 적혈구, 백혈구, 혈소판, 혈당 등을 검사한다.

해설
전혈구 검사(기본검사)에서 혈당검사는 하지 않는다.

답 ⑤

**신장의 기능을 알아보기 위해 검사하는 항목에 해당하는 것은 무엇인가?**

① 혈 당 ② 콜레스테롤
③ BUN, Cr ④ ABGA
⑤ AST

해설
신장의 기능 검사 : BUN, Cr(크레아티닌)

답 ③

## 1 진단검사 돕기

### (1) 금식이 필요 없는 검사

뇌파검사, 갑상선 초음파, 유방 초음파, 흉부 X-ray, 심전도, MRI(자기공명 촬영) 등

### (2) 일반 검사

혈액검사, 소변검사, 대변검사, 객담검사 등

① 혈액검사

㉠ 일반적 특징

- 검사의 종류에 따라 보통 8시간 이상의 금식이 필요
- 식전에 하는 것이 가장 좋다. 식후는 식사 후 2~3시간 후에 잰다.
- 굵은 바늘 : 수혈 시 17~19G
- 얇은 바늘 : 채혈 시 21G 이하(용혈방지 : 정상적 혈구가 깨지는 것)

**TIP**

- G게이지 : 숫자가 높을수록 얇은 바늘
- 검사 지연 시 보관 : 냉장보관, 혈액은행보관
- 왼쪽 팔에 정맥주사 맞을 시 채혈은 오른쪽 팔에서 한다(수액이 들어가면 혈액이 묽어질 수 있다).
- 채혈된 혈액이 검체용기의 벽으로 흘러 들어가도록 한다.

㉡ 종 류

- CBC 검사(전혈검사, 기본검사)
  - 적혈구
  - 백혈구
  - 혈소판
  - 헤파토크리트(적혈구 용적률) : 탈수 확인
    예 40% 혈구 60% 혈량 → 혈량이 많으면 수분이 충분
  - ESR(염증 수치) : 적혈구 침강속도가 빠르면 염증수치↑
  - Hb(헤모글로빈) : 빈혈 진단
- 혈액 화학적 검사
  - 간 기능검사(ALT/AST)
  - 신장 검사(BUN/Cr 크레아티닌)

– 콜레스테롤(총콜레스테롤검사, HDL, LDL)
– ABGA검사 : 동맥혈 가스 분석검사
ⓐ $PaO_2$ 산소분압 : 80~100mmHg
ⓑ $PaCO_2$ 이산화탄소 분압 : 35~45mmHg
ⓒ pH : 7.35~7.45
ⓓ $HCO_3$ : 22~26Eq/L

② 소변검사
㉠ 일반 소변검사
• 일반 컵
• 중간뇨(30~50cc)
• 아침 첫 소변 중간뇨
• 즉시 검사실에 보낸다(지연 시 냉장보관).
• 생리중인 여성은 검사물에 생리중임을 표시한다.
㉡ 소변 배양검사(멸균뇨)
• 균에 알맞은 항생제 선택(병원 감염 : 비뇨기계 감염↑)
• 멸균적으로 받아야 한다. → 인공도뇨 실시
– 단순도뇨 : Nelaton Cath(카테터)
– 유치도뇨 : Foley Cath(도뇨관을 솜으로 닦고 주사기를 통해 소변을 뽑아서 검사)
㉢ 24시간 소변검사
• 첫 소변은 버린다.
• 마지막 소변을 포함시킨다.
• 냉장보관 또는 방부 처리된 병에 수집
• 화장실에 24시간 소변검사 중이란 팻말을 걸어둔다.
• 검사 중 환자가 소변기에 소변을 보면 → 처음부터 다시 시작
예 아침 7시~다음날 아침 7시

③ 대변 검사
㉠ 목적 : 기생충 검사, 균배양 검사, 잠혈 검사(위암 : 흑색 변, 대장암 : 선홍색 변)
㉡ 잠혈 검사(잠재성 출혈 검사)
• 검사 3일 전 : 붉은색 야채, 살코기(육류), 비타민 C, 철분제제 등 섭취금지
• 검사물에 소변, 농, 점액질, 혈액 등이 섞이지 않도록 검사물을 채취
㉢ 아메바 검사를 위한 대변 → 대변을 받는 즉시 검사실로 보낸다.

④ 객담 검사
㉠ 아침의 첫 객담(농축된 객담 : 병원체 다량 함유)
㉡ 침(×), 객담(○)
㉢ 멸균된 수집통

필 / 수 / 확 / 인 / 문 / 제

**소변검사에 대한 설명으로 옳지 않은 것은 무엇인가?**

① 일반소변검사는 중간뇨를 받는다.
② 소변배양검사는 무균적인 방법으로 도뇨하여 뚜껑이 있는 멸균컵에 받는다.
③ 24시간 소변검사는 검사가 시작된 시간의 소변은 버린다.
④ 24시간 소변검사는 처음 시작 시점부터 24시간 마지막 소변까지 모은다.
⑤ 24시간 소변검사는 검사 도중 환자가 잊고 소변을 버리면 처음부터 다시 시작해야 한다.

해설
첫 소변은 버린다.

답 ④

**병원체를 다량 함유하고 있는 객담검사의 채취는 언제 하는 것이 좋은가?**

① 이른 아침 ② 아침 식사 후
③ 점심 식사 후 ④ 오후 휴식 시
⑤ 취침 전

해설
가장 농축된 객담을 받기 위해 이른 아침에 채취한다.

답 ①

필 / 수 / 확 / 인 / 문 / 제

상부위장관 촬영을 해야 하는 환자가 깜박 잊고 간식을 먹었다면 어떻게 해야 하는가?

① 예정대로 검사를 실시한다.
② 검사를 연기한다.
③ 1시간 후 검사를 실시한다.
④ 위세척 후 검사를 실시한다.
⑤ 관장 후 검사를 실시한다.

해설
상부위장관 촬영은 금식이 필요한 검사로 환자가 깜박 잊고 간식을 먹었다면 검사를 연기한다.

답 ②

위장관 촬영에 대한 설명으로 옳지 않은 것은 무엇인가?

① 8시간 이상의 금식을 한다.
② 조영제에 대한 부작용으로 분변매복이 나타난다.
③ 하부위장관 촬영 시 청결관장을 해준다.
④ 검사 후 수분섭취를 제한한다.
⑤ 검사 후 관장, 하제를 통해 매복된 변을 배출한다.

해설
조영제의 배출을 위해 수분을 많이 섭취하도록 한다.

답 ④

### (3) 특수검사

① X선을 이용한 검사

㉠ 흉부 엑스레이 검사
- 금식이 필요 없다.
- 숨을 들이 마신 후 참은 상태에서 X선 투과
  ※ 투과를 방해하는 금속성 물질 제거(목걸이, 브래지어 등)

㉡ 정맥신우 촬영
- 조영제(방사선 불투과성 물질) 정맥으로 주입(신장 → 요관 → 방광 → 요도를 보는 것)
- 검사 전 조영제에 대한 부작용, 알레르기 확인하기
- 검사 전 금식, 검사 당일 아침 관장
- 가능한 촬영 직전 소변을 보지 않고 방광을 소변으로 채운다.
- 검사 후 수분섭취↑ → 조영제 배출↑

㉢ 상부위장관 촬영
- 조영제(바륨) 구강 섭취 → 식도, 위, 십이지장에 대한 투시도 검사
- 식도, 위, 십이지장의 병변확인
- 금식, 담배·껌 등 씹는 것을 금한다(만약 환자가 간식을 먹었을 시 → 검사 연기).
- 국가암 검진사업 : 40세 이상 남녀 2년마다 위암검진
  ※ 상부위장관 촬영 or 위내시경 중 선택

㉣ 하부위장관 촬영
- 조영제(바륨) : 직장으로 삽입 → 직장, S상결장의 투시도 검사
- 직장, S상결장 : 대장암 호발부위
- 검사 전 : 청결관장, 금식
- 국가암 검진사업
  - 50세 이상 남녀(1년마다) : 분변잠혈 검사
  - 양성 반응 시 : 하부위장관 촬영 or 대장 내시경

**TIP**

**조영제 : 바륨**
- 부작용 : 분변매독
- 검사 후
  - 수분섭취↑
  - 관장, 하제를 통해 매복된 변 배출

② 천자(무균술을 철저히 지킨다)

㉠ 흉막천자(흉강천자)

• 정 의
  - 흉막강에서 액체·공기를 제거하기 위한 침투적인 검사
  - 호흡곤란이나 통증 제거, 치료위한 약물 주입
• 자세 : 앉은 채 팔을 상두대에 올리거나 머리 위로 올린 체위(폐를 최대한 확장하기 위해)
• 국소마취 실시
• 주의점
  - 천자 시 심호흡하게 하고 바늘 삽입 후 절대 기침, 재채기를 하지 않는다.
  - 폐 손상 우려

㉡ 복수천자

• 정 의
  - 복강 내에 복수가 찬 것 → 제거
  - 복수 → 횡격막 상승 : 폐가 제대로 확장하지 못해 호흡곤란 유발
• 목 적
  - 호흡곤란 완화, 복부 압력↓
  - 복수 → 검사 목적
• 검사위치
  - 배꼽(제와부) ~ 치골 결합 사이
  - 방광손상 우려가 있어서 검사 전 배뇨하도록 함
• 주의점
  - 검사 전·후에 복부둘레 측정한다.
  - 한 번에 1.5L 이상 제거하지 않는다(저혈량성 쇼크).
• 천자 시 자세 : 반 좌위, 좌위

㉢ 요추천자

• 뇌척수액 검사(뇌척수액 → 실온보관)
• 요추 3~4번 시행
• 목적 : 뇌척수액 검사(성분, 압력, 순환상태), 치료목적(뇌압↓)
• 천자 시 자세 : 새우등 자세(웅크린 자세 → 요추 최대한 노출)
• 천자 후 자세 : 앙와위(베개 빼고)
  - 뇌척수액의 유출 방지
  - 뇌척수액을 갑자기 뽑으면 두통↑(뇌로 가는 혈액량↓ → 두통↓)
  - 수분을 섭취한다.

필 / 수 / 확 / 인 / 문 / 제

**복수천자에 대한 설명으로 옳지 않은 것은 무엇인가?**

① 반좌위를 취해 준다.
② 검사 전 배뇨하게 한다.
③ 검사 전후 복부둘레를 측정한다.
④ 무균적으로 시행한다.
⑤ 호흡곤란완화를 위해 다량 제거해 준다.

해설
한번에 1.5L 이상 제거하지 않는다.

답 ⑤

**요추천자를 시행할 때 취해야 할 자세로 옳은 것은 무엇인가?**

① 반좌위
② 앙와위
③ 앉은 채 팔을 머리 위로 올린 자세
④ 새우등 자세로 웅크린다.
⑤ 머리를 30° 올린 자세

해설
요추를 최대한 노출하기 위해 새우등 자세로 웅크린다.

답 ④

필 / 수 / 확 / 인 / 문 / 제

③ 위세척
㉠ 위세척관 삽입(길이 : 환자의 코 → 귀 → 검상돌기까지 잰다)
㉡ 방 법
• 한 번에 250~500cc → 반복(1~3회)
• 용액 : 실온의 생리식염수 사용(우리 몸 체액 : 등장성)
• 수돗물 : 세척 시 → 저나트륨 혈증(위 : 산성 → 물 사용 → 대사성 알칼리증)
• 냉각수(주사기 50cc 얼음 물) : 위출혈 시 지혈목적
㉢ 자세 : 위세척, 위 내시경, 대장 내시경, 관장 → 좌측위
④ 위내시경
㉠ 자세 : 좌측위
㉡ 식도, 위, 십이지장 병변 확인(암)
※ 검사하면서 조직검사, 작은 종양인 경우 → 제거, 출혈 → 지혈
㉢ 방 법
• 위장 기포제, 위장 운동 억제제 투여
• 수면 : 진정수면제(프로포폴)
• 인두 부분 : 마취제(분무 형태)
• 호흡 가능, 말을 해서는 안 된다.
• 국가암검진 사업 : 위암 검진(40세 남녀 2년마다 위내시경 or 상부위장관 조영술)
⑤ 대장내시경
㉠ 체위 : 좌측위
㉡ 검사 전날 금식, 하제, 관장약 → 장을 깨끗이 비운다.
㉢ 대장암(용종, 선종 등)
㉣ 국가암검진사업 : 대장암(50세 남녀 1년마다 분변잠혈을 검사해서 양성반응이 있을 시 → 대장 내시경 or 하부 위장관 촬영)
⑥ MRI(자기공명영상 검사)
㉠ 자기장(고주파)이용 : 화상 방지 → 금속성 물질 제거(핀, 귀걸이, 목걸이)
㉡ 중추 신경계(뇌질환) 유무
㉢ 20~40분 소요 → 미리 소변을 보도록 함
㉣ 금식(×), 조영제(×)
㉤ 화장제거 → 허상제공
⑦ 심전도 검사
㉠ 전극 → 피부 부착
㉡ 심장의 전기적 활동을 감지하여 모눈종이에 선으로 기록하는 검사
㉢ 금식은 안 해도 된다.

**위내시경 검사에 대한 설명으로 옳지 않은 것은 무엇인가?**

① 8시간 이상의 금식을 한다.
② 좌측위를 취해 준다.
③ 수면마취 시 진정수면제로 프로포폴을 사용한다.
④ 식도, 위, 십이지장의 병변을 확인할 수 있다.
⑤ 호흡이 가능하고 말을 할 수 있다.

해설
호흡은 가능하나 말을 해서는 안 된다.

답 ⑤

**자기공명검사(MRI)의 검사 전 준비사항으로 옳지 않은 것은 무엇인가?**

① 화장을 지운다.
② 금식이 필요하지 않다.
③ 머리핀을 제거한다.
④ 미리 소변을 본다.
⑤ 조영제 부작용 유무에 대해 알아본다.

해설
MRI는 조영제가 필요 없는 검사이다.

답 ⑤

⑧ 기관지경 검사 : 내시경을 기관지 삽입해 호흡기 질환 유무를 알아보는 검사(기관지 내시경 삽입 → 조영제 삽입 → 투시도 검사, 조직검사, 분비물 채취)

㉠ 검사 전
- 금 식
- 인두마취 : 리도카인(분무형태) → 목의 통증 감소
- 점액분비 감소제 : 아트로핀
- 기침 감소제 : 데메롤(마약성 진통제)

㉡ 검사 후 간호(호흡기는 $O_2 \leftrightarrow CO_2$)
- 호흡기계 검사로 호흡기계가 좁아짐(내시경)
- 검사 후 호흡곤란 증상이 있는지 자세히 관찰
- 구토반사(구개반사)가 돌아올 때까지 금식
- 인두마취가 풀리고 난 후 → 음식 섭취

## 2 수술간호 돕기

### (1) 수술 전 간호

① 수술의 위험도 사정

㉠ 병력, 연령, 영양상태, 비만 정도, 투약여부, 정서적 요인, 신체검진 등

㉡ 수술 전 검사 : CBC 검사, 혈액형검사, 혈청검사, 간기능검사, 흉부 X선검사, 심전도검사, 소변검사 등

② 수술 전 교육

㉠ 호흡기계 합병증(무기폐, 폐렴) 예방 : 심호흡, 기침

㉡ 순환기계 합병증(혈전성 정맥염, 욕창) 예방 : 조기이상, 체위변경

㉢ 자가통증조절기구(PCA), 강화 폐활량기 사용법 교육

③ 피부준비(수술부위 삭모) : 감염예방

㉠ 복부수술
- 상부 – 유두선, 하부 – 서혜부까지
- 수술부위보다 넓고 길게 잡아야 한다.

㉡ 솜털까지 완전히 제거하고, 30~45°로 털이 난 방향으로 면도

㉢ 삭모 후 로션을 바르지 않는다.

㉣ 발진 시 의사에게 보고

④ 금식, 관장

⑤ 수술 동의서(서약서)

㉠ 목적 : 의사나 병원 측, 환자를 보호하기 위해

㉡ 주의사항
- 환자가 의식이 깨끗할 때, 반드시 본인에게 받아야 한다.
- 의식이 없거나 미성년자인 경우 보호자에게 받는다.

필 / 수 / 확 / 인 / 문 / 제

**기관지경 검사 후 식사가 가능한 시기로 옳은 것은 무엇인가?**

① 검사 후 바로
② 검사 30분 후
③ 연동운동이 돌아왔을 때
④ 구개반사가 돌아왔을 때
⑤ 활력증상이 안정적일 때

해설
기관지경 검사 후 구개반사가 돌아올 때까지 금식하도록 한다.

답 ④

**수술 전 감염예방을 위한 피부삭모에 대한 설명으로 옳지 않은 것은 무엇인가?**

① 수술 전 대상자에게 발진이 있으면 의사에게 보고한다.
② 삭모를 할 때 솜털까지 완전히 제거한다.
③ 털이 난 반대 방향으로 면도한다.
④ 삭모 후 로션을 바르지 않는다.
⑤ 수술부위보다 넓게 잡아야 한다.

해설
털이 난 방향으로 삭모한다.

답 ③

필 / 수 / 확 / 인 / 문 / 제

**수술 당일 아침 간호로 옳지 않은 것은 무엇인가?**

① 화장, 매니큐어를 지운다.
② 머리핀, 장신구를 제거한다.
③ 옷은 모두 벗기고 환의만 입는다.
④ 수술 전 투약은 빠른 준비를 위해 수술 하루 전에 투약한다.
⑤ 귀중품은 보호자가 관리하도록 한다.

해설
수술 전 투약은 수술 30분 전에 실시한다.

답 ④

**수술 전 투약으로 모르핀, 데메롤을 사용하는 이유는 무엇인가?**

① 긴장, 불안 감소를 위해
② 점액분비 감소를 위해
③ 활력징후의 안정을 위해
④ 호흡을 용이하게 하기 위해
⑤ 감염예방을 위해

해설
모르핀, 데메롤은 마약성 진통제로 환자의 긴장, 불안감을 감소시킨다.

답 ①

**수술 후 간호에 대한 설명으로 옳지 않은 것은 무엇인가?**

① 의식수준을 확인한다.
② 수술 직후 기도유지를 위해 앙와위에서 고개를 옆으로 해준다.
③ 수술 후 24시간 동안 거즈가 젖으면 멸균 거즈를 덧대준다.
④ 갈증 호소 시 소량의 물을 제공한다.
⑤ 마취회복 시 낙상하지 않도록 침상난간을 올려준다.

해설
금식상태에서는 물을 제공해서는 안 된다. 갈증호소 시 구강간호를 해주거나 거즈에 물을 적셔 입술에 대준다.

답 ④

⑥ 수술 당일 아침 간호
  ㉠ 머리핀, 의치, 장신구 제거, 화장이나 매니큐어를 지운다.
  ㉡ 수술 전 옷은 모두 벗기고 환의만 입는다.
  ㉢ 자연배뇨 및 유치도뇨 삽입 → 방광손상 위험↓, 수술부위의 시야를 넓게 하고, 수술 시 오염을 방지한다.
  ㉣ ID밴드(팔찌 착용) : 환자 이름, 성별, 연령, 병동 및 병실이 적힌 것
  ㉤ 수술 전 투약 : 수술하기 30분 전
    • 아트로핀 : 점액분비 감소제 → 호흡기계 분비물 감소, 기관지 근육의 이완
    • 모르핀, 데메롤 : 환자의 이완, 긴장↓, 불안↓(투여 후 낙상방지 위해 침상난간을 올려준다)
  ㉥ 귀중품 관리 : 보호자 보관

### (2) 수술 중 간호

① 손 소독 후 손을 허리 아래로 내리지 않는다. → 손의 오염 방지
② 실수로 복강 내로 들어갈 수 있으므로 수술 기구나 거즈의 수를 정확히 확인 한다.
③ 흡수성 봉합사 : Catgut, Chromic, Dexon, Surgical Gut, Collagen Sutures 등

### (3) 수술 후 간호

① 회복실 간호 : 활력징후가 안정되며 마취에서 완전히 깰 때까지, 출혈징후가 없을 때까지 관찰
  ㉠ 체위 : 수술 직후 → 앙와위에서 고개를 옆으로
  ㉡ 활력징후, 의식수준 측정, 기도유지 및 호흡사정
  ㉢ 수술부위 배액, 출혈여부 관찰
    • 수술 후 24시간 동안은 거즈가 젖어도 바꾸지 않고 소독거즈를 덧대어 준다.
    • 지혈을 위해 원래 드레싱을 떼어내지 않는다.
    • 감염예방을 위해 멸균거즈만 덧대어 준다.
  ㉣ 마취 회복 시 낙상하지 않도록 침대난간을 올린다.
  ㉤ 특이증상 발견 시 → 간호사에게 보고
② 병실에서의 간호
  ㉠ 환자의 상태, 수술명, 마취방법, 배액관 삽입유무 등 확인한다.
  ㉡ 의식상태 사정 : 먼저 언어로 사정한다.
  ㉢ 활력징후 체크
  ㉣ 통증간호 : 필요시 진통제 투여(의사의 처방)
  ㉤ 수술 후 갈증 시 간호(금식상태) : 구강간호, 거즈에 물을 적셔 입술에 대준다.
  ㉥ 위장관 수술 후 L-tube를 한 환자는 연동운동이 돌아왔을 때 L-tube를 제거한다. → 가스배출
  ㉦ 식이 : 금식 → 보리차 → 유동식 → 연식 → 경식 → 일반식

ⓞ 배설간호 : 수술 후 6~8시간 이내에 배뇨를 못할 때는 자연배뇨를 촉진하는 간호 실시, 안 될 경우는 인공도뇨 실시

ⓩ 조기이상
- 시기 : 수술 후 24~48시간 이내 시행
- 목적 : 혈전성 정맥염 예방, 호흡기계 합병증 예방, 복부가스 팽만 예방
- 방법 : 체위성 저혈압이 나타날 수 있으므로 움직이기 전 침대에 걸터앉아 다리를 흔드는 운동을 먼저 실시하고, 서서히 운동량을 늘린다.

ⓧ 호흡기계 합병증(무기폐, 폐렴) 예방 : 심호흡, 기침, 강화 폐활량기, 가습기 제공 등

ⓚ 순환기계 합병증(혈전성 정맥염, 폐색전증, 욕창) 예방 : 조기이상, 체위변경, 하지운동, 탄력스타킹, 탄력붕대 사용 등

ⓣ 의사소통
- 난청환자와의 의사소통
  - 입술을 천천히 움직이면서 환자의 눈을 보며 정면에서 간단히 이야기한다.
  - 입모양을 알 수 있도록 입을 크게 벌리며 말하며 정확하게 말한다.
  - 몸짓, 얼굴표정 등으로 이야기 전달을 돕는다.
- 시각장애 환자와의 의사소통
  - 환자의 정면에서 이야기한다.
  - '여기, 이쪽, 저쪽' 등의 지시대명사를 사용하지 않고 사물의 위치를 정확히 시계 방향으로 설명한다.
  - 환자를 중심으로 오른쪽, 왼쪽을 설명한다.
- 판단력, 이해력 장애 환자와의 의사소통
  - 어려운 표현을 사용하지 않고, 짧은 문장으로 천천히 이야기한다.
  - 몸짓, 손짓을 이용해 천천히 상대의 속도에 맞추어 이야기한다.
  - 실물, 그림, 문자판 등을 이용하여 이해를 돕는다.
- 치매환자와의 의사소통
  - 환자를 인격적으로 대한다.
  - 환자의 속도에 맞추고 어린아이 대하듯 하지 않는다.
  - 이해하지 못할 때는 반복적으로 설명한다.
  - 간단한 단어, 이해할 수 있는 표현을 사용한다.
  - 환자에게는 한 번에 한 가지씩 하도록 설명한다.

필 / 수 / 확 / 인 / 문 / 제

**수술 후 무기폐, 폐렴같은 호흡기계 합병증을 예방하기 위한 방법으로 옳은 것은 무엇인가?**

① 절대안정
② 심호흡, 기침
③ 산소공급
④ 충분한 영양공급
⑤ 움직임 최소화

해설
수술 후 무기폐, 폐렴 같은 호흡기계 합병증을 예방하기 위해 심호흡과 기침을 한다.

답 ②

**시각장애대상자와의 의사소통방법으로 옳은 것은 무엇인가?**

① 큰소리로 이야기한다.
② 여기, 저기 등의 지시대명사를 적절히 사용해 설명한다.
③ 사물의 위치를 시계방향으로 설명한다.
④ 간호조무사를 중심으로 오른쪽, 왼쪽을 설명한다.
⑤ 환자의 옆에서 이야기한다.

해설
① 적당한 소리로 이야기한다.
② 여기, 저기 등의 지시대명사를 사용하지 않는다.
④ 대상자를 중심으로 오른쪽, 왼쪽을 설명한다.
⑤ 환자의 정면에서 이야기한다.

답 ③

간호조무사

# 영양과 배설

필 / 수 / 확 / 인 / 문 / 제

## 1 영양 돕기

### (1) 식이의 종류

① 일반식이 : 일반 입원환자가 먹는 식이

② 경식이(Light Diet)

㉠ 소화가 잘되도록 간단하게 조리한 식이

㉡ 반찬을 다져서(소화↑) → 치아문제가 있는 환자

③ 연식이(Soft Diet)

㉠ 반고형식이(연두부, 계란 반숙 등)

㉡ 수술 후 회복기 환자, 위장계 질환자

④ 유동식이

㉠ 전유동식이 : 미음종류, 비위관용 관 급식

㉡ 맑은 유동식이

- 맑은 국물, 탄산수, 차 등
- 수분 + 당질로만 이루어짐, 수술 후 첫 단계 식이

⑤ 수술 : 금식

### (2) 식사 돕기

① 구강간호 → 식욕 촉진(환자의 식욕촉진을 위해 물로 입안을 헹구어 주도록 한다)

② 환경정리, 방문 제한

③ 편안한 자세

㉠ 좌위, 반좌위

㉡ 우측위

㉢ 앉은 자세(식탁높이 : 식탁의 윗부분이 환자의 배꼽높이에 오게 한다)

④ 식사 전 고통스런 자극을 주지 않는다.

㉠ 통증↑ 때 → 식사 전에 진통제 처방

㉡ 식사 전 : 드레싱, 소독하지 않는다.

**구강간호로 식사를 하기 전에 대상자에게 물로 입안을 헹구어 주는 목적은 무엇인가?**

① 감염예방
② 소화촉진
③ 식욕촉진
④ 타액분비 촉진
⑤ 연동운동촉진

해설
구강간호를 통해 환자의 식욕을 촉진해 준다.

답 ③

**환자의 식사를 돕기 위한 간호로 옳지 않은 것은 무엇인가?**

① 가능한 좌위, 반좌위를 취해 준다.
② 식사시간에는 방문을 제한한다.
③ 통증이 심할 때는 식사 전에 처방된 진통제를 투여한다.
④ 가능한 환자가 스스로 먹을 수 있도록 한다.
⑤ 식사 전에 드레싱, 소독을 끝낸다.

해설
식사 전에 드레싱, 소독을 하지 않는다.

답 ⑤

⑤ 연하곤란이 있는 환자
  ㉠ 음식이 호흡기계로 넘어가지 않도록 신맛이 나는 음식 피하기(침 분비↑ → 기도 흡인 우려)
  ㉡ 식사 도중 말을 시키지 않는다(말을 시키면 후두개가 열림).
  ※ 후두개 : 24시간 개방, 연하 시 닫힌다.
  ㉢ 똑바로 앉은 자세 : 고개를 살짝 숙이고 턱은 당긴 자세로 삼킨다.
  ㉣ 연 두부(연식이 공급)
  ㉤ 소량씩 섭취
  ㉥ 음식이 기도로 흡인되었을 경우 → 가장 먼저 기침을 하게 한다.
  ㉦ 연하곤란 환자에게 구강음식 제공 시 청색증을 주의 깊게 관찰한다.
⑥ 가능하다면 환자 스스로 밥을 다 먹을 때까지 떠나지 않는다.
⑦ 물은 빨대를 사용한다.
⑧ 식사 후 30분 동안 좌위, 반좌위 : 소화촉진, 구토방지

### (3) 편마비 환자 식사 돕기

① 아픈 쪽을 지지하고, 아픈 쪽에서 도와주기
② 반좌위, 좌위 → 본인이 씹기 편한 쪽으로
③ 앉는 자세 불가 : 측위(건강한 쪽이 아래를 향하게)
④ 누워있는 상태라도 식사 시 가능한 한 환자의 머리를 올린다.
  ※ 침대머리 30~60°↑
⑤ 머리를 올리기 어려운 환자 : 옆으로 눕히고 등에 베개를 대고, 얼굴을 간호조무사 쪽으로 돌리게 한다.

### (4) 비위관 영양

① 튜브 : 레빈튜브(Levin Tube, L-Tube)
② 삽입 길이 : (코~귀) + (귀~검상돌기)
③ 삽 입
  ㉠ 플라스틱(더운 물), 고무(얼음 물)
  ㉡ 삽입 전에 수용성 윤활제를 바른다.
  ㉢ 고개를 뒤로 젖히고 삽입, 인두까지 들어가면 고개를 숙이고 삼키는 시늉(수신호로 중단 의미 → 미리 정하고 시행)
④ 자세 : 좌위, 반좌위, 불가능 시 우측위(머리를 ↑)
⑤ 위관삽입 후 확인 방법
  ㉠ 위액을 뽑아본다.
  ㉡ 튜브 끝 → 물에 담가본다(기포가 생기면 → 기도로 들어간 것 → 즉시 제거 후 다시 삽입).

필 / 수 / 확 / 인 / 문 / 제

**편마비 환자의 식사 돕기에 대한 설명으로 옳지 않은 것은 무엇인가?**

① 가능한 좌위, 반좌위를 취해 준다.
② 음식물의 온도를 미리 확인한 후 제공한다.
③ 누워있는 상태라도 가능한 환자의 머리를 올려준다.
④ 건강한 쪽이 위로 가게해서 옆으로 눕힌다.
⑤ 마비된 쪽을 지지해 준다.

해설
건강한 쪽이 아래로 가게 해준다.

답 ④

**비위관으로 영양공급을 할 때 L-tube의 삽입 길이로 옳은 것은 무엇인가?**

① 코에서 귓불까지
② 코에서 귀에서 검상돌기까지
③ 코에서 검상돌기까지
④ 귀에서 검상돌기까지
⑤ 약 30cm 정도의 길이

해설
비위관 L-tube의 삽입 길이 : 코에서 귓불까지 + 귓불에서 검상돌기까지

답 ②

필 / 수 / 확 / 인 / 문 / 제

**위관삽입 후 위관이 올바르게 삽입되었는지 확인하는 방법으로 옳지 않은 것은 무엇인가?**

① X-ray 촬영을 해본다.
② 위액을 뽑아본다.
③ 공기를 주입 후 상복부에 청진기를 대본다.
④ 튜브 끝을 물에 담가본다.
⑤ 비위관용 영양액을 주입해 소화상태를 알아본다.

해설
올바르게 삽입된 것을 확인한 후 영양액을 주입한다.

답 ⑤

**비위관 영양공급 전에 주사기로 뽑아 봤을 때 200cc였을 때 간호로 옳은 것은 무엇인가?**

① 의사나 간호사에게 먼저 보고한다.
② 주사기로 뽑은 것은 버린다.
③ 다시 주입해 주고 의사나 간호사에게 보고한다.
④ 영양액을 주입해 준다.
⑤ 4시간 후 영양액을 주입해 준다.

해설
전해질의 균형유지를 위해 다시 주입해 주고 보고한다.

답 ③

㉢ 공기 주입 후 상복부에 공기의 흐름소리를 청진기로 청진
- 공기소리(꼬르륵)가 들리지 않는다면 잘못 들어간 것이다.
- 만일 트림을 한다면 식도에 있는 것이므로 조금 더 밀어 넣어준다.

㉣ X-ray 촬영 : 가장 정확한 방법

⑥ 목 적
㉠ 영양공급(캔 250~400cc) : 관 급식
㉡ 수술 후 분비물, 공기 배출
㉢ 진단적 검사 : 위액검사

⑦ 영양 공급
㉠ 4~6시간 간격
㉡ 영양공급 전에는 반드시 잔여량 체크
- 주사기로 뽑는다.
- 100cc 이상 : 주입 연기 → 의사, 간호사에게 보고
- 뽑은 액은 다시 주입(전해질 균형 유지)

⑧ 영양액 주입
㉠ 체온보다 약간 높은 온도
㉡ 30분에 걸쳐서 천천히 주입(설사 예방)

⑨ **통 높이** : 30cm 정도(중력에 의해 천천히 내려가게 한다)

⑩ **영양액, 물 주입 시** : 공기가 들어가지 않도록 → 영양액이 다 들어가기 전에 조절기를 잠근다.

⑪ **음식물 주입 전 · 후** : 음식물로 인하여 관이 막히지 않도록 하기 위해 물을 주입한다.

⑫ 비위관 제거
㉠ 의사 지시
㉡ 의사만 제거 가능
㉢ 체위 : 좌위, 반좌위
㉣ 제거 전 → 공기 주입(튜브에 남아 있는 음식물 찌꺼기)
㉤ 시기 : 가스 배출(장의 연동운동 회복)
㉥ 환자에게 심호흡 후 호흡을 멈추게 하고 중간 속도로 빼준다.

⑬ **간호** : 구강간호, 비강간호, 가습기 제공

## 2 배변 돕기

### (1) 정상적인 배변 돕기

① 규칙적인 시간에 배변 습관을 들인다.
② 변의를 느껴졌을 때 참지 않는다.
③ 고섬유질 식사
④ 수분 섭취↑
⑤ 복부 마시지
⑥ 규칙적인 운동(장자극 → 배변↑, 회음부·항문 괄약근 기능↑)
⑦ 금기가 아니라면 쭈그리고 앉는 자세를 취한다.

### (2) 용 어

① **분변 매복** : 변이 직장에 끼어서 배출되지 않는 상태
② **변실금** : 항문 괄약근 기능↓, 이완 → 변이 누출, 배설
③ **치질** : 정맥류의 한 형태, 직장 내벽의 정맥 이완, 울혈

### (3) 침상 배변

① 자 세
  ㉠ 환자가 엉덩이를 들 수 있는 경우 : 그 밑에 변기 대줌
  ㉡ 환자 엉덩이를 들 수 없는 경우 : 무릎을 세우고 발에 체중을 지지하면서 둔부를 들도록 하고, 변기를 밀어 넣는다.
  ㉢ 환자가 아예 움직일 수 없는 경우 : 측위 → 변기를 대주고 → 앙와위에서 머리 부분↑(금기가 아니라면)
② **휴대용 변기** : 높은 부위 → 발치, 낮은 부위 → 엉덩이에 위치하도록 하고, 변기를 따뜻하게 제공한다.
③ 남자는 변기와 함께 소변기도 함께 가져간다.
④ 이동식 변기와 침대 높이를 같게 맞춰준다(낙상 방지).

필 / 수 / 확 / 인 / 문 / 제

**배변곤란이 있는 대상자에게 정상적인 배변 돕기 간호로 옳지 않은 것은 무엇인가?**

① 수분 섭취를 늘린다.
② 가능한 변의를 참았다가 한꺼번에 변을 본다.
③ 고섬유질의 식사를 제공한다.
④ 복부마사지를 실시한다.
⑤ 금기가 아니라면 쭈그리고 앉는 자세를 취한다.

해설
변의를 참지 않도록 한다.

답 ②

**기동성장애가 있는 대상자의 침상 배변 간호제공으로 옳지 않은 것은 무엇인가?**

① 변기를 따뜻하게 제공한다.
② 환자가 엉덩이를 들 수 있는 경우 엉덩이 밑에 변기를 대준다.
③ 남자는 변기와 함께 소변기도 함께 가지고 간다.
④ 엉덩이를 들 수 없는 경우 무릎을 세우고 무릎에 체중을 지지하면서 둔부를 들도록 한다.
⑤ 움직임이 불가능한 경우 측위에서 변기를 대주고 앙와위로 해준다.

해설
엉덩이를 들 수 없는 경우 무릎을 세우고 발에 체중을 지지하면서 둔부를 들도록 한다.

답 ④

필 / 수 / 확 / 인 / 문 / 제

정체관장의 종류 중 가스제거가 목적인 관장의 종류는 무엇인가?

① 청결관장 ② 구풍관장
③ 구충관장 ④ 수렴관장
⑤ 영양관장

해설
구풍관장 : 가스제거가 목적으로 직장관을 삽입해서 가스를 제거한다.

답 ②

간성 혼수환자의 암모니아 가스를 제거해 암모니아 수치를 감소시키는 관장의 종류는 무엇인가?

① 수렴관장
② 윤활관장
③ 청결관장
④ 케이엑살레이트 관장
⑤ 락툴로오스

해설
락툴로오스 : 간성혼수환자의 암모니아 가스를 제거해 암모니아 수치를 감소시키는 관장

답 ⑤

성인에게 관장을 할 때의 방법으로 옳지 않은 것은 무엇인가?

① 좌측 심스위를 취해 준다.
② 방수포를 깔고 실시한다.
③ 관장 촉에 지용성 윤활제를 발라준다.
④ 환자에게 심호흡을 하도록 한다.
⑤ 관장액을 5~10분 보유한 후 화장실에 가게 한다.

해설
관장 촉에 수용성 윤활제를 발라준다.

답 ③

### (4) 관 장

① 관장의 종류

㉠ 청결관장(배출관장, 배변관장)
- 연동운동을 촉진시켜 배변을 유도하는 관장
- 수술 전, 검사 전, 정체관장 전
- 보유 : 5~10분 정도 후 배변

㉡ 정체관장
- 장시간 용액을 장내에 머무르게 하는 관장으로 수분공급, 영양공급, 약물주입 등의 치료목적으로 사용
- 보유 : 2~3시간 정도
- 종 류
  - 구풍관장
    - ⓐ 가스 제거 목적
    - ⓑ 직장 관 삽입 : 가스 제거
    - ⓒ 30분 정도 적용 → 물에 담가봐서 → 기포 생기면 더 적용(2~3시간)
  - 구충관장 : 기생충 제거 목적
  - 영양관장 : 영양액 주입
  - 윤활관장(글리세린) : 장내 기름을 주입 → 변을 부드럽게 해 단단한 변, 매복된 변의 배출
  - 수렴관장 : 지혈 목적(차가운 물)
  - 락툴로오스(Lactulose) : 간성 혼수(간성 뇌질환)
    - ⓐ 간성 혼수 : 암모니아 수치↑ → 뇌까지 침투
    - ⓑ 락툴로오스와 생리식염수 혹은 글리세린 등을 섞어 장내에 주입해서 암모니아 가스를 제거해 주는 관장
  - 케이엑살레이트 관장 : K 배출 → 고칼륨혈증 시 시행

㉢ 용수 관장
- 청결 관장, 정체관장으로 안 될 때 손가락을 이용해서 매복된 변을 잘게 부수어 배출
- 심근경색증 환자, 고혈압 환자 금기
- 직장 점막 내의 정맥손상

② 관장을 하는 방법

㉠ 방수포 깔고
㉡ 1회용 위생장갑 끼고
㉢ 체위 : 좌측 심스위
㉣ 온도 : 40℃ 정도
㉤ 통 높이 : 40cm 정도
㉥ 관장 촉 삽입 시

- “아~ 하세요.” 입을 벌리게 한다. “심호흡 하세요.” → 환자의 배에 힘을 빼게
- 배꼽 방향으로 삽입
- 관장 촉에 수용성 윤활제 발라준다.
- 7.5~10cm 정도 삽입

ⓢ 용액 : 750~1,000cc 정도(비눗물, 물, 생리식염수)

ⓞ 관장액 보유 : 5~10분

ⓙ 공기가 가득 들어가면 안 된다(관장 용액이 다 들어가기 전에 조절기를 잠그고, 관장 촉 제거).

| 구 분 | 성 인 | 학령기, 청소년기 | 유아, 학령전기 | 영 아 |
|---|---|---|---|---|
| 용액온도 | 40℃ 정도 | 37.7℃ | | |
| 통 높이 | 40cm | 30~40cm | | |
| 관장 촉 삽입 | 7.5~10cm | 5~7.5cm | 2.5~5cm | 2.5cm |
| 용액량 | 750~1,000cc | 500~750cc | 250~500cc | 250cc |

### (5) 장루세척

① 장루(인공항문) : 대장으로부터 변을 배출시키기 위해 복벽 밖으로 장을 노출시켜 장 내용물의 배출을 돕는 역할을 한다.

㉠ 습기, 선홍색, 변이 묻어 있다. 살짝 돌출 → 정상

㉡ 건조, 적갈색, 보라색, 청색, 회색 → 괴사가 의심 → 즉시 간호사에게 보고

② 소장 : 십이지장, 공장, 회장

③ 대장 : 맹장, 결장, 직장

**TIP**

대 장
- 맹 장
- 결장(상행결장, 횡행결장, 하행결장, S상 결장)
- 직 장

④ 장루(인공항문) : 일시적(외상, 장 폐색 등), 영구적(암 등)

⑤ 회장루 : 피부간호 중요(액체 변 → 욕창우려)

⑥ 주의사항

㉠ 냄새나는 음식, 가스형성 음식 피하기(양파, 마늘, 양배추, 옥수수 등)

㉡ 저잔여물식이

㉢ 정서적 지지

⑦ 장루세척

㉠ 매일 같은 시간대에 해준다.
- 규칙적인 배변 습관을 기르기 위해서
- 예전의 배변 습관에 맞춰서

**필 / 수 / 확 / 인 / 문 / 제**

**인공항문 환자 간호 시 간호사에게 보고해야 하는 상황으로 옳은 것은?**

① 변이 묻어 있다.
② 습기를 띠고 있다.
③ 선홍색이다.
④ 청색, 보라색이다.
⑤ 살짝 돌출되어 있다.

해설
장루가 건조, 적갈색, 보라색, 청색, 회색일 때는 즉시 간호사에게 보고한다.

답 ④

**장루세척에 대한 설명으로 옳지 않은 것은 무엇인가?**

① 환자의 평상시 가졌던 배변시간에 실시한다.
② 매일 같은 시간대에 하도록 한다.
③ 통 높이는 40cm 정도이다.
④ 깨끗하게 나올 때까지 반복한다.
⑤ 항상 환자 옆에서 도와준다.

해설
가능한 환자 스스로 하도록 한다.

답 ⑤

**인공항문을 가진 대상자가 피하지 않아도 되는 음식으로 옳은 것은?**

① 과 일 ② 옥수수
③ 양배추 ④ 양 파
⑤ 마 늘

해설
냄새유발식이, 가스형성식이를 피하도록 한다.

답 ①

필 / 수 / 확 / 인 / 문 / 제

ⓛ 가능한 본인이 스스로 하도록 한다.

ⓒ 수술 50일째 되는 날부터 실시 → 인공항문이 막히지 않도록

ⓓ 수돗물, 생리식염수 1~2L

- 1회 주입액 : 250cc(한 번에 500cc 넘지 않기)
- 깨끗하게 나올 때까지 반복(1~2L)

ⓔ 통 높이 : 40cm

ⓗ 수용성 윤활제를 바르고 7~10cm 삽입

⑧ 대장암

ⓖ 호발 부위 : 직장, S상 결장

ⓛ 원인 : 고칼로리, 고지방, 저섬유식이(저잔여식이), 가족력 등

## 3 배뇨 돕기

### (1) 용어 정의

① 정상뇨

ⓖ 1.5L/1일

ⓛ 50cc/시간

ⓒ 약산성

ⓓ 비중 : 1.015~1.030

② 핍 뇨

ⓖ 500cc 이하/1일

ⓛ 30cc 이하/시간

ⓒ 즉시 의사, 간호사에게 보고

③ 다뇨 : 3L 이상/1일

④ 무뇨 : 100cc 미만/1일

⑤ 배뇨곤란 : 배뇨 시 통증, 배뇨의 어려움

### (2) 수술 후

① 자연배뇨

ⓖ 6~8시간 안에 돌아와야 한다.

ⓛ 자연배뇨하지 못하는 경우

- 먼저 자연배뇨할 수 있도록 도와준다.
- 인공도뇨(단순도뇨)를 통해 정체되어 있는 소변을 배출한다.

② 자연배뇨를 도와주는 방법

ⓖ 개인적인 사생활이 지켜지는 편안한 환경제공

ⓛ 따뜻한 변기 제공

**즉시 의사에 보고해야 하는 배뇨장애로 핍뇨로 간주할 수 있는 시간당 소변량은 무엇인가?**

① 20cc ② 30cc
③ 40cc ④ 50cc
⑤ 100cc

해설

핍뇨는 1일 500cc 이하, 시간당 30cc 이하이다.

답 ②

**배뇨곤란이 있는 대상자의 자연배뇨를 돕기 위한 방법은 무엇인가?**

① 차가운 변기를 대준다.
② 소변을 최대한 참도록 한다.
③ 수분섭취를 제한한다.
④ 대퇴안쪽을 문질러 준다.
⑤ 손을 마사지해 준다.

해설

① 따뜻한 변기를 대준다.
② 소변을 참지 않도록 한다.
③ 금기가 아니라면 수분 섭취를 많이 한다.
⑤ 복부를 마사지해 준다.

답 ④

㉢ 회음부에 더운물 주머니를 대주거나 따뜻한 물을 부어 준다.
㉣ 손, 발 : 따뜻한 물에 담가주거나 씻겨 준다.
㉤ 금기가 아니라면 수분 섭취 증가
㉥ 수돗물을 틀어줘서 물 흐르는 소리를 들려준다.
㉦ 복부 마사지, 복부(방광부위)를 꾹 눌러준다.
㉧ 대퇴부 안쪽을 문질러 주고 정신적 이완을 돕는다.
㉨ 금기가 아니라면 쭈그리고 앉는 자세를 취해 준다.

③ **인공도뇨** → 철저히 무균술을 지킨다.

㉠ 체 위
- 여자 : 배횡와위
- 남자 : 앙와위

㉡ 단순도뇨(Nelaton Cath)
- 목적이 달성(소변 배출)되면 바로 카테터 제거
- 소변 배양검사(무균적 소변 채취)
- 무뇨와 핍뇨 구분 → 환자가 소변을 보게 하고, 단순도뇨
- 잔뇨량 측정
  - 환자가 소변을 보게 하고 → 단순도뇨 → 소변량 측정
  - 50cc 이하는 정상, 60cc 이상은 잔뇨증
- 요정체 시 방광팽만 제거
- 방 법
  - 소독 시 엄지와 검지로 대음순을 벌려 요도를 노출 → 섭자를 이용해 소독솜으로 위에서 밑으로(요도 → 항문 방향), 대음순에서 소음순 순서로 일방향으로만 닦고 한 번 닦을 때마다 새 소독솜으로 바꿔 사용한다.
  - 요도구를 확인하고 여자는 5~6cm, 남자는 18~20cm 정도 삽입한다.
  - 소변이 다 나온 후 도뇨관을 뽑아 곡반에 담는다.

㉢ 유치도뇨(Foley Cath)
- 카테터 → 오랫동안 유지(소변 주머니)
- 장기간 소변 배출 문제가 있을 때
- 방광 세척, 약물 주입
- 시간당 소변량 측정
- 방 법
  - 삽입 전에 풍선이 부풀어지는지 확인
  - 수용성 윤활제를 바르고 삽입
  - 소변이 나오는 시점(요도) → 2.5~5cm 더 삽입(방광)
  - 공기나 증류수 주입
  - 풍선이 부품
  - 잡아 당겨봐서 안 빠지면 풍선이 잘 고정된 것

필 / 수 / 확 / 인 / 문 / 제

**인공도뇨를 실시 할 때의 방법으로 옳지 않은 것은 무엇인가?**

① 여성은 배횡와위를 취해 준다.
② 내과적 무균술을 지킨다.
③ 소독 시 대음순을 닦고 소음순을 닦는다.
④ 단순도뇨는 목적이 달성하면 카테터를 제거한다.
⑤ 소독 시 한번 닦을 때마다 새 소독솜으로 바꿔 사용한다.

해설
외과적 무균술을 지킨다.

답 ②

**유치도뇨관 삽입에 대한 설명으로 옳지 않은 것은 무엇인가?**

① 삽입 전에 풍선이 부풀어지는지 확인한다.
② 소변이 나오는 시점에서 2.5~5cm 정도 더 삽입한다.
③ 카테터 삽입 후 공기나 증류수를 삽입한다.
④ 소변주머니는 방광보다 아래에 위치하도록 한다.
⑤ 소변주머니, 도뇨관은 개방체계를 유지한다.

해설
소변주머니, 도뇨관은 폐쇄적으로 유지한다.

답 ⑤

필 / 수 / 확 / 인 / 문 / 제

**유치도뇨관 삽입 후 도뇨관의 교환시기로 옳은 것은 언제인가?**

① 매 일
② 2일
③ 7일
④ 10일
⑤ 2~3주

해설
유치도뇨관 삽입 후 도뇨관의 교환 시기 : 2~3주 간격

답 ⑤

**요실금 대상자에게 제공하는 간호로 옳지 않은 것은 무엇인가?**

① 천으로 만든 기저귀를 사용한다.
② 규칙적인 배뇨훈련을 실시한다.
③ 골반근육강화 운동을 실시한다.
④ 수분섭취를 많이 한다.
⑤ 배뇨 후 허리를 앞으로 구부려 방광을 확실히 비운다.

해설
기저귀는 최후의 수단으로만 선택한다.

답 ①

- 소변주머니 연결
  - 방광보다 아래에 위치(중력에 의해서 내려오도록)
  - 바닥에 닿지 않게 한다.
  - 소변 주머니를 8시간 간격으로 비워 준다.
  - 소변 주머니와 도뇨관 → 폐쇄적 유지(새는 공간이 없도록)
- 유치도뇨관 제거 시 가장 먼저 풍선을 제거한다.
- 도뇨관 교환(2~3주 간격) : 감염방지
- 단순도뇨, 유치도뇨 → 철저한 무균술을 지킨다.

### (4) 요실금

① 정의 : 자신의 의지와 상관없이 소변을 배출하는 것

② 종 류

㉠ 복압성 요실금(복부 압력↑) : 기침, 재채기, 줄넘기, 복부 비만 등

㉡ 긴박성 요실금(긴급성) : 뇨의를 느끼자마자 바로 배출

㉢ 혼합성 요실금 : 복압성 요실금과 긴박성 요실금을 동시에 가지고 있는 것

㉣ 역류성(익류성) 요실금 : 방광(소변이 차 있는 상태) → 소변 배출 × → 방광의 소변이 가득차서 넘쳐흐르는 것

③ 간 호

㉠ 케겔 운동(골반 근육 강화 운동)

㉡ 규칙적인 배뇨 훈련
- 움직일 수 있는 경우 : 규칙적인 간격 → 화장실
- 부동 환자 : 규칙적인 간격 → 변기를 대준다.
- 정해진 시간에 배뇨하도록 한다.

㉢ 수분섭취↑(금기가 아니라면)

㉣ 피부 간호, 회음부 → 공기 중 노출

㉤ 방광을 확실히 비우도록 배뇨 후 허리를 앞으로 구부리게 한다.

㉥ 체중을 줄인다.

㉦ 기저귀 사용 → 최후에 선택

## 4 섭취량과 배설량

① 섭취량(Input)과 배설량(Output)의 측정(I/O 체크)

② 대상자 : 신장질환, 부종, 수분제한 필요, 이뇨제 투여, 탈수, 고열, 구토, 설사, 상처 배액량↑, 유치도뇨관을 가지고 있는 경우 등

③ 24시간 단위 측정 : 8시간 간격(D, E, N)으로 기록 → N번이 총량 계산

④ 섭취량

㉠ 경구 투여(모두), 얼음(1/2로 계산)

㉡ 비경구 투여 : 정맥주사, 수혈, 비위관, 공장루 등

⑤ 배설량

㉠ 소변(전체 배설물 중 2/3 차지, 가장 중요)

㉡ 구 토

㉢ 정상 대변(×), 설사(○)

㉣ 정상 호흡(×), 과다 호흡(○)

㉤ 발한(×), 심한 발한(○)

㉥ 상처 배액량

⑥ 섭취량 > 배설량 → 부종

⑦ 섭취량 < 배설량 → 탈수

필 / 수 / 확 / 인 / 문 / 제

**섭취량과 배설량 측정 시 배설량에 해당하는 것은 무엇인가?**

① 정상 호흡 ② 정상 발한
③ 수 혈 ④ 정상 대변
⑤ 상처배액량

해설
배설량 : 소변, 구토, 설사, 과다호흡, 심한 발한, 상처배액량

답 ⑤

**섭취량과 배설량 측정에 대한 설명으로 옳지 않은 것은 무엇인가?**

① 호흡으로 인한 수분소실도 배설량에 들어간다.
② 정맥으로 주입한 것은 모두 섭취량에 해당된다.
③ 배설량에 비해 섭취량이 많을 때 부종이 나타난다.
④ 설사와 소변은 배설량에 들어간다.
⑤ 매 근무번마다 합산하여 기록하고 밤번 간호사가 총합산한다.

해설
과다호흡으로 인한 수분소실이 배설량에 들어간다.

답 ①

간호조무사

# 활동관리

필 / 수 / 확 / 인 / 문 / 제

**환자의 체위유지 돕기의 기본원칙으로 옳지 않은 것은 무엇인가?**

① 관절범위운동을 실시한다.
② 해부학적인 자세에 가깝게 유지한다.
③ 체위변경을 2시간마다 시행한다.
④ 체위변경 시마다 피부간호를 해준다.
⑤ 관절부분은 곧게 펴서 유지한다.

해설
관절부위는 약간 굴곡된 상태를 유지한다.

답 ⑤

**두통방지를 위한 요추천자 시행 후의 자세는 무엇인가?**

① 반좌위 ② 앙와위
③ 배횡와위 ④ 새우등 자세
⑤ 슬흉위

해설
요추천자 후 : 앙와위를 취해 주어 뇌척수액의 유출을 방지하고 두통을 방지한다.

답 ②

## 1 체위유지 돕기

### (1) 기본원칙

① 해부학적인 자세에 가깝게 유지
② 관절 : 약간 굴곡된 상태로 유지
③ 해부학적인 자세, 신체선열을 유지하기 위해서 → 신체 보조기구 사용
④ 체 위
　㉠ 2시간마다 변경 시행
　㉡ 변경 시마다 → 피부 간호
　㉢ 금기가 아니라면 관절 범위운동(ROM 운동) 시행 : 3회/일

### (2) 신체 보조기구 : 신체 선열 유지 → 해부학적인 자세에 가깝게

① 손 두루마리(Hand Roll) : 손, 손가락 → 굴곡된 상태 유지
② 널빤지(나무판자)
　㉠ 매트리스 밑에 단단한 침상 제공
　㉡ 척추 골절환자, 척추 수술환자 → 척추 선열 유지
③ 삼각손잡이
　※ 천장 : 상지 운동, 손 운동(상박 운동)
④ 대전자롤(Trochanter Roll) : 다리의 외전(외회전) 방지
⑤ 크래들(피부에 접촉 안 하게 해서 보온제공) : 욕창, 피부 이식, 피부 궤양 환자

### (3) 체위의 종류

① 앙와위 : 똑바로 누운 자세
　㉠ 모든 체위의 기본
　㉡ 휴식 시, 수면 시
　㉢ 수술 후 체위 : 앙와위에서 고개 옆으로(분비물 배출)
　㉣ 요추천자 후의 자세
　　• 뇌척수 액의 유출 방지, 두통방지(뇌에 혈액공급)
　　• 요추천자 시 자세 : 새우 등 자세
　㉤ 척추 골절환자, 척추 손상환자, 척추 수술환자 → 척추 선열 유지
　㉥ 남자의 인공 도뇨 시

② 배횡와위 : 앙와위에서 무릎을 세운 체위

㉠ 복부 검진 시(복부의 힘↓)

㉡ 여자 인공 도뇨

㉢ 회음부 열요법

㉣ 복부의 내장이 튀어 나왔을 때

**TIP**

회음 절개술(회음 보호술)

- 목적 : 회음부 열상방지, 아두보호
- 회음부 간호
  - 좌 욕
  - 회음부 열요법(적외선 치료기)
    - ⓐ 배횡와위
    - ⓑ 거리 : 30~50cm
    - ⓒ 35~45Watt

③ 측위 : 옆으로 누운 체위

㉠ 분비물 배출

㉡ 등 마사지

㉢ 천골 부위 : 욕창(천골부위 압박↓)

㉣ 마비, 부동 환자의 비위관 삽입 시 체위(우측위)

④ 심스위

㉠ 관장 시 : 좌측 심스위

㉡ 항문검사

㉢ 등 마사지

⑤ 복 위

㉠ 분비물 배출

㉡ 등 마사지

㉢ 척추 검사 시

⑥ 쇄석위(절석위)

㉠ 산부인과 체위

㉡ 분 만

⑦ 슬흉위(Knee Chest Position)

㉠ 임신 전 : 생리통 완화

㉡ 임신 중 : 태아가 제 위치를 잡도록 도와준다(임신 7~8개월).

㉢ 산후 : 자궁의 회복을 도와준다.

필 / 수 / 확 / 인 / 문 / 제

**복부에 내장이 튀어 나왔을 때 복부의 압력을 감소시키기 위한 자세로 옳은 것은 무엇인가?**

① 앙와위 ② 배횡와위
③ 측 위 ④ 반좌위
⑤ 심스위

해설

복부에 내장이 튀어나왔을 때는 배횡와위를 취해 주어 복부의 압력을 감소시켜 준다.

답 ②

**항문 검사 시, 관장 시, 등 마사지를 제공할 때 자세로 옳은 것은 무엇인가?**

① 앙와위 ② 슬흉위
③ 배횡와위 ④ 복 위
⑤ 심스위

해설

심스위 : 항문 검사 시, 관장 시, 등 마사지를 제공할 때 자세

답 ⑤

**태아가 둔위일 때 태아가 제 위치를 잡도록 임신 7~8개월 때 취해 주는 자세는 무엇인가?**

① 쇄석위 ② 심스위
③ 슬흉위 ④ 측 위
⑤ 반좌위

해설

슬흉위(Knee Chest Position)

- 임신 전 : 생리통 완화
- 임신 중 : 태아가 제 위치를 잡도록 도와준다(임신 7~8개월).
- 산후 : 자궁의 회복을 도와준다.

답 ③

필 / 수 / 확 / 인 / 문 / 제

**호흡곤란 대상자에게 폐가 최대한 확장하도록 하여 호흡이 용이하게 도와줄 수 있는 자세는 무엇인가?**

① 앙와위 ② 측 위
③ 복 위 ④ 반좌위
⑤ 쇼크체위

해설

반좌위 : 폐가 최대한 확장하도록 하여 호흡이 용이하게 도와줄 수 있는 자세

답 ④

⑧ 반좌위
   ㉠ 폐가 최대한 확장할 수 있는 체위 → 호흡용이
   ㉡ 호흡곤란, 흉부 수술 → 호흡용이
   ㉢ 체위 배액(중력에 의해 분비물 배출)
   ㉣ 복수천자 시
⑨ **쇼크체위** : 골반 고위, 트렌델렌버그 체위, 변형된 트렌델렌버그 체위, T 포지션
⑩ 잭나이프 체위
   ㉠ 복부체위(복위) : 항문수술, 척추마취
   ㉡ 등위(등) : 방광염 검사

## 2 운동과 이동 돕기

### (1) 운 동

① 부동이 미치는 영향
   ㉠ 근골격계 : 뼈에서 Ca이 나가고, 근육 크기↓, 관절 크기↓, 경축・위축, 가동범위 감소
   ㉡ 심혈관계 : 혈액순환↓, 혈전 생성, 산소공급↓
   ㉢ 호흡기계 : 호흡근육 크기↓, 호흡↓, 분비물 배출↓ → 염증↑
   ㉣ 비뇨기계 : 소변 생성↓, 소변 비중↑, 소변 배출↓(요정체) → 신장결석, 비뇨기계 감염↑
   ㉤ 피부 : 욕창, 상처 치유 지연
   ㉥ 정신 : 우울↑
   ㉦ 운동, 수술 후 환자 → 조기 이상
② 운동의 종류
   ㉠ 능동 운동 : 환자 스스로 하는 운동
   ㉡ 보조적 능동 운동
      • 환자가 할 수 있는 부분 → 환자가 스스로 운동을 하게 함
      • 환자가 할 수 없는 부분 → 수동적으로 운동을 제공
   ㉢ 수동 운동 : 타인에 의해서 행해지는 운동
   ㉣ 등장성 운동 : 근육의 길이가 변하는 운동으로 대부분의 신체활동과 일상생활활동이 해당됨
      • 목 적
         – 관절의 구축, 경축 방지
         – 관절의 유연성 유지, 가동범위 유지
         – 석고붕대 제거 후 운동

ⓜ 등척성 운동 : 관절을 움직이지 않고 특정 근육을 강화시키는 운동으로 근육의 길이가 변하지 않는 운동
• 목 적
- 뼈 → Ca가 빠져 나가는 것 방지
- 근육의 힘↑(근육크기 감소 방지)
- 정맥울혈 방지
- 석고붕대 시 운동

ⓑ 등속성 운동(저항 운동)
• 근육의 크기, 형태, 강도를 높여 뼈의 힘을 유지하는데 필요한 긴장을 제공하며, 저항에 대항하여 근육이 수축하는 운동
• 발지지대를 발바닥으로 밀거나, 몸무게를 스스로 들어 올리는 형태의 운동으로 골다공증을 예방

③ 수동적 관절범위 운동 시 간호
㉠ 환자 가까이에서 신체역학의 원리에 따라서 운동을 시킨다.
㉡ 환자가 할 수 있는 범위 이내
• 무리해서 하면 안 된다.
• 관절에 통증이 오게 되면 운동을 멈추거나 한 쪽 부위를 끝낸 후에 다른 쪽을 운동시킨다.
㉢ 각 관절에 따라 3번씩 반복하여 운동을 해준다.
㉣ 한 번에 5~10분 초과하지 않는다.
㉤ 관절, 부종, 염증, 근골격계 손상 시에는 운동을 하지 않는다(휴식을 취한다).
㉥ 운동 중 경축, 위축이 나타나면 압력을 골고루 분배하면서 천천히 수행 → 간호사 보고 → 간호사의 운동에 대해 상의하고 지시를 받는다.
㉦ 운동 종료 후 환자의 맥박을 측정한다.

### (2) 환자의 이동

① 환자를 이동할 때의 지침
㉠ 허리 높이에서 일한다.
㉡ 기저면을 넓힌다(두발 → 어깨 넓이만큼 벌려 준다. 한발 → 앞으로).
㉢ 무게중심을 낮춘다(쭈그리고 앉는 자세를 취한다).
㉣ 환자 가까이에 선다.
㉤ 큰 근육을 사용한다.
㉥ 허리 근육을 사용하지 않고, 허리를 굽히지 않는다(엉덩이와 배의 근육을 사용).
㉦ 중력에 맞서지 않는다.
㉧ 이동하려는 물체, 들려고 하는 물체 → 마주 본다.
㉨ 방향을 바꿀 때는 몸과 사지를 축으로 하여 돌린다.

**필 / 수 / 확 / 인 / 문 / 제**

**관절을 움직이지 않고 특정 근육을 강화시키는 운동으로 석고붕대를 한 환자가 하는 운동의 종류는 무엇인가?**

① 능동 운동
② 수동 운동
③ 등장성 운동
④ 등속성 운동
⑤ 등척성 운동

해설
등척성 운동 : 석고붕대 시의 운동으로 관절을 움직이지 않고 특정 근육을 강화시키는 운동이다.

답 ⑤

**발지지대로 발바닥을 밀거나 몸무게를 스스로 들어 올리는 운동으로 골다공증을 예방하는 운동의 종류는 무엇인가?**

① 능동 운동
② 수동 운동
③ 등장성 운동
④ 등속성 운동
⑤ 등척성 운동

해설
등속성 운동(저항운동) : 근육의 크기, 형태, 강도를 높여 뼈의 힘을 유지하는 데 필요한 긴장을 제공하며, 저항에 대항하여 근육이 수축하는 운동이다.

답 ④

**환자를 이동할 때의 지침으로 옳지 않은 것은 무엇인가?**

① 환자 가까이에 선다.
② 큰 근육을 사용한다.
③ 허리근육을 사용한다.
④ 중력에 맞서지 않는다.
⑤ 기저면을 넓힌다.

해설
허리근육을 사용하지 않는다.

답 ③

필 / 수 / 확 / 인 / 문 / 제

② 환자를 돌려 눕힐 때
㉠ 간호조무사 쪽으로 돌려 눕힐 때 : 두 팔을 가슴에 얹도록 하고, 간호조무사의 먼 쪽의 환자의 무릎을 구부리게 한다.
㉡ 간호조무사 반대편으로 돌려 눕힐 때 : 두 팔을 가슴에 얹도록 하고, 간호조무사 쪽에 있는 환자의 무릎을 구부리게 한다.

③ 환자를 오른쪽이나 왼쪽으로 이동
㉠ 이동하고자 하는 쪽에 선다.
㉡ 환자의 두 손을 가슴위에 포갠다.
㉢ 상반신과 하반신을 나누어 이동시킨다.

### (3) 환자의 보행 돕기

① 보행 보조기구
㉠ 보행기, 지팡이, 목발 등
㉡ 기구 사용 전에 침상에서 먼저 상박운동
㉢ 밑 → 고무패킹(미끄럼 방지용) 닳았는지 꼭 확인
㉣ 미끄럼 방지용 양말, 신발 착용

② 지팡이, 목발, 보행기
㉠ 지팡이
- 계단↑ : 지팡이 → 건강한 다리 → 아픈 다리
- 계단↓(평지) : 지팡이 → 아픈 다리 → 건강한 다리
- 지팡이 이용한 평지 걷기
  - 2점 보행 : 지팡이 + 아픈 다리 → 건강한 다리
  - 3점 보행 : 지팡이 → 아픈 다리 → 건강한 다리

㉡ 목 발
- 계단↑ : 건강한 다리 → 목발 → 아픈 다리
- 계단↓(평지) : 목발 → 아픈 다리 → 건강한 다리
- 목발 이용한 평지 걷기
  - 4점 보행 : 목발(오른쪽) → 발(왼쪽) → 목발(왼쪽) → 발(오른쪽)
  - 3점 보행 : 목발(2) + 아픈 다리 → 건강한 다리
  - 2점 보행 : 목발(오른쪽) + 발(왼쪽) → 목발(왼쪽) + 발(오른쪽)

**환자의 보행보조기구 중 지팡이를 사용해 계단을 내려갈 때의 순서로 옳은 것은 무엇인가?**

① 지팡이-건강한 다리-아픈 다리
② 지팡이-아픈 다리-건강한 다리
③ 건강한 다리-아픈 다리-지팡이
④ 아픈 다리-건강한 다리-지팡이
⑤ 아픈 다리-지팡이-건강한 다리

해설
- 계단↑ : 지팡이 → 건강한 다리 → 아픈 다리
- 계단↓(평지) : 지팡이 → 아픈 다리 → 건강한 다리

답 ②

**환자의 보행보조기구 중 목발을 사용하여 3점 보행을 할 때 먼저 나가야 하는 것은 무엇인가?**

① 목 발
② 건강한 다리
③ 아픈 다리
④ 목발과 아픈 다리
⑤ 목발과 건강한 다리

해설
- 4점 보행 : 목발(오른쪽) → 발(왼쪽) → 목발(왼쪽) → 발(오른쪽)
- 3점 보행 : 목발(2) + 아픈 다리 → 건강한 다리
- 2점 보행 : 목발(오른쪽) + 발(왼쪽) → 목발(왼쪽) + 발(오른쪽)

답 ④

| 구 분 | 보행기 | 지팡이 | 목 발 |
|---|---|---|---|
| 높 이 | 팔꿈치 30° 구부렸을 때 둔부 높이 | 팔꿈치 30° 구부렸을 때 둔부높이 | 키 - 40cm |
| 보 조 | 보행벨트(뒤에서 잡아준다) → 마비된 쪽의 뒤 | 지팡이 → 건강한 손, 마비된 쪽에서 보조 | – |
| 보조기구 위치 | – | 발가락에서 앞(15cm), 옆(15cm) | 발가락에서 앞(15cm), 옆(15cm) |
| 체중지지 | – | – | 액와부위<br>• 손가락 1~2개 들어갈 정도의 여유(목발 마비예방)<br>• 체중 → 손 |

### (4) 휠체어 운반

① 문 턱

㉠ 오를 때 : 앞바퀴를 들어서 오른다.

㉡ 내릴 때 : 간호조무사가 뒤로 돌아서 앞바퀴를 들어 올린상태에서 뒷바퀴를 천천히 뒤로 빼면서 앞바퀴를 조심히 내려놓는다.

② 울퉁불퉁한 길 : 앞바퀴를 들어 올려 뒤로 젖힌 상태에서 이동한다. → 환자가 진동감을 느끼지 않는다.

### (5) 환자이동

① 평 지

㉠ 방향 : 환자의 다리방향

㉡ 간호조무사는 환자의 머리 쪽에 선다(리더는 환자의 머리 쪽에 선다).

② 오르막, 내리막 길

㉠ 오르막길

- 방향 : 환자의 머리 방향
- 간호조무사는 환자의 다리 쪽에 선다.

㉡ 내리막길

- 방향 : 환자의 다리 방향
- 간호조무사는 환자의 다리 쪽에 선다.

③ 엘리베이터(구급차)

㉠ 들어갈 때 : 환자 머리 방향으로 들어간다.

㉡ 나올 때

- 환자 다리 방향으로 나온다.
- 뒤로 들어가서 앞으로 밀고 나온다.

필 / 수 / 확 / 인 / 문 / 제

**목발 마비를 예방하기 위해 목발 사용 시 체중이 가해지는 부위로 옳은 것은 무엇인가?**

① 겨드랑이 ② 손
③ 어 깨 ④ 상 박
⑤ 건강한 다리

해설

목발사용 시 목발 마비를 예방하기 위해 체중을 손에 가해지도록 한다.

답 ②

**이동침대로 엘리베이터를 사용할 때 올바른 것은 무엇인가?**

① 환자의 다리 쪽에 선다.
② 환자의 다리 방향으로 들어간다.
③ 환자의 머리 방향으로 들어간다.
④ 환자의 머리 방향으로 나온다.
⑤ 환자의 건강한 쪽에 선다.

해설

들어갈 때는 환자 머리 방향으로 들어가고, 나올 때는 환자 다리 방향으로 나온다.

 ③

필 / 수 / 확 / 인 / 문 / 제

보호대 사용을 해야 하는 대상자에 속하지 않는 것은 무엇인가?

① 타인을 해할 우려가 있을 때
② 자해의 우려가 있을 때
③ 의식이 혼돈된 환자가 정맥주사 바늘을 떼어내려고 할 때
④ 우울증으로 타인과의 의사소통을 꺼릴 때
⑤ 가려움증이 심한 환자가 계속 피부를 긁으려고 할 때

해설
- 낙상방지
- 특별한 치료 시 환자의 움직임 억제
- 자해 방지
- 타인을 해할 우려가 있을 때 → 타인보호
- 가려움증 환자의 피부손상 방지
- 의식불명이나 전신마취에서 회복단계에 있는 환자의 보호

답 ④

환자에게 보호대를 적용할 때 사용지침으로 옳지 않은 것은 무엇인가?

① 환자의 동의를 받는다.
② 최소한의 시간만 적용한다.
③ 반드시 기록으로 남긴다.
④ 뼈 돌출부위에 패드를 대고 적용한다.
⑤ 침대 본체가 아닌 침대난간에 묶는다.

해설
침대난간이 아닌 침대 본체에 묶는다.

답 ⑤

### (6) 환자 옷 갈아입히고 벗기기

① 편마비 환자 : 옷을 벗을 때는 건강한 쪽부터 벗고, 옷을 입을 때는 불편한 쪽부터 입힌다.
② 정맥요법이 실시되고 있는 환자 : 상의를 벗을 때는 수액이 연결되지 않은 팔부터 벗고, 상의를 입을 때는 수액이 연결된 팔부터 입는다.

## 3 신체보호대(억제대) 적용 돕기

### (1) 보호대 사용 목적

① 낙상방지
② 특별한 치료 시 환자의 움직임 억제
③ 자해 방지
④ 타인을 해할 우려가 있을 때 → 타인보호
⑤ 가려움증 환자의 피부손상 방지
⑥ 의식불명이나 전신마취에서 회복단계에 있는 환자의 보호

### (2) 보호대 사용지침

① 반드시 의사의 지시하에 실시한다.
② 환자, 보호자에게 설명 → 동의
  ㉠ 설명 : 충분한 이유를 설명하면 덜 불안해진다.
  ㉡ 동의 : 반드시 서면으로 동의서를 받는다.
③ 다른 방법을 사용한 후 더 이상 방법이 없을 때 최후로 선택한다.
④ 최소한의 시간만 적용
⑤ 억제를 하지 않는 부위 → 자유롭게 움직임 가능
⑥ 타인에게 보이지 않도록(수치심 유발)
⑦ 뼈 돌출 부위 : 패드를 대고 적용
⑧ 2시간마다 30분간 풀어준다.
  ㉠ 관절운동
  ㉡ 피부상태, 혈액 순환상태 관찰(중요)
⑨ 침대난간이 아닌 침대 본체에 묶는다.
⑩ 보호대를 풀어줬을 때 절대 환자를 혼자두지 않는다(자살, 자해 우려).
⑪ 응급상황 시 쉽게 풀 수 있거나 즉시 자를 수 있는 방법을 사용한다(클로브히치).
⑫ 반드시 기록으로 남긴다.

### (3) 보호대의 종류

① 재킷 보호대(조끼 형태)

㉠ 지남력 상실, 낙상방지 위해, 진정제 투여한 환자, 자해나 타인을 해할 우려↑

㉡ 운반차(이동 침대)·휠체어 운반 → 안전

② 벨트 보호대 : 이동차, 휠체어 운반 → 안전

③ 장갑 보호대

㉠ 긁지 않도록 손상 방지(주사 바늘, 비위관 튜브를 제거하지 못하도록 한다)

㉡ 손가락을 약간 굴곡 시킨 상태에서 손목까지 장갑이 올라오도록 한다.

④ 손목·발목 보호대

㉠ 손목·발목 주변에 패드를 대고 적용

㉡ 손목·발목의 움직임 제한

㉢ 매 듭

- 클로브히치(리본 매듭, 나비매듭)
- 쉽게 풀릴 수 있는 매듭(응급 시 대비)

⑤ 팔꿈치 보호대 : 영유아에게 적용, 팔꿈치를 구부리지 않도록 하여 긁거나 만지지 않게 한다.

⑥ 홑이불 보호대(전신 보호대) : 영아에게 적용, 검사 시 영아의 움직임 억제

⑦ 클립망 : 침대에 그물망을 쳐서 아기가 기어 나오지 못하도록 하는 것

### (4) 매듭의 종류

① 클로브히치(나비매듭, 리본 매듭) : 사지억제(손발 억제), 양쪽 고리 매듭

② 고리매듭(침대 본체 적용) : 한쪽 고리 매듭

③ 정방형 매듭 : 쉽게 풀리지 않고 매듭, 환자 움직임↑ → 매듭이 조여지지 않는다.

## 4 체온유지

### (1) 더운 것과 찬 것의 적용 돕기

① 온 적용

㉠ 혈관확장 → 혈액순환↑, 부종↓, 통증↓, 신진대사↑, 면역기능↑, 노폐물 배설↑, 혈액점도↓

**TIP**

점도(점성, 농도)

- 점도 증가(끈적끈적 : 농도↑)
- 점도 감소(묽어진다 : 농도↓)

예 타액점도↑ : 충치 증가, 타액점도↓ : 충치 감소

---

필 / 수 / 확 / 인 / 문 / 제

**아토피로 인한 가려움증으로 계속 긁어서 피부손상이 있는 영유아에게 적용하는 보호대의 종류는 무엇인가?**

① 재킷 보호대
② 벨트 보호대
③ 팔꿈치 보호대
④ 전신 보호대
⑤ 클립망

해설
영유아가 소양증으로 긁는 것을 방지하는 보호대 : 팔꿈치 보호대, 장갑 보호대

답 ③

**보호대의 종류 중 영아에게 주사를 놓거나 검사를 적용할 때 영아의 움직임을 억제하는 것은 무엇인가?**

① 전신 보호대
② 손목 보호대
③ 벨트 보호대
④ 장갑 보호대
⑤ 팔꿈치 보호대

해설
전신 보호대(홑이불 보호대) : 영아에게 주사를 놓거나 검사를 적용할 때 영아의 움직임을 억제

답 ①

필 / 수 / 확 / 인 / 문 / 제

**더운물 주머니 사용법에 대한 설명으로 옳지 않은 것은 무엇인가?**

① 30분 이내로 적용한다.
② 거꾸로 들어서 새는지 확인한다.
③ 클램프로 잠근다.
④ 46~52℃의 물을 담는다.
⑤ 공기를 채워 부드럽게 해준다.

해설
공기를 제거한다.

답 ⑤

**얼음물 주머니의 사용법에 대한 설명으로 옳지 않은 것은 무엇인가?**

① 얼음을 물에 씻어 모서리의 각진 부분을 없앤다.
② 거꾸로 들어서 새는지 확인한다.
③ 30분 이내로 적용한다.
④ 클램프를 잠근다.
⑤ 얼음을 깨지 않고 주머니에 넣는다.

해설
얼음을 호두알 크기로 깬다.

답 ⑤

**편도선 절제수술 환자의 출혈, 부종, 통증을 감소시킬 목적으로 적용하는 것은 무엇인가?**

① 더운물 주머니
② 얼음물 주머니
③ 얼음칼라
④ 가습기
⑤ 수분섭취

해설
얼음칼라 : 편도선 절제수술 환자의 출혈, 부종, 통증을 감소시킬 목적으로 적용한다.

답 ③

ⓛ 근육이완 → 휴식
ⓒ 습열 > 건열 → 열전도율↑(장점), 피부 손상도↑(단점)
ⓔ 더운물 주머니
- 물의 온도 : 46~52℃
- 1/2 정도 채운다.
- 편평한 바닥에 놓고 → 입구 쪽으로 밀어 공기를 제거한다.
- 클램프로 잠근다.
- 거꾸로 들어서 새는지 확인한다.
- 환자의 피부상태 관찰, 커버·수건을 대고 적용한다.
- 30분 미만 적용한다.
- 더운물로 바꿔준다.

ⓜ 노 인
- 피지선 분비가 적다.
  - 피지 : 피부보호
  - 윤활제 성분 : 피지↓ → 건조증↑, 소양증↑
  - 노인환자, 피부가 약한 환자
- 피부에 기름, 바셀린을 바르고 → 온 적용을 시행하면 피부를 보호할 수 있다.

② 냉적용
㉠ 혈관 수축 → 지혈 효과, 부종↓, 통증↓
ⓛ 얼음주머니
- 얼음 → 호두알 크기로 물에 한 번 씻어서 모서리의 각진 부분을 없앤다.
- 얼음 1/3~1/2까지 채움 + 물 한 컵(피부 밀착)
- 평평한 바닥 → 공기 제거
- 클램프를 잠근다.
- 거꾸로 들어서 새는지 확인한다.
- 환자의 피부상태 관찰, 커버·수건 대고 적용한다.
- 30분 미만 적용한다.

ⓒ 얼음칼라
- 적용 : 편도선 절제 수술 환자
- 출혈↓, 부종↓, 통증↓

③ 더운물 주머니, 얼음물 주머니 사용 후 관리법 : 물주머니를 깨끗이 씻고 → 건조 → 공기를 넣어서 보관(재질 : 고무가 달라붙음)

## 5 상처간호

### (1) 상처드레싱

① 드레싱의 목적

㉠ 상처보호 및 오염, 감염방지

㉡ 상처부위 고정

㉢ 국부적 약물사용

㉣ 부종과 출혈 예방(지혈)

㉤ 상처의 배액 촉진

㉥ 상처의 배설물 흡수

② 드레싱의 원칙

㉠ 외과적 무균술 적용

㉡ 드레싱의 순서

- 깨끗한 쪽 → 더러운 쪽
- 상처의 위쪽 → 아래쪽
- 원형일 경우 : 상처의 안 → 밖으로
- 회음부 : 치골 → 항문 방향으로
- 수술부위 → 주변 피부 쪽으로
- 배액부위 → 주변 조직 쪽으로
  - 절개부위와 습한 배액관이 있는 경우 : 절개부위 → 배액관 쪽으로
  - 배액관만 있는 경우 : 배액관 가까이에서 시작해 밖을 향해 원을 그리며 닦아내되, 하나의 거즈로 하나의 원만큼만 닦는다.

㉢ 상처소독 시 소독솜은 1회만 사용

㉣ 상처는 주위 피부보다 오염이 덜 된 것으로 간주한다.

③ 드레싱의 종류

㉠ 거즈 드레싱

- 혈액이나 삼출물이 배액된 초기 상처를 덮는 데 좋다.
- 상처부위에 연고를 바르지 않고 드레싱을 하면 육아조직이 헝겊섬유에 붙는다.

㉡ 투명 드레싱

- 접착력이 있는 비흡수성 드레싱 → 삼출물이 많은 상처에 부적절
- 드레싱을 제거하지 않아도 상처를 사정할 수 있다.

㉢ 친수성 콜로이드 드레싱

- 친수성 분자가 삼출물 흡수
- 젤을 형성 → 상처표면을 촉촉하게 유지
- 병원균의 침투를 예방하여 감염의 위험 최소화

㉣ 친수성 젤 드레싱

- 괴사조직을 수화하여 상피세포에 손상 없이 괴사조직의 자연분해
- 고정하기 위한 2차 드레싱 필요

필 / 수 / 확 / 인 / 문 / 제

**드레싱을 교환할 때 상처소독 방향으로 옳지 않은 것은 무엇인가?**

① 위에서 아래 방향으로
② 깨끗한 쪽에서 더러운 방향으로
③ 수술부위에서 주변 피부 방향으로
④ 치구에서 항문 방향으로
⑤ 주변부위에서 배액부위 방향으로

해설

배액부위 → 주변부위로 소독한다.

답 ⑤

**드레싱의 종류 중 비흡수성이라 삼출물이 많은 상처에는 부적절하나 드레싱을 제거하지 않아도 상처를 사정할 수 있는 것은 무엇인가?**

① 폼 드레싱
② 거즈 드레싱
③ 친수성 콜로이드 드레싱
④ 투명 드레싱
⑤ 친수성 젤 드레싱

해설

투명 드레싱 : 반 침투성 드레싱으로 드레싱 자체에 접착력을 가진 얇고 투명한 탄력막이 있는데 이것은 인공투과막으로 일시적으로 피부기능을 대행하기도 하며 삼출물이 많은 상처에는 부적절하다.

답 ④

필 / 수 / 확 / 인 / 문 / 제

**지혈성분이 함유되어 있어서 출혈성 상처의 지혈을 촉진시키는 드레싱의 종류는 무엇인가?**

① 투명 드레싱
② 거즈 드레싱
③ 친수성 콜로이드 드레싱
④ 칼슘 알지네이트 드레싱
⑤ 친수성 젤 드레싱

해설
Ca(혈액응고)이 함유되어있는 드레싱이다.

답 ④

**환자에게 드레싱을 적용할 때의 주의사항으로 옳지 않은 것은 무엇인가?**

① 환부가 오염되는 것을 방지하기 위해 창문을 닫는다.
② 상처를 손으로 만져야 할 경우 장갑을 착용한다.
③ 내과적 무균법을 적용한다.
④ 환자가 통증을 호소하면 30분 전에 진통제를 투여한다.
⑤ 상처 가장자리에 발적, 부종이 있으면 상처감염을 의심한다.

해설
외과적 무균술을 적용한다.

답 ③

**붕대를 적용할 때의 주의사항으로 옳지 않은 것은 무엇인가?**

① 말단에서 체간으로 감는다.
② 관절부위는 반듯하게 펴서 적용한다.
③ 말단부위를 노출시킨다.
④ 뼈 돌출부위는 솜을 대준다.
⑤ 심장보다 높게 든 상태에서 적용한다.

해설
관절부위는 구부린 채로 정상적인 해부학적인 위치에서 감는다.

답 ②

㉤ 폼 드레싱
- 스펀지와 같이 흡수되는 드레싱
- 고정하기 위한 2차 드레싱 필요

㉥ 칼슘 알지네이트 드레싱
- 지혈성분이 함유되어 출혈성 상처의 지혈을 촉진
- 삼출물을 흡수하여 상처표면에 젤을 형성

④ 드레싱의 형태

㉠ 건조 대 건조(Dry to Dry) : 드레싱을 교환할 때 상처면과 거즈가 밀착되어 있는 경우 생리식염수로 적신 후 천천히 떼어내어 상처의 손상을 예방한다.
㉡ 습기 대 건조(Wet to Dry) : 상처부위에 생리식염수나 소독용액을 적신 거즈를 덮고 그 위에 건조한 드레싱을 덮는다.
㉢ 습기 대 반건조(Wet to Damp) : 습기 대 건조 드레싱의 변형으로, 드레싱이 완전히 마르기 전에 제거한다.
㉣ 습기 대 습기(Wet to Wet) : 상처부위에 생리식염수나 소독용액에 적신 거즈를 덮고 그 위에 같은 용액에 적신 드레싱을 덮는다.

⑤ 드레싱 시 주의사항

㉠ 드레싱 교환으로 환자가 통증을 호소하면 30~40분전에 처방된 진통제를 투여 후 시행한다.
㉡ 미생물, 먼지 등으로 환부가 오염되는 것을 방지하기 위해 창문을 닫는다.
㉢ 시술 중 상처 위를 넘어서 물건을 잡든가 하는 일은 피한다.
㉣ 상처를 손으로 만져야 할 경우에는 장갑을 착용한다.
㉤ 드레싱에 사용하는 용액은 용기에서 약간 쏟아버려 병 입구를 깨끗하게 한 후 사용한다.
㉥ 상처 가장자리에 발적, 부종이 있으면서 통증이 심해지면 상처의 감염을 의심한다.

### (2) 붕대법

① 목 적

㉠ 드레싱 고정 및 상처보호
㉡ 손상된 신체부위 지지 및 고정
㉢ 부종 감지 및 감소
㉣ 지혈 및 배액 감소
㉤ 골절·염좌 부위 고정 및 지지감·편안함 제공

② 붕대법 사용 시 주의사항

㉠ 정맥귀환을 증진시키기 위해 말단에서 체간으로 감는다.
㉡ 상처 위에서 붕대를 감기 시작하거나 끝내지 말아야 한다.
㉢ 혈액순환 장애를 관찰하기 위해 말단부위를 노출시킨다.
㉣ 관절부위는 구부린 채로 정상적인 해부학적인 위치에서 감는다.

㉤ 가능한 체간(심장)보다 높게 든 상태에서 붕대를 적용하여 정맥울혈과 부종을 예방한다.
㉥ 뼈 돌출부위나 오목한 부위는 솜을 대주어 마찰이 없게 한다.
㉦ 붕대가 오염되거나 젖은 경우에는 교체해 준다.
㉧ 붕대는 골고루 감되 너무 단단하거나 느슨하게 감지 않는다.
㉨ 붕대를 감은 부위 아래의 순환상태는 적용 후 1~2시간마다 점검한다.

③ 붕대법의 종류
㉠ 환행대 : 모든 붕대법의 시작과 끝에 사용하는 것으로 동일한 부위를 여러 번 겹쳐서 감는다.
㉡ 사행대 : 계속 감아 올라가되 중첩되지 않게 감는 방법, 드레싱이나 부목을 가볍게 고정 시 사용한다.
㉢ 나선대 : 주위의 굵기가 비슷한 손가락, 상박부, 몸 등의 드레싱, 부목을 고정할 때 적용하는 방법으로 1/2~1/3 정도를 겹쳐서 감아 올라가는 방법
㉣ 나선절전대 : 전박, 종아리 등 굵기가 급히 변하는 부위에 사용하는 방법으로 나선으로 감을 때마다 전면에서 엄지를 대고 뒤집어서 내려 돌려 감는 방법
㉤ 팔자대 : 관절부위(손목, 발목, 팔꿈치, 무릎 등)나 사지의 연결점에 사용하는 방법
㉥ 회귀대 : 절단면, 말단부위, 머리 부위에 사용하는 방법

### (3) 바인더

① 목 적
㉠ 신체부위 지지 및 압력제공
㉡ 부종경감 및 예방
㉢ 드레싱 고정

② 종 류
㉠ 삼각건(삼각바인더) : 팔 지지, 팔의 부종 감소
㉡ 유방대
- 소매 없는 조끼형태, 크기 다양
- 유방수술 후 유방지지
- 출산 후 젖의 분비 감소

㉢ T바인더 : 직장, 회음부의 드레싱 및 수술부위 지지
- 단일 T바인더 : 여자
- 이중 T바인더 : 남자

㉣ 직선복대 및 숄테튜스 복대 : 복부 드레싱의 고정, 압박, 지지

필 / 수 / 확 / 인 / 문 / 제

**붕대법의 종류 중 전박이나 종아리처럼 굵기가 급히 변하는 부위에 사용하는 붕대법의 종류는 무엇인가?**

① 환행대 ② 사행대
③ 나선대 ④ 나선절전대
⑤ 팔자대

해설
나선절전대 : 전박이나 종아리처럼 굵기가 급히 변하는 부위에 사용하는 붕대법으로 나선으로 감을 때마다 전면에서 엄지를 대고 뒤집어서 내려 돌려 감는 방법이다.

답 ④

**직장이나 회음부의 드레싱을 지지해 주고 수술부위를 지지해 주는 바인더의 종류는 무엇인가?**

① 삼각바인더 ② T바인더
③ 유방바인더 ④ 직선복대
⑤ 숄테튜스 복대

해설
T바인더 : 직장이나 회음부의 드레싱을 지지해 주고 수술부위를 지지해 주는 바인더

답 ②

**복부의 상처에 압력을 가하여 드레싱의 고정하고 지지하여 신체의 움직임을 용이하게 하는 바인더의 종류는 무엇인가?**

① 단일 T바인더 ② 이중 T바인더
③ 삼각바인더 ④ 직선복대
⑤ 유방바인더

해설
직선복대 : 복부의 상처에 압력을 가하여 드레싱의 고정하고 지지하여 신체의 움직임을 용이하게 하는 바인더

답 ④

# 산소화

필 / 수 / 확 / 인 / 문 / 제

**호흡기 질환자의 효과적인 객담배출을 위한 방법으로 옳지 않은 것은 무엇인가?**

① 가습기를 적용한다.
② 수분섭취를 증가시킨다.
③ 기도흡인을 해준다.
④ 효과적인 기침을 통해 배출한다.
⑤ 산소를 공급 해준다.

해설
객담배출 완화방법 : 실내습도↑, 가습기 적용, 수분섭취↑, 효과적인 기침을 통해 배출, 기도흡인

답 ⑤

**호흡기 질환자에게 가습기 적용에 관한 설명으로 옳지 않은 것은 무엇인가?**

① 가습기의 물은 멸균생리식염수를 사용한다.
② 환자의 머리 밑에 방수포를 대준다.
③ 오한 호소 시 담요를 제공한다.
④ 수심한계선까지 물을 붓는다.
⑤ 가습기의 방향은 환자의 코를 향하도록 한다.

해설
물을 사용한다.

답 ①

## 1 습도제공

### (1) 습도제공 목적

① 기관지 분비물 → 액화시켜 → 배출용이
② 건조 예방
③ 부종 예방
④ $O_2$ ↔ $CO_2$의 교환↑, 환기 증진

### (2) 실내습도

① 40~60%
② 호흡기 질환자
  ㉠ 습도↑ → 50~60%
  ㉡ 간 호
   • 가습기 제공
   • 수분섭취 증가
   • 기관 절개관(절개관 위 → 젖은 Y자 거즈를 덮어 준다)

### (3) 고농도 $O_2$ 투여(산소 마스크) 시 반드시 습도제공

### (4) 가습기 사용

① 가장 중요 : 매일 청소 → 세균 감염방지
② 사용 전 : 증류수 2/3 넣고 → 작동되는지 확인한다.
③ 물 : 수심한계선까지 붓는다.
④ 가습기의 방향 → 환자의 코를 향하도록(직접적 닿지 않게) 한다.
⑤ 환자의 머리 밑 → 방수포를 대준다.
⑥ 오한 호소 → 담요 제공

## 2 산소제공

### (1) ABGA 검사(동맥혈가스 분석)

① pH, $PaO_2$, $PaCO_2$, $HCO_3^-$

② 산소공급 결정

③ 검사결과

㉠ 산소 분압 : 80~100mmHg

㉡ 이산화탄소 분압 : 35~45mmHg

㉢ pH : 7.35~7.45

㉣ $HCO_3^-$ : 22~26Eq/L

④ 동맥혈 : 요골동맥(주로 검사), 상완 동맥, 대퇴 동맥

### (2) 산소제공 목적

① 저산소증 치료 및 예방

② 산소를 효과적으로 주입하기 위해

③ 동맥혈 중 산소농도를 유지하기 위해

### (3) 산소공급 시 주의점

폭발성, 인화성 있는 물건의 반입을 금한다.

① 담배를 피우지 않도록 한다. → 금연(금연표시판 부착)

② 가스기구를 사용하지 않도록 주의한다.

③ 성냥이나 라이터 등을 사용하지 않는다.

④ 모, 합성섬유 등 정전기를 일으키는 물건 대신 면 담요를 사용한다.

⑤ 전기장판, 난방기구 등을 사용하지 않는다.

⑥ 병실문, 침대, 산소통에 금연 또는 산소 사용 중이라는 표시를 붙인다.

### (4) 산소 투여 방법(종류)

① 비강 카테터

㉠ 저농도 산소투여(6L/분)

㉡ 8시간마다 교환

㉢ 비강으로 카테터 삽입 → 유지한 채 → 카테터 통해 산소공급

㉣ 비강 자극으로 잘 사용하지 않는다.

㉤ 삽입길이 : 코~귓불까지

㉥ 복부 팽만의 증상 관찰 : 산소가 소화기계에 들어가면 → 복부 팽만

㉦ 입을 다물고 코로 숨을 쉬도록 한다(코로 산소공급).

필 / 수 / 확 / 인 / 문 / 제

**산소공급 할 때의 주의사항으로 옳지 않은 것은 무엇인가?**

① 전기장판이나 난방기구를 사용하지 않는다.
② 담배를 피우지 않도록 한다.
③ 성냥이나 라이터를 사용하지 않는다.
④ 가습기 사용을 금지한다.
⑤ 병실, 산소통에 금연, 산소 사용 중이라는 표시를 붙인다.

해설

고농도의 산소공급 시 반드시 습도를 제공한다.

답 ④

**저농도의 산소투여 방법으로 비강을 자극할 수 있고 복부팽만의 증상을 잘 관찰해야 하는 것은 무엇인가?**

① 비강 캐뉼라
② 비강 카테터
③ 안면 마스크
④ 벤투리 마스크
⑤ 비재호흡 마스크

해설

비강 카테터 : 비강을 자극할 수 있고 복부팽만의 증상을 잘 관찰해야 하는 저농도의 산소투여방법이다.

답 ②

필 / 수 / 확 / 인 / 문 / 제

**만성폐쇄성 환자에게 투여하는 저농도의 산소투여 방법으로 사용하고 의사소통이나 음식섭취의 장애가 없어 일반적으로 병원에서 가장 많이 사용하는 산소투여 방법은 무엇인가?**

① 비강 카테터
② 비강 캐뉼라
③ 부분 재호흡 마스크
④ 비재호흡 마스크
⑤ 벤투리 마스크

해설
비강 캐뉼라 : 만성폐쇄성 환자에게 투여하는 저농도의 산소투여 방법으로 사용하고 의사소통이나 음식섭취의 장애가 없어 일반적으로 병원에서 가장 많이 사용하는 산소투여 방법

답 ②

**산소투여 방법 중 가장 정확한 농도의 산소를 투여할 수 있는 것은 무엇인가?**

① 비강 카테터
② 비강 캐뉼라
③ 부분 재호흡 마스크
④ 비재호흡 마스크
⑤ 벤투리 마스크

해설
벤투리 마스크 : 가장 정확한 농도의 산소를 투여할 수 있는 방법이다.

답 ⑤

② 비강 캐뉼라
  ㉠ 저농도 산소투여(2~6L/분)
  ㉡ 8시간마다 교환
  ㉢ 의사소통 장애 ×, 음식물 섭취 장애 × → 병원에서 가장 많이 사용
  ㉣ 저농도 산소투여 → 만성 폐쇄성 폐질환 환자(COPD)
  ㉤ 복부 팽만의 증상이 없다.
  ㉥ 입을 다물고 코로 숨을 쉬도록 한다(코로 산소공급).

③ **산소 마스크** : 고농도 산소투여, 2시간마다 제거 → 피부간호
  ㉠ 안면 마스크 : 피부밀착 → 코와 입주변의 피부자극 가능성, 6~8L/분
  ㉡ 부분 재호흡 마스크
    • 일부 호기가 저장주머니 속으로 유입되어 산소와 혼합(환자가 내쉰 공기가 산소 주머니 속에서 섞여져 재호흡)
    • 6~10L/분
  ㉢ 비재호흡 마스크
    • 가장 높은 농도 산소투여
    • 6~15L/분
    • 일방향 밸브가 있어서 환자가 배출한 공기가 이 방향으로만 배출되어 호기가 저장주머니로 유입되지 않는다.
  ㉣ 벤투리 마스크
    • 가장 정확한 농도 산소투여
    • 4~15L/분
    • 만성 폐쇄성 폐질환 환자(COPD)에게 주로 적용한다.

④ **산소텐트**
  ㉠ 어린이에게 산소공급
  ㉡ 신선하고 습한 산소 제공
  ㉢ 크룹과 같은 기관지염을 앓고 있는 활동적인 유아에게 유용

## 3 흡인간호

### (1) 목 적

① 분비물(객담) 흡인(석션) → 제거
※ 비인두, 구인두, 기관 절개관 → 카테터 삽입 → 흡인(석션) → 분비물 제거

② 기도유지, 감염방지, 가스교환↑, 환기↑, 호흡기 합병증(무기폐, 폐렴) 예방

### (2) 방법 및 주의사항

① 의식이 있을 시 : 반좌위

② 의식이 없을 시 : 측위 → 간호조무사와 얼굴을 마주 본다.

③ 흡입기의 줄 → Y자 카테터 연결

④ 압력 맞춤 : 성인(100~120mmHg), 아동(95~115mmHg)

⑤ 전원 켜기

⑥ 멸균 생리식염수 통에 흡인 카테터를 담그고 손가락으로 막아서 압을 준다(작동되는지 확인 방법은 카테터에 멸균 생리수를 통과시켜 본다).

⑦ 카테터 삽입 시 환자 → 저산소증 유발

㉠ 저산소증 예방법
- 카테터 삽입 전 → 환자를 미리 과산소화시킨다(미리 산소투여, 심호흡, 기침).
- 1회 흡인 시간 : 5~10초 이내
- 총 흡인 시간 : 5분 이내
- 흡인과 흡인 사이 과산소화시킨다(카테터에 묻은 객담 → 생리식염에 세척 → 과산소화).

⑧ 삽입 길이 : 코~귓불 사이, 10~12cm

⑨ 카테터의 굵기는 흡인경로 직경의 1/2 정도가 좋다.

⑩ 삽입 중에는 손가락 떼고 회전하듯이 부드럽게 삽입 → 다 삽입되었을 때 손가락으로 막고 작동 → 흡인

⑪ 카테터 삽입 중에 흡인되지 않도록 한다.

⑫ 카테터와 용액(멸균 생리식염수) → 8시간마다 교환

필 / 수 / 확 / 인 / 문 / 제

**기도흡인 시 1회 흡인시간을 5~10초 이내로 하는 이유로 옳은 것은 무엇인가?**

① 점막의 손상 예방
② 환자의 불안감 감소
③ 저산소증 예방
④ 점액 분비물 감소
⑤ 타액의 감소

해설
저산소증을 예방하기 위해 기도흡인 시 1회 흡인시간을 5~10초 이내로 해준다.

답 ③

**흡인 간호 시 주의사항으로 옳지 않은 것은 무엇인가?**

① 의식이 있는 대상자는 반좌위를 취해 준다.
② 총흡인시간은 5분 이내로 해준다.
③ 튜브의 삽입길이는 10~12cm 정도이다.
④ 흡인 카테터와 용액은 하루에 한번 교환한다.
⑤ 카테터 삽입 전 환자가 심호흡을 하도록 한다.

해설
흡인 카테터와 용액은 8시간마다 교환한다.

답 ④

필 / 수 / 확 / 인 / 문 / 제

**기관절개관은 매일 세척하고 소독해 준다. 객담이 많이 묻은 내관은 어떻게 해야 하는가?**

① 과산화수소에 담근다.
② 100% 알코올로 닦아준다.
③ 70% 알코올로 닦아준다.
④ 뜨거운 물에 담근다.
⑤ 붕산에 담근다.

해설
객담이 많이 묻은 내관은 과산화수소에 담근다.

 ①

**기관절개술을 한 환자에게 제공하는 간호로 옳지 않은 것은 무엇인가?**

① 생리식염수에 적신 거즈로 기관절개관 부위를 덮어 준다.
② 기침을 할 때는 기관절개관 부위를 막고 한다.
③ 가습기를 적용한다.
④ 의사소통을 위해 침상 옆에 필기도구를 준비해 준다.
⑤ 매일 내관을 빼서 세척과 소독을 해 준다.

해설
기침을 할 때는 입을 막고 한다.

 ②

## 4 기관절개관 간호

### (1) 목 적

① 기도폐색 방지, 가스교환↑, 환기↑, 기관 절개관 주위의 피부보호
② 객담 → 기도가 막히는 것을 방지

### (2) 기관절개관 간호

① **기관 절개한 부위 드레싱** : 매일 멸균 생리식염수에 적신 면봉·거즈로 닦아준다.
② **체 위**
  ㉠ 금기가 아니면 반좌위를 취해 심호흡을 돕고, 폐확장이 최대화되도록 한다.
  ㉡ 무의식 환자 : 앙와위
③ **매일 내관을 빼서 세척** → 소독
  ㉠ 객담이 많이 묻은 내관 : 과산화수소에 담근다.
  ㉡ 멸균 생리식염수로 세척 → 내관 삽입
④ **Y자 거즈**
  ㉠ 생리식염수에 적신 거즈 → 기관 절개관 부위를 덮어 준다.
  ㉡ 습도 제공, 먼지 흡인 방지
⑤ **기관절개관이 빠진 환자 발견 시** : 가장 먼저 멸균된 겸자로 기관 절개관 부위를 벌리고 있으면서 → 의사를 기다린다.
⑥ **기관절개관을 하고 있는 환자 기침 시** : 코나 입을 가리지 말고 , 손수건으로 기관절개관을 가리도록 한다.
⑦ 의식이 있는 환자인 경우 종이와 펜을 침상 옆에 준비해 주고, 응급 시 도움을 요청할 수 있도록 벨 사용법을 알려준다.
⑧ 흡인은 멸균적으로 이루어져야 하며, 가습기를 적용시킨다.

간호조무사

# 투약 돕기

## 1 처 방

### (1) 처방의 종류

① 정규 처방 : 다른 처방이 나와서 취소되기 전까지 계속 유효한 처방
② 필요시 처방(prn) : 의사가 내놓은 처방을 간호사가 판단하여 필요시 투여하는 처방
③ 1회 처방 : 의사가 지시한 특별한 시간에 한 번만 투여하는 처방
④ 즉시 처방 : 일종의 1회 처방으로 처방 즉시 투여되는 처방

### (2) 투약의 일반적인 지침

① 투약의 6가지 기본원칙을 지킨다[6R(정확한) : 약, 환자, 시간, 방법, 용량, 기록].
② 의문이 가는 처방, 약물은 반드시 간호사에게 문의 후 투약한다.
③ 투약 준비 시 실수를 막기 위해 약물 용기의 라벨을 3번 확인한다.
㉠ 약장에서 약병, 약봉투를 꺼낼 때
㉡ 약병, 약봉투에서 약을 꺼낼 때
㉢ 약장에 넣을 때
④ 경구투여 금지 : 무의식 환자, 구토 환자, 경련 환자, 연하곤란 환자, 금식 환자 등
⑤ 항생제는 주사 전에 피부반응 검사를 실시해 이상이 있는지 확인한다.
⑥ 약을 준비한 사람이 투여하고, 투여한 사람이 기록한다.
⑦ 표시가 되어 있지 않거나, 색이 변한 약물, 침전물이 생긴 약물은 사용하지 않는다.
⑧ 환자가 투약을 거부했거나, 실수가 있었을 때는 이유를 즉시 간호사에게 보고하고 기록한다.
⑨ 마약, 향정신성 의약품 등은 수량을 정확하게 확인, 기록하며, 보관 시 이중 잠금 장치를 하여 보관한다(모르핀, 데메롤 등의 마약성 진통제는 호흡을 억제시키므로 투여 전 호흡수를 확인한다).
⑩ 약제를 희석시킬 때는 약의 체내 흡수를 증가시키기 위해 미지근한 물에 타서 준다.
⑪ 경구투약 시 기름종류의 약은 차게 해서 준다.
⑫ 한 병에서 다른 병으로 약을 옮기지 않도록 한다.
⑬ 약을 너무 많이 따랐을 경우에는 약병에 다시 붓지 않고 버린다.

필 / 수 / 확 / 인 / 문 / 제

안전한 투약을 정확하게 지켜야 할 6R에 해당하지 않은 것은 무엇인가?

① 시 간 ② 방 법
③ 부 위 ④ 용 량
⑤ 기 록

해설
6R : 약, 환자, 시간, 방법, 양(용량), 기록

답 ③

약물투약의 일반적인 지침으로 옳지 않은 것은 무엇인가?

① 항생제 주사 전 피부반응 검사를 실시한다.
② 의문이 가는 처방은 반드시 간호사에게 문의 후 투약한다.
③ 무의식 환자는 경구투여를 금지한다.
④ 환자가 투약을 거부하면 그대로 탁자에 두고 나온다.
⑤ 색이 변하거나 침전물이 생긴 약물은 사용하지 않는다.

해설
환자가 투약을 거부했을 때는 탁자에 두고 오면 안 되고 간호사에게 보고한다.

답 ④

필 / 수 / 확 / 인 / 문 / 제

**국소적 약물투여 방법으로 안약 사용 시 주의사항으로 옳지 않은 것은 무엇인가?**

① 연고 사용 시 약을 한 번 짜서 버리고 사용한다.
② 환자의 눈이 아래를 쳐다보도록 한다.
③ 안약 점적 후에는 안각위를 30초 정도 가볍게 눌러준다.
④ 점적기는 눈꺼풀에 닿지 않도록 한다.
⑤ 환자를 눕히거나 앉히고 머리를 뒤로 젖히게 한다.

해설
환자의 눈은 위를 쳐다보도록 한다.

답 ②

**5세 환아에게 귀약을 점적할 때 귀를 잡아당기는 방향으로 옳은 것은 무엇인가?**

① 수평방향 ② 후상방
③ 후하방 ④ 전상방
⑤ 전하방

해설
3세 이상은 후상방으로 잡아당긴 후 점적한다.

답 ②

**질에 좌약을 투여할 때의 주의사항으로 옳지 않은 것은 무엇인가?**

① 질 좌약 투입 전 소변을 보도록 한다.
② 질 좌약을 투입하기 위해 배횡와위를 취하게 한다.
③ 질 좌약 투입 후 둔부를 올린 자세를 10분 정도 유지한다.
④ 외과적 무균법을 적용해 투여한다.
⑤ 좌약을 8~10cm 정도 삽입한다.

해설
내과적 무균법을 적용한다.

답 ④

### (3) 국소적 약물투여

① 안약(안연고)
- ㉠ 환자를 눕히거나 앉히고 머리를 뒤로 젖히게 한다.
- ㉡ 눈에 분비물이 있을 때는 점적 전에 생리식염수에 적신 솜이나 거즈로 닦아낸다(안 → 밖 : 비루관의 감염방지).
- ㉢ 점적 시 환자의 눈은 위를 쳐다보게 한다.
- ㉣ 안약은 하부 결막낭 내측 중앙에 떨어뜨린다.
  - 연고 : 결막낭 중앙에서 외측으로 바름
  - 연고 점적 후 연고가 골고루 퍼지도록 눈을 감고 안구를 굴리도록 함
- ㉤ 점적기를 눈꺼풀이나 속눈썹에 닿지 않도록 한다.
- ㉥ 연고 점적 시 약을 한 번 짜서 버리고 점적한다.
- ㉦ 안약 점적 후에는 안쪽 안각위를 30~60초 정도 가볍게 눌러준다(약이 비루관으로 흐르는 것 방지).

② 귀 약
- ㉠ 분비물이 있으면 면봉으로 닦아낸다.
- ㉡ 점적용액 : 체온과 비슷한 온도로 따뜻하게 한다.
- ㉢ 아프지 않은 쪽이 밑으로 오게 하여 눕힌다.
- ㉣ 성인은 후상방, 소아(3세 이하)는 후하방으로 이개를 잡아당겨 외이도를 곧게 한다.
- ㉤ 약물 점적 후 5분 정도 그대로 자세를 유지한다.

③ 코 약
- ㉠ 비점적 전에 먼저 코를 몇 번 풀어 분비물을 제거한다.
- ㉡ 비점적 시 환자는 입으로 숨을 쉬게 한다.
- ㉢ 체 위
  - 사골동, 접형동 치료 : 누워서 머리를 침대(베개) 밑으로 떨어뜨린다.
  - 상악동, 전두동 치료 : 누워서 머리를 떨어뜨려 치료방향으로 머리를 돌린다.
- ㉣ 지시된 약을 비공 바로 위에서 사골의 상비갑개 중앙선을 향해 약물을 넣는다.
- ㉤ 약을 다 넣을 때까지 삼키지 말라고 환자에게 설명한다.
- ㉥ 점적 후 수 분간(약 5~10분) 점적 시의 자세를 유지한다.

④ 질 좌약 삽입
- ㉠ 투약 전에 환자에게 소변을 보게 한다.
- ㉡ 배횡와위를 취하게 하여 좌약의 끝에 윤활제를 바르고 질후벽을 따라 좌약을 8~10cm 정도 삽입한다.
- ㉢ 삽입 후 10여 분간 둔부 밑에 베개를 넣어 둔부를 올린 자세를 유지하도록 한다.
  → 약이 질 후원개로 잘 흡수되도록 하기 위함

⑤ 직장 좌약 투여
   ㉠ 환자의 사생활을 보호하기 위해 스크린(커튼)을 쳐준다.
   ㉡ 밑 침구를 보호하기 위해 고무포나 방수포를 깐다.
   ㉢ 심스 체위를 취하게 하여 윤활제를 바른 후 약 10cm 정도 삽입한다.
   ㉣ 삽입 시 입으로 숨을 쉬게 하거나 심호흡하게 한다.
   ㉤ 삽입 후 10~20분간 그대로 있고, 변의를 더 이상 참을 수 없을 때 화장실에 가도록 한다.

⑥ 피부 약물투여
   ㉠ 약물투여 부위를 깨끗이 닦아 준다.
   ㉡ 연고인 경우 설압자로 약을 덜어 깨끗한 장갑을 끼고 얇게 바른다.
   ㉢ 물약인 경우 바르기 전에 잘 흔들어서 거즈나 면봉에 묻혀서 골고루 바른다.

### (4) 경구투여(PO)

① **경구투여 금지 대상자** : 무의식 환자, 구토 환자, 경련 환자, 연하곤란 환자, 금식 환자 등

② **경구투여 시 주의사항**
   ㉠ 수술 전 처방된 약은 수술 후에 주지 말고, 다시 의사의 처방을 받는다.
   ㉡ 투여 전에 필요한 사정을 한다.
      • 강심제 : 맥박수 측정
      • 마약성 진통제 : 호흡수 측정
      • 항고혈압제 : 혈압 측정
   ㉢ 병원약이 아닌 다른 약을 복용하고 있는 것을 발견했을 때는 즉시 중단하고, 간호사에게 보고한다.
   ㉣ 물약을 잔에 부을 때는 눈높이에서 눈금을 읽는다.
   ㉤ 산・철분제 등 치아를 착색시키는 약물투여 시 빨대를 사용하고 복용 후 물로 헹구어 낸다.
   ㉥ 쓴약(고미제)은 투여 전에 얼음조각을 물고 있게 한 후 투여한다.
   ㉦ 설하제 : 물을 주지 않고, 녹여서 먹도록 한다.
   ㉧ 기침약 투약 시 희석시키지 않는다.
   ㉨ 환자가 전부 삼킬 때까지 환자 곁에 머문다.
   ㉩ 환자에게 투약하지 못한 약은 다시 약병에 붓지 않는다.

필 / 수 / 확 / 인 / 문 / 제

**경구로 약물을 투여 전 사정해야 할 사항으로 옳은 것은 무엇인가?**

① 마약성 진통제–맥박수
② 강심제–호흡수
③ 마약성 진통제–호흡수
④ 항고혈압제–혈액응고 시간
⑤ 이뇨제–칼슘수치

해설
① 마약성 진통제 – 호흡수
② 강심제 – 맥박수
④ 항고혈압제의 이뇨제 – 칼륨수치

답 ③

**약물을 경구투여할 때의 주의사항으로 옳지 않은 것은 무엇인가?**

① 수술 전 처방된 약은 대부분 수술 전과 동일하다.
② 물약을 잔에 부을 때는 눈높이에서 눈금을 읽는다.
③ 환자가 약을 삼킬 때까지 환자 곁에 머문다.
④ 쓴약은 투여 전 얼음조각을 물고 있게 한다.
⑤ 설하투여 시 약이 완전히 녹을 때 까지 물을 마시지 않는다.

해설
수술 전 처방된 약은 수술 후에 주지 말고 다시 의사의 처방을 받는다.

답 ①

필 / 수 / 확 / 인 / 문 / 제

**비경구투여 방법으로 피하주사할 때의 주의사항으로 옳지 않은 것은 무엇인가?**

① 인슐린 주사 시 매일 주사 부위를 돌려가면서 맞는다.
② 주사 후 주사부위를 가볍게 누른다.
③ 자극성이 있는 약물의 투여가 가능하다.
④ 헤파린 주사 후 문지르지 않고 살며시 눌러준다.
⑤ 철저히 무균술을 지킨다.

해설
자극성이 있는 약물의 투여가 가능한 것은 근육주사이다.

답 ③

**근육주사 후 단단하게 뭉쳐 있고 통증이 있을 때 제공하는 간호로 옳은 것은 무엇인가?**

① 절대안정시킨다.
② 얼음물 주머니를 대준다.
③ 더운물 주머니를 대준다.
④ 진통제를 투여한다.
⑤ 마시지를 해준다.

해설
근육 주사 후 단단하게 뭉쳐 있고 통증이 있을 때 더운물 주머니를 대주어 완화시킨다.

답 ③

### (5) 비경구투여

① 피내주사(ID)

㉠ 특징 : 상피 밑의 피부층에 약물을 주입하는 것으로 투베르쿨린반응이나 알레르기 반응 등 질병의 진단 또는 약물의 과민반응 검사, BCG 주사 시 사용한다.

㉡ 주사부위 : 전박의 내면(가장 많이 이용됨), 상완의 측후면, 흉곽의 상부, 견갑골 부위

㉢ 판 독
- 항생제 반응검사 : 약 15~20분 후
- 투베르쿨린 반응검사 : 48~72시간 후

㉣ 주사 후 문지르지 않는다.

② 피하주사(SC)

㉠ 목적 : 예방주사, 인슐린, 헤파린 주사에 사용

㉡ 특 징
- 근육주사보다 흡수를 더디게 하여 작용이 늦게 나타남
- 적은 양(1~2cc) 투여 가능
- 주사부위 : 상지외측, 대퇴전외측, 복부 등의 견갑골 부위
- 주사 후 가볍게 문지른다(단, 인슐린, 헤파린 주사 후는 문지르지 않고 살며시 눌러준다).

③ 근육주사(IM)

㉠ 목적 : 피하주사보다 혈관 분포가 더 많아 약의 빠른 흡수효과를 얻기 위함이다.

㉡ 특 징
- 피하주사보다 흡수가 빠르다.
- 자극성 있는 약물의 투여가 가능하다.
- 많은 양(5cc 이하)의 투여가 가능하다.

㉢ 주사부위 : 삼각근, 둔부의 배면, 둔부의 복면, 외측광근

**TIP**

둔부의 배면 : 가장 많이 사용하는 근육주사 부위
- 이 부위를 선택할 경우 좌골신경과 주요 혈관 및 골조직의 손상을 피하도록 한다.
- 3세 이하의 어린이에게는 사용하지 않는다.

둔근이 근육주사부위로 가장 많이 사용하는 이유
- 근육이 커서 반복 주사할 수 있다.
- 신경과 혈관의 분포가 많으며 혈액순환에 자극을 주어 약의 흡수가 잘된다.

㉣ 주의사항
- 둔부근육주사 시 좌골신경과 혈관이 손상되지 않도록 주의한다.
- 근육주사 시 주사기 내관을 약간 뽑아 본 후 약물을 주입하는 이유는 주삿바늘이 혈관에 들어갔는지 확인하기 위함이다.
- 약물은 가능한 서서히 주입한다.
- 주사침은 빠르게 찌르고 빠르게 뽑는다.
- 주사 후 가볍게 문지른다. → 약물의 흡수 촉진
- 주사 후 통증, 단단함 → 더운물 주머니를 대주어 완화시킨다.

㉤ Z-track 기법
- 목적 : 자극성 있는 약물을 근육 깊이 주사하기 위함
- 피부를 당긴 후 주사하고 바늘을 뽑는 것과 동시에 잡아당긴 부위를 피부에서 손을 뗌으로써 주사부위의 근육은 다른 피하조직이 덮게 되어 약물의 누출을 막게 된다.
- 주사 후 문지르지 않는다. → 약물이 새어나올 수 있다.

④ 정맥주사(IV)

㉠ 목 적
- 환자가 구강으로 적절하게 섭취를 못할 때
- 영양, 수분, 전해질, 약물공급

㉡ 특징 및 주의사항
- 효과는 빠르지만, 작용시간은 짧다.
- 주삿바늘 제거 후 문지르지 않고 꼭 누른다. → 출혈, 혈종 방지
- 체액과 수액의 과잉부담, 정맥염, 주변 피하조직의 손상 등의 부작용 관찰
- IV세트 내 공기를 배출시키는 이유 : 공기로 인한 색전증 예방

㉢ 정맥주사 주입 중 즉시 간호사에게 알려야 하는 경우
- 수액이 주입되지 않을 때
- 혈액이 역류될 때
- 조직에 부종이 생겼을 때
- 부작용 증상이 나타날 때
- 주사 맞은 부위의 통증, 염증이 있을 때
- 수액이 거의 다 들어갔을 때

㉣ 정맥주사의 합병증
- 염증증상 : 주사부위의 발열, 발적, 팽윤, 동통
- 침윤 : 주입이 안 됨, 불쾌감, 부종, 차가움 등
- 정맥염 : 정맥의 경결, 주사 맞는 정맥을 따라 발적, 통증
- 수분과다(과수화) : 호흡곤란, 혈압상승, 부종

필 / 수 / 확 / 인 / 문 / 제

**근육주사를 놓을 때 주사기 내관을 뽑아 본 후 약물을 주입하는 이유로 옳은 것은 무엇인가?**

① 약물의 흡수촉진을 위해
② 천천히 주입하기 위해
③ 주사용액의 적절한 혼합을 위해
④ 주삿바늘이 혈관에 들어갔는지 확인하기 위해
⑤ 공기를 제거하기 위해

해설

근육주사를 놓을 때 주삿바늘이 혈관에 들어갔는지 확인하기 위해 주사기 내관을 뽑아 본 후 약물을 주입한다.

답 ④

**정맥주사로 나타날 수 있는 합병증으로 옳지 않은 것은 무엇인가?**

① 침 윤 ② 정맥염
③ 수분과다 ④ 발 열
⑤ 좌골 신경통

해설

정맥주사 합병증 : 정맥염, 침윤, 수분과다, 염증증상

답 ⑤

필 / 수 / 확 / 인 / 문 / 제

**수혈의 종류로 옳지 않은 것은 무엇인가?**

① 전 혈
② 농축 적혈구
③ 농축 백혈구
④ 농축 혈소판
⑤ 신선 동결 혈장

해설
수혈의 종류
• 전혈 : 출혈이 심할 때
• 혈장(신선동결 혈장) : 급성 탈수, 화상
• 농축 적혈구 : 적혈구수 부족 시
• 혈소판 : 혈소판↓

답 ③

**환자에게 수혈을 할 때의 주의사항으로 옳지 않은 것은 무엇인가?**

① 혈액은 냉장보관 했다 수혈 시는 체온과 비슷한 온도로 해준다.
② 수혈의 가장 흔한 부작용은 용혈반응이다.
③ 수혈 전 수혈자와 공혈자의 혈액이 적합한지 확인한다.
④ 17~19G의 굵은 바늘을 사용한다.
⑤ 수혈의 부작용이 나타나면 즉시 중지하고 의사, 간호사에게 보고한다.

해설
수혈의 가장 흔한 부작용은 발열반응이다.

답 ②

ⓜ Heparin Lock
• 계속적인 수액주입은 필요 없으나, 간헐적으로 정맥주입이 필요한 경우 적용
• 잦은 채혈, 정맥혈관 확보, 정맥 내 간헐적 약물 주입 등

⑤ 수 혈

㉠ 목 적
• 출혈로 인한 혈액 부족 시 순환 혈액량 보충
• 산소운반 능력↑
• 혈액응고 인자 보충
• 혈액의 결핍성분 보충

㉡ 종 류
• 전혈 : 출혈이 심할 때
• 혈장(신선동결 혈장) : 급성 탈수, 화상
• 농축 적혈구 : 적혈구수 부족 시
• 혈소판 : 혈소판↓

㉢ 수혈 시 주의사항
• 수혈자와 공혈자의 혈액이 적합한지 확인한다(ABO액형 검사, Rh혈액형 검사, 교차반응 검사).
• 2명의 간호조무사가 환자와 혈액을 확인하고 수혈백과 의무기록지에 서명한다. → 수혈자의 이름, 혈액형, 혈액의 종류, 날짜 등
• 17~19G 정도의 굵은 바늘이나 카테터를 사용한다.
• 혈액은 냉장보관했다가, 수혈 시에 체온과 비슷한 온도로 따뜻하게 해서 준다.
• 수혈시작 15분 동안은 집중적으로 관찰한다(부작용↑).
• 처음 시작 15분은 분당 15방울 정도로 주입하며, 부작용이 없으면 주입속도를 높여 준다. → 의사의 처방
• 수혈 부작용이 나타나면 즉시 수혈을 중지하고 간호사, 의사에게 보고한다(가장 흔한 부작용 : 발열반응)
• 수혈이 끝나면 Clamp를 잠그고 생리식염수를 주입시켜 튜브에 남은 혈액을 모두 흘려보낸다.

간호조무사

# 임종간호

## 1 임종간호

### (1) 임종의 단계

① 부정단계 : "나는 아니야", "오진이야" 등으로 자신의 죽음에 대해 강하게 부정한다.
② 분노단계 : "하필 왜 내가?" 하는 분노와 적개심을 갖고 가족과 주위의 의료진에게 쉽게 화를 내고 분개해 환자에게 접근이 어렵다.
③ 타협(협상)단계 : "만약 내가 나으면 신앙생활을 잘 할 거예요, 봉사활동을 잘 할 거예요", "딸이 시집갈 때까지만 살게 해 주세요" 등 자신의 죽음을 조금은 인정하고 협상을 시도하는 단계
④ 우울단계 : 죽음이 불가피하다는 것을 인식하여 깊은 슬픔에 잠기어 비탄에 빠진다.
⑤ 수용단계 : 자신의 죽음을 인정하고 평화롭게 죽음을 기다린다.

### (2) 임종을 앞둔 환자의 간호

① 독방을 주어 개인성을 유지하되 혼자 있게 하지 않는다.
② 모든 감각이 저하되나 청각이 가장 마지막까지 남아 있으므로 함부로 이야기하지 않는다.
③ 환자의 말에 관심을 보이며, 잘 경청하고 공감해 준다.
④ 시력이 약해지므로 방을 밝게 해준다.
⑤ 호흡곤란을 완화하기 위해 반좌위, 기도흡인, 산소를 공급한다.

### (3) 임종이 임박한 징후

① 체인스톡 호흡 : 무호흡과 빈호흡이 교대로 나타난다.
② 의식수준의 저하

### (4) 사후 신체의 변화

① 사후강직 : 사망 2~4시간 후에 신체가 딱딱하게 굳어지면서 경직되는 것
② 사후시반 : 사망 후 시간이 지나면 혈액순환이 정지됨에 따라 적혈구가 파괴되면서 주위조직을 변색시켜 피부색이 변화되는 것
③ 사후한랭 : 사망 후 체온이 점차 떨어지는 것

필 / 수 / 확 / 인 / 문 / 제

**퀴블러로스의 임종의 단계로 옳은 것은 무엇인가?**

① 부정-타협-분노-우울-수용
② 부정-분노-타협-우울-수용
③ 부정-분노-우울-타협-수용
④ 부정-분노-우울-수용-타협
⑤ 부정-우울-분노-타협-수용

해설
임종의 단계 : 부정 – 분노 – 타협 – 우울 – 수용

답 ②

**임종을 앞둔 환자가 "막내딸이 시집갈 때까지만 살게 해 주세요"라고 말하는 것은 임종의 어느 단계인가?**

① 부정단계 ② 분노단계
③ 협상단계 ④ 우울단계
⑤ 수용단계

해설
협상단계 : 자신의 죽음을 인정하고 "막내딸이 시집갈 때까지만 살게 해 주세요."등의 협상을 시도하는 단계

답 ③

**사망 2~4시간 후에 신체가 딱딱하게 굳어지면서 경직되는 것으로 이것이 오기 전에 사체를 바른 체위로 취해 줘야 한다. 이것에 해당하는 것은 무엇인가?**

① 사후강직 ② 사후시반
③ 사후한랭 ④ 경직 증상
⑤ 위축 증상

해설
사후강직 : 사망 2~4시간 후에 신체가 딱딱하게 굳어지면서 경직되는 증상

답 ①

필 / 수 / 확 / 인 / 문 / 제

**호스피스 간호에 대한 설명으로 옳지 않은 것은 무엇인가?**

① 대상자와 그 가족을 단위로 한다.
② 팀 접근의 방법으로 간호를 제공한다.
③ 환자의 다각적 간호요구에 응한다.
④ 최신의 치료방법을 사용해 치료에 최선을 다한다.
⑤ 환자에게 편안감을 주고 환자와 가족을 지지한다.

해설
질병치료가 아니라 증상을 조절하는 데 초점을 둔다.

답 ④

**임종직후 혈액의 정체로 인해 얼굴변색이 되는 것과 입이 벌어지는 것을 방지하기 위해 할 수 있는 사후 관리법으로 옳은 것은?**

① 침상의 발치를 높인다.
② 의치를 끼워 준다.
③ 솜을 적셔 눈 위에 올려 놓는다.
④ 조명을 밝게 한다.
⑤ 베개를 넣어 머리와 어깨를 올린다.

해설
머리를 약간 들어 올려서 혈액의 정체로 인한 얼굴변색과 입이 벌어지는 것을 예방한다.

답 ⑤

### (5) 사망 후 간호

① 의사가 사망선언 후 사후처치를 시작한다.
② 사체는 사후강직이 오기 전에 바른 체위로 취해 준다.
③ 머리를 약간 들어 올려서 혈액의 정체로 인한 얼굴변색과 입이 벌어지는 것을 예방한다.
④ 분비물이 나오는 것을 예방하기 위해 둔부 밑에 패드를 대어주고, 어깨까지 시트를 덮어 준다.
⑤ 기록 : 성명, 연령, 성별, 사망일과 시간, 사망 전 환자상태 및 경과, 사망시간, 담당의사, 처치내용, 사체운반 시간 등

### (6) 호스피스 간호

① 정의 : 호스피스란 임종을 앞둔 사람과 그의 가족이 죽음을 자연스럽게 수용할 수 있도록 돌보는 과정을 말한다.
② 목적 : 증상조절, 통증관리, 가족관리, 영적지지 등
③ 기본원칙
  ㉠ 질병치료가 아니라 증상을 조절하는데 초점을 둔다.
  ㉡ 대상자와 그 가족을 단위로 삼아야 한다.
  ㉢ 환자의 다각적 간호요구에 응할 수 있어야 한다.
  ㉣ 연속적으로 간호를 받을 수 있도록 계획되어야 한다.
  ㉤ 팀 접근이어야 한다.
④ 임종 대상자 가족에 대한 요양보호
  ㉠ 가족과 함께 있으면서 도움을 주려고 노력하며, 필요한 경우 도움을 요청할 수 있음을 알린다.
  ㉡ 여러 가지 방법으로 가족을 지지한다.
    - 안아 주거나 손을 잡는 등 적절한 신체 접촉을 통하여 가족들에게 혼자가 아니라는 느낌을 준다.
    - 가족이 대상자에게 한 일에 대해 "참 잘했네요.", "좋습니다."라고 하면서 지지한다.
    - 감정에 초점을 맞춘 경청 등은 정서적으로 큰 지지가 된다.
    - 격려하되 "곧 괜찮아질 거예요.", "아무 염려하지 마세요."같은 상투적인 말은 도움이 되지 않으므로 하지 않는다.
    - "힘드시지요?", "수고 많으셨어요."와 같이 가족을 공감하고 위로해 준다.
  ㉢ 가족이 자신의 감정을 숨기지 않고 슬픔을 표현하도록 돕는다.
  ㉣ 가족의 태도와 행동을 판단하지 말고 중립적 자세를 유지한다.

부록 01

# 실전 모의고사

제1회 실전모의고사
제2회 실전모의고사
제3회 실전모의고사

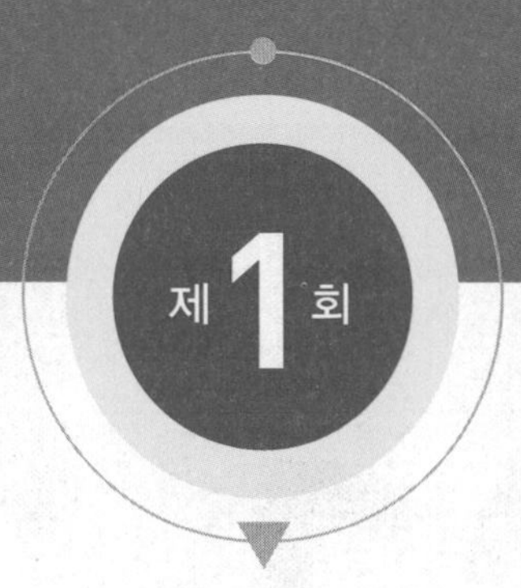


간호조무사

# 실전모의고사

## 제1과목 기초간호학 개요

### 01

**임신 시 나타나는 변화로 혈액량이 약 1,500cc 정도 증가하게 된다. 임신 전반기에는 혈색소가 증가하지만 혈구보다 혈장의 증가 폭이 더 커서 발생하는 현상은 무엇인가?**

① 임신오조증 ② 생리적 빈혈
③ 철분결핍성 빈혈 ④ 임신중독증
⑤ 채드윅 징후

해설

임신으로 인해 혈액이 약 1,500cc 증가하는데 혈구는 500cc, 혈장은 1,000cc 증가해 혈구보다 혈장의 증가 폭이 더 커서 가성빈혈(생리적 빈혈)이 나타날 수 있다.

### 02

**영구치에 대한 설명으로 옳은 것은 무엇인가?**

① 만 6세경부터 영구치가 맹출되기 시작한다.
② 제일 먼저 맹출되어 유치와 혼동되는 치아는 제2대구치이다.
③ 혼합치열기는 2~3년간이다.
④ 사랑니를 제외한 영구치는 24개이다.
⑤ 제1대구치를 지치라고도 한다.

해설

② 제일 먼저 맹출되어 유치와 혼동되는 치아는 제1대구치이다.
③ 혼합치열기는 6~12세로 6년간이다.
④ 사랑니를 제외한 영구치는 28개이다.
⑤ 제3대구치를 사랑니, 지치라고 한다.

### 03

**치아 발치 후 주의사항으로 옳은 것은 무엇인가?**

① 입안에 나온 피는 오심을 유발하므로 뱉는다.
② 발치 당일 따뜻한 물에 목욕한다.
③ 발치 당일 구강양치액으로 가볍게 양치한다.
④ 입안에 물고 있는 솜은 10분 후 뱉는다.
⑤ 발치 후 따뜻한 물로 함수한다.

해설

① 나오는 침이나 피는 삼킨다.
② 발치 당일 목욕을 금하고 금연 · 금주한다.
④ 입안에 물고 있는 솜은 1~2시간 후 뱉는다.
⑤ 발치 후 통증, 부종예방을 위해 얼음찜질을 한다.

### 04

**한방에 의하면 사람의 감정이 질병을 유발할 수 있으며 또한 이 감정을 억제시킴으로 병을 치료할 수 있다고 하였다. 사(思)는 어떤 장기를 상하게 하는가?**

① 간 ② 심 장
③ 신 장 ④ 비 장
⑤ 폐

해설

희(喜)의 감정은 심장을, 노(怒)의 감정은 간을, 사(思)는 비장을, 비(悲)의 감정은 폐를, 공(恐)은 신장을 상하게 한다.



1 ② 2 ① 3 ③ 4 ④ 정답

## 05

**뜸 치료 시의 간호로 옳은 것은 무엇인가?**

① 얼굴에 뜸을 놓는다.
② 고열환자에게 적용한다.
③ 주취 중인 환자에게 적용한다.
④ 뜸을 뜬 후 재는 비닐봉지에 담는다.
⑤ 뜸을 뜬 후 수포는 주사기로 뽑아낸 후 붕대로 감는다.

해설

① 일반적으로 얼굴에는 뜸을 뜨지 않도록 한다.
② 고열환자에게는 뜸을 뜨지 않아야 한다.
③ 주취 중 또는 임산부의 복부, 요천부에는 뜸 치료를 금한다.
④ 뜸을 뜬 후 재는 식을 때까지 곡반에 보관한다.

## 06

**다음 중 천식환자의 기관지 확장제로 옳은 것은 무엇인가?**

① 벤토린　② 데메롤
③ 디곡신　④ 디아제팜
⑤ 하이드랄라진

해설

기관지 확장제 – 에피네프린, 아미노필린, 벤토린 등

## 07

**혈중 칼슘의 농도를 증가시켜 골다공증, 골절, 신결석 등을 유발하는 호르몬과 관련있는 기관은 어디인가?**

① 뇌하수체　② 췌 장
③ 갑상선　④ 부갑상선
⑤ 부신피질

해설

부갑상샘에서 분비되는 PTH(Parathormone)는 칼슘과 인의 대사를 조절한다.

## 08

**간호윤리 실천 시의 유익한 점이 아닌 것은 무엇인가?**

① 법적 업무한계를 정확히 알게 된다.
② 기쁨과 보람을 얻는다.
③ 합리적인 행동의 방향을 제시해 준다.
④ 직무와 관련해 지혜로운 판단능력을 하게 해준다.
⑤ 봉사하는 기쁨을 알게 해준다.

해설

간호윤리는 직업적인 간호윤리이다.

## 09

**간호조무사의 직업적 태도로 옳은 것은 무엇인가?**

① 근무시간을 변경하고자 할 때 동료에게 대리근무를 부탁한다.
② 환자가 검사결과에 대해 문의하면 최선을 다해 답변해 준다.
③ 업무상 알게 된 비밀은 절대 누설하지 않는다.
④ 환자가 선물을 주려고 할 때 고마움을 표현하고 받는다.
⑤ 사직하고자 할 때 사직 1주일 전에 얘기하고 사직서를 제출한다.

해설

① 근무시간, 교대방법은 반드시 지키고 임의로 근무시간을 바꾸거나 대리근무를 시키지 않는다.
② 의사나 간호사에게 묻도록 설명한다.
④ 고마움을 표시하고 사양한다.
⑤ 1개월 전에 미리 사직서를 제출하고 후임이 정해진 다음 떠난다.

정답 5 ⑤ 6 ① 7 ④ 8 ⑤ 9 ③

## 10

**고지혈증으로 지질강하제를 처방받아 투여하고 있는 환자가 피해야 할 음식은 무엇인가?**

① 현미밥 ② 계란 노른자
③ 계란 흰자 ④ 신선한 야채
⑤ 과 일

해설

계란 노른자에는 콜레스테롤이 들어 있다.

## 11

**모르핀 투여 전에 반드시 측정해야 하는 것은 무엇인가?**

① 맥박수 ② 혈액응고시간
③ K 수치 ④ 호흡수
⑤ 혈 압

해설

모르핀은 마약성 진통제로 부작용으로 서호흡을 일으키기 때문에 반드시 투여 전 호흡수를 측정한다.

## 12

**다음 중 응급구조의 우선순위로 가장 우선 처치가 필요한 환자는 누구인가?**

① 골절환자 ② 경증의 열상환자
③ 대량 출혈환자 ④ 1도 화상환자
⑤ 2도 동상환자

해설

응급환자 처치의 우선순위
긴급환자 : 1등급(적색) – 상기도 폐색, 호흡정지, 심정지, 대량 출혈 등

## 13

**화장실에서 30대 남성이 쓰러져 있는 것을 발견했을 때 가장 먼저 해야 하는 처치로 옳은 것은 무엇인가?**

① 반응확인 ② 인공호흡
③ 흉부압박 ④ 기도유지
⑤ 119에 신고

해설

먼저 어깨를 살짝 두드리면서 "괜찮으세요?" 하며 의식을 확인한 후 도움을 요청한다.

## 14

**임신 중 산전관리로 병원에 갈 때마다 하는 정기적인 검사에 해당하는 것은 무엇인가?**

① 혈액검사, 소변검사
② 혈액검사, 혈압측정
③ 체중측정, 혈압측정
④ 양수검사, 혈액검사
⑤ 흉부 엑스선 검사, 소변검사

해설

임신중독증을 조기발견, 조기치료하기 위해 혈압측정, 체중측정, 소변검사를 한다.



10 ② 11 ④ 12 ③ 13 ① 14 ③ 정답

## 15

**분만 8시간 후 산모의 체온이 39℃로 측정되었을 때 추측할 수 있는 것은 무엇인가?**

① 산욕열 ② 산후출혈
③ 탈 수 ④ 정상적인 산욕기 반응
⑤ 쇼 크

해설

④ 24시간 이내의 열은 정상적인 산욕기 반응이다.
산욕열(산후감염) : 출산 후 첫 24시간 이후 38℃ 혹은 그 이상의 열이 발생하는 것으로 첫 24시간을 제외하고 출산 후 첫 10일 동안 최소한 2번 이상 발생

## 16

**초산부의 모유수유방법 교육내용으로 옳은 것은 무엇인가?**

① 수유 후에 기저귀를 갈아준다.
② 수유 후에 트림을 시킨다.
③ 수유 후 남은 모유는 다음 수유를 위해 짜지 않는다.
④ 아기가 수유 중에 잠이 들면 깨워서 수유하도록 한다.
⑤ 젖꼭지를 물릴 때는 살짝 삽입하도록 한다.

해설

① 수유 전에 기저귀를 갈아준다.
③ 수유 후 남은 모유는 모두 짜서 유방을 완전히 비운다.
④ 아기가 깨어 있을 때 수유한다.
⑤ 깊숙이 삽입하도록 한다.

## 17

**아기가 젖을 찾아 얼굴을 돌리는 반사는 어느 것인가?**

① 잡기반사 ② 모로반사
③ 긴장성 목반사 ④ 바빈스키반사
⑤ 포유반사

해설

포유반사 : 입 주위를 자극하면 그것을 향해 고개와 입을 돌린다.

## 18

**아동에게 나타나는 야뇨증의 일반적인 원인은 무엇인가?**

① 영양부족 ② 심리적인 요인
③ 방광염 ④ 영양과다
⑤ 복압증가

해설

대소변훈련
- 대변 가리기 : 12~18개월
- 소변 가리기 : 16~24개월
- 밤에 소변 가리기 : 3~4세
- 야뇨증의 일반적인 요인 : 심리적인 요인

## 19

**똑같은 양을 담을 수 있는 넓고 얕은 컵과 좁고 긴 컵에 주스를 따랐을 때 그 양이 같다는 것을 알 수 있는 시기는 언제인가?**

① 영아기 ② 유아기
③ 학령전기 ④ 학령기
⑤ 청소년기

해설

피아제의 인지발달이론 중 보존개념에 대한 설명으로 보존개념이 형성되는 시기는 구체적 조작기로 8~11세 학령기에 해당한다.

정답 15 ④ 16 ② 17 ⑤ 18 ② 19 ④

## 20

**에릭슨의 심리사회적 발달단계에서 영아기에 발달되는 정서로 옳은 것은 무엇인가?**

① 자율성 ② 주도성
③ 근면성 ④ 자아정체감
⑤ 신뢰감

해설

영아기 – 신뢰감, 유아기 – 자율성, 학령전기 – 주도성, 학령기 – 근면성, 청소년기 – 자아정체감

## 21

**전염성이 강한 시기로 입안의 점막에 좁쌀 만한 크기의 수포성 코플릭 반점이 나타나는 전염성 질환은 무엇인가?**

① 홍 역 ② 백일해
③ 성홍열 ④ 디프테리아
⑤ 풍 진

해설

홍역의 가장 특징적인 증상인 코플릭 반점은 카타르기에 나타나며 전염력이 강한 시기이다.

## 22

**항응고제 투여 후 환자에게 주의 깊게 관찰해야 하는 것은?**

① 고혈압 ② 저혈압
③ 서호흡 ④ 빈호흡
⑤ 출혈여부

해설

항응고제의 부작용은 출혈이다.

## 23

**고혈압 환자의 생활수칙으로 옳은 것은 무엇인가?**

① 고염식이 ② 고지방식이
③ 고탄수화물식이 ④ 체중조절
⑤ 수분섭취제한

해설

고혈압 환자는 표준체중을 유지하기 위해 저염식이, 저지방식이를 하도록 한다.

## 24

**위에서 분비되는 것으로 옳은 것은 무엇인가?**

① 리파아제 ② 펩 신
③ 담 즙 ④ 트립신
⑤ 프티알린

해설

- 구강(타액) : 프티알린 분비
- 간 : 담즙 생성
- 췌장 : 아밀라아제, 트립신, 리파아제 분비



20 ⑤ 21 ① 22 ⑤ 23 ④ 24 ② 정답

## 25

**개방성 골절환자의 응급처치로 가장 먼저 해야 하는 것은 무엇인가?**

① 먼저 골절부위를 심장보다 높여 준다.
② 먼저 냉찜질을 해준다.
③ 먼저 온찜질을 해준다.
④ 먼저 부목을 대준다.
⑤ 먼저 상처를 보호해 준다.

해설

골절환자에게 복합골절 방지를 위해 부목을 대주는 것은 중요하지만, 먼저 상처를 보호해 주고 부목을 대준다.

## 26

**갱년기 여성이 섭취해야 할 것으로 옳은 것은?**

① 포화지방 ② 고탄수화물
③ 비타민과 미네랄 ④ 커 피
⑤ 고염식이

해설

- 갱년기 여성은 기초대사량의 감소로 포화지방, 고탄수화물을 피한다.
- 에스트로겐의 감소로 골다공증을 초래하기 때문에 커피를 삼간다.
- 고염은 부종을 유발하기 때문에 저염식이를 한다.

## 27

**노화에 따른 신체변화로 옳은 것은 무엇인가?**

① 단기기억은 잘 유지된다.
② 기관지 분비물이 감소한다.
③ 혈압이 감소한다.
④ 관절의 가동범위가 증가한다.
⑤ 혈관 저항이 증가한다.

해설

① 단기기억 감소, 장기기억 유지
② 기관지 분비물이 증가
③ 혈압상승
④ 관절의 가동범위 감소

## 28

**허혈성 심질환인 심근경색증에 대한 설명으로 옳은 것은 무엇인가?**

① 흉통 발작 시 나이트로글리세린으로 호전된다.
② 통증감소를 위해 모르핀을 근육주사한다.
③ 흉통이 5분 이내로 발생한다.
④ 나이트로글리세린 투여 후 흉통이 호전되지 않으면 5회 이상 투여한다.
⑤ 변비완화를 위해 완화제를 투여한다.

해설

① 흉통이 나이트로글리세린으로 호전되지 않는다.
② 모르핀을 정맥주사한다.
③ 흉통이 5~30분 이상 지속된다.
④ 협심증으로 인한 흉통 시 나이트로글리세린을 3회까지 투여할 수 있다.

## 29

**누구에게나 혈액을 줄 수 있는 만능공혈자인 혈액형은 무엇인가?**

① A형 ② B형
③ O형 ④ AB형
⑤ A형, AB형

해설

O형은 어느 혈액형에도 혈액을 줄 수 있고, O형의 혈액만 받을 수 있다.

정답 25 ⑤ 26 ③ 27 ⑤ 28 ⑤ 29 ③

## 30

**인슐린에 대한 설명으로 옳지 않은 것은 무엇인가?**

① 조절되지 않은 2형 당뇨치료에 사용한다.
② 1형 당뇨치료에 사용한다.
③ 랑게르한스섬의 알파세포에서 분비된다.
④ 혈당을 저하시킨다.
⑤ 식이요법과 운동요법을 병행 치료한다.

해설

췌장의 랑게르한스섬의 알파세포에서는 글루카곤, 베타세포에서는 인슐린이 분비된다.

## 31

**비뇨기계의 구조 순서로 옳은 것은 무엇인가?**

① 신장 – 신우 – 방광 – 요도
② 신장 – 방광 – 신우 – 요도
③ 신장 – 요관 – 방광 – 요도
④ 신장 – 방광 – 요관 – 요도
⑤ 신장 – 신우 – 사구체 – 요도

해설

비뇨기계는 2개의 신장, 2개의 요관, 1개의 방광, 1개의 요도로 구성되어 있다.

## 32

**생후 2~7일 사이에 검사하는 선천성 대사장애에 해당하는 것은 무엇인가?**

① 갑상선기능항진증 ② 부갑상선기능저하증
③ 갈락토오스혈증 ④ 쿠싱증후군
⑤ 알도스테론증

해설

신체 내 특정효소의 결핍으로 나타나는 선천성 대사장애에는 페닐케톤뇨증, 갈락토오스혈증, 갑상선기능저하증 등이 있다.

## 33

**뇌 중에서 생명유지에 기본이 되는 호흡, 심장, 혈관운동, 연하 및 구토 중추는 무엇인가?**

① 소 뇌 ② 중 뇌
③ 시상하부 ④ 연 수
⑤ 간 뇌

해설

연수는 생명중추로 뇌 중 가장 아래에 위치하고 호흡, 심장, 혈관운동, 연하, 구토중추가 있다.

## 34

**임신 중 태아의 위치로 가장 흔한 위치는 무엇인가?**

① 두정위 ② 둔 위
③ 견갑위 ④ 안면위
⑤ 횡 위

해설

가장 흔한 위치는 두정위이고, 둔위 시 임신 7~8개월에 산모가 슬흉위를 취하여 태아의 위치를 교정해 준다.

## 35

**노인은 피부건조로 인한 소양증이 나타난다. 노인의 피부간호로 옳은 것은 무엇인가?**

① 매일 목욕한다.
② 세정력이 강한 비누를 사용한다.
③ 목욕 후 알코올이 함유된 보습제를 바른다.
④ 뜨거운 물로 목욕한다.
⑤ 젖은 피부는 타월로 두드려 말린다.

해설

① 주 1회 목욕을 권장한다.
② 순한 비누를 사용한다.
③ 알코올이 함유되지 않은 보습제를 사용한다.
④ 뜨거운 물은 화상을 유발할 수 있다.



30 ③ 31 ③ 32 ③ 33 ④ 34 ① 35 ⑤ 정답

## 제2과목 보건간호학 개요

### 36

**동일한 주제에 대해 2~5명의 전문가가 의견을 발표하고 발표내용을 중심으로 사회자가 청중을 공개토론회의 형식으로 참여하는 보건교육 방법은 무엇인가?**

① 패널토의 ② 집단토의
③ 분단토의 ④ 심포지엄
⑤ 세미나

해설

심포지엄 : 동일한 주제에 대해 2~5명의 전문가가 의견을 10~15분씩 발표하고, 발표자도 사회자도 청중도 전문가이다.

### 37

**평가의 유형 중에서 교육 후 교육의 성과 및 효율성을 다각적으로 평가하기 위해 실시하는 것은 무엇인가?**

① 진단평가 ② 형성평가
③ 총괄평가 ④ 과정평가
⑤ 구조평가

해설

교육이 시작되기 전에 실시 – 진단평가, 교육 중에 수시로 하는 평가 – 형성평가, 교육종료 후에 하는 평가 – 총괄평가

### 38

**다음 설명에 해당하는 식중독의 종류는 무엇인가?**

- 원인 : 육류, 통조림, 밀봉 식품 등 가공식품
- 치명률이 높다.
- 혐기성 외독소로 중독
- 급성 신경장애

① 포도상구균 식중독 ② 보툴리누스균 식중독
③ 장염 비브리오 식중독 ④ 복어독 식중독
⑤ 살모넬라 식중독

해설

독소형 식중독으로 치명률이 높고 통조림이 원인인 것은 보툴리누스균 식중독이다.

### 39

**시력감퇴, 두통, 목·어깨·팔·손가락 등의 경견완 장애, 요통, 피로 등의 증상이 나타나는 직업군에 해당하는 것은 무엇인가?**

① 잠수부 ② 승무원
③ 마트계산원 ④ 냉동실 작업자
⑤ 조선소 작업자

해설

VDT 증후군 : 컴퓨터 단말기의 장시간 사용 시, 전자선 노출 등으로 경견완 장애, 시력장애, 정신장애 등이 나타나는 건강장애이다.

### 40

**폐기물 처리방법으로 가장 위생적인 방법이기는 하지만 환경호르몬이 다이옥신을 배출하는 것은 무엇인가?**

① 소각법 ② 매립법
③ 퇴비법 ④ 위생해충구제
⑤ 활성오니법

해설

소각법 : 가장 위생적인 방법이지만 소각과정에서 주변 지역의 공기오염을 일으킬 수 있고, 특히 전선이나 PVC를 태울 때 나오는 다이옥신(환경호르몬)은 인체에 매우 유해하다.

정답 36 ④ 37 ③ 38 ② 39 ③ 40 ①

## 41

**우리나라의 국민건강보험에 대한 설명으로 옳지 않은 것은 무엇인가?**

① 균등부과 ② 제3자 지불제
③ 균등수혜 ④ 단기보험
⑤ 강제성

해설

우리나라 사회보장 중에 사회보험의 하나인 국민건강보험은 소득수준에 따라 차등부과에 해당한다. 균등수혜하는 소득재분배, 사회연대기능, 사회통합의 기능을 한다.

## 42

**진료비 지불보상방식 중 등록된 환자수나 실이용자 수에 따라 일정금액의 의료비를 산정하는 방식은 무엇인가?**

① 봉급제 ② 행위별수가제
③ 인두제 ④ 포괄수가제
⑤ 총액계약제

해설

인두제 : 진료비 사전결정방식으로 등록된 환자수나 실제 이용자수에 따라 일정금액의 진료비를 산정하는 방식으로, 질병예방위주, 행정적으로 간단하다는 것은 장점인 반면, 의료의 질이 떨어지고 상급기관에 의뢰하는 경향이 증가한다는 단점이 있다.

## 43

**사업의 시행으로 인하여 환경에 미치는 영향을 미리 예측·분석하여 환경의 영향을 줄일 수 있는 방안을 강구하는 평가절차는 무엇인가?**

① 폐기물부담제도
② 환경영향평가제도
③ 환경개선 부담금
④ 폐기물처리제도
⑤ 환경위생평가제도

해설

환경영향평가제도 : 정부기관 또는 민간에서 대규모 개발사업 계획을 수립하는 경우 개발사업이 환경에 끼치는 영향을 미리 평가하는 제도이다.

## 44

**세계보건기구(WHO)에 대한 설명으로 옳지 않은 것은 무엇인가?**

① 본부는 스위스의 제네바에 있다.
② 우리나라는 서태평양지역에 속한다.
③ 총 6개 지역으로 나눈다.
④ 서태평양지역의 본부는 필리핀의 마닐라이다.
⑤ 아동의 보건 및 복지, 원조업무를 담당한다.

해설

아동의 보건 및 복지, 원조업무를 담당하는 것은 유엔아동기금(UNICEF)이다.

## 45

**수질오염지표로 사용하는 것이 아닌 것은 무엇인가?**

① BOD ② COD
③ DO ④ 일반 세균
⑤ 대장균

해설

수질오염지표 : DO(용존산소), BOD(생물학적 산소요구량), COD(화학적 산소요구량), SS(부유물질), 대장균, 급수생물



41 ① 42 ③ 43 ② 44 ⑤ 45 ④ 정답

## 46

**지방보건조직인 보건소에 대한 설명으로 옳지 않은 것은?**

① 인구 10만 명 증원 시 1개소 더 설치할 수 있다.
② 시, 군, 구에 설치한다.
③ 보건소법의 영향을 받는다.
④ 보건행정조직의 최일선 조직이다.
⑤ 건강증진사업, 방문보건사업을 한다.

해설

보건소는 지역보건법의 영향을 받는다.

## 47

**의사, 치과의사, 한의사가 주로 외래환자를 대상으로 의료행위를 하는 의료기관은 무엇인가?**

① 의 원 ② 병 원
③ 종합병원 ④ 조산원
⑤ 보건소

해설

의료기관 중 외래환자를 대상으로 의료행위를 하는 곳은 의원급 의료기관이다.

## 48

**일차보건의료의 기본요소로 옳지 않은 것은 무엇인가?**

① 접근성 ② 법적 근거
③ 수용가능성 ④ 지불부담능력
⑤ 주민의 참여

해설

일차보건의료 필수요소(4A)

- 접근성(Accessible) : 지리적, 경제적, 사회적 이유로 차별이 있어서는 안 된다.
- 수용가능성(Acceptable) : 지역사회주민이 수용 가능한 방법
- 지불부담능력(Affordable) : 주민의 지불능력에 맞는 보건의료수가로 제공
- 주민의 참여(Available) : 주민의 적극적인 참여를 통해 이루어진다.

## 49

**직업병의 특징을 설명한 것으로 바르지 않은 것은 무엇인가?**

① 시간에 따라 그 의미가 변한다.
② 장기간에 걸쳐 서서히 나타난다.
③ 직업병의 증상과 질병의 증상을 구분하기 힘들다.
④ 예방이 불가능하다.
⑤ 누구라도 그 직업에 종사하면 그 직업병에 걸릴 수 있다.

해설

④ 직업병은 특수건강건진 등을 통해 예방이 가능하다.
특수건강검진 : 유해작업인자에 종사하는 모든 근로자를 대상으로 하는 건강검진

## 50

**수인성 감염병의 특징으로 옳지 않은 것은 무엇인가?**

① 환자발생이 폭발적이다.
② 치명률이 낮다.
③ 계절과 관련이 있다.
④ 2차 감염률이 낮다.
⑤ 성별, 연령별 차이가 없다.

해설

수인성감염병은 여름철에 더 많이 발생하기는 하지만 계절과 상관없이 발생한다.

정답 46 ③ 47 ① 48 ② 49 ④ 50 ③

## 제3과목 공중보건학 개론

### 51

**동물이 병원소가 되어서 사람에게까지 감염을 일으키는 것을 인수공통감염병이라고 한다. 동물병원소와 매개하는 질환의 연결이 옳은 것은 무엇인가?**

① 결핵 – 양　　② 광견병 – 소
③ 일본뇌염 – 돼지　　④ 살모넬라 – 새
⑤ 탄저 – 개

해설

결핵 – 소・새, 광견병 – 개, 살모넬라 – 돼지, 탄저 – 양

### 52

**병원체가 숙주에게 현성 감염을 일으키는 능력을 무엇이라고 하는가?**

① 감염력　　② 독 력
③ 병원력　　④ 면역력
⑤ 저항력

해설

① 감염력 : 병원체가 숙주 안에 들어와서 자리 잡고 증식할 수 있는 능력
② 독력 : 병원체가 숙주에 대한 심각한 임상증상과 장애를 일으키는 능력
④, ⑤ 면역성(저항성) : 병원체가 숙주에 특이 면역성을 길러주는 성질로 생체가 자기와 객체를 식별하여 객체를 배제하기 위해 하는 반응의 총칭

### 53

**코로나19처럼 어떤 지역에만 국한되지 않고 만연이 심하여 세계적으로 퍼지는 감염병 발생의 양상을 무엇이라고 하는가?**

① 주기성　　② 산발성
③ 지역성　　④ 유해성
⑤ 범유행성

해설

세계적(범유행성, Pandemic) : 독감, 코로나19

### 54

**생후 4주 이내에 접종하는 결핵예방접종인 BCG 접종방법으로 옳은 것은 무엇인가?**

① 피하주사 1cc　　② 피내주사 1cc
③ 피하주사 0.1cc　　④ 피내주사 0.1cc
⑤ 근육주사 1cc

해설

생후 4주 이내 삼각근에 0.1cc 피내주사한다.

### 55

**간호조무사의 자격인정과 자격신고 및 보수교육 등에 관한 필요한 사항을 정하는 것에 해당하는 것은 무엇인가?**

① 대통령령　　② 보건복지부령
③ 의료법 시행령　　④ 의료법 시행규칙
⑤ 간호조무사협회령

해설

간호조무사는 보건복지부장관에게 자격인정을 받고, 자격인정과 자격신고 및 보수교육 등에 관한 필요한 사항은 보건복지부령으로 정한다.



51 ③　52 ③　53 ⑤　54 ④　55 ② 정답

## 56

**방문간호를 할 수 있는 간호조무사의 자격은 무엇인가?**

① 1년 이상의 간호업무 경력
② 2년 이상의 간호업무 경력
③ 3년 이상의 간호업무 경력
④ 2년 이상의 간호업무 경력과 보건복지부장관이 지정한 교육기관에서 교육 이수
⑤ 3년 이상의 간호업무 경력과 보건복지부장관이 지정한 교육기관에서 교육 이수

해설

방문간호를 할 수 있는 자격
- 간호사 : 2년 이상의 간호업무 경력
- 간호조무사 : 3년 이상의 간호업무 경력과 보건복지부장관이 지정한 교육기관에서 교육 이수

## 57

**인구피라미드 중 0~14세의 인구가 65세 이상 인구의 2배에 미치지 못하는 인구감소형은 무엇인가?**

① 피라미드형 ② 종 형
③ 항아리형 ④ 별 형
⑤ 호로형

해설

① 피라미드형 : 0~14세 인구가 65세 이상 인구의 2배를 넘는 인구증가형
② 종형 : 0~14세 인구가 65세 이상 인구의 2배가 되는 인구정지형
④ 별형 : 생산연령인구가 많이 유입되는 도시형 인구구성으로 15~64세의 인구가 전체 인구의 50%를 넘는다.
⑤ 호로형 : 생산연령인구가 많이 유출되는 농촌형 인구구성으로 15~64세 인구가 50% 미만이다.

## 58

**결핵환자 가족에게 하는 관리 방법으로 옳은 것은?**

① PPD 테스트 ② BCG 접종
③ 객담검사 ④ 흉부 엑스선 검사
⑤ 마스크 착용

해설

결핵환자의 가족은 흉부 X-ray 검진을 통해 결핵 감염여부를 검사한다.

## 59

**국가암검진사업으로 40대 이상의 남 · 녀를 대상으로 위암검진으로 하는 검사는 무엇인가?**

① 갑상선초음파
② 혈액검사
③ 잠혈검사
④ 위내시경
⑤ 대장내시경

해설

국가암검진사업으로 40대 이상의 남 · 녀를 대상으로 위암검진검사는 위내시경과 상부위장관 조영술이다.

## 60

**구강보건법에 의한 구강검진 대상자가 아닌 것은?**

① 영유아 ② 임산부
③ 노 인 ④ 장애인
⑤ 정신질환자

해설

학교구강보건사업, 모자 · 영유아 구강보건사업, 사업장 구강보건사업, 노인 · 장애인 구강보건사업

정답 56 ⑤ 57 ③ 58 ④ 59 ④ 60 ⑤

## 61

**정신의료기관에서 정신질환자에게 실시하는 작업요법에 대한 설명으로 옳지 않은 것은 무엇인가?**

① 정신의료기관에서 실시할 때 1일 6시간 이내로 실시한다.
② 본인이 신청하고 동의한 경우 실시한다.
③ 외부에서 실시할 때는 1일 8시간 이내로 실시한다.
④ 정신의료기관 등의 장이 지시하는 방법에 따라 시켜야 한다.
⑤ 치료, 재활, 사회적응에 도움이 된다고 인정되는 경우에 시킬 수 있다.

해설

정신건강의학과 전문의가 지시하는 방법에 따라 시켜야 한다.

## 62

**모자보건의 중요성으로 옳지 않은 것은 무엇인가?**

① 영유아와 모성은 질병에 대한 감수성이 낮다.
② 영유아기의 건강문제는 치명률이 높다.
③ 지속적인 건강관리로 예방이 가능하다.
④ 방치하면 후유증과 사망률이 높다.
⑤ 대상이 전체 인구의 50~70%를 차지한다.

해설

질병에 대한 감수성이 높은 집단이다.

## 63

**지역사회간호사의 역할 중 개인・가족・지역사회를 대신하여 그들의 입장에서 의견을 제시함으로서 권리를 찾을 수 있도록 지지해 주는 것은 무엇인가?**

① 상담자　② 교육자
③ 조정자　④ 대변자
⑤ 간호제공자

해설

대변자(대변인, 옹호자)의 역할 : 그들의 입장을 대신해서 의견을 제시하고 권리를 찾도록 해주는 역할

## 64

**면역의 종류 중 자연수동면역에 대한 설명으로 옳지 않은 것은?**

① 태아가 모체로부터 받은 면역이다.
② 생후에는 모성으로부터 받을 수 있다.
③ 자연수동면역이 소실된 후 예방접종을 하게 된다.
④ 약 6개월 정도 지속 된다.
⑤ 인위적으로 항원을 주입하여 얻은 면역이다.

해설

인공능동면역 : 예방접종을 통해 인위적으로 항원을 주입하여 생기는 면역이다.

## 65

**잘못된 생활습관으로 인해 발생하는 만성질환의 특징으로 옳지 않은 것은 무엇인가?**

① 치료의 장기성
② 질병의 동시 존재성
③ 생활습관과 깊은 관련
④ 나이에 비례하여 증가
⑤ 질환의 완전한 치료를 목적으로 한다.

해설

만성질환은 중증화 방지를 목표로 한다.



정답: 61 ④ 62 ① 63 ④ 64 ⑤ 65 ⑤

## 66

**장내바이러스에 의해 전염되며 영유아들에게 주로 발생하는 감염성 질환으로 놀이방, 유치원 등의 보육시설을 통해 번지는 질환은 어느 것인가?**

① 인플루엔자
② 수족구
③ 수 두
④ 조류인플루엔자
⑤ 신종인플루엔자

해설

수족구병은 놀이방, 유치원 등의 보육시설을 통해 번지는 영유아에게 주로 발생하는 감염성 질환이다.

## 67

**잘못된 생활습관으로 인해 발생하는 만성질환의 역학적 특성은 무엇인가?**

① 유병률이 높다.
② 발생률이 높다.
③ 유병률이 낮다.
④ 발생률이 낮다.
⑤ 이환기간이 짧다.

해설

만성질환은 유병률이 높고, 급성질환은 발생률이 높다.

## 68

**일시적인 피임법에 해당하지 않은 것은 무엇인가?**

① 경구피임약
② 콘 돔
③ 자궁 내 장치
④ 정관절제술
⑤ 다이어프램

해설

정관절제술은 영구피임법이다.

## 69

**마시는 물 또는 음식에 의해 발생하고 집단 발생의 우려가 큰 감염성 질환은 무엇인가?**

① 풍 진
② 수 두
③ 홍 역
④ 백일해
⑤ 장티푸스

해설

마시는 물 또는 음식에 의해 매개되는 감염병 : 콜레라, 장티푸스, 파라티푸스, 장출혈성 대장균 감염증, A형간염 등

## 70

**예방접종 전·후의 주의사항으로 옳은 것은 무엇인가?**

① 접종 당일 고열이어도 접종일을 지킨다.
② 접종 당일 목욕을 한다.
③ 오후에 접종한다.
④ 귀가 후 고열, 복통, 구토 등의 증상이 나타나면 시간을 두고 관찰한다.
⑤ 아이상태를 잘 아는 보호자가 데리고 온다.

해설

① 고열이면 접종을 미룬다.
② 접종 당일은 목욕하지 않는다.
③ 오전에 접종하도록 한다.
④ 즉시 병원에 가서 의사의 진찰을 받는다.

정답 66 ② 67 ① 68 ④ 69 ⑤ 70 ⑤

## 제4과목 실 기

### 71

**노인의 낙상예방법으로 옳은 것은 무엇인가?**

① 자유로운 움직임을 위해 침상난간을 내려놓는다.
② 침대의 고정바퀴를 미리 풀어 놓는다.
③ 숙면을 위해 저녁에 병실을 불을 다 꺼준다.
④ 천천히 일어난다.
⑤ 침대의 높이를 높게 해준다.

해설

① 침상난간을 올려 놓는다.
② 침대바퀴를 고정해 놓는다.
③ 개인등을 사용하게 하고, 간접조명을 한다.
⑤ 침대의 높이를 낮게 한다.

### 72

**당뇨환자의 발간호로 옳은 것은 무엇인가?**

① 발톱은 일자로 자른다.
② 발가락 사이에 로션을 바른다.
③ 티눈이 생기면 집에서 즉시 티눈약을 바른다.
④ 맨발로 신발을 신는다.
⑤ 슬리퍼, 샌들을 신는다.

해설

② 발가락 사이에는 로션, 오일을 바르지 않는다.
③ 각질, 티눈은 반드시 병원에 가서 치료한다.
④ 맨발로 다니지 않는다.
⑤ 앞이 트인 신발은 신지 않는다.

### 73

**수술실 가운을 소독하는 방법으로 옳은 것은 무엇인가?**

① 고압증기멸균
② 건열멸균
③ EO 가스멸균
④ 자비소독
⑤ 여과멸균

해설

**고압증기멸균** : 외과용 수술기구, 도뇨세트, 가운, 면직류 등

### 74

**부동 상태의 환자의 천골부위에 발적이 생겼다. 이때 제공해야 하는 간호로 옳은 것은 무엇인가?**

① 4시간마다 체위변경을 해준다.
② 천골부위에 도넛베개를 해준다.
③ 뼈 돌출부위에 솜을 대준다.
④ 충분한 단백질을 제공한다.
⑤ 세정력이 강한 비누로 씻어주고 말려준다.

해설

① 2시간마다 체위변경을 해준다.
② 도넛베개는 사용하지 않는다(압박부위의 순환저해).
③ 솜, 스펀지는 사용하지 않는다.
⑤ 자극성이 없는 비누, 미지근한 물을 사용해서 씻고 말린다.

### 75

**산소마스크를 사용하고 있는 환자의 주의사항으로 옳은 것은?**

① 보온을 위해 모로 된 담요를 사용한다.
② 전기장판을 사용해 보온을 제공한다.
③ 인화성 있는 물질의 반입을 금지한다.
④ 가습기 사용을 금지한다.
⑤ 성냥 사용은 상관없다.

해설

① 모, 합성섬유 등 정전기를 일으키지 않은 물건 대신 면담요를 사용한다.
② 전기장판, 난방기구 등을 사용하지 않는다.
④ 고농도의 산소투여 시 반드시 습도를 제공한다.
⑤ 성냥, 라이터 등을 사용하지 않는다.



71 ④ 72 ① 73 ① 74 ④ 75 ③ 정답

## 76

**위장관 조영술을 한 환자에게 교육해야 하는 내용으로 옳은 것은?**

① 앙와위로 누워 있으세요.
② 가스가 배출될 때까지 금식하세요.
③ 수분을 많이 섭취하세요.
④ 구토반사가 있을 때까지 금식하세요.
⑤ 호흡을 용이하게 하기 위해 앉아 있으세요.

해설

위장관 조영술에 사용하는 조영제(바륨)의 부작용 : 분변 매복 → 수분을 많이 섭취하고 하제・관장을 통해 매복된 변을 배출해 준다.

## 77

**보호대 사용 시 주의사항으로 옳은 것은 무엇인가?**

① 보호자에게 구두 동의를 받는다.
② 필요한 만큼 최대로 사용한다.
③ 침대난간에 묶어준다.
④ 30분마다 풀어준다.
⑤ 응급상황 시 쉽게 풀 수 있는 고리매듭을 해준다.

해설

① 본인, 보호자에게 설명하고 서면으로 동의를 받는다.
② 최소한의 시간만 적용한다.
③ 침대 본체에 묶어 준다.
④ 2시간마다 30분간 풀어 준다.

## 78

**유치도뇨관을 하고 있는 환자의 소변주머니를 방광보다 아래로 두는 이유는 무엇인가?**

① 개방체계 유지
② 역류방지
③ 풍선을 유지하기 위해
④ 공기의 주입방지
⑤ 내과적 무균술 유지

해설

소변주머니는 방광보다 아래에 위치해 중력에 의해 내려오게 해 역류되는 것을 방지한다.

## 79

**멸균물품 사용 시의 주의사항으로 옳은 것은 무엇인가?**

① 하나의 겸자통에 여유분의 겸자를 몇 개 꽂아놓는다.
② 소독용액의 뚜껑을 들고 있을 때는 뚜껑의 내면이 위로 올라오게 한다.
③ 소독용액의 라벨이 아래로 향하게 한다.
④ 허리아래는 오염된 것으로 간주한다.
⑤ 겸자 오염 시 즉시 소독한다.

해설

① 하나의 겸자통에 하나의 겸자만 꽂아 놓는다.
② 소독용액의 뚜껑을 들고 있을 때는 뚜껑의 내면이 아래로 향하게 한다.
③ 라벨부위가 위로 올라오게 한다.
⑤ 겸자 오염 시 거꾸로 꽂아 놓는다.

## 80

**노인환자가 통 목욕 시 어지럼증으로 통속에서 실신했을 때 가장 먼저 해주어야 하는 처치는 무엇인가?**

① 의사에게 알린다.
② 통속에서 꺼내준다.
③ 통속의 물을 제거한다.
④ 쇼크체위를 해준다.
⑤ 활력징후를 측정한다.

해설

먼저 통속에 물을 제거하고 편평하게 눕게 하고 의사, 간호사에게 보고한다.

정답 76 ③ 77 ⑤ 78 ② 79 ④ 80 ③

## 81

**위관영양 시 L-tube를 삽입한 후 관의 끝을 물그릇에 넣어 보는 이유는 무엇인가?**

① 식도로 잘 들어갔는지 확인하기 위해
② 기도로 잘 들어갔는지 확인하기 위해
③ 공기가 주입되고 있는지를 확인하기 위해
④ 잔여량을 측정하기 위해
⑤ 감염방지를 위해

해설

비위관이 제대로 기도가 아닌 식도로 잘 삽입되어 있는지를 확인하기 위해

## 82

**혈압측정 시 혈압이 낮게 측정되는 경우로 옳은 것은 무엇인가?**

① 운동 후
② 식사 후
③ 서서 측정하는 경우
④ 혈압계의 높이가 심장보다 높은 경우
⑤ 커프의 폭이 좁은 경우

해설

혈압이 높게 측정되는 경우 : ①, ②, ③, ⑤

## 83

**수술 전 간호로 옳은 것은 무엇인가?**

① 의치착용을 하게 하고 수술실에 가게 한다.
② 의식이 깨끗할 때 보호자에게 수술동의서를 받는다.
③ 호흡기계 합병증을 예방하기 위해 심호흡, 기침에 대해 교육한다.
④ 수술 전 속옷은 입고 환의를 입게 한다.
⑤ 피부준비 시 삭모 후 로션을 발라준다.

해설

① 머리핀, 의치, 장신구를 제거한다.
② 의식이 깨끗할 때 본인에게 수술동의서를 받는다.
④ 수술 전 옷은 모두 벗기고 환의만 입는다.
⑤ 피부삭모 후 로션을 바르지 않는다.

## 84

**멸균포를 열 때 첫 번째 순서로 옳은 것은 무엇인가?**

① 간호조무사의 먼 쪽을 편다.
② 유효기간, 품명, 테이프의 색을 확인한다.
③ 간호조무사의 왼쪽을 편다.
④ 간호조무사의 오른쪽을 편다.
⑤ 간호조무사의 가까운 쪽을 편다.

해설

가장 먼저 유효기간과 품명, 멸균이 되었는지 테이프의 색을 확인한다.

## 85

**다음 중 환자 이동 시 신체역학의 원리를 이용한 상황이 아닌 것은 무엇인가?**

① 무게 중심점을 낮춘다.
② 환자 가까이에 선다.
③ 허리높이에서 일한다.
④ 기저면을 넓힌다.
⑤ 허리근육을 사용한다.

해설

허리근육을 사용하지 않고, 허리를 굽히지 않는다.



81 ① 82 ④ 83 ③ 84 ② 85 ⑤ 정답

## 86

**섭취량과 배설량 측정 시 섭취량에 해당하는 것은 무엇인가?**

① 상처배액량 ② 수 혈
③ 구 토 ④ 소 변
⑤ 과다 호흡

해설

섭취량 : 경구투여(모두), 비경구투여(정맥주사, 수혈, 비위관 등)

## 87

**의료물품 관리에 대한 설명으로 옳은 것은 무엇인가?**

① 고무제품은 더운물에 세척한다.
② 응고된 혈액은 알코올을 사용해 세척한다.
③ 유통기간이 짧은 물품은 뒷줄에 배치한다.
④ 거즈, 솜은 일반 폐기물통에 버린다.
⑤ 변기는 일주일에 한번 솔로 닦고 소독수로 세척한다.

해설

① 고무제품은 찬물부터 → 더운 물로 세척
② 응고된 혈액은 과산화수소를 사용한다.
③ 유통기간이 짧은 물품은 앞줄에 배치한다.
⑤ 변기는 매일 한번 솔로 닦고 소독수로 세척한다.

## 88

**치료적 의사소통에 해당하는 것은 무엇인가?**

① 안심시키기 ② 직언하기
③ 침 묵 ④ 조언하기
⑤ 설득하기

해설

침묵은 치료적 의사소통으로 환자에게 생각을 정리할 시간을 준다.

## 89

**입 · 퇴원 환자간호의 내용으로 옳은 것은 무엇인가?**

① 환자의 귀중품은 병실 개인 사물함에 보관한다.
② 입원 시 환자가 가지고 온 약을 다 먹고 처방된 약을 먹게 한다.
③ 퇴원 후 환자가 사용하지 않은 컵은 재사용한다.
④ 퇴원하는 환자에게 다음 외래 방문일자, 투약방법 등을 교육한다.
⑤ 입원 시 감염성 환자가 사용한 물품은 폐기처분한다.

해설

① 환자의 귀중품은 보호자가 보관하게 한다.
② 입원 시 환자가 가지고 온 약은 복용 금지임을 설명한다.
③ 사용하지 않은 컵이라 해도 재사용하면 안 된다.
⑤ 입원 시 감염성 환자가 사용했던 물품은 고압증기멸균으로 소독한 후 봉투에 넣어서 보관한다.

## 90

**기록의 원칙으로 옳은 것은 무엇인가?**

① 여백이 남으면 선만 긋는다.
② 직원들끼리 늘 사용하는 약어는 줄여서 사용할 수 있다.
③ 밤번 근무자는 연필로 기록할 수 있다.
④ 틀렸을 경우 다음 장에 다시 새로 기록한다.
⑤ 구두처방, 전화처방은 기록 후 24시간 안에 서면처방으로 다시 받는다.

해설

① 여백이 남으면 선을 긋고 서명한다.
② 약어는 공식적인 약어만 사용한다.
③ 밤번 근무자는 붉은색 볼펜으로 기록한다.
④ 틀렸을 경우 한 줄 또는 두 줄을 긋고 'Error'라고 쓴다.

정답 86 ② 87 ④ 88 ③ 89 ④ 90 ⑤

## 91

**무의식환자에게 특별 구강간호를 제공할 때 측위를 취해 주는 이유는 무엇인가?**

① 구강내부를 쉽게 볼 수 있기 때문
② 기도흡인예방
③ 호흡곤란 방지
④ 환의가 젖는 것을 방지
⑤ 구강간호를 편하게 제공하기 위해

해설

구강간호 제공 시 액체가 기도로 흡인되지 않고 배출되도록 하기 위해서이다.

## 92

**쇼크상태의 성인 환자의 맥박이 잘 잡히지 않을 때 어디서 맥박을 측정해야 하는가?**

① 요골맥박
② 상완맥박
③ 심첨맥박
④ 척골맥박
⑤ 경동맥박

해설

쇼크, 심정지 등의 응급상황 시 보통 성인은 경동맥에서, 영아는 상완동맥에서 맥박을 측정한다.

## 93

**부분 위절제술을 받은 환자가 식후 10분 후 어지럼증, 발한, 구토 등의 증상을 보인다면 간호제공으로 옳은 것은 무엇인가?**

① 식후 반좌위를 취해 준다.
② 저지방식이를 먹도록 한다.
③ 물과 함께 섭취한다.
④ 식후 소화제를 먹는다.
⑤ 밥과 국물을 함께 먹지 않는다.

해설

① 식후 바로 눕는다.
② 고지방식이를 먹는다.
③ 물과 함께 먹지 않는다.
④ 식후 소화제는 먹지 않는다.

## 94

**소변배양검사를 하려고 할 때 검체 수집방법으로 옳은 것은 무엇인가?**

① 아침 첫 소변을 채취한다.
② 중간뇨를 채취한다.
③ 첫 소변은 버린다.
④ 24시간 동안 모은 소변을 이용한다.
⑤ 멸균적으로 인공도뇨해서 채취한다.

해설

소변배양검사의 소변은 인공도뇨를 실시해 멸균적으로 받아야 한다.

## 95

**환자에게 감염예방에 대한 교육을 실시할 때 가장 강조해야 하는 것은 무엇인가?**

① 손 씻기
② 일회용품 사용
③ 마스크 착용
④ 멸균가운 착용
⑤ 장갑 착용

해설

감염예방을 위한 방법으로 가장 기본적이면서 가장 중요한 것은 손 씻기이다.



91 ② 92 ⑤ 93 ⑤ 94 ⑤ 95 ① 정답

## 96

**2세 여아에게 귀에 약을 점적할 때 이개를 당기는 방법으로 옳은 것은?**

① 후상방
② 후하방
③ 전상방
④ 전후방
⑤ 수 평

해설

성인은 후상방으로, 아동은 후하방으로 잡아당긴다.

## 97

**환자에게 비눗물 관장을 하려고 한다. 관장하는 방법에 대한 설명으로 옳지 않은 것은 무엇인가?**

① 통 높이는 40cm 정도이다.
② 체위는 좌측 심스위를 취해 준다.
③ 방수포를 깔고 한다.
④ 관장 촉을 배꼽방향으로 삽입한다.
⑤ 관장 촉 삽입 시 환자의 배에 힘을 주게 한다.

해설

관장 촉 삽입 시 "아~ 하세요.", "심호흡 하세요." → 환자의 배에 힘을 빼게 한다.

## 98

**노인환자에게 더운물 주머니를 제공할 때 방법으로 옳지 않은 것은 무엇인가?**

① 적용할 부위의 피부를 관찰한다.
② 거꾸로 들어서 새는지 확인한다.
③ 물의 온도는 46~52℃로 준비한다.
④ 30분 이상으로 적용한다.
⑤ 물을 1/2 정도 채운다.

해설

피부손상 방지를 위해 20~30분 정도 적용한다.

## 99

**전립선 절제술 후 방광세척을 할 때 주로 사용하는 용액은 무엇인가?**

① 수돗물
② 비눗물
③ 생리식염수
④ 포도당
⑤ 붕산수

해설

물은 전해질 결핍이나 수분중독증을 유발할 수 있어서 세척액으로 생리식염수를 사용한다.

## 100

**우유의 영양소를 파괴를 줄이기 위한 가장 이상적인 소독법은 무엇인가?**

① 여과멸균
② 저온살균
③ 초고온살균
④ 건열멸균
⑤ 고온살균

해설

저온살균 : 우유소독, 예방주사약을 소독하는 방법으로, 63℃에서 30분간 하며 영양소의 파괴를 최소화한다.

정답 96 ② 97 ⑤ 98 ④ 99 ③ 100 ②

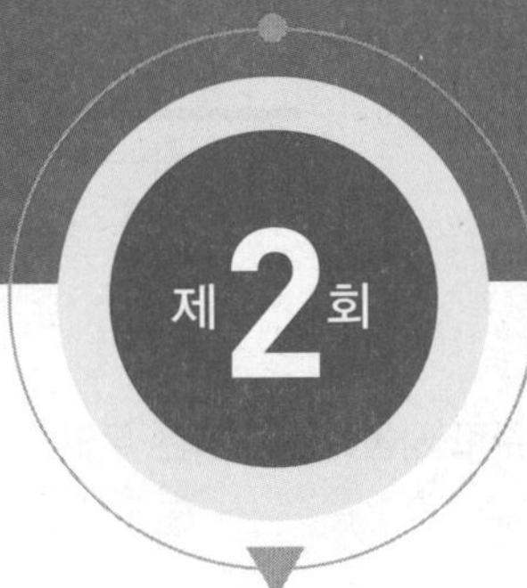

간호조무사

# 실전모의고사

## 제1과목 기초간호학 개요

### 01

**저산소증의 초기 증상으로 옳은 것은 무엇인가?**

① 호흡수 증가　② 호흡수 감소
③ 맥박 감소　④ 체온 증가
⑤ 실 신

해설

$O_2$↓, $CO_2$↑로 $CO_2$를 배출하기 위해 호흡수가 빨라진다.

### 02

**고혈압약 라식스의 작용으로 옳은 것은 무엇인가?**

① 혈관확장　② 혈관수축
③ 이뇨작용　④ 항응고작용
⑤ 기관지 확장

해설

라식스(푸로세마이드)는 이뇨제로 신속한 이뇨작용으로 소변을 배설시켜 혈압을 저하시키는 작용을 한다.

### 03

**24시간 동안 총소변량이 60mL일 때를 무엇이라고 하는가?**

① 다 뇨　② 무 뇨
③ 핍 뇨　④ 빈 뇨
⑤ 긴급뇨

해설

1일 소변배설량이 100mL 이하일 때를 무뇨라고 한다.

### 04

**모유수유의 장점으로 옳지 않은 것은 무엇인가?**

① 중이염, 호흡기계 질환 예방
② 영아를 알레르기 질환으로부터 보호
③ 태변의 배설을 촉진한다.
④ 배란을 촉진시킨다.
⑤ 모자의 애착관계를 형성하게 한다.

해설

모유는 자연적인 배란억제 기능이 있다.

### 05

**혈액의 혈장성분 중 식균작용, 면역작용의 기능이 있는 것은 무엇인가?**

① 적혈구　② 백혈구
③ 혈소판　④ 피브리노겐
⑤ 글로불린

해설

식균작용, 면역작용의 기능이 있는 혈액의 혈구성분은 백혈구, 혈장성분은 글로불린이다.



1 ① 2 ③ 3 ② 4 ④ 5 ⑤ 정답

## 06

**발목골절 환자의 우선적인 간호로 옳은 것은 무엇인가?**

① 냉찜질을 제공한다.
② 더운물 찜질을 제공한다.
③ 걸어서 안전한 곳으로 옮길 수 있도록 환자를 부축한다.
④ 부목을 대준다.
⑤ 심장보다 높여 준다.

해설

복합골절 방지를 위해서 먼저 부목을 대준다.

## 07

**임신의 징후는 가정적 징후, 추정적 징후, 확정적 징후가 있다. 확정적 징후로 옳은 것은 무엇인가?**

① 무월경
② 블랙스톤힉스 자궁수축
③ 태아심음 청취
④ 입 덧
⑤ 빈 뇨

해설

임신의 확정적 징후 : 태아심음 청취, 초음파상의 태아확인, X-ray상의 태아골격확인, 태동

## 08

**당뇨병 환자가 쓰러진 후 입에서 과일 향, 아세톤 냄새가 날 때 이와 관련된 호흡 양상으로 옳은 것은 무엇인가?**

① 체인스톡 호흡
② 쿠스마울 호흡
③ 빈호흡
④ 과다호흡
⑤ 서호흡

해설

당뇨병성 혼수상태일 때 고혈당 상태로 호흡수와 깊이가 증가하고 호흡할 때 단내, 과일 향, 아세톤 냄새가 난다.

## 09

**노인환자에게 권장해야 하는 식이로 옳은 것은 무엇인가?**

① 비타민 D
② 포화지방
③ 고탄수화물식이
④ 고지방식이
⑤ 고염식이

해설

노인은 골다공증으로 인한 골절이 발생할 수 있어 뼈의 건강을 위해 칼슘을 섭취하고 칼슘의 흡수를 촉진하는 비타민 D를 섭취한다.

## 10

**다음 중 욕창발생 위험이 높은 환자로 옳은 것은 무엇인가?**

① 호흡기 질환자
② 급속이동증후군 환자
③ 영유아 환아
④ 마비환자
⑤ 임산부

해설

마비로 부동상태로 있는 환자가 욕창발생 위험이 가장 높다.

정답 6 ④ 7 ③ 8 ② 9 ① 10 ④

## 11

**간호업무를 하다가 알게 된 환자의 정보, 비밀은 어떻게 해야 하는가?**

① 말해도 된다.
② 타부서 직원과 공유한다.
③ 간호기록으로 남긴다.
④ 비밀을 누설하지 않는다.
⑤ 간호사와 상의한다.

해설

의료인이나 의료기관 종사자는 업무를 하면서 알게 된 다른 사람의 정보를 누설하거나 발표하지 못한다. 누설하게 되면 3년 이하의 징역이나 3천만원 이하의 벌금에 처한다.

## 12

**치과 기본기구로 접근하기 어려운 부위를 파악하는데 사용하는 기구는 무엇인가?**

① 치 경 ② 핀 셋
③ 탐 침 ④ 핸드피스
⑤ 진공흡입기

해설

탐침 : 구강 내 접근하기 힘든 부위가 손상되었을 때 감지해 볼 수 있는 기구

## 13

**다음의 설명에 해당하는 치아조직은 무엇인가?**

- 치아의 가장 중심에 위치한다.
- 신경, 혈관, 임파관으로 구성되어 있다.
- 신경은 외부자극에 대해 통증으로 느낀다.

① 법랑질 ② 상아질
③ 치 관 ④ 백악질
⑤ 치 수

해설

치수 : 치아의 가장 중심에 위치해서 신경, 혈관, 임파관으로 구성되어 있고 혈관은 신경을 유지시키고 상아질에 수분을 공급하고 신경은 외부자극에 대해 통증으로 느낀다.

## 14

**침의 부작용으로 자침한 후 침이 절단된 것을 무엇이라고 하는가?**

① 체 침 ② 절 침
③ 만 침 ④ 혈 종
⑤ 훈 침

해설

절침 : 자침한 후 침이 절단된 것으로 핀셋을 이용해 빼내고, 예방을 위해 자침 시 침체가 2/10~3/10 노출되게 한다.

## 15

**오장 중에서 기를 다스리는 곳으로 호흡을 고르게 하고 음성을 주관하는 곳은 어디인가?**

① 간 ② 심 장
③ 위 ④ 신 장
⑤ 폐

해설

폐 : 기를 다스리는 곳으로 호흡을 고르게 하고 신진대사를 유지, 음성을 주관한다.



11 ④ 12 ③ 13 ⑤ 14 ② 15 ⑤ 정답

## 16

**교감신경 흥분 시 나타나는 작용으로 옳은 것은 무엇인가?**

① 동공축소
② 기관지 분비물 증가
③ 방광배뇨 이완
④ 타액분비 증가
⑤ 심박동수 감소

해설

교감신경 흥분 : 동공확대, 기관지 분비물 감소, 기관지 이완, 타액분비 감소, 심박동수가 증가한다.

## 17

**신규 간호조무사가 환자에게 약을 잘못 주었다. 이때 대처방법으로 옳은 것은 무엇인가?**

① 즉시 간호사에게 보고한다.
② 새로운 약을 준다.
③ 구토를 유발시킨다.
④ 위세척을 실시한다.
⑤ 모른 척한다.

해설

즉시 간호사에게 보고해서 환자에게 적절한 처치가 취해지도록 한다.

## 18

**맛이 불쾌하거나 쓴 약을 먹을 때 간호제공으로 적당한 것은 무엇인가?**

① 백당을 첨가한다.
② 주스와 함께 섭취한다.
③ 먹기 전에 얼음을 물고 있게 한다.
④ 쓴 약이 아닌 다른 약으로 바꿔서 처방한다.
⑤ 시럽제의 형태로 만들어서 섭취하게 한다.

해설

먹기 전에 얼음을 물고 있게 해서 감각을 무디게 한다.

## 19

**분만한 지 2일 된 산모에게 좌욕을 시행할 때의 간호로 옳은 것은 무엇인가?**

① 30℃ 정도의 물에 담근다.
② 1회에 30분 정도씩 한다.
③ 사생활을 보호하기 위해 문을 잠근다.
④ 배뇨 후 실시한다.
⑤ 물이 식으면 따뜻한 물을 보충해 준다.

해설

① 40℃ 정도의 물에 담근다.
② 10~15분/1회 실시한다.
③ 문을 잠그지 않는다(실신의 우려).
④ 배변 후, 수유 후에 실시한다.

## 20

**다음 중에서 고위험 산모는 누구인가?**

① 20대 초산모
② 30대 경산모
③ 조산경험이 있는 여성
④ 제왕절개술로 분만한 산모
⑤ 둘째 아이 출산 후 산후통이 있는 여성

해설

조산의 원인은 조기진통, 조기 양막파수, 임신 시 출혈, 산모의 생활습관, 자궁 기형 등 다양한 원인에 의해 발생한다. 그러므로 조산한 산모는 이러한 다양한 위험요인을 가진 고위험 산모에 속한다.

정답 16 ③ 17 ① 18 ③ 19 ⑤ 20 ③

## 21

**영유아의 탈수 시 나타나는 증상으로 옳지 않은 것은 무엇인가?**

① 천문의 함몰
② 맥박증가
③ 체중감소
④ 체온하강
⑤ 호흡증가

해설

탈수열로 체온이 상승한다.

## 22

**성장발달의 원리로 옳지 않은 것은 무엇인가?**

① 두에서 미의 방향으로 발달
② 중심에서 말초로 발달
③ 신체부분의 성장속도가 같다.
④ 큰 근육에서 작은 근육으로 발달
⑤ 일반적 운동에서 특수 운동으로 발달

해설

신체의 각 부분은 성장속도가 다르다.

## 23

**다른 아동 곁에서 놀고 있지만 따로 비슷한 장난감을 가지고 혼자 노는 시기는 언제인가?**

① 영아기　② 유아기
③ 학령전기　④ 학령기
⑤ 청소년기

해설

**평행놀이(유아기)** : 비슷한 장난감을 갖고 놀지만 다른 아동과 함께 노는 것이 아니라 다른 아동 곁에서 놀고 있는 것으로 주위 아동이 사용하고 있는 것과 비슷한 놀이를 한다.

## 24

**노인성 질환에 대한 설명으로 맞는 것은 무엇인가?**

① 대부분 경과가 짧고 합병증이 잘 생긴다.
② 대부분 단독으로 발생한다.
③ 의식장애나 정신장애를 동반하기 쉽다.
④ 모든 증상은 특정 질병과 관계가 있다.
⑤ 원인이 명확한 급성질병이 대부분이다.

해설

① 노인성 질환은 만성질환으로 경과가 길다.
② 대부분 한 가지만 발병하기보다는 동시에 두 가지 이상의 질병이 발병한다.
④ 특정 질병과 위험요인과 관련성이 없다.
⑤ 원인이 명확하지 않아서 완치가 어렵다.

## 25

**석고붕대 환자가 다리의 관절은 움직이지 않고 근육에 힘을 줬다 뺐다만 하는 운동의 종류는 무엇인가?**

① 등장성 운동
② 등척성 운동
③ 등속성 운동
④ 능동운동
⑤ 수동운동

해설

**등척성 운동** : 관절을 움직이지 않고 특정 근육을 강화시키는 운동으로 근육의 길이가 변하지 않는 운동



21 ④　22 ③　23 ②　24 ③　25 ②　정답

## 26

**노인에게 제공하는 수면간호로 옳지 않은 것은 무엇인가?**

① 낮잠을 자지 않도록 한다.
② 과도한 스트레스 피하기
③ 취침시간, 기상시간 규칙적으로 하기
④ 카페인이 함유된 음식 피하기
⑤ 숙면을 위해 모든 조명 소등하기

해설

낙상, 사고 방지를 위해 간접조명을 켜둔다.

## 27

**영양상태 평가방법으로 피하지방의 두께를 잴 때 측정하는 피부 두겹집기 부위는 어디인가?**

① 상완삼두근
② 대퇴근
③ 외측광근
④ 내측광근
⑤ 대둔근

해설

피부 밑 지방 측정 : 상완삼두근 → 피부두겹집기(캘리퍼)

## 28

**각 질환에 대한 치료식이의 연결로 옳은 것은 무엇인가?**

① 간질환 – 고지방식이
② 결핵 – 고열량식이
③ 만성변비 – 저섬유소식이
④ 심장질환 – 고염식이
⑤ 통풍 – 고퓨린식이

해설

① 간질환 – 저지방식이
③ 만성변비 – 고섬유소식이
④ 심장질환 – 저염식이, 저지방식이
⑤ 통풍 – 저퓨린식이

## 29

**화상환자에 대한 응급처치로 옳은 것은 무엇인가?**

① 미지근한 물에 담근다.
② 심장보다 높여 주어 부종을 감소한다.
③ 수포를 제거한다.
④ 장신구를 제거하지 않는다.
⑤ 몸에 붙은 옷은 손으로 제거한다.

해설

① 찬물에 담근다.
③ 수포는 방어막 역할을 하므로 수포는 제거하지 않는다.
④ 부종이 오기 전에 장신구를 제거한다.
⑤ 몸에 붙은 옷을 제거할 할 때는 가위로 제거한다.

## 30

**상처치유를 촉진하는 영양소로 올바르게 연결된 것은?**

① 단백질, 비타민 C
② 지방, 비타민 C
③ 단백질, 비타민 A
④ 지방, 비타민 A
⑤ 단백질, 지방

해설

• 단백질 : 생체의 주성분으로 조직 형성, 파괴된 조직 수선
• 비타민 C : 빠른 상처 치유, 세포 간 물질형성

정답 26 ⑤ 27 ① 28 ② 29 ② 30 ①

## 31

**유아에게 광선요법을 시행할 때 간호방법으로 옳은 것은 무엇인가?**

① 모유수유 시 안대를 해준다.
② 수분섭취를 제한한다.
③ 옷과 기저귀를 벗기고 해준다.
④ 매일 빌리루빈수치를 측정한다.
⑤ 자주 호흡수를 측정한다.

해설

① 모유수유 할 때는 안대를 벗겨주고 수유한다.
② 수분을 많이 섭취한다.
③ 옷은 벗기고 기저귀만 채우고 실시한다.
⑤ 자주 체온을 측정한다.

## 32

**마취제의 종류 중 국소마취제로 치과나 성형외과, 피부과에서 많이 사용하는 것은 무엇인가?**

① 아산화질소
② 프로포폴
③ 리도카인
④ 케타민
⑤ 디아제팜

해설

리도카인 : 국소마취제, 심실성 부정맥 치료제

## 33

**맹장의 끝부분인 충수돌기의 염증이 생겼을 때 수술지연이 되었을 때 초래되는 충수돌기염의 위험한 합병증은 무엇인가?**

① 장출혈
② 장천공
③ 쇼 크
④ 복막염
⑤ 괴사성 장염

해설

맹장염(충수돌기염)의 수술이 지연되면 복막염의 위험한 합병증이 올 수 있다.

## 34

**약물의 형태 중 일정한 용량의 분말약제를 압축하여 단단하게 만든 약제는 무엇인가?**

① 정 제
② 환 제
③ 좌 약
④ 시 럽
⑤ 트로키

해설

정제 : 의약품 또는 의약품의 혼합물인 가루약을 일정한 모양으로 납작하거나 둥글게 압축하여 만든 것이다.

## 35

**갑상선절제술 수술 후 환자에게 말을 시켜보는 것은 무엇을 알아보기 위한 것인가?**

① 기도유지
② 수술부위의 출혈
③ 의식수준
④ 후두신경의 손상
⑤ 호흡기능 유무

해설

갑상선은 후두 양 옆의 나비모양으로 갑상선 절제 시 후두신경을 손상시킬 수 있다.



31 ④ 32 ③ 33 ④ 34 ① 35 ④ 정답

## 제2과목 보건간호학 개요

### 36

**감자에 들어 있는 자연독소는 무엇인가?**

① 테트로도톡신
② 솔라닌
③ 미틸로톡신
④ 무스카린
⑤ 아미그달린

해설

테트로도톡신 – 복어 독, 미틸로톡신 – 조개, 무스카린 – 버섯, 아미그달린 – 청매

### 37

**다음 중 온열요소에 해당하는 것이 아닌 것은?**

① 기 온 ② 기 습
③ 기 류 ④ 복사열
⑤ 쾌감대

해설

온열요소 : 기온, 기습, 기류, 복사열

### 38

**우리나라의 중앙보건조직으로 보건중앙행정을 담당하는 곳으로 중요정책의 결정, 기술지도, 감독하는 기관은 무엇인가?**

① 보건복지부
② 보건소
③ 행정안전부
④ 환경부
⑤ 고용노동부

해설

보건복지부 : 중앙보건기구로 보건행정을 담당하는 중앙기구로 중요정책을 결정, 기술지도와 이를 감독하는 기관이다.

### 39

**도심부가 주변부의 온도보다 높은 고온지대가 되는 현상을 무엇이라고 하는가?**

① 온실효과
② 열섬현상
③ 기온역전
④ 지구온난화 현상
⑤ 라니냐 현상

해설

열섬현상 : 콘크리트와 아스팔트 등이 낮에 태양으로부터 열을 받아 밤에 내뿜게 되므로 밤에 더 심해져 열대야 현상이 나타난다.

### 40

**일정비용의 의료비를 본인이 부담하게 하는 것은 무엇을 목적으로 하는가?**

① 불필요한 의료서비스 막기 위해
② 제3자 지불제의 폐단방지
③ 의료서비스의 극대화
④ 균등한 수혜를 위해
⑤ 균등한 세금징수를 위해

해설

정률제 : 일정비용의 의료비를 피보험자가 부담하게 하게 하는 것(불필요한 의료서비스를 막기 위함)

정답 36 ② 37 ⑤ 38 ① 39 ② 40 ①

## 41

**국가가 재정을 지원하는 공적부조의 형태로 소득능력이 없는 대상자에게 의료보장을 해주는 것을 무엇이라고 하는가?**

① 사회보험
② 국민건강보험
③ 노인장기요양보험
④ 산재보험
⑤ 의료급여

해설

의료급여 : 보험료 부담능력이 없는 저소득층에게 국가가 의료서비스를 제공하는 공공부조(공적부조)

## 42

**창의력을 개발할 수 있는 방법으로 자유롭게 아이디어를 제시하고 타인의 발표에 비판을 금지하는 보건교육방법은 무엇인가?**

① 분단토의 ② 역할극
③ 브레인스토밍 ④ 협동학습
⑤ 세미나

해설

브레인스토밍(팝콘회의) : 아이디어의 자유로운 흐름으로 창의성을 활용, 자유롭게 아이디어를 제시하고 타인의 발표에 비판을 금지한다.

## 43

**작업환경관리의 기본원칙 중 리모콘으로 원격조정을 하는 것은 무엇에 해당하는가?**

① 대 치 ② 격 리
③ 환 기 ④ 교 육
⑤ 개인보호구 착용

해설

격리 : 방화벽, 원격조정 등 위험요소로부터 거리를 두는 것이다.

## 44

**장기요양급여의 종류 중 시설급여에 해당하는 것은 무엇인가?**

① 노인요양시설
② 주·야간 보호
③ 방문요양
④ 방문간호
⑤ 단기보호

해설

시설급여 : 가정에서 생활하지 않고 노인요양시설, 노인요양공동생활가정 등에 장기간 입소하여 신체활동 지원 및 심신기능의 유지·향상을 위한 교육·훈련 등을 제공받는다.

## 45

**다수인이 밀집된 실내에서 이산화탄소의 농도가 높아서 두통, 오심, 구토, 현기증 등의 증상이 일어난 것을 무엇이라고 하는가?**

① 기온역전
② 불쾌지수
③ 군집독
④ 부영양화
⑤ 열섬현상

해설

군집독 : 다수인이 밀집한 실내에서 공기의 화학적, 물리적 조성의 변화를 초래하여 불쾌감, 두통, 어지럼증, 오심, 구토 등을 유발 → 환기를 해줌



41 ⑤ 42 ③ 43 ② 44 ① 45 ③ 정답

## 46

**식수에서 발견되면 안 되는 것은 무엇인가?**

① 대장균 ② 일반세균
③ 염 소 ④ 불 소
⑤ 철

해설

대장균 : 분변성 오염지표, 수질오염지표로 병원성 장내세균 오염의 간접적인 지표로 물 100mL 중에서 검출되면 안 된다.

## 47

**우리나라가 속해 있는 WHO의 지역사무소는 어디인가?**

① 아프리카 지역사무소
② 아메리카 지역사무소
③ 동남아시아 지역사무소
④ 서태평양 지역사무소
⑤ 동지중해 지역사무소

해설

우리나라는 WHO의 6개 지역사무소 중 서태평양 지역사무소로 필리핀의 마닐라에 본부가 있다.

## 48

**우리나라의 진료비 지불방식으로 환자를 진찰료, 검사료, 약품비 등 제공된 서비스의 양에 따라 가격을 매긴 뒤 진료비를 나중에 청구하는 제도는 무엇인가?**

① 인두제 ② 행위별수가제
③ 포괄수가제 ④ 총액계약제
⑤ 봉급제

해설

행위별수가제 : 진료비 사후결정방식으로 제공된 의료서비스의 양에 따라 의료비를 결정하는 것으로 의료서비스의 질이 높은 장점이 있으나 과잉진료, 의료비 상승의 단점이 있다.

## 49

**부적당한 조명에 의한 장애의 증상이 아닌 것은 무엇인가?**

① 안구진탕증 ② 근 시
③ 안정피로 ④ 시력저하
⑤ 색 약

해설

부적당한 조명에 의한 장애 : 불량한 조명에서 장기간 작업 시 발생
- 안정피로
- 근 시
- 안구진탕증

## 50

**식품의 변질 중 지방질 식품이나 탄수화물 식품에 미생물이 작용하여 변질되는 과정은 무엇인가?**

① 부 패 ② 발 효
③ 변 패 ④ 감 염
⑤ 식중독

해설

식품의 변질
- 부패 : 단백질 분해되어 유해물질 생성, 악취 발생
- 발효 : 당질식품에 미생물이 작용해서 분해되어 변질되는 과정
- 변패 : 지방질 식품이나 탄수화물 식품에 미생물이 작용하여 변질

정답 46 ① 47 ④ 48 ② 49 ⑤ 50 ③

## 제3과목 공중보건학 개론

### 51

**만성질환의 특징으로 옳은 것은 무엇인가?**

① 가역적인 질환이다.
② 원인이 분명하다.
③ 치료의 단기성
④ 생활습관과 깊은 관련이 없다.
⑤ 나이에 비례하여 발생한다.

해설

① 비가역적인 질환이다.
② 원인이 다양하고 복합적이다.
③ 치료의 장기성
④ 좋지 않은 생활습관과 관련하여 발생한다.

### 52

**모기가 매개하는 질환으로 옳지 않은 것은 무엇인가?**

① 일본뇌염　② 말라리아
③ 황 열　④ 뎅기열
⑤ 발진열

해설

발진열 : 쥐의 벼룩이 매개하는 감염병

### 53

**정신건강 증진시설 종사자의 인권교육시간으로 옳은 것은 무엇인가?**

① 매년 2시간 이상　② 매년 4시간 이상
③ 매년 6시간 이상　④ 매년 8시간 이상
⑤ 매년 12시간 이상

해설

정신건강 증진시설의 장과 종사자는 매년 4시간 이상 인권교육을 받아야 한다.

### 54

**다음 중 바이러스성 질환으로 옳은 것은 무엇인가?**

① 유행성출혈열, 쯔쯔가무시
② 장티푸스, 유행성이하선염
③ 결핵, 폐렴
④ 홍역, 소아마비
⑤ 장티푸스, 세균성 이질

해설

바이러스성 질환 : 홍역, 유행성이하선염, 풍진, 수두, 소아마비, 일본뇌염 등

### 55

**우리나라 노인인구의 특징으로 옳은 것은 무엇인가?**

① 급성질환 증가
② 노인인구 감소
③ 노년부양비 증가
④ 치매유병률 감소
⑤ 당뇨유병률 감소

해설

우리나라 노인인구의 특징 : 노인인구의 증가, 노년부양비의 증가, 고혈압·당뇨 등의 만성질환 증가, 치매유병률이 증가한다.



51 ⑤　52 ⑤　53 ②　54 ④　55 ③ 정답

## 56

**지역사회 간호사업을 할 때 가장 중요한 것은 무엇인가?**

① 충분한 예산
② 최신의 시설, 장비
③ 지역사회주민의 참여
④ 법적 근거
⑤ 지역 단체장의 참여

해설

지역사회간호사업 성공의 열쇠 : 지역사회주민의 참여

## 57

**활동성 결핵환자와 접촉한 사람에게 해주어야 할 조치로 옳은 것은 무엇인가?**

① PPD 테스트
② BCG 접종
③ 흉부 엑스선 촬영
④ 객담검사
⑤ 결핵약 복용

해설

흉부 엑스선 촬영을 통해 결핵환자 여부를 검사하고 그 후에 객담검사를 통해 확진검사를 한다.

## 58

**임신 26주된 임산부가 병원에서 산전관리를 받았다. 다음에 병원에 가야 하는 시기로 옳은 것은 무엇인가?**

① 28주 ② 30주
③ 32주 ④ 34주
⑤ 36주

해설

임신~7개월(1회/월), 임신 8~9개월(2회/월), 10개월(4회/월)

## 59

**모자보건에서 말하는 모성사망에 속하지 않는 것은 무엇인가?**

① 태반조기박리로 사망한 임신 7개월 된 임산부
② 패혈성 유산으로 사망한 임신 3개월 된 임산부
③ 산후출혈로 사망한 산모
④ 교통사고로 사망한 임신 8개월 된 임산부
⑤ 임신중독증으로 사망한 임신 7개월 된 임산부

해설

모성사망 : 임신, 분만, 산욕의 합병증으로 인한 사망

## 60

**응급피임법을 사용해야 하는 경우로 옳은 것은?**

① 피임약 복용을 잊은 경우
② 임신 초기 입덧이 심한 경우
③ 40세에 임신한 임산부
④ 임신 초기 낙태를 원하는 경우
⑤ 강간으로 인해 임신이 우려되는 경우

해설

응급피임법 : 계획되지 않은 성행위나 성폭력 등 불시의 성행위 후에 피임약 복용 및 기타의 방법으로 원치 않는 임신을 미연에 방지하는 방법

정답 56 ③ 57 ③ 58 ② 59 ④ 60 ⑤

## 61

**1차 예방에 해당하는 것은 무엇인가?**

① 유방암 자가 검진
② 예방접종
③ 10대 임산부의 산전관리
④ 물리치료
⑤ 당뇨환자의 식이요법

해설

- 1차 예방 : 질병예방, 건강유지, 건강증진
- 2차 예방 : 조기발견, 조기치료
- 3차 예방 : 합병증과 불능으로의 진행을 막고 재활치료를 통해 기능회복, 사회복귀 촉진

## 62

**부양비에 대한 설명으로 옳지 않은 것은 무엇인가?**

① 총부양비, 유소년 부양비, 노년 부양비가 있다.
② 노령화 사회일수록 총부양비가 높다.
③ 총부양비가 높을수록 경제발전에 어려움이 따른다.
④ 노년 부양비는 15~64세 인구에 대한 65세 이상 인구의 비이다.
⑤ 총인구수에 대한 비경제활동 인구의 비이다.

해설

경제활동 인구수에 대한 비경제활동 인구의 비이다.

## 63

**수두를 앓고 난 후 생기는 면역으로 옳은 것은 무엇인가?**

① 선천면역
② 자연능동면역
③ 인공능동면역
④ 자연수동면역
⑤ 인공수동면역

해설

자연능동면역 : 질병을 앓고 난 후 생기는 면역, 감염병에 감염되어 생기는 면역

## 64

**기생충질환과 그 매개체로 옳게 연결된 것은 무엇인가?**

① 무구조충 – 돼지고기
② 유구조충 – 쇠고기
③ 회충 – 채소
④ 폐흡충증 – 담수어
⑤ 참게 – 간흡충증

해설

① 무구조충 – 쇠고기
② 유구조충 – 돼지고기
④ 폐흡충증 – 다슬기, 참게
⑤ 간흡충증 – 쇠우렁이, 담수어

## 65

**감염병 예방 및 관리에 대한 법률에서 필수예방접종에 속하는 것은 무엇인가?**

① 장티푸스
② 대상포진
③ 세균성 이질
④ 매 독
⑤ 뇌수막염

해설

뇌수막염(b형헤모필루스인플루엔자) 예방접종 : 2, 4, 6개월에 기본 접종한다.



61 ② 62 ⑤ 63 ② 64 ③ 65 ⑤ 정답

## 66

**보건복지부장관은 구강보건에 관한 기본계획을 몇 년마다 수립해야 하는가?**

① 1년 ② 2년
③ 3년 ④ 4년
⑤ 5년

해설

보건복지부장관은 구강보건사업에 관한 기본계획을 5년마다 수립하고, 3년마다 실태조사를 한다.

## 67

**법정감염병의 종류 중 2급 감염병에 속하는 것은 무엇인가?**

① 신종인플루엔자 ② 디프테리아
③ 수 두 ④ 매 독
⑤ 임 질

해설

- 1급 감염병 – ①, ②
- 4급 감염병 – ④, ⑤

## 68

**여자 100명에 대한 남자의 수인 성비 중 장래인구를 추정하는데 좋은 자료가 되는 것은 무엇인가?**

① 1차 성비 ② 2차 성비
③ 3차 성비 ④ 태아 성비
⑤ 노년 성비

해설

2차 성비 : 출생 시 성비로 장래인구를 추정하는데 좋은 자료가 된다.

## 69

**지역사회간호조무사가 가정방문을 하려고 한다. 감염예방을 위해 가장 먼저 방문해야 하는 대상자는 누구인가?**

① 임산부 ② 성병환자
③ 신생아 ④ 결핵환자
⑤ 노인환자

해설

지역사회 가정방문 시 감염예방을 위해 면역력이 가장 약한 신생아가 있는 가정을 가장 먼저 방문한다.

## 70

**노인에게 가장 효과적인 보건교육 방법은 무엇인가?**

① 상 담 ② 집단토의
③ 분단토의 ④ 심포지엄
⑤ 강 의

해설

노인에게 적합한 교육은 개별보건교육으로 상담이 적합하다.

정답 66 ⑤ 67 ③ 68 ② 69 ③ 70 ①

## 제4과목 실 기

### 71

**배뇨곤란이 있는 대상자에게 자연배뇨를 도와주는 방법으로 옳은 것은 무엇인가?**

① 긴장을 위해 차가운 변기를 제공한다.
② 쭈그리고 앉은 자세를 취하면 안 된다.
③ 수분섭취를 제한한다.
④ 등 마사지를 해준다.
⑤ 대퇴부 안쪽을 문질러 주고 정신적 이완을 돕는다.

해설

① 따뜻한 변기를 제공한다.
② 금기가 아니라면 쭈그리고 앉는 자세를 취해 준다.
③ 금기가 아니라면 수분섭취를 증가한다.
④ 복부 마사지, 복부를 꾹 눌러준다.

### 72

**고관절의 외회전 방지를 위한 신체보조기구로 옳은 것은 무엇인가?**

① 손 두루마리 ② 나무판자
③ 삼각손잡이 ④ 대전자롤
⑤ 크래들

해설

대전자롤(Trochanter Roll) : 다리의 외전(외회전) 방지

### 73

**복부검진 시, 여자 인공도뇨 시의 올바른 체위는 무엇인가?**

① 앙와위 ② 배횡와위
③ 복 위 ④ 반좌위
⑤ 심스위

해설

배횡와위 : 앙와위에서 무릎을 세운 체위, 복부 검진, 여성 인공도뇨, 회음부 열요법, 복부의 내장이 튀어나왔을 때 취해 주는 자세

### 74

**요추천자 시의 자세로 옳은 것은 무엇인가?**

① 반좌위
② 앙와위
③ 좌측 심스위
④ 상두대에 두 팔을 올린 자세
⑤ 등을 굽혀서 무릎이 가슴에 닿게 하는 새우등 자세

해설

요추천자 : 요추가 최대한 노출되도록 새우등 자세를 취해 준다.

### 75

**위관영양 후 물 30cc를 주입해 주는 이유는 무엇인가?**

① 흡인예방 ② 탈수예방
③ 변비예방 ④ 위관의 개방성 유지
⑤ 영양공급

해설

음식물 주입 전·후 음식물로 인해 관이 막히지 않도록 하기 위해 물을 주입한다.



71 ⑤ 72 ④ 73 ② 74 ⑤ 75 ④ 정답

## 76

**눈 수술 후 기침, 갑작스러운 체위 변경, 무거운 물건 들기 등을 하면 안 되는 이유는 무엇인가?**

① 안압상승 방지
② 혈압상승 방지
③ 감염 예방
④ 통증 감소
⑤ 출혈 방지

해설

눈 수술 후 안압상승을 방지하기 위해 수술한 부위가 위로 가게 한 체위를 취해 주고 갑작스러운 체위변경, 무거운 물건 들기, 고개 숙이기 등의 행동을 하지않고 변비를 예방한다.

## 77

**수술 후 자연배뇨가 최소한 몇 시간 없을 때 보고해야 하는가?**

① 2시간
② 3시간
③ 4시간
④ 6시간
⑤ 9시간

해설

수술 후 자연배뇨가 6시간 안에 돌아와야 한다.

## 78

**고압증기멸균에 대한 설명으로 옳지 않은 것은 무엇인가?**

① 겸자 끝을 약간 벌려서 싼다.
② 뚜껑이 있는 용기는 뚜껑을 열어서 방포에 싼다.
③ 한 겹의 방포에 싼다.
④ 나사를 약간 헐겁게 해서 멸균한다.
⑤ 무거운 것은 아래에, 가벼운 것은 위에 놓는다.

해설

두 겹의 방포에 싼다.

## 79

**침상 세발의 방법으로 옳지 않은 것은 무엇인가?**

① 창문을 닫고 실시한다.
② 손톱 끝으로 마사지해 준다.
③ 머리가 엉킨 경우 엉성한 빗을 이용해 빗긴다.
④ 환자의 침대높이를 허리높이에 맞춰 준다.
⑤ 눈에 수건을 대고, 귀에 솜을 대준다.

해설

손가락 끝으로 마사지한다.

## 80

**붕대법의 종류 중 팔꿈치 등의 관절부위에 적용하는 것은 무엇인가?**

① 사행대
② 나선대
③ 나선절전대
④ 팔자대
⑤ 회귀대

해설

팔자대 : 손목, 발목, 팔꿈치, 무릎 등의 관절부위나 사지의 연결점에 사용하는 방법

정답 76 ① 77 ④ 78 ③ 79 ② 80 ④

## 81

**좌측마비가 있는 환자의 옷 입고 벗기기에 대한 설명으로 옳은 것은 무엇인가?**

① 좌측에서 벗긴다.
② 우측에서 벗긴다.
③ 우측에서 입힌다.
④ 양쪽 동시에 벗긴다.
⑤ 양쪽 동시에 입힌다.

해설

건강한 쪽에서 벗기고, 아픈 쪽에서 입힌다.

## 82

**장루수술환자에 대한 내용으로 옳지 않은 것은 무엇인가?**

① 청색, 보라색을 보이면 즉시 간호사에게 보고한다.
② 살짝 돌출되어 있다.
③ 장루세척은 매일 같은 시간대에 해준다.
④ 매일 곁에서 장루세척을 도와준다.
⑤ 냄새나는 식이, 가스형성 음식은 피한다.

해설

가능한 본인이 스스로 하도록 한다.

## 83

**검사 시 주의사항으로 옳지 않은 것은 무엇인가?**

① 오른쪽 팔에 수액을 맞고 있을 때 왼쪽 팔에서 채혈한다.
② 소변검사 시 생리중인 여성은 검사물에 생리 중임을 표시한다.
③ 흉부 엑스선 검사 하루 전 8시간 이상 금식을 요한다.
④ 위장관조영술 검사 시 조영제 부작용이 있는지 사정한다.
⑤ 요추천자 후 앙와위를 취해 준다.

해설

흉부 엑스선 검사는 금식이 필요 없는 검사이다.

## 84

**손상성 폐기물 처리 시 상자의 색깔과 보관기간이 바르게 연결된 것은?**

① 노란색 상자 – 30일
② 적색 상자 – 7일
③ 노란색 상자 – 15일
④ 검은색 상자 – 30일
⑤ 검은색 상자 – 15일

해설

손상성 폐기물
• 주삿바늘, 수술용 칼, 침 등
• 노란색 상자에 30일 보관

## 85

**병원의 쾌적한 환경을 위해서 가장 중요한 요소는 무엇인가?**

① 실내온도 ② 실내습도
③ 환 기 ④ 소 음
⑤ 조 명

해설

쾌적한 환경을 위해서 가장 중요한 요소는 환기이다. 밀폐된 환경에서 생기는 군집독 시 해야 하는 처치도 환기이다.



81 ② 82 ④ 83 ③ 84 ① 85 ③ 정답

## 86

**호흡에 대한 설명으로 옳지 않은 것은 무엇인가?**

① 정상 호흡 시 사용하는 근육은 횡격막이다.
② 영아의 호흡은 1분간 잰다.
③ 뇌의 호흡중추는 연수이다.
④ 마약성 진통제의 부작용은 서호흡이다.
⑤ 환자에게 측정시간을 알린 후 측정한다.

해설

환자에게 설명하지 않고 요골맥박 측정 후 그대로 손목을 잡은 채로 측정한다.

## 87

**객담채취 방법으로 옳은 것은 무엇인가?**

① 취침 전에 받는다.
② 이른 아침에 받는다.
③ 물로 입을 헹구고 받는다.
④ 깨끗하게 양치한 후에 받는다.
⑤ 8시간 이상 금식 후 받는다.

해설

검사의 정확도를 높이기 위해 이른 아침 농축된 객담을 받는다.

## 88

**만성 폐쇄성 폐질환 환자에게 산소 투여 시 사용해야 하는 것은 무엇인가?**

① 안면 마스크
② 부분 재호흡 마스크
③ 비재호흡 마스크
④ 비강 캐뉼라
⑤ 비강 카테터

해설

비강 캐뉼라 : 의사소통이나 음식섭취의 장애가 없어 병원에서 가장 많이 사용하는 방법, 저농도의 산소투여 방법으로 만성 폐쇄성 폐질환 환자에게 사용한다.

## 89

**목발보행을 하고 있는 환자의 체중은 어느 부위에 가해야 하는가?**

① 액 와　　② 팔꿈치
③ 손바닥　　④ 어 깨
⑤ 승모근

해설

목발마비 방지를 위해 액와와 목발 사이에 손가락 1~2개가 들어갈 여유를 두고 체중은 손에 가한다.

## 90

**수술 후 기침이나 조기이상을 권해야 하는 환자가 아닌 것은?**

① 위수술 환자
② 갑상선절제술 환자
③ 뇌수술 환자
④ 맹장염수술 환자
⑤ 유방절제술 환자

해설

뇌수술 환자는 뇌압상승을 방지하기 위해 수술 후 기침이나 조기이상을 권하지 않는다.

정답 86 ⑤　87 ②　88 ④　89 ③　90 ③

## 91

**눈에 안약을 점적할 때의 방법으로 옳지 않은 것은 무엇인가?**

① 눈에 분비물이 있을 때는 점적 전에 닦아낸다.
② 환자의 눈은 아래를 쳐다보게 한다.
③ 안약은 하부 결막낭 내측 중앙에 떨어뜨린다.
④ 점적기를 속눈썹에 닿지 않도록 한다.
⑤ 안약 점적 후 안쪽 안각위를 30초 정도 가볍게 눌러준다.

해설

환자의 눈은 위를 쳐다보게 한다.

## 92

**침상정리 시 침대발치의 윗 홑이불과 담요를 넉넉하게 주름을 만들어 주는 이유는 무엇인가?**

① 욕창방지
② 활동편의
③ 족저굴곡 예방
④ 족배굴곡 예방
⑤ 통기성 유지

해설

침대발치의 윗 홑이불과 담요는 족저굴곡이 생기지 않도록 넉넉하게 주름을 만들어 준다.

## 93

**다음 중 외과적 무균술이 요구되는 상황이 아닌 것은 무엇인가?**

① 인공도뇨관 삽입
② 주사약 준비
③ 보호격리
④ 수술가운 입기
⑤ 드레싱 준비

해설

보호격리는 내과적 무균술이 요구된다.

## 94

**기관 절개관 간호에 대한 설명으로 옳지 않은 것은 무엇인가?**

① 매일 멸균 생리식염수에 적신 면봉으로 닦아준다.
② 금기가 아니라면 반좌위를 취해 심호흡을 돕는다.
③ 생리식염수에 적신 거즈를 기관 절개관부를 덮어 준다.
④ 기관 절개관 부위를 막고 기침을 한다.
⑤ 흡인은 멸균적으로 이루어져야 한다.

해설

기관 절개관을 하고 있는 환자가 기침을 할 때 입을 막고 기침을 한다.

## 95

**마스크를 착용하거나 바꾸어 써야 할 경우가 아닌 것은?**

① 환자가 간호조무사의 얼굴에 기침을 했을 때
② 마스크 착용 20분이 경과했을 때
③ 마스크가 축축해졌을 때
④ 감염병 환자와 접촉 시
⑤ 마스크 착용 2시간이 경과했을 때

해설

마스크의 교환 : 최소 2시간마다 교환한다.



91 ② 92 ③ 93 ③ 94 ④ 95 ② 정답

## 96

**상부위장관조영술을 해야 하는 환자가 깜빡 잊고 간식을 먹었을 때의 처치로 옳은 것은 무엇인가?**

① 그대로 실시한다.
② 2시간 후에 실시한다.
③ 연기한다.
④ 관장 후 실시한다.
⑤ 수분을 많이 섭취한 후 실시한다.

해설

상부위장관 조영술은 8시간 이상의 금식을 필요로 하는 검사로 환자가 간식을 먹었다면 검사를 연기한다.

## 97

**의료기관에서 근육주사 부위로 주로 사용하는 부위는 어디인가?**

① 둔부의 배면
② 외측광근
③ 대퇴직근
④ 삼각근
⑤ 둔부의 복면

해설

둔부의 배면 : 이 부위는 가장 많이 사용하는 근육주사부위이다. 근육이 커서 반복 주사할 수 있고, 신경과 혈관의 분포가 많으며 혈액순환에 자극을 주어 약의 흡수가 잘되기 때문이다.

## 98

**지혈성분이 함유되어 있어서 출혈성 상처의 지혈을 촉진시키는 드레싱의 종류는 무엇인가?**

① 투명 드레싱
② 거즈 드레싱
③ 친수성 콜로이드 드레싱
④ 칼슘 알지네이트 드레싱
⑤ 친수성 젤 드레싱

해설

칼슘 : 혈액응고 성분이 포함

## 99

**노인의 기억장애에 대한 설명으로 옳은 것은 무엇인가?**

① 장기기억 상실이 많다.
② 반드시 질환과 관련되어 나타난다.
③ 단기기억은 유지된다.
④ 우울과 뇌질환 때문에 많이 나타난다.
⑤ 시설에 있는 노인에게 더 심하게 나타난다.

해설

장기기억은 유지되고 단기기억은 상실하는 경향이 있으며, 시설에 있는 노인의 기억장애가 심한 것은 아니다.

## 100

**광범위한 화상을 입은 환자에게 제공해야 하는 침상은 무엇인가?**

① 개방침상
② 수술 후 침상
③ 빈 침상
④ 사용 중인 침상
⑤ 크래들 침상

해설

윗 침구가 피부에 닿지 않게 하면서 보온을 제공한다.

정답 96 ③ 97 ① 98 ④ 99 ④ 100 ⑤

# 실전모의고사

## 제1과목 기초간호학 개요

### 01

**간호전달체계 중 입원환자를 대상으로 보호자 등이 상주하지 않고 간호사, 간호조무사, 간병지원인력에 의해 포괄적으로 제공되는 입원서비스를 무엇이라고 하는가?**

① 기능적 간호 ② 전담간호
③ 사례관리 ④ 간호·간병 통합서비스
⑤ 팀간호

해설

간호·간병 통합서비스 : 보호자 없는 병원, 즉 간호사와 간호조무사가 한 팀이 되어 환자를 돌봐주는 서비스를 이른다. 간병인이나 가족대신 간호사가 중심이 돼 간병과 간호서비스를 제공하는 것이다, 본래 포괄서비스로 불리다가 2016년 4월부터 간호·간병 통합서비스로 명칭이 변경되었다.

### 02

**다음 중 간호조무사의 직업적 태도로 옳지 않은 것은?**

① 업무상 알게 된 비밀은 절대 누설하지 않는다.
② 환자의 이상상태 발견 시 즉시 간호사에게 보고한다.
③ 환자가 검사결과에 대해 물어볼 때 아는 범위 내에서 답변한다.
④ 환자보호자가 고맙다며 금전적으로 보답을 할 경우 정중히 사양한다.
⑤ 근무시간을 변경할 경우 가능한 일찍 직속상관에게 사유를 설명한다.

해설

환자가 검사, 진단, 수술 등에 대해 물어볼 때 의사선생님이 얘기해 주실 거라고 말하고 간호사에게 보고한다.

### 03

**치아 발치 후 주의사항으로 옳은 것은 무엇인가?**

① 발치 후 따뜻한 물을 마시게 한다.
② 발치 후 10~20분간 더운물 찜질을 한다.
③ 입안의 고인 침은 뱉는다.
④ 빨대를 이용해서 물을 마시게 한다.
⑤ 발치 후 3일 정도는 금주, 금연한다.

해설

① 더운물을 먹지 않도록 한다(혈관확장 → 출혈).
② 발치 후 10~20분간 얼음물 찜질을 해준다.
③ 입안의 고인 침과 혈액은 지혈을 위해 삼킨다.
④ 출혈방지를 위해 빨대를 사용하지 않는다.

### 04

**치과에서 간호조무사에게 가장 중요한 기구로 침, 혈액, 이물질을 흡인해 내는 기구는 무엇인가?**

① 치 경 ② 탐 침
③ 진공흡입기 ④ 핸드피스
⑤ 핀 셋

해설

③ 진공흡입기 : 진료 시 입안에 고이는 타액, 이물질, 혈액 등을 흡입하여 제거하는 기구로 간호조무사에게 가장 중요한 기구이다.



1 ④ 2 ③ 3 ⑤ 4 ③ 정답

## 05

**결핵약 INH의 부작용인 말초신경염을 예방하기 위해 복용하는 비타민의 종류는 무엇인가?**

① 비타민 $B_1$ ② 비타민 $B_2$
③ 비타민 $B_6$ ④ 비타민 $B_{12}$
⑤ 비타민 C

해설

비타민 $B_6$(피리독신) : 중추신경계 기능 유지, 단백질・탄수화물・지방대사에 관여하며 결핵약 INH의 부작용인 말초신경염을 예방하기 위해 INH와 함께 복용한다.

## 06

**소화기계 질환 환자의 식이요법에 대한 설명으로 옳지 않은 것은 무엇인가?**

① 급성 장염의 초기에는 금식을 해준다.
② 궤양성 장염환자는 고섬유소식이를 섭취한다.
③ 소화성궤양환자는 알코올, 커피, 우유를 제한한다.
④ 만성변비 환자는 수분을 많이 섭취한다.
⑤ 만성설사 환자는 냉음료를 제한한다.

해설

궤양성 장염환자는 저잔여물(저섬유소), 저지방, 저자극성식이를 한다.

## 07

**한방 치료요법 중에서 냉온요법은 노폐물을 배설시키고 신진대사를 촉진시키고 해독과 중화작용 등의 효과가 있다. 냉온요법을 제공하면 안 되는 환자는 누구인가?**

① 중증 심장질환자 ② 비만증
③ 당뇨환자 ④ 류머티즘성 질환자
⑤ 소화성궤양환자

해설

중증 심장질환자에게 냉온요법(냉 : 16℃ 전후, 온 : 42℃ 전후)은 금기이다.

## 08

**침구환자 간호로 옳지 않은 것은 무엇인가?**

① 침은 일회용을 사용한다.
② 유침하는 동안 자유롭게 자세를 움직여도 된다.
③ 발침 후 남은 침이 없는지 확인한다.
④ 사용한 침은 폐기물통에 폐기한다.
⑤ 환자상태를 관찰하여 현훈이 나타나면 의사에게 알린다.

해설

유침시간 동안 환자의 체위를 일정하게 유지시킨다.

## 09

**다음중 약의 효과 중에서 면역반응에 속하는 것은 무엇인가?**

① 선택작용 ② 길항작용
③ 상승작용 ④ 상가작용
⑤ 알레르기 반응

해설

알레르기는 비정상적인 면역반응으로 약물에 의한 항원 항체반응을 일으키는 과민성 반응이다.

정답 5 ③ 6 ② 7 ① 8 ② 9 ⑤

## 10

**약물보관방법에 대한 설명으로 옳은 것은 무엇인가?**

① 생리식염수는 냉장보관한다.
② 기름종류의 약은 30℃ 이하의 서늘한 곳에서 보관한다.
③ 사용하고 남은 마약은 약국에 반납한다.
④ 예방접종약은 10℃ 전후 보관한다.
⑤ 소독약은 내복약과 함께 보관한다.

해설

① 생리식염수는 실온보관한다.
② 기름종류의 약은 10℃ 전후 보관한다.
④ 예방접종약은 냉장보관한다.
⑤ 소독약은 내복약과 다른 칸막이에 따로 보관한다.

## 11

**나이트로글리세린 대한 설명으로 옳지 않은 것은 무엇인가?**

① 차광용기에 보관한다.
② 1정 복용 후 효과가 없으면 3회까지 복용할 수 있다.
③ 속효성으로 1분 이내 작용한다.
④ 빠른 효과를 위해 수분과 함께 섭취한다.
⑤ 심근경색증의 흉통에는 효과가 없다.

해설

나이트로글리세린은 설하 투여한다.

## 12

**5세 아동에게 심폐소생술을 제공할 때 의료제공자 2명이 제공하는 심폐소생술과 인공호흡의 비율로 알맞은 것은 무엇인가?**

① 30 : 2　② 20 : 2
③ 15 : 2　④ 10 : 2
⑤ 5 : 2

해설

아동에게 제공하는 심폐소생술에서 의료제공자가 1인일 때는 30 : 2, 의료제공자가 2인일 때는 15 : 2의 비율로 제공한다.

## 13

**많은 환자가 동시에 발생했을 때 가장 먼저 응급처치를 제공해야 하는 환자는 누구인가?**

① 심한 열상환자
② 골반골절환자
③ 천식환자
④ 대량 출혈환자
⑤ 타박상 환자

해설

1순위(긴급성) : 생명이 위독한 상태로 즉각적인 처치를 요함 → 기도폐쇄, 대량 출혈 등

## 14

**다음 호르몬 중 임신반응 검사 호르몬은 무엇인가?**

① 융모성선자극호르몬
② 에스트로겐
③ 프로게스테론
④ 태반락토겐
⑤ 테스토스테론

해설

융모성선자극호르몬 : 임신반응 검사(소변검사, 혈액검사) → 임신진단 호르몬이다.

## 15

**분만 전에 회음부 삭모를 해주는 이유는 무엇인가?**

① 상처예방　② 빠른 분만
③ 감염예방　④ 피부보호
⑤ 열상방지

해설

분만 1기에 회음부 삭모를 해주어 감염을 방지한다.



10 ③ 11 ④ 12 ③ 13 ④ 14 ① 15 ③ 정답

## 16

**정상 임산부의 생리적 변화로 옳은 것은 무엇인가?**

① 혈액량이 1,500cc 증가한다.
② 임신 초기 간헐적인 통증이 있는 자궁수축이 있다.
③ 임신 5개월 이후에도 입덧이 지속된다.
④ 자궁의 증대로 깊은 과호흡을 한다.
⑤ 전초유가 임신 4주부터 분비된다.

해설

② 임신 전 기간 동안 간헐적이고 무통성의 블랙스톤힉스 자궁수축이 있다.
③ 임신 3개월 이후 입덧은 완화된다.
④ 자궁의 증대로 짧고 가쁜 호흡을 한다.
⑤ 전초유가 임신 16주에 분비된다.

## 17

**창상환자의 응급처치에 대한 설명으로 옳은 것은 무엇인가?**

① 작은 가시가 박힌 경우 출혈방지하기 위해 빼주지 않는다.
② 내장이 튀어나온 경우 재빠르게 원위치 시킨다.
③ 칼이 복부를 뚫고 지나간 경우 칼을 빼준다.
④ 살점이 찢겨져 떨어진 경우 떨어진 살점을 제거하고 드레싱 해 준다.
⑤ 못에 찔린 경우 병원으로 이송 후 치료와 파상풍 예방접종을 한다.

해설

① 작은 가시가 박힌 경우 가시를 빼준다.
② 내장이 튀어나온 경우 원위치 시키지 않고 생리식염수에 적신 거즈로 덮어준다.
③ 칼이 복부를 관통한 경우 빠지지 않게 하고 병원으로 이송한다.
④ 살점이 찢겨져 떨어진 경우 살점을 원위치 시키고 드레싱과 탄력붕대로 고정한다.

## 18

**태아의 제대탈출 시의 간호로 옳지 않은 것은?**

① 절대안정하게 한다.
② 태아의 심음을 청취한다.
③ 탈출된 제대는 안으로 밀어 넣어 준다.
④ 산모에게 마스크로 산소를 공급한다.
⑤ 산모에게 슬흉위를 취하게 한다.

해설

탈출된 제대는 생리식염수로 적신 거즈로 덮어 준다.

## 19

**모유수유 시의 간호로 옳지 않은 것은 무엇인가?**

① 2시간 간격으로 수유한다.
② 수유 후 유방의 모유는 다음 수유를 위해 짜지 않는다.
③ 수유 전에 더운물 찜질을 하고 마사지를 해준다.
④ 유두열상 시 1~2일 정도 수유를 중단한다.
⑤ 수분섭취량을 늘인다.

해설

규칙적인 간격으로 수유하고 수유 시 유방을 완전히 비운다.

## 20

**분만한지 3시간 된 산모가 500cc 이상의 출혈을 하고 있을 때 간호로 옳은 것은 무엇인가?**

① 더운물 찜질을 해준다.
② 의사의 처방으로 자궁이완제를 투여한다.
③ 가장 먼저 의사나 간호사에게 보고한다.
④ 항생제를 투여한다.
⑤ 자궁저부 마사지를 해준다.

해설

① 얼음물 찜질을 해준다.
② 의사의 처방으로 자궁수축제인 옥시토신을 투여한다.
③ 가장 먼저 쇼크체위를 취해 주고 보고한다.
④ 옥시토신을 투여한다.

정답 16 ① 17 ⑤ 18 ③ 19 ② 20 ⑤

## 21

**대소변 훈련방법으로 옳은 것은 무엇인가?**

① 소변훈련을 먼저 시킨다.
② 밤에 소변을 가리지 못하는 것은 대부분 신체적인 결함 때문이다.
③ 대변훈련시기와 같은 시기는 소천문 폐쇄시기이다.
④ 대소변훈련은 아이의 성격형성에 영향을 준다.
⑤ 대변훈련 실패 시 벌을 세우도록 한다.

해설

① 소변훈련보다 대변훈련을 먼저 시킨다.
② 밤에 소변을 가리지 못하는 것은 대부분 심리적인 이유 때문이다.
③ 대변훈련시기와 같은 시기인 것은 대천문 폐쇄시기이다.
⑤ 대변훈련 실패 시 벌을 세우지 않는다. 양육자의 태도에 따라 아이의 성격형성에 영향을 끼치게 된다.

## 22

**황달 환아에게 제공하는 광선요법 시 간호로 옳지 않은 것은?**

① 눈을 보호하기 위해 안대를 채워 준다.
② 체위변경을 자주 해준다.
③ 아기 옷은 벗기고 기저귀는 채운다.
④ 매일 헤모글로빈 수치를 측정한다.
⑤ 탈수상태를 관찰한다.

해설

매일 빌리루빈 수치를 측정한다.

## 23

**아동이 성인에 비해 중이염이 잘 걸리는 이유는 무엇인가?**

① 유스타키오관이 길기 때문
② 유스타키오관이 좁기 때문
③ 유스타키오관이 넓고 짧기 때문
④ 유스타키오관이 휘어 있기 때문
⑤ 유스타키오관이 좁고 짧기 때문

해설

유스타키오관이 곧고 짧고 넓기 때문이다.

## 24

**보육기 안의 신생아 간호로 옳지 않은 것은 무엇인가?**

① 매일 청소해 준다.
② 산소를 50% 공급해 준다.
③ 2시간마다 점검해 준다.
④ 문 여는 횟수를 최소화한다.
⑤ 보육기 안에서 체중을 측정한다.

해설

산소를 30~40%를 유지한다. 고농도의 산소공급 → 수정체후부 섬유증식증

## 25

**보행 등의 기술사용과 신체와 환경에 대한 증가된 조절력이 중심이 되면서 자율성이 발달하게 되는 시기는 어느 시기인가?**

① 영아기　② 유아기
③ 학령전기　④ 학령기
⑤ 청소년기

해설

에릭슨의 심리・사회적 발달에서 유아기의 발달과제는 자율성이다. 자율성이 발달하지 않으면 수치감이 형성된다.



21 ④ 22 ④ 23 ③ 24 ② 25 ② 정답

## 26

**골관절염인 노인환자에게 가장 좋은 운동은 무엇인가?**

① 걷 기　② 헬 스
③ 산 행　④ 수 영
⑤ 달리기

해설

골관절염환자의 체중감소를 위해 가장 좋은 운동은 체중을 부하시키지 않는 운동인 수영이다.

## 27

**수면장애가 있는 노인환자에게 제공하는 간호로 옳지 못한 것은 무엇인가?**

① 낮잠을 자지 않도록 한다.
② 과도한 알코올, 카페인의 섭취를 제한한다.
③ 숙면을 위해 방안의 모든 조명을 끄고 어둡게 해준다.
④ 취침 전 등마사지를 제공한다.
⑤ 잠자기 전에 소변을 보도록 한다.

해설

침실의 조도를 낮추고 환경자극을 최소화한다.

## 28

**치매환자가 간호조무사에게 자신의 물건을 훔쳐 갔다며 언성을 높일 때 간호조무사의 대답으로 알맞은 것은 무엇인가?**

① "같이 찾아볼까요?"
② "제가 훔쳐 가지 않았어요."
③ "경찰서에 신고하겠습니다."
④ "잘 찾아보고 다시 얘기 하세요."
⑤ "왜 사람을 의심하세요."

해설

치매환자의 망상증상으로 인한 것이니 화내거나 잘못을 따지지 말고 "함께 찾아볼까요?" 얘기하며 대상자와 함께 찾아본다.

## 29

**부갑상선 절제수술을 받은 환자의 수술 후 혈액검사를 통해 측정해야 하는 것은 무엇인가?**

① 요오드(아이오딘)
② 헤모글로빈
③ 철 분
④ 칼 륨
⑤ 칼 슘

해설

부갑상선 호르몬은 칼슘과 인의 대사를 조절한다.

## 30

**정상 호흡 시 사용하는 근육은 무엇인가?**

① 평활근
② 횡격막
③ 심 근
④ 내장근
⑤ 복직근

해설

정상 호흡 시 사용하는 근육 : 횡격막, 늑간근

정답　26 ④　27 ③　28 ①　29 ⑤　30 ②

## 31

**소화효소가 분비되는 기관의 연결이 바른 것은 무엇인가?**

① 간 – 프티알린
② 췌장 – 담즙
③ 위 – 리파아제
④ 췌장 – 트립신
⑤ 소장 – 아밀라아제

해설

① 구강(침) – 프티알린
② 간 – 담즙
③ 췌장 – 리파아제
⑤ 췌장 – 아밀라아제

## 32

**위절제술환자에게 나타나는 급속이동증후군 시의 간호제공으로 옳은 것은 무엇인가?**

① 식후 소화제를 섭취한다.
② 식사와 함께 수분을 섭취한다.
③ 소량씩 자주 섭취한다.
④ 식후 30분 정도 앉아 있도록 한다.
⑤ 저지방식이를 섭취한다.

해설

① 위를 천천히 비워야 하기 때문에 소화제는 섭취하지 않는다.
② 식사와 동시에 수분이나 국물을 섭취하지 않는다.
④ 식후 바로 누워 있도록 한다.
⑤ 금기가 아니라면 고지방식이를 섭취한다.

## 33

**당뇨환자의 발 관리에 대한 설명으로 옳지 않은 것은 무엇인가?**

① 굽이 높은 신발을 신지 않는다.
② 맨발로 다니지 않는다.
③ 각질, 티눈은 병원에 가서 치료한다.
④ 앞이 트인 신발은 신지 않는다.
⑤ 발 건조를 막기 위해 발가락, 발가락 사이에 로션을 바른다.

해설

발가락 사이에는 바르지 않는다.

## 34

**충수돌기염 환자에게 가장 먼저 적용해야 하는 간호로 옳은 것은 무엇인가?**

① 더운물 주머니를 해준다.
② 진통제를 복용한다.
③ 통증의 위치를 확인해 준다.
④ 관장을 해준다.
⑤ 갈증호소 시 수분을 섭취한다.

해설

① 얼음물 주머니를 대주고 수술할 때까지 환자의 상태를 확인한다.
② 통증을 가릴 수 있으므로 진통제는 복용하지 않는다.
④ 관장, 완화제, 복부에 열요법은 하지 않는다.
⑤ 수술을 대비해 금식한다.

## 35

**목발 사용하는 환자에게 제공하는 간호로 옳지 않은 것은 무엇인가?**

① 미끄럼방지용 양말, 신발을 사용하도록 한다.
② 계단을 내려갈 때는 아픈 다리부터 내려가도록 한다.
③ 계단을 올라갈 때는 건강한 다리부터 올라간다.
④ 처음에는 작은 보폭으로 걷는다.
⑤ 체중지지는 손에 하도록 한다.

해설

계단을 내려갈 때 : 목발 – 아픈 다리 – 건강한 다리



31 ④ 32 ③ 33 ⑤ 34 ③ 35 ② 정답

## 제2과목 보건간호학 개요

### 36

**수질오염지표에 대한 설명으로 옳은 것은 무엇인가?**

① DO가 높으면 오염도가 높은 물이다.
② BOD가 높으면 DO도 높다.
③ 수온이 낮은 물은 DO가 높다.
④ COD와 BOD는 반비례관계이다.
⑤ COD가 낮으면 오염된 물이다.

해설

① DO가 높으면 깨끗한 물이다.
② BOD가 높으면 DO는 낮다.
④ COD가 높으면 BOD도 높다.
⑤ COD가 낮으면 깨끗한 물이다.

### 37

**우리나라 진료비 지불방식으로 옳은 것은 무엇인가?**

① 행위별수가제 ② 총액계약제
③ 인두제 ④ 사회보장형
⑤ 월급제

해설

사후결정 방식으로 의료서비스 행위당 가격을 곱하는 방식으로 의료비 상승, 과잉진료의 단점이 있다.

### 38

**보건교육을 실시하는 도중에 수시로 할 수 있는 평가로 적절한 피드백이 가능한 평가는 무엇인가?**

① 진단평가 ② 형성평가
③ 총괄평가 ④ 과정평가
⑤ 투입평가

해설

형성평가 : 교육 중(수업 중)에 수시로 할 수 있는 평가로 교육내용, 교수방법 개선, 적절한 피드백이 가능하다.

### 39

**상반된 견해를 가진 전문가 4~7명이 자유롭게 찬반 토론 후 청중과 질의응답을 통해 결론을 얻는 집단교육방법은 무엇인가?**

① 집단토의
② 분단토의
③ 세미나
④ 심포지엄
⑤ 패널토의

해설

패널토의(배심토의) : 상반된 견해(찬성, 반대)를 가진 전문가 4~7명이 자유롭게 찬반 토론 후 전문지식이 없는 청중(비전문가)과 질의응답을 통해 결론을 얻는 방법

### 40

**잠수부로 오랫동안 일해 온 A씨가 사지의 관절통, 근육통을 호소하고 있다. 이에 해당하는 직업병은 무엇인가?**

① VDT 증후군
② 레이노병
③ 규폐증
④ 감압병
⑤ 고산병

해설

잠함병(잠수병, 감압병) : 직업(잠수부, 교각건설, 터널공사 등)

정답 36 ③ 37 ① 38 ② 39 ⑤ 40 ④

## 41

**임산부들에게 아기 목욕법을 보건교육을 한 후 평가방법으로 옳은 것은 무엇인가?**

① 평정법
② 실기시험
③ 필기시험
④ 자기보고법
⑤ 관찰법

해설

관찰법 → 보건교육 종료 후 평가하는 방법

## 42

**1980년 농어촌보건의료를 위한 특별조치법에 의해서 의료취약지역에 일차보건의료를 제공하기 위하여 설치한 것은 무엇인가?**

① 보건소
② 보건지소
③ 보건진료소
④ 보건진료원
⑤ 건강증진센터

해설

보건진료소
- 리, 섬, 도서벽지에 설치
- 농어촌 보건의료를 위한 특별조치법(1980)
- 간호사, 조산사 : 보건복지부장관이 지정한 곳에서 24주 훈련 후 배치
- 보건진료원 : 보건진료 전담공무원으로 명칭 변경, 보건진료소장
- 보건소장과 보건지소장의 지도, 감독을 받는다.

## 43

**일차보건의료에 대한 설명으로 옳지 않은 것은 무엇인가?**

① 일차보건의료로 질병의 70~80%까지 예방이 가능하다.
② 지역사회의 병원이 일차보건의료를 제공한다.
③ 지역사회주민이 수용 가능한 방법으로 한다.
④ 지역사회주민의 적극적인 참여가 중요하다.
⑤ 주민의 지불능력에 맞는 보건의료수가로 제공한다.

해설

일차보건의료 담당 : 보건소, 보건지소, 보건진료소, 의원급

## 44

**당질식품에 미생물이 작용해서 분해되어 변질되는 현상은 무엇인가?**

① 부 패
② 변 패
③ 산 패
④ 발 효
⑤ 방 부

해설

- 부패 : 식품속의 미생물이 증가하여 식품의 구성성분인 단백질이 분해되어 아민, 암모니아 등의 유해물질이 생성되며 악취 발생
- 발효 : 당질식품에 미생물이 작용해서 분해되어 변질되는 과정
- 변패 : 지방질식품이나 탄수화물식품에 미생물이 작용하여 변질되는 과정

## 45

**다음 중 세균성 식중독에서 독소형 식중독으로 옳은 것은 무엇인가?**

① 장염 비브리오 식중독
② 포도상구균 식중독
③ 살모넬라 식중독
④ 노로 바이러스 식중독
⑤ 복어독 식중독

해설

세균성 식중독에서 독소형 식중독 : 포도상구균 식중독, 보툴리누스균 식중독, 웰치균 식중독



41 ⑤ 42 ③ 43 ② 44 ④ 45 ② 정답

## 46

**우리나라의 사회보험에 속하지 않는 것은 무엇인가?**

① 국민연금 ② 고용보험
③ 산재보험 ④ 국민건강보험
⑤ 화재보험

해설

우리나라의 사회보험 : 국민연금, 고용보험, 산재보험, 국민건강보험, 노인장기요양보험

## 47

**음용수에서 발견되면 안 되는 것은 무엇인가?**

① 일반세균 ② 염 소
③ 대장균 ④ 불 소
⑤ 철

해설

대장균은 분변성 오염지표로 물 100mL 중 전혀 검출되지 않아야 한다.

## 48

**작업환경관리에서 방화벽을 설치하거나 리모콘으로 원격조정을 하는 것에 해당하는 것은 무엇인가?**

① 격 리 ② 대 치
③ 개인보호구 착용 ④ 환 기
⑤ 보건교육

해설

격리 : 위험 요소로부터 거리를 두는 것(방화벽, 원격조정 – 리모컨)

## 49

**초등학생의 이닦기 교육의 방법으로 가장 적당한 것은 무엇인가?**

① 강 의 ② 분단토의
③ 시 범 ④ 원격교육
⑤ 협동학습

해설

실제장면을 만들어 교육하기 때문에 학습목표 도달이 용이하고 실생활에 바로 적용할 수 있다.

## 50

**우리나라 노인장기요양보험에 대한 설명으로 옳지 않은 것은 무엇인가?**

① 가입자는 국민건강보험 가입자와 동일하다.
② 건강보험료와 통합 고지한다.
③ 건강보험과 독립회계로 관리한다.
④ 장기요양등급을 받아 급여를 받을 수 있다.
⑤ 보험자는 보건복지부이다.

해설

보험자는 국민건강보험공단이고 가입자는 직장 가입자와 지역 가입자가 있다.

정답 46 ⑤ 47 ③ 48 ① 49 ③ 50 ⑤

## 제3과목 공중보건학 개론

### 51

**수두를 앓고 난 후 생기는 면역은 무엇인가?**

① 자연능동면역　② 자연수동면역
③ 인공능동면역　④ 인공수동면역
⑤ 선천면역

해설

자연능동면역 : 감염성 질환을 앓고 난 후 생기는 면역

### 52

**지킬박사와 하이드처럼 인격이 자신의 지배를 벗어나 하나의 독립된 성격처럼 행동하는 방어기제의 종류는 무엇인가?**

① 대 치　② 전 치
③ 합리화　④ 해 리
⑤ 퇴 행

해설

해리 : 의식과 동떨어진 상태에서 자기 자신의 한부분이 분열되는 것으로 성격의 일부 또는 전체가 일시적으로 자아의 지배에서 벗어나 독립적인 성격처럼 움직인다.

### 53

**방문간호를 할 때 간호조무사가 가장 먼저 방문해야 하는 대상자 가족은?**

① 노 인　② 임산부
③ 신생아　④ 미숙아
⑤ 성병환자

해설

감염병 예방을 위해 면역력이 가장 떨어져 있는 미숙아가 있는 가정을 가장 먼저 방문한다.

### 54

**다음 중 감염성 질병의 발생과정으로 옳은 것은 무엇인가?**

① 병원소 – 병원체 – 전파 – 탈출 – 침입
② 병원체 – 병원소 – 침입 – 숙주 – 전파
③ 병원소 – 전파 – 탈출 – 병원체 – 침입
④ 탈출 – 병원체 – 병원소 – 전파 – 침입
⑤ 병원체 – 병원소 – 탈출 – 전파 – 침입

해설

감염병의 생성과정 : 병원체 → 병원소 → 병원소에서 병원체의 탈출 → 전파→새로운 숙주에 침입 → 감수성 있는 숙주

### 55

**다음 중 인공수동면역에 관한 설명으로 옳지 않은 것은 무엇인가?**

① 치료목적으로도 사용된다.
② 면역혈청, 감마글로불린 등을 주사한다.
③ 접종 즉시 효력이 생긴다.
④ 저항력이 강하고 효력의 지속시간이 길다.
⑤ 효력의 지속시간이 짧다.

해설

인공수동면역 : 다른 동물이나 사람의 회복기 혈청과 면역혈청에서 추출한 항체를 주사하여 얻은 면역으로 효력이 빨리 나타나는 반면 지속시간이 짧고, 예방목적 외에 치료목적으로도 사용한다.



51 ① 52 ④ 53 ④ 54 ⑤ 55 ④ 정답

## 56

**병원체가 숙주에 들어와서 자리 잡고 증식하는 능력을 무엇이라 고 하는가?**

① 병원력 ② 면역력
③ 저항력 ④ 독 력
⑤ 감염력

해설

감염력 : 병원체가 숙주에 들어와서 자리잡고 증식하는 능력으로 숙주가 면역력이 떨어져 있을 때 현성 감염으로 나타난다.

## 57

**인구피라미드 중 항아리형에 대한 설명으로 옳은 것은 무엇인가?**

① 전입인구가 증가하는 도시형이다.
② 전출인구가 증가하는 농촌형이다.
③ 사망률보다 출생률이 낮은 인구감소형이다.
④ 출생률이 높은 인구증가형이다.
⑤ 이상적인 인구정지형이다.

해설

항아리형 : 0~14세 인구가 65세 이상 인구의 2배에 미치지 못하는 인구감소형

## 58

**특정 수혈부작용으로 사망했을 때 보건소장에게 신고하는 시기로 옳은 것은?**

① 지체 없이 ② 24시간 이내
③ 3일 이내 ④ 7일 이내
⑤ 15일 이내

해설

특정 수혈부작용은 15일 이내 보건소장에게 신고하고, 특정 수혈부작용으로 사망 시는 지체 없이 신고한다.

## 59

**정신질환자의 권익보호·지원에 대한 설명으로 옳지 않은 것은?**

① 누구든지 동의 없이 정신질환자에 대하여 녹음, 녹화할 수 없다.
② 누구든지 정신질환자였다는 이유로 교육, 고용의 기회를 박탈하면 안 된다.
③ 미성년 정신질환자라고 해서 특별히 보호, 교육하지 않고 평등하게 한다.
④ 직무수행과 관련해 알게 된 타인의 비밀을 누설하거나 발표해서는 안 된다.
⑤ 정신질환자를 의료 보호할 수 있는 시설 외의 장소에 수용해서는 안 된다.

해설

미성년 정신질환자는 특별히 보호, 교육, 치료를 받을 권리를 가진다.

## 60

**우리나라 인구변화의 추세로 옳은 것은 무엇인가?**

① 출산율이 증가하고 있다.
② 노인인구가 감소하고 있다.
③ 건강수명이 증가하고 있다.
④ 노령화지수가 증가하고 있다.
⑤ 1인 가구가 감소하고 있다.

해설

① 출산율이 감소하고 있다.
② 노인인구가 증가하고 있다.
③ 평균수명이 증가하고 있다.
⑤ 1인 가구가 증가하고 있다.

정답 56 ⑤ 57 ③ 58 ① 59 ③ 60 ④

## 61

**콜레라의 전파경로로 옳은 것은 무엇인가?**

① 성적 접촉 ② 혈 액
③ 수직감염 ④ 기침이나 재채기
⑤ 오염된 음식, 물

해설

오염된 마시는 물이나 음식을 통한 감염 : 장티푸스, 콜레라, 파라티푸스, 세균성 이질 등

## 62

**모자보건법의 대상에 속하지 않는 것은 무엇인가?**

① 신생아 ② 학령기 아동
③ 임산부 ④ 분만 후 5주된 산모
⑤ 5세 아동

해설

모자보건법의 대상 : 모성 – 임신, 분만, 산욕기의 여성(산욕기 : 분만 후 6개월까지), 아동 – 6세↓

## 63

**구강보건법에서 구강보건사업의 기본계획의 수립의 주기로 옳은 것은?**

① 1년마다 ② 2년마다
③ 3년마다 ④ 4년마다
⑤ 5년마다

해설

보건복지부장관은 5년마다 구강보건사업의 기본계획을 수립한다.

## 64

**치료적인 의사소통에 해당하지 않은 것은 무엇인가?**

① 침 묵 ② 개방적 질문
③ 경 청 ④ 조 언
⑤ 명료화

해설

조언 : 조언은 대상자의 의사결정을 방해하는 요소이다.

## 65

**우리나라에서 5대강 유역에서 발생하고 잉어, 붕어 등을 섭취하고 발병되는 것은 무엇인가?**

① 페디스토마 ② 장흡충증
③ 간디스토마 ④ 회 충
⑤ 무구조충

해설

간디스토마
• 5대강 유역에서 발생
• 증상 : 발열, 복통, 설사, 황달, 소양증, 간비대 등
• 제1중간숙주(쇠우렁이), 제2중간숙주(담수어 : 민물고기)
• 예방 및 치료 : 담수어 생식 금지, 구충제(프라지콴텔)



61 ⑤ 62 ② 63 ⑤ 64 ④ 65 ③ 정답

## 66

**지역사회보건사업 중 가정방문의 장점으로 옳은 것은 무엇인가?**

① 전문적인 물품사용
② 같은 문제를 가진 사람들의 경험담 공유
③ 간호조무사의 시간절약
④ 보건교육에 집중할 수 있는 환경
⑤ 가족의 포괄적인 간호관리

해설

클리닉(건강관리실) 활동의 장점 : ①, ②, ③, ④

## 67

**우리나라에서 의료취약지역의 일차보건의료사업을 수행하기 위해 만들어진 간호직은?**

① 보건간호사 ② 보건진료원
③ 산업간호사 ④ 보건간호사
⑤ 가정간호사

해설

- 간호사, 조산사 : 보건복지부장관이 지정한 곳에서 24주 훈련 후 배치
- 리, 섬, 도서벽지의 의료취약지역에 보건진료소를 설치하여 보건진료원을 배치하였다.

## 68

**지역사회간호사업 수행 시 가장 먼저 해야 할 것은 무엇인가?**

① 목표설정 ② 수행계획
③ 평가계획 ④ 우선순위 설정
⑤ 보건실태 파악

해설

지역사회간호사업 수행 시 가장 먼저 해야 할 것 : 사정(자료수집, 정확한 보건실태 파악)

## 69

**의료법상 의료인에 속하는 사람은 누구인가?**

① 약 사 ② 간호조무사
③ 치위생사 ④ 간호사
⑤ 물리치료사

해설

의료인 : 의사, 치과의사, 한의사, 간호사, 조산사

## 70

**혈액제제에 속하지 않는 것은 무엇인가?**

① 전 혈 ② 농축 적혈구
③ 농축 백혈구 ④ 농축 혈소판
⑤ 신선동결 혈장

해설

혈액제제 : 전혈, 농축 적혈구, 농축 혈소판, 신선동결 혈장

정답 66 ⑤ 67 ② 68 ⑤ 69 ④ 70 ③

## 제4과목 실 기

## 71

**다음 중 욕창환자의 간호에 대한 설명으로 옳은 것은 무엇인가?**

① 체위를 4시간마다 변경한다.
② 호발부위에 반창고를 바르지 않는다.
③ 천골부위에 도넛베개를 대준다.
④ 골판지를 깔아 단단한 침상을 제공한다.
⑤ 압력부위에 솜을 대준다.

해설

① 체위를 2시간마다 변경한다.
③ 압박을 받는 부위에 순환을 저해하기 때문에 사용하지 않는다.
④ 공기매트리스, 물침대 등을 사용해 압력을 제거한다.
⑤ 솜이나 스펀지는 사용하지 않는다.

## 72

**섭취량과 배설량 측정에서 섭취량에 해당하는 것은 무엇인가?**

① 수혈혈액 ② 상처배액량
③ 구토물 ④ 설 사
⑤ 심한 발한

해설

경구 투여, 정맥주입, 수혈, 비위관 주입

## 73

**침상 세발에 대한 설명으로 옳은 것은 무엇인가?**

① 방을 서늘하게 유지한다.
② 침대의 높이를 낮추고 실시한다.
③ 손톱 끝으로 마사지해 준다.
④ 환자가 원할 때 언제든지 실시한다.
⑤ 머리가 엉킨 경우 오일을 적신 후 빗질해 준다.

해설

① 창문을 닫고 방이 따뜻한지 확인한다.
② 침대의 높이를 허리높이에 맞춰 준다.
③ 손가락 끝으로 마사지해 준다.
④ 의사의 지시하에 실시한다.

## 74

**호스피스 간호에 대한 설명으로 옳은 것은 무엇인가?**

① 환자를 혼자 독방에 있게 한다.
② 대상자와 그 가족을 대상자로 삼는다.
③ 질병의 치료에 초점을 둔다.
④ 병원장이 믿고 있는 종교의식을 갖도록 한다.
⑤ 환자의 상태가 좋아질 거라고 안심시킨다.

해설

① 1인실을 배정하되 환자 혼자 있게 하지 않는다.
③ 질병치료가 아니라 증상을 조절하는 데 초점을 둔다.
④ 특정종교를 강요하지 않고 환자의 종교의식을 존중해 준다.
⑤ 환자에게 솔직한 태도로 간호한다.

## 75

**이동겸자의 소독시기로 옳은 것은 무엇인가?**

① 8시간 간격 ② 24시간 간격
③ 2일에 한번 ④ 5일에 한번
⑤ 매 시간마다

해설

이동겸자는 하나의 겸자통에 하나의 겸자만 꽂아 놓으며, 오염시 거꾸로 꽂아 놓고, 24시간 간격으로 소독한다.



71 ② 72 ① 73 ⑤ 74 ② 75 ② 정답

## 76

**환자의 호흡측정 방법으로 옳은 것은 무엇인가?**

① 체온 측정 후 측정한다.
② 혈압 측정 후 측정한다.
③ 맥박 측정 후 환자에게 설명하고 측정한다.
④ 맥박을 측정하고 맥박을 측정하는 손을 그대로 두고 모르게 측정한다.
⑤ 환자에게 설명을 하고 가장 먼저 호흡을 측정한다.

해설

환자에게 호흡을 측정한다고 말하지 말고 맥박을 측정하고 맥박을 재는 손을 그대로 놓은 채 환자 모르게 측정한다.

## 77

**유치도뇨의 목적으로 옳은 것은 무엇인가?**

① 시간당 소변량 측정
② 잔뇨량 측정
③ 소변배양검사
④ 요정체로 인한 방광팽만 경감
⑤ 무뇨와 핍뇨 구분

해설

단순도뇨의 목적 : ②, ③, ④, ⑤

## 78

**내과적 무균술을 적용해야 하는 경우로 옳지 않은 것은 무엇인가?**

① 비위관 삽입
② 위세척
③ 드레싱
④ 관 장
⑤ 보호격리

해설

드레싱 : 외과적 무균술을 적용한다.

## 79

**의치보관법으로 옳은 것은 무엇인가?**

① 멸균거즈에 싸서 보관한다.
② 따뜻한 물이 담긴 컵에 보관한다.
③ 찬물이 담긴 컵에 보관한다.
④ 투명한 컵에 보관한다.
⑤ 알코올에 담가 보관한다.

해설

의치는 찬물이 담긴 불투명한 컵에 보관한다.

## 80

**보행기를 사용하고 있는 편마비 환자의 간호보조방법으로 옳은 것은 무엇인가?**

① 아픈 쪽에서 도와준다.
② 건강한 쪽에서 도와준다.
③ 정면에서 마주보며 도와준다.
④ 스스로 하도록 한다.
⑤ 아픈 쪽의 보행벨트를 잡아준다.

해설

보행기를 사용하고 있는 편마비환자의 보행을 도와주는 방법은 아픈 쪽의 보행벨트를 잡고 도와준다.

정답 76 ④ 77 ① 78 ③ 79 ③ 80 ⑤

## 81

**침상목욕 방법으로 옳은 것은 무엇인가?**

① 20~30분 해준다.
② 간호조무사의 먼 쪽부터 닦는다.
③ 팔은 상박에서 하박 방향으로 닦아준다.
④ 얼굴, 회음부까지 닦아준다.
⑤ 손톱과 발톱은 둥글게 잘라준다.

해설

① 5~10분 이내로 해준다.
③ 하박에서 상박방향으로 닦아준다.
④ 얼굴과 회음부는 가능한 스스로 닦도록 한다.
⑤ 손톱은 둥글게 발톱은 일자로 잘라준다.

## 82

**위내시경 검사에 대한 설명으로 옳지 않은 것은 무엇인가?**

① 8시간 이상의 금식을 필요로 한다.
② 인두부분에 분무형태의 마취제를 뿌린다.
③ 의치를 착용한 상태에서 검사하도록 한다.
④ 검사 시 자세는 좌측위를 취해 준다.
⑤ 검사 시 호흡은 가능하지만 말을 해서는 안 된다.

해설

의치를 제거하고 검사한다.

## 83

**노인환자의 낙상예방간호로 옳은 것은 무엇인가?**

① 천천히 움직인다.
② 침대난간을 제거한다.
③ 침대 높이를 높여준다.
④ 대상자에게 슬리퍼를 신긴다.
⑤ 야간에 불을 환하게 해준다.

해설

② 침대난간을 올려준다.
③ 침대높이를 낮춰준다.
④ 슬리퍼를 신지 않도록 한다.
⑤ 야간에는 간접조명을 켜준다.

## 84

**다음 중 손상성 폐기물로 옳은 것은 무엇인가?**

① 폐백신 ② 수액세트
③ 한방침 ④ 일회용 주사기
⑤ 폐항암제

해설

• 생물·화학 폐기물 : ①, ⑤
• 일반의료폐기물 : ②, ④

## 85

**환자의 식사 돕기 간호로 옳지 않은 것은 무엇인가?**

① 가능한 좌위, 반좌위를 취해 준다.
② 식사시간에는 방문을 제한한다.
③ 통증이 심할 때는 식사 전에 처방된 진통제를 투여한다.
④ 가능한 환자가 스스로 먹을 수 있도록 한다.
⑤ 식사 전에 드레싱, 소독을 끝낸다.

해설

식사 전에 드레싱, 소독을 하지 않는다.



81 ② 82 ③ 83 ① 84 ③ 85 ⑤ 정답

## 86

**내과적 무균법 손 씻기에 대한 설명으로 옳지 않은 것은 무엇인가?**

① 종이타월로 수도꼭지를 잠근다.
② 손끝이 아래로 향하게 한다.
③ 종이타월로 손을 닦는다.
④ 10~15초 수직 동작으로 닦는다.
⑤ 팔꿈치가 손보다 항상 아래로 가게 한다.

해설

손끝이 아래를 향하게 한다.

## 87

**고압증기멸균하는 물품의 종류가 아닌 것은 무엇인가?**

① 외과용 수술기구 ② 가 운
③ 면직류 ④ 도뇨관
⑤ 외과용 주사기

해설

도뇨관 : EO 가스멸균한다.

## 88

**신체검진 방법으로 옳지 않은 것은 무엇인가?**

① 성인의 신장측정은 서서 신발을 벗고 측정한다.
② 흉부둘레는 젖꼭지 높이에서 흉위를 측정한다.
③ 복부둘레는 복부에서 가장 두꺼운 부분을 측정한다.
④ 신장, 비뇨기 질환자는 매일 신장을 측정한다.
⑤ 영아의 신장측정은 눕혀서 다리를 펴고 머리에서 발바닥까지 길이를 측정한다.

해설

신장, 비뇨기 질환자는 매일 체중을 측정한다.

## 89

**병실환경조성에 대한 설명으로 옳은 것은 무엇인가?**

① 실내온도는 24℃ 정도로 해준다.
② 드레싱, 배설물 등으로 인한 냄새 제거를 위해 간접 환기시킨다.
③ 실내습도는 70%로 해준다.
④ 커튼으로 햇빛을 차단해 준다.
⑤ 자연광선을 피하고 인공조명을 해준다.

해설

① 실내온도를 20~22℃ 정도로 해준다.
③ 실내습도를 40~60%로 해준다.
④ 환자얼굴에 직사되지 않도록 커튼으로 조절해 준다.
⑤ 자연광선을 해주되 환자의 얼굴, 눈에 직접 비추지 않도록 해준다.

## 90

**붕대법 적용 시의 간호로 옳지 않은 것은 무엇인가?**

① 상처 바로 위에서 붕대를 시작하거나 매듭을 짓지 않도록 한다.
② 심장보다 높게 든 상태에서 붕대를 적용한다.
③ 관절을 편 상태에서 적용한다.
④ 말단에서 체간으로 감는다.
⑤ 말단부위는 노출시켜 혈액순환상태를 관찰한다.

해설

관절을 약간 구부린 정상 해부학적인 상태에서 감는다.

정답 86 ⑤ 87 ④ 88 ④ 89 ② 90 ③

## 91

**복부 진찰을 할 때의 취해 줘야 할 체위로 옳은 것은 무엇인가?**

① 복 위
② 앙와위
③ 측 위
④ 반좌위
⑤ 배횡와위

해설

복부에 힘을 빼주기 위해 배횡와위를 취해 준다.

## 92

**백내장 수술 후 환자에게 적용하는 간호로 옳지 않은 것은 무엇인가?**

① 기침을 하지 않는다.
② 머리를 숙이는 행동을 하지 않는다.
③ 무거운 물건을 들지 않는다.
④ 수술 후 가능한 일찍 조기이상해 준다.
⑤ 변비를 예방해 준다.

해설

안압상승 방지를 위해 침상안정해 준다.

## 93

**신체역학의 원리로 옳은 것은 무엇인가?**

① 큰 근육보다 작은 근육을 사용한다.
② 환자와의 거리를 최대한 넓게 한다.
③ 침상높이는 무릎높이로 낮춰준다.
④ 쭈그리고 앉는 자세를 취한다.
⑤ 허리를 구부리고 물건을 들어 올린다.

해설

무게중심점을 낮추기 위해 쭈그리고 앉는 자세를 취한다.

## 94

**입원환자의 병실환경관리로 옳지 않은 것은 무엇인가?**

① 바닥에 비질을 하지 않는다.
② 병실바닥의 물기는 즉시 제거한다.
③ 쾌적한 환경을 위해 가장 중요한 것은 실내온도이다.
④ 전선줄 불량을 발견하면 즉시 수선부에 알린다.
⑤ 위에서 아래로 닦는다.

해설

쾌적한 환경을 위해 가장 중요한 것은 환기이다.

## 95

**산소요법으로 산소 마스크 사용 시 간호로 옳은 것은 무엇인가?**

① 8시간마다 제거하고 피부간호를 해준다.
② 가습기의 사용을 금지한다.
③ 보온을 위해 열기구를 사용한다.
④ 만성폐쇄성 폐질환 환자에게 벤투리 마스크를 제공해 준다.
⑤ 손가락 1개가 들어갈 정도의 여유를 두고 얼굴에 대준다.

해설

① 2시간마다 제거하고 피부간호를 해준다.
② 고농도의 산소투여 시 가습기를 제공해 주어야 한다.
③ 폭발, 화재예방을 위해 열기구를 사용하면 안 된다.
⑤ 얼굴에 완전히 밀착시킨다.



91 ⑤ 92 ④ 93 ④ 94 ③ 95 ④ 정답

## 96

**수술 전 간호로 옳지 않은 것은 무엇인가?**

① 수술부위 만큼 피부삭모를 해준다.
② 피부삭모 시 솜털까지 완전히 제거해 준다.
③ 머리핀을 제거해 준다.
④ 옷은 모두 벗기고 환의만 입힌다.
⑤ 화장, 매니큐어를 지워준다.

해설

수술부위보다 넓고 길게 잡아서 피부삭모를 해준다.

## 97

**위관영양 수행방법으로 옳은 것은 무엇인가?**

① 체온보다 약간 낮은 온도로 영양액을 주입한다.
② 빠른 시간 안에 주입되도록 한다.
③ 반좌위를 취해 준다.
④ 주입 전 잔여량 체크할 때 빼낸 액체는 폐기해준다.
⑤ 비위관 제거는 간호조무사가 할 수 있다.

해설

① 체온보다 약간 높은 온도로 제공한다.
② 30분에 걸쳐 서서히 주입되도록 한다.
④ 다시 주입해 준다.
⑤ 비위관의 제거는 의사가 한다.

## 98

**맥박에 대한 설명으로 옳은 것은 무엇인가?**

① 측정자의 검지 손가락을 제외한 손가락으로 측정한다.
② 심첨맥박은 청진기를 이용해 1분간 측정한다.
③ 심첨맥박 측정 시 30초를 잰 후 2배 곱해 준다.
④ 심첨맥박 측정 시 2명의 간호조무사가 측정한다.
⑤ 심장마비 시 보통 요골동맥에서 측정한다.

해설

① 측정자의 엄지손가락을 제외한 손가락으로 측정한다.
③ 1분간 측정한다.
④ 차질맥 측정할 때 2명의 간호조무사가 측정한다.
⑤ 심장마비 시 보통 경동맥에서 측정한다.

## 99

**냉요법을 적용할 금지 대상자에 속하지 않는 것은 무엇인가?**

① 근육강직
② 개방성 상처
③ 저체온 환자
④ 발목 염좌
⑤ 유방울혈 산모

해설

근골격계 손상 환자에게 냉을 적용해 준다.

## 100

**환자가 병원에 입원했을 때 가지게 되는 불안감을 감소시키는 간호로 옳은 것은 무엇인가?**

① 전문용어로 자세히 설명해 준다.
② 사생활 보호를 위해 혼자 있게 한다.
③ 병원의 규칙을 엄격하게 지켜야 한다고 강조한다.
④ 면회를 금지한다.
⑤ 환자와 함께 있어 주며 환자의 말을 경청해 준다.

해설

① 전문적인 용어로 설명하면 불안감을 가중시킨다.
② 환자와 함께 있어 준다.
③ 병원의 규칙은 불안감을 갖게 하는 이유이다.
④ 면회금지 사유에 해당되지 않는다면 가족과 함께 있게 한다.

정답 96 ① 97 ③ 98 ② 99 ④ 100 ⑤

# MEMO

부 록 02

# 간호조무사 국가시험 기출유형문제

2020년 하반기 기출유형문제
2021년 하반기 기출유형문제
2022년 하반기 기출유형문제

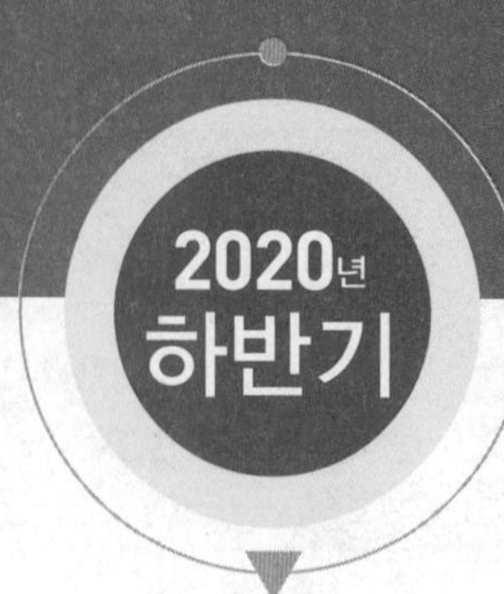

간호조무사

# 기출유형문제

## 제1과목 기초간호학 개요

### 01

**근무 전 개인사유로 근무시간 변경이 필요할 때 간호조무사의 직업적 태도로 옳은 것은?**

① 가족과 상의하여 결정한다.
② 결근하고 다음날 신청서를 제출한다.
③ 동료 간호조무사에게 대리 근무를 부탁한다.
④ 변경 전에 간호관리자에게 사유를 설명한다.
⑤ 동료 간호조무사에게 늦게 출근하겠다고 알린다.

해설

근무변경이 필요할 때는 간호관리자에게 미리(가능한 일찍) 사유를 설명하고 조정한다.

### 02

**간호조무사의 건강관리 행위 중 고쳐야 하는 경우는?**

① 교대근무를 위해 체력을 단련한다.
② 감염을 막기 위해 손을 자주 씻는다.
③ 손끝을 보호하기 위해 손톱을 길게 기른다.
④ 서서 하는 일이 많으므로 발을 다치지 않도록 주의한다.
⑤ 밤 근무가 연속되는 경우에는 주간에 충분한 수면과 휴식을 취한다.

해설

손톱은 길지 않게 자르고 아무것도 칠하지 않거나 투명한 색을 칠한다.

### 03

**외과계 일반 병동에서 배출된 혈액·분비물로 오염된 거즈의 폐기물 분류는?**

① 병리계 폐기물　② 손상성 폐기물
③ 일반 의료폐기물　④ 조직물류 폐기물
⑤ 생물, 화학 폐기물

해설

혈액·분비물로 오염된 거즈는 일반 의료폐기물이다.

① 병리계 폐기물(시험·검사 등에 사용된 배양액, 배양용기, 보관균주, 폐시험관, 슬라이드, 폐장갑 등)
② 손상성 폐기물(주삿바늘, 봉합바늘, 수술용 칼날, 한방침 등)
③ 일반 의료폐기물(혈액·체액·분비물·배설물이 함유되어 있는 탈지면, 붕대, 거즈, 일회용 주사기, 수액세트 등)
④ 조직물류 폐기물(인체 또는 동물의 조직·장기·신체의 일부, 혈액성분 등)
⑤ 생물, 화학 폐기물(폐백신, 폐항암제, 폐화학)치료제 등

### 04

**병동 물품관리에 관한 설명으로 옳은 것은?**

① 고무제품은 자비소독한다.
② 오염된 소변기는 고압증기멸균한다.
③ 파손된 유리앰플은 일반 쓰레기통에 버린다.
④ 유효기간이 짧은 물품은 보관장 앞쪽에 보관한다.
⑤ 혈액이 묻은 유리제품은 먼저 뜨거운 물로 헹구고 찬물로 씻는다.

해설

① 고무제품 : EO 가스멸균
② 소변기는 소독수로 세척한다.
③ 의료폐기물통에 버린다.
⑤ 먼저 찬물로 씻고 더운물로 씻는다.



1 ④　2 ③　3 ③　4 ④　정답

## 05

**90% 이상의 물, 알부민, 글로불린, 피브리노겐 등으로 구성되어 있는 혈액의 액체 성분은?**

① 혈 장 ② 혈 청
③ 백혈구 ④ 적혈구
⑤ 혈소판

해설

혈장은 92%의 수분, 7%의 단백질(알부민, 글로불린, 피브리노겐), 1%의 기타 성분으로 구성되어 있다.

## 06

**교뇌와 척수 사이에 위치하며 생명 유지와 직결되는 호흡중추가 있는 곳은?**

① 시 상 ② 중 뇌
③ 소 뇌 ④ 연 수
⑤ 뇌하수체

해설

**연수** : 생명중추로 호흡, 심장, 혈관운동, 연하, 구토중추가 있다.

## 07

**혈당을 낮추기 위해 사용하는 약물은?**

① 인슐린 ② 코데인
③ 헤파린 ④ 디곡신
⑤ 리도카인

해설

**인슐린의 기능** : 혈당저하

## 08

**자궁을 수축시키는 약물은?**

① 쿠마린 ② 모르핀
③ 옥시토신 ④ 페니실린
⑤ 푸로세미드

해설

자궁수축제 – 옥시토신, 자궁이완제 – 리토드린

## 09

**다음에서 설명하는 영양소는?**

- 생체를 구성하는 주성분임
- 질병과 감염에 저항하도록 도움
- 파괴된 조직을 수선하고 새로운 조직을 형성함

① 지 방 ② 무기질
③ 비타민 ④ 단백질
⑤ 탄수화물

해설

**단백질** : 생체의 구성성분, 새 조직 형성, 상처치유 촉진, 항체 형성

## 10

**부종이 심한 환자가 섭취를 제한해야 하는 성분은?**

① 인 ② 철
③ 칼 슘 ④ 나트륨
⑤ 마그네슘

해설

나트륨은 수분을 끌어들이고 배출하지 않아서 부종의 악화를 초래한다.

정답 5 ① 6 ④ 7 ① 8 ③ 9 ④ 10 ④

## 11

**치관에 해당하고 치아의 맨 바깥층이며, 인체 조직 중 제일 단단한 조직은?**

① 치 수
② 백악질
③ 법랑질
④ 상아질
⑤ 치근막

해설

법랑질 : 치아의 맨 바깥층, 인체에서 가장 단단한 부분, 불소가 침착되는 부위이다.

## 12

**다음에서 설명하는 영구치는?**

- 6세 전후로 맹출됨
- 맹출시기가 빨라서 유치로 혼동할 수 있음
- 평생 사용해야 하므로 충치 예방이 중요함

① 절 치
② 견 치
③ 소구치
④ 제1대구치
⑤ 제3대구치

해설

제1대구치 : 6세 때 나오는 영구치로 유치와 혼동되며 충치에 걸리기 쉬운 치아

## 13

**자침을 적용받은 환자가 어지럼증, 가슴 두근거림, 메스꺼움을 호소하고 있다. 해당되는 부작용은?**

① 체 침
② 훈 침
③ 절 침
④ 혈 종
⑤ 만 침

해설

훈침 : 침의 부작용으로, 초진환자나 침을 무서워해 긴장하거나 허약체질일 때 어지럽고 창백, 가슴이 답답하고 구토가 나타나고, 심하면 쇼크증상을 보인다.

## 14

**음압펌프질로 관 속에 든 공기를 빼내어 피부 표면에 흡착시키거나 간접적으로 화력을 이용하여 울혈을 일으키면서 치료하는 방법은?**

① 구 법
② 자 침
③ 수치료법
④ 추나요법
⑤ 부항요법

해설

부항 : 화력을 간접적으로 이용하여 병소부위를 따뜻하게 하여 차가운 기운을 흩어지게 하고, 혈액순환을 활발하게 함으로써 부기를 가라앉혀 통증을 그치게 한다.

## 15

**임종을 앞둔 환자를 위한 간호보조활동으로 옳은 것은?**

① 독방에 혼자 있게 한다.
② 큰 소리로 크게 말한다.
③ 실내온도를 30℃ 이상으로 유지한다.
④ 환자가 말할 때 경청하고 공감해 준다.
⑤ 시력이 뚜렷해지므로 텔레비전을 시청하게 한다.

해설

① 독방을 주어 개인성을 유지하되 혼자 있게 하지 않는다.
② 청각은 가장 마지막까지 남아 있는 감각이다.
③ 21~23℃ 정도의 적당한 실내온도를 유지한다.
⑤ 시력이 약해지므로 방을 밝게 해준다.



11 ③ 12 ④ 13 ② 14 ⑤ 15 ④ 정답

## 16

**시행 전 금식이 필요한 검사는?**

① 심전도 검사
② 소변배양 검사
③ 대장 내시경 검사
④ 흉부 엑스선 검사
⑤ 대변 기생충 검사

해설

대장내시경 검사 : 검사 전날 금식, 하제・관장약으로 장을 깨끗이 비운다.

## 17

**객담이 많은 폐렴 환자의 객담 배출을 위한 간호보조활동으로 옳은 것은?**

① 식사 직후에 등을 두드린다.
② 손을 컵처럼 쥐고 등을 두드린다.
③ 통증이 느껴질 때까지 등을 두드린다.
④ 가슴에서 철썩 소리가 나도록 두드린다.
⑤ 출혈 경향이 있으면 가슴과 등을 함께 두드린다.

해설

흉부물리요법 : 경타법 – 손을 컵 모양으로 만들어 통증이 생기지 않을 정도의 힘으로 환자의 흉부를 1~2분간 두드린다.

## 18

**비타민 $B_{12}$가 부족할 때 발생되는 빈혈은?**

① 악성빈혈 ② 용혈성 빈혈
③ 지중해 빈혈 ④ 철분결핍성 빈혈
⑤ 재생 불량성 빈혈

해설

빈혈의 원인
① 악성빈혈 : 비타민 $B_{12}$ 부족
② 용혈성 빈혈 : 정상 적혈구의 과도한 파괴
③ 지중해 빈혈 : 혈액에 의한 유전병(이탈리아, 그리스 등에서 많이 발생)
④ 철분결핍성 빈혈 : 철분의 부족
⑤ 재생 불량성 빈혈 : 골수기능 장애

## 19

**역류성 식도염 환자의 식사에 대한 간호보조활동으로 옳은 것은?**

① 식사 후 곧바로 눕지 않게 한다.
② 기름진 음식, 초콜릿을 제공한다.
③ 섬유질이 풍부한 식품을 제한한다.
④ 매끼 식사를 많이 하도록 격려한다.
⑤ 식사 중 물을 자주 마시도록 격려한다.

해설

② 초콜릿, 커피(카페인), 지방이 많은 음식, 양파 등의 음식을 피한다.
③ 섬유질이 많은 음식 제한의 필요성이 없다.
④ 소량씩 자주 섭취한다.
⑤ 식후 물을 마신다.

## 20

**좌측 동정맥루가 있는 환자의 다음과 같은 상황 중에서 간호사에게 보고해야 하는 경우는?**

① 우측 손으로 식사하게 한다.
② 좌측 팔로 팔 베개를 하고 누워 있다.
③ 양쪽 다리를 올린 채 잠을 자고 있다.
④ 우측 팔에 자동혈압측정을 하고 있다.
⑤ 좌측 팔에 따뜻한 물수건을 올려놓고 있다.

해설

동정맥루를 시술한 팔로 팔 베개를 하지 않는다.

정답 16 ③ 17 ② 18 ① 19 ① 20 ②

## 21

**뇌졸중으로 우측 시야장애가 있는 환자를 위한 간호보조활동으로 옳은 것은?**

① 좌측 침상난간을 내려놓는다.
② 음식을 환자의 좌측에 놓는다.
③ 달력을 환자의 우측에 놓는다.
④ 텔레비전을 환자의 우측에 놓고 보게 한다.
⑤ 휴대폰을 환자의 우측에 놓고 사용하게 한다.

해설

① 침상난간을 올려놓는다.
③ 달력을 환자의 좌측에 놓는다.
④ 텔레비전을 환자의 좌측에 놓고 보게 한다.
⑤ 휴대폰을 환자의 좌측에 놓고 사용하게 한다.

## 22

**폐경기 이후 골다공증 위험이 높아지는 이유는?**

① 비타민 D 복용
② 에스트로겐 결핍
③ 금연 상태의 유지
④ 체중부하운동 실천
⑤ 칼슘이 풍부한 식품 섭취

해설

뼈를 보호하던 에스트로겐의 감소로 골다공증의 위험이 높아진다.

## 23

**임신 8개월 된 건강한 임부에게 권고하는 정규 산전 진찰 횟수는?**

① 월 1회　② 월 2회
③ 월 3회　④ 월 4회
⑤ 수시로

해설

임신 ~7개월(1회/월), 임신 8~9개월(2회/월), 임신 10개월(4회/월)

## 24

**분만 중 산모가 대변을 볼 경우 즉시 처리해야 하는 이유는?**

① 난산 예방
② 산도 오염 방지
③ 분만 통증 완화
④ 자궁근육 이완 촉진
⑤ 모체 혈액순환 증진

해설

대변으로 인해 산도가 오염되지 않도록 즉시 처리한다.

## 25

**초유에 관한 설명으로 옳은 것은?**

① 묽고 흰색이다.
② 성숙유보다 지방 함량이 많다.
③ 성숙유보다 단백질 함량이 적다.
④ 수유 시 태변의 배출을 촉진한다.
⑤ 분만한 지 2시간 이내에 분비가 완료된다.

해설

① 노란색이다.
② 지방은 적게 들어 있다.
③ 단백질의 함유량이 많다.
⑤ 분만 후 초유의 양은 산후 3~4일에 많이 생산된다.



21 ②　22 ②　23 ②　24 ②　25 ④　정답

## 26

**제태기간 30주로 태어난 조산아의 신체적 설명으로 옳은 것은?**

① 피하지방이 많다.
② 솜털이 거의 없다.
③ 손바닥과 발바닥에 주름이 많다.
④ 적분홍색 피부 밑으로 정맥이 비쳐 보인다.
⑤ 남아의 경우 음낭 속으로 고환이 내려와 있다.

해설

① 피하지방이 적다.
② 솜털이 많다.
③ 손바닥과 발바닥에 주름이 적거나 없다.
⑤ 남아에서는 음낭 발달 미약, 고환하강이 안됨

## 27

**에릭슨의 심리사회적 발달단계 중 청소년기의 주요 발달과업과 갈등은?**

① 근면성 대 열등감
② 주도성 대 죄책감
③ 친밀감 대 고립감
④ 생산성 대 침체성
⑤ 자아정체감 대 역할 혼돈

해설

① 학령기
② 학령전기
③ 성인초기
④ 중년기

## 28

**설사로 탈수가 심한 유아에게 나타날 수 있어서 유의해야 하는 증상이나 징후는?**

① 저체온
② 체중감소
③ 느린 호흡
④ 피부긴장감 증가
⑤ 느리고 강한 맥박

해설

탈수가 되면 체중감소, 피부색 변화, 근육긴장도 감소, 소변량 감소, 점막건조, 저혈압, 심한 빈맥, 대천문 함몰 등이 나타난다. 영아나 어린 아동의 검진 시 가장 중요한 요소는 체중이다. 이러한 증상이 나타나는 경우는 수분을 경구적 및 비경구적으로 충분히 공급해 준다.

## 29

**얼굴과 가슴에 2도 내지 3도 화상을 입고 응급실에 도착한 아동을 위한 간호보조활동으로 옳은 것은?**

① 수포를 터뜨린다.
② 화상 부위를 담요로 덮어 준다.
③ 화상 부위에 연고나 오일을 발라준다.
④ 호흡곤란의 징후를 보이면 즉시 보고한다.
⑤ 화상부위의 불에 탄 의복을 손으로 떼어 낸다.

해설

① 수포는 터트리지 않는다.
② 크래들 침상을 이용해 보온을 제공한다.
③ 연고, 오일을 발라주지 않는다.
⑤ 가위를 이용해 제거한다.

## 30

**요실금이 있는 노인 환자를 위한 간호보조활동으로 옳은 것은?**

① 차, 커피의 섭취를 권장한다.
② 규칙적으로 소변을 보게 한다.
③ 실금할 때마다 단단히 주의를 준다.
④ 잠자기 30분 전부터 수분을 섭취하게 한다.
⑤ 하루 1,000cc 미만으로 수분을 섭취하게 한다.

해설

① 차나 커피의 섭취를 제한한다.
③ 심리적으로 지지를 해준다.
④ 잠자기 전에 수분섭취를 제한한다.
⑤ 잠자기 전을 제외하고 수분섭취를 많이 한다.

정답 26 ④ 27 ⑤ 28 ② 29 ④ 30 ②

## 31

**노인 우울증에 관한 설명으로 옳은 것은?**

① 진단과 치료가 쉽다.
② 여자보다 남자에게 흔하다.
③ 치매와 유사한 증상이 있다.
④ 심신의 건강상태와 관련이 없다.
⑤ 정상 노화 현상과 뚜렷하게 구분된다.

해설

노화로 인한 과정과 명확히 구분이 안 되는 비전형적이어서 진단이 어려우며 여성에게 흔하고 심신의 건강상태와 관련이 있다.

## 32

**노인의 낙상을 예방하기 위한 간호보조활동으로 옳은 것은?**

① 실내 조명을 어둡게 한다.
② 옷을 입을 때 서서 입게 한다.
③ 뒷굽이 높은 신발을 신고 걷게 한다.
④ 앉고 일어날 때 신속히 움직이게 한다.
⑤ 이동할 때 보행기나 지팡이를 사용하게 한다.

해설

① 어둡게 하면 낙상의 우려가 더 커진다.
② 앉아서 입게 한다.
③ 굽이 높은 신발을 신지 않는다.
④ 체위성 저혈압을 예방하기 위해 천천히 움직인다.

## 33

**의식을 잃고 쓰러져 있는 성인 대상자를 발견하였을 때 가장 먼저 시행해야 하는 것은?**

① 1초 동안 인공호흡을 시행한다.
② 10초 동안 얼굴과 가슴을 관찰한다.
③ 고개를 옆으로 돌려 질식을 예방한다.
④ 119에 신고하고 자동심장충격기를 요청한다.
⑤ 대상자의 어깨를 두드리면서 소리쳐서 반응을 확인한다.

해설

쓰러져 있는 환자 발견 시 가장 먼저 해야 할 것은 의식확인이다.

## 34

**대퇴골 골절로 응급실에 도착한 환자를 위한 간호보조활동으로 옳은 것은?**

① 골절부위의 혈압을 측정한다.
② 골절부위에 온찜질을 해준다.
③ 골절부위에 댈 부목을 준비한다.
④ 수술 직전까지 음식 섭취를 격려한다.
⑤ 골절된 다리의 수동적 관절운동을 돕는다.

해설

골절환자의 간호제공은 부목, 안정, 냉적용, 환부상승 등이다.

## 35

**코피가 나는 환자를 위한 간호보조활동으로 옳은 것은?**

① 코를 세게 풀게 한다.
② 콧등에 온찜질을 한다.
③ 입이 아닌 코로 숨을 쉬게 한다.
④ 입안으로 넘어온 혈액을 삼키게 한다.
⑤ 머리를 앞으로 숙인 채 좌위를 취하게 한다.

해설

① 코를 풀지 않는다.
② 콧등에 냉찜질을 한다.
③ 입으로 숨을 쉬게 한다.
④ 입안에 넘어온 피는 뱉는다.



31 ③ 32 ⑤ 33 ⑤ 34 ③ 35 ⑤ 정답

## 제2과목 보건간호학 개요

### 36

**질병의 삼차 예방에 대한 보건교육 내용은?**

① 영유아 예방접종
② 학령기 구강관리
③ 뇌졸중 환자의 재활
④ 성병 예방을 위한 콘돔 사용법
⑤ 당뇨병 환자의 철저한 식이요법

해설

① 1차 예방 ② 1차 예방
④ 1차 예방 ⑤ 2차 예방

### 37

**보건교육 내용 선정 시 우선 고려할 요소는?**

① 교육 날짜
② 피교육자의 수
③ 교육자의 연령
④ 교육장소와 시설
⑤ 피교육자의 흥미와 관심

해설

피교육자(학습자)의 관심과 흥미를 가질 수 있는 내용으로 선정한다.

### 38

**보건교육 과정에서 실질적인 교육활동이 이루어지는 단계는?**

① 도 입 ② 전 개
③ 점 검 ④ 종 결
⑤ 평 가

해설

- 도입 – 전체 교육시간의 15~20%
- 전개 – 전체 교육시간의 60~70%로 실질적인 교육이 이루어지는 단계
- 종결 – 전체 교육시간의 15~20%

### 39

**후천면역결핍증후군 감염이 의심되어 보건소를 방문한 대상자에게 적합한 보건교육 방법은?**

① 강 의 ② 시 범
③ 개별상담 ④ 현장견학
⑤ 분단토의

해설

비밀을 요하는 문제는 개별보건교육을 한다.

### 40

**보건소의 설치기준은?**

① 시・도 ② 시・군・구
③ 읍・면 ④ 도시영세지역
⑤ 의료취약지역

해설

보건소는 시・군・구에 설치한다.

정답 36 ③ 37 ⑤ 38 ② 39 ③ 40 ②

## 41

**세계보건기구에서 제시한 일차보건의료 요소 중 다음에 해당하는 것은?**

| 지리적, 지역적, 경제적, 사회적 이유로 차별이 있어서는 안 된다. |
|---|

① 접근성 ② 효율성
③ 수용가능성 ④ 주민의 참여
⑤ 지불부담능력

해설

WHO에서 제시한 1차보건의료 접근의 필수요소(4A)
- 접근성(Accessible) : 지리적, 지역적, 경제적, 사회적 이유로 차별이 있어서는 안 된다.
- 수용가능성(Acceptable) : 주민이 수용가능한 과학적인 방법으로 접근하여야 한다.
- 주민의 참여(Available) : 주민의 적극적 참여를 통해 이루어져야 한다.
- 지불부담능력(Affordable) : 주민의 지불능력에 맞는 보건의료수가로 제공되어야 한다.

## 42

**우리나라의 사회보장에 관한 설명으로 옳은 것은?**

① 국민연금은 의료보장에 속한다.
② 고용보험은 의료보장에 속한다.
③ 기초생활보장은 의료보장에 속한다.
④ 국민건강보험은 소득보장에 속한다.
⑤ 산재보험은 소득보장과 의료보장에 모두 속한다.

해설

- 소득보장 : 국민연금, 고용보험, 산재보험, 기초생활보장
- 의료보장 : 국민건강보험, 노인장기요양보험, 산재보험, 의료급여

## 43

**혈관성 치매로 일상생활이 어려워진 남편을 위해 부인이 장기요양 인정을 신청하려고 한다. 장기요양 인정 신청서를 제출해야 하는 기관은?**

① 보건소 ② 보건복지부
③ 국민연금공단 ④ 국민건강보험공단
⑤ 건강보험심사평가원

해설

국민건강보험공단에 장기요양인정신청서를 제출한다.

## 44

**우리나라 건강보험제도에 관한 설명으로 옳은 것은?**

① 현금급여가 원칙이다.
② 보험자는 전국민이다.
③ 균등한 보험급여를 보장한다.
④ 직장가입자의 보험료는 전액을 본인이 부담한다.
⑤ 국민건강보험공단이 의료비 심사를 담당한다.

해설

① 우리나라 보험급여의 형태 : 현물급여, 현금급여, 바우처(전자바우처)
② 의료보호 대상자를 제외한 전국민
④ 반은 본인부담, 반은 사업주가 부담
⑤ 국민건강보험심사평가원

## 45

**우리나라에서 수정체수술을 받고 합병증이 없이 퇴원하는 환자에게 적용되는 진료비 지불제도는?**

① 봉급제 ② 인두제
③ 포괄수가제 ④ 총액계약제
⑤ 행위별수가제

해설

포괄수가제 : 질환, 진단명에 따라 의료비를 산정하는 방식으로 우리나라는 7개 질병군(수정체 수술, 충수절제술, 제왕절개술, 자궁적출술, 서혜대퇴부탈장술, 항문주위수술, 편도아데노이드절제술)에 부분적용하고 있다.



41 ① 42 ⑤ 43 ④ 44 ③ 45 ③ 정답

## 46

**다음에서 의심할 수 있는 식중독은?**

> 급식으로 햄버거를 먹은 어린이들이 복통, 설사, 발열, 구토 증상을 집단으로 호소하고 있으며 일부는 심각한 용혈요독증후군을 나타내고 있다.

① 살모넬라 식중독
② 포도상구균 식중독
③ 캄필로박터 식중독
④ 장염 비브리오 식중독
⑤ 장출혈성대장균 식중독

해설

장출혈성대장균 식중독
- 대표적인 원인균 : O157
- 원인 : 햄, 치즈, 소시지, 쇠고기 등
- 증상 : 설사, 복통, 발열, 용혈성요독증후군, 혈전성혈소판감소증 등
- 관리 : 쇠고기를 잘 익혀서 섭취, 조리기구 청결히 관리

## 47

**용존산소량이 높은 물의 특성은?**

① 염분이 높다.
② 온도가 낮고 깨끗하다.
③ 화학적 산소요구량이 높다.
④ 생물학적 산소요구량이 높다.
⑤ 식물성 플랑크톤이 많이 번식해 있다.

해설

DO(용존산소) : 물속에 녹아 있는 산소의 양, 일반적으로 온도가 낮을수록 산소의 함유량이 많아 용존산소는 증가한다.

## 48

**신축 아파트에 입주한 가족들이 두통, 피부염, 눈과 목의 따가움 등의 증상을 호소하고 있을 때 추정되는 건강문제는?**

① 군집독 ② 새집증후군
③ 레지오넬라증 ④ 카드뮴 중독증
⑤ 일산화탄소 중독증

해설

실내공기 오염물질
폼알데하이드 : 새집증후군을 일으키는 대표적인 실내오염물질로 눈과 코의 자극, 어지럼증, 피부질환 등을 유발시킨다.

## 49

**우리나라에서 가장 많이 사용되는 폐기물 처리 방법으로 지하수를 오염시킬 수 있는 것은?**

① 소 각 ② 매 립
③ 파 쇄 ④ 퇴 비
⑤ 적 재

해설

매립법 : 우리나라는 쓰레기의 90% 이상을 매립에 의존하고 있다.

## 50

**장시간 컴퓨터 사용으로 인해 발생하는 건강장애로 목이나 어깨의 결림현상, 눈의 피로, 정신신경계에 증상을 동반하는 것은?**

① 잠함병 ② 항공병
③ 진폐증 ④ 소음성 난청
⑤ VDT 증후군

해설

VDT 증후군
- 원인 : 컴퓨터 단말기의 장시간 사용 시, 전자선에 노출 등
- 증상 : 시력감퇴, 복시, 경견완장애, 정신장애 등
- 예방대책 : 50분 작업하고 10분 휴식, 눈이나 손가락 위치나 높이가 작업자에게 적절하게 한다.

정답 46 ⑤ 47 ② 48 ② 49 ② 50 ⑤

## 제3과목 공중보건학 개론

### 51

**한 지역에 국한되지 않고 동시에 세계적으로 퍼져 있는 감염병 발생 양상은?**

① 주기성(Periodic)
② 토착성(Endemic)
③ 산발성(Sporadic)
④ 유행성(Epidemic)
⑤ 범유행성(Pandemic)

해설

범유행성(세계적) : 독감, 코로나19 등

### 52

**질병의 자연사단계에서 이미 감염되었으나 증상이 나타나지 않는 시기는?**

① 회복기
② 비병원성기
③ 초기 병원성기
④ 불현성감염기
⑤ 발현성감염기

해설

불현성감염기 : 병원체의 자극에 대한 숙주의 반응이 시작되는 초기의 병적인 변화기로 감염병의 경우 잠복기에 해당되고 비감염성 질환의 경우 자각증상이 없는 초기 단계로 조기진단 및 조기치료를 통한 2차 예방이 필요하다.

### 53

**오염된 음식물에 의해 전파되는 감염병은?**

① 수 두
② 홍 역
③ A형간염
④ 일본뇌염
⑤ 유행성이하선염

해설

마시는 물이나 음식에 의해 전파되는 감염병 : 콜레라, 장티푸스, 파라티푸스, 세균성 이질, 장출혈성대장균 감염증, A형간염 등

### 54

**코플릭 반점 징후가 나타나는 감염병은?**

① 홍 역
② 성홍열
③ 폴리오
④ 디프테리아
⑤ 유행성이하선염

해설

홍역의 경과단계 중 카타르기는 코플릭 반점이 나타나는 시기로 전염력이 강한 시기이다.

### 55

**만성질환의 일반적 특성은?**

① 질병 경과가 짧다.
② 질병원인이 명확하다.
③ 생활습관이 영향을 미친다.
④ 질병진행에 개인차가 없다.
⑤ 연령증가에 따라 유병률이 감소한다.

해설

① 질병의 장기성
② 원인 – 복합, 다양
④ 질병진행의 개인차가 있다.
⑤ 연령증가에 따라 유병률이 증가한다.

### 56

**인구피라미드 유형 중 별형의 특성은?**

① 생산연령인구가 많이 유출되는 농촌형
② 생산연령인구가 많이 유입되는 도시형
③ 출생률이 사망률보다 낮은 인구감소형
④ 낮은 출생률과 낮은 사망률이 특징인 선진국형
⑤ 높은 출생률과 높은 사망률이 특징인 저개발국형

해설

별형 : 15~64세의 생산연령층의 인구가 50% 이상인 도시형(전입형, 성형, 별형)



51 ⑤ 52 ④ 53 ③ 54 ① 55 ③ 56 ② 정답

## 57

**모자보건사업의 중요성이 강조되는 이유는?**

① 모자보건 대상자가 전체 인구의 약 20%이다.
② 모성과 아동은 다른 연령층에 비해 감수성이 낮다.
③ 모성과 아동의 질병은 예방은 어렵지만 사망률이 낮다.
④ 아동의 건강은 다음 세대의 국민건강에 영향을 미친다.
⑤ 아동은 다수의 질병에 동시에 노출되며 만성적인 경향을 나타낸다.

해설

① 대상이 전체 인구의 50~70%이다.
② 다른 연령층에 비해 질병에 대한 감수성이 높다.
③ 지속적인 관리, 적은 비용과 예방사업으로 큰 효과를 얻을 수 있다.
⑤ 적절한 치료를 하면 만성화되지 않는다.

## 58

**정기적인 관찰과 교육이 필요한 고위험 모성보건 대상자는?**

① 30세 초산모
② 고혈압 환자
③ 풍진 항체 보유자
④ 2년간 피임 후 임신한 여자
⑤ 신체질량지수 22.0kg/$m^2$인 여자

해설

모성사망의 주요 요인인 임신중독증의 증상이 고혈압, 부종, 단백뇨이다.

## 59

**모자보건사업의 주요 평가지표는?**

① 건강수명
② 영아사망률
③ 노년부양비
④ 손상사망률
⑤ 비례사망지수

해설

영아사망률 : 국가보건지표, 모자보건지표

## 60

**우울증이 있는 대상자의 다음 이야기 중 특히 주의를 기울여야 할 말은?**

① "속이 안 좋아 식사를 못 하겠어요."
② "제가 없어져도 아무도 찾지 않을 거예요."
③ "부모님 생각하면 죄송한 마음에 울게 돼요."
④ "다른 사람들과 잘 지낼 수 있을지 걱정돼요."
⑤ "센터 프로그램에 참석할지 결정을 못 했어요."

해설

우울증은 자살률이 높다. 자살에 유의하면서 환자를 간호한다.

## 61

**6개월 전 큰 화재로 가족을 잃은 사람이 다음과 같은 증상으로 일상생활에 심각한 문제가 발생하고 있다. 의심할 수 있는 정신장애는?**

- 고통스러운 당시 상황이 반복하여 떠오름
- 화재사고 상황에 대하여 말하는 것을 꺼림
- 본인만 살아남은 것에 대해 심한 죄책감을 보임
- 과한 놀람 반응과 불안정한 수면양상을 보임

① 성격장애
② 섭식장애
③ 양극성장애
④ 신체증상장애
⑤ 외상 후 스트레스장애

해설

**외상 후 스트레스장애(PTSD)** : 생명을 위협할 정도의 극심한 스트레스를 경험하고 나서 발생하는 심리적인 반응이다.

정답 57 ④ 58 ② 59 ② 60 ② 61 ⑤

## 62

**현재 우리나라 노인 인구의 특성은?**

① 노년부양비 증가
② 노인인구 비율의 감소
③ 노인 치매 유병률의 감소
④ 노인 단독가구 비율의 감소
⑤ 건강수명과 기대수명의 일치

해설

② 노인인구비율의 증가
③ 노인치매 유병률의 증가
④ 노인 단독가구 비율의 증가
⑤ 건강수명↓, 평균수명↑

## 63

**다음은 노인장기요양보험의 재가급여 중 무엇에 해당하는가?**

> 의사, 한의사 또는 치과의사의 지시에 따라 수급자의 가정 등을 방문하여 간호, 진료의 보조, 요양에 관한 상담 또는 구강위생 등을 제공하는 급여

① 단기보호
② 방문간호
③ 방문목욕
④ 방문요양
⑤ 주・야간 보호

해설

**방문간호** : 의사・한의사・치과의사의 지시에 따라 간호사・간호조무사・치위생사가 수급자의 가정을 방문하여 간호, 진료보조, 요양상담, 구강위생 등을 제공하는 급여

## 64

**가정방문의 우선순위에 관한 설명으로 옳은 것은?**

① 집단보다 개인이 우선이다.
② 급성질환보다 만성질환이 우선이다.
③ 면역력이 높은 집단일수록 우선이다.
④ 취약집단보다 건강한 집단이 우선이다.
⑤ 감염성 질환보다 비감염성 질환이 우선이다.

해설

① 집단이 우선이다.
② 급성질환이 우선이다.
③ 면역력이 낮은 집단이 우선이다.
④ 취약집단이 우선이다.

## 65

**의료법상 다음에 해당하는 의료기관은?**

> 100병상 이상 300병상 이하인 경우에는 내과・외과・소아청소년과・산부인과 중 3개 진료과목, 영상의학과・마취통증의학과와 진단검사의학과 또는 병리과를 포함한 7개 이상의 진료과목을 갖추고 각 진료과목마다 전속하는 전문의를 둘 것

① 의 원
② 병 원
③ 종합병원
④ 상급종합병원
⑤ 전문병원

해설

③ 종합병원 : 100개 이상의 병상을 갖출 것
- 100병상 이상 300병상 이하 : 7개 이상의 진료과목을 갖추고 각 진료과마다 전속하는 전문의를 둘 것
- 300병상 이상 : 9개 이상의 진료과목을 갖추고 각 진료과목마다 전속하는 전문의를 둘 것



62 ① 63 ② 64 ⑤ 65 ③ 정답

## 66

**정신건강증진 및 정신질환자 복지서비스 지원에 관한 법률상 부양의무자로서 정신질환자의 보호의무자가 될 수 있는 사람은?**

① 미성년자 ② 행방불명자
③ 피성년 후견인 ④ 피한정 후견인
⑤ 파산선고 후 복권된 자

해설

정신질환자의 보호의무자가 될 수 없는 경우
- 피성년 후견인, 피한정 후견인
- 파산선고를 받고 복권되지 않은 자
- 미성년자
- 행방불명자
- 당해 정신질환자를 상대로 한 소송이 계속 중인 자 또는 소송한 사실이 있었던 자와 그 배우자

## 67

**결핵예방법상 결핵관리업무 종사자가 업무 중 알게 된 환자의 비밀을 정당한 사유 없이 누설했을 시의 벌칙은?**

① 500만원 이하의 벌금
② 1천만원 이하의 벌금
③ 2년 이하의 징역 또는 1천만원 이하의 벌금
④ 2년 이하의 징역 또는 2천만원 이하의 벌금
⑤ 3년 이하의 징역 또는 3천만원 이하의 벌금

해설

비밀누설의 금지 : 법에 규정된 경우를 제외하고는 의료, 조산, 간호에 있어서 취득한 타인의 비밀을 누설하지 못한다. 누설하면 3년 이하의 징역 또는 3천만원 이하의 벌금에 처한다.

## 68

**구강보건법상 수돗물 불소농도조정사업의 목적은?**

① 구강검진 ② 구강보건교육
③ 치아우식증 예방 ④ 치아관리용품 배포
⑤ 구강위생관리 지도 및 실천

해설

- 불소 : 치아우식증 예방
- 수돗물 불소농도조정사업 : 수돗물의 불소농도는 0.8ppm으로 유지한다.

## 69

**혈액관리법상 허용되는 것은?**

① 자신의 헌혈증서를 타인에게 판매함
② 타인의 헌혈증서를 구입함
③ 자신의 헌혈증서를 타인에게 기부함
④ 자신의 혈액을 금전상의 대가를 받고 타인에게 제공함
⑤ 타인의 혈액을 금전상의 대가를 받고 제3자에게 제공하도록 알선함

해설

혈액은 절대 매매할 수 없다.

## 70

**감염병의 예방 및 관리에 관한 법률상 다음의 특징을 가진 감염병은?**

- 치명률이 높음
- 집단 발생의 우려가 큼
- 유행 즉시 높은 수준의 격리가 필요함
- 신종감염병증후군, 신종인플루엔자, 중동호흡기증후군 등이 포함됨

① 제1급감염병 ② 제2급감염병
③ 제3급감염병 ④ 제4급감염병
⑤ 기생충감염병

해설

제1급감염병 : 생물테러감염병 또는 치명률이 높거나 집단 발생 우려가 커서 발생 또는 유행 즉시 신고하고 음압격리가 필요한 감염병

정답 66 ⑤ 67 ⑤ 68 ③ 69 ③ 70 ①

## 제4과목 실 기

### 71

**부정맥이 있는 성인 환자의 맥박을 정확하게 측정할 수 있는 부위는?**

① 측두맥박 ② 심첨맥박
③ 상완맥박 ④ 슬와맥박
⑤ 족배맥박

해설

심첨맥박 : 좌심의 끝부분(심첨)에서 직접 청진기를 통해 심장의 리듬을 듣는 것이다.

### 72

**혈압측정 방법에 관한 설명으로 옳은 것은?**

① 환자의 팔을 심장과 같은 높이에 놓는다.
② 상완맥박 촉지 부위 2cm 아래에 커프를 감는다.
③ 상완맥박이 사라지는 지점까지 커프를 팽창시킨다.
④ 커프의 공기는 5~10mmHg/초의 속도로 뺀다.
⑤ 첫 심박소리가 들리는 지점을 이완기혈압으로 기록한다.

해설

② 팔꿈치에서 5cm 위에 커프를 감는다.
③ 공기 펌프의 조절기를 잠그고 공기를 펌프질해서 커프를 팽창시킨다. 상완동맥에서 맥박이 촉지되지 않는 지점에서 20~30mmHg를 더 올린다.
④ 혈압계의 조절기를 열어 공기가 1초에 2~4mmHg씩 나가게 한다.
⑤ 첫 심박소리가 들리는 지점을 수축기 혈압으로 기록한다.

### 73

**위관영양을 실시할 때 간호보조활동으로 옳은 것은?**

① 주입 시 앙와위를 취하게 한다.
② 주입 전 흡인했던 위 내용물을 버린다.
③ 주입 용기를 위와 같은 높이에 위치하도록 한다.
④ 영양액은 분당 50cc 이상 주입되지 않도록 조절기를 조정한다.
⑤ 주입 직후 똑바로 눕게 한다.

해설

① 반좌위를 취하게 한다.
② 흡인했던 위 내용물을 다시 넣어준다.
③ 30~50cm 정도의 높이에 영양백이 위치하게 한다.
⑤ 주입 후 반좌위로 30분 이상 앉아 있게 한다.

### 74

**섭취량과 배설량 측정 시 배설량에 포함되는 것은?**

① 가글액 ② 상처배액
③ 비위관 주입액 ④ 복막투석 주입액
⑤ 정상호흡 시 수분 소실량

해설

배설량 : 소변, 구토, 설사, 상처 배액량, 과도호흡, 심한 발한, 젖은 드레싱

### 75

**수술 전 관장을 시행하려고 할 때 환자의 자세로 적절한 것은?**

① 앙와위 ② 반좌위
③ 절석위 ④ 좌측 심스 체위
⑤ 트렌델렌버그 체위

해설

관장 시 체위 : 좌측 심스위



71 ② 72 ① 73 ④ 74 ② 75 ④ 정답

## 76

**유치도뇨관 삽입환자에 대한 간호보조활동으로 옳은 것은?**

① 도뇨관은 침상난간에 고정한다.
② 밤 사이 취침 중에는 도뇨관을 잠가둔다.
③ 소변 배액 주머니는 바닥에 닿지 않게 한다.
④ 도뇨관은 알코올로 씻어 건조한 후 재사용한다.
⑤ 소변 배액 주머니는 도뇨관과 분리한 상태에서 비운다.

해설

① 반창고로 도뇨관을 대퇴부에 고정한다.
② 잠가놓지 않는다.
④ 인공도뇨는 멸균과정을 적용해야 한다. 재사용하지 않는다.
⑤ 분리하지 않고 조절기를 잠그고 비운다.

## 77

**중앙공급실에서 플라스틱이나 고무제품의 멸균을 위해 선택하는 방법은?**

① 급속멸균
② 건열멸균
③ 여과멸균
④ 고압증기멸균
⑤ EO 가스멸균

해설

EO 가스멸균 : 고무, 플라스틱, 특수섬유, 카테터, 예리한 기구나 마모되기 쉬운 기구, 장시간 보관하고자 하는 물품

## 78

**외과적 손 씻기에 관한 설명으로 옳은 것은?**

① 항균비누를 사용하여 손목까지 씻는다.
② 손가락 끝에서 팔꿈치 방향으로 씻는다.
③ 손 씻기 후 손으로 수도꼭지를 잡고 잠근다.
④ 손 씻기 후 손에 남아 있는 물기를 털어낸다.
⑤ 손 씻기 후 손끝 위치를 허리 아래로 유지한다.

해설

① 팔꿈치 위까지 닦는다.
③ 발이나 다리로 조절한다.
④ 멸균타월로 닦는다.
⑤ 손을 닦은 후 가슴 이하로 내리지 않는다.

## 79

**질병의 종류나 감염질환의 유무에 관계없이 의료기관에 입원한 모든 환자에게 적용되는 격리지침은?**

① 공기주의
② 보호격리
③ 표준주의
④ 접촉주의
⑤ 비말주의

해설

표준주의 지침(표준예방 지침) : 질병이나 감염상태와는 관계없이 병원에 입원한 모든 대상자에게 적용되는 감염관리의 기본원칙

## 80

**장시간 앙와위로 누워 있는 환자에게 욕창이 발생할 수 있는 부위는?**

① 경 골
② 천 골
③ 흉 골
④ 하악골
⑤ 전두골

해설

앙와위 상태에서 욕창이 생기기 쉬운 부위 : 견갑골, 팔꿈치, 천골, 미골, 발꿈치 등

정답 76 ③ 77 ⑤ 78 ② 79 ③ 80 ②

## 81

**붕대를 적용하는 방법으로 옳은 것은?**

① 말단 부위 끝까지 감는다.
② 상처 위에 매듭을 묶는다.
③ 몸의 중심에서 말단 쪽으로 감는다.
④ 뼈가 돌출된 부위는 솜을 대고 감는다.
⑤ 붕대가 분비물로 인해 젖은 경우 건조기로 말린다.

해설

① 혈액순환장애를 관찰하기 위해 말단을 노출시킨다.
② 상처 바로 위나 압박을 받는 부위에서는 붕대를 시작하거나 매듭을 짓지 않도록 한다.
③ 정맥귀환을 증진시키기 위해 말단에서 체간으로 감는다.
⑤ 붕대가 오염되거나 젖은 경우에는 교체해 준다.

## 82

**통 목욕 방법에 관한 설명으로 옳은 것은?**

① 창문을 열어둔다.
② 목욕통에 물을 가득 받는다.
③ 환자를 40분 이상 물속에 있게 한다.
④ 목욕통 바닥에 미끄럼 방지용 발판을 깔아준다.
⑤ 환자가 목욕통 안에 있는 상태에서 뜨거운 물을 더 받는다.

해설

① 창문을 닫아준다.
② 목욕통에 1/2~1/3 정도 물을 받는다.
③ 환자에게 20분 이상 물속에 있지 않도록 한다.
⑤ 뜨거운 물을 더 받을 때는 일단 통 밖으로 나와서 받도록 한다.

## 83

**치질 환자 항문 부위의 상처 치유와 소염작용을 위해 적용할 수 있는 목욕은?**

① 좌 욕
② 샤 워
③ 냉목욕
④ 완전 침상목욕
⑤ 자기보조 침상목욕

해설

좌욕의 목적
- 치질로 인한 상처치유 촉진과 소염작용
- 회음부의 염증 감소 및 울혈 예방
- 자연배뇨를 돕고 부위의 불편함을 완화하기 위함
- 방광경 검사 후 동통 제거
- 골반강 내의 충혈 및 염증 완화

## 84

**구강간호에 관한 설명으로 옳은 것은?**

① 칫솔모가 빳빳한 칫솔을 사용한다.
② 장기간 금식 환자는 구강간호가 금기이다.
③ 입안을 닦아 낼 때 혀 안쪽까지 깊숙이 닦는다.
④ 잇몸이 상했을 경우 칫솔로 잇몸 마사지를 한다.
⑤ 입가의 물기를 닦고 입술에 바셀린을 바른다.

해설

① 칫솔은 부드럽고 털이 많은 것이 좋다.
② 장기간 금식환자는 특수 구강간호 대상자이다.
③ 입안을 닦아낼 때는 구토나 질식을 일으킬 수 있으므로 너무 깊숙이 닦지 않는다.
④ 잇몸이 상했을 때는 칫솔 대신 면봉이나 압설자로 준비한 구강간호약에 적셔 치아의 안팎, 혀와 잇몸, 볼 안쪽을 닦아준다.



81 ④ 82 ④ 83 ① 84 ⑤ 정답

## 85

**여자환자의 회음부 위생을 위한 간호보조활동으로 옳은 것은?**

① 슬흉위를 취하도록 도와준다.
② 음순을 모은 상태에서 닦아준다.
③ 요도에서 항문 방향으로 닦아준다.
④ 과산화수소수를 이용하여 닦아준다.
⑤ 수건의 같은 면을 이용하여 닦아준다.

해설

① 배횡와위를 취하도록 한다.
② 음순을 벌려 깨끗이 닦는다.
④ 붕산을 이용하여 닦아낸다.
⑤ 매번 수건의 다른 면을 사용해 닦는다.

## 86

**다음과 같은 목관절 움직임은?**

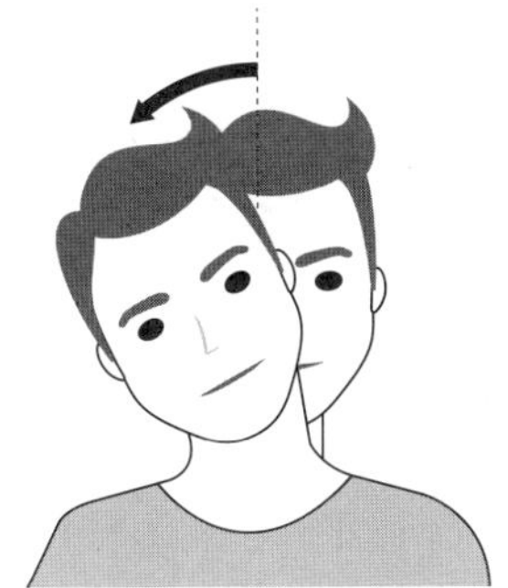

① 외 전　　② 외 번
③ 외회전　　④ 과신전
⑤ 측방 굴곡

해설

굴곡 : 두 골의 각이 감소하는 운동

## 87

**액와 목발 보행을 돕는 방법으로 옳은 것은?**

① 머리를 숙여 바닥을 보면서 걷게 한다.
② 겨드랑이로 몸무게를 지탱하여 걷게 한다.
③ 팔꿈치를 완전히 편 상태에서 목발 손잡이를 잡을 수 있게 한다.
④ 처음으로 목발 보행을 하는 경우 보폭을 넓게 하여 시작한다.
⑤ 목발의 아래쪽 부분을 각 발의 앞 15cm 바깥쪽 옆 15cm에 놓는다.

해설

① 머리를 들고 앞을 보면서 걷는다.
② 손목(팔목)이나 손바닥으로 몸무게를 지탱한다.
③ 팔꿈치를 20~30° 정도 굽힌 상태에서 손잡이를 잡을 수 있도록 높이 조절을 한다.
④ 처음에는 보폭을 짧게 하여 걷다가 점점 보폭을 넓힌다.

## 88

**움직일 수 없는 환자를 침상에서 옮기는 방법으로 옳은 것은?**

① 침상을 운반차 높이보다 낮게 한다.
② 운반차 바퀴의 고정 장치를 풀어둔다.
③ 수액은 방해가 되므로 제거하고 옮긴다.
④ 환자를 옮긴 후 운반차의 난간을 올려준다.
⑤ 침상과 운반차를 30cm 이상 떨어뜨려 놓는다.

해설

① 침대와 운반차의 높이를 같게 한다.
② 운반차의 바퀴 고정 장치를 잠근다.
③ 정맥주사 수액병이나 배액관, 배뇨관, 위관 등이 꼬이거나 빠지지 않도록 주의한다.
⑤ 운반차를 침대에 붙이고 바퀴를 고정한다.

정답 85 ③ 86 ⑤ 87 ⑤ 88 ④

## 89

**외상이 없는 성인 환자가 어지럼증을 호소하고 피부는 차고 축축하며 혈압이 떨어지고 있다. 이때 취하게 해 주어야 하는 체위는?**

①
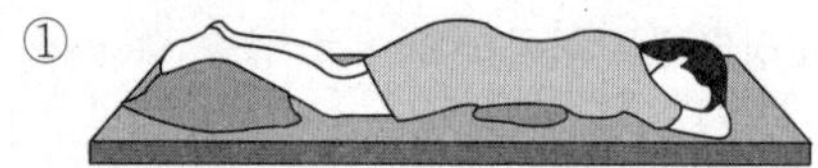

②
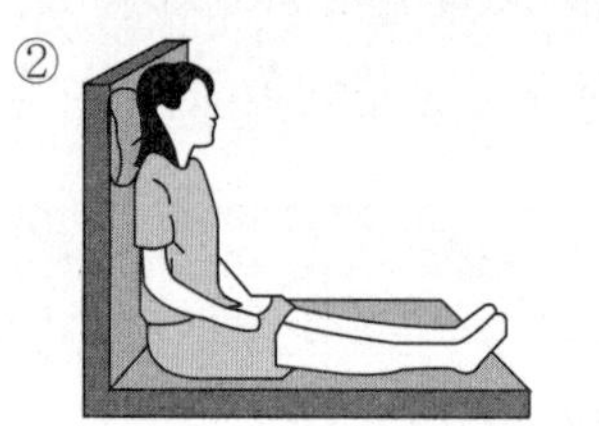

③
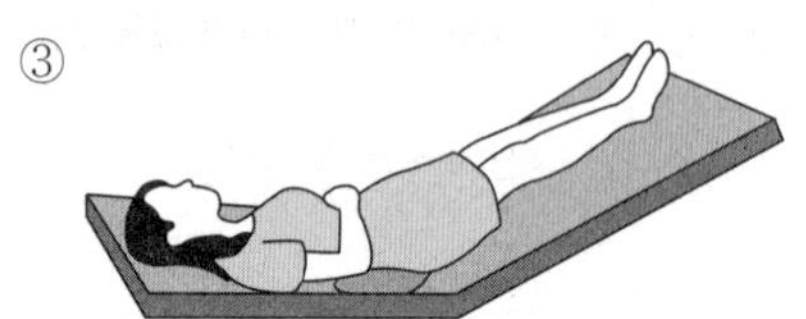

④
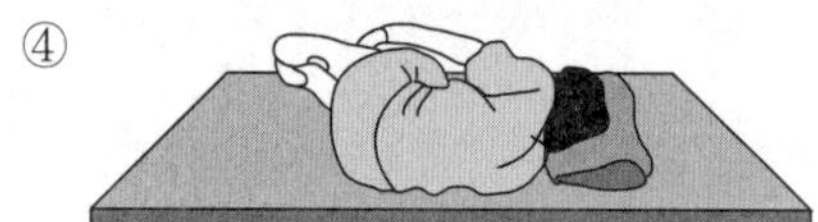

⑤
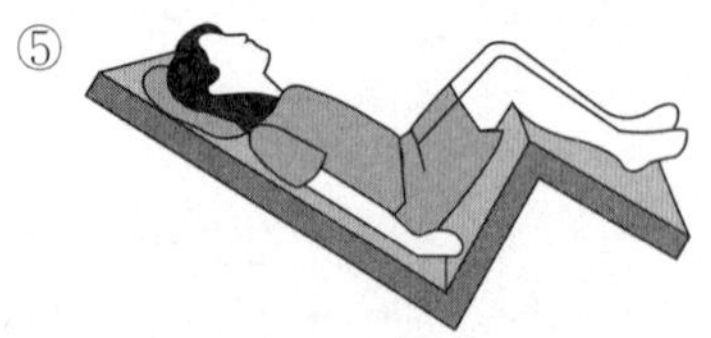

해설

**변형된 트렌델렌버그 체위** : 쇼크 시 신체 하부의 혈액을 심장으로 모으기 위해 취해 주는 체위

## 90

**검사나 치료 시 영아의 전신 움직임을 억제하기 위해 적용하는 보호대는?**

① 재킷 보호대
② 장갑 보호대
③ 벨트 보호대
④ 홑이불 보호대
⑤ 팔꿈치 보호대

해설

**홑이불 보호대(전신 보호대)** : 영아나 유아가 몹시 움직여서 검사나 치료에 방해받게 될 때 주로 홑이불이나 목욕담요를 이용해 보호대를 만든다.

## 91

**요통을 호소하고 있는 환자에게 더운물 주머니를 적용하려고 할 때 간호보조활동으로 옳은 것은?**

① 주머니에 더운물을 가득 채운다.
② 주머니를 피부에 직접 대어준다.
③ 1회 적용 시 1시간 동안 대어준다.
④ 발적이 생기면 더운물의 온도를 낮추어 적용한다.
⑤ 주머니를 거꾸로 들어보아 물이 새는지 확인한다.

해설

① 물을 1/2~2/3 정도 채운다.
② 수건에 잘 싸서 적용한다.
③ 20~30분 정도 해준다.
④ 발적이 생기면 즉시 중지하고 간호사에게 보고한다.



89 ③ 90 ④ 91 ⑤ 정답

## 92

**수술 후 발생할 수 있는 혈전정맥염을 예방하기 위한 간호보조활동으로 옳은 것은?**

① 냉찜질을 시행한다.
② 침상안정을 격려한다.
③ 하지운동을 금지한다.
④ 수분섭취를 제한한다.
⑤ 탄력스타킹을 적용한다.

해설

혈전성 정맥염 예방법 : 조기이상, 탄력스타킹 사용

## 93

**복부 수술 후 의식이 없는 환자의 머리를 옆으로 눕히는 이유는?**

① 출혈 예방 ② 탈수 예방
③ 요정체 예방 ④ 기도 흡인 예방
⑤ 복부 팽만 예방

해설

분비물을 배출시켜 기도흡인을 예방한다.

## 94

**기관지경검사를 위한 간호보조활동으로 옳은 것은?**

① 검사 중 목을 앞으로 숙이게 한다.
② 검사 전 최소 4시간 이상 금식하게 한다.
③ 검사 전 척추 마취를 실시함을 설명한다.
④ 틀니를 한 경우 착용하고 검사를 받게 한다.
⑤ 검사 후 가스가 나올 때까지 금식하게 한다.

해설

① 검사대에 누운 자세로 기관지경을 입이나 코로 삽입한다.
③ 기관지 내시경이 목을 통과할 때 불편함을 줄이기 위해 국소마취 스프레이(리도카인)를 목에 뿌린다.
④ 안경이나 틀니는 제거한다.
⑤ 검사 후 구개반사가 돌아올 때까지 금식한다.

## 95

**채혈에 대한 간호보조활동으로 옳은 것은?**

① 바늘을 제거한 부위를 문질러 준다.
② 채혈 전 팔을 심장위치보다 높여준다.
③ 채혈 부위의 혈관확장을 위해 냉찜질을 해 준다.
④ 채혈된 혈액이 검체용기의 벽으로 흘러 들어가도록 한다.
⑤ 채혈된 혈액이 시약과 골고루 섞이도록 검체용기를 세게 흔든다.

해설

① 솜을 눌러준다.
② 채혈 전 팔을 심장보다 높여줄 필요가 없다.
③ 냉찜질 – 혈관수축
⑤ 전혈용기와 항응고제가 들어있는 채혈용기를 사용해야 할 경우 조심스럽게 흔들어 혼합한다.

## 96

**심정지를 일으킨 성인에게 자동심장충격기를 사용하는 방법으로 옳은 것은?**

① 옷 위에 패드를 붙인다.
② 심장충격 버튼을 누른 후 바로 전원을 끈다.
③ 심장리듬 분석 중에도 가슴압박을 지속한다.
④ 패드를 부착할 부위에 물기가 있으면 제거한다.
⑤ 심장충격 버튼을 누를 때 패드를 누르고 있는다.

해설

① 환자의 옷을 벗기고 패드를 붙인다.
② 자동심장충격기는 2분마다 환자의 심전도를 자동 분석하여 심장충격의 필요성을 판단하므로 전원을 끄지 않는다.
③ 심장리듬을 분석하는 동안 접촉을 피하고 기다린다.
⑤ 환자와 접촉한 사람이 있는지 확인하고 버튼을 누른다.

정답 92 ⑤ 93 ④ 94 ② 95 ④ 96 ④

## 97

**추위에 장시간 노출되어 발가락에 동상이 발생한 환자에 대한 간호보조활동으로 옳은 것은?**

① 전기담요를 덮어 준다.
② 발가락을 문질러 준다.
③ 물집이 있으면 터트린다.
④ 동상부위를 심장보다 낮춘다.
⑤ 따뜻한 물에 동상부위를 담근다.

해설

① 난방기구를 사용하지 않는다.
② 마사지하거나 문지르지 않는다.
③ 물집은 터트리지 않는다.
④ 동상부위를 심장보다 높여주어 부종을 감소시킨다.

## 98

**환자가 누워 있는 상태에서 홑이불을 교환하는 침상의 종류는?**

① 빈 침상
② 개방 침상
③ 크래들 침상
④ 사용 중 침상
⑤ 골절환자 침상

해설

사용 중 침상 : 무의식 환자, 부동 환자 등이 누워 있는 채로 교환하는 침상

## 99

**전동 시 간호보조활동으로 옳은 것은?**

① 전입 시 가져온 약물은 버린다.
② 전입 시 병동시설에 대해 안내한다.
③ 전입 시 퇴원처리 후 다시 입원수속을 한다.
④ 전출 시 의무기록을 정리하여 의무기록실로 보낸다.
⑤ 전출 시 환자와 보호자가 전입병동을 찾아가게 한다.

해설

① 버리지 않고 처방을 다시 확인한다.
③ 퇴원처리를 할 필요는 없다.
④ 전동되는 해당 병동으로 보낸다.
⑤ 환자가 편안하고 안전하게 전동할 수 있도록 하기 위해 이동기구를 이용하여 전동한다.

## 100

**다음에 해당하는 치료적 의사소통 방법은?**

| 환자가 자신이 말하기 힘든 내용을 이야기할 때 스스로 생각을 정리하고 결정하여 말할 수 있도록 충분한 시간을 주면서 기다린다. |
|---|

① 반 영　② 침 묵
③ 조 언　④ 안심시키기
⑤ 개방적 질문

해설

침묵은 환자가 생각을 정리할 시간을 주는 치료적인 의사소통의 방법이다.



정답 97 ⑤ 98 ④ 99 ② 100 ②

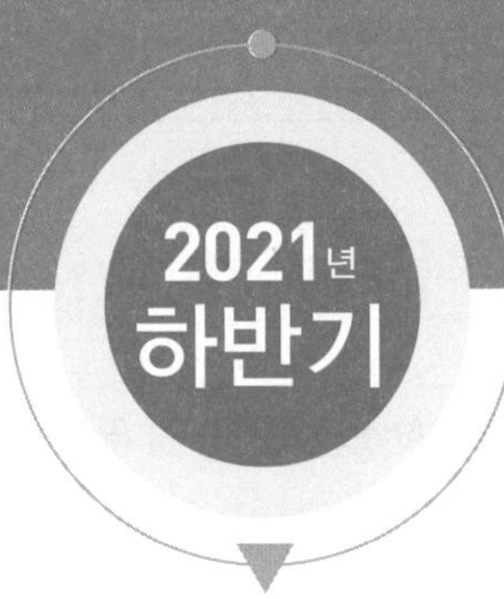


간호조무사

# 기출유형문제

## 제1과목 기초간호학 개요

### 01

**간호조무사가 직업윤리를 준수한 경우는?**

① 기록 오류를 확인하고 정정하지 않는다.
② 유명인의 입원 사실을 가족에게 이야기한다.
③ 혈압계가 파손되었음을 관리자에게 보고한다.
④ 유효기간을 확인하지 않고 소독물품을 준비한다.
⑤ 환자의 요청으로 환자가 복용하는 약을 버려준다.

해설

① 오류를 정정한다.
② 환자의 비밀을 유지한다.
④ 유효기간을 확인한다.
⑤ 처방된 약을 잘 복용하는지 확인하고, 폐기해야 할 약은 확인 후 약국에 반납한다.

### 02

**병원의 환경 관리방법으로 옳은 것은?**

① 사용한 침구는 털어서 보관한다.
② 병실의 복도바닥 청소 시 비질을 한다.
③ 격리실 안에 격리 의료폐기물 박스를 둔다.
④ 사용한 후두경 날은 비눗물에 담가 소독한다.
⑤ 입원실 청소는 오염이 심한 구역에서 덜 심한 구역으로 한다.

해설

① 미생물은 공기의 흐름을 따라 이동하므로 침구를 털지 않는다.
② 먼지가 나지 않도록 마른 걸레질을 한다.
④ 준위험 기구로 높은 수준의 소독이 필요하다.
⑤ 오염이 덜 심한 곳 → 오염이 심한 곳

### 03

**물품관리의 원칙으로 옳은 것은?**

① 정기적으로 물품의 재고를 조사한다.
② 물품은 근무자 개인의 편의를 고려하여 배치한다.
③ 유효기간이 길게 남은 물품을 보관장 앞쪽에 배치하여 먼저 사용한다.
④ 멸균 포장 상태로 바닥에 떨어진 물품도 멸균된 것으로 간주한다.
⑤ 물품은 언제든 사용할 수 있게 기준량을 초과하여 재고량을 확보한다.

해설

② 병동 상황에 맞추어 배치한다.
③ 유효기간이 얼마 안 남은 것을 앞쪽에 배치해 먼저 사용하도록 한다.
④ 바닥에 떨어진 것은 오염된 것으로 간주한다.
⑤ 기준량에 맞추어 재고량을 확보한다.

### 04

**환자에게 사용한 주삿바늘을 처리하는 방법으로 옳은 것은?**

① 종이컵에 모아둔다.
② 바늘을 구부려서 버린다.
③ 지정된 트레이에 모아둔다.
④ 손상성 의료폐기물 전용 용기에 버린다.
⑤ 양손을 이용하여 바늘에 뚜껑을 씌운다.

해설

손상성 의료폐기물
• 노란색 상자에 30일 보관한다.
• 주삿바늘, 봉합바늘, 수술용 칼날, 한방 침 등

정답 1 ③ 2 ③ 3 ① 4 ④

## 05

**혈액응고에 관여하는 성분은?**

① 물 ② 백혈구
③ 적혈구 ④ 혈소판
⑤ 알부민

## 06

**지방을 소화하는 효소는?**

① 펩 신 ② 트립신
③ 락타아제 ④ 리파아제
⑤ 아밀라아제

해설

췌장에서 분비되는 소화효소 : 아밀라아제(탄수화물 소화효소), 트립신(단백질 소화효소), 리파아제(지방 소화효소)

## 07

**항생제를 정맥으로 투여하기 전에 과민반응 여부를 확인하려고 할 때, 주사방법으로 옳은 것은?**

① 피내주사 ② 피하주사
③ 근육주사 ④ 정맥주사
⑤ 골내주사

해설

피내주사 : 표피 바로 밑에 있는 진피층에 약물을 투여하는 것으로 투베르쿨린 반응이나 알레르기 반응 등 질병의 진단 또는 항생제 등 약물의 과민반응검사를 하기 위한 목적으로 사용된다.

## 08

**호흡곤란을 호소하는 중증 아나필락시스(Anaphylaxis) 시 투여해야 하는 약물은?**

① 모르핀 ② 헤파린
③ 디곡신 ④ 에피네프린
⑤ 나이트로글리세린

해설

에피네프린 : 교감신경 흥분제, 기관지 확장제로 기관지를 확장해 아나필락시스 시 투여한다.

## 09

**다음에 해당하는 영양소는?**

- 간과 근육에 글리코겐으로 저장됨
- 뇌 기능을 유지하기 위해 필수적임

① 지 방 ② 단백질
③ 무기질 ④ 비타민 E
⑤ 탄수화물

해설

탄수화물 : 뇌세포는 포도당만을 영양원으로 사용한다. 소화된 탄수화물은 포도당, 과당, 갈락토오스 등의 단당류로 흡수된 후 문맥을 통하여 간으로 가서 글리코겐으로 전환되어 간과 근육에 저장된다.

5 ④ 6 ④ 7 ① 8 ④ 9 ⑤ 정답

## 10

**위 절제술 후 덤핑증후군(Dumping Syndrome)을 예방하기 위한 식사보조방법은?**

① 수시로 꿀물을 제공한다.
② 빠르게 식사하도록 권장한다.
③ 식사 중 다량의 물 섭취를 권장한다.
④ 소량씩 자주 고기와 달걀을 제공한다.
⑤ 끼니마다 많은 양의 음식을 섭취하도록 권장한다.

해설

① 저탄수화물식이 제공, 식사 중 물 섭취를 금지한다.
② 천천히 식사한다.
③ 식사 중 물 섭취를 금지한다.
⑤ 음식을 소량씩 자주 섭취한다.

## 11

**치아 교합면에 발생하는 치아우식증을 예방하기 위한 방법은?**

① 발 치
② 임플란트
③ 치은소파술
④ 치주판막술
⑤ 치면열구·소와전색법

해설

치면열구·소와전색법 : 충치가 발생하기 쉬운 열구와 소와를 인공적으로 막아버림으로써 충치가 생기는 환경을 없애주는 것

## 12

**구강 내에서 치질(齒質)을 삭제할 때 사용하는 기구는?**

① 타구(Spittoon)
② 브래킷(Bracket)
③ 흡입기(Suction)
④ 핸드피스(Handpiece)
⑤ 센트럴 버큠(Central Vacuum)

해설

핸드피스 : 치질을 삭제하는 기구로 의사에게 가장 중요한 기구이다.

## 13

**마른 약재를 균등하게 세말(細末)하여 체로 쳐서 고르게 혼합한 약물의 제형은?**

① 고제(膏劑)
② 탕제(湯劑)
③ 산제(散劑)
④ 주제(酒劑)
⑤ 좌제(坐劑)

해설

산제(분제, 가루약) : 한 가지 또는 여러 가지 약제를 갈고 체로 쳐서 고르게 혼합한 것

## 14

**병원균이나 독소가 몸 안에 들어왔을 때 항체를 만들어 저항력을 갖게 하는 뜸의 작용은?**

① 면역 증진 작용
② 진통 억제 작용
③ 혈색소 증가 작용
④ 혈액순환 증가 작용
⑤ 운동신경 항분 작용

해설

면역 : 항원-항체반응으로 몸 안에 항원(병원체 등)이 들어왔을 때 항체를 만들어 저항력을 증진시키는 것이다.

정답 10 ④ 11 ⑤ 12 ④ 13 ③ 14 ①

## 15

**흉강천자 시 간호보조활동으로 옳은 것은?**

① 환자의 복부 둘레를 측정한다.
② 관장을 하여 환자의 장을 비운다.
③ 환자의 머리에 전극을 밀착하여 부착한다.
④ 환자의 폐소공포증(Claustrophobia) 여부를 확인한다.
⑤ 바늘이 삽입된 후에는 환자가 움직이지 않도록 한다.

해설

흉강천자(흉막천자) : 흉막강에서 액체·공기를 제거하기 위한 침투적인 검사로 천자 시 심호흡하게 하고 폐 손상 방지를 위해 바늘 삽입 후 절대 기침, 재채기를 하지 않도록 한다.

## 16

**다음의 의사소통 기술은?**

- 대상자와의 대화 내용이나 느낌을 다른 말로 바꾸어 말함
- 대상자가 말한 사건에 동반하는 감정을 강조함

[예 시]
대상자 : 아버지는 내가 입원한 후 한 번도 면회를 오지 않았어요. 내가 걱정되지 않나 봐요.
면담자 : 아버지가 당신에게 관심이 없어 서운하시군요.

① 반 영
② 거 절
③ 조 언
④ 자기 노출
⑤ 개방적 질문

해설

반영 : 환자의 입장에서 환자에게 관심이 있음을 나타내는 한 방법으로써 환자의 말에서 표현된 태도, 주요 느낌, 내용 등을 간호조무사가 다른 말로 부언해주는 것이다.

## 17

**호흡곤란을 호소하는 천식환자에게 적용해야 할 체위로 옳은 것은?**

① 앙와위
② 반좌위
③ 절석위
④ 배횡와위
⑤ 트렌델렌버그 체위

해설

반좌위 : 폐가 최대한 확장할 수 있는 체위로 호흡을 용이하게 해준다.

## 18

**당뇨환자의 발관리에 대한 간호보조활동으로 옳은 것은?**

① 발에 상처가 있는지 매일 확인한다.
② 티눈은 발견 즉시 손톱깎이로 제거한다.
③ 상처 난 발가락 사이에 보습로션을 발라준다.
④ 발을 보온하기 위해 뜨거운 열 패드를 제공한다.
⑤ 새 신발은 딱 맞는 신발로 오전에 구입하게 된다.

해설

② 각질, 티눈은 반드시 병원에 가서 치료한다.
③ 발가락 사이에는 로션을 바르지 않는다.
④ 뜨거운 열 패드는 화상의 우려가 있다.
⑤ 꽉 끼는 신발을 신지 않는다.



15 ⑤ 16 ① 17 ② 18 ① 정답

## 19

**급성기 B형간염환자에 대한 간호보조활동으로 옳은 것은?**

① 수분 섭취를 제한한다.
② 신체 활동을 격려한다.
③ 고칼로리식이를 제공한다.
④ 분변이 묻은 환의는 소각한다.
⑤ 면도기는 공동으로 사용해도 된다고 말한다.

해설

① 수분 섭취를 제한하지 않는다.
② 급성기에는 안정을 취하도록 한다.
④ 혈액, 성접촉, 수직감염되는 질환으로 분변이 묻은 환의를 소각처리하지 않아도 된다.
⑤ 공용으로 사용하지 않는다(혈액감염).

## 20

**본태성 고혈압 환자에 대한 간호보조활동으로 옳은 것은?**

① 염분 섭취 권장
② 규칙적인 운동 권장
③ 포화지방이 많은 음식 권장
④ 비만인 경우 체중 증가 권장
⑤ 정상혈압인 경우 임의로 약물 중단 권장

해설

① 저염식이를 제공한다.
③ 저지방식이를 제공한다.
④ 체중 감소를 권장한다.
⑤ 의사와 진료 후 처방대로 따르고 임의로 중단하지 않는다.

## 21

**중이염 수술 직후의 환자에 대한 간호보조활동으로 옳은 것은?**

① 조기이상을 하도록 격려한다.
② 이명은 정상반응이라고 말한다.
③ 고개를 숙여 머리를 감게 한다.
④ 기침이 나오면 입을 벌리게 한다.
⑤ 빨대를 사용하여 물을 마시게 한다.

해설

귀수술 후 간호로 압상승 방지간호를 제공해 준다(조기이상하지 않기, 머리 숙이지 않기, 빨대 사용하지 않기 등). 이명 증상이 나타나면 보고한다.

## 22

**수근관증후군의 자가진단법으로 옳은 것은?**

① 린네검사 ② 알렌검사
③ 이경검사 ④ 안저검사
⑤ 팔렌검사

해설

팔렌검사 : 수근관 증후군을 자가진단하는 방법으로 양손을 가슴 앞쪽에 둔 후 손목을 90°로 꺾어 손등을 서로 마주 댄 후 약 40초~1분 동안 유지한다. 이 동작 시 손이 저리거나 통증이 느껴지면 손목터널증후군을 의심해 볼 수 있다.

## 23

**난관에 대한 설명으로 옳은 것은?**

① 매달 배란을 한다.
② 태아가 발육하는 장소이다.
③ 주기적으로 내막이 떨어진다.
④ 호르몬을 분비하여 임신이 유지되게 한다.
⑤ 난자와 정자가 만나 수정이 되는 장소이다.

해설

① 난 소
② 자 궁
③ 자궁(월경)
④ 난 소

정답 19 ③ 20 ② 21 ④ 22 ⑤ 23 ⑤

## 24

**태반이 만출되는 시기로 옳은 것은?**

① 분만 제1기 ② 분만 제2기
③ 분만 제3기 ④ 분만 제4기
⑤ 산욕기

해설

① 분만 제1기 : 규칙적인 자궁 수축~자궁경부의 완전 개대
② 분만 제2기 : 태아 만출기
④ 분만 제4기 : 분만 후 1~4시간
⑤ 산욕기 : 분만 후 6~8주간

## 25

**모유수유 중인 산모의 유방울혈을 완화하기 위한 간호보조활동으로 옳은 것은?**

① 유즙을 짜내지 않는다.
② 유두를 비누로 씻어 준다.
③ 유방을 탄력붕대로 단단하게 감아준다.
④ 더 이상 모유수유를 지속할 수 없다고 말한다.
⑤ 유관을 따라 손가락으로 돌려가며 유방을 마사지해준다.

해설

① 규칙적인 시간 간격으로 짜준다.
② 유두에는 비누를 사용하여 씻지 않는다.
③ 탄력붕대는 젖을 말릴 때 사용한다.
④ 규칙적인 시간 간격으로 수유를 해준다.

## 26

**태변에 대한 설명으로 옳은 것은?**

① 난황색이다.
② 끈적이지 않고 묽다.
③ 고약한 냄새가 난다.
④ 출생 후 처음 보는 변이다.
⑤ 태변을 보지 않을 경우 심혈관계 기형을 의심한다.

해설

① 암녹색, 암갈색
② 끈적인다.
③ 냄새가 나지 않는다.
⑤ 24시간 안에 배출되지 않으면 항문기형(밀폐항문)을 의심한다.

## 27

**주양육자와 잠시도 떨어지지 않으려는 유아의 정서상태는?**

① 퇴 행 ② 거부증
③ 주의산만 ④ 분리불안
⑤ 분노발작

해설

**분리불안** : 일차적으로 돌보아 주던 사람과의 분리가 가장 중요한 원인이 되며 유아기에 흔히 나타나다 사라지지만 다시 심해지면 전문가의 상담이 필요하다.



24 ③ 25 ⑤ 26 ④ 27 ④ 정답

## 28

**신체적 학대에 해당하는 것은?**

① 아동을 시설에 버리는 행위
② 아동을 성적으로 추행하는 행위
③ 아동에게 언어폭력을 가하는 행위
④ 아동의 복부를 발로 걷어차는 행위
⑤ 아동을 불결한 환경에 방치하는 행위

해설

① 유 기
② 성적 학대
③ 정서적 학대
⑤ 방 임

## 29

**에릭슨의 심리·사회적 발달단계 중 자율성이 형성되는 시기는?**

① 영아기 ② 유아기
③ 학령전기 ④ 학령기
⑤ 청소년기

해설

① 신뢰감
③ 주도성(솔선감)
④ 근면성
⑤ 자아정체감

## 30

**자살 징후를 보이는 노인 대상자에 대한 간호보조활동으로 옳은 것은?**

① 가족에게 비밀로 한다.
② 조용한 방에 혼자 둔다.
③ 잘못된 생각이라고 설득한다.
④ 의미 있는 물건의 정리를 도와준다.
⑤ 자살 의도에 대해 구체적으로 질문한다.

해설

⑤ 자살하려는 의도를 보이면 구체적이고 단도직입적으로 묻는 것이 좋다.
① 가족의 격려와 후원이 든든한 방패가 될 수 있기 때문에 가족이나 친지들에게 알린다.
② 절대 혼자 있게 해서는 안 된다. 주변에 누군가가 있다면 자살을 시도하기 어렵다.
③ 옳고 그름을 섣부르게 판단하지 않는다.
④ 의미 있는 물건의 정리는 자살신호이다.

## 31

**골관절염환자에게 추천할 수 있는 운동은?**

① 등 산 ② 수 영
③ 달리기 ④ 테니스
⑤ 계단 오르내리기

해설

골관절염(퇴행성 관절염)은 체중을 부하시키지 않는 수영, 맨손 체조, 스트레칭 등의 운동을 추천한다.

## 32

**노인환자의 철분 흡수율을 높이기 위해 철분제제와 함께 복용하게 하면 좋은 것은?**

① 비타민 A ② 비타민 B
③ 비타민 C ④ 비타민 D
⑤ 비타민 E

해설

비타민 C는 철분의 흡수를 돕는다.

정답 28 ④ 29 ② 30 ⑤ 31 ② 32 ③

## 33

**벌에 쏘인 대상자에 대한 간호보조활동으로 옳은 것은?**

① 쏘인 부위를 직접 압박한다.
② 쏘인 부위에 더운물 찜질을 한다.
③ 전신의 알레르기 반응을 관찰한다.
④ 피부에 박힌 침은 족집게로 즉시 제거한다.
⑤ 쏘인 부위를 심장보다 높게 들어 올려 둔다.

해설

① 직접 압박법은 출혈 시의 간호에 해당한다.
② 냉찜질을 해서 부종을 감소시킨다.
④ 벌침 끝부분에 있는 독이 몸 안으로 더 들어갈 수 있으므로 족집게로 제거하면 안 된다.
⑤ 출혈 시의 간호에 해당한다.

## 34

**흉벽으로 전기를 방출시켜 심실세동을 정상 리듬으로 회복시킬 수 있는 응급처치는?**

① 가슴압박
② 인공호흡
③ 흉관삽입
④ 기관내삽관
⑤ 자동심장충격기 적용

해설

**자동심장충격기(자동제세동기)** : 심장의 기능이 정지하거나 호흡이 멈추었을 때 사용하는 응급처치 기기

## 35

**다음의 열 손상으로 옳은 것은?**

- 체온조절중추 기능이 상실됨
- 심부체온이 40℃ 이상으로 높아지는 것이 특징임
- 땀이 안 남

① 화 상　② 일사병
③ 열경련　④ 열피로
⑤ 열사병

# 제2과목 보건간호학 개요

## 36

**유치원생에게 '건강한 치아관리'에 대한 보건교육을 할 때 옳은 것은?**

① 교육자의 흥미를 고려한다.
② 한 번에 여러 가지 질문을 한다.
③ 교육은 낯선 내용부터 친숙한 내용으로 진행한다.
④ 교육은 복잡한 내용부터 간단한 내용으로 진행한다.
⑤ 교육대상자들이 능동적으로 참여할 수 있는 방법을 적용한다.

해설

① 학습자의 흥미를 고려한다.
② 한 번에 여러 가지 질문은 하지 않는다.
③ 친숙한 것 → 낯선 것
④ 간단한 내용 → 복잡한 내용

## 37

**보건교육 실시 절차와 그에 대한 설명으로 옳은 것은?**

① 도입 – 보건교육의 중심이 되는 단계이다.
② 전개 – 교육내용을 정리하고 결론을 내린다.
③ 전개 – 교육대상자와의 관계 형성을 우선해야 한다.
④ 종결 – 교육의 주요개념을 요약해준다.
⑤ 종결 – 본격적인 교육활동이 이루어진다.

해설

① 전 개
② 종 결
③ 도 입
⑤ 전 개



33 ③　34 ⑤　35 ⑤　36 ⑤　37 ④ 정답

## 38

**다음에서 설명하는 보건교육 방법은?**

> • 특정한 문제를 해결하기 위해 12~15명이 한 그룹이 되어 짧게 토의함
> • 가능한 한 많은 아이디어를 종이에 목록화하고 그중 최상의 아이디어를 선택하는 방법임
> • 번개처럼 떠오르는 기발한 생각을 잘 포착해낸다는 뜻을 내포하고 있음

① 배심토의 ② 분단토의
③ 심포지엄 ④ 시범교육
⑤ 브레인스토밍

해설

브레인스토밍(팝콘회의) : 아이디어의 자유로운 흐름으로 창의성을 활용, 자유롭게 아이디어를 제시하고 타인의 발표에 비판을 금지한다.

## 39

**보건교육 실시 전, 대상자의 특성을 확인하여 이에 맞는 수업전략을 마련하기 위해 하는 평가유형은?**

① 상대평가 ② 절대평가
③ 진단평가 ④ 총괄평가
⑤ 형성평가

해설

평가유형

| 기준에 따른 분류 | 시기에 따른 분류 |
|---|---|
| • 절대평가(목표지향평가) : 미리 도달할 목표를 설정해 놓고 목표달성 정도 평가<br>• 상대평가(기준지향평가) : 상대적인 위치 – 개인의 성취를 타인과의 비교에 의해 상대적으로 평가 | • 진단평가 : 교육이 시작되기 전에 실시<br>• 형성평가 : 교육 중(수업 중)에 수시로 할 수 있는 평가<br>• 총괄평가 : 교육 후에 실시 |

## 40

**보건소에 대한 설명으로 옳은 것은?**

① 읍・면마다 1개소씩 설치한다.
② 지방보건행정조직에 해당한다.
③ 근로자의 업무상 재해보상업무를 수행한다.
④ 중앙정부조직의 일원화된 지도・감독을 받는다.
⑤ 「농어촌 등 보건의료를 위한 특별조치법」에 따라 설치한다.

해설

① 시・군・구별로 1개씩 설치한다.
③ 재해보상업무를 수행하는 곳은 근로복지공단
④ 이원화된 지도・감독을 받는다.
⑤ 지역보건법에 따라 설치한다.

## 41

**세계보건기구에서 제시한 일차보건의료 요소 중 다음에 해당하는 것은?**

> • 보건진료소에 운영협의회를 설치함
> • 일차보건의료가 성공하기 위한 가장 중요한 요건임

① 접근성 ② 수용가능성
③ 주민의 참여 ④ 질적 적정성
⑤ 지불부담능력

해설

일차보건의료의 필수요소
• 접근성 : 지리적, 경제적, 사회적 이유로 차별이 있어서는 안 된다.
• 수용가능성 : 지역주민이 수용가능한 방법
• 지불부담능력 : 주민의 지불능력에 맞는 보건의료수가로 제공
• 주민의 참여 : 주민의 적극적인 참여로 이루어지며 보건사업 성공의 가장 중요한 요건이다.

정답 38 ⑤ 39 ③ 40 ② 41 ③

## 42

**보건의료전달체계의 구성요소 중 지도력, 의사결정, 규제를 포함하는 것은?**

① 경제적 지원
② 자원의 조직화
③ 보건의료자원의 개발
④ 보건의료정책 및 관리
⑤ 보건의료서비스의 제공

해설

보건의료제도(보건의료전달체계) 구성요소
- 보건의료자원의 개발 : 보건의료서비스를 제공하는 데 필요한 인적 자원, 물적 자원, 지적 자원의 생산 및 개발
- 보건의료 조직 : 보건의료서비스에 필요한 자원이 생산되면 환자나 지역사회에 전달될 수 있도록 조직화되어야 한다(공공의료조직, 민간의료조직, 의료보험조직, 지역사회조직 등).
- 경제적 지원 : 모든 보건의료자원과 보건의료 전달 기전은 재원조달에 따라 달라진다(세금, 민간의료비, 의료보험료, 지역사회 재원 등).
- 관리 : 보건의료제도가 적절하게 기능하기 위해서는 보건의료와 관련된 행정이나 관리운용이 잘되어야 한다(지도력, 의사결정, 규제 등).
- 보건의료 제공(보건의료 전달) : 보건의료를 구성하는 마지막 요인은 국민의 보건의료 요구에 따라 개인이 적합하게 의료를 이용하도록 보건의료서비스를 제공하는 것이다.

## 43

**우리나라 의료급여에 대한 설명으로 옳은 것은?**

① 공공부조제도에 속한다.
② 전 국민을 가입 대상으로 한다.
③ 노인성 질병을 가진 자를 대상으로 한다.
④ 근로자에 대하여 신속하고 공정한 재해보상을 한다.
⑤ 소득능력 상실 시에 최저 생활을 할 수 있도록 소득을 보장한다.

해설

② 생활유지 능력이 없거나 생활이 어려운 국민을 대상으로 한다.
③ 노인장기요양보험에 대한 설명이다.
④ 산재보험에 대한 설명이다.
⑤ 의료급여 : 의료보장, 기초생활수급비 : 소득보장

## 44

**노인장기요양보험제도 중 다음에서 설명하는 시설급여기관은?**

- 대상 : 치매 · 중풍 등 노인성 질환 등으로 심신에 상당한 장애가 발생하여 도움이 필요한 자
- 서비스 방법 및 내용 : 입소시켜 급식 · 요양, 일상생활에 필요한 편의 제공
- 규모 : 입소 정원 10명 이상

① 양로시설
② 노인요양시설
③ 단기보호시설
④ 노인복지주택
⑤ 노인요양공동생활가정

해설

노인의료복지서비스 시설
- 노인요양시설 : 치매 • 중풍 등 노인성 질환 등으로 심신에 상당한 장애가 발생하여 도움을 필요로 하는 노인을 입소시켜 급식과 요양과 그 밖에 일상생활에 편의를 제공할 목적으로 하는 시설(10인 이상)
- 노인요양공동생활가정 : 치매 • 중풍 등 노인성 질환 등으로 심신에 상당한 장애가 발생하여 도움을 필요로 하는 노인에게 가정과 같은 주거여건과 급식 • 요양, 그 밖에 일상생활에 편의를 제공할 목적으로 하는 시설

## 45

**종합병원에서 대장암 수술을 받은 환자에게 진찰료, 검사비와 수술비 등을 청구하는 진료비 지불제도는?**

① 인두제
② 봉급제
③ 포괄수가제
④ 총액계약제
⑤ 행위별 수가제

해설

행위별 수가제
- 의료인이 환자를 진료할 때 진찰료, 검사비, 처치비, 약품비, 재료비 등을 각각 따로 가격을 매긴 뒤 합산하여 진료비를 사후에 청하는 제도이다.
- 양질의 의료서비스를 받을 수 있으나 진료서비스 행위 하나하나에 더하여 가격을 책정하기 때문에 서비스 내용이 많으면 진료비가 상승한다는 단점이 있다.



42 ④ 43 ① 44 ② 45 ⑤ 정답

## 46

**환경오염으로 인해 발생하는 현상으로 옳은 것은?**

① 빙하의 증가
② 산성비의 감소
③ 이상 기후의 증가
④ 해수면의 높이 하강
⑤ 온실가스의 농도 감소

해설

① 온실가스 증가로 지구온난화로 인해 빙하가 감소한다.
② 산성비의 증가
④ 해수면의 높이가 상승한다.
⑤ 온실가스의 농도가 증가한다.

## 47

**유기물질의 과다 유입으로 발생한 수질오염상태로 옳은 것은?**

① 탁도가 낮아진다.
② 용존산소량이 높아진다.
③ 부유물질량이 줄어든다.
④ 암모니아성 질소가 줄어든다.
⑤ 화학적 산소요구량이 높아진다.

해설

① 탁도가 증가한다.
② 용존산소량이 낮아진다.
③ 부유물질량이 늘어난다.
④ 암모이나성 질소가 늘어난다.

## 48

**다음 중 2차 대기오염물질은?**

① 오 존　② 황산화물
③ 탄화수소　④ 질소산화물
⑤ 일산화탄소

해설

- 1차 대기오염물질 : 분진, CO, $SO_2$, $NO_2$
- 2차 대기오염물질 : 오존, 스모그 등

## 49

**포도상구균 식중독을 일으키는 원인은?**

① 신경독(Neurotoxin)
② 장독소(Enterotoxin)
③ 아플라톡신(Aflatoxin)
④ 에르고톡신(Ergotoxin)
⑤ 테트로도톡신(Tetrodotoxin)

해설

포도상구균 식중독 : 독소형 식중독으로 장독소를 분비한다.

## 50

**근로자 작업환경의 유해인자 관리방법 중 대치에 해당하는 것은?**

① 발끝을 보호하기 위해 안전화를 신는다.
② 소음이 심한 작업장에서 귀마개를 착용한다.
③ 가연성 물질이 담긴 유리병을 철제통으로 바꾼다.
④ 작업장에 후드를 설치하여 오염된 공기를 배출한다.
⑤ 방사선 동위원소 취급 시 원격조정 장치를 사용한다.

해설

대치 : 위험요소를 제거하거나 덜 위험한 것으로 공정과 시설 등을 변경하는 방법으로 가장 기본적인 방법이다.

정답 46 ③ 47 ⑤ 48 ① 49 ② 50 ③

## 제3과목 공중보건학 개론

### 51

**숙주에 침입한 병원체가 심각한 임상증상과 장애를 일으키는 정도를 의미하는 것은?**

① 독 력
② 감염력
③ 병원력
④ 면역력
⑤ 감수성

해설

독력 : 병원체가 숙주에 대한 심각한 임상증상과 장애를 일으키는 능력

### 52

**매독에 대한 설명으로 옳은 것은?**

① 제3급 감염병에 해당된다.
② 신생아 임균 눈염을 유발한다.
③ 가임 여성은 예방접종이 필요하다.
④ 원인균은 사람면역결핍바이러스이다.
⑤ 모체의 태반을 통해 수직감염이 될 수 있다.

해설

① 제4급 감염병에 해당한다.
② 신생아 임균 눈염을 유발하는 것은 임질이다.
③ 매독은 예방접종이 없다.
④ 매독의 원인균은 트레포네마 팔리듐이다.

### 53

**예방접종을 시행하여 범유행성(Pandemic)에 대응하는 감염병 관리방법은?**

① 병원체 제거
② 보균자 격리
③ 숙주 면역력 증강
④ 병원체 탈출 방해
⑤ 숙주 감수성 강화

해설

예방접종은 인공능동면역으로 숙주의 면역력을 증가시키는 것이다.

### 54

**유병률에 대한 설명으로 옳은 것은?**

① 분모는 건강한 전체 인구수이다.
② 분자는 새로이 특정 건강문제가 발생한 사람 수이다.
③ 발생률이 높으면 유병률은 낮다.
④ 치명률이 높으면 유병률도 높다.
⑤ 질병 이환기간이 길수록 유병률은 높다.

해설

유병률
- 유병률 = 현재 특정 건강문제를 갖고 있는 사람 수/전체 인구수
- 유병률은 이미 질병에 이환되어 앓고 있는 사람, 즉 과거에 발병한 사람은 모두 포함되므로 질병의 발생률과 유병기간에 영향을 받게 된다. 다시 말해 발생률이 크고 이환기간이 긴 질병일수록 유병률이 증가한다. 그러므로 유병률이 높은 질병을 무조건 심각한 질병으로 규정짓기 전에 발생률과 이환 기간을 평가해야 한다.
- 유병률이 낮은 질병은 발생률이 낮고, 치명률이 높은 질환이거나 빨리 치유되는 질병이라고 생각할 수 있다.
- 급성질환은 발생률이 높고, 만성질환은 유병률이 높다.

### 55

**국가암검진사업 중 고위험군을 대상으로 검진을 실시하는 암은?**

① 간 암
② 위 암
③ 대장암
④ 유방암
⑤ 자궁경부암

해설

국가암검진사업 중 간암의 검진대상은 만 40세 이상 중 간경변증, B형간염 바이러스 항원 양성, C형간염 바이러스 항체 양성자이고 검진주기는 6개월이다.



51 ① 52 ⑤ 53 ③ 54 ⑤ 55 ① 정답

## 56

**생산연령인구가 많이 유출되어 전체 인구의 50% 미만인 농촌지역의 인구구조 유형은?**

① 종 형　② 별 형
③ 호로형　④ 항아리형
⑤ 피라미드형

해설

호로형 : 생산연령인구(경제활동인구)가 많이 유출되어 있는 농촌형 인구구성으로 15~64세 인구가 전체 인구의 50% 미만이다.

## 57

**모자보건법상 임산부의 정의로 옳은 것은?**

① 15~34세 여성
② 35~49세 여성
③ 임신 전부터 수유기까지의 여성
④ 임신 전부터 분만 전까지의 여성
⑤ 임신 중이거나 분만 후 6개월 미만인 여성

해설

모자보건법상 해당 대상자의 정의
- 모성 : 임산부와 가임기 여성
- 임산부 : 임신 중이거나 분만 후 6개월 미만의 여성
- 영유아 : 출생 후 6년 미만인 사람
- 신생아 : 출생 후 28일 이내의 영유아
- 미숙아 : 신체의 발육이 미숙한 채로 출생한 영유아
- 선천성 이상아 : 선천성 기형 또는 변형이 있거나 염색체에 이상이 있는 영유아

## 58

**생후 12개월 된 영아의 수두 예방접종에 관한 문의 전화가 보건소로 왔다. 이에 대한 응답으로 옳은 것은?**

① "접종 후 바로 귀가하면 됩니다."
② "고열이 있어도 접종이 가능합니다."
③ "오전보다 오후에 오시면 좋습니다."
④ "접종 전날 목욕을 시키면 안 됩니다."
⑤ "아이의 건강상태를 잘 아는 보호자가 아이를 데리고 오세요."

해설

① 접종 후 20~30분간 접종 기관에 머물러 관찰한다.
② 고열이 있으면 예방접종을 미룬다.
③ 건강상태가 좋은 오전 중에 접종한다.
④ 접종 전날 목욕시킨다.

## 59

**임신 27주인 임산부의 정기진단 횟수로 옳은 것은?**

① 2개월마다 1회　② 4주마다 1회
③ 2주마다 1회　④ 1주마다 1회
⑤ 1주마다 2회

해설

- ~임신 7개월 : 1회/4주
- 임신 8~9개월 : 1회/2주
- 임신 10개월 : 1회/1주

정답 56 ③ 57 ⑤ 58 ⑤ 59 ②

## 60

**알코올 중독 환자가 "나는 술을 마시지만 술로 인한 문제는 없어요."라고 하였다. 이 환자가 사용한 방어기전은?**

① 억 압
② 억 제
③ 부 정
④ 투 사
⑤ 반동형성

해설

**부정** : 의식화된다면 도저히 감당하지 못할 어떤 생각, 욕구, 충동, 현실적 존재를 무의식적으로 거부함으로써 현실을 차단하는 것

① 억압 : 불안에 대한 1차적인 방어기제로서 극도로 위협적이고 고통스러운 생각이나 경험을 의식에서 제외시키는 정신적 과정
② 억제 : 마음에 고통을 주는 기억을 의식적으로 잊으려고 노력하는 것
④ 투사 : 자신의 결점이나 받아들일 수 없는 행동에 대한 책임을 남에게 돌리는 것
⑤ 반동형성 : 생각, 감정, 충동이 곤란스러워서 그 생각이나 행동과 반대되는 것을 나타내는 것

## 61

**치매를 관리하기 위한 이차 예방 프로그램은?**

① 노인을 대상으로 치매예방수칙을 교육한다.
② 치매노인을 대상으로 인지재활을 실시한다.
③ 노인을 대상으로 치매선별검사를 실시한다.
④ 지역주민을 대상으로 치매예방 운동을 확산한다.
⑤ 지역주민을 대상으로 치매에 대한 부정적 인식을 개선한다.

해설

③ 치매선별검사는 조기발견을 하기 위한 것이다.

- 1차 예방 : 질병예방, 건강유지, 건강증진
- 2차 예방 : 조기발견, 조기치료
- 3차 예방 : 합병증과 불능으로의 진행을 막고 재활치료를 통해 기능회복, 사회복귀 촉진

## 62

**뇌경색증을 진단받은 50세 남자가 가정에서 장기요양서비스를 제공받고자 할 때 신청할 수 있는 보험제도(A)와 보험급여(B)가 옳게 묶인 것은?**

| | A | B |
|---|---|---|
| ① | 국민건강보험 | 간병비 |
| ② | 국민건강보험 | 재가급여 |
| ③ | 노인장기요양보험 | 간병비 |
| ④ | 노인장기요양보험 | 재가급여 |
| ⑤ | 노인장기요양보험 | 시설급여 |

해설

**노인장기요양보험**

- 대상자 : 65세 이상 또는 65세 미만의 자로서 치매, 뇌혈관성 질환 등 노인성 질병을 가진 자
- 급여 : 재가급여, 시설급여(대부분의 1~2등급의 대상자로 전적으로 상당 부분 도움이 필요한 대상자에 해당)

## 63

**노인장기요양보험제도에서 방문간호에 대한 설명으로 옳은 것은?**

① 신체활동과 가사활동을 지원한다.
② 방문간호지시서에 따라 서비스를 제공한다.
③ 목욕설비를 갖춘 장비를 이용하여 서비스를 제공한다.
④ 간호조무사 자격 취득과 동시에 방문간호 서비스를 제공할 수 있다.
⑤ 수급자를 하루 중 일정시간 동안 장기요양기관에서 보호하는 서비스이다.

해설

**방문간호** : 의사, 한의사 또는 치과의사의 지시에 따라 간호사, 간호조무사 또는 치위생사가 수급자의 가정 등을 방문하여 간호, 진료의 보조, 요양에 관한 상담 또는 구강위생 등을 제공한다.

① 방문요양에 대한 설명이다.
③ 방문목욕에 대한 설명이다.
④ 3년 이상의 경력과 보건복지부장관이 지정한 곳에서 교육을 이수해야 가능하다.
⑤ 주·야간 보호에 대한 설명이다.



60 ③ 61 ③ 62 ④ 63 ② 정답

## 64

**보건소 방문건강관리사업에 대한 내용으로 옳은 것은?**

① 노인장기요양보험법에 근거한다.
② 질병 진단과 치료 서비스를 제공한다.
③ 민간병원 중심으로 서비스를 제공한다.
④ 비용은 대상자가 시간당 수가로 지불한다.
⑤ 취약계층을 중점 대상으로 서비스를 제공한다.

해설

보건소의 방문건강관리사업 : 보건소를 중심으로 한 방문보건사업은 기초생활수급자, 장애인, 독거노인 등 건강 취약 계층의 의료 접근성을 높여 건강 형평성을 제고하고 삶의 질 향상에 기여하기 위한 것으로 방문간호를 통해 건강문제를 발견하고 건강수준에 적합한 건강관리 서비스를 제공하거나 의뢰 연계함으로써 주민의 건강수준을 향상시키고자 하는 것이다.
① 지역보건법에 근거한다.
② 건강행태 개선 및 만성질환 등의 관리를 한다.
③ 운영주체는 보건소이다.
④ 비용은 무료이다.

## 65

**의료법상 의료인이나 의료기관 개설자가 10년 기간 동안 보존해야 하는 것은?**

① 처방전
② 수술기록
③ 환자 명부
④ 간호기록부
⑤ 검사소견기록

해설

① 2년
③ 5년
④ 5년
⑤ 5년

## 66

**정신건강증진 및 정신질환자 복지서비스 지원에 관한 법률상 다음에서 설명하는 입원의 종류는?**

> 명절에 모인 가족과 친지들에게 "모든 사람들이 나를 무시하고 모이기만 하면 나에 대한 험담을 한다."라며 친지들에게 공격적 행동을 한 아들에 대해 부모 2인은 정신건강의학과 전문의의 입원이 필요하다는 진단을 받고 정신병원에 아들의 입원을 신청하였다.

① 자의입원
② 동의입원
③ 응급입원
④ 보호의무자에 의한 입원
⑤ 시장·군수·구청장에 의한 입원

해설

보호의무자에 의한 입원 : 정신의료기관 등의 장은 정신질환자의 보호의무자 2명 이상이 신청한 경우 정신건강의학과 전문의가 입원 등이 필요하다고 진단한 경우에만 입원시킬 수 있다.

## 67

**결핵예방법상 결핵환자의 진단을 보고받은 의료기관의 장은 누구에게 신고해야 하는가?**

① 시·도지사
② 관할 보건소장
③ 보건복지부장관
④ 대한결핵협회장
⑤ 시장·군수·구청장

해설

결핵환자 발생 시의 조치
- 의료기관에 소속된 의료인 : 의료기관의 장에게 보고 → 보건소장에게 신고
- 의료기관에 소속되지 않은 의료인 : 보건소장에게 신고

정답 64 ⑤ 65 ② 66 ④ 67 ②

## 68

**구강보건법상 구강건강실태는 몇 년마다 조사하여야 하는가?**

① 1년
② 2년
③ 3년
④ 4년
⑤ 5년

해설

구강건강실태조사 : 보건복지부장관을 국민의 구강건강상태와 구강건강의식 등 구강건강실태를 3년마다 조사하고 그 결과를 공표하여야 한다.

## 69

**감염병의 예방 및 관리에 관한 법률상 다음에서 설명하는 용어로 옳은 것은?**

- 감염병환자 등이 발생한 경우 감염병의 차단과 확산 방지 등을 위하여 감염병환자 등의 발생 규모를 파악하고 감염원을 추적하는 등의 활동
- 감염병 예방접종 후 이상반응 사례가 발생한 경우나 감염병 여부가 불분명하나 그 발병원인을 조사할 필요가 있는 사례가 발생한 경우 그 원인을 규명하기 위하여 하는 활동

① 감 시
② 역학조사
③ 표본감시
④ 감염병의 예방 조치
⑤ 감염병 유행에 대한 방역 조치

해설

역학조사 : 감염병환자 등이 발생한 경우 감염병의 차단과 확산 방지 등을 위하여 감염병환자 등의 발생규모를 파악하고 감염원을 추적하는 등의 활동과 감염병 예방접종 후 이상반응 사례가 발생한 경우나 감염병 여부가 불분명하나 그 발병 원인을 조사할 필요가 있는 사례가 발생한 경우 그 원인을 규명하기 위하여 하는 활동을 말한다.

## 70

**혈액관리법상 5년 이하의 징역 또는 5천만원 이하의 벌금에 해당되는 경우는?**

① 혈액 매매행위를 한 자
② 혈액제제의 수가를 위반하여 혈액제제를 공급한 자
③ 채혈 전에 헌혈자에 대하여 건강진단을 하지 아니한 자
④ 부적격혈액을 수혈받은 사람에게 이를 알리지 아니한 자
⑤ 건강진단 · 채혈 · 검사 등 업무상 알게 된 다른 사람의 비밀을 누설하거나 발표한 자

해설

② 500만원 이하의 벌금
③ 2년 이하의 징역 또는 2천만원 이하의 벌금
④ 2년 이하의 징역 또는 2천만원 이하의 벌금
⑤ 2년 이하의 징역 또는 2천만원 이하의 벌금

정답 68 ③ 69 ② 70 ①

제4과목 실 기

## 71

**성인의 체온을 측정하는 방법으로 옳은 것은?**

① 구강체온 측정 시 전자체온계의 탐침을 볼 점막에 삽입한다.
② 직장체온 측정 시 전자체온계의 탐침을 항문에 1cm 깊이로 삽입한다.
③ 이마체온 측정 시 적외선체온계의 센서가 환자의 눈을 향하도록 댄다.
④ 액와체온 측정 시 전자체온계의 탐침이 겨드랑이 전액와선 위치에 오도록 꽂는다.
⑤ 고막체온 측정 시 귓바퀴를 후상방으로 잡아당겨 적외선 체온계의 센서가 고막을 향하도록 삽입한다.

해설

① 체온계의 탐침을 환자의 혀 밑에 넣고 입을 다물도록 한다.
② 성인은 2.5~4cm, 아동은 1.5~2.5cm 정도 삽입한다.
③ 체온계를 앞이마 정면에 탐침을 놓고 버튼을 누른다.
④ 체온계의 측정부위가 액와부 중앙에 놓이게 하고 팔을 꼭 껴서 빠지지 않게 한다.

## 72

**발의 혈액순환 상태를 확인하기 위한 맥박 측정부위는?**

① 경동맥 ② 측두동맥
③ 족배동맥 ④ 상완동맥
⑤ 요골동맥

해설

① 경동맥 : 목의 양쪽 부위에서 측정
② 측두동맥 : 귀의 앞쪽에 측두동맥이 지나고 요골동맥 측정이 어려울 때 측정
④ 상완동맥 : 양측 상박에 있으며 혈압측정 시 이용
⑤ 요골동맥 : 가장 보편적으로 사용되며 손목 부위에서 측정

## 73

**비위관 삽입 길이를 측정하는 방법으로 옳은 것은?**

① 입에서 귀, 귀에서 쇄골까지의 길이를 측정한다.
② 코 끝에서 입, 입에서 배꼽까지의 길이를 측정한다.
③ 코 끝에서 귀, 귀에서 검상돌기까지의 길이를 측정한다.
④ 입에서 쇄골, 쇄골에서 검상돌기까지의 길이를 측정한다.
⑤ 입에서 검상돌기, 검상돌기에서 배꼽까지의 길이를 측정한다.

해설

비위관 삽입 길이 측정방법 : 코 끝 → 귓불 → 검상돌기

## 74

**자연배뇨를 촉진하는 방법으로 옳은 것은?**

① 차가운 변기를 제공한다.
② 흐르는 물소리를 들려준다.
③ 손을 차가운 물에 담가 준다.
④ 하복부에 얼음 주머니를 대준다.
⑤ 도뇨관을 삽입하여 배뇨하게 한다.

해설

① 따뜻한 변기를 제공한다.
③ 손이나 발을 따뜻한 물로 씻어주거나 담가 준다.
④ 하복부에 더운 물주머니를 적용한다.
⑤ 도뇨관 삽입은 자연배뇨 방법이 아니라 인공도뇨 방법이다.

## 75

**섭취량과 배설량 측정 시 섭취량에 포함되는 것은?**

① 출혈량 ② 구토물
③ 상처 배액 ④ 흉관 배액
⑤ 위관영양액

해설

섭취량 : 경구 투여, 비경구 투여(정맥주사, 수혈, 비위관액 등)

정답 71 ⑤ 72 ③ 73 ③ 74 ② 75 ⑤

## 76

**유치도뇨관이 삽입된 환자의 요로감염 예방법은?**

① 수면 시에는 도뇨관을 잠가둔다.
② 소변이 고여 있도록 도뇨관을 꼬아둔다.
③ 소변수집주머니를 병실 바닥에 놓아둔다.
④ 소변수집주머니를 방광보다 아래에 놓아둔다.
⑤ 찢어진 소변수집주머니는 테이프로 붙여 사용한다.

해설

① 수면 시 도뇨관을 잠그면 안 된다.
② 도뇨관이 꼬이거나 꺾이지 않았는지 확인한다.
③ 소변수집주머니가 병실 바닥에 닿아서는 안 된다.
⑤ 소변수집주머니는 요로감염을 예방하기 위하여 항상 폐쇄형을 유지하고 깨지거나 찢어지지 않게 한다.

## 77

**1~2시간 정도 160℃의 열을 이용하여 파우더를 멸균하는 방법은?**

① 건열멸균 ② 급속멸균
③ 여과멸균 ④ EO 가스멸균
⑤ 고압증기멸균

해설

건열멸균
- 고온의 증기가 침투되지 않는 물품의 멸균에 사용한다.
- 고온으로 인한 파괴 효과를 이용한 오븐 형태의 멸균으로서 파우더, 오일 등의 멸균에 적당하다.
- 멸균시간은 물품과 온도에 따라 다르나 보통 120~140℃에서 3시간, 160 ℃에서 1~2시간 정도이다.

## 78

**내과적 손 씻기에 대한 설명으로 옳은 것은?**

① 팔꿈치보다 손가락을 위로 하고 씻는다.
② 손목에 있는 시계는 착용한 채로 씻는다.
③ 손을 씻은 후 맨손으로 수도꼭지를 잠근다.
④ 손가락 끝을 다른 손의 손바닥에 문질러 씻는다.
⑤ 손을 씻은 후 젖은 종이타월을 재사용하여 손을 닦는다.

해설

① 물이 팔에서 손가락 끝으로 흐르도록 손을 팔꿈치 아래로 한다.
② 손과 팔에서 장신구를 모두 제거한다.
③ 종이타월을 이용하여 수도꼭지를 잠근다.
⑤ 종이타월을 재사용하지 않는다.

## 79

**욕창이 발생할 위험이 높은 환자는?**

① 걷기 운동 중인 고혈압 환자
② 수술 후 조기이상 중인 환자
③ 자극에 반응이 없는 무의식 환자
④ 병실을 자주 배회하는 치매환자
⑤ 일상생활 활동을 하고 있는 노인환자

해설

무의식 환자는 부동상태의 환자로 계속적인 압박을 받는 체위를 유지할 경우 욕창이 발생할 가능성이 높다.

## 80

**보호격리를 적용해야 하는 환자는?**

① 발진이 있는 성홍열 환자
② 기침이 심한 백일해 환자
③ 가래가 있는 활동성 폐결핵 환자
④ 당일 조혈모세포이식을 받은 백혈병 환자
⑤ 열이 있는 메티실린 내성 황색포도구균(MRSA) 감염 환자

해설

보호격리(역격리) : 감염에 민감한 사람을 위해 주위 환경을 무균적으로 유지하는 것으로 화상환자, 백혈병 환자, 항암제 사용 환자 등이 해당된다.



76 ④ 77 ① 78 ④ 79 ③ 80 ④ 정답

## 81

**개복 수술을 한 환자의 상처부위를 소독하는 방법으로 옳은 것은?**

| [그림 설명] |
|---|
| ● : 소독 시작 지점 |
| ㉠~㉥ : 소독 순서 |
| ⇢ : 소독 방향 |
| ※ 소독 시작 지점(●)마다 새로운 소독솜을 사용함 |

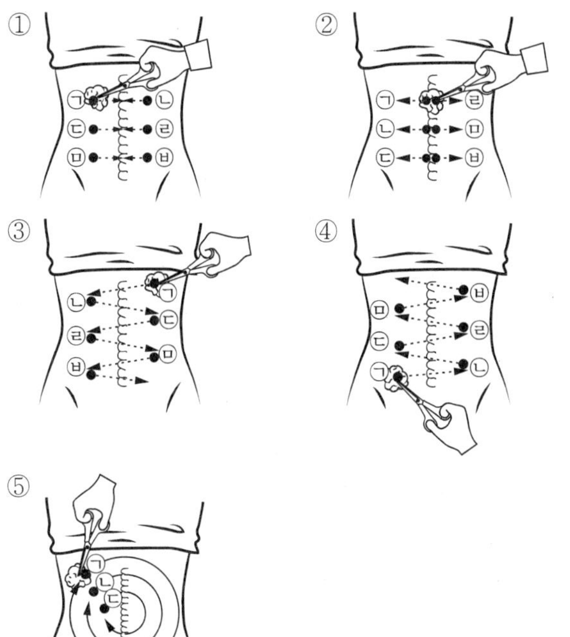

(해설)

- 상처소독 시 소독솜은 1회만 사용해야 한다.
- 가장 오염이 안 된 부위에서 심한 쪽으로, 중심에서 가장자리로 닦는다.
- 상처의 위쪽 → 아래쪽
- 수술부위 → 주변 피부 쪽, 배액부위 → 주변 조직 쪽

## 82

**침상목욕 시 주의사항으로 옳은 것은?**

① 발목에서 대퇴쪽으로 닦는다.
② 목욕물의 온도는 30℃를 유지한다.
③ 눈은 비누를 묻힌 수건으로 닦는다.
④ 문을 열어두어 방 안에 습기가 차지 않도록 한다.
⑤ 왼팔에 정맥주사를 맞고 있는 경우 왼팔의 환의부터 벗긴다.

(해설)

② 목욕물의 온도 : 40℃ 정도(43~46℃)
③ 눈에 비누를 사용하지 않는다.
④ 창문은 닫고 실시한다.
⑤ 옷을 벗길 때는 건강한 쪽부터 벗긴다.

## 83

**구강간호를 돕는 방법으로 옳은 것은?**

① 치아뿐 아니라 혀도 닦아준다.
② 이동겸자는 치아에 직접 닿게 사용한다.
③ 클로르헥시딘 원액으로 치아를 닦아준다.
④ 곡반의 볼록한 부분이 환자의 턱 밑으로 가도록 놓는다.
⑤ 과산화수소수로 입안을 소독한 후 헹구어 내지 않도록 한다.

(해설)

② 치아에 닿지 않게 한다.
③ 클로르헥시딘은 외과기계의 살균 및 수술 전 피부소독에 사용되는 소독제이다. 환자의 피부와 의료제공자의 손 두 곳에 사용이 가능하다.
④ 곡반의 오목한 부분이 환자의 턱 밑으로 가도록 놓는다.
⑤ 물로 입안을 헹구어 준다.

정답 81 ② 82 ① 83 ①

## 84

**침상세발 시 간호보조활동으로 옳은 것은?**

① 손톱으로 두피를 마사지해준다.
② 세발 후 머리를 젖은 채로 둔다.
③ 환자의 눈을 수건으로 덮어 준다.
④ 머리는 샴푸액이 남아 있을 정도로 헹구어 준다.
⑤ 세발 전 침대의 높이를 간호조무사의 무릎 높이로 조정한다.

해설

① 손가락 끝으로 마사지한다.
② 마른 수건과 건조기를 이용하여 남은 습기를 완전히 말린다.
④ 샴푸액이 남아 있지 않도록 헹구어 준다.
⑤ 세발 시작 전 침대의 높이를 허리높이로 올려 준다.

## 85

**남자 환자의 회음부 간호를 돕는 방법으로 옳은 것은?**

① 회음부는 찬물로 닦는다.
② 항문, 음경, 귀두 순서로 닦는다.
③ 요도구 부위는 직선모양으로 닦는다.
④ 포경수술을 하지 않은 환자는 포피를 뒤집어 닦아준다.
⑤ 유치도뇨관이 삽입된 경우 주 1회 회음부 간호를 시행한다.

해설

① 40℃ 정도의 물(43~46℃)로 닦는다.
② 귀두, 음경, 치골, 항문 순으로 닦는다.
③ 음경 끝에서 치골을 향해 나선형으로 닦는다.
⑤ 유치도뇨관이 삽입된 경우에는 회음부 간호를 매일 시행한다.

## 86

**다음에서 설명하는 운동의 종류는?**

- 관절을 움직이지 않고, 근육의 길이 변화는 없지만 의식적인 근육의 긴장으로 에너지를 소비하는 능동적인 운동
- 다리에 석고붕대나 견인을 적용한 환자가 근육을 몇 초간 조였다가 이완함으로써 손상된 다리의 근력을 유지하는 운동

① 등속성 운동
② 등장성 운동
③ 등척성 운동
④ 점진저항 운동
⑤ 스트레칭 운동

해설

등척성 운동
- 관절은 움직이지 않고 특정 근육을 강화시키는 운동이다.
- 근육의 길이가 변하지 않는 운동으로 근육을 수축시켰다가 쉬는 것을 반복한다.

## 87

**수동적 관절 범위 운동을 도울 때 주의해야 할 사항은?**

① 침상 커튼을 걷고 시행한다.
② 빠르고 강한 힘으로 운동시킨다.
③ 운동시킬 관절 옆에 가까이 선다.
④ 관절 가동 범위를 초과하여 운동시킨다.
⑤ 각 관절마다 1회 40분 이상 운동시킨다.

해설

① 문을 닫거나 커튼을 쳐서 사생활을 보호해준다.
② 각 관절에 따라 3번씩 반복하여 운동을 해주고 보통 한 번에 5~10분 이상을 넘기지 않도록 한다. 한 쪽 부분을 끝낸 뒤 다른 쪽 부분을 운동시킨다.
④ 환자가 할 수 있는 범위 이상으로 무리하게 움직여서는 안 된다.
⑤ 보통 한 번에 5~10분 이상을 넘기지 않는다.

84 ③ 85 ④ 86 ③ 87 ③ 정답

## 88

**오른쪽 편마비 환자를 침대에서 휠체어로 옮기려고 할 때 휠체어의 위치로 옳은 것은?**

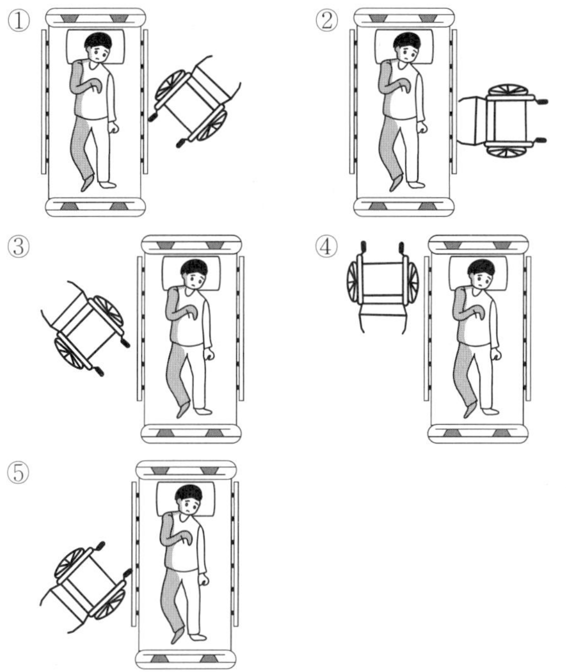


해설

환자의 건강한 손을 사용할 수 있도록 한다. 건강한 손인 왼쪽 손이 휠체어의 손잡이를 잡을 수 있도록 건강한 쪽에 침상 옆에 붙여주거나 30~45°로 비스듬히 놓아준다.

## 89

**입원환자의 낙상을 예방하기 위한 방법으로 옳은 것은?**

① 침대 난간을 내려둔다.
② 병실 바닥의 전선을 정리한다.
③ 침대 높이를 최대한 높게 한다.
④ 침대 바퀴의 잠금장치를 풀어둔다.
⑤ 야간에는 병실 내 전체 조명을 소등한다.

해설

① 침대난간을 올려준다.
③ 침대 높이를 낮게 한다.
④ 침대 바퀴의 잠금장치를 잠궈준다.
⑤ 야간에는 간접조명을 켜둔다.

## 90

**자궁경부암을 검진하기 위해 내원한 대상자가 취하도록 해야 할 체위는?**

① 측 위
② 복 위
③ 반좌위
④ 앙와위
⑤ 절석위

해설

쇄석위(절석위) : 여성의 산부인과 검진체위로 회음부, 질 등의 생식기 검사와 방광검사, 자궁경부 및 질 검사를 위해 적절한 체위이다.

## 91

**온요법을 적용하는 목적은?**

① 혈관 수축 증가
② 혈액 점성 증가
③ 근육 이완 증가
④ 조직 대사작용 감소
⑤ 모세혈관의 투과성 감소

해설

온요법 : 혈관 확장, 모세혈관 투과력 증가, 세포대사 증가, 염증과정 증가, 근육 이완, 신경전도율 증가, 관절 활액 점도 감소, 편안감 증가

정답 88 ① 89 ② 90 ⑤ 91 ③

## 92

**제왕절개 수술이 예정된 환자의 수술 전 피부준비를 위한 간호보조활동으로 옳은 것은?**

① 손톱의 매니큐어는 남겨둔다.
② 털이 난 반대방향으로 면도한다.
③ 제모의 범위는 수술 부위보다 좁게 정한다.
④ 다른 환자에게 사용한 면도날을 물로 씻어 재사용한다.
⑤ 제모제를 사용하기 전에 피부 민감성 반응을 확인한다.

해설

① 손톱의 매니큐어는 지운다.
② 면도기는 30~45° 각도로 피부에 대고 털이 난 방향으로 면도한다.
③ 피부준비는 수술부위보다 넓고 길게 잡아야 한다.
④ 재사용하면 안 된다.

## 93

**다음 중 시행하기 전에 금식을 해야 하는 검사는?**

① 골밀도 검사
② 일반 대변 검사
③ 24시간 소변 검사
④ 상부 위장관 촬영술
⑤ 단순 흉부 엑스선 검사

해설

**상부 위장관 촬영** : 검사 전 8시간 이상의 금식이 필요하다.

## 94

**전신마취하에 자궁절제술 후 병실로 돌아온 환자의 무기폐를 예방하기 위한 간호보조활동으로 옳은 것은?**

① 수면 격려　② 구강 간호
③ 침상 안정　④ 심호흡 격려
⑤ 회음부 간호

해설

수술 후 호흡기계 합병증(무기폐, 폐렴)을 예방하기 위해 심호흡과 기침을 하도록 교육한다.

## 95

**유치도뇨관을 삽입한 성인환자의 요배양 검사를 위한 간호보조활동으로 옳은 것은?**

① 유치도뇨관을 제거하고 중간뇨를 받는다.
② 유치도뇨관과 소변수집주머니를 분리한 후 소변을 받는다.
③ 소변수집주머니 하단을 주삿바늘로 천자하여 소변을 채취한다.
④ 소변수집주머니의 하단 조절기(Clamp)를 열어서 소변을 받는다.
⑤ 소변수집주머니의 검체 채취구에서 무균적 방법으로 소변을 채취한다.

해설

도뇨관을 소독솜으로 닦고 멸균 주삿바늘을 도뇨관에 삽입하여 멸균적으로 소변을 채취한다.



92 ⑤　93 ④　94 ④　95 ⑤ 정답

## 96

**영아 심폐소생술 방법으로 옳은 것은?**

① 발바닥을 두드려서 의식을 확인한다.
② 기도를 개방하기 위해 목을 과신전한다.
③ 가슴 압박은 한 손의 손바닥을 이용한다.
④ 가슴 압박 위치는 검상돌기 아래 부분이다.
⑤ 가슴 압박 속도는 분당 80회 미만으로 한다.

해설

② 턱을 들어(신전) 기도를 개방한다. → 과신전 X
③ 검지와 중지 또는 중지와 약지 손가락을 이용한다.
④ 가슴 압박 위치는 흉골 하부의 1/2 부위(흉골 아래쪽 절반 부위)이며, 복강 내 장기의 손상을 방지하기 위해 검상돌기 아래 부분은 압박하지 않는다.
⑤ 100~120회/1분의 속도로 한다.

## 97

**가장 높은 농도의 산소를 투여하기 위해 준비해야 할 물품은?**

① 비강 카테터
② 비강 캐뉼라
③ 벤투리 마스크
④ 비재호흡 마스크
⑤ 단순 안면 마스크

해설

**비재호흡 마스크** : 가장 높은 농도의 산소공급(60~100%)
① 비강 카테터 : 44~67%
② 비강 캐뉼라 : 23~44%
③ 벤투리 마스크 : 24~40%
⑤ 단순 안면 마스크 : 40~60%

## 98

**의식이 명료한 성인 입원환자를 확인하는 방법으로 옳은 것은?**

① 침상의 이름표를 보고 확인한다.
② 환자 본인 여부를 가족에게 확인한다.
③ 환자의 이름을 불러 보아 맞는지 확인한다.
④ 환자의 생년월일을 불러 보아 맞는지 확인한다.
⑤ 환자가 대답한 이름과 등록번호 또는 생년월일을 입원팔찌와 대조하여 확인한다.

## 99

**환자가 "저는 그 사람을 이해할 수 없어요."라고 이야기할 때, 이에 대응하는 의사소통으로 옳은 것은?**

① "저라면 그냥 참겠어요."
② "이제 그 이야기는 그만 하시죠."
③ "당신은 이해심이 부족한 사람이군요."
④ "지금 상황에 그런 생각은 전혀 도움이 되지 않습니다."
⑤ "이해할 수 없다고 생각되는 부분을 말씀해 주실 수 있을까요?"

## 100

**퇴원하는 환자에 대한 간호보조활동으로 옳은 것은?**

① 병원 시설 안내
② 면회 시간 안내
③ 귀중품 보관 안내
④ 외래 방문 일정 안내
⑤ 화재 시 대피로 안내

정답 96 ① 97 ④ 98 ⑤ 99 ⑤ 100 ④

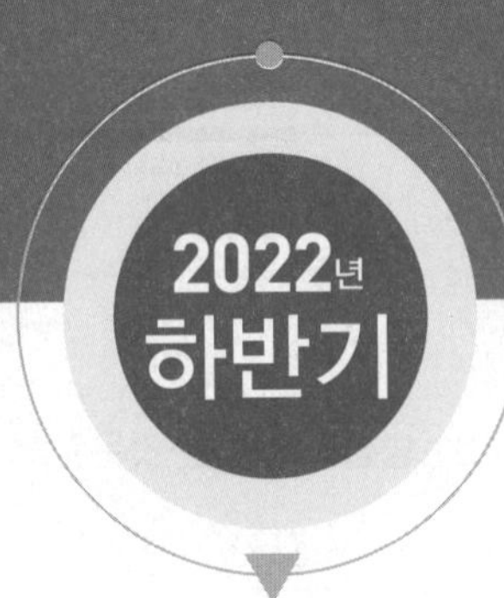


# 기출유형문제

## 제1과목 기초간호학 개요

### 01

**환자 가족의 사생활을 알게 되었을 때 직업윤리를 준수한 행동으로 옳은 것은?**

① 친구와 공유한다.
② 의료진에게 보고한다.
③ 동료 간호조무사에게 인계한다.
④ 간호조무사 혼자만 알고 있는다.
⑤ 자신이 알고 있다는 것을 환자에게 말한다.

해설

④ 대상자의 사생활을 존중하고 간호에 필요한 정보 공유만을 원칙으로 하며, 대상자의 비밀을 공개하지 않는다.

정보 누설 금지(의료법 제19조)
의료인이나 의료기관 종사자는 이 법(의료법)이나 다른 법령에 특별히 규정된 경우 외에는 의료·조산 또는 간호업무나 진단서·검안서·증명서 작성·교부 업무·처방전 작성·교부업무, 진료기록 열람·사본 교부 업무·진료기록부 등 보존 업무, 전자의무기록 작성·보관·관리 업무를 하면서 알게 된 다른 사람의 정보를 누설하거나 발표하지 못한다.

### 02

**간호조무사의 직업적 태도로 옳은 것은?**

① 간호조무사의 편의에 따라 업무를 수행한다.
② 쉬운 일이라도 정해진 순서와 절차를 따른다.
③ 환자 가족에게 치료 결과를 친절하게 설명해준다.
④ 말기 환자의 선물은 감사 인사로 생각하고 받는다.
⑤ 직무 범위를 벗어나는 일도 자신이 할 수 있는 일은 한다.

해설

① 간호조무사는 간호사가 계획하는 간호 계획과 계획에 따른 지시 업무를 수행한다.
③ 환자의 이상 증상이나 검사 결과, 진단, 수술, 치료, 예후에 대해 궁금해 하는 것을 간호사에게 보고하며, 의사나 간호사에게 직접 문의하도록 설명한다.
④ 환자가 감사의 표현으로 선물을 줄 경우 고마움을 표시하고 병원규칙임을 설명하고 정중히 거절한다. 간호조무사로서의 품위 유지를 위해 항상 노력해야 한다.
⑤ 자기의 직무 범위를 확실히 알고 일해야 사고·과실을 방지할 수 있다. 직무 범위를 벗어난 일은 하지 않으며, 의문이 있을 때는 언제나 감독자와 의논한다.

### 03

**혈액이 섞인 객담이 담긴 흡인병을 세척하기 전 찬물로 먼저 헹구는 이유로 옳은 것은?**

① 혈액 응고 방지　② 객담 검체 채취
③ 비말 감염 예방　④ 흡인병의 파손 방지
⑤ 흡인병의 멸균 처리

해설

혈액이나 체액은 단백질 성분으로 되어 있어서 더운물로 먼저 씻으면 응고되기 때문에 혈액이 섞인 객담이 담긴 흡인병을 세척하기 전에 먼저 찬물로 헹구어 내고 더운물로 씻는다.



1 ④ 2 ② 3 ① 정답

## 04

**병원에 화재가 발생했을 때 대응방법으로 옳은 것은?**

① 거동이 불편한 중증환자부터 대피시킨다.
② 중요한 물건을 찾기 위해 병원 안으로 들어간다.
③ 환자에게 젖은 수건으로 코와 입을 막고 대피하게 한다.
④ 바람이 불어오는 쪽을 마주 보고 서서 소화기 분말을 뿌린다.
⑤ 출입문의 손잡이가 뜨거우면 천으로 감싸 쥐고 문을 연다.

해설

③ 젖은 수건 등으로 코와 입을 감싸 뜨거운 공기가 코와 폐로 들어가지 않게 한다.
① 화재발생 시 대피순서 : 경한 환자 > 중한 환자, 보행 가능자 > 보행 불능자
② 밖으로 나온 경우에는 절대로 건물 안으로 들어가지 않는다.
④ 문(바람)을 등지고 소화기 분말을 뿌린다.
⑤ 문의 손잡이는 손등으로 대어 보거나 손잡이를 만져 뜨겁지 않으면 문을 열고 피난구로 향한다. 출입문의 손잡이가 뜨거우면 다른 피난로를 찾아 이동한다.

## 05

**팔꿈치를 구부려서 두 뼈 사이의 각도를 줄이는 움직임은?**

① 굴 곡　② 신 전
③ 외 전　④ 내 전
⑤ 회 전

해설

① 굴곡 : 해부학적인 자세에서 각도가 작아짐
② 신전 : 해부학적인 자세에서 각도가 커짐
③ 외전 : 정중면에서 멀어지는 운동
④ 내전 : 정중면으로 가까이 오는 운동
⑤ 회전 : 장축을 축으로 하여 회전하는 운동

## 06

**항이뇨 호르몬을 생산하고, 인체의 항상성 유지에 관여하는 신경계의 구조는?**

① 소 뇌　② 시 상
③ 연 수　④ 중 뇌
⑤ 시상하부

해설

시상하부 : 주로 항상성의 유지에 관여한다. 항이뇨 호르몬과 옥시토신을 생성하고 뇌하수체전엽 호르몬 분비를 자극하는 유리호르몬을 생성하며 체온과 음식 섭취를 조절하고 자율신경계의 기능을 통합한다. 또한 정서적 상황에 대한 내장의 반응을 촉진하고 생리적 리듬에 관여한다.

## 07

**발열과 통증을 완화하기 위해 처방되는 약물은?**

① 디곡신　② 인슐린
③ 헤파린　④ 에페드린
⑤ 아세트아미노펜

해설

해열진통제 : 아세트아미노펜(타이레놀)

## 08

**항문, 질, 요도 등에 삽입할 수 있도록 만들어진 고형의 외용제는?**

① 좌 약　② 연 고
③ 시 럽　④ 정 제
⑤ 캡 슐

해설

좌약 : 약제를 젤라틴과 같은 반고형 상태로 만들어 체강(요도, 질, 항문 등)에 삽입하여 체온으로 용해・흡수되도록 만든 약으로 실온 보관한다.

정답 4 ③　5 ①　6 ⑤　7 ⑤　8 ①

## 09

**프로트롬빈 형성에 관여하여 결핍 시 혈액응고 시간을 지연시키는 비타민은?**

① 비타민 K ② 비타민 E
③ 비타민 D ④ 비타민 B
⑤ 비타민 A

해설

- 비타민 K : 혈장 내 프로트롬빈의 농도를 정상적으로 유지시켜 혈액응고에 관여해 결핍 시 혈액응고 시간을 지연시킨다.
- 혈액응고에 관여 : 비타민 K, 칼슘(Ca)

## 10

**연식이 처방된 환자에게 제공 가능한 음식은?**

① 갈 비 ② 흰 죽
③ 자장면 ④ 달걀프라이
⑤ 오징어튀김

해설

연식(Soft Diet) : 반고형식이로 연두부, 계란 반숙, 흰죽 등으로 수술 후 회복기 환자, 위장계 질환자에게 제공한다.

## 11

**치아우식증을 예방하기 위한 방법으로 옳은 것은?**

① 채소 섭취를 제한한다.
② 치아에 있는 홈을 메운다.
③ 치아에 식초산을 도포한다.
④ 치면세균막을 제거하지 않는다.
⑤ 치실과 치간 칫솔은 사용하지 않는다.

해설

치아우식증(충치) 예방법 : 칫솔질(치아의 세균막 제거), 음식조절(당분↓), 불소사용(수돗물 불소조정사업, 불소양치사업, 불소도포), 치아홈메우기(실런트) 등

## 12

**치아의 썩은 부위를 깎아 내는 기능이 있으며 마찰열을 줄이기 위해 물이 분사되는 기구는?**

① 타구(Spittoon)
② 탐침(Explorer)
③ 브래킷(Bracket Table)
④ 스리웨이 실린지(3Way Syringe)
⑤ 하이 스피드 핸드피스(High Speed Handpiece)

해설

핸드피스 : 치아를 삭제(썩은 부위를 깎아내는)하는 기구

- 고속 핸드피스 : 물 사출기 부착(마찰열↓)
- 저속 핸드피스 : 미세한 부분 삭제

## 13

**오장(五臟) 중 피의 순환을 총괄하며 음식물에서 영양분을 받아들여 전신에 보내는 것은?**

① 간(肝) ② 비(脾)
③ 심(心) ④ 폐(肺)
⑤ 신(腎)

해설

비(비장) : 피의 순환을 총괄, 음식물에서 영양을 받아들여 전신에 보내는 작용을 하며 인체의 사지(팔, 다리)를 주관한다.



9 ① 10 ② 11 ② 12 ⑤ 13 ② 정답

## 14

**훈침(침훈) 증상이 있는 환자를 위한 간호보조활동으로 옳은 것은?**

① 찬물을 마시게 한다.
② 몸을 서늘하게 해준다.
③ 허리띠를 단단히 조여준다.
④ 반듯하게 누워서 쉬게 한다.
⑤ 침이 빠지지 않게 주의한다.

해설

훈 침
• 초진 환자, 침을 무서워해 긴장하거나 허약 체질자일 때 어지럽고 창백, 가슴이 답답하고 구토, 심하면 졸도, 쇼크 증상을 보인다.
• 간 호
  – 즉시 침을 빼고 반듯하게 눕힌다.
  – 경한 경우 : 따뜻한 물을 먹인다.
  – 심한 경우 : 인중혈·중중혈을 눌러주고, 백회혈에 쑥뜸을 한다.

## 15

**노인대상자와 의사소통하는 방법으로 옳은 것은?**

① 빠른 속도로 말한다.
② 크고 높은 음조로 말한다.
③ 여러 가지 내용을 한번에 질문한다.
④ 옆에 앉아 같은 방향을 바라보며 말한다.
⑤ 질문에 반응할 수 있는 충분한 시간을 준다.

해설

① 대상자의 말하는 속도에 맞추어 천천히 말한다.
② 노인성 난청은 고음성 난청이기 때문에 저음으로 말한다.
③ 한 번에 한 가지씩 질문한다.
④ 정면을 바라보고 대상자와 같은 눈높이로 보고 말한다.

## 16

**다음 중 위장관 내부의 출혈 여부를 확인할 수 있는 검사는?**

① 객담 검사
② 소변 검사
③ 대변 검사
④ 혈액 배양 검사
⑤ 혈청 화학 검사

해설

대변 잠혈 검사(잠재성 출혈 검사) : 위장관 내부의 출혈을 확인할 수 있는 검사로 상부 위장관계의 출혈 시 암적색, 하부 위장관계의 출혈 시 선홍색을 나타낸다.

## 17

**천식 환자를 위한 간호보조활동으로 옳은 것은?**

① 수분 섭취를 제한한다.
② 실내를 건조하게 유지한다.
③ 알레르기 유발물질을 제거한다.
④ 운동 전 기관지 확장제 사용을 제한한다.
⑤ 겨울철에 창문을 자주 열어 찬 공기를 마시게 한다.

해설

천식 환자의 간호 및 치료
• 알레르기원과 접촉 방지
• 충분한 수분 공급, 가습기 사용으로 실내습도 조절(습도↑), 호흡기 감염 방지, 스트레스 관리(휴식, 안정), 금연, 필요 시 운동 전 기관지 확장제 사용, 갑자기 찬 공기에 노출 방지 등
• 산소투여, 체위배액과 폐물리요법으로 객담 배출
• 약물 : 기관지 확장제, 스테로이드 제제

정답 14 ④ 15 ⑤ 16 ③ 17 ③

## 18

**S상결장에 결장루가 있는 환자를 위한 간호보조활동으로 옳은 것은?**

① 껌 씹기를 권장한다.
② 탄산음료 섭취를 권장한다.
③ 수분을 충분히 섭취하게 한다.
④ 섬유소가 많은 음식 섭취를 제한한다.
⑤ 결장루가 검은색을 띠는 것은 정상이라고 말한다.

해설

장루 간호
- 공기를 삼키는 행위(빨대로 음료 섭취, 껌 씹는 행위)를 피한다.
- 가스형성식이(탄산, 맥주 등)를 피한다.
- 대장암의 원인이 고열량, 고지방, 저잔여식이이므로 저열량, 저지방, 고섬유소식이를 섭취한다.
- 결장루가 습기를 띠고 붉으며 약간 올라와 있는 것이 정상이다.
- 장루 색깔이 적갈색, 보라색, 검은색을 띠는 경우 즉시 보고한다.

## 19

**만성신부전으로 동정맥루가 있는 환자를 위한 간호보조활동으로 옳은 것은?**

① 염분 섭취를 권장한다.
② 칼륨이 풍부한 음식 섭취를 권장한다.
③ 동정맥루의 진동을 수시로 확인하게 한다.
④ 동정맥루가 있는 팔에서 혈압을 측정한다.
⑤ 동정맥루가 있는 팔로 고강도 근력운동을 하게 한다.

해설

동정맥루 간호
- 단백질과 적절한 열량을 섭취하고, 칼륨과 인이 많은 음식은 제한한다.
- 매일, 자주 진동을 촉진하고 잡음을 청진한다.
- 동정맥루가 있는 팔로는 혈압측정을 하지 않고, 혈액 채취, 정맥주입도 하지 않으며 무거운 물건을 들거나 팔베개를 하지 않는다. 또한 시계・팔찌 등의 착용을 금하며, 소매가 조이는 옷은 입지 않도록 하고, 상처가 생기지 않도록 한다.
- 수술 후 약 2일째 되는 날부터 통증과 부종이 가시면 운동을 시작한다. 손가락을 자주 움직여 팔의 부종을 예방하고 혈액순환 촉진을 돕도록 한다(고강도의 근력운동은 하지 않는다).

## 20

**다음 중 관상동맥 질환의 발생 위험이 낮은 대상자는?**

① 폐경 여성
② 고혈압 남성
③ 20년간 흡연자
④ HDL-콜레스테롤이 높은 남성
⑤ 경구피임제를 장기 복용한 여성

해설

HDL-콜레스테롤 : 고밀도 콜레스테롤은 혈관벽에 쌓인 콜레스테롤을 간으로 운반하는 역할을 해 동맥경화를 예방하는 역할을 한다, 따라서 다른 콜레스테롤 수치와는 달리 높을수록 좋으며, 흔히 좋은 콜레스테롤이라고 한다.

## 21

**다음에서 설명하는 의식수준은?**

| 어떠한 자극에도 반응하지 않고 수의적 운동이 전혀 없는 상태 |
|---|

① 혼 수
② 반혼수
③ 혼 미
④ 기 면
⑤ 명 료

해설

혼수 : 어떠한 자극에도 각성하지 않은 상태로 외부에 완전히 반응이 없는 상태이다. 따라서 수의적 운동이 전혀 없는 상태이다.



18 ③ 19 ③ 20 ④ 21 ① 정답

## 22

**류머티스관절염 환자를 위한 간호보조활동으로 옳은 것은?**

① 우유 섭취를 제한한다.
② 따뜻한 물에서 하는 수중운동을 제한한다.
③ 운동하기 전 강직 부위에 온열요법을 적용한다.
④ 장시간의 칼질과 같은 반복적인 움직임을 권장한다.
⑤ 관절에 강한 힘이 들어가는 운동을 규칙적으로 하게 한다.

해설

류머티스관절염 환자 간호보조활동
- 온 제공 : 따뜻한 물에서 샤워, 온찜질 등을 제공한다.
- 통증이 악화되지 않는 범위 내에서 관절에 부담을 주지 않는 규칙적인 운동을 권장한다.

## 23

**임신 초기 소변에서 검출되어 임신을 진단하는 데 활용되는 호르몬은?**

① 에스트로겐
② 프로게스테론
③ 난포자극 호르몬
④ 황체형성 호르몬
⑤ 융모성선자극 호르몬

해설

융모성선자극 호르몬(HCG 호르몬) : 임신반응검사(소변검사, 혈액검사)에 활용되며, 입덧을 야기하는 호르몬이다.

## 24

**임신성 고혈압이 있는 36주 임부의 태반관류를 증진하기 위한 체위는?**

① 앙와위 ② 절석위
③ 좌측위 ④ 배횡와위
⑤ 트렌델렌버그 체위

해설

좌측위 : 임부가 앙와위 자세로 누운 경우 커진 자궁이 하대정맥을 눌러 하지에서 돌아오는 혈관을 막아 심장으로 가는 혈액량을 적게 한다. 그러므로 좌측위를 해서 커진 자궁이 정맥을 압박하지 않도록 해 태반관류를 증진시킨다.

## 25

**다음에서 설명하는 산후 감염 질환은?**

- 태반이 붙어 있던 부위로 세균이 침입하여 발생함
- 오로(산후질분비물)의 양이 증가하고 악취가 남
- 체온 상승(38℃ 이상), 전신피로, 심한 산후통이 발생함

① 유방염 ② 신우염
③ 경관염 ④ 자궁내막염
⑤ 회음부 염증

해설

오로의 양이 지나치게 많으면 분만 후 자궁 내에 잔여물이 있음을 의미하고, 염증으로 자궁내막염이 생기면 열이 나며 오로에서 악취가 난다.

정답 22 ③ 23 ⑤ 24 ③ 25 ④

## 26

**신생아 아프가 점수에서 평가하는 항목은?**

① 신 장
② 체 중
③ 흉 위
④ 피부색
⑤ 제대 상태

해설

아프가 점수 평가항목 : 호흡, 심박동수, 피부색, 근긴장도, 반사 상태

## 27

**독립 욕구가 증가하고, 에릭슨의 심리사회적 발달단계에서 '자아 정체감 대 역할 혼돈'이 나타나는 시기는?**

① 영아기
② 유아기
③ 학령전기
④ 청소년기
⑤ 성인초기

해설

청소년기 : 자아정체감 대 혼돈의 시기로 나에 대한 인식이 개발되기 시작하고 2차 성징이 나타나는 시기로 부모로부터 독립욕구가 증가하며 자신의 신념을 갖는다.

## 28

**고빌리루빈 혈증으로 광선요법을 받는 신생아를 위한 간호보조활동으로 옳은 것은?**

① 체위변경을 제한한다.
② 수분공급을 제한한다.
③ 투명안대를 적용한다.
④ 체온을 주기적으로 측정한다.
⑤ 얼굴을 제외한 전신에 담요를 덮어 준다.

해설

① 체위변경으로 피부에 골고루 광선에 노출되도록 한다.
② 체온을 자주 측정하고, 탈수 관찰, 탈수예방을 위해 수분을 공급한다.
③ 눈의 보호를 위해 눈에 불투명한 안대를 해준다.
⑤ 광선에 노출되도록 옷은 벗기고 기저귀는 채운다.

## 29

**설사로 탈수가 심한 유아를 위한 간호보조활동으로 옳은 것은?**

① 체중을 측정한다.
② 직장체온을 측정한다.
③ 체위변경을 제한한다.
④ 고섬유식이를 제공한다.
⑤ 전해질 섭취를 제한한다.

해설

설사로 탈수가 심한 유아의 간호보조활동
- 체중감소는 탈수의 가장 중요한 증상으로 체중을 측정한다.
- 설사가 있는 환아는 직장체온 측정을 금지한다.
- 피부탄력도가 감소된 상태로 체위변경으로 피부 압박을 방지한다.
- 충분한 수분과 전해질을 공급해 탈수를 예방, 교정한다.



26 ④ 27 ④ 28 ④ 29 ① 정답

## 30

**노인성 질병의 특성은?**

① 질병의 경과가 짧다.
② 질병의 원인이 명확하다.
③ 치료 과정에서 합병증 발생 위험이 낮다.
④ 수분과 전해질의 균형을 유지하기가 쉽다.
⑤ 여러 가지 질병을 동시에 가진 경우가 많다.

해설

⑤ 한 가지만 발병하기보다는 동시에 두 가지 이상의 질병이 발병한다.
① 질병의 경과가 길고 재발률이 높아 경제적 부담이 증가한다.
② 원인이 명확하지 않아 완치가 어렵다.
③ 질병이 만성적이고 복잡해서 장기적인 관리가 필요하고, 호전과 악화를 반복하여 나빠지는 방향으로 가며, 합병증이 많이 생긴다.
④ 감각이 둔화되어 갈증을 잘 느끼지 못해 탈수의 우려가 있어, 금기질환이 아니라면 수분을 자주 섭취한다.

## 31

**다음에서 설명하는 노인성 질병은?**

- 여성 노인에게서 발병률이 높음
- 뼈조직에서 뼈세포가 상실되어 골밀도가 낮아짐
- 전체 골량의 감소로 골절의 원인이 됨

① 통 풍 ② 골다공증
③ 추간판 탈출증 ④ 척추관협착증
⑤ 류머티스관절염

해설

골다공증
- 뼈세포가 상실되고 골밀도가 낮아져 골절이 발생하기 쉬운 상태이다.
- 관련 요인 : 폐경, 여성호르몬 부족, 골격이 약하고 저체중, 갑상선・부갑상선 질환, 칼슘 섭취 부족 등

## 32

**치매 환자를 위한 일반적인 간호보조활동으로 옳은 것은?**

① 운동을 제한한다.
② 환자가 좋아하는 노래를 함께 부른다.
③ 병실 내에 라디오를 크게 틀어놓는다.
④ 크기가 작고 딱딱한 음식을 제공한다.
⑤ 앞뒤가 분명히 구분되는 옷을 입게 한다.

해설

① 대상자의 현재 운동기능을 평가해서 대상자의 상태에 맞게 무리하지 않는 범위 내에서 대상자가 즐거워하는 운동을 한다. 일반적으로 산책이 가장 간편하고 효과적인 운동이다.
③ 배회 등의 문제 행동을 보일 때 텔레비전이나 라디오를 크게 틀어 놓지 않는다. 소음은 치매 대상자로 하여금 그들에게 포위당했다는 느낌이 들게 할 수 있다.
④ 저작의 장애가 있을 시 부드러운 재료를 선택하고, 크기가 작게 잘라준다.
⑤ 입고 벗기 편한 옷을 입게 한다.

## 33

**길거리에 쓰러져 움직이지 않는 사람을 발견했을 때 다음 중 가장 먼저 해야 하는 행동은?**

① 맥박 확인 ② 반응 확인
③ 호흡 확인 ④ 가슴 압박
⑤ 기도 확보

해설

의식 확인(반응 확인) : 어깨를 살짝 두드리며 언어적 자극으로 확인("괜찮으세요?)

정답 30 ⑤ 31 ② 32 ② 33 ②

## 34

**뇌전증 환자가 의자에 앉은 채 경련을 할 때 간호보조활동으로 옳은 것은?**

① 다치지 않게 환자를 바닥에 내려 눕힌다.
② 경련을 멈추도록 환자의 팔과 다리를 잡는다.
③ 기도를 유지하도록 환자의 머리를 뒤로 젖힌다.
④ 프라이버시 보호를 위해 환자의 얼굴을 수건으로 덮는다.
⑤ 환자가 혀를 깨물지 않게 입에 간호조무사의 손가락을 넣는다.

해설

경련 시 간호보조활동
- 다치지 않도록 대상자를 바닥에 눕힌다.
- 대상자의 몸을 마사지하거나 잡거나 억제하지 않는다.
- 설압자로 혀를 눌러주어 기도를 유지하고, 얼굴을 옆으로 돌려 구강의 분비물이 기도로 흡인되는 것을 방지한다.
- 다치지 않도록 위험한 물건을 치운다.
- 신체를 조이는 의복의 끈, 허리띠, 단추 등을 풀어 눕히고 편안한 상태로 만든다.
- 병실을 어둡게 하고, 조용한 환경을 만든다.
- 경련 시 발작한 시간, 양상을 잘 관찰한다.

## 35

**양쪽 발에 동상을 입은 환자를 위한 초기 대처방법으로 옳은 것은?**

① 동상 부위를 마사지한다.
② 발을 심장 부위보다 낮게 둔다.
③ 젖은 양말을 벗기고 담요를 덮어 준다.
④ 동상 부위를 얼음물에 20~40분간 담근다.
⑤ 생리식염수에 적신 거즈를 발가락 사이에 끼워준다.

해설

동상의 초기 대처방법
- 절대로 마사지하거나 주무르지 않고, 걷지 않는다(신경, 혈관 손상 우려).
- 손상부위를 심장보다 높게 한다(부종↓, 통증↓).
- 젖은 옷을 제거하고 담요 등으로 몸 전체를 감싸 보온을 제공한다.
- 따뜻한 물(팔꿈치를 담가 보아서 견딜 수 있을 정도의 따뜻함)에 20~40분간 담근다.
- 따뜻한 물을 보충하면서 물이 식지 않도록 한다.
- 귀나 얼굴의 동상은 따뜻한 물수건을 대주고 자주 갈아 준다.
- 소독된 마른 거즈를 발가락과 손가락 사이에 끼워 습기를 제거하고 서로 달라붙지 않도록 한다.

# 제2과목 보건간호학 개요

## 36

**보건교육 후 학습대상자가 성취수준을 달성했는지 측정하기 위한 평가 유형은?**

① 구조평가
② 진단평가
③ 과정평가
④ 형성평가
⑤ 총괄평가

해설

총괄평가 : 교육 후에 실시하는 것으로 성취수준(목표)을 달성했는지를 평가한다.

## 37

**보건교육 내용의 진행 방향으로 옳은 것은?**

① 어려운 것에서 쉬운 것으로
② 친숙한 것에서 낯선 것으로
③ 복잡한 것에서 단순한 것으로
④ 추상적인 것에서 구체적인 것으로
⑤ 간접적인 것에서 직접적인 것으로

해설

보건교육의 진행 방향
- 쉬운 것 → 어려운 것
- 단순한 것 → 복잡한 것(직접적인 것 → 간접적인 것)
- 구체적인 것 → 추상적인 것
- 친숙한 것 → 낯선 것(알고 있는 것 → 모르는 것)
- 과거의 내용 → 최신의 내용



34 ① 35 ③ 36 ⑤ 37 ② 정답

## 38

**사회자, 발표자, 청중이 모두 주제에 대한 전문가이며 2~5명의 발표자가 발표를 한 후 청중과 함께 논의하는 보건교육 방법은?**

① 강의법
② 분단토의
③ 심포지엄
④ 시뮬레이션
⑤ 브레인스토밍

해설

심포지엄 : 동일한 주제에 대해 2~5명의 전문가가 의견을 발표하고 발표내용을 중심으로 사회자가 청중을 공개토론회 형식으로 참여시키는 것으로 발표자, 사회자, 청중 모두 전문가들로 깊이 있는 토론이 가능하다.

## 39

**다음에서 설명하는 보건교육 평가 도구의 항목은?**

> 동일한 대상을 동일한 방법으로 반복 측정할 때 같은 결과가 나오는 정도를 의미함

① 객관도
② 정확도
③ 신뢰도
④ 실용도
⑤ 타당도

해설

① 객관도 : 채점자에 따라 점수가 얼마나 일관성이 있느냐의 정도
② 정확도 : 참값으로부터 오차가 적은 정도
④ 실용도 : 비용과 이익을 비교·분석하여 나타내는 유용성의 정도
⑤ 타당도 : 검사도구가 측정하려는 내용을 얼마나 충실하게 측정하고 있는가의 정도

## 40

**생활보호·자활지원·사회보장·아동(영유아 보육을 포함)·노인·장애인·보건위생·의정(醫政) 및 약정(藥政)에 관한 사무를 관장하는 정부조직은?**

① 교육부
② 여성가족부
③ 보건복지부
④ 고용노동부
⑤ 행정안전부

해설

보건복지부 : 중앙보건조직으로 국민의 건강과 보건, 복지, 사회보장 등 삶의 질 제고를 위한 정책 및 사무를 관장하며, 방역·위생 등을 실시하고 국민의 건강과 복지수준 향상에 관한 정책 수행 주무부처로 전 국민을 대상으로 사회통합적 역할을 담당하는 부서이다.

## 41

**지역보건의료계획에 관한 설명으로 옳은 것은?**

① 5년마다 수립한다.
② 의료법에 의거하여 수립한다.
③ 수립 주체는 보건복지부장관이다.
④ 지역실정에 맞는 계획을 수립한다.
⑤ 보건사업 운영 방식은 상의하달(Top-down) 방식이다.

해설

지역보건의료계획

- 지역보건법에 의거해 시·도지사 또는 특별자치시장·특별자치도지사·시장·군수·구정장이 지역실정에 맞는 계획을 4년마다 수립한다.
- 수평적 사업 전달의 운영 방식이다.

정답 38 ③ 39 ③ 40 ③ 41 ④

## 42

**농어촌 등 보건의료를 위한 특별조치법에 따라 의료취약지역 주민에게 일차 보건의료서비스를 제공하기 위해 설치된 기관은?**

① 보건소 ② 보건진료소
③ 보건의료원 ④ 건강생활지원센터
⑤ 권역응급의료센터

해설

보건진료소 : WHO의 일차 보건관리를 국가정책으로 받아들임으로써 농어촌보건의료지역의 주민에 대한 보건의료 문제를 해결하기 위해서 1980년 농어촌 등 보건의료를 위한 특별조치법에 의해 1981년 설치되었다.

## 43

**우리나라 국민건강보험의 특성은?**

① 공공부조에 속한다.
② 1종과 2종으로 구분한다.
③ 개인의 선택에 따라 가입할 수 있다.
④ 보험가입 금액 한도 내에서 보장을 받는다.
⑤ 소득수준 등에 따라 보험료를 차등하여 부담한다.

해설

국민건강보험 : 사회보험으로 직장가입자와 지역가입자로 나누고 강제성, 소득수준에 따라 차등부과, 균등수혜, 정률제, 제3자 지불제, 단기보험의 특징이 있다.

## 44

**국가 보건의료체계를 구성하는 요소 중 자원에 해당하는 것은?**

① 지 식 ② 지도력
③ 공공재원 ④ 건강보험조직
⑤ 일차 보건의료 제공

해설

보건의료제도(보건의료전달체계)의 구성요소 중 보건의료자원의 개발 : 보건의료서비스를 제공하는 데 필요한 인적 자원, 물적 자원, 지적 자원의 생산 및 개발

- 인적 자원 : 간호사, 의사(치과의사, 한의사), 약사 등과 물리치료사·방사선사·임상병리사·영양사·간호조무사 등 다양한 보건의료 인력의 양성과 교육이 포함된다.
- 물적 자원 : 병원·보건소 등 의료시설과 각종 의료장비 및 의약품 생산이 포함된다.
- 지적 자원 : 의료기술 및 지식이 포함된다.

## 45

**종합병원에서 충수절제술을 받은 환자에게 적용될 진료비 지불제도에 대한 설명으로 옳은 것은?**

① 의사의 재량권이 확대된다.
② 고가의 신의료기술 적용을 촉진한다.
③ 의사의 과잉 진료로 의료비가 상승한다.
④ 진료비 청구 및 심사 업무가 간소화된다.
⑤ 의료의 다양성이 반영되어 의료기관의 수용성이 높다.

해설

포괄수가제 : 충수절제술, 수정체 수술(백내장 수술), 제왕절개술 등 진단군에 따라 중증도, 연령 등을 고려하여 포괄적으로 수가를 정해 적용하는 방식

- 장점 : 의료비 상승 억제, 행정적으로 간단(진료비 청구 및 심사 업무 간소화)
- 단점 : 의료서비스의 최소화, 합병증 유발 가능성 있는 환자의 기피, 행정직의 의료진에 대한 지나친 간섭



42 ② 43 ⑤ 44 ① 45 ④ 정답

## 46

**공기의 오염과 인공열로 인해 도심의 온도가 주변지역의 온도보다 높은 것은?**

① 군집독　　② 열섬현상
③ 기온역전　　④ 오존층 파괴
⑤ 엘니뇨 현상

해설

열섬현상
- 대기오염으로 도심부가 주변부의 온도보다 높은 고온지대가 되는 현상
- 콘크리트와 아스팔트 등이 낮에 태양으로부터 열을 받아서 밤에 내뿜게 되므로 밤에 더 심하다.
- 도시상공에 먼지 돔 형성, 열대야 현상 등은 열섬효과의 영향이다.

## 47

**인체에서 비타민 D가 형성되도록 작용하고, 도르노선(건강선)이 있는 광선은?**

① $\alpha$선　　② X선
③ 적외선　　④ 자외선
⑤ 가시광선

해설

자외선(건강선) : 성장과 신진대사, 적혈구 생성을 촉진시키고, 비타민 D의 형성작용, 의류나 침구의 강한 살균작용을 한다. 치료작용으로 피부병 특히 피부결핵, 결핵 중 림프선, 골 관절의 결핵에 효과가 있으며, 창상에 대한 살균작용을 한다.

## 48

**수질오염지표에 관한 설명으로 옳은 것은?**

① 대장균 지수(Coli Index)가 낮을수록 수질의 오염도가 높다.
② 과망간산칼륨($KMnO_4$) 소비량이 많을수록 수질의 오염도가 낮다.
③ 용존산소(Dissolved Oxygen ; DO)량이 높을수록 수질의 오염도가 높다.
④ 화학적 산소요구량(Chemical Oxygen Demand ; COD)이 높을수록 수질의 오염도가 낮다.
⑤ 생물화학적 산소요구량(Biochemical Oxygen Demand ; BOD)이 높을수록 수질의 오염도가 높다.

해설

⑤ 생물학적 산소요구량(BOD) : 물속의 유기물질을 미생물이 분해할 때 필요한 산소의 양, 일반적으로 세균이 호기성 상태에서 유기물질을 20℃에서 5일간 안정화시키는데 소비한 산소량이다(BOD↑ → 오염된 물).
① 대장균 : 분변성 오염지표로 100mL에 검출되지 않아야 한다(대장균 지수↑ → 오염된 물).
② 과망산칼륨 : 염소 또는 이산화탄소로 산화시키고, 과망간산염은 살균소독, 표백제의 원료로 사용된다(과망간산↑ → 오염된 물).
③ 용존산소(DO) : 물속에 녹아 있는 산소의 양(DO↑ → 깨끗한 물)
④ 화학적 산소요구량(COD) : 수중의 유기물질이 들어 있는 물에 산화제를 넣으면 유기물질이 산화되는데, 수중에 유기물을 산화제를 이용하여 산화시킬 때 요구되는 산소량이다(COD↑ → 오염된 물).

정답 46 ② 47 ④ 48 ⑤

## 49

**식중독을 일으키는 식품과 원인독소가 옳게 연결된 것은?**

① 굴 - 베네루핀
② 버섯 - 솔라닌
③ 조개 - 무스카린
④ 맥각 - 아미그달린
⑤ 청매 - 테트로도톡신

해설

자연독에 의한 식중독 : 복어중독(테트로도톡신), 감자중독(솔라닌), 버섯중독(무스카린), 굴중독(베네루핀), 조개중독(미틸로톡신), 청매중독(아미그달린), 맥각중독(에르고톡신)

## 50

**작업환경의 물리적 유해요인에 해당하는 것은?**

① 진 동
② 곰팡이
③ 살충제
④ 유기용제
⑤ 유해가스

해설

작업환경의 물리적 유해요인 : 진동, 소음, 조명 등

# 제3과목 공중보건학개론

## 51

**감염병이 두 대륙 이상 또는 전 세계적으로 발생하는 양상은?**

① 주기성(Periodic)
② 유행성(Epidemic)
③ 토착성(Endemic)
④ 산발성(Sporadic)
⑤ 범유행성(Pandemic)

해설

감염병 발생의 양상
- 세계적(범유행성) : 독감, 코로나19 등
- 전국적(유행성) : 유행성 감기 등
- 지역적(토착성, 지방성) : 간디스토마, 장티푸스 등
- 산발적 : 렙토스피라증, 유행성출혈열 등
- 주기적 : 일반적으로 2~4년마다 한 번씩 유행이 일어나는 감염병으로 홍역, 백일해 등이 있다.

## 52

**인플루엔자 예방접종 후 획득되는 면역은?**

① 선천면역
② 인공능동면역
③ 인공수동면역
④ 자연능동면역
⑤ 자연수동면역

해설

인공능동면역 : 인공적으로 항원을 투여해서 면역체를 얻는 방법(예방접종으로 얻은 면역)



49 ① 50 ① 51 ⑤ 52 ② 정답

## 53

**병원체가 숙주에 침입하여 알맞은 기관에 자리 잡고 증식하는 능력을 뜻하는 것은?**

① 독 력　② 탈 출
③ 병원소　④ 감염력
⑤ 치명률

해설

④ 감염력 : 병원체가 숙주 안에 들어와서 자리 잡고 증식할 수 있는 능력
① 독력 : 병원체가 숙주에 대한 심각한 임상증상과 장애를 일으키는 능력
② 탈출 : 병원체가 병원소를 나가는 길로 주로 호흡기, 소화기, 비뇨기, 개방 병소 및 기계적 탈출 등으로 구분된다.
③ 병원소 : 병원체가 본래 생활하는 장소로 인간병원소, 동물병원소, 기타 병원소가 있다.
⑤ 치명률 : 특정 질환에 이환한 환자 중에서 사망한 환자의 비율

## 54

**비말로 전파되는 제1급감염병은?**

① 임 질　② 발진열
③ 장티푸스　④ 일본뇌염
⑤ 디프테리아

해설

① 임질 : 제4급감염병
② 발진열 : 제3급감염병
③ 장티푸스 : 제2급감염병
④ 일본뇌염 : 제3급감염병

## 55

**암관리법상 암과 대상자 기준 · 검진 주기를 옳게 나열한 것은?**

| | 암 | 대상자 기준 | 검진 주기 |
|---|---|---|---|
| ① | 간 암 | 40세 이상 성인 | 1년 간격 |
| ② | 위 암 | 50세 이상 성인 | 1년 간격 |
| ③ | 대장암 | 50세 이상 성인 | 1년 간격 |
| ④ | 유방암 | 30세 이상 여성 | 1년 간격 |
| ⑤ | 자궁경부암 | 40세 이상 여성 | 1년 간격 |

해설

국가암검진
- 간암 : 만 40세 이상 성인 고위험군(간경변증이나 B형간염 바이러스 항원 또는 C형간염 바이러스 항체 양성으로 확인된 자), 6개월마다 검진
- 위암 : 만 40세 이상 남녀, 2년마다 검진
- 대장암 : 만 50세 이상 남녀, 1년마다 검진
- 유방암 : 만 40세 이상의 여성, 2년마다 검진
- 자궁경부암 : 만 20세 이상의 여성, 2년마다 검진

## 56

**부양비에 관한 설명으로 옳은 것은?**

① 총부양비가 높을수록 경제적 부담이 적다.
② 노인 인구가 증가할수록 노년부양비는 감소한다.
③ 유년부양비를 계산할 때 분모는 0~14세 인구수이다.
④ 총부양비를 계산할 때 분자는 15~64세 인구수이다.
⑤ 총부양비는 생산연령인구에 대한 비생산연령인구의 비이다.

해설

부양비
- 경제활동에 대한 비경제활동 연령인구의 비
- 총부양비, 유소년부양비, 노년부양비가 있다.
- 총부양비가 높을수록 경제발전에 어려움이 따른다.
- 노인인구가 증가할수록 노년부양비가 증가한다.
  - 총부양비 = (15세 마만 인구 + 65세 이상 인구수)/(15~64세의 인구수) × 100
  - 유소년부양비 = (15세 미만의 인구수)/(15~64세의 인구수) × 100
  - 노년부양비 = (65세 이상 인구수)/(15~64세의 인구수) × 100

정답 53 ④ 54 ⑤ 55 ③ 56 ⑤

## 57

**모자보건사업을 평가할 수 있는 모자보건 지표는?**

① $\frac{\text{여자의 수}}{\text{남자의 수}} \times 100$

② $\frac{\text{0~14세 인구의 수}}{\text{65세 이상 인구의 수}} \times 100$

③ $\frac{\text{같은 해의 연 중앙인구}}{\text{특정 연도의 연간 사망자 수}} \times 1,000$

④ $\frac{\text{같은 해의 1세 미만 사망자 수}}{\text{특정 연도의 총출생아 수}} \times 1,000$

⑤ $\frac{\text{같은 해의 50세 이상 사망자 수}}{\text{특정 연도의 총사망자 수}} \times 1,000$

해설

모자보건의 지표 : 영아사망률
영아사망률 = 같은 해의 1세 미만 사망자 수/특정 연도의 총 출생아 수 ×1,000

## 58

**모자보건법상 모자보건사업의 대상자와 그 정의로 옳은 것은?**

① 모성 : 임산부 및 가임기 여성
② 영유아 : 출생 후 7년 된 아동
③ 신생아 : 출생 후 35일 된 영아
④ 임산부 : 임신 중이거나 분만 후 7개월 된 여성
⑤ 선천성 이상아 : 선천성 기형이나 변형, 염색체 이상이 있는 출생 후 10년 된 아동

해설

모자보건사업의 대상자와 그 정의
- 모성 : 임산부와 가임기 여성
- 영유아 : 출생 후 6년 미만인 사람
- 신생아 : 출생 후 28일 이내의 영유아
- 임산부 : 임신 중이거나 분만 후 6개월 미만인 여성
- 선천성 이상아 : 선천성 기형 또는 변형이 있거나 염색체에 이상이 있는 영유아

## 59

**생후 6개월 된 영아에게 실시하는 예방접종은?**

① 풍 진
② 수 두
③ 백일해
④ 일본뇌염
⑤ 유행성이하선염

해설

DTaP(디프테리아, 파상풍, 백일해) : 기본 접종을 1차(생후 2개월), 2차(4개월), 3차(6개월)에 접종한다.

## 60

**다음에서 설명하는 장애는?**

- 생명을 위협할 정도의 극심한 스트레스를 경험한 후 발생하는 심리적 반응임
- 1개월이 지나도 당시의 충격적인 기억이 떠오르고 그 상황을 떠오르게 하는 활동이나 장소를 피함

① 해리 장애
② 강박 장애
③ 성격 장애
④ 신체증상 장애
⑤ 외상 후 스트레스 장애

해설

외상 후 스트레스 장애(PTSD) : 생명을 위협할 정도의 극심한 스트레스를 경험하고 나서 발생하는 심리적 반응으로 외상이 지나갔음에도 불구하고 계속해서 그 당시의 충격적인 기억이 떠오르고 그 외상을 떠오르게 하는 활동이나 장소를 피하게 된다. 또한 신경이 날카로워지거나 집중을 하지 못하고 수면에도 문제가 생기게 되며 앞으로 닥칠 일에 대한 통제력을 상실하거나 상실할 것 같은 공포감을 느낄 수도 있다.



57 ④ 58 ① 59 ③ 60 ⑤ 정답

## 61

**노인장기요양보험제도에 관한 설명으로 옳은 것은?**

① 보험자는 건강보험심사평가원이다.
② 민간보험에 의해 서비스가 제공된다.
③ 장기요양 등급을 받은 자에게 급여가 제공된다.
④ 의료급여수급권자의 시설급여 본인부담 비율은 7.5%이다.
⑤ 장기요양보험료와 건강보험료는 통합회계로 관리되고 있다.

해설

노인장기요양보험제도
- 보험자는 건강보험공단, 가입자는 직장가입자와 지역가입자가 있다.
- 국가에 의해 제공되는 사회보장의 사회보험에 해당된다.
  - 저소득층, 의료수급권자 등은 법정 본인부담금의 40~60%를 경감하여 준다.
  - 국민기초생활수급권자는 본인부담금이 없다(단, 비급여 항목은 전액을 본인이 부담한다).
- 장기요양보험료와 건강보험료는 통합징수하고, 건강보험과 별도로 운영·관리한다.

## 62

**노인장기요양급여 중 재가급여에 해당하는 것은?**

① 주·야간보호
② 노인복지주택
③ 노인요양시설
④ 요양병원 간병비
⑤ 노인공동생활가정

해설

재가급여 : 방문요양, 방문간호, 방문목욕, 주·야간보호, 단기보호, 기타 재가급여

## 63

**노인장기요양보험제도상 방문간호를 제공할 수 있는 간호조무사의 자격요건으로 옳은 것은?**

| | 간호보조업무 경력 | 교육기관 지정 주체 |
|---|---|---|
| ① | 1년 이상 | 행정안전부장관 |
| ② | 2년 이상 | 보건복지부장관 |
| ③ | 2년 이상 | 행정안전부장관 |
| ④ | 3년 이상 | 보건복지부장관 |
| ⑤ | 3년 이상 | 행정안전부장관 |

해설

방문간호
- 간호사 : 2년 이상의 간호업무 경력
- 간호조무사 : 3년 이상의 경력과 보건복지부장관이 지정한 교육기관에서 교육을 이수
- 치위생사 : 치과위생 업무로 한정

## 64

**가정방문을 하려고 계획할 때 하루 동안 방문할 대상자의 순서로 옳은 것은?**

① 신생아 → 결핵 환자 → 암 환자 → 임산부
② 신생아 → 임산부 → 성병 환자 → 결핵 환자
③ 성병 환자 → 결핵 환자 → 신생아 → 임산부
④ 임산부 → 성병 환자 → 신생아 → 결핵 환자
⑤ 암 환자 → 결핵 환자 → 성병 환자 → 임산부

해설

가정방문 순서 : 감염 방지를 위해 신생아 → 임산부 → 성병 환자 → 결핵 환자 순으로 가정방문을 한다.

정답 61 ③ 62 ① 63 ④ 64 ②

## 65

**의료법상 보건복지부령으로 정하는 교육과정을 이수하고 국가시험에 합격한 간호조무사의 자격을 인정하는 자는?**

① 시・도지사
② 질병관리청장
③ 시장・군수・구청장
④ 보건복지부장관
⑤ 행정안전부장관

해설

간호조무사는 국가시험에 합격하고 보건복지부장관의 자격인정을 받는다.

## 66

**정신건강증진 및 정신질환자 복지서비스 지원에 관한 법률상 누구든지 응급입원의 경우를 제외하고는 정신건강의학과전문의의 대면 진단에 의하지 않고는 정신질환자를 정신의료기관 등에 입원 또는 입소시켜서는 안 된다. 이런 경우 대면 진단의 유효기간은 진단서 발급일로부터 며칠까지인가?**

① 7일 ② 15일
③ 30일 ④ 60일
⑤ 90일

해설

입원 등의 금지(정신건강복지법 제68조)

- 누구든지 응급입원의 경우를 제외하고는 정신건강의학과전문의의 대면 진단에 의하지 아니하고 정신질환자를 정신의료기관 등에 입원 등을 시키거나 입원 등의 기간을 연장할 수 없다.
- 진단의 유효기간은 진단서 발급일로부터 30일까지로 한다.

## 67

**결핵예방법상 결핵관리업무에 종사하거나 종사하였던 자가업무상 알게 된 환자의 비밀을 정당한 사유 없이 누설하였을 때 처해지는 벌칙은?**

① 2백만원 이하의 과태료
② 5백만원 이하의 벌금
③ 1천만원 이하의 벌금
④ 2년 이하의 징역 또는 2천만원 이하의 벌금
⑤ 3년 이하의 징역 또는 3천만원 이하의 벌금

해설

결핵관리업무에 종사하는 자 또는 종사하였던 자가 업무상 알게 된 환자의 비밀을 누설한 경우 3년 이하의 징역 또는 3천만원 이하의 벌금에 처한다(결핵예방법 제31조).

## 68

**구강보건법상 학교구강보건사업 중에서 치과의사의 지도에 따라 치과위생사가 불소 도포사업을 할 때 필요한 불소 도포의 횟수는?**

① 6개월에 1회 ② 9개월에 1회
③ 12개월에 1회 ④ 15개월에 1회
⑤ 18개월에 1회

해설

학교구강보건사업

- 불소용액 양치사업에 필요한 불소용액의 농도는 매일 1회 양치하는 경우에는 양치액의 0.05%, 주 1회 양치하는 경우에는 양치액의 0.2%로 한다.
- 불소 도포사업에 필요한 불소 도포의 횟수는 6개월에 1회로 한다.



65 ④ 66 ③ 67 ⑤ 68 ① 정답

## 69

**혈액관리법상 혈액원이 헌혈을 하기 위해 방문한 사람을 대상으로 신원을 확인한 후에 채혈 전 해야 하는 건강진단이 아닌 것은?**

① 체중 측정
② 혈압 측정
③ 체지방 검사
④ 체온 및 맥박 측정
⑤ 문진, 시진 및 촉진

해설

채혈 전 실시하는 건강진단
- 문진, 시진, 촉진
- v/s(체온, 맥박, 혈압) → 호흡은 측정하지 않는다.
- 빈혈검사(헤모글로빈 검사, 적혈구용적률검사 등)
- 혈소판계수검사
- 체중 측정
- 혈소판계수검사(혈소판성분채혈의 경우)

## 70

**감염병의 예방 및 관리에 관한 법률상 감염병을 예방하기 위해 식수를 사용하지 못하게 할 경우 그 사용금지 기간 동안 별도로 식수를 공급하여야 하는 자는?**

① 질병관리청장 또는 시・도지사
② 시・도지사 또는 시장・군수・구청장
③ 보건복지부장관 또는 시・도지사
④ 질병관리청장 또는 보건복지부장관
⑤ 질병관리청장 또는 시장・군수・구청장

해설

감염병의 예방 조치(감염병예방법 제49조)
감염병의 예방 조치를 위하여 시・도지사 또는 시장・군수・구청장은 감염병 예방을 위하여 식수를 사용하지 못하게 하려면 그 사용금지 기간 동안 별도로 식수를 공급하여야 하며 그 사실을 주민에게 미리 알려야 한다.

# 제4과목 실 기

## 71

**구강체온 측정이 가능한 환자는?**

① 무의식 환자
② 구강수술 환자
③ 성인 치질 환자
④ 고열의 영아 환자
⑤ 마스크로 산소를 투여받고 있는 환자

해설

구강체온 금지 대상자 : 무의식 환자, 경련, 5세 이하 소아나 노인, 오심・구토, 산소투여를 받고 있는 환자 등

## 72

**호흡 측정방법으로 옳은 것은?**

① 운동 직후에 측정한다.
② 흡기와 호기를 합한 것을 1회 호흡수로 한다.
③ 영아의 경우 15초간 측정된 호흡수를 4배 한다.
④ 환자에게 호흡 측정 시작을 알리고 호흡을 측정한다.
⑤ 호흡이 불규칙적이면 30초간 측정된 호흡수를 2배 한다.

해설

호흡 측정방법
- 1회 호흡량 = 흡기 + 호기
- 호흡 측정 시 환자에게 설명하지 않고 맥박을 측정한다.
- 호흡의 리듬이 규칙적이면 30초 측정하여 2배를 하고, 불규칙한 경우나 영아・아동의 경우에는 1분간 측정한다.
- 운동 후나 정서적 장애 시는 안정된 후 호흡수를 측정한다.

정답 69 ③ 70 ② 71 ③ 72 ②

## 73

**오른쪽 편마비 환자의 식사를 돕는 방법으로 옳은 것은?**

① 입의 오른쪽에 음식물을 넣어준다.
② 환자가 스스로 먹도록 자리를 비켜준다.
③ 앉지 못하는 경우 오른쪽 측위로 눕힌다.
④ 음식물을 삼키는 것이 어렵다면 물과 같은 액체 음식을 먹게 한다.
⑤ 머리를 앞으로 약간 숙이고 턱을 당긴 자세로 음식물을 삼키게 한다.

해설

⑤ 바른 자세로 앉아 머리는 정면을 보고 턱은 몸 쪽으로 약간 당긴다.
① 건강한 쪽에 음식물을 넣어 준다.
② 아픈 쪽을 지지하고, 아픈 쪽에서 도와준다.
③ 앉지 못하는 경우 건강한 쪽이 밑으로 오게 눕힌다.
④ 연하능력이 저하된 대상자는 부드럽게 삼킬 수 있도록 재료를 푹 끓이거나 다지거나 믹서에 갈아서 액체형태가 아니라 걸쭉한 농도로 제공한다.

## 74

**일반병동 환자의 배설량 측정 및 기록으로 옳은 것은?**

① 구토를 제외하고 기록한다.
② 기록지의 섭취란에 기록한다.
③ 가글액을 포함하여 기록한다.
④ 상처 배액량을 포함하여 기록한다.
⑤ 정상 대변의 무게를 측정하여 기록한다.

해설

배설량 측정
- 소변(전체 배설물 중 2/3 차지), 구토, 상처 배액량
- 정상 대변(X), 설사(O)
- 발한(X), 심한 발한(X)

## 75

**침대에 누워 움직이지 못하는 환자에게 침상 변기 적용 시 간호보조활동으로 옳은 것은?**

① 변기는 안쪽 면만을 만진다.
② 가능하면 변기는 차갑게 하여 대어준다.
③ 변기를 대어준 후 양쪽 침상난간을 내려준다.
④ 변기의 납작하고 둥근 부분이 환자의 발쪽으로 향하게 대어준다.
⑤ 변기를 대어준 후 금기가 아니라면 침상머리를 30° 정도 올려준다.

해설

침상 배변
- 항문 괄약근 이완을 위해 가능하면 변기는 따뜻하게 하여 대어준다(차가운 변기가 피부에 닿은 경우 대상자가 놀랄 수 있으며 피부와 근육이 수축하여 변의가 감소될 수 있다).
- 변기를 대어 줄 때는 간호조무사가 있는 쪽의 침상난간을 내리고, 변기를 대어준 후 침상난간을 올려 준다.
- 변기는 높은 부분이 침대의 발치로 향하게 하고, 납작하고 둥근 부분이 환자의 엉덩이를 대도록 한다.
- 금기가 아니라면 침대머리를 30° 정도 올려주어 대상자가 배에 힘을 주기 쉬운 자세를 취하게 한다.
- 변기의 바깥 면을 만진다.



73 ⑤ 74 ④ 75 ⑤ 정답

## 76

**치골상부에 팽만감을 호소하는 여성의 자연배뇨를 위한 간호보조활동으로 옳은 것은?**

① 수분 섭취를 제한한다.
② 대퇴 안쪽 피부를 문질러 준다.
③ 방광 부위를 힘주어 눌러 준다.
④ 좌측 심스 체위를 취하게 한다.
⑤ 회음부에 차가운 물을 부어 준다.

해설

여성의 자연배뇨를 위한 간호보조활동
- 금기가 아니라면 구강으로 수분 섭취를 격려한다.
- 대퇴 내면을 문질러 주고, 정신적 이완을 돕는다.
- 물 흐르는 소리를 들려주거나, 방광 부위를 가볍게 눌러 준다.
- 소변 보는 자세를 침대에서 취해준다(정상 배뇨 시와 같은 체위를 취함).
- 따뜻한 변기를 둔부 밑에 받치고, 따뜻한 물을 조금씩 회음부에 부어내린다.
- 하복부에 더운 물주머니를 적용한다.
- 손이나 발을 따뜻한 물로 씻어 주거나 담가 준다.

## 77

**내과적 손 씻기에 관한 설명으로 옳은 것은?**

① 알코올 제제를 사용할 때 5초간 손을 마찰한다.
② 알코올 제제를 사용할 때 일회용 수건으로 손을 닦는다.
③ 물과 비누로 씻을 때 팔꿈치가 아래로 가도록 손을 위로 올린다.
④ 물과 비누로 씻은 후 손을 오염시키지 않는 방법으로 완전히 건조한다.
⑤ 물과 비누로 씻을 때 10초간 손을 마찰하고 손 씻기 전체를 20초 이내로 마친다.

해설

내과적 손 씻기
- 알코올 제제 사용 시 10~15초간 씻는다.
  - 흐르는 물에 씻었을 때 손에 있는 물을 없애기 위해 손을 털어서는 안 되며 종이타월(1회용 수건)로 물기를 제거해 건조한다.
- 손을 씻는 동안 손끝이 아래를 향하도록 손을 팔꿈치 아래로 한다.
- 30초에서 1분 이상 흐르는 물에서 문지르며 비누 거품을 충분히 낸다.
- 손으로 작동시키는 손잡이인 경우 종이타월을 이용하여 수도꼭지를 잠근다.

## 78

**이동섭자 사용방법으로 옳은 것은?**

① 섭자통에 멸균된 섭자를 두 개 넣는다.
② 섭자와 섭자통을 48시간마다 소독한다.
③ 섭자를 섭자통 가장자리에 닿지 않게 주의하면서 꺼낸다.
④ 허리 높이 아래에서 섭자의 끝이 아래쪽으로 향하게 잡는다.
⑤ 멸균 물품을 소독된 부위에 놓을 때 섭자를 부위에 닿게 내려놓는다.

해설

③ 멸균 영역의 가장자리는 오염된 것으로 간주하므로 용기에서 이동섭자를 꺼낼 때 용기의 옆이나 가장자리에 닿지 않게 주의한다.
① 오염방지를 위해 한 용기에 이동섭자는 하나씩만 꽂아야 한다.
② 이동섭자는 24시간마다 멸균해준다.
④ 이동섭자를 손에 들 때는 겸자의 끝이 항상 손목보다 아래로 향하게 하며, 허리 높이나 그 이상의 보일 수 있는 위치에 둔다.
⑤ 멸균된 물건을 소독된 부위에 놓을 때 이동섭자를 그 면에 대지 않고 살짝 떨어 뜨린다.

## 79

**접촉주의 환자 병실에서의 간호보조활동으로 옳은 것은?**

① 음압기의 압력을 확인한다.
② 외과적 손 씻기를 수행한다.
③ 헤파 필터의 작동을 확인한다.
④ 청진기와 체온계를 일반병실 환자와 공동으로 사용한다.
⑤ 병실 밖으로 이동 시 환자를 덧가운이나 시트로 감싸준다.

해설

접촉주의 환자의 간호보조활동
- 환자를 격리병실에 격리하거나 같은 진단의 환자끼리 같은 병실에 둔다.
- 내과적 손 씻기를 수행한다.
- 환자 이동 시 먼저 이동차에 넓게 시트를 깔고 그 시트를 이용해서 환자의 몸을 감싼 후 이동한다.
- 의료용품(체온계, 청진기, 혈압계 등)은 가능한 한 환자 전용으로 사용하며, 공용할 경우 다른 환자 사용 전에 소독한다.
- 병실을 나서기 전 장갑과 가운을 벗고 반드시 손 씻기를 한다.
- 검체 관리 : 검체병에 라벨을 반드시 부착한 후 다른 환자의 검체와 섞이지 않도록 분리해 비닐봉투에 넣어 접수한다.
- 각종 의료기구 사용 전후 : 의료기구(EKG, Portable X-ray, 초음파 등) 사용 시 직접 접촉 부위는 일회용 비닐로 감싼 후 사용하고, 사용 후 다시 알코올로 닦아준다.

정답 76 ② 77 ④ 78 ③ 79 ⑤

## 80

**사지마비 환자의 욕창을 예방하기 위한 간호보조활동으로 옳은 것은?**

① 혈액순환을 위해 복위를 취하게 한다.
② 피부 자극을 감소하기 위해 침상 목욕을 피한다.
③ 압력을 감소하기 위해 최소 4시간마다 체위를 변경한다.
④ 천골 부위의 욕창을 예방하기 위해 앉은 자세를 취하게 한다.
⑤ 마찰을 감소하기 위해 밑홑이불을 주름이 지지 않도록 팽팽하게 잡아당긴다.

해설

⑤ 침상의 주름과 습기는 피부를 자극하는 요인이 되므로 자극을 제거하기 위해 침상을 바꿀 때는 밑홑이불에 주름진 곳이 없도록 팽팽하게 잡아당겨 피부 압력이나 마찰을 감소시켜 주고, 침상이 젖었는지 자주 확인한다.
①・② 침상목욕을 하면 혈액순환을 증진하고, 피부 이상을 관찰할 수 있다.
③ 압력을 감소하기 위해 2시간마다 체위변경을 한다.
④ 앉은 자세는 천골 부위의 압박을 더 가하게 하는 자세로, 앉은 자세는 1시간마다 체위 변경을 한다. 천골 부위에 발적이 생긴 경우 측위를 취해 주며 30° 각도로 비스듬히 눕힘으로써 몸과 매트리스가 닿는 면적을 넓혀서 압력 받는 부위의 줄여 주고, 무릎 사이에 베개를 끼워 준다.

## 81

**개방 상처의 소독에 사용하는 피부소독제는?**

① 페 놀　　② 알코올
③ 4급 암모늄염　　④ 포비돈 아이오딘
⑤ 글루타르알데하이드

해설

• 포비돈 아이오딘(베타딘) : 개방 상처, 수술 부위 소독, 열상・화상・창상의 살균 소독
• 아이오딘팅처(요오드팅크) : 폐쇄 상처, 수술 전 피부 소독

## 82

**혈액응고장애 환자를 위한 구강간호보조활동으로 옳은 것은?**

① 의식이 없으면 측위로 눕힌다.
② 입술에 클로르헥시딘을 발라준다.
③ 치실은 하루에 두 번 사용하게 한다.
④ 칫솔모가 뻣뻣한 칫솔을 사용하게 한다.
⑤ 칫솔질이 끝나면 과산화수소수를 구강 안쪽에 발라둔다.

해설

① 무의식 대상자는 측위를 취해서 액체가 폐로 흡입되지 않도록 흡인을 방지한다.
② 입술에 글리세린이나 바셀린, 미네랄 오일 등을 발라준다.
③ 혈액응고장애 환자는 출혈의 가능성이 있으므로 치실은 사용하지 않는다.
④ 칫솔모가 부드러운 칫솔을 사용한다.
⑤ 과산화수소를 사용하는 경우 장기간 사용하면 치아의 애나멜질이 손상되기 때문에 철저히 행구어 내도록 한다.

## 83

**여성의 일반회음부 간호를 돕는 방법으로 옳은 것은?**

① 복위를 취하게 한다.
② 외과적 무균술을 적용한다.
③ 회음부에 물기를 남겨 둔다.
④ 요도에서 항문 방향으로 닦는다.
⑤ 요도, 소음순, 대음순의 순서로 닦는다.

해설

④ 요로계의 감염방지를 위해 요도에서 항문방향으로 닦는다.
① 배횡와위를 취하게 한다.
② 내과적 무균술을 적용한다.
③ 마른 수건으로 물기를 닦아낸다.
⑤ 대음순 → 소음순 → 요도



80 ⑤　81 ④　82 ①　83 ④ 정답

## 84

**당뇨 환자의 발관리를 돕는 방법으로 옳은 것은?**

① 발톱을 일자로 자른다.
② 맨발로 슬리퍼를 신게 한다.
③ 티눈을 손톱깎이로 제거한다.
④ 발가락 사이에 로션을 발라준다.
⑤ 두꺼운 발톱을 바짝 말린 후 자른다.

해설

당뇨 환자의 발관리
- 손톱은 둥글게, 발톱은 일자로 자른다.
- 앞뒤가 막힌 신발을 신는다(슬리퍼, 샌들은 신지 않는다).
- 티눈 발생 시 병원 치료를 받는다.
- 건조하지 않게 발 전체에 로션, 보습제를 발라주되 발가락 사이에는 바르지 않는다.
- 따뜻한 물에 담그면 혈액순환을 촉진하고 이물질을 쉽게 제거할 수 있으며, 발톱을 쉽게 자를 수 있다(단, 오랫동안 담그지는 않는다).

## 85

**상체가 마비되지 않은 환자가 왼쪽 손에 수액을 주입받고 있을 때 환의 갈아입히기로 옳은 것은?**

① 벗을 때 왼쪽 팔 환의를 먼저 벗긴다.
② 입을 때 왼쪽 팔 환의를 먼저 입힌다.
③ 수액백과 수액관을 분리한 다음 환의를 갈아입힌다.
④ 오른쪽 팔 환의를 입히고, 왼쪽 팔 환의를 어깨에 걸쳐준다.
⑤ 주삿바늘을 제거하고, 환의를 입힌 후 오른쪽 손에 주입을 다시 시작한다.

해설

옷 갈아입히기
- 벗을 때는 건강한 쪽(수액을 맞지 않은 오른쪽) 팔의 환의를 먼저 벗긴다.
- 입을 때는 불편한 쪽(수액을 맞는 왼쪽) 팔의 환의를 먼저 입힌다.

## 86

**등척성 운동으로 옳은 것은?**

① 걷 기
② 수 영
③ 벽 밀기
④ 달리기
⑤ 자전거 타기

해설

등척성 운동
- 관절은 움직이지 않고 특정근육을 강화시키는 운동으로 이 운동은 부동적인 환자의 다리에 석고붕대를 했을 때 손상된 다리의 근육의 힘을 유지하도록 돕는 것으로 근육을 몇 초간 조였다가 이완시켜 작용한다.
- 등척성 운동은 의사들이 관절염 환자나 골다공증 환자들에게 근력강화를 위해 1차적으로 추천하고 있는 가벼운 운동으로 물건을 들고 있을 경우, 벽을 밀 때, 골다공증 환자의 근육수축운동 등이 해당된다.

정답 84 ① 85 ② 86 ③

## 87

**목발을 사용하는 왼쪽 하지골절 환자가 3점 보행을 할 때 보행 순서로 옳은 것은?(● : 이동 중인 목발, ● : 정지 중인 목발, ↑ : 이동 대상 지시, (발) : 정지 중인 발, (발) : 이동 중인 발)**

①
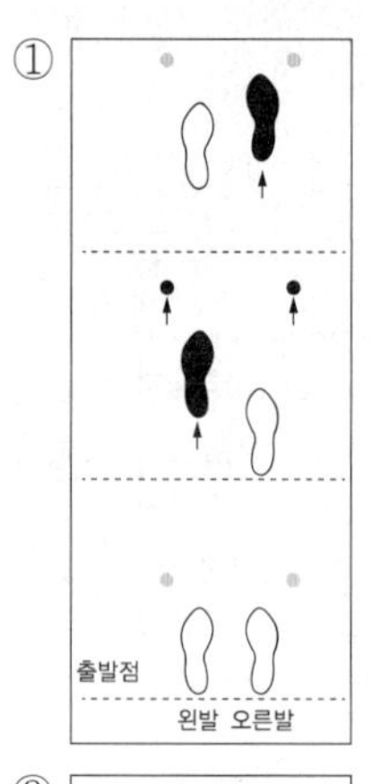


②
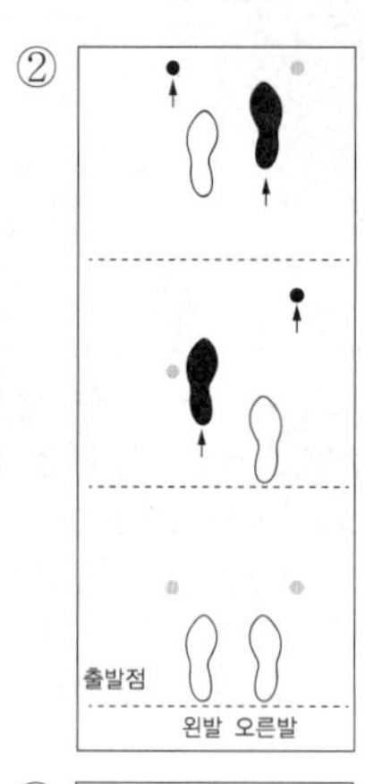


③
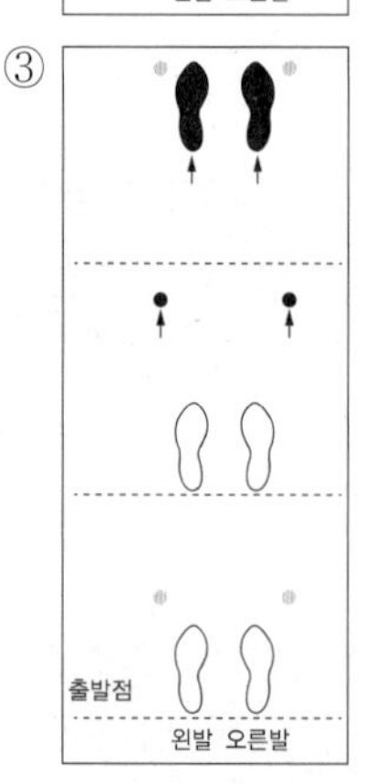


④
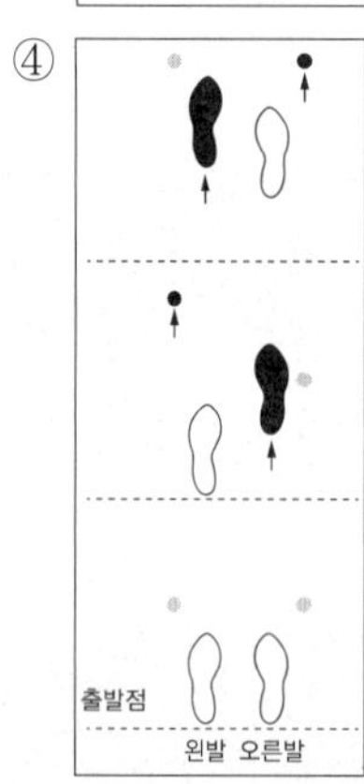


⑤
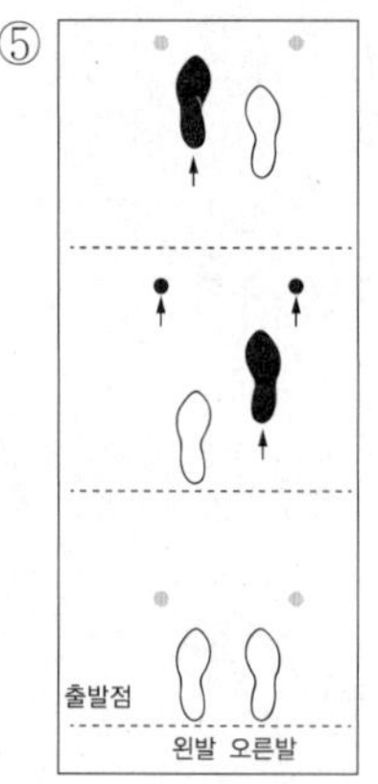


해설

3점 보행 : 목발 + 불편한 다리(왼쪽 발) → 건강한 다리(오른쪽 다리)

## 88

**한 명의 간호조무사가 오른쪽 편마비 환자를 침상에서 휠체어로 이동할 때 돕는 방법으로 옳은 것은?**

① 이동 전 휠체어의 발 받침대를 펴둔다.
② 이동 전 환자의 오른쪽에 휠체어를 둔다.
③ 이동 중 환자의 오른쪽 손으로 휠체어 팔걸이를 잡게 한다.
④ 이동 중 간호조무사 무릎으로 환자의 오른쪽 무릎을 지지해 준다.
⑤ 이동 후 환자의 신체선열을 정리하여 휠체어 앞쪽에 걸터 앉힌다.

해설

침상 → 휠체어로 이동(오른쪽 편마비)
④ 이동 중 간호조무사의 무릎으로 환자의 마비된 쪽 무릎(오른쪽 무릎)을 지지해 준다.
① 이동 전 잠금장치를 잠그고, 다리가 걸리지 않도록 발 발침대를 젖혀 놓는다.
② 이동 전 환자의 건강한 쪽인 왼쪽에 휠체어를 둔다.
③ 이동 시 건강한 손인 왼손으로 휠체어의 팔걸이를 잡게 한다.
⑤ 이동 후 신체선열(신체정렬)을 위해 휠체어의 의자 깊숙이 앉힌다.

## 89

**여성 환자에게 단순도뇨를 시행할 때 적절한 환자의 체위는?**

① 슬흉위
② 배횡와위
③ 심스 체위
④ 고파울러씨 체위
⑤ 트렌델렌버그 체위

해설

인공도뇨 체위 : 여성(배횡와위), 남자(앙와위)



87 ① 88 ④ 89 ② 정답

## 90

**신체보호대 적용방법으로 옳은 것은?**

① 보호대 안쪽에 여유 공간을 두지 않고 묶는다.
② 손목보호대의 경우 의사의 지시 없이 시행한다.
③ 8시간마다 보호대를 풀고 피부 상태를 관찰한다.
④ 뼈가 돌출된 부위는 패드 없이 보호대를 적용한다.
⑤ 응급상황 시 쉽게 풀 수 있는 매듭법을 사용한다.

해설

⑤ 클로브히치(리본 매듭, 나비 매듭)와 같이 응급상황 시 쉽게 풀 수 있는 매듭법을 사용한다.
① 너무 끼게 하여 혈액순환 장애를 일으켜서는 안 된다.
② 반드시 의사의 지시를 받아 시행한다.
③ 2시간마다 30분간 풀고, 관절 운동과 피부를 자주 관찰한다.
④ 뼈가 돌출된 부위는 신체보호대를 사용하기 전에 패드를 대어 피부에 찰과상이 생기지 않도록 한다.

## 91

**냉요법을 적용해야 하는 부위는?**

① 월경통 환자의 복부
② 편도선 수술 환자의 목
③ 저체온 환자의 겨드랑이
④ 말초혈관장애 환자의 양손
⑤ 안면신경마비 환자의 양 볼

해설

편도선 수술 환자 : 수술 후 출혈 방지, 염증 방지, 동통 경감을 위해 목 주위에 아이스 칼라(얼음 칼라)를 적용한다.

## 92

**전신마취하에 위장수술을 받은 직후 병실에 온 환자를 위한 간호 보조활동으로 옳은 것은?**

① 배액관이 삽입된 경우 눌리지 않게 한다.
② 답답함을 호소하는 경우 침상난간을 내려 준다.
③ 수술 부위에 복대를 적용한 경우 기침을 제한한다.
④ 목이 마르다고 하는 경우 미지근한 물을 마시게 한다.
⑤ 오한을 호소하는 경우 체온이 오르지 않게 이불을 제거한다.

해설

② 낙상방지를 위해 침상난간을 올려 준다.
③ 수술 후 호흡기계 합병증(무기폐, 폐렴)을 예방하기 위해 심호흡과 기침을 하도록 한다.
④ 장의 연동운동이 돌아올 때까지 금식한다.
⑤ 오한을 호소하는 경우 담요로 보온을 제공한다.

## 93

**복수 배액 시 배액 수집통의 위치로 옳은 것은?**

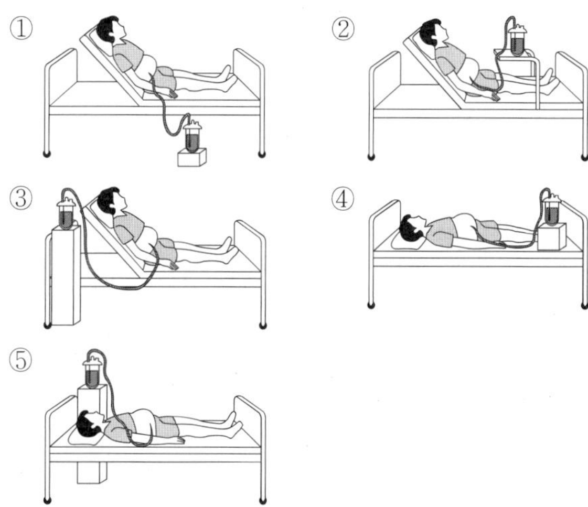

해설

중력의 원리에 의해 배출되도록 배액 수집통은 배액 부위보다 아래에 위치하게 한다.

정답 90 ⑤ 91 ② 92 ① 93 ①

## 94

**요추천자 직후 9세 남아가 소변을 보고 싶다고 할 때 간호보조활동으로 옳은 것은?**

① 이동식 변기에 앉힌다.
② 화장실을 다녀오게 한다.
③ 유치도뇨세트를 준비한다.
④ 침대 위에 서서 소변을 보게 한다.
⑤ 누워서 소변기에 소변을 보게 한다.

해설

요추천자 직후 자세 : 앙와위
- 뇌척수액 유출 방지
- 뇌척수액을 갑자기 뽑으면 뇌로 가는 혈액량의 감소로 두통이 올 수 있으므로 앙와위를 취해 뇌로 가는 혈액의 양을 늘려 두통을 감소시킨다.
  → 누워서 소변기에 소변을 보도록 한다.

## 95

**심전도 검사를 위한 간호보조활동으로 옳은 것은?**

① 의치를 제거한다.
② 측위를 취하게 한다.
③ 검사실 오기 직전에 담배를 피웠는지 확인한다.
④ 전날 저녁 8시부터 금식을 유지했는지 확인한다.
⑤ 검사 중 팔다리는 편하게 움직일 수 있다고 설명한다.

해설

심전도 검사
- 심장의 건강을 확인할 수 있는 기본적인 검사이며, 앙와위 상태로 피부에 전극을 부착해 전극을 통해 전기 신호를 측정하여 기록한 그림으로 심장 상태를 측정한다.
- 금식이 필요 없는 검사이고, 금속으로 된 제품이 몸에 부착되어 있으면 전극의 흐름이 방해되므로 몸에 있는 액세서리 또는 금속류(동전, 핸드폰, 열쇠, 시계, 벨트 등)를 모두 제거한다.
- 검사 전 격한 활동(계단 오르기, 달리기, 무거운 물건 들기 등)은 심박출량이 빨라지므로 자제한다.
- 흡연, 카페인 섭취를 자제한다. 특히 흡연의 경우 혈관을 수축시켜 심박동수가 빨라질 수 있다.
- 검사 시 말을 하거나 움직이면 정확한 심전도 결과를 얻지 못하고 시간이 지연되므로 검사 시 편안하게 눈을 감고 안정을 취하고 움직이지 않는다.

## 96

**두경부외상이 없는 성인 심정지 환자의 심폐소생술 시 인공호흡 방법으로 옳은 것은?**

① 보고-듣고-느끼기 방법으로 호흡을 확인한다.
② 머리 기울임-턱 들어올리기 방법으로 기도를 개방한다.
③ 1회 호흡 동안 최대 호흡량을 불어 넣는다.
④ 1초에 2회 호흡을 불어 넣는다.
⑤ 인공호흡 후 호흡을 15초간 재확인한다.

해설

심폐소생술 시 인공호흡 방법
- 쓰러진 사람의 얼굴과 가슴을 10초 정도 관찰하여 호흡이 있는지 확인한다.
- 머리 기울임-턱 들어올리기 방법을 사용해 기도를 개방하고 유지한다.
- 인공호흡을 과도하게 하여 과환기를 유발하지 않도록 주의한다(1초에 1회 인공호흡).
- 공기를 불어넣으면서 흉곽의 부풀어짐을 확인한다.

## 97

**단순 안면 마스크로 산소요법을 받는 환자를 위한 간호보조활동으로 옳은 것은?**

① 모직 담요로 환자를 보온한다.
② 마스크 접촉 부위에 파우더를 바른다.
③ 마스크가 환자 얼굴에 느슨하게 고정되도록 끈을 조절한다.
④ 2~3시간마다 마스크 안쪽을 마른 거즈로 닦고 피부를 말린다.
⑤ 유량계 내 작은 공(Ball) 윗부분이 처방된 산소흡입량과 일치하는지 확인한다.

해설

단순 안면 마스크 산소요법
- 모, 합성섬유 등 정전기를 일으키는 물건을 치우고, 면 담요를 사용한다.
- 2시간마다 마스크 안쪽을 마른 거즈 등으로 닦아 피부를 건조시킨다(파우더는 사용 X).
- 마스크를 환자 얼굴로 가져가 코에서부터 아래로 씌우고 얼굴에 잘 맞아야 한다(산소가 새어 나가지 않도록 한다).
- 건조한 산소로 눈의 자극을 방지하기 위해 마스크의 눈쪽 부분을 꼭 맞게 씌운다.
- 유량계 내 작은 공 아랫부분이 처방된 산소흡입량과 일치하는지 확인한다.



94 ⑤ 95 ③ 96 ② 97 ④ 정답

## 98

**의식이 없는 환자에 대한 환자 확인방법은?**

① 환자의 이름을 불러본다.
② 침대에 부착된 이름표를 확인한다.
③ 입원 팔찌와 환자 리스트를 대조한다.
④ 간병인에게 병실 호수를 말하게 한다.
⑤ 같은 병실의 환자에게 이름을 물어본다.

해설

의식이 없는 환자 확인방법 : 입원 팔찌(ID밴드)와 환자 리스트를 대조한다.

## 99

**입원 환자에 대한 병실 생활 안내로 옳은 것은?**

① 입은 옷을 환의로 갈아입으라고 한다.
② 병동 내 흡연 가능한 장소를 알려준다.
③ 개인의 귀중품을 외래에 맡기라고 한다.
④ 화재 시 엘리베이터로 이동하라고 설명한다.
⑤ 콘센트 하나에 전기 코드를 여러 개 꽂으라고 한다.

해설

② 병원은 금연 시설임을 안내한다.
③ 귀중품 및 옷가지는 집으로 보내거나 환자의 가족이 책임지도록 한다.
④ 화재 시 계단을 이용해서 대피하도록 한다(엘리베이터 사용금지).
⑤ 하나의 콘센트에 여러 개의 전기코드를 꽂지 않는다.

## 100

**환자가 이야기한 것을 다시 말해줌으로써 말한 사건에 동반하는 감정을 강조하는 치료적 의사소통은?**

① "더 자세히 말씀해보세요."
② "그래서 어떻게 되었나요?"
③ "무슨 생각을 하고 계십니까?"
④ "말하자면 그 사람이 몹시 싫으신 거군요."
⑤ "그 일이 발생하기 전에 무슨 일이 있었나요?"

해설

치료적 의사소통
- 반영 : 환자가 이야기한 것을 다시 말해줌으로써 말한 사건에 동반하는 감정을 강조하는 것이다.
- 재진술 : 환자의 말을 그대로 반복
- 내용이나 느낌을 다른 말로 바꾸어 준다("아버지가 야단칠 때에는 화가 나지만 그때문에 마음이 풀리기도 한다는 말씀이군요", "그 사람은 항상 당신이 죄책감을 느끼게 만드는 군요", "말하자면 그 사람이 몹시 싫으신 모양이군요", "아 그러십니까?, 이해하겠어요", "그러시겠군요").

정답 98 ③ 99 ① 100 ④

MEMO

# 참 / 고 / 문 / 헌


- 고일선(2016), **기초간호임상실무**, 은하출판사.
- 고일선(2016), **기초간호학 개요**, 은하출판사.
- 고일선(2016), **인체의 구조와 기능**, 은하출판사.
- 김금순, 윤은자, 김숙영, 김옥숙, 소향숙 외(2016), **성인간호**Ⅰ·Ⅱ, 수문사.
- 김미영, 안정원, 문혜경(2018), **병원간호실무Ⅰ**, 도서출판 전국간호.
- 김복자, 박승미, 김현숙, 김유정 외(2018), **병원간호실무**Ⅱ, 도서출판 전국간호.
- 김유, 전미경(2018), **기본간호실무**, 도서출판 전국간호.
- 김희순, 오진아, 전화연, 박충선, 유미애 외(2014), **아동간호**Ⅰ·Ⅱ, 수문사.
- 도서출판 전국간호 편집부(2018), **의료관계법규**, 도서출판 전국간호.
- 문혜경(2018), **기초간호과학**, 도서출판 전국간호.
- 여성건강간호교과연구회(2016), **여성건강간호학**Ⅰ·Ⅱ, 수문사.
- 이정열(2016), **공중보건학 개론**, 은하출판사.
- 이정열(2016), **보건간호학 개요**, 은하출판사.
- 이정열(2016), **의료관계법규**, 은하출판사.
- 조유향, 박인혜, 고정은, 최희정 외(2014), **지역사회간호 총론·분야별**, 현문사.
- 최숙자, 최경원(2018), **지역사회간호**, 도서출판 전국간호.

MEMO

## Win-Q 간호조무사

| | |
|---|---|
| 개정2판1쇄 발행 | 2023년 01월 05일 (인쇄 2022년 11월 10일) |
| 초 판 발 행 | 2021년 01월 05일 (인쇄 2020년 11월 06일) |
| 발 행 인 | 박영일 |
| 책 임 편 집 | 이해욱 |
| 편 저 | 박문귀 |
| 편 집 진 행 | 윤진영 · 김달해 |
| 표지디자인 | 권은경 · 길전홍선 |
| 편집디자인 | 심혜림 · 정경일 |
| 발 행 처 | (주)시대고시기획 |
| 출 판 등 록 | 제10-1521호 |
| 주 소 | 서울시 마포구 큰우물로 75 [도화동 538 성지 B/D] 9F |
| 전 화 | 1600-3600 |
| 팩 스 | 02-701-8823 |
| 홈 페 이 지 | www.sdedu.co.kr |
| I S B N | 979-11-383-3748-9(13510) |
| 정 가 | 24,000원 |

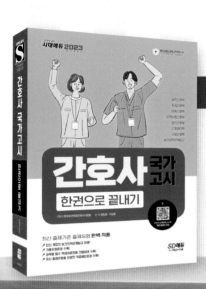

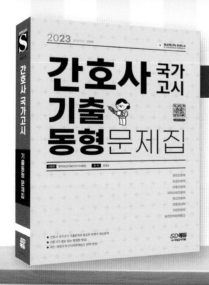